U0189033

Chronic Critical Illness Therapeutics

慢性危重症治疗学

主审 陈德昌　　编著 尤荣开 潘剑敏

中国科学技术出版社

·北 京·

图书在版编目（CIP）数据

慢性危重症治疗学 / 尤荣开 , 潘剑敏编著 . — 北京 : 中国科学技术出版社 , 2023.1
ISBN 978-7-5046-9252-8

Ⅰ . ①慢… Ⅱ . ①尤… ②潘… Ⅲ . ①急性病—护理学②险症—护理学 Ⅳ . ① R472.2

中国版本图书馆 CIP 数据核字 (2021) 第 215868 号

策划编辑	黄维佳　焦健姿
责任编辑	黄维佳
文字编辑	冯俊杰　汪　琼
装帧设计	佳木水轩
责任印制	徐　飞

出　　版	中国科学技术出版社
发　　行	中国科学技术出版社有限公司发行部
地　　址	北京市海淀区中关村南大街 16 号
邮　　编	100081
发行电话	010-62173865
传　　真	010-62179148
网　　址	http://www.cspbooks.com.cn

开　　本	889mm×1194mm　1/16
字　　数	741 千字
印　　张	29
版　　次	2023 年 1 月第 1 版
印　　次	2023 年 1 月第 1 次印刷
印　　刷	运河（唐山）印务有限公司
书　　号	ISBN 978-7-5046-9252-8 / R·2973
定　　价	198.00 元

内容提要

　　本书是我国第一部有关慢性危重症治疗的专业著作。作者从临床实践出发，结合国内外慢性危重症相关的最新进展，以实用为原则，以治疗康复为目标，切合临床实际，编写而成。全书共 28 章，主题得当，重点突出，全面介绍了慢性危重症的监测、治疗与康复的相关内容，不仅介绍了慢性危重症的流行病学、发病机制、病理生理、诊断治疗等基础知识，还对各种常见的慢性危重症进行了系统阐述，并且对慢性危重症的康复治疗、HDU 病房建设、护理及伦理学问题进行了介绍。本书非常适合广大从事重症医学科、康复科、神经科、老年科等领域的医务工作者借鉴参考，也可供医学专科生、本科生、研究生、进修生作为重症医学、重症康复的选修教材和辅导读物。

主审简介

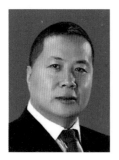

陈德昌

主任医师、教授，博士研究生导师，上海交通大学医学院附属瑞金医院重症医科主任，教育部长江学者。中华医学会理事，中华医学会重症医学分会候任主任委员，中华医学会细菌感染与耐药防治分会常委，中国医师协会体外生命支持专业委员会副主任委员，中国医师协会重症医学医师分会常委，上海医学会理事，上海市医学会危重病专科分会主任委员，上海市医学会感染化疗分会副主任委员，*Journal of Intensive Medicine* 总编辑，《临床内科杂志》副主编，《中华医学杂志（英文版）》《中华危重病急救医学》《中华重症医学电子杂志》编委。

从事教学工作 36 年，主要研究方向为脓毒症器官功能障碍与修复、肠道微生态与肠道免疫。主持制订专家共识 7 部、正主持行业指南 1 部。先后主持国家自然科学基金面上项目 7 项，以第一申请人承担上海市级课题 10 多项。以第一完成人身份获上海市科技进步二等奖 1 项、军队科技进步二等奖 1 项，2020 年获全国创新争先奖、2021 年获上海市医学成果二等奖。荣获全国抗击新冠肺炎疫情先进个人、全国卫生健康系统疫情防控先进个人、上海交通大学医学院"新冠肺炎疫情防控工作优秀共产党员"等称号。主编专著 8 部，副主编 9 部，主译专著 2 部，发表 SCI 收载论文 50 多篇，单篇最高影响因子 18.9。

著者简介

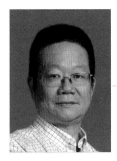

尤荣开

教授，主任医师，硕士研究生导师。历任浙江省温州市中心医院重症医学科主任、浙江大学明州医院重症医学科主任，兼任华东地区危重病医学专家委员会常委、浙江省重症医学分会委员、温州市重症康复医学专业委员会主任。1997 年开始从事重症医学，长期从事临床一线医疗工作，积累了丰富的临床经验。主要研究方向为神经重症、慢性危重症康复、人工气道建立与维护、昏迷复苏。承担国家级、省级、市级医学继续教育项目多项，各级研究课题 5 项。主编《人工气道建立与维护》《神经科危重症监测治疗学》《常见危重综合征救治》《常用急救仪器设备使用与维护》《常见临床脑病救治》等 5 部专著，参编《现代肠内和肠外营养的临床实践》《外科大查房——病例选录》，在国内、外期刊发表论文 50 余篇。

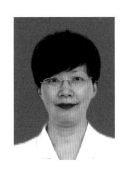

潘剑敏

长期任职于康复医院重症医学科，从事临床一线医疗工作近 30 年，熟练掌握重症医学常见疾病的诊断与治疗，在重症肺炎、脓毒症、多器官功能不全综合征、各种休克、多发性创伤、呼吸衰竭、心力衰竭等方面具有丰富的抢救经验，对各种重大、疑难、复杂麻醉手术的围术期处理及监护治疗、急救具有丰富的临床经验。擅长各种生命支持手段，如呼吸支持技术、血流动力学监测、心血管活性药物使用、除颤仪使用、中心静脉及动脉置管、各种监测系统建立、危重症营养治疗技术等。主要研究方向为慢性危重症治疗与康复、人工气道建立与维护、昏迷复苏。

序

重症医学技术的进步虽然使更多的患者能够在急性危重症中存活下来，但也造成了大量需要长期依赖机械通气和其他重症监护治疗的患者。"慢性危重症"（chronic critical illness，CCI）一词由 Girard 和 Raffifini 于 1985 年针对该群体首次提出。这些患者虽然度过了疾病危重期，但却遗留下严重的运动、认知、语言、情感和意识障碍，日常生活能力和社会参与能力也严重受限，出院后并发症的发生率及新发疾病的发病率和死亡率均较高。据估计，在美国，该类患者人数超过 10 万。该病的发病率为 54.2/10 万～93.08/10 万，随着人口老龄化和重症治疗技术水平的提高，这一数字还在不断增长。慢性危重症对患者及其家人来说是毁灭性的打击，对国家医疗保健系统来说，也是沉重的负担。美国每年为此的支出超过300 亿美元，我国尚无详细数据。

通过积极且有效的早期重症康复治疗，改善慢性危重症患者的体力和智力功能状态，帮助患者尽早离开医院、重返社会，是患者、家属及医务人员的共同愿望。尤荣开教授多年来一直从事重症医学临床一线工作，致力于慢性危重症治疗、监护及康复的探索，不断积累临床经验并组织撰写了《慢性危重症治疗学》一书。即将付梓之际，尤荣开教授邀我为本书作序，我深感荣幸。通读全稿，了解到书中的许多资料系国内外的最新研究进展，且编写内容切合临床的实际需要，深感尤荣开教授及其团队对慢性危重症多年研究倾注了大量心血。

全书共 28 章，从"慢性危重症概述"开始到"慢性危重症患者的伦理学问题"结束，内容全面丰富，基本涵盖了慢性危重症的所有内容。纵览全书，有太多可圈可点之处：其一，书中内容系统完善，慢性危重症涉及的各方面均有涉及；其二，编者将理论与临床实际相结合，不仅参考了国内外最新的研究进展，还结合自身在临床实践中遇到的问题予以阐释；其三，对于慢性危重症相关康复设备的使用与维护、耗材的使用与管理等方面，书中也做了详细介绍。这些内容的呈现使本书具有较高的参考价值。

《慢性危重症治疗学》是一部优秀的重症医学专业参考书，其出版将有助于更多医务人员全面认识慢性危重症。在此，我郑重向大家推荐本书，尤其是广大重症医学科、康复科、神经科等年轻的临床一线医师。相信大家不仅能够从中学习到丰富的慢性危重症诊疗知识，还能提高重症康复相关的技能水平。

中华医学会重症医学分会候任主任委员
上海交通大学医学院附属瑞金医院重症医学科主任

前　言

　　自 1997 年夏天，我开始从事重症医学工作以来，屈指算来，已经整整过了 25 个年头。25 年来，我见证了重症病房（ICU）中许许多多的悲欢离合，既有抢救成功的喜悦，也有生命瞬间逝去的无奈，更多的是家属、患者充满希望的信赖，但患者久久不能离不开 ICU 的困惑。生命是如此绚丽，生命又是如此脆弱。

　　诚然，重症医学技术的进步使得身患痼疾的患者能够在急性危重症中存活下来，但一些患者仍需要长期依赖呼吸机及其他重症监护治疗而生存，我们将这种状态称为慢性危重症。"慢性危重症"由 Girard 和 Raffifini 于 1985 年首次提出，是一种毁灭性的疾病，比大多数恶性肿瘤的死亡率还要高。大多数慢性危重症幸存者的脏器功能仍需要依赖人工生命支持。据估计，在美国这样的患者人数超过 10 万，每年的治疗费用也已超 300 亿美元，且还在不断增加。在其他一些国家也是一样，这些数字还在增加。

　　慢性危重症的特征是呼吸衰竭，需要长期依赖机械通气。除了长期依赖呼吸机外，还有其他慢性临床特征性症状。这些临床特征性症状包括：①由肌病、神经病变和机体器官的改变引起的严重虚弱；②全身性水肿；③特殊的神经内分泌变化，如垂体前叶激素节律性分泌减少，导致靶器官激素水平降低和合成代谢受损；④容易感染，且通常感染的是多重耐药微生物；⑤持续或永久性昏迷或谵妄等脑功能障碍；⑥皮肤损伤；⑦营养缺乏；⑧尿失禁；等等。

　　国内对慢性危重症研究较少，许多重症医学、康复医学等临床一线医师对慢性危重症认识不足，使慢性危重症患者错失最佳康复治疗时机，疾患久久不愈，给患者家庭带来沉重的经济和精神负担。笔者多年从事慢性危重症患者治疗与康复，逐渐形成了一套以高压氧与早期重症康复为特色的治疗方案，并在实践过程中取得令人满意的疗效，使一些昏迷患者重现生命辉煌。为了推广慢性危重症治疗经验，笔者在临床工作之余，收集了多年来国内外有关慢性危重症的相关资料，编写了《慢性危重症治疗学》一书。在编写过程中，力求把握主题，选题得当，以实用为原则，以最新的诊断治疗技术为目标，切合临床实际，重点突出。

　　本书非常适合从事重症康复科、重症医学科、神经科、老年科等领域的医护工作者借鉴参考，也可供医学专科生、本科生、研究生、进修生作为重症医学、重症康复等选修课的教材及拓展资料。

　　在本书编写过程中，得到笔者团队全体医务人员的大力支持。他们以精湛的技术精心救治患者，以友爱的精神团结协力拼搏。多年合作，同舟共济。在此，谨对团队全体人员表示衷心感谢，对给予大力支持与理解的家人们深表谢意！在本书出版过程中得到奥克斯医疗集团沈国英董事长、吕萌总裁、毕志德副总裁、首席重症康复专家刘长文院长等领导的大力支持与鼓励，在此致以衷心感谢！最后，衷心感谢陈德昌教授在百忙之中审阅全书并在学术上把关。

　　由于慢性危重症内容丰富，诊断治疗进展迅速，笔者虽竭尽全力，但唯恐书中仍有知识滞后与疏误之处，恳请读者匡正，以便再版时修改和完善。

奥克斯康复医学研究院　　尤荣开

目 录

第1章　慢性危重症概述

医学是人类在漫长岁月里与疾病作斗争过程中形成的一门自然科学。在西欧文艺复兴时期，启蒙的曙光初现，理性和科学开始进入了医学实践中时，人们渐渐有了设施良好的医院、训练有素的医生、疗效神奇的药物。借助医学，人们"征服"了许多原先无法治愈的疾病，不仅延长了人类的寿命，而且提高了人类的生命质量。重症医学（critical care medicine，CCM）正是人们在不断攻克医学难题形成的一门近代医学分支学科。

重症医学核心的内容与技术是生理参数的实时监测与脏器功能的支持，实时生理参数监测可以及时发现危及患者生命的现象，为临床医师提供一个及时抢救的时机；脏器功能支持为患者提供一个自身修复的机会，所以大大提高了急性重症患者的生存率。然而，其中一些患者在最初的急性危重状态下存活下来，但仍然存在一个或一个以上脏器功能障碍，需要长期机械通气支持和其他重症监护治疗，这种慢性综合征称为慢性危重症（chronic critical illness，CCI）。

慢性危重症是一种毁灭性的疾病，死亡率超过大多数恶性肿瘤，大多数幸存者的脏器功能仍然需要依赖人工支持。在美国，治疗慢性危重症的费用每年已经超过 300 亿美元，而且还在增加。

一、急性危重症结局

重症医学技术的进步使更多的患者能够在急性危重症中存活下来，但也造成了大量且不断增长的长期依赖机械通气和其他重症监护治疗的患者。急性危重症患者通过重症治疗有以下三种可能结局。

（一）快速恢复型

这类患者能迅速恢复脏器功能，恢复自主活动，出院回家，回归社会。这类患者主要因为：①年龄轻，生理储备能力强，再生能力强；②疾病本身对机体的病理生理过程影响小；③单脏器损伤，其他脏器功能正常；④没有继发的二重感染或多重打击；⑤患者营养状况较好；⑥恰当治疗。这是临床上最多的一种结局。

（二）极重死亡型

这类患者因疾病打击过重，现代医学手段无法抗衡，在入住 ICU 之后迅速死亡。这类患者主要因为：①年龄大，超过 80 岁，生理储备能力弱，再生能力差；②疾病本身对机体的病理生理影响大；③多脏器损伤，并有其他脏器功能不全；④继发二重感染或多重打击；⑤患者营养状况差；⑥存在共病、肌少症、虚弱症等；⑦不恰当治疗。这是临床上一少部分患者的结局。

（三）慢性迁延不愈型

这类患者能度过危及生命的重症极期，生命体征逐渐稳定下来，脏器功能缓慢恢复，但一些脏器功能仍不能自主维持，需要借助于辅助手段维护器官功能，需要护理人员精心照护，才能维持生命，这类患者 1 年之内恢复自主活动只有 12%，难以出院回家，不能回归社会，需要长期入住康复医疗机构或长期护理机构。这类患者主要因为：①年龄较大，生理储备能力下降，再生能力较弱；②疾病本身对机体的生理有一定的影响；③原有慢性脏器功能异常；④持续慢性炎症存在；⑤营养状况较差；⑥免疫功能低下；⑦基因异常。这是临床上最棘手的结局，为家庭和社会带来极大的负担，成为急性危重患者经积极治疗后的一个意想不到的结果。据估计，在美国任何时候都有超过 10 万名这样的患者，在其他一些国家也是一样，这一数字还在不断增加。

二、慢性危重症定义

"慢性危重症"一词是美国斯坦福大学 Girard 和 Raffini 于 1985 年首先提出，他们发现 ICU 中的部分患者度过疾病的急性期后，需要长时间生命支持和重症治疗，主要临床表现为延长机械通气（prolonged mechanical ventilation，PMV）。这部分患者脱机困难，预后极差，医疗花费巨大，他们将这类慢性临床危重综合征归纳称为"慢性危重症"，PMV 则为 CCI 患者最明显的指标。并提出这类患者是拯救还是让其死亡的拷问。

CCI 的概念提出之后立刻得到广泛关注，研究人员和临床医生已经从多个角度探讨 CCI 的定义。临床和流行病学研究和质量改进计划需要对 CCI 进行明确的定义，以确定符合条件的患者。对一种疾病或综合征的理想定义应该对该疾病具有良好的敏感性和特异性，应该易于使用医疗记录中常规数据进行确定诊断，并应该被研究人员、临床医生和管理人员广泛接受。2010 年，Wiencek 等发表的一篇综述中总结了 25 种 CCI 定义，其中部分作者根据 PMV 时长，认为 PMV≥21 天的 ICU 患者即患有 CCI，部分作者根据是否行气管切开，还有人根据 ICU 天数（3～28 天不等）来定义 CCI。由于疾病的急性期与慢性期之间没有明确的分界点，如何设定一个有效的定义及合理的诊断标准成为当务之急。如何达成共识，将有助于将来对 CCI 研究与探索。

（一）根据气管造口术定义 CCI

以临床为基础的关于进行气管切开术的决定是许多研究者所支持的鉴别 CCI 患者进行临床和流行病学对照的一个分界学点。气管切开术可以表明医生预计患者将需要 PMV，并且患者病情足够稳定，可以接受手术，并有可能存活合理的一段时间。如果该家庭已同意该手术，则表明患者将需要持续的侵入性支持。该手术在医疗记录中可以清晰识别。由于以上这些原因，因 PMV 行气

管切开术是 CCI 最常见的定义之一。

使用气管切开术作为 PMV 界限点的困难在于气管切开术的时间在不同医疗机构中，甚至在同一 ICU 执业的医生中都没有统一标准。如在年轻创伤患者中，如果他的临床医生认为病程虽然需要 2 周或更长时间，但并不行气管切开术，患者就不会符合 CCI（接受气管切开术）的定义。然而，如果患者是 ARDS，并且需要高浓度氧，通常在机械通气第 3 天就接受气管切开术，他将符合基于气管切开术的 CCI 定义。

在过去的 10 年中，危重患者气管切开术的最佳时机一直是一个激烈争论和研究的问题。尽管至少有一项单中心临床试验显示早期气管切开术对死亡率获益，最近的多中心临床试验尚未显示出任何对死亡率的益处。多数随机试验表明，早期气管切开术与较短的机械通气时间和较短的 ICU 住院时间有关。然而，在晚期气管切开术组中，多达 40% 的患者符合研究标准（预计 PMV），在满足晚期气管切开术日期之前被从呼吸机中解放出来，因此，早期的气管切开术会导致许多不必要的手术。一些流行病学数据表明，气管切开术的时间在过去的 10 年中已经缩短。由于临床试验的结果不同，实践很可能会保持异质性，因此影响气管切开术作为 PMV 定义的真实性。

（二）根据机械通气时间定义 CCI

机械通气支持的时间一直是该综合征最重要的标志；然而，不同的机械通气时间已被提出。2 周的时间框架和 3 周的时间框架一样有效，尽管也提出了更短的时间框架（如 4 天和 7 天）。Nelson 等已经提出一个 10 天的机械通气时间，作为气管切开术的适当时机指标，并作为 CCI 期的标志。CCI 患者需要区别一些由于呼吸和神经肌肉疾病而依赖机械通气的疾病患者，这些患者被定义为依赖于长期机械通气支持。

（三）综合指标定义 CCI

为了需要标准化的社保支付方法和重症护理，

三角研究所（Research Triangle Institute，RTI）结合评估医疗保险受益人在急性危重病后护理适当性、患者定量临床数据和现场访问综合医院的采集数据，以确定需要长期急性护理的危重患者。基于这一特征，RTI 开发了一个初步的 CCI 定义，然后与临床专家进行商讨，并根据他们的反馈意见进行修订。最终的定义包括 6 个临床条件至少 1 项加上一个急性住院期间在 ICU 至少 8 天。6 个临床条件为延长机械通气、气管切开术、脓毒症、严重创伤、脑卒中（包括缺血性脑卒中和脑出血）和创伤性脑损伤。

值得注意的是，这一定义与以前使用的 CCI 的定义大不相同，以往定义需要长达 21 天的机械通气时间，不一定客观反映现代危重症治疗规律，在急性危重症长时间的机械通气不常见，许多慢性危重症患者有持续的器官功能障碍，需要长期

机械通气，如呼吸衰竭。

CCI 机械通气时间相关定义及其他特征见表 1-1。

为了更好地定义慢性危重综合征，以便能够更好地比较治疗和结果，有人提出了新的定义，如持续性危重症（persistent critical illness，PCI）、必然需要较长康复时间的疾病、PMV 脱机时间和延长 ICU 住院时间的疾病等。对于延长生命支持期、持续低强度炎症和多器官衰竭，持续性危重症可能是比 CCI 更合适。此外，这些异常往往是持续的或复发的。非常重要的是，当读者试图寻找最佳定义，即 CCI 时，要注意相类似的不同定义，如 PCI 或 PMV 等。

三、慢性危重症带来影响

CCI 影响患者从心理到身体所有的方面，并

表 1-1 CCI 根据机械通气时间的定义及其他特征

年 份	作 者	定 义
2015	Kahn 等	在 ICU 住院 8 天或以上，有以下 6 种以上情况：机械通气、气管切开术、脑卒中、头部创伤、脓毒症和严重损伤
2013	Loss 等	机械通气或气管切开术后 21 天
2012	Carson 等	机械通气连续 21 天，每天至少 6h
2011	Boniatti 等	机械通气或气管切开术后 21 天
2008	Zilberberg 等	机械通气 96h 或以上
2007	Scheinhorn 等	由于呼吸衰竭而导致的延长机械通气
2005	MacIntyre 等	机械通气连续 21 天，每天至少 6h
2005	Daly 等	机械通气 72h 或以上
2004	Nelson 等	长期依赖通气支持或与代谢、神经内分泌、神经精神学和免疫学变化相关的气管切开术
2002	Nierman	既往危重病生存表现为严重的功能障碍，依赖于重症护理和先进技术
2002	Carson 和 Bach	在 ICU 进行持续 21 天或以上的护理和依赖机械通气
2000	Nasraway 等	在 ICU 住院期间，既往存在严重的疾病或并发症，通常依赖于机械通气或肾脏替代治疗
1997	Douglas 等	需要重症监护和在 ICU 住院 2 周或更久
1985	Girard 和 Raffin	尽管数周至数月的生命支持，但仍没有存活

给患者和家属留下有形和无形的印记。CCI给社会、家庭、患者带来的影响都是巨大的。

（一）对社会的影响

医院目前正试图减少再入院率，同时缩短住院时间并提供高质量的护理医疗。但67%的CCI患者在12个月内至少再次入院1次。在1年内，126例CCI患者（定义为气管切开术后4天的PMV>或21天的PMV）产生了3850万美元的医疗费用，其中，103人在ICU住院后活着出院，457人转院到重症护理机构，552天在护理机构或医院度过，150人再次入院。仅运输成本就超过了每名患者1万美元。一名患者实现独立功能的成本约为350万美元（质量调整生命年）。代理决策者和医生的结果预期见表1-2。

表1-2 代理决策者和医生的结果预期

为期1年的结果预期	代理决策者	医 师
12个月还存活	93%	44%
患者的生活质量佳	83%	4%
没有重大的影响	71%	6%

CCI人群的保健利用率和死亡率都很高，这表明保健可能无效。对CCI的深入分析显示，美国2009年住院死亡率超过10万。据疾病预防控制中心估计，2010年住院死亡总人数为71.5万人。显然，CCI在很大程度上造成了住院死亡率，同时消耗了相当大一部分医院资源。美国每年将25%的医疗保健费用花在6%的人身上。

在患者的前景和预后方面，代理决策者和临床医生之间存在着巨大的分歧。表1-2清楚地显示了代理决策者和临床医生对评估预期寿命、生活质量和功能局限性方面的差异，更好地了解这个群体代理人和医生对预后认识的实际情况。造成这些显著差异的原因尚不清楚，需要严格的前瞻性评估，以改善可能影响往往导致CCI的选择的沟通。

（二）对家庭的影响

84%的护理人员辞职或大幅改变工作时间来提供护理。心理后遗症很常见，最近的一项研究发现，多达2/3的配偶在重症监护室出院4年后表现出创伤后应激障碍（posttraumatic stress disorder，PTSD）的症状。据报道，高达15%的重症监护室出院患者的家庭成员患有创伤后应激障碍。他们的健康相关生活质量（Health-Related Quality Of Life，HRQOL）评分也会下降。

（三）对患者的影响

CCI对患者、家庭成员和我们的卫生系统造成了巨大损失，死亡率高达50%~68%。杜克大学（Duke University）2010年的一项研究展示了126名CCI患者在1年中发生了什么。12个月后，只有56%的患者存活，9%的患者能够独立活动，只有2%的患者最初出院后仍留在家中。有趣的是，只有27%的患者在12个月时生活质量良好。代理人回答是因为"1/3的患者在随访中由于残疾而无法完成访谈"。对整个群体来说，75%活着的时间是在卫生保健机构中度过的，只有11名（9%）患者的健康结果良好。

在宾夕法尼亚州进行的一项类似研究发现，1年存活率为44%。非幸存者往往年龄更大，伴有更多的共病，并有更高的疾病严重程度评分。在幸存者中，56%的人在1年之后需要一个照顾者。

影响不仅限于身体残疾，还包括神经心理症状。在最初的ICU事件发生1年后，研究人员检查了ICU谵妄对执行功能和整体认知的影响。近75%的患者出现ICU谵妄，在出院1年后，34%的患者与中度创伤性脑损伤患者得分相似。另外24%的人得分与轻度阿尔茨海默病相似。能够完成调查的长期幸存者在回答HRQOL调查时报告了更好的情感/社会功能，而不是身体功能，尽管许多人缺乏回答调查的认知能力。对于CCI患者，这些结果尚未进行检查。

患者在60天内没有从呼吸机中解放出来，90

天以后很少脱机成功。如果这些患者在 6 个月内没有回家，他们通常会一直待在医疗机构中，直到死亡。根据各种研究，CCI 患者的再入院率为 40%～67%，不到 12% 的患者在 1 年后仍能存活并独立发挥功能。老年患者在发生 CCI 后一般无法恢复功能独立性。

（四）慢性危重症对卫生保健体系的影响

慢性危重症是美国卫生保健系统日益严重的问题，也是其他国家正在出现的挑战。在美国以人群为基础的研究，呼吸衰竭需要机械通气的发病率一直在增加，每年高达 5.5%。对医院出院数据的分析显示，美国在 1993—2002 年间，因延长机械通气而行气管切开术的发生率几乎增加了 2 倍，从每 10 万人 8.3 人增加到每 10 万人 24.2 人。

另一项基于人群的研究预测，美国需要至少 7 天机械通气的患者数量将从 2000 年的 25 万人增加 1 倍以上，到 2020 年将超过 60 万人。

尽管慢性危重症患者只占接受机械通气患者的不到 10%，但他们消耗了 20%～40% 的 ICU 病床日和其他重症医学的资源。由于患者功能障碍是常见的，即使患者康复到可以出院，通常也需要付费护理，因为门诊患者或家庭成员必须离开工作岗位来提供持续的护理。

卫生保健系统的总体成本管理显示慢性危重症每年估计已超过 200 亿美元，这种综合征的发病率和急救护理的整体支出预计将攀升增加，1985—2000 年间几乎翻了一番，在美国占医院成本的 13%。

在中国尚无这方面的研究及统计数据。

四、慢性危重症患者治疗场所

我国大部分的慢性危重症患者滞留在各种不同的 ICU，如 ICU、EICU、NICU、CCU 等，占用了大量的 ICU 床位，浪费了大量的医保资金，而且患者也得不到很好的康复治疗。为了缓解 ICU 床位不足，为慢性危重症患者打开通道，一些医院也陆续建立了后 ICU 病房、重症康复病房等。

国外经验值得我们借鉴。美国除了综合医院 ICU 收治慢性危重症患者外，其他一些医疗机构也收治，包括长期急症护理院、专业护理院、呼吸机治疗中心、康复医院和慢性呼吸机支持医疗机构等，这些医疗机构具有各种资源，可以满足慢性危重症患者的复杂需求。美国慢性危重症患者入住的医疗机构见表 1-3。

根据诊断相关组（Diagnosis Related Group，DRG）权重最大付费，在急性危重症期间综合医院 ICU 报销费用相对较高。然而，对于长期住院的患者来说，高昂的费用增加了这些综合医院的负担，促使他们将长期危重患者转移到急性期后护理机构，以便进一步尝试脱机和康复。

这些医疗机构的运营变得有利可图，促进了营利性的长期急性护理（long-term acute care，LTAC）行业的快速扩张，该行业在 1993—2003 年间以每年 12% 的速度增长。医疗保险支付给

表 1-3　治疗慢性危重症患者的主要医疗机构

	护理强度 / 成本	患者严重度	专业康复方法
急症护理医院 ICU	+++	+++	+
重症监护降阶梯病房	++	++	+
专业脱机病房	++	++	+++
内 - 外科病房	+	+	+
长期急性护理院或长期护理院	++	++	+++
专业护理机构	+	+	++

LTAC 的费用，覆盖了他们 80% 以上的出院费用，每年增加 15%。对于长期危重医疗保险受益人来说，需要机械通气患者，转移到 LTAC 的整个疾病过程的成本较低，这可能是因为护士对患者的比例和医务人员的工资相对较低有关，并且呼吸机脱机和康复服务的效率较高。然而，有关 LTAC 转院是否影响患者生存的数据尚不确定。

个别 LTAC 的报告表明，在重症病程中，患者从综合医院转院的时间较早，病情严重程度较高。如果这种提前转移到长期护理中心的趋势继续下去，在这种医疗机构中护理所节省的费用可能会被随后再入综合医院的费用增加所抵消。美国国会已授权对急性期后护理机构的支付进行改革；这一进程目前正处于示范阶段，并已扩大到处理急症护理医院在为长期危重患者提供护理方面的作用。

五、慢性危重症伦理思考

CCI 是重症医学发展的副产品，CCI 患者住院时间长、经历痛苦、高死亡率和消耗大量卫生资源，对个体、家庭带来灭顶之灾。虽然 CCI 已经被描述有 40 多年的历史，但我们对这一人群的特征仍然知之甚少，如其危险因素、发病机制、长期死亡率、功能能力、认知能力和出院后恢复日常活动。临床研究的结果因中心而异，为了进一步了解 CCI，我们是时候必须从伦理学、医学角度出发，认真思考 CCI，以避免 CCI 的增加，制定方案和策略来改善患者康复，提高患者生存质量。但是，减少 CCI 仍需全社会的共同努力。

人固然一死，"向死而生"是所有生命的基本过程。这一过程或长或短，或精彩或平淡，或顺利或痛苦，但最终目标是完全相同的。因此，当生活质量已严重受损而不能自理，必须以昂贵的医疗支持手段维持时，如何接受死亡、认同死亡是一切生命的共同归宿而非不遗余力地回避，已成为当今世界，特别是我国民众，健康知识普及死亡教育的重要而迫切的内容。

同时，对于尚有可能恢复自理生活能力的 CCI 患者，需要建设和发展不同层次的医疗照护机构，如（社区）长期护理单元、区域脱机（脱离呼吸机）中心、家庭肠内外营养团队、社区医生助理或执业护士及康复治疗师家庭指导等，使得这些 CCI 患者既能够贴近日常生活，接近亲朋，又能够减少大型医院中的耐药微生物交叉感染，同时避免大型教学和三甲医院医疗资源的过度占用浪费，减轻国家与社会民众的医疗负担。

现代医学的发展中，科学技术所占比重日益增加，而人文关怀则渐少渐淡。我们孜孜不倦地尝试和推广新的治疗理念与方法，力图以各种新的药物与设备维系和挽救危重患者的生命，但对于这些患者是否仍然具有器官功能的储备而最终能够有质量地重返家庭、社会而自理生活，乃至重新工作却关注较少。试想，一位矫形骨科医师在首次诊视患者时，即要考虑该患者的疾病是否需要手术矫治且术后其解剖生理功能能够恢复的程度，重症医师又怎能不关注危重患者是否能够脱离 ICU 的生命支持治疗，并具有自理的生活、社交和工作能力呢？诚然，在一个生命的濒死关头，难以在千钧一发之际做出绝对正确的决断，但作为重症医师，必须与各原发疾病的专科医师沟通，了解原发疾病的性质、预后、患者的器官功能及其储备力、可能的生存时间与生活质量。因此，"知症懂病"、熟练地评估危重患者的器官功能储备、正确的"死亡观"、规范而富有爱心的临终关怀知识技术，将是现代重症医学工作者必备的素养与能力。

重症医学工作者必须首先树立正确的死亡观，在"知症懂病"、正确判断患者的器官功能储备与康复能力的同时，尽量正确而及时地判断出哪些是没有生活质量、"回天乏术"的患者，给予他们少痛苦而有尊严地关怀与姑息治疗，使得他们能够安详而有尊严地走完人生的最后一程，并不是在全身插满管子，忍受痛苦中死去。

综上所述，CCI 是现代医学进步与人口老龄化所带来的不可避免的疾病，其人群迅速的增长将给患者、家庭、社会及国家带来难以承负之重。重症医学医师必须"知症懂病"，尽早并尽量准确地评判患者的器官功能及其储备，选择正确的治疗目标并与患者和家属沟通，达成共识，以防止和减少慢重症的发生。同时，树立正确的死亡观已经成为全体社会大众的迫切需要，向死而生，接受死亡是生命的正常归宿，才有可能最终避免或减轻 CCI 的"井喷"对于医疗卫生事业甚至整个国民经济的损害。

参考文献

[1] 尤荣开 . 神经科危重症监测治疗学 [M]. 北京：人民军医出版社，2004：1-10.

[2] Girard K, Raffin T A. The chronically critically ill: to save or let die? [J]. Respir Care, 1985, 30: 339-347.

[3] Nelson J E, Cox C E, Hope A A, et al. Chronic critical illness [J]. Am J Respir Crit Care Med, 2010, 182(4): 446-454.

[4] Wiencek C, Winkelman C. Chronic critical illness: prevalence, profile, and pathophysiology [J]. AACN Adv Crit Care, 2010, 21(1): 44-61.

[5] Cox C E, Carson S S, Holmes G M, et al. Increase in tracheostomy for prolonged mechanical ventilation in North Carolina, 1993—2002 [J]. Crit Care Med, 2004, 32(11): 2219-2226.

[6] Nathens A B, Rivara F P, Mack C D, et al. Variations in rates of tracheostomy in the critically ill trauma patient [J]. Crit Care Med, 2006, 34(12): 2919-2924.

[7] Carson S S, Shorr A F. Is the implementation of research findings in the critically ill hampered by the lack of universal definitions of illness? [J]. Curr Opin Crit Care, 2003, 9(4): 308-315.

[8] Griffiths J, Barber V S, Morgan L, et al. Systematic review and meta-analysis of studies of the timing of tracheostomy in adult patients undergoing artificial ventilation [J]. BMJ, 2005, 330(7502): 1243.

[9] Terragni P P, Antonelli M, Fumagalli R, et al. Early vs late tracheotomy for prevention of pneumonia in mechanically ventilated adult ICU patients: a randomized controlled trial [J]. JAMA, 2010, 303(15): 1483-1489.

[10] Kandilov A M, Ingber M J, Morley M, et al. Chronically Critically Ill Population Payment Recommendations [J]. Research Triangle Park, NC: RTI International, 2014.

[11] Mac Intyre N R, Epstein S K, Carson S, et al. National Association for Medical Direction of Respiratory Care. Management of patients requiring prolonged mechanical ventilation: report of a NAMDRC consensus conference [J]. Chest, 2005, 128(6): 3937-3954.

[12] Unroe M, Kahn J M, Carson S S. One year trajectories of care and resource utilization for recipients of prolonged mechanical ventilation: a cohort study [J]. Ann Intern Med, 2010, 153(3): 167-175.

[13] Barry M J, Edgman-Levitan S. Shared decision making-the pinnacle of patient-centered care [J]. N Engl J Med, 2012, 366(9): 780-781.

[14] Kahn J M, Le T, Angus D C, et al. ProVent Study Group Investigators. The epidemiology of chronic critical illness in the US [J]. Crit Care Med, 2015, 43(2): 282-287.

[15] Hall M J, Levant S, DeFrances C J. Trends in inpatient hospital deaths: National Hospital Discharge Survey, 2000-2010 [J]. NCHS Data Brief, 2013, (118): 1-8.

[16] Khandelwal N, Engelberg R A, Benkeser D C, et al. End of life expenditure in the ICU and perceived quality of dying [J]. Chest, 2014, 146(6): 1594-1603.

[17] Tran B. Life After the ICU: Improving Decision Making About Chronic Critical illness in the Acute Care Setting [M]. Cary, NC: AHC Media, 2013.

[18] Rosendahl J, Brunkhorst F M, Jaenichen D, et al. Physical and mental health in patients and spouses after intensive care of severe sepsis: a dyadic perspective on long term sequelae testing the Actor-Partner Interdependence Model [J]. Crit Care Med, 2013, 41(1): 69-75.

[19] Rosendahl J, Brunkhorst F M, Jaenichen D, et al. Physical and mental health in patients and spouses after intensive care of severe sepsis: a dyadic perspective on long term sequelae testing the Actor-Partner Interdependence Model [J]. Crit Care Med, 2013, 41(1): 69-75.

[20] Chelluri L, Im K A, Belle S H, et al. Long term mortality and quality of life after prolonged mechanical ventilation [J]. Crit Care Med, 2004, 32(1): 61-69.

[21] Kahn J M, Carson S S, Angus D C, et al. Development and validation of an algorithm for identifying pro-longed mechanical ventilation in administrative data [J]. Health Serv Outcomes Res Methodol, 2009, 9: 117-132.

[22] Schonhofer B, Euteneuer S, Nava S, et al. Survival of mechanically ventilated patients admitted to a specialised weaning centre [J]. Intensive Care Med, 2002, 28: 908-916.

[23] Halpern N A, Pastores S M, Greenstein R J. Critical care medicine in the United States 1985—2000: an analysis of bed numbers, use, and costs [J]. Crit Care Med, 2004, 32: 1254-1259.

[24] Scheinhorn D J, Chao D C, Stearn-Hassenpflug M, et al. Post-ICU mechanical ventilation: treatment of 1, 123 patients at a regional weaning center [J]. Chest, 1997, 111: 1654-1659.

[25] 安友仲 . 慢重症防治刍议 [J]. 中华胃肠外科杂志，2016，19（7）：746-748.

第2章　慢性危重症流行病学

在 ICU 的机械通气患者中，5%～10% 的患者发展为 CCI，预计未来 10 年 CCI 患者总数将增加 1 倍多。美国 2020 年 CCI 患者将达到 605 898 例，CCI 患者每年的支出费用超过 126 亿美元，并且不包括出院后的治疗相关的大量额外费用及难以量化的照顾者 / 家庭成本，如交通、食宿等间接成本。据研究 CCI 的 1 年生存率在 40%～50% 之间，但由于身体原因，这些存活下来的患者大部分时间都在医疗机构里度过，只有 10% 的 CCI 患者在 1 年后回家生活，并且能生活独立。

CCI 住院时间长，死亡率较高，费用增加。CCI 到底患病率有多少，预后如何，近几年有哪些变化，消耗医疗资源多少，这些有关 CCI 流行病学的问题在美国、日本有过大规模调查，中国也做过局部调查，现将调查结果介绍如下。

一、美国慢性危重症流行病学

美国对 CCI 流行病学曾进行几次大规模的调查研究。早在 1997 年，Carson 和 Bach 根据气管切开术通气超过 4 天的患者费用的流行率，估计有 88 000 名 CCI 患者，超过 50% 的患者年龄在 65 岁以上。2013 年，Loss 等的观察性队列研究显示，在 ICU 的死亡率为 32%，而在整个医院的死亡率达到了 56%。在 2015 年，在 Loss 等的多中心队列中，医院死亡率甚至更高（65%）。其他队列也产生了类似的数据。在出院的幸存者中，结果没有显著变化。出院后 6～12 个月的死亡率为 40%～67%，对于出院但需要某种通气支持的患者，甚至更高（74%）。在 Carson 等的一项研究中，75 岁以上或 65 岁以上且功能能力受损的患者 1 年后死亡率为 95%。Hartl 等对 CCI 患者出院 5 年以上的随访，发现在此期间死亡率为 80%。Combes 等的多中心研究，包括 17 例 ICU，评估 141 例慢性危重症患者出院 57 个月后的功能能力，发现这些患者的功能能力明显低于来自同一地点的一般人群。

2015 年发表的 Kahn 等的研究数据，对了解美国 CCI 流行病学具有一定的代表意义，对我国开展 CCI 调查有一定的借鉴意义，下面进行详细的介绍。

为了了解美国 CCI 的发病率、结果和相关成本。Kahn 等利用 2004—2009 年美国医疗保健成本和利用项目的数据，对马萨诸塞州、北卡罗来纳州、内布拉斯加州、纽约州和华盛顿州的综合医院 ICU 进行调查。诊断标准为在 ICU 住院至少 8 天，并且符合 6 种临床条件之一：①延长急性机械通气；②气管切开术；③脑卒中；④创伤性脑损伤；⑤脓毒症；⑥严重创伤。

作者进行了三个主要参数的分析。首先，通过汇总人口统计学变量、临床变量、资源利用变量和结果来检验符合共识定义的患者特征。为了确定 CCI 住院患者在不同级别医院之间的差异，比较了小型、中型和大型医院的这些变量，这些变量使用自然切割点（＜100 张床位、100～250 张床位和＞250 张床位）。为了确定结果是否随时间的变化，比较了不同研究年份的出院目的地。

其次，为了了解 CCI 的人口负担，在 5 个州的样本中生成了总体和年龄特定年份的发病率，从美国人口普查中获得了特定年份的人口分母。由于 CCI 的定义包括在 ICU 的最短住院时间，而且许多有可能导致 CCI 的临床条件的患者可能在 8 天内死亡，作者还计算了符合条件但在 ICU8 天内死亡的患者的年龄特异性发病率。这项分析的目的是了解 CCI 的发病率与不同年龄组间早期死亡率差异的潜在相关程度。

第三，为了了解 CCI 的国家负担，使用直接标准化从美国人口普查中人口的年龄和性别分布推断了发病率、死亡率和总成本的国家估计值。

研究结果显示，在研究期间的 3 235 741 名 ICU 入院患者中，共有 246 151 人（7.6%）符合 CCI 诊断。这些患者的去向见表 2-1。最常见的合格条件是延长急性机械通气（72.0%）和脓毒症（63.7%），在 10% 以上的病例中没有发生其他合格条件。大多数患者至少有 3 种共病情况（55.5%）。医疗保险是最常见的支付方（58.0% 的病例），其次是私人保险（23.0%）。尽管有统计学差异，但 CCI 患者在不同的医院类型中看起来普遍相似，尽管在较大医院的患者往往更年轻，更有可能有医疗补助作为主要支付者。

对于目前入院时有脓毒症代码的州（n=63 262）患者，51.5% 的感染是医院获得性，48.5% 的感染是社区获得性（图 2-1）。与大型医院（49.3% 的脓毒症病例）相比，医院获得性感染在小型医院（占脓毒症病例中的 64.9%）更为常见。

患者随时间变化的治疗结果如表 2-1 所示。2004 年的住院死亡率为 33.1%，随着时间的推移略有下降，2009 年为 28.7%。LTACH 转移率从 1.9% 增加到 4.9%。其他出院后目的地保持相对稳定。

5 个州样本中 CCI 的总体人口发病率为 34.4/10 万。75 岁以下人群的发病率随着年龄的增长而稳步上升，75—79 岁人群的发病率达到 812.1

人，80 岁及以上人群的发病率有所下降（图 2-2）。相比之下，在所有年龄组中，有符合临床条件但在第 8 天内死亡的患者的发病率随着年龄的增长而稳步增加，这表明老年人中 CCI 发病率的下降，部分原因是其他符合条件的患者的早期死亡。

据全国估计，2004 年有 302 173 例 CCI 病例，2009 年增加到 38 万例（表 2-2）。住院死亡的人数从 2004 年的 100 552 人增加到 2009 年的 107 880 人。这些患者的通货膨胀调整住院费用与这两个数字不成比例，从 2004 年的 156 亿美元上升到 2009 年的 260 亿美元。

在美国 5 个州的基于人口的样本中，Kahn 发现基于共识定义的 CCI 发病率是显著的，并且随着时间的推移而增加，每年超过 10 万人住院死亡，相关的住院费用每年超过 250 亿美元。这些发现强调了 CCI 对重症监护领域的重要性，不仅在临床领域，而且对卫生保健政策和规划的重要性。

作者观察到的 CCI 的巨大临床和经济负担只是真正负担的一小部分，因为不能观察到出院后的死亡率，也不能解释出院后的成本。先前的研究估计，1 年的死亡率接近 50%，这一数字与以往住院死亡率调查结果一致。事实上，美国人群中 LTAC 使用的不断增加，以及 LTAC 使用可以将危重患者的死亡率负担转移到其他医院，强烈表明，即使这一人群的短期死亡率也比估计的要高。先

表 2-1　按年份出院后去向表

年份　　　出院后去向	2004 年	2005 年	2006 年	2007 年	2008 年	2009 年
家 [n（%）]	7880（21.2）	7800（20.2）	8245（20.6）	8603（20.8）	9315（21.1）	9713（21.8）
其他医院 [n（%）]	1402（3.8）	1505（3.9）	1455（3.6）	1501（3.6）	1526（3.5）	1579（3.5）
SNF [n（%）]	14 446（38.9）	15 480（40.2）	16 157（40.5）	16 293（39.5）	16 989（38.5）	17 099（38.3）
死亡 [n（%）]	12 284（33.1）	12 487（32.4）	12 401（31.1）	12 555（30.4）	13 420（30.4）	12 818（28.7）
LTACH [n（%）]	722（1.9）	743（1.9）	976（2.4）	1530（3.7）	1948（4.4）	2207（4.9）
养老院 [n（%）]	369（1.0）	540（1.4）	704（1.8）	800（1.9）	979（2.2）	1174（2.6）

SNF. 专业护理机构；LTACH. 长期护理医院

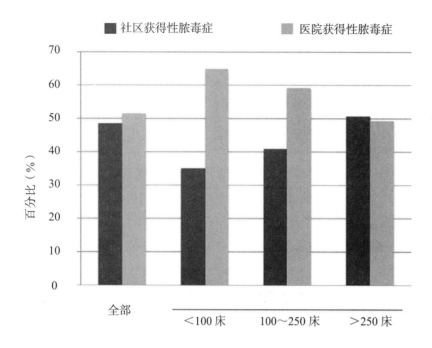

■ 社区获得性脓毒症　　■ 医院获得性脓毒症

◀ 图 2-1　社区获得性脓毒症与医院获得性脓毒症的分布，包括总体和医院大小。数据仅限于具有现有入院代码的州和年份（*n*=63262）。*P*＜0.05 用于不同医院类型的比较

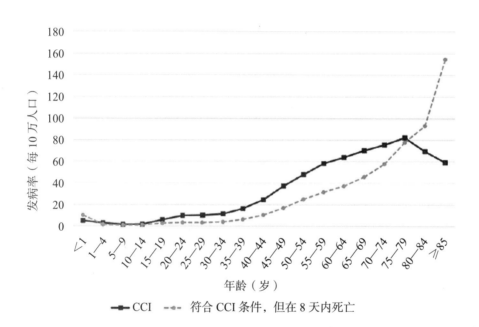

▲ 图 2-2　以年龄特定人群为基础的慢性危重疾病（深色线）和慢性危重症符合条件的发病率，但在 8 天内死亡（浅色线）。数据是 5 个州的样本

表 2-2　按年估计美国慢性危重症病例数、死亡率和医院费用

年　份	2004 年	2005 年	2006 年	2007 年	2008 年	2009 年
病例数（*n*）	302 173	317 451	324 790	339 930	365 817	380 001
死亡率［*n*（%）］	100 552（33.3）	103 357（32.6）	102 018（31.4）	104 067（30.6）	111 348（30.4）	107 880（28.3）
费用（10 亿）	15.6	17.5	19.4	21.8	24.7	26.0

使用消费者价格指数将成本调整为 2009 年美元

前的研究还表明，住院费用约为 1 年成本的 75%，这表明真实的费用接近 350 亿美元，占美国所有医疗保健支出的 1.4%。随着人群年龄的增长，花在 CCI 上的支出可能会进一步增加，因为与其他危重疾病综合征（如脓毒症和急性呼吸窘迫综合征）类似，CCI 的发病率随着年龄的增长而显著增加。这些结果强调了努力预防 CCI 和降低相关护理成本的必要性，以免 CCI 在未来几年在有限的卫生保健资源中所占的比例越来越大。

虽然 CCI 的发病率通常随着年龄的增长而上升，但 80 岁后发病率下降，主要是有共病的患者数量增加，虽然他们可能会成为 CCI 患者，但在 ICU 急性期就已经死亡。另外，年龄越大，越多会放弃 ICU 维持生命支持。这种明智的选择不仅改善一些重症监护患者的死亡和死亡质量，而且抑制 CCI 的增长。

在脓毒症病例中，作者发现近 50% 与在医院获得的感染有关，而这一比例在较小的医院中更大。这一发现并不一定意味着医院获得性感染直接导致 CCI。这些患者都有相对较长的住院时间，使他们在 CCI 发病后发生感染的风险增加。然而，至少，Kahn 的研究表明，医院获得性感染在这种情况下发挥着重要作用。众所周知，医院获得性感染是导致住院患者死亡率的很大原因，现在似乎也是导致了 CCI 的主要原因。因此，可能有机会通过预防常见的医院获得性感染（如导管相关的血流感染和肺炎）来降低 CCI 的发生率。最近的政策举措（如不支付住院获得性感染）对 CCI 发病率的潜在影响值得进一步研究。

作者发现，只有 1/5 的 CCI 患者在住院结束时出院回家。在幸存者中，大多数其他人被转移到一个熟练的护理机构，一个小的但越来越多的群体被转移到一个 LTACH。确定 CCI 患者的最佳急性后护理机构对医疗保险和其他医疗保健支付者非常重要。早期数据表明，在大多数情况下，远程护理中心与熟练护理机构或 ICU 提供的护理质量相似。然而，LTACH 也可以通过防止再住院

和下游住院到熟练的护理机构来降低下游成本。绝大多数 CCI 患者不去 LTAC，这突出了这些设施在 CCI 护理中发挥的不确定作用。需要更多的研究来确定哪些 CCI 患者最好使用 LTACH，以及在 LTACH 机构中护理 CCI 患者的最佳方式。

但 Kahn 研究仍有局限性，主要是使用的诊断标准并非共识，不同的定义可能会产生不同的发病率和成本估计。尽管如此，Kahn 选择诊断标准是通过一个严格的共识过程发展起来的，是目前反映了对 CCI 病理生理学的最先进的思考，并携带了 CMS 的初步认可，使其具有强大的临床和政策相关性。其次，作者只调查了一个有限的地理区域，尽管这些州具有代表性，但也只能是以偏概全。再次，无法区分单一患者在 1 年中多次住院的情况，这可能会增大了发病率，尽管程度很小。最后，我们无法评估出院后的临床结果或医疗支出，这将导致我们低估 CCI 的临床和经济负担。

二、日本慢性危重症流行病学

为了了解日本慢性危重症流行病学，评估日本与慢性危重症相关的患病率、死亡率及费用。Hiroyuki 等研究了 2011 年 4 月—2018 年 3 月日本的全国性住院患者管理数据库。入组日本 679 家拥有 ICU 床位的综合医院，其中覆盖了全日本所有拥有 ICU 床位的医院的 70% 左右。提取数据库内容包括性别和年龄、体重和身高、住院和出院日期、主要诊断、入院时已存在的共病、国际疾病分类第 10 次修订（ICD-10）代码和文本、手术和非手术程序和手术日期、住院期间使用药物或血液制品的日期和剂量，以及出院状态。先前的一项研究检查了记录的诊断和程序的有效性，发现记录的诊断的特异性超过 96%，而敏感性为 50%~80%。记录的程序的特异性和敏感性都超过了 90%。

在日本一项关于重症医学的研究中，医生与人口的比例估计为每 1000 人为 2.2 名，ICU 床位

数估计为每 10 万人 4～5 张。因此，医生和 ICU 的数量与北美和西欧的相比，日本的床位相对较低。在美国，医生与人口的比例估计为每 1000 人为 2.6 名，ICU 床位数估计为每 10 万人为 20.0 张。

采用 Kahn 相同诊断标准，即至少入住 ICU 连续 8 天，并符合以下 6 种临床条件之一：①延长机械通气（一次发作时≥机械通气 96h）；②气管切开术；③脑卒中（缺血性脑卒中或脑出血）；④创伤性脑损伤；⑤脓毒症；⑥严重创伤。

对于每个符合 CCI 条件的入院患者，收集了以下变量：年龄、性别、年收入、急诊入院、共病、入院期间的主要科室、ICU 和住院时间、住院费用和结果。结果变量包括出院状态（住院死亡率、出院回家、转到另一家医院、转到熟练护理或住院康复机构或失踪）、基于 Barthel 指数的日常生活活动评分及出院时的意识水平。基于 Barthel 指数的出院时日常生活活动评分分为：0～60，中度 / 重度依赖；61～99，轻度 / 中度依赖；100，独立性。出院时的意识水平采用日本昏迷量表进行评估，在日本广泛使用，与格拉斯哥昏迷量表密切相关。

对入组患者进行三个主要变量分析统计。首先，检查患者临床特征，以满足对 CCI 的诊断。作者还调查了日本各医院和各州所有 ICU 住院患者中 CCI 发展的流行率。此外，还调查了日本每个县 CCI 发展的流行率与每 10 万人的 ICU 床位数量之间的关系。

其次，为了了解 CCI 的人口负担，计算了研究样本中总体和特定年龄的人口流行率，获得了日本人口普查估计的特定年份的人口分母，以及每财政年所有 ICU 医院参与的 ICU 医院数量。由于 CCI 的定义包括 ICU 的最小住院时间和许多临床条件，导致 CCI 的患者在 8 天内死亡，还计算了有符合条件但在 ICU 入院后 8 天内死亡的患者的年龄特定人群患病率。分析的目的是了解不同年龄组间 CCI 的年龄特定人群患病率的差异。

最后，为了了解 CCI 的国家负担及结果是否

随着时间的推移而变化，推断了 CCI 病例、死亡率、住院费用、失能和出院时意识水平下降的患者的估计。通过两种方式计算估计数：绝对数字和年龄标准化的人口估计数。年龄标准化人口估计是使用日本 1985 年的直接标准化模型人口计算的。所有成本均根据日本统计局（https://www.stat.go.jp/english/data/cpi/index.html）公布的 2015 年消费者价格指数进行了通货膨胀调整，并将其转换为美元（当时 1 美元约折合 110 日元）。

研究期间，679 家医院收治的 2 395 016 名年龄≥15 岁的 ICU 患者中，有 216 434 例（9.0%）符合 CCI 诊断。日本各家医院和各州所有 ICU 住院患者的 CCI 发展中位数患病率分别为 8.8%（IQR，6.2%～11.4%）和 9.0%（IQR，7.9%～10.1%）。各县 CCI 发展患病率与每 10 万人 ICU 床位数之间无显著相关性（Pearson=0.21，P=0.16）。

患者平均年龄为 68.4 岁（SD=15.3），未随时间而变化。最常见的符合条件是延长机械通气（73.9%），其次是脓毒症（50.6%）、气管切开术（23.8%）和脑卒中（22.8%）。长期机械通气和脓毒症患者的比例逐年增加，而脑卒中患者的比例随着时间的推移而逐年下降。大多数患者至少有一种共病存在。平均住 ICU 时间 13.0 天，平均住院时间 65.6 天。总体住院死亡率为 28.7%。

CCI 的总体估计人口患病率为每 10 万人中 42.0 人。特定年龄人群的流行率随着年龄的增长而稳步增加，在 85 岁以上的人群中达到每 10 万人中有 109.6 人。同样，有 CCI 临床表现但在第 8 天内死亡的患者的年龄特定人群患病率随着年龄的增长而稳步增加。

根据绝对数字计算的国家估计数，2011 年有 47 729 例 CCI 病例，2017 年保持相似，为 44 494 例（表 2-3）。患者的住院费用逐渐增加，从 2011 年的 23 亿美元上升到 2017 年的 27 亿美元。住院死亡人数从 2011 年的 14 602 人（30.6%）下降到 2017 年的 13 114 人（28.2%）。与此同时，失能的患者数量从 2011 年的 14 142 例（29.6%）增加到

表 2-3　日本 CCI 病例、住院死亡率、住院费用、失能、出院时意识水平下降表

年　份	2011 年	2012 年	2013 年	2014 年	2015 年	2016 年	2017 年
病例（n）	47 729	47 937	47 174	48 705	44 124	44 608	46 494
住院费用（10 亿美元）	2.3	2.5	2.5	2.7	2.5	2.5	2.7
住院死亡率［n（%）］	14 602（30.6）	13 875（28.9）	13 301（28.2）	13 818（28.4）	12 444（28.2）	12 431（27.9）	13 114（28.2）
失能［n（%）］	14 142（29.6）	14 748（30.8）	15 023（31.8）	15 644（32.1）	14 524（32.9）	14 867（33.3）	15 416（33.2）
出院时候意识水平下降［n（%）］	8908（18.7）	8501（17.7）	8808（18.7）	9425（19.4）	8515（19.3）	8808（19.7）	9104（19.6）

2017 年的 15 416 例（33.2%）。出院时意识水平下降的患者数量从 2011 年的 8908 人（18.7%）增加到 2017 年的 9104 人（19.6%）。

在这项日本全国性的住院数据库研究中，CCI 在老年人中尤其常见。虽然 CCI 患者的住院死亡率继续下降，但依赖于日常生活活动或依赖于出院时意识水平下降的成本和患者数量正在增加。本研究中观察到的 CCI 负担只是真实负担的一小部分，因为无法确定出院后的长期临床结果或成本。在之前的研究中，ICU 住院的存活患者的 1 年死亡率接近 50%，超过 50% 的存活患者需要护理人员的帮助。其他研究表明，住院费用约占 1 年费用的 75%，这表明 CCI 的真实成本更接近 36 亿美元，占日本所有医疗保健支出的 1.0%，与美国 1.4% 相近。

本研究中所有 ICU 入院患者的 CCI 发展患病率为 9.0%，与美国采用相同设计的研究中发现的 7.6% 相似。然而，不像美国的研究，日本的年龄人群患病率随着年龄的增长而稳步上升，即使在 80 岁以上的人群中也是如此。这一发现是出乎意料的，因为美国之前的研究显示，80 岁以上年龄特定人群患病率下降，同时符合 CCI 条件但在 ICU 第 8 天内死亡的患者显著增加。此前有研究表明，在美国，80 岁后的患病率下降可能是由于与年龄相关的患者对临终护理存在差异。在日本过去的 10 年里，一系列与临终问题相关的有争议的事件引发了关于临终护理的辩论，并导致了相关指南的制定。尽管有这些临终关怀指南，一些在日本执业的医生继续遵循习俗或担心不利的法律后果。

因此，生命维持的支持可能常规应用于危重患者，无论过度治疗或患者选择，这可能解释了美国和日本之间不同年龄人群 CCI 流行率的差异。同时，需要在日本建立更好的临终护理系统来共享决策，还需要确定 CCI 的哪些措施反映了患者对积极治疗的选择，而不是过度治疗。

本研究显示，只有 1/3 的 CCI 患者可以出院，大多数幸存者转移到另一家医院。尽管他们能够出院回家，有些人可以进行日常生活活动。不幸的是，缺乏针对 CCI 患者的最佳急性后监护环境中的证据，需要更多的研究来确定哪些 CCI 患者在医院、养老院或家庭护理环境中生活最好。

本研究也有一些局限性。第一，只使用了 CCI 的几种定义中的一种，不同的定义可能会产生不同的流行率和成本估计。第二，数据库中可能存在一些编码错误，导致 CCI 亚组的分类错误，包括脑卒中、创伤性脑损伤、脓毒症和严重创伤，这可能导致了对 CCI 真实负担的低估。第三，无法评估出院后的临床结果或医疗费用。第四，之前的一项针对在日本 ICU 和非 ICU 环境中治疗的机械通气患者的流行病学研究显示，由于日本的 ICU 床位不足，机械通气患者大部分在非 ICU 医

疗环境中接受治疗。因此，本研究的结果可能低估了 CCI 患者的真实患病率。第五，所有 82 家学术医院（80 家大学医院、国家癌症中心、国家心脑血管中心）均有义务采用诊断程序组合系统，但社区医院采用自愿。因此，选择不参与日本诊断程序组合数据库的医院可能具有不同的特征，这可能降低了研究中流行病学结果的内部效度。第六，无法获得理想的认知障碍量表，如对神经心理状态进行评估的可重复或跟踪制作测试，在之前的研究中使用部分。因此，使用出院时的日本昏迷量表作为认知障碍的替代指标。然而，研究结果可能并不表明真正的认知障碍；因为出院时日本昏迷量表评分与认知障碍之间的关系尚未确定。

三、中国慢性危重症流行病学

我国医务人员对慢性危重症知之甚少，甚至重症医学专家也缺乏对 CCI 的认识。虽然有部分重症医学从业人员开始逐渐认识到 CCI 的危害，但相关领域数据依然匮乏。关于国内 ICU 内 CCI 患病现状仍缺少相关临床研究、特别是多中心临床研究的数据支持。中国人民解放军东部战区总医院牵头开展了我国首次 CCI 多中心横断面研究，并重点针对外科疾病相关的 CCI 患者的患病与治疗现状进行分析，以期为临床 CCI 的干预及其进一步研究提供数据基础。

本研究采用横断面研究方法，采集 2019 年 5 月 10 日当天全国 53 家综合医院 ICU 患者数据，共计 487 例，排除手术后于 ICU 过渡者，共纳入 2019 年 5 月 10 日在 ICU 住院的成年（≥18 岁）患者 472 例。进一步筛选出外科相关（第一诊断外科特征明显）的患者，最终 211 例外科相关 ICU 患者被纳入本研究。

基本信息包括年龄、性别、体重指数（body mass index，BMI）、原发疾病、基础疾病史、患者来源、所在医院规模及 ICU 性质。诊断标准：入住 ICU＞14 天，并合并有持续性脏器功能紊乱（SOFA 评分：心血管系统功能≥1 分或其他任一系统功能评分≥2 分）。

结果显示，53 家医院的 472 例 ICU 患者中，男性 326 例（69.1%），女性 146 例（30.9%）；96.2%（454/472）存在至少一项脏器功能障碍，67.8%（320/472）使用了生命支持。145 例发生 CCI，CCI 患病率为 30.7%。床位数 1000 张以下、1000～2000 张、2000～3000 张和 3000 以上床位数医院 ICU 中 CCI 患病率分别为 33.7%（30/89）、31.7%（53/167）、38.4%（28/73）和 23.8%（34/143），各规模医院 CCI 患病率差异无统计学意义（χ^2=5.694，P=0.127）。中心 ICU（31.2%，86/276）、外科 ICU（31.2%，44/141）、内科 ICU（26.3%，10/38）和急诊 ICU（5/17）中 CCI 患病率差异无统计学意义（χ^2=0.401，P=0.940）。

211 例外科疾病 ICU 患者中有 57 例患有 CCI，CCI 患病率 27.0%。比较 CCI 组与非 CCI 组患者的临床特征发现，CCI 组 APACHE Ⅱ 评分较高、Charlson 合并症指数较高，以及呼吸、肾功能障碍比例较高；而两组 SOFA 评分、格拉斯哥昏迷评分及其余系统脏器功能差异均无统计学意义（均 P＞0.05）。通过 NUTRIC 评分评估发现，CCI 患者营养风险较高。

本研究是我国第 1 次全国局部范围的 CCI 多中心横断面调查，参与医院覆盖我国部分省级行政单位，可一定程度上反映我国 CCI 的患病分布现状。但本研究采用的 CCI 诊断标准与世界脱轨。尽管采用的诊断标准更宽泛，与美国流行病学调查报告结果相比（CCI 患病率为 7.6%，25 万 /320 万），我国 CCI 的患病率（30.7%）明显较高。这可能与我国 ICU 的准入标准严格有关，此外，我国 CCI 尚无转诊至康复机构或家庭治疗的机制，患者一旦进入 CCI 就只能滞留于 ICU。

本研究也存在一定的局限性。本组样本量仅近 500 例（外科患者 211 例）且为横断面研究，未能长期随访患者预后情况，此外，本研究纳入患者群体异质性较大，包含各种疾病发展而来的 CCI。

参考文献

[1] Cox C E, Carson S S, Lindquist J A H, et al. Differences in one-year health outcomes and resource utilization by definition of prolonged mechanical ventilation: a prospective cohort study[J]. Crit Care, 2007, 11: R9.

[2] Carson S S, Kahn J M, Hough C L, et al. A multicenter mortality prediction model for patients receiving prolonged mechanical ventilation[J]. Crit Care Med, 2012, 40: 1171–1176.

[3] Engoren M, Arslanian-Engoren C, Fenn-Buderer N. Hospital and long-term outcome after tracheostomy for respiratory failure[J]. Chest, 2004, 125: 220–227.

[4] Carson S S, Bach P B. The epidemiology and costs of chronic critical illness[J]. Crit Care Clin, 2002, 18(3): 461–476.

[5] Loss S H, Nunes D S, Franzosi O S, et al. Chronic critical illness: are we saving patients or creating victims?[J]. Rev Bras Ter Intensiva, 2017, 29(1): 87–95.

[6] Clochesy J M, Daly B J, Montenegro H D. Weaning chronically critically ill adults from mechanical ventilatory support: a descriptive study[J]. Am J Crit Care, 1995, 4(2): 93–9.

[7] Kahn J M, Le T, Angus D C, et al. The epidemiology of chronic critical illness in the united states[J]. Crit Care Med, 2015, 43(2): 282–287.

[8] Organisation for Economic Cooperation and Development: Health at a glance: OECD indicators[M]. Paris: OECD Publishing, 2011.

[9] Burgmann H, Hiesmayr J M, Savey A, et al. Impact of nosocomial infections on clinical outcome and resource consumption in critically ill patients[J]. Intensive Care Med, 2010, 36: 1597–1601.

[10] Kahn J M, Werner R M, David G, et al. Effectiveness of long-term acute care hospitalization in elderly patients with chronic critical illness[J]. Medical care, 2013, 51: 4–10.

[11] Hiroyuki Ohbe, Hiroki Matsui, Kiyohide Fushimi, et al. Epidemiology of chronic critical illness in Japan: a nationwide inpatient database study[J]. Critical Care Medicine, 2021, 49(1): 70–78.

[12] Yasunaga H. Real world data in Japan: Chapter II the Diagnosis Procedure Combination database[J]. Ann Clin Epidemiol, 2019, 1: 76–79.

[13] Yamana H, Moriwaki M, Horiguchi H, et al. Validity of diagnoses, procedures, and laboratory data in Japanese administrative data[J]. J Epidemiol, 2017, 27: 476–482.

[14] Committee of Japanese ICU Evaluation, Japanese Society of Intensive Care Medicine, Imanaka Y, et al. Physician staffing and patient outcome in Japanese ICUs[J]. J Jpn Soc Intensive Care Med, 2010, 17: 227–232.

[15] Kandilov A M, Ingber M J, Morley M, et al. Chronically critically ill population payment recommendations[J]. Research Triangle Park, NC, RTI International, 2014.

[16] Shah S, Vanclay F, Cooper B. Improving the sensitivity of the Barthel index for stroke rehabilitation[J]. J Clin Epidemiol, 1989, 42: 703–709.

[17] Scheinhorn D J, Hassenpflug M S, Votto J J, et al. Post-ICU mechanical ventilation at 23 longterm care hospitals: A multicenter outcomes study[J]. Chest, 2007, 131: 85–93.

[18] Unroe M, Kahn J M, Carson S S, et al. One-year trajectories of care and resource utilization for recipients of prolonged mechanical ventilation: A cohort study[J]. Ann Intern Med, 2010, 153: 167–175.

[19] 李思澄，吴婕，于湘友，等 . 中国慢性危重症及外科相关慢性危重症的多中心横断面研究 [J]. 中华胃肠外科杂志，2019，22（11）：1027–1033.

[20] Mira J C, Cuschieri J, Ozrazgat-Baslanti T, et al. The epidemiology of chronic critical illness after severe traumatic injury at two level-one trauma centers[J]. Crit Care Med, 2017, 45(12): 1989–1996.

第3章 慢性危重症病理生理

尽管慢性危重症受到越来越多专家学者的重视，目前仍然缺乏有效的防治手段，这很大程度归因于慢性危重症的发病机制未明。随着慢性危重症的深入研究，发现有许多可识别的相关危险因素。最大的危险因素是存在多种共病和年龄的增加。有趣的是，研究表明，进展为慢性危重症的患者往往表现出持续炎症反应和免疫系统失调的迹象。由于炎症是身体能量消耗的主要促发因素，这种反应的持续激活会导致分解代谢的失调。这种持续的分解代谢失调使患者尽管营养充足，但仍很容易遭受瘦体重的大量损失，导致严重的虚弱和功能缺陷。这种程度的虚弱显著影响从呼吸机脱机到吞咽到进行简单的日常生活活动的许多活动。此外，与这种状态相关的慢性免疫功能障碍导致复发性医院感染和伤口愈合受损。本章主要介绍持续炎症反应与免疫抑制和以损伤相关分子模式（damage associated molecular patterns，DAMP）为核心的"慢性危重症发病机制理论"及内分泌失调学说。

一、持续炎症反应和免疫抑制学说

发展为慢性危重症风险最大的是有共病的患者、衰老、严重损伤或脓毒性休克患者及营养不良等。虽然这些临床状态似乎不相关，但它们都可以表现为长期的炎症状态。如图3-1所示，本部分阐述这些临床状态及发生持续炎症和免疫抑制途径不同但结局相似。

（一）衰老

高龄可能是被研究最多的慢性炎症状态。一些与衰老相关的疾病，如动脉粥样硬化、类风湿关节炎、骨质疏松症和癌症，通常被认为是在该人群中所见的慢性炎症的病因。然而，即使在没

有疾病或损伤的情况下，衰老本身与体循环中促炎介质水平的升高也是如此。这种现象被恰当地称为"炎性老化"。由于这些人已经处于慢性、低级别炎症的状态，对任何继发性损伤的反应往往显著减少。这被认为是老年人明显更容易受到感染和伤害的原因，即使他们被认为是健康的。

老年人的这种慢性炎症状态与氧化应激相关的 DNA、蛋白质和脂质的逐渐积累有关，随着时间的推移，导致整体细胞功能的改变。正常情况下，细胞可以通过激活过氧化氢酶和超氧化物歧化酶分别消除过氧化物和超氧化物来保护自己免受轻微程度的氧化损伤。然而，随着过度或长期的应激，细胞可能会被氧化应激淹没。此外，由于内质网应激反应的减少和线粒体代谢的减少，随着年龄的增长，管理这种压倒性反应的能力显著降低。由于细胞损伤的持续存在，再加上先天和适应性免疫系统无法正常工作，老年人已经准备好保持持续的炎症状态。对于这些患者来说，遇到即使是轻微的打击也可能是毁灭性的（图3-1）。

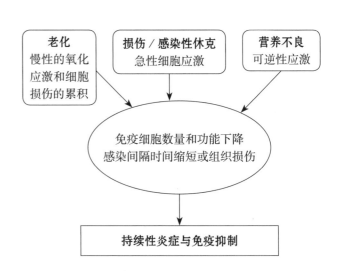

▲ 图 3-1 持续性炎症和免疫抑制途径不同但结局相似（老化、损伤、感染性休克和营养不良的状态，它们会发生持续炎症和免疫抑制的假设）

（二）严重的创伤和脓毒性休克

许多人已经证实，对严重损伤或脓毒性休克患者的打击越重，免疫功能障碍就越大。在年轻、健康的患者中，损伤或感染能激活强大的炎症反应，然后快速控制病源，疾病相对快速恢复。在这些患者中，细胞表面受体的表达和下游信号传导以一种可预测和预期的方式发生。在更严重的打击后，如大烧伤或重大创伤，免疫系统的任务更大，可能需要增加或长时间的激活。当然，许多因素导致了年轻严重创伤或脓毒症患者的不良预后，如神经内分泌系统失调、胰岛素利用异常及多器官功能障碍的二级效应。然而，不受控制的炎症反应是导致该人群不良结局的主要原因。然而，如果没有对这些患者的"过度"炎症的定义，很难确定哪些个体会进展为持续的炎症状态。对于每个患者的"炎症过度"阈值的更明确的定义可能有助于确定在整个临床过程中使用哪种治疗干预措施。

（三）营养状况

肥胖与慢性低级别炎症密切相关，这些炎症被认为是肥胖相关疾病的重要潜在原因，如动脉粥样硬化、非酒精性脂肪性肝炎和糖尿病。严重肥胖患者的慢性炎症主要是由过量的脂肪组织和肠道的相互作用驱动的。然而，严重的蛋白质-热量营养不良也与免疫功能障碍有关。当进一步描述不同类别的肥胖时，似乎 1 类肥胖与营养不良、非肥胖或病态肥胖个体相比，体重指数在 30～34.9 之间的在脓毒症中产生了最大的生存效益，就是最有生存机会。在 1 类肥胖个体中，较高的瘦素水平被认为赋予了这种免疫保护。

与衰老后氧化应激的逐渐积累或伴随严重损伤和脓毒性休克的急性应激不同，人们对营养不良患者持续炎症的机制甚至知之甚少。在饥饿期间，缺乏底物和辅助因子的可用性可能导致执行细胞呼吸的能力下降，从而降低了整体细胞功能。其他研究人员认为，在饥饿过程中，胃肠道黏膜完整性和免疫力的破坏是全身免疫功能障碍的驱动机制。在这一理论中，黏膜破坏可导致细菌易位，从而改变全身免疫功能。因此，当面对实际的伤害或感染时，这些人的反应会迟钝。无论原因是什么，在营养不良的个体中，先天免疫系统和适应性免疫系统的缺陷都可能发生在营养不良的个体身上，这可以从伤口愈合不良、感染易感性增加、记忆 T 细胞扩张减少和无力来证明。然而，在研究营养状态的影响时，必须区分营养不良和 BMI＞35kg/cm^2 肥胖两个极端，因为免疫功能障碍的机制是不同的。

持续炎症反应和后期免疫抑制是导致慢性危重症预后不良的元凶。然而，研究显示，慢性危重症患者后期仍存在高分解代谢，以上三者共同作用，使患者出现营养不良及反复发生院内感染，最终导致预后不良。

二、损伤相关分子模式学说

2018 年，美国脓毒症和重症研究中心创新性地提出了以损伤相关分子模式为核心的慢性危重症发病机制理论。该中心是全美第一个综合性脓毒症研究中心，2014 年由美国国立卫生院向佛罗里达大学斥资 1100 万美元建立，用以研究改善脓毒症患者长期预后的治疗策略。

人们对慢性危重症病理生理的认识是逐步的。2012 年，佛罗里达大学 Moore 等针对因严重创伤而罹患慢性危重症的患者的特征性的病理生理状态，提出了持续性炎性反应-免疫抑制-分解代谢综合征（persistent inflammation-immunosuppression catabolism syndrome，PICS）的概念。很快，PICS 的概念向腹腔感染、脓毒症领域扩展，用于描述那些进入持续性的低炎症反应合并有免疫抑制的患者的病理生理特征。这类患者常伴有严重的营养不良、骨骼肌分解代谢，类似于恶性肿瘤中的恶病质，并且因为免疫系统的紊乱，加上滞留于 ICU 长期接受侵入性的操作，如气管插管、尿路插管、中心静脉穿刺等，这类患者的继发性感染率大大增加，为治疗带来了极大的困难。

慢性危重症发生过程中骨髓源抑制性细胞（myeloid-derived suppressor cell，MDSC）在体内大量蓄积可能是最广为接受的观点。在生理情况下，骨髓生成的未成熟骨髓细胞在外周组织中可发育为具有免疫功能的免疫细胞，如巨噬细胞、树突状细胞等。感染、创伤等病理因素可阻碍未成熟骨髓细胞向这些功能性细胞分化，并在组织中蓄积，成为MDSC。MDSC不仅不具有免疫活性，还可通过多种途径抑制免疫。分泌精氨酸酶1和诱导型一氧化氮合酶，消耗T细胞成熟所必需的L-精氨酸，是MDSC最主要的免疫抑制机制。此外，MDSC还可诱导T细胞钝化、凋亡，Treg细胞分化，巨噬细胞极化。有临床研究显示，发展为慢重症的患者血浆中MDSC比例显著高于早期康复患者。尽管如此，MDSC蓄积理论仅仅解释了免疫系统的破坏，仍无法解释慢重症患者的多系统、多脏器功能紊乱。关于神经内分泌、免疫和神经精神功能的紊乱究竟是慢重症的结果还是导致慢重症的原因，可以肯定的是，多器官系统之间的相互联系对于慢重症的发生存在重要的作用。

国内东部战区总医院任建安教授团队关于感染性疾病的多项研究指向DAMP，DAMP是影响腹腔感染、创伤、脓毒症发生、发展的重要因素。由DAMP触发的信号通路激活是肠屏障破坏的重要机制，体液中DAMP的含量对于评价疾病预后及判断脏器功能损伤具有重要意义。Moldawer等在任建安团队的研究成果之上，进一步提出DAMP的持续释放是脓毒症等疾病向慢重症转归的关键环节。病原相关分子（pathogen associated molecular patterns，PAMP）造成的炎症性损伤是导致DAMP进入内环境的源头。以Toll样受体为代表的模式识别受体通过识别PAMP，介导下游信号通路激活，分泌大量细胞因子。IL-1、IL-3、IL-6、TNF-α等细胞因子启动的炎症反应在清除病原体的同时，也造成了广泛的器官损伤。DAMP

从损伤细胞释放后一方面放大炎症反应，引起组织器官损伤和骨骼肌分解，并导致更多的DAMP释放。另一方面，DAMP通过诱导MDSC蓄积，导致免疫麻痹提高了机体对PAMP的易感性，大大增加了感染源控制难度。这种"损伤-释放-再损伤"的长期启动使机体免疫、代谢系统等逐步崩塌，患者只能依靠体外支持系统维持生命，即进入慢重症状态。无法摆脱这样的恶性循环是慢重症患者久治不愈的根本原因。该理论提示，慢重症中各个器官、各个系统的损伤互为因果，由DAMP介导整个过程。这也解释了为什么仅仅纠正某一系统的功能难以将患者从慢重症的泥潭中拉出。

DAMP理论虽然从宏观上阐述了慢重症发病的分子机制，然而就微观角度而言，许多具体机制尚不明确。2018年Cell、Nature、Science上发表的多篇文章阐明了DAMP的释放过程、cGAS-STING通路的免疫系统调节作用，DAMP对NLRP3炎症小体的激活机制等，对该理论模式做出进一步完善。线粒体DNA（mitochondrial DNA，mtDNA）是目前研究最为广泛的DAMP之一。传统上认为，定位于线粒体内的mtDNA通过线粒体通透转化孔形成释放入胞质。最新研究显示，mtDNA可通过线粒体内膜透化作用，在线粒体内膜的完整的情况下渗入胞质，并激活cGAS-STING信号通路，调控机体免疫应答。扬汤止沸不如釜底抽薪，从根源上明确DAMP的释放、识别过程对于阻断慢重症的进程具有极其重要的意义。过去曾有学者提出通过血液滤过等手段清除循环中DAMP以阻断疾病进程，然而其疗效并没有被临床医师广泛认可。靶向阻断DAMP的释放可能比单纯的降低循环中DAMP浓度更为有效。对慢性危重症发病分子机制进行深入探索是未来研究的方向。

"慢性危重症发病机制理论"第1次从DAMP角度揭示了慢性危重症的发病过程，为从根本上改善重症患者预后提供了理论基础，无论对于慢性危重症的临床防治，还是公共卫生资源合理分配都具有深远意义。老年人是罹患慢性危重症的高危人群。在人口老龄化问题日趋严重的今天，该理论无疑是未来医疗研究和决策的灯塔。

三、应激反应内分泌失调学说

由于应激是下丘脑 - 垂体 - 肾上腺轴的有效激活剂，调节激素通路在理论上可以平衡危重患者的炎症和分解代谢状态。虽然以前糖皮质激素被推荐用于减少严重脓毒症的炎症，但大型临床试验未能显示改善的结果。目前，对脓毒症治疗建议，只有当患者发生对液体和血管升压药无反应的脓毒症休克时，才使用皮质类固醇作为干预脓毒症治疗的方法。这部分患者是由于相对肾上腺功能不全导致血管塌陷。在这里，皮质类固醇治疗可以恢复内源性儿茶酚胺，而不一定能提供抗炎作用。事实上，糖皮质激素在脓毒症中的抗炎作用是潜在有害的，因为可能发生的感染性并发症的风险增加。

补充羟甲雄酮、睾酮或 DHEA 作为调节严重损伤或脓毒症反应的方法也不能改善预后。事实上，向老年或危重症患者补充某些合成代谢激素，如生长激素，并不能改善肌肉质量或力量，并与不良反应相关，如胰岛素抵抗增加和死亡率增加。未能取得有益的结果使用合成代谢激素可能是一种年龄相关或损伤特异性的现象，因为羟甲雄酮可以改善肌肉力量，保留骨矿物质含量，并将儿童烧伤患者的身高变化降到最低。

许多研究表明，女性在脓毒症和创伤中具有生存优势，雌激素可能在这些环境下具有保护作用。因此，无论患者性别如何，在严重损伤或脓毒症后给予雌激素可能是有益的。局部雌激素通过降低炎症反应来加速老年人皮肤伤口的愈合。其他研究表明，作为抗炎药，全身给予雌激素对老年动物特别有益。然而，关于雌激素对危重患者的影响的试验尚未进行。

最后，由于胃饥饿素 / 瘦素系统对先天免疫系统有深远的影响，一些人探讨了其对危重患者的影响。胃饥饿素和瘦素是饥饿和食欲的主要介质，协同调节代谢。针对危重疾病中的这一激素途径已经产生了不同的结果。在轻度肥胖患者中，较高水平的瘦素似乎对脓毒症具有保护作用，导致体温稳定，减少压倒性的促炎细胞因子反应，并提高生存。在其他危重疾病的模型中，补充胃饥饿素实际上导致了全身炎症的改善。在这些研究中，目前尚不清楚胃饥饿素是由于直接调节炎症反应，还是通过刺激食欲改善肠内营养的次要益处。需要进一步研究调节这一途径来确定涉及损伤或感染的机制。

参 考 文 献

[1] Lamas D. Chronic critical illness[J]. N Engl J Med, 2014, 70(2): 175–177.

[2] Wang H, Ye J. Regulation of energy balance by inflammation: common theme in physiology and pathology[J]. Rev Endocr Metab Disord, 2015, 16(1): 47–54.

[3] Slotwinski R, Sarnecka A, Dabrowska A, et al. Innate immunity gene expression changes in critically ill patients with sepsis and disease-related malnutrition[J]. Cent Eur J Immunol, 2015, 40(3): 311–324.

[4] Redmond H P, Leon P, Lieberman M D, et al. Impaired macrophage function in severe protein-energy malnutrition[J]. Arch Surg, 1991, 126(2): 192–196.

[5] Vanzant E L, Lopez C M, Ozrazgat-Baslanti T, et al. Persistent inflammation, immunosuppression, and catabolism syndrome after severe blunt trauma[J]. J Trauma Acute Care Surg, 2014, 76(1): 21–29.

[6] Franceschi C, Bonafe M, Valensin S, et al. Inflamm-aging. An evolutionary perspective on immunosenes cence[J]. Ann N Y Acad Sci, 2000, 90(8): 244–254.

[7] Walston J, McBurnie M A, Newman A, et al. Frailty and activation of the nflammation and coagulation systems with and without clinical comorbidities: results from the Cardiovascular Health Study[J]. Arch Intern Med, 2002, 162(20): 2333–2341.

[8] Bruunsgaard H, Pedersen B K. Age-related inflammatory cytokines and disease[J]. Immunol Allergy Clin North Am, 2003, 23(1): 15–39.

[9] Kaufmann I, Hoelzl A, Schliephake F, et al. Polymorphonuclear leukocyte dysfunction syndrome in patients with increasing sepsis severity[J]. Shock, 2006, 26(3): 254–261.

[10] Alves-Filho J C, de Freitas A, Spiller F, et al. The role of neutrophils in severe sepsis[J]. Shock, 2008, 30(suppl 1): 3–9.

[11] Wensveen F M, Valentic S, Sestan M, et al . Interactions between adipose tissue and the immune system in health and malnutrition[J]. Semin Immunol, 2015, 27(5): 322–333.

[12] Siegl D, Annecke T, Johnson BL 3rd, et al . Obesity-induced hyperleptinemia improves survival and immune response in a murine model of sepsis[J]. Anesthesiology, 2014, 121(1): 98–114.

[13] 李思澄 . 慢性危重症发病机制理论的建立 [J]. 肠外与肠内营养，2019，26（1）：22–23.

[14] Annane D, Cariou A, Maxime V, et al. COIITSS Study Investigators. Corticosteroid treatment and intensive insulin therapy for septic shock in adults: a randomized controlled trial[J]. JAMA, 2010, 303(4): 341–348.

[15] Sprung C L, Annane D, Keh D, et al. Hydrocortisone therapy for patients with septic shock[J]. N Engl J Med, 2008, 358(2): 111–124.

[16] Schroder J, Kahlke V, Staubach KH, et al. Gender differences in human sepsis[J]. Arch Surg, 1998, 133(11): 1200–1205.

[17] George R L, McGwin G Jr, Metzger J, et al. The association between gender and mortality among trauma patients as modified by age[J]. J Trauma, 2003, 54(3): 464–471.

[18] Marques M, Perre S, Aertgeerts A, et al. Critical illness induces nutrient-independent adipogenesis and accumulation of alternatively activated tissue macrophages[J]. Crit Care, 2013, 17(5): R193.

[19] Hill N E, Murphy K G, Singer M. Ghrelin, appetite and critical illness[J]. Curr Opin Crit Care, 2012, 18(2): 199–205.

第4章 慢性危重症诊断标准和临床特征

尽管慢性危重症的流行病学、病理生理学的研究如火如荼，但其定义仍缺乏统一标准，众说纷纭。2010年，Wiencek等发表的一篇综述中总结了25种CCI定义，其中部分作者根据PMV时长，认为PMV≥21天的ICU患者即患有CCI，部分作者根据是否行气管切开，还有人根据ICU天数（3～28天）来诊断慢性危重症。由于疾病的急性期与慢性期之间没有明确的分界点，如何设定一个有效的定义以及合理的诊断标准成为当务之急。

CCI病情迁移，虽然CCI患者的主要标志是需要延长机械通气的呼吸衰竭，但仍有一系列其他临床特征的存在。内分泌方面的改变和长期的炎症导致肌病、神经病变和身体成分的变化，包括瘦体重的损失、神经系统的变化（如昏迷或谵妄）。这些患者表现出不同水平的营养缺乏，而长期不动和感染易感性是非常常见。

一、慢性危重症RTI诊断标准

（一）诊断标准（RTI标准）

标准1：ICU住院天数≥8天。

标准2：临床特征如下。

1. 延长机械通气（连续机械通气超过96h）。

2. 气管切开术。

3. 脓毒症或其他严重感染。

4. 严重创伤。

5. 脑卒中（包括缺血性脑卒中和脑出血）。

6. 创伤性脑损伤。

诊断标准必须符合标准1和标准2中6个临床特征中的1个。

（二）RTI诊断标准推荐理由

2014年，三角研究所应美国医保服务中心要求，通过回顾相关文献，调查慢性危重症流行病学资料，以及多位专家的反复考察推敲，提出这个慢性危重症的诊断标准。诊断标准包含了2个必要条件：入住ICU时间和一个临床特征。这6个临床特征是根据文献收集及临床医生的建议而确定，代表CCI患者的典型特点，并且与患者的预后密切相关；另一个条件是ICU天数，为了确定恰当的时长，RTI将入组患者按照ICU天数分为三组，分别是0～4天、5～7天和≥8天，比较其住院费用和资源消耗，结果发现ICU住院天数≥8天组的消耗是前两者的2～3倍。

2015年，Kahn等根据RTI提出的诊断标准，对美国2004—2009年ICU的CCI情况进行了流行病学调查，结果发现，根据RTI定义，CCI发病率为7.6%，2004年病死率为33.3%，2009年病死率降至28.3%，病死率缓慢降低但医疗费用逐年增加，生存患者中21.8%回家休养，其余患者出院后转入康复机构继续治疗。6个临床特征中发生率最高的是PMV（72%），其次是脓毒症（63.7%），其中51.5%的感染为医院获得性，55.5%的患者至少存在3个并发症。

RTI诊断标准设立的初衷不仅是为临床实践提供参考，更重要的是为医疗政策的实施提供标准，主要针对的是耗费资源较多的人群，与临床实际情况略有偏差。需要指出的是，目前甚至未来很难提出一个同时满足临床医生、决策者、患者及家属所有人需求的诊断标准，这与CCI本身的特点相关，因而研究重点应该放在疾病的预防与治疗上，而非无休止的定义之争。

二、慢性危重症其他诊断标准

研究人员和临床医生还没有就CCI的诊断标准达成一致，而且难以达成一致，因为从急性危重症转为慢性危重症是一个连续的过程,没有截然的分界线。从 2004 年以来,有基于机械通气时间的诊断标准,也有基于气管切开的诊断标准。确定 CCI 的入住时间从 3 天到超过 28 天。Wiencek C 等收集了自 1985 年以来除 RTI 诊断标准之外的一些其他 CCI 诊断标准(表 4-1)。

为了更好地诊断慢性危重综合征,以便能够更好地比较治疗和结果,有人提出了新的定义,如持续性危重症、必然需要较长康复时间的疾病、PMV 脱机时间和延长 ICU 住院时间的疾病等。对于延长生命支持期、持续低强度炎症和多器官衰竭,持续性危重症可能是比 CCI 更合适。此外,这些异常往往是持续的或复发的。非常重要的是,当读者试图寻找最佳定义,即 CCI 时,要注意相类似的不同定义,如 PCI 或 PMV 等。

三、慢性危重症临床特征

重症医学的发展带来了大量且不断增长的 CCI 患者,其在重症的初始阶段得以存活,但很难脱离重症治疗。CCI 对生命来说往往是一种毁灭性的疾病,死亡率超过大多数恶性肿瘤,大多数幸存者的脏器功能仍然需要依赖人工支持,如机械通气(mechanical ventilation,MV)、肾脏替代治疗(renal replacement therapy,RRT)、升压药或强心药、肠内或肠外营养、静脉输注抗生素等生命支持治疗,维持数周乃至数月的生命。

大多数慢性危重症患者为老年人,他们有潜在的共病存在,并在治疗急性内科、外科、神经或心脏危重疾病时出现脓毒血症和其他急性共病。除了长期的呼吸机依赖(这是其特征)外,越来越多的证据表明,慢性危重症是一种包括其他典型临床特征和影响多个系统和器官的综合征。

CCI 是一种临床综合征(图 4-1),包括多个器官和系统的慢性功能不全的临床特点。这些临床特征包括由肌病、神经病变和机体器官的改变引起的严重虚弱,包括瘦体质量的减少和全身性水肿;特殊的神经内分泌变化,包括垂体前叶激素节律性分泌减少,导致靶器官激素水平降低和

表 4-1 CCI 的时间相关定义及其他临床特征

年 份	作 者	定 义
2013 年	Loss 等	MV 或气管切开术后 21 天
2012 年	Carson 等	机械通气连续 21 天,每天至少 6h
2011 年	Boniatti 等	机械通气或气管切开术后 21 天
2008 年	Zilberberg 等	机械通气 96h 或以上
2007 年	Scheinhorn 等	呼吸衰竭导致的延长机械通气
2005 年	MacIntyre 等	机械通气连续 21 天,每天至少 6h
2005 年	Daly 等	机械通气 72h 或以上
2004 年	Nelson 等	长期依赖通气支持或与代谢、神经内分泌、神经精神学和免疫学变化相关的气管切开术
2002 年	Nierman	既往危重病表现为严重的功能障碍,依赖于重症护理和先进技术
2002 年	Carson 和 Bach	在 ICU 进行持续 21 天或以上的护理和依赖 MV
2000 年	Nasraway 等	在 ICU 住院期间,既往存在严重的疾病或并发症,通常依赖于 MV 或肾脏替代治疗
1997 年	Douglas 等	需要重症监护和在 ICU 住院 2 周或更久
1985 年	Girard 和 Raffin	尽管经过数周至数月的生命支持,但仍没有存活

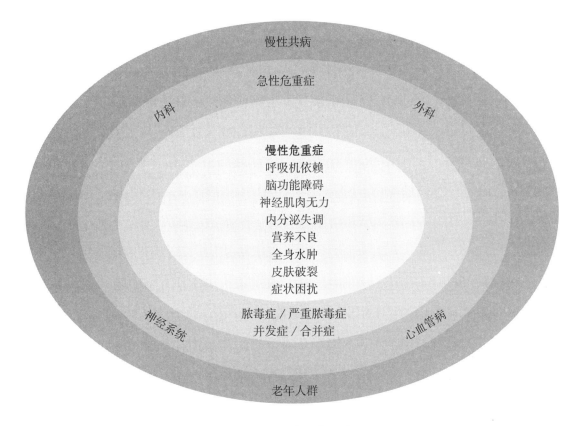

▲ 图 4-1　慢性危重症

合成代谢受损；对感染的不耐受性增加，通常感染的是多重耐药微生物；持续或永久性昏迷或谵妄的脑功能障碍；皮肤损伤与营养缺乏、水肿、尿失禁。很大程度上需要日常护理人员照料，而且具有很高的死亡率。表 4-1 总结了这些临床特点，为 CCI 的临床定义提供了一个框架。其中一些特征（如脑功能障碍、呼吸窘迫症状）可能在急性危重症（或其他疾病）期间已经出现，但其持续时间和强度的延长是在慢性期危重症独有的。其他特征（如机体器官和神经内分泌方面的变化）仅在慢性期出现。CCI 的独特临床特征是这些临床表现持续存在与长期依赖机械通气。

CCI 影响患者从心理到身体所有的方面，表 4-2 罗列了 CCI 的一系列临床表现。CCI 在临床上主要存在以下问题。

（一）呼吸机脱机问题

在美国急症护理医院，30%～53% 的 CCI 患者机械通气脱机成功（定义为活着出院并无辅助呼吸）。呼吸机脱机的平均时间因疾病或损伤的严重程度和类型而异，但一般为呼吸衰竭插管后 16～37 天。大多数 60 天内不能实现呼吸机脱机的患者，随后时间里基本也不能实现脱机。据报道，一些专科脱机医疗单位的预后较好，但它们通常选择呼吸机脱机和康复潜力较高的患者。医保补偿激励措施使一些医疗机构不愿接纳患有严重不可逆肺部病变、需要血液透析或有严重神经损伤的患者；由于这种入院的选择，在这样的医疗机构中，预后可能更好。

尽管需要依赖呼吸机的患者有更高的死亡风险，但成功脱机也不能确保患者长期生存，大多数患者有慢性关键潜在疾病并存状况，残余的器官功能障碍，中途发生的并发症，急症护理医院死亡率一般在 20%～49% 的范围。研究人群的 1 年死亡率为 48%～68%。与需要短期机械通气的患

表 4-2 CCI 的临床表现

系　统	临床表现
神经肌肉	• 重症肌病 / 多神经病变 • 由于长时间的失用和分解代谢，身体退化和肌肉萎缩 • 皮肤破裂和压疮增加 • 认知功能障碍 • 谵妄 / 创伤后应激障碍
心血管	• 心力衰竭
呼吸系统	• 呼吸机导致的膈肌无力 • 呼吸肌无力 • 复发性肺炎
肾脏	• 急性无尿 / 少尿肾衰竭
内分泌	• 随着肌肉分解，蛋白质分解代谢增加 • 由于不活动而导致的骨吸收 • 缺乏维生素 D • 肾上腺功能不全
血液系统	• 免疫抑制 • 慢性炎症 • 慢性贫血
感染	• 耐多药微生物的反复感染 • 伤口愈合不良
胃肠道功能	• 营养不良 / 吸收不良 • 全身水肿

者相比，在开始机械通气后 60～100 天的 CCI 患者的死亡风险特别高。

（二）ICU 获得性肌无力

在 ICU 中，患有急性危重症的幸存者经常发展为神经病变和肌病。这些情况在 CCI 中很常见，严重影响机械通气脱离。ICU 获得性肌肉无力临床主要表现：①危重症多发性神经病变（critical illness polyneuropathy，CIP）；②危重症肌病（critical illness myopathy，CIM）。

CIP 是一种远端轴突感觉 - 运动多发性神经病变，可影响四肢，也可影响呼吸肌肉。电生理学研究表明，复合肌肉动作电位（compound muscle

action potenial，CMAP）降低，而感觉神经动作电位（sensory nerve action potential，SNAP）的传导速度几乎正常。病理生理学尚不清楚，但推测轴突损伤源于微血管功能障碍和血 - 神经屏障（blood-nerve barrier，BNB）损伤，导致炎症介质产生神经病变损伤。

CIM 是一种以肌肉萎缩为表现的急性原发性肌病，是肌肉活检中肌球蛋白选择性丢失的典型模式。其原因是在急性疾病期间，由多因素事件决定的肌肉蛋白分解和合成之间的不平衡。肌肉萎缩的分子基础涉及泛素 - 蛋白酶体（ubiquitin-proteasome system，UPS）和自噬 - 溶酶体系统的激活。这两个系统的激活是由转录因子 FoxO 家族协调的，该转录因子易位到细胞核中，并在肌肉不活动、炎症和营养不良等条件下诱导靶基因的转录。有趣的是，对动物的研究表明，自噬的激活会导致肌肉萎缩，但该途径的完全抑制也会通过蛋白质聚集物的积累、线粒体异常和氧化应激的增强而导致肌肉变性。因此，自噬必须被精细地调整，以保持适当的肌肉质量。

研究表明，CIP 和 CIM 之间存在显著的重叠，因此，术语危重病多发性神经肌病（combination-critical illness polyneuromyopathy，CIPNM）是为了更好地强调神经病变和肌病的共存。药物（糖皮质类固醇、神经肌肉阻滞药）、高血糖水平、不活动和深度镇静是发生 CIPNM 的危险因素。

（三）内分泌方面的改变

神经内分泌应激反应是一个动态的过程，涉及多种激素变化，在危重症的急性和慢性阶段具有不同的临床表现（表 4-3）。急性危重症的神经内分泌变化促使能量和营养物质从合成代谢途径转移到分解代谢途径，以支持重要器官功能和应对急性炎症。慢性危重症导致神经内分泌激素水平的下降，致使靶器官功能减退、分解代谢亢进、合成代谢受损，继而出现明显的分解代谢状态，导致肌肉萎缩、瘦体重（lean body mass，LBM）

丧失、脂肪增加和全身水肿，从而阻碍危重症患者的康复。

表 4-3　急慢性危重症患者的内分泌改变

激　素		急性危重症	慢性危重症
生长激素轴	GH 节律	↑	↓
	GHBP	↓	↑
	IGF-1	↓	↓↓
	ALS	↓	↓↓
	IGFBP-3	↓	↓↓
甲状腺轴	TSH 分泌节律	↑	↓
	T₄	↑	↓
	T₃	↓	↓↓
肾上腺轴	ACTH	↑	↓
	皮质醇	↑↑	↑↓*

*. 肾上腺皮质功能不全

在危重疾病的急性阶段，下丘脑 – 垂体轴的激活促进脂肪水解、蛋白质水解和糖异生，而合成代谢过程暂停。在急性损伤后的最初几个小时，循环中生长激素（growth hormone，GH）水平增加，继发于垂体分泌峰值和脉冲频率的增加。这种中枢激活与血清中效应蛋白 IGF-1、IGFBP-3 和肌萎缩性硬化症（酸不稳定亚基）浓度的降低有关。获得性的外周性生长激素抵抗，抑制合成代谢和激活分解代谢过程。此外，神经内分泌反应急性应激导致垂体前叶 ACTH 分泌增加引起的高皮质醇症，皮质醇水平的升高，不仅有助于能量底物的可用性，而且还通过血管内液体保留和对儿茶酚胺和血管紧张素 Ⅱ 反应的增加，引起血流动力学效应。此外，皮质醇具有抗炎作用，这可能参与了旨在限制急性触发事件产生的损伤的机制。

在脓毒症期间，可能会出现相对肾上腺功能不全，在这种情况下，尽管 ACTH 增加，但皮质醇的产生不足以维持血流动力学稳定性。最常见的临床特征是出现液体难以纠正的低血压，需要使用血管升压药。这种情况的诊断标准有争议，但最常见的方法是检测 250μg ACTH 刺激后血浆皮质醇（＜9μg/dl）增加不足。

下丘脑 – 垂体 – 甲状腺轴也被激活，TSH 和 T₄ 水平急剧升高但较短，同时 T₃ 降低，这可能是继发于周围器官 T₄ 向 T₃ 转换的下降。后一种变化可能是被解释为试图抑制组织能量消耗，以面对减少的底物可用性。

虽然这一过程可以被认为是对急性应激的达尔文反应，但危重疾病的慢性过程涉及神经内分泌反应的显著变化。进化并没有为我们的神经和内分泌系统提供承受需要人工生命支持的长期炎症的能力。这种情况的主要结果是与所谓的消耗综合征相关的垂体前叶激素的节律性分泌减少有关。

生长激素的节律性分泌减少，并与较低的 IGF-1 和结合蛋白（IGFBP-3、ALS、IGFBP-5）的循环水平相关。这种低蛋白营养症也解释了通常在这些患者中检测到的废物综合征的发生。血清 ACTH 水平急剧下降，而皮质醇水平保持较高，这种典型的慢性阶段分离表明，皮质醇的产生并不依赖于 ACTH，而是它可能是由其他因素触发的，例如持续炎症引起的细胞因子级联。另一个促进持续增高皮质醇水平的因素是皮质醇代谢的减少。皮质醇水平的持续升高可能在慢性危重患者的一些典型临床特征的发病中起决定性作用：①感染易感性增加；②伤口愈合能力降低；③肌病的发生。慢性危重症期间长期缺乏 ACTH 刺激可能长期导致肾上腺萎缩，并导致症状性肾上腺功能不全。

在下丘脑 – 垂体 – 甲状腺轴中也检测到节律性 TSH 分泌的减少，导致血浆中特定激素水平较低（T₃ 和 T₄）。血浆 T₃ 水平与肌肉无力和骨丢失标志物呈负相关。

另一种内分泌损伤是继发于急性应激反应的

高血糖，由糖异生的激活和外周组织中胰岛素敏感性的降低引起。应激诱导的高血糖的发生受到许多临床因素的影响，如年龄、糖耐量、共病的存在、对肠外营养的需求、肥胖和潜在疾病的严重程度。一旦出现高血糖，它甚至可能在慢性危重症的过程中持续存在，涉及的死亡风险增加。

（四）脑功能障碍

脑功能障碍是 CCI 的另一种常见疾病，表现为昏迷和谵妄。对急性危重症患者的分析研究表明，脑功能障碍与幸存者的死亡率增加和长期认知障碍相关。急性危重症 10%～77% 的存活患者表现为长期脑功能障碍和不同程度的认知障碍。长期发生脑功能障碍的危险因素包括老年、疾病严重度评分等有关。

脑功能障碍的病理生理学似乎是多因素的。谵妄似乎与多巴胺产生（增加神经元兴奋性）和乙酰胆碱消耗（有抑制作用）之间的不平衡有关。在危重疾病期间，全身炎症产生的细胞因子和趋化因子能够通过血脑屏障。这些介质引起内皮损伤、脑血管通透性受损、微聚集物的形成、脑血流量的减少和神经递质合成改变来促使脑功能障碍。最近的一项研究纳入了 ICU 的 147 名患者，结果显示，在全身性内皮功能较差的患者中，急性脑功能障碍持续了较长时间。在其他的机制中可能有助于谵妄的发展，很可能是大脑中一些氨基酸的摄取的增加，如色氨酸和苯丙氨酸（多巴胺合成的前体）。

最后，暴露于镇痛药、镇静药和（或）睡眠剥夺也可能在诱发谵妄中发挥作用。一些研究已经确定，使用哌啶醇、咪达唑仑和劳拉西泮是发生谵妄的潜在风险。

（五）营养不良

CCI 的特征之一是与慢性炎症和激素变化相关的营养不良状态。蛋白质水解的增加和肝脏白蛋白合成的减少会导致低白蛋白血症和水肿状态。液体复苏会恶化这种情况，促进全身水肿。此外，蛋白质消耗会导致骨骼肌无力，增加了医院感染的风险。伤口愈合不良和延长住院时间。

肠内营养途径再摄食提供细胞和器官功能所需的蛋白质和能量，但也通过激素变化改善免疫功能。特别是，在食物存在的情况下，回肠远端 L 细胞分泌 GLP-1 能够刺激胰岛素分泌，减缓胃排空，影响细胞介导的免疫。最近的一项临床试验表明，早期肠内营养可以通过分泌 GLP-1，通过不同的途径改善细胞介导的免疫力，并与积极的临床效应相关。

（六）免疫改变和感染

感染是 CCI 患者死亡的主要原因，并且对发病率有很大的影响。感染与脱机困难程度相关，因为发热和高代谢增加了患者对呼吸机的依赖。脓毒血症也诱导了膈肌线粒体功能障碍，进一步加剧呼吸机依赖。经历急性和慢性重症监护的患者面临"三重感染风险"：屏障破坏（如静脉插管和皮肤破损），暴露于恶性和多种耐药性病原体医疗环境，危重症和潜在的并发症引起的"免疫衰竭综合征"。

屏障破坏在危重症中很常见。由于 CCI 患者营养不良和伤口愈合能力受损，所以压疮导致的皮肤屏障破坏难以治愈。医源性屏障破坏较常见，包括静脉留置针、导尿管、鼻饲胃管和气管切开术的部位。静脉留置针和导尿管可能成为病原体定植继而引发感染的部位。鼻饲胃管与鼻窦炎相关，并且可能和吸入事件相关。经历长期机械通气的患者通常会出现分泌物增加，坠积于下呼吸道，引起气管内和声门黏膜炎症，以及黏液纤毛清除功能受损，所有这些都可能会增加感染的风险。

CCI 患者在急症治疗和长期治疗机构中都暴露于强毒环境和多种耐药菌环境中，并有定植的危险。常见的病原微生物包括耐甲氧西林金黄色葡萄球菌、耐万古霉素肠球菌、革兰阴性肠道微生物、念珠菌和艰难梭菌。这些微生物可能在"患者 - 患者"或"治疗者 - 患者"之间传播。医源性病原体一旦发生定植，可以取代患者体内的正常菌群，同时污染留置设备，使其难以根除。

危重症和潜在并发症的累积效应导致患者的免疫力下降。在脓毒症的初始阶段，最初细胞因子风暴之后的免疫抑制状态，潜在地增加了慢性危重症患者新发感染的风险。此外，在慢性危重症的病程中，患者可能进展为"免疫衰竭"。顾名思义，免疫衰竭是可能损害免疫功能、抑制免疫物质的作用，从而损害机体对病原体的防御能力。长期的危重症相关的合并疾病的累积效应导致对感染的免疫应答障碍，包括营养缺乏、微量营养素缺乏、蛋白质耗竭和线粒体功能障碍。

四、结论

Girard 和 Raffin 于 1985 年提出一个问题：我们是应该尝试拯救那些长期处于危重状态的患者，还是让他们死去。35 年后，这个问题仍然很重要，但目前的证据还不能支持一个明确的回答，各种因素使得 CCI 的研究难以取得较快进展。目前急需达成 CCI 定义共识，一个共同的定义将有利于前瞻性纳入患者的进行研究。

CCI 患者慢性多器官功能障碍不仅是急性疾病的延续，而且是不同生理功能异常和代谢功能障碍的离散综合征。重症专家已经对该综合征有一定认识，并且对于预防和治疗该综合征中的部分疾病已做出了卓有成效的努力。然而，由于其复杂性，没有某种单一的干预可能预防或治疗这种综合征，因此需要设计和实施全面、系统的方案，包括最佳干预系列疗法，以减少慢性多器官功能障碍的发病率，以及改善其预后。

参考文献

[1] Sjoding M W, Cooke C R. Chronic critical illness: a growing legacy of successful advances in critical care[J]. Crit Care Med, 2015, 43(2): 476–477.

[2] Wiencek C, Winkelman C. Chronic critical illness: prevalence, profile, and pathophysiology[J]. AACN Adv Crit Care, 2010, 21(1): 44–61.

[3] Loss S H, de Oliveira R P, Maccari J G, et al. The reality of patients requiring prolonged mechanical ventilation: a multicenter study[J]. Rev Bras Ter Intensiva, 2015, 27(1): 26–35.

[4] Cooper Z, Bernacki R E, Divo M. Chronic critical illness: a review for surgeons[J]. Curr Probl Surg, 2011, 48(1): 12–57.

[5] Kandilov A, Ingber M, Morley M, et al. Chronically critically ill population payment recommendations(CCI-PPR)[EN/OL]. Kennell and Associates, Inc. and its subcontractor RTI International.

[6] Kahn J M, Le T, Angus D C, et al. The epidemiology of chronic critical illness in the United States[J]. Critical Care Medicine, 2015, 43(2): 282–287.

[7] 杨娜，李维勤. 慢性危重症新诊断标准及治疗进展 [J]. 中华危重症医学杂志（电子版），2016, 9(3)：197–200.

[8] Wiencek C, Winkelman C. Chronic critical illness: prevalence, profile, and pathophysiology[J]. AACN Adv Crit Care, 2010, 21(1): 44–61.

[9] Gracey D R, Naessens J M, Krishan I, et al. Hospital and posthospital survival in patients mechanically ventilated for more than 29 days[J]. Chest, 1992, 101: 211–214.

[10] Hollander J M, Mechanick J I. Nutrition support and the chronic critical illness syndrome[J]. Nutr Clin Pract, 2006, 21: 587–604.

[11] Van den Berghe G, de Zegher F, Veldhuis J D, et al. The somatotropic axis in critical illness: effect of continuous growth hormone(GH)–releasing hormone and GH-releasing peptide-2 in-fusion[J]. J Clin Endocrinol Metab, 1997, 82: 590–599.

[12] Van den Berghe G, de Zegher F, Veldhuis J D, et al. Thyrotrophin and prolactin release in prolonged critical illness: dynamics of spontaneous secretion and effects of growth hormone-secretagogues[J]. Clin Endocrinol(Oxf), 1997, 47: 599–612.

[13] Kalb T H, Lorin S. Infection in the chronically critically ill: unique risk profile in a newly defined population[J]. Crit Care Clin, 2002, 18: 529–552.

[14] Scheinhorn D J, Hassenpflug M S, Votto J J, et al. Post-ICU mechanical ventilation at 23 long-term care hospitals: a multicenter outcomes study[J]. Chest, 2007, 131: 85–93.

[15] Nelson J E, Tandon N, Mercado A F, et al. Brain dysfunction: another burden for the chronically critically ill[J]. Arch Intern Med, 2006, 166: 1993–1999.

[16] Carasa M, Polycarpe M. Caring for the chronically critically ill patient: establishing a wound-healing program in a respiratory care unit[J]. Am J Surg, 2004, 188: 18–21.

[17] Nelson J E, Meier D E, Litke A, et al. The symptom burden of chronic critical illness[J]. Crit Care Med, 2004, 32: 1527–1534.

[18] Cox C E, Carson S S, Lindquist J H, et al. Differences in one-year health outcomes and resource utilization by definition of prolonged mechanical ventilation: a prospective cohort study[J]. Crit Care, 2007, 11: R9.

[19] Carson S S, Garrett J, Hanson L C, et al. A prognostic model for one-year mortality in patients requiring prolonged mechanical ventilation[J]. Crit Care Med, 2008, 36: 2061–2069.

[20] Bigatello L M, Stelfox H T, Berra L, et al. Outcome of patients undergoing prolonged mechanical ventilation after critical illness[J]. Crit Care Med, 2007, 35: 2491–2497.

[21] Estenssoro E, Reina R, Canales H S, et al. The distinct clinical profile of chronically critically ill patients: a cohort study[J]. Crit Care, 2006, 10: R89.

[22] Schweickert W D, Hall J. ICU-acquired weakness[J]. Chest, 2007, 131: 1541–9.

[23] Batt J, dos Santos C C, Cameron J I, et al. Intensive care unitacquired weakness: clinical phenotypes and molecular mechanisms[J]. Am J Respir Crit Care Med, 2013, 187: 238–46.

[24] Fenzi F, Latronico N, Refatti N, et al. Enhanced expression of E-selectin on the vascular endothelium of peripheral nerve in critically ill patients with neuromuscular disorders[J]. Acta Neuropathol, 2003, 106: 75–82.

[25] Boonen E, Van den Berghe G. Endocrine responses to critical illness: novel insights and therapeutic implications[J]. J Clin Endocrinol Metab, 2014, 99: 1569–82.

[26] Prigent H, Maxime V, Annane D. Science review: mechanisms of impaired adrenal function in sepsis and molecular actions of glucocorticoids[J]. Crit Care, 2004, 8: 243–52.

[27] Marik P E. Critical illness-related corticosteroid insuffificiency [J]. Chest, 2009, 135: 181–93.

[28] Beishuizen A, Thijs L G. The immunoneuroendocrine axis in critical illness: benefificial adaptation or neuroendocrine exhaustion?[J]. Curr Opin Crit Care, 2004, 10: 461–7.

[29] Dungan K M, Braithwaite S S, Preiser J C. Stress hyperglycaemia [J]. Lancet, 2009, 373: 1798–807.

[30] Krinsley J S. Glycemic control in the critically ill-3 domains and diabetic status means one size does not fifit all[J]. Crit Care, 2013, 17: 131.

[31] Girard D T. Brain dysfunction in patients with chronic critical illness[J]. Resp Care, 2012, 57: 947–55.

[32] Nelson J E, Mercado A F, Camhi S L, et al. Communication about chronic critical illness[J]. Arch Intern Med, 2007, 167: 2509–15.

[33] Hughes C G, Morandi A, Girard T D, et al. Association between endothelial dysfunction and acute brain dysfunction during critical illness[J]. Anesthesiology, 2013, 118: 631–9.

[34] Schulman R C, Mechanick J. Metabolic and nutrition support in the chronic critical illness syndrome[J]. Respir Care, 2012, 57: 958–77.

第5章　危重症神经内分泌病理学

危重症神经内分泌病理学是一个动态病理变化的过程，涉及多种激素变化，在危重症的急性和慢性阶段具有不同的神经内分泌反应。急性危重症的神经内分泌变化促使能量和营养物质从合成代谢途径转移到分解代谢途径，以支持重要器官功能和应对急性炎症。慢性危重症导致神经内分泌激素水平的下降，致使靶器官功能减退、分解代谢亢进、合成代谢受损，继而出现明显的分解代谢状态，导致肌肉萎缩、瘦体重丧失、脂肪增加和全身水肿，从而阻碍危重症患者的康复。如果疾病得到康复，外周激素水平得到恢复，但下丘脑、垂体前叶功能是否能恢复正常，尚无研究结论。

一、生长激素轴改变

垂体前叶的生长激素细胞以节律性方式将 GH 释放到循环血液中，GH 分泌峰值与几乎检测不到的谷值交替出现。节律性 GH 分泌的调节是复杂的，主要是由下丘脑 GH 释放激素刺激和生长抑素抑制 GH 的合成和分泌。此外，在下丘脑和肠道中分泌的胃饥饿素是节律性 GH 释放的第三个关键驱动因子。几种合成的 GH 释放肽也可以激活下丘脑和垂体 G 蛋白偶联的生长素释放肽受体而发挥生理效应。GH 通过直接和间接而发挥生理效应作用，间接生理效应作用是通过 IGF-1 起作用，其生物活性通过一系列 IGF 结合蛋白进行调节。

（一）急性危重症的 GH 轴改变

在急性危重疾病发作后数小时至数天内，GH 分泌模式发生显著变化（图 5-1A）。更多的 GH 释放到循环中，具有更高的 GH 峰值和脉冲间浓度及 GH 脉冲频率增加。这种变化，部分原因是由促炎细胞因子触发，并伴随着功能性 GH 受体的丧失，出现外周 GH 抵抗。另外，IGF-1 的清除增强，进一步降低血清 IGF-1 水平，使 GH 发挥间接生理效应减弱。GH 受体功能下降或减少，血清 IGF-1 水平降低，GH 负反馈抑制的功能丧失等，驱动疾病急性期 GH 的大量释放。禁食也会诱发这种情况，导致 GH 直接的生理效应（如脂肪分解）和胰岛素拮抗作用增强，导致内源性脂肪酸和葡萄糖释放到循环中，而 IGF-1 介导的 GH 间接作用削弱，结果是由 IGF-1 介导的耗能合成代谢被推迟。从进化的角度来看，这种对急性疾病的 GH 轴反应似乎更适合生存。

（二）慢性危重症的 GH 轴改变

与危重疾病的急性期不同，慢性危重症进食患者的 GH 波动式释放受到抑制。虽然之前假设 GH 抵抗在整个危重疾病中持续存在，但后来显示，当患者接受营养时，GH 生理效应在慢性期已经恢复。在慢性阶段，GH 分泌波动与循环 IGF-1、IGFBP-3 和酸不稳定亚基水平正相关，这表明在慢性危重症期间，GH 分泌节律性的丧失导致了 IGF-1 和结合蛋白水平浓度下降。此外，发现注入生长素释放肽样 GH 释放肽，GH 分泌重新激活至疾病急性期水平，并成比例地增加 IGF-1 和 GH 依赖性 IGFBP 水平，GHRP-2 的高强度释放能够促进生长激素合成。因此，在疾病的慢性期中，相对低生长激素原因更有可能在于下丘脑。在慢性危重症中，GH 释放对 GHRH 的效应远低于对 GHRP-2 的效应，因此下丘脑的胃饥饿素无分泌可能起关键作用。这种 GH 分泌量下降及分泌节律性丧失，导致肌肉和骨骼萎缩，通常出现在慢性危重症期间。

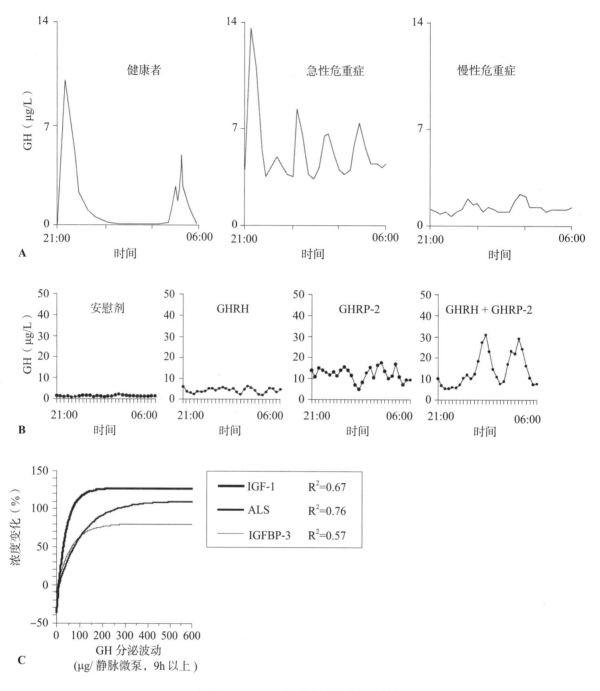

▲ 图 5-1 GH 在危重症时期反应示意图

A. 为健康者及急性和慢性危重疾病期间的夜间 GH 血浆浓度波动情况，GH 分泌的波动在急性危重症期间被激活，而在慢性危重症期间被抑制。B. 为在慢性危重症期间被抑制的 GH 分泌波动可以被重新激活，与安慰剂相比，持续输注 GH 释放激素 [1mg/（kg·h）] 只能促进 GH 少量分泌；而输注 GH 释放肽 -2[1mg/（kg·h）]，GH 分泌量多些；GHRH 和 GHRP-2[1+1mg/（kg·h）] 的组合持续输注可以恢复到危重疾病急性期观察到的 GH 分泌节律性。与急性危重症期间（主要是 GH 抵抗）不同，慢性危重症阶段重新激活的 GH 波动分泌，能够产生外周 GH 生理效应。C. GH 节律性分泌与 IGF-1、酸不稳定底物（ALS）和 IGF 结合蛋白 -3（IGFBP-3）的变化之间的曲线关系。这些曲线表明，慢性危重症期间的 GH 生理效应在一定程度上与 GH 分泌成比例

二、垂体 - 甲状腺轴改变

下丘脑分泌的促甲状腺激素释放激素刺激垂体促甲状腺素以波动方式产生促甲状腺激素，进而调节甲状腺激素的合成和分泌。虽然甲状腺主要产生甲状腺素（T_4），但甲状腺激素的生物活性主要由三碘甲状腺原氨酸（T_3）发挥生理效应。不同类型的脱碘酶控制 T_4 到 T_3 的外周活化或 T_4 交替转化为生物学无活性的反向 T_3（rT_3）。甲状腺激素通过特定的单羧酸转运蛋白进入细胞，T_3 作用于甲状腺激素核受体，这些受体控制各种外周组织中的基因表达。循环和局部甲状腺激素对下丘脑 TRH 和垂体 TSH 分泌发挥反馈控制作用。

（一）急性危重症的垂体 - 甲状腺轴改变

垂体 - 甲状腺轴对人类疾病的最初反应包括血清中 T_3 水平的快速下降和 rT_3 水平的增加（图 5-2），这可以通过即时的 1 型脱碘酶（D_1）活性降低和 3 型脱碘酶（D_3）活性增强来解释，由此 T_4 转化为 rT_3 而不是 T_3。TSH 和 T_4 水平暂时升高，但随后恢复正常（图 5-2）。没有 TSH 增加的低 T_3 水平被称为"低 T_3 综合征"。当健康受试者禁食时，也会出现这种低 T_3 综合征。在危重病中，疾病的严重程度通过血清 T_3 的急性下降程度来反映，并且非幸存者的 T_3 水平低于幸存者。

尽管在内毒素刺激后使用细胞因子拮抗药不能恢复正常的甲状腺功能，但已提出细胞因子可引发低 T_3 综合征。导致急性低 T_3 综合征的其他因

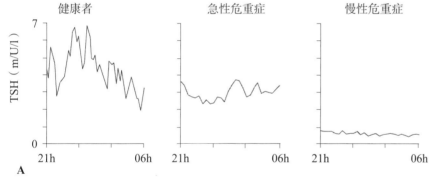

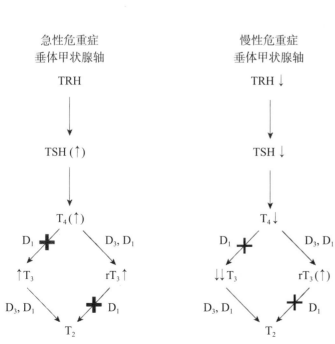

◀ 图 5-2 与健康对照组相比，垂体 - 甲状腺轴对急性和慢性危重症的反应示意图

A. 在慢性危重症期间，夜间促甲状腺激素分泌波动受到抑制；B. 在危重病的急性期，甲状腺激素代谢的外周变化占主导地位，而在慢性期，下丘脑抑制叠加，外周变化（部分）恢复。$D_{1\sim3}$. 1~3 型碘甲状腺原氨酸脱碘酶；rT_3. 反向 T_3；T_2. 二碘甲状腺原氨酸；T_3. 三碘甲状腺原氨酸；T_4. 甲状腺素；TRH. 促甲状腺激素释放激素

素包括甲状腺激素结合蛋白浓度降低，以及游离脂肪酸和胆红素对激素结合、转运、代谢、抑制有关。

当健康的受试者禁食时，循环 T_3 会立即降低，从而保护机体免受过度分解代谢。患有需要重症监护的疾病的患者通常不能经口进食，并且通常尚未给予人工喂养。推断，至少部分循环甲状腺激素水平因急性疾病而降低，也可能是禁食诱导的，因此可能代表对营养物质低可用性的适应有关，并可能带来有益的效果。最近来自两项大型随机对照试验、危重成人早期与晚期肠外营养（EPaNIC）试验和儿科 PEPaNIC 试验的间接证据支持了这种可能性。结果表明，与通过早期肠外营养来预防相比，容忍 ICU 第 1 周发生的大量常量营养素缺乏可改善结果。在危重疾病早期接受这种"相对禁食"可减少医院感染、预防肝功能异常、预防肌肉无力和促进恢复。早期给予肠外喂养的临床"危害"与血浆 TSH 和 T_3 减少及 rT_3 增加的逆转同时发生。早期肠外营养的这种作用也在危重病动物模型中得到证实，它阻止了肝脏 D_1 的抑制表达和活性，以及 D_3 的激活表达和活性，并逆转了低 T_3 综合征的血浆表型（图 5-3）。从统计学上看，不及早喂养患者的部分临床益处具体解释为 T_3 和 T_3/rT_3 比率的急剧下降。因此，在急性危重疾病期间，T_3 浓度的立即降低和 rT_3 浓度的增加实际上是由伴随的禁食引起的，而不是疾病引起的，并且可能是有益的。除了由于缺乏大量营养素而导致能量消耗减少和 T_3 可用性低外，通过粒细胞内局部高 D_3 活性的直接影响优化了细菌杀灭能力，也可以解释较少的医院感染。

（二）慢性危重症的垂体 - 甲状腺轴

在持续数周或更长时间接受全肠内和（或）肠外营养等重要支持的慢性危重症患者中，甲状腺轴出现不同的变化。在这个后期阶段，低血浆 T_4 浓度伴随着低 T_3 水平，与几乎完全丧失节律性 TSH 分泌密切相关。此外，发现在慢性危重

症后死亡的患者下丘脑室旁核中的 TRH 基因表达远低于突然死亡的患者，在这项尸检研究中显示，TRH-mRNA 表达抑制与低血浆 T_3 密切相关。因此，在慢性危重疾病中，甲状腺激素的产生和（或）释放减少，主要因为缺乏下丘脑 TRH 介导的促甲状腺激素刺激，从而抑制了 TSH 介导的甲状腺激活。在慢性危重症恢复开始之前发现 TSH 超正常分泌，进一步支持了慢性危重症可逆性中枢性甲状腺功能减退的概念。

在慢性危重症哪些分子驱动下丘脑抑制，仍然不清楚。可能涉及细胞因子以外的因素，因为在慢性危重症期间，血浆细胞因子浓度通常比急性期要低得多。下丘脑高浓度的多巴胺或皮质醇是怀疑的介质。下丘脑内反馈抑制的设定点改变可能是由于局部增加的 2 型脱碘酶（D_2）表达和活性，这可以提高局部甲状腺激素的可用性。增加垂体 D_2 也是可能的，但在实验模型中未得到证实。

与急性危重症期间出现的低 T_3 综合征相反，来自人类和动物研究的大量证据表明，患有慢性危重症的患者的外周组织显示出通过增强甲状腺素受体敏感性，来适应甲状腺激素的低下，局部激活甲状腺激素，增加活性甲状腺激素受体亚型的表达。例如，在慢性危重症患者的骨骼肌和肝脏活检中，单羧酸转运蛋白 8 被证明过度表达。在动物模型中，肝脏和肾脏中甲状腺激素转运蛋白上调可以用甲状腺激素逆转。此外，记录了骨骼肌和肺等组织中 D_2 的局部激活，这可能代表了在这些组织中局部增加甲状腺激素活性的适应性尝试。在慢性危重症患者的肝活检中，观察到活性甲状腺激素受体 TRa1 与配体不敏感同种型 TRa2（甲状腺激素敏感性的替代标志物）的比率之间存在负相关，另一方面，T_3 与 rT_3 之比亦存在负相关。这些数据表明，在危重疾病的慢性阶段，一些组织似乎更能高效利用甲状腺激素。

根据这种解释，已发现低 T_3 与慢性危重症中肌肉分解和骨质流失的标志物呈负相关。就其本

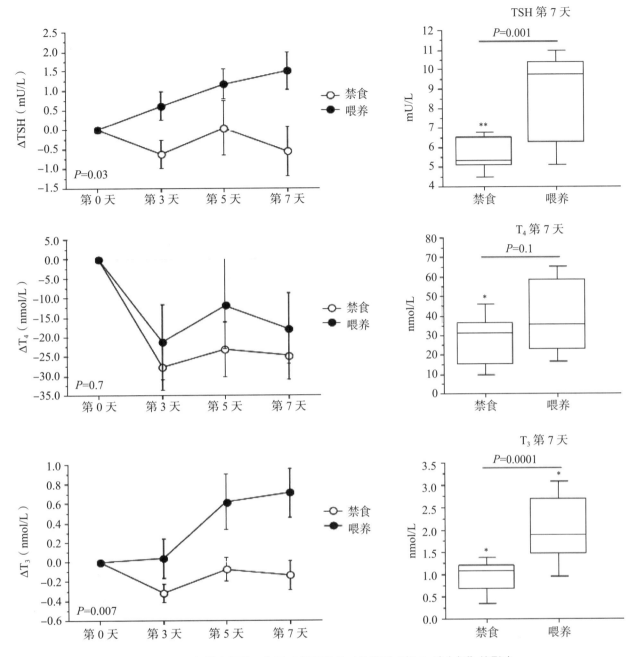

▲ 图 5-3　与禁食相比，危重病期间喂养对兔模型"低 T_3 综合征"的影响

与发病后 7 天的完全禁食相比，静脉内喂养危重病兔可逆转低 T_3 综合征的表型。灰色区域表示健康兔子的正常参考范围。星表示与健康兔子的值有显著差异。T_3. 三碘甲状腺原氨酸；T_4. 甲状腺素；TSH. 促甲状腺激素

身而言，这种关联无法区分原因和后果，但因果关系问题已通过调查 TRH 治疗的效果得到解决。慢性危重症患者持续输注 TRH 可增加血浆 T_4 和 T_3，而且 rT_3 浓度也升高。然而，GHRP-2 和 TRH 同时输注能够使血浆 T_4 和 T_3 正常化，但 rT_3 没有增加，这可以通过 GH 介导的对甲状腺激素失活 D_3 的抑制作用来解释（图 5-4）。这种为期 5 天的

联合释放因子治疗也诱导了 T_4 和 T_3 合成，单独使用 GHRP-2 时没有这样的作用。因此，提出了慢性危重症期间中枢性甲状腺功能减退与合成代谢受损之间的因果关系。下丘脑释放因子治疗的一大优势是在危重疾病期间维持甲状腺激素在垂体水平的负反馈抑制，从而防止垂体－甲状腺轴过度刺激。

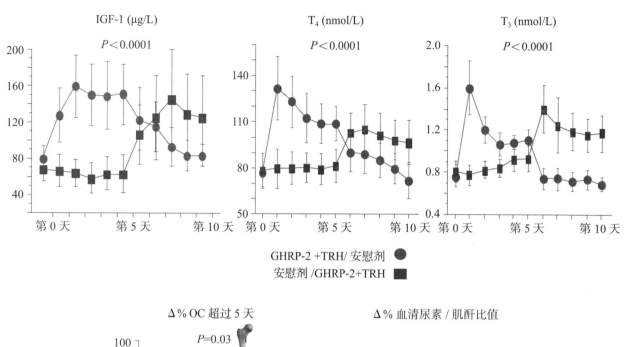

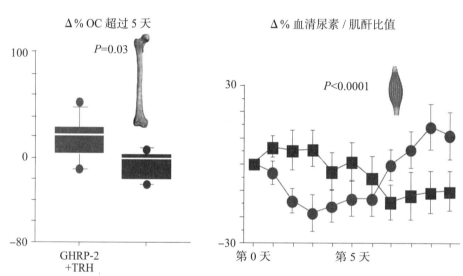

▲ 图 5-4　促甲状腺素释放激素和生长激素释放肽 -2 联合输注对长期危重症"低 T_3 综合征"的影响

慢性危重症患者 TRH 与 GHRP-2 联合持续输注可逆转低 T_3 综合征，这一点通过 5 天输注 GHRP-2+TRH 和 5 天安慰剂的交叉设计得到证明或反之亦然。5 天的 GHRP-2+TRH 输注显示可增加骨骼合成代谢的标志物并抑制尿素生成，这表明骨骼肌中的分解代谢减少。IGF-1. 胰岛素样生长因子 1；OC. 骨钙素；T_3. 三碘甲状腺原氨酸；T_4. 甲状腺素

三、垂体 - 肾上腺皮质轴改变

健康者的肾上腺皮质以节律性昼夜分泌皮质醇，在清晨时水平最高，夜间水平较低。皮质醇的释放由垂体促肾上腺皮质激素产生的促肾上腺皮质激素控制，进而由下丘脑促肾上腺皮质激素释放激素和较小量的加压素驱动。ACTH 通过与肾上腺皮质细胞膜中的黑皮质素 -2 受体结合来刺激类固醇生成。ACTH 上调该受体的表达，驱动

胆固醇从脂滴中释放，并增加胆固醇摄取所需蛋白质的表达（如低密度脂蛋白受体和清道夫受体 B 类成员 1）和胆固醇合成（3- 羟基 -3- 甲基戊二酰辅酶 A 还原酶）。ACTH 还增加关键类固醇生成酶的表达，如类固醇生成急性调节蛋白和细胞色素 P_{450} 胆固醇侧链裂解酶 CYP11A1。除了皮质醇合成 / 分泌的这种前馈激活外，皮质醇对 CRH 和 ACTH 的反馈抑制严格控制其自身的释放。

90% 的循环皮质醇与结合蛋白结合，主要是

皮质类固醇结合球蛋白和白蛋白，但只有游离皮质醇发挥生物活性。皮质醇通过糖皮质激素受体起作用，糖皮质激素受体是一种在所有细胞中几乎都表达的 90kD 细胞内受体蛋白。考虑到糖皮质激素受体蛋白水平和糖皮质激素生物利用度在大多数细胞类型中非常相似，皮质醇的细胞特异性甚至有时相反的作用需要复杂的差异细胞内调节。细胞特异性糖皮质激素反应性的分子基础涉及糖皮质激素受体剪接变体和作为转录的共激活因子和辅助抑制因子的辅助受体蛋白的差异表达。此外，糖皮质激素受体靶基因的染色质结构和 DNA 甲基化状态的差异决定了不同组织中不同的皮质醇效应。皮质醇的生理作用范围从免疫系统和新陈代谢的复杂调节到对心血管和中枢神经系统的影响。

（一）急性危重症的垂体 – 肾上腺皮质轴

循环皮质醇在应对急性疾病或创伤时显著增加，可能是由 CRH 和 ACTH 释放增加引起的肾上腺皮质醇产生增加。据研究在创伤或脓毒症后确实血浆 ACTH 浓度增加。几种细胞因子也可以直接调节皮质醇的产生和糖皮质激素受体的数量和（或）结合力。急性危重症期间白蛋白和皮质类固醇结合球蛋白水平显著降低，后者是由于弹性蛋白酶诱导的切割所致。这两种蛋白下降，造成循环中游离皮质醇量更高得多。皮质醇分泌的昼夜变化随着急性疾病或创伤好转而消失。适当激活下丘脑 – 垂体 – 肾上腺轴和皮质醇对急性危重疾病的反应至关重要。急性危重症患者的应激引起的皮质醇增多，通过液体潴留和升压药致敏而改善血流动力学状态，通过转移碳水化合物、脂肪和蛋白质代谢提供能量，通过抑制炎症来防止过度炎症反应（https://www.atsjournals.org/doi/10.1164/rccm.201607–1516CI）。

（二）慢性危重症的垂体 – 肾上腺皮质轴

在大多数患者中，皮质醇增多仍然存在于危重疾病的慢性期，但鉴于此时 ACTH 水平较低，

这必须通过替代的非 ACTH 介导的途径来实现。事实上，血浆 ACTH 会在短暂升高后急剧下降（图 5–5），而血浆皮质醇浓度仍然很高。垂体 – 肾上腺皮质轴持续激活以提高人体应对危重疾病状态，这种危重疾病的"ACTH– 皮质醇分离"并不是人们所期望的。面对高血浆皮质醇，是什么导致了低 ACTH 水平仍不清楚。据报道，与因其他疾病突然死亡的患者相比，在没有下丘脑中 CRH 或加压素表达的代偿性增加的情况下，从感染性休克后死亡的患者收集到的 9 个人类垂体中，测定 ACTH-mRNA 水平是降低的。此外，在脓毒症的实验模型中，发现垂体 ACTH 表达水平在危重疾病的慢性阶段受到抑制，这可能是由一氧化氮或抑制的食欲素引起的。然而，如果这种脓毒血症诱导的垂体 ACTH 表达抑制是器官衰竭的征兆，那么这将推论导致血浆皮质醇浓度异常低，而在患者中通常不是这种情况。尽管已经提出肾上腺皮质对 ACTH 的敏感性增加作为替代解释，但在危重病期间，皮质醇对任何给定的内源性血浆 ACTH 水平的反应都不会升高，并且作为对外源性 ACTH 的反应，它通常很低。此外，发现人类肾上腺中的 ACTH 信号在急性期没有改变，而在疾病的慢性期则基本上受到抑制。因此，对于高血浆皮质醇浓度和低血浆 ACTH 水平，以及危重病期间肾上腺皮质中 ACTH 调节的基因表达低，另一个更合理的解释是血浆皮质醇施加的负反馈抑制。

尽管临床医生一直认为在危重病急性期间皮质醇的产生比正常水平要高约 6 倍，才能维持高皮质醇血症，但直到最近才在 ICU 患者中对其进行了量化。使用稳定同位素的一项研究表明，与健康者匹配的对照受试者的皮质醇产生率相比，具有过度炎症的重症患者的早晨皮质醇产生率仅轻度增加，不到 1 倍，而其他重症患者的皮质醇产生率没有变化。尽管皮质醇产生率只有轻度增高，但所有患者的血浆总皮质醇和游离皮质醇水平高出健康者数倍。稳定同位素技术还表明，无

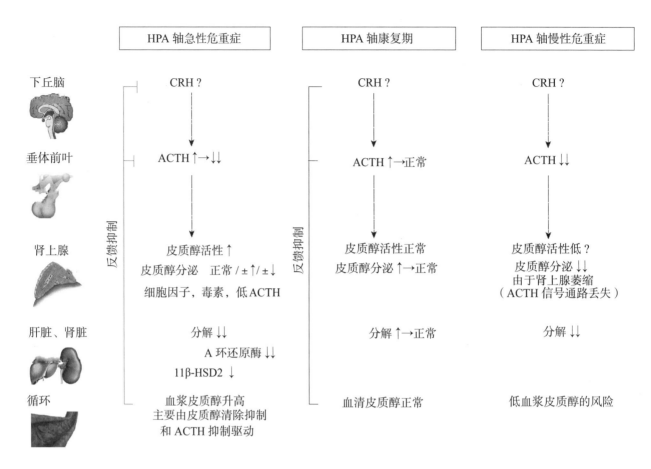

HPA 轴急性危重症	HPA 轴康复期	HPA 轴慢性危重症

下丘脑

垂体前叶

肾上腺

肝脏、肾脏

循环

CRH ?　　　　　　CRH ?　　　　　　CRH ?

ACTH ↑→↓↓　　　ACTH ↑→正常　　　ACTH ↓↓

皮质醇活性 ↑　　　　　皮质醇活性正常　　　　皮质醇活性低 ?
皮质醇分泌　正常 / ± ↑ / ± ↓　　皮质醇分泌 ↑→正常　　皮质醇分泌 ↓↓
细胞因子，毒素，低ACTH　　　　　　　　　　　　由于肾上腺萎缩
　　　　　　　　　　　　　　　　　　　　　　（ACTH 信号通路丢失）

分解 ↓↓　　　　　　分解 ↑→正常　　　　分解 ↓↓
A 环还原酶 ↓↓
11β-HSD2 ↓

血浆皮质醇升高　　　　血清皮质醇正常　　　　低血浆皮质醇的风险
主要由皮质醇清除抑制
和 ACTH 抑制驱动

反馈抑制　　　　　　反馈抑制

▲ 图 5–5　危重病期间垂体 – 肾上腺皮质轴变化的示意图

在危重病期间，血浆促肾上腺皮质激素最初短暂升高后，血浆皮质醇升高而血浆促肾上腺皮质激素偏低，主要是由于肝脏和肾脏中皮质醇分解减少所致。当短期疾病后恢复时，皮质醇分解的正常化，循环 ACTH 和皮质醇水平也快速正常化。如果在慢性危重症期间 ACTH 持续抑制数周，则存在肾上腺皮质萎缩的潜在风险。11β-HSD2.11β- 羟基类固醇脱氢酶 2；CRH. 促肾上腺皮质激素释放激素；HPA. 下丘脑 - 垂体 - 肾上腺皮质

论炎症程度如何，所有患者的皮质醇血浆清除率均受到显著抑制。随后的三项研究进一步探索了这一发现，在给予 100mg 氢化可的松丸剂后，还对危重疾病期间的皮质醇半衰期和血浆清除率进行了量化。获得了类似的结果，即血浆皮质醇清除率降低至匹配对照受试者的 40%，患者的皮质醇半衰期中位数延长 5 倍。这种抑制的皮质醇分解是由于皮质醇代谢酶的表达和活性降低，主要是肝脏中的 A 环还原酶和肾脏中的 11β– 羟基类固醇脱氢酶 2，正如尿类固醇比率、示踪剂动力学和人体评估所表明的那样肝活检样本。无论疾病的类型和严重程度如何，ICU 停留时间和预后如何，都存在皮质醇清除率降低的情况。这表明，皮质

醇分解的显著抑制可能是关键机制，与持续正常（或轻微升高）的皮质醇产生一起，在慢性危重症中导致高血浆皮质醇。

新的见解是皮质醇的血浆半衰期在危重疾病期间要长得多，因此有必要通过在危重患者和健康对照组中每 10 分钟测量一次的血浆浓度，对 ACTH 和皮质醇分泌率及其相互作用进行另一次详细分析。通过考虑激素消除半衰期的去卷积分析，将血浆浓度时间序列转化为激素分泌曲线。这项技术揭示了在总和游离血浆皮质醇浓度较高的情况下，重症患者的夜间 ACTH 和皮质醇波动分泌率均降低而不是增加，但正常反馈控制处于活动状态。因此，在危重疾病的急性期之后，夜

间血浆皮质醇浓度高主要是由皮质醇分解减少引起。由于白天皮质醇分泌率仅略有增加，夜间皮质醇分泌率受到抑制，危重病期间的 24h 皮质醇生成率似乎没有或仅适度高于健康者。

当肾上腺皮质长时间缺乏足够的 ACTH 刺激时，如在疾病的延长阶段存在持续的低循环 ACTH，其完整性可能会受损。一项对从急性和慢性（≥7 天）危重患者和院外突然死亡中立即采集的肾上腺皮质活检的研究显示，肾上腺中胆固醇酯的消耗非常明显，ACTH 调节基因的表达受到抑制。这些结果很容易让人联想到阿片黑皮质素原缺陷小鼠的表型，因此表明持续缺乏 ACTH 效应，确实可能使慢性危重症患者易患肾上腺萎缩。ICU 住院时间延长的患者，出现肾上腺萎缩的风险也有助于解释在重症监护病房接受治疗超过 14 天的重症患者，出现症状性肾上腺功能不全的发生率高出 20 倍的原因。外源的 CRH 或 ACTH 是否有可能预防或治疗慢性危重症患者的肾上腺衰竭，仍有待研究。

四、神经内分泌激素干预治疗研究结果

如上所述，对危重疾病的神经内分泌反应的双相性提供了一个概念框架，可以更好地理解研究内分泌和代谢干预的 RCT 的结果，并改进未来试验的设计。

首先，一项大型多中心 RCT 调查了高剂量 GH 对结果的影响，从 ICU 入院开始，一直持续到危重疾病的慢性期。这种治疗并没有通过诱导合成代谢显示预期的改善结果，而是使死亡率增加了 1 倍。在疾病慢性期，GH 敏感性恢复的情况下，抑制细胞损伤去除和 GH 过量可能可以发挥作用。

其次，尽管只在少数小型研究中进行调查，但无论是替代剂量还是高剂量甲状腺激素的给药也没有显示出临床结果益处，并且一项因潜在危害而被提前停止。同样，外周活性激素的剂量问题和治疗开始的时间可能很重要。

再次，关于氢化可的松对脓毒症患者的潜在影响的研究，其给药剂量相当于危重病期间皮质醇产生量的 6 倍，但结果相互矛盾。在危重疾病期间类固醇分解大大减少的背景下，如此高的剂量可以解释为什么任何预期的好处都可能被潜在的不良反应所抵消。相比之下，在危重成人和儿童中进行的多中心 RCT 表明，在危重疾病的第 1 周停止肠外营养，接受禁食，可以减少器官衰竭，防止虚弱，并加速恢复。接受禁食，而不是在病程早期强行喂食，对病情处于最严重的患者是有利的。这种益处至少部分可以通过禁食期间更好地保存自噬来解释，这对于最佳的先天免疫反应、重要器官和骨骼肌中的细胞损伤去除很重要。这些研究的结果也为危重病期间胰岛素治疗的争议问题提供了新的线索。最初显示了将成人和儿童的血糖水平严格降低至健康禁食范围的益处，这种干预措施也强调了在早期肠外喂养的情况下对疾病的急性禁食样神经内分泌反应。但在随后的务实多中心试验中显示了不良反应风险。因此，应在 ICU 第 1 周不给予肠外营养的情况下，重新研究严格控制血糖与不控制血糖的作用。

五、结论

下丘脑 – 垂体前叶轴对严重疾病和创伤有双相反应（图 5-6）。急性适应至少代表了对禁食的部分反应，这是有益的，因此不应受到干扰。相反，在慢性危重症进食状态下观察到的神经内分泌轴的受抑制可能是有害的。在危重病慢性阶段使用下丘脑释放因子治疗可以重新激活垂体前叶，这可能比使用外周活性激素（GH、甲状腺激素、氢化可的松）更有效、更安全，后者已被证明无效或无益，甚至造成伤害。事实上，释放因子的一个优势是刺激各自的激素轴，从而导致高外周激素水平的不良反应。未来的干预研究应更多地关注慢性危重症患者，并研究联合使用已被确定为抑制或缺乏的下丘脑释放因子的潜力。

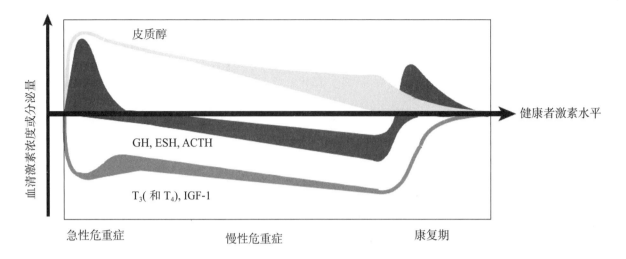

▲ 图 5-6　危重病过程中垂体前叶依赖性变化的简化图

在疾病的急性期（发病后的最初几小时至几天），生长激素、促甲状腺激素和促肾上腺皮质激素的分泌量（深灰）增加，而活性甲状腺激素（T_3）和 IGF-1（中灰）降低，皮质醇水平（浅灰）升高。在慢性危重病（需要重症监护数周）期间，GH、TSH 和 ACTH 的节律性分泌受到一致抑制，这导致 IGF-1 和甲状腺激素的循环量下降。在慢性危重症阶段，血浆皮质醇在低促肾上腺皮质激素的情况下仍然升高，这主要是因为皮质醇分解受到抑制。然而，随着持续 ACTH 缺乏，可能会出现肾上腺萎缩，这可能会导致皮质醇利用率过低。急性疾病后恢复的开始以 TSH 升高为特征。目前尚不清楚 GH 和 ACTH 是否也是如此。慢性危重病后垂体前叶轴的恢复是否完整还有待研究

参考文献

[1] Van den Berghe G, de Zegher F, Bouillon R. Clinical review 95: acute and prolonged critical illness as different neuroendocrine paradigms[J]. J Clin Endocrinol Metab, 1998, 83: 1827–1834.

[2] Vanhorebeek I, Langouche L, Van den Berghe G. Endocrine aspects of acute and prolonged critical illness[J]. Nat Clin Pract Endocrinol Metab, 2006, 2: 20–31.

[3] Thorner M O, Vance M L, Laws E R, et al. Williams' textbook of endocrinology[M]. 9th ed. Philadelphia: WB Saunders, 1998: 249–340.

[4] Kojima M, Hosoda H, Date Y, et al. Ghrelin is a growth-hormone-releasing acylated peptide from stomach[J]. Nature, 1999, 402: 656–660.

[5] Cowley M A, Smith R G, Diano S, et al. The distribution and mechanism of action of ghrelin in the CNS demonstrates a novel hypothalamic circuit regulating energy homeostasis[J]. Neuron, 2003, 37: 649–661.

[6] Bowers C Y, Momany F A, Reynolds G A, et al. On the in vitro and in vivo activity of a new synthetic hexapeptide that acts on the pituitary to specifically release growth hormone[J]. Endocrinology, 1984, 114: 1537–1545.

[7] Howard A D, Feighner S D, Cully D F, et al. A receptor in pituitary and hypothalamus that functions in growth hormone release[J]. Science, 1996, 273: 974–977.

[8] Baxter R C. Changes in the IGF-IGFBP axis in critical illness[J]. Best Pract Res Clin Endocrinol Metab, 2001, 15: 421–434.

[9] Van den Berghe G, Baxter R C, Weekers F, et al. A paradoxical gender dissociation within the growth hormone/insulin-like growth factor I axis during protracted critical illness[J]. J Clin Endocrinol Metab, 2000, 85: 183–192.

[10] Ross R, Miell J, Freeman E, et al. Critically ill patients have high basal growth hormone levels with attenuated oscillatory activity associated with low levels of insulin-like growth factor-I[J]. Clin Endocrinol(Oxf), 1991, 35: 47–54.

[11] Baxter R C, Hawker F H, To C, et al. Thirtyday monitoring of insulin-like growth factors and their binding proteins in intensive care unit patients[J]. Growth Horm IGF Res, 1998, 8: 455–463.

[12] Hermansson M, Wickelgren R B, Hammarqvist F, et al. Measurement of human growth hormone receptor messenger ribonucleic acid by a quantitative polymerase chain reaction-based assay: demonstration of reduced expression after elective surgery[J]. J Clin Endocrinol Metab, 1997, 82: 421–428.

[13] Defalque D, Brandt N, Ketelslegers J M, et al. GH insensitivity induced by endotoxin injection is associated with decreased liver GH receptors[J]. Am J Physiol, 1999, 276: E565–E572.

[14] Van den Berghe G, de Zegher F, Veldhuis J D, et al. The somatotropic axis in critical illness: effect of continuous growth hormone(GH)–releasing hormone and GH-releasing peptide-2 infusion[J]. J Clin Endocrinol Metab, 1997, 82: 590–599.

[15] Van den Berghe G, de Zegher F, Baxter R C, et al. Neuroendocrinology of prolonged critical illness: effects of exogenous thyrotropin-releasing hormone and its combination with growth hormone secretagogues[J]. J Clin Endocrinol Metab,

1998, 83: 309-319.

[16] Van den Berghe G, Wouters P, Weekers F, et al. Reactivation of pituitary hormone release and metabolic improvement by infusion of growth hormone-releasing peptide and thyrotropin-releasing hormone in patients with protracted critical illness[J]. J Clin Endocrinol Metab, 1999, 84: 1311-1323.

[17] Yen P M. Physiological and molecular basis of thyroid hormone action[J]. Physiol Rev, 2001, 81: 1097-1142.

[18] Bianco A C, Salvatore D, Gereben B, et al. Biochemistry, cellular and molecular biology, and physiological roles of the iodothyronine selenodeiodinases[J]. Endocr Rev, 2002, 23: 38-89.

[19] Friesema E C, Jansen J, Visser T J. Thyroid hormone transporters[J]. Biochem Soc Trans, 2005, 33: 228-232.

[20] Chopra I J, Huang T S, Beredo A, et al. Evidence for an inhibitor of extrathyroidal conversion of thyroxine to 3, 5, 39-triiodothyronine in sera of patients with nonthyroidal illnesses[J]. J Clin Endocrinol Metab, 1985, 60: 666-672.

[21] Peeters R P, Wouters P J, Kaptein E, et al. Reduced activation and increased inactivation of thyroid hormone in tissues of critically ill patients[J]. J Clin Endocrinol Metab, 2003, 88: 3202-3211.

[22] Michalaki M, Vagenakis A G, Makri M, et al. Dissociation of the early decline in serum T(3)concentration and serum IL-6 rise and TNFalpha in nonthyroidal illness syndrome induced by abdominal surgery[J]. J Clin Endocrinol Metab, 2001, 86: 4198-4205.

[23] Van den Berghe G. Novel insights into the neuroendocrinology of critical illness[J]. Eur J Endocrinol, 2000, 143: 1-13.

[24] Peeters R P, Wouters P J, van Toor H, et al. Serum 3, 39, 59-triiodothyronine(rT3)and 3, 5, 39-triiodothyronine/rT3 are prognostic markers in critically ill patients and are associated with postmortem tissue deiodinase activities[J]. J Clin Endocrinol Metab, 2005, 90: 4559-4565.

[25] van der Poll T, Van Zee KJ, Endert E, et al. Interleukin-1 receptor blockade does not affect endotoxin-induced changes in plasma thyroid hormone and thyrotropin concentrations in man[J]. J Clin Endocrinol Metab, 1995, 80: 1341-1346.

[26] Lim C F, Docter R, Visser T J, et al. Inhibition of thyroxine transport into cultured rat hepatocytes by serum of nonuremic critically ill patients: effects of bilirubin and nonesterified fatty acids[J]. J Clin Endocrinol Metab, 1993, 76: 1165-1172.

[27] Gardner D F, Kaplan M M, Stanley CA, et al. Effect of tri-iodothyronine replacement on the metabolic and pituitary responses to starvation[J]. N Engl J Med, 1979, 300: 579-584.

[28] Moshang T Jr, Parks J S, Baker L, et al. Low serum triiodothyronine in patients with anorexia nervosa[J]. J Clin Endocrinol Metab, 1975, 40: 470-473.

[29] Casaer M P, Mesotten D, Hermans G, et al. Early versus late parenteral nutrition in critically ill adults[J]. N Engl J Med, 2011, 365: 506-517.

[30] Fivez T, Kerklaan D, Mesotten D, et al. Early versus late parenteral nutrition in critically ill children[J]. N Engl J Med, 2016, 374: 1111-1122.

[31] Casaer M P, Wilmer A, Hermans G, et al. Role of disease and macronutrient dose in the randomized controlled EPaNIC trial: a post hoc analysis[J]. Am J Respir Crit Care Med, 2013, 187: 247-255.

[32] Hermans G, Casaer M P, Clerckx B, et al. Effect of tolerating macronutrient defificit on the development of intensive-care unit acquired weakness: a subanalysis of the EPaNIC trial[J]. Lancet Respir Med, 2013, 1: 621-629.

[33] Gunst J, Vanhorebeek I, Casaer M P, et al. Impact of early parenteral nutrition on metabolism and kidney injury[J]. J Am Soc Nephrol, 2013, 24: 995-1005.

[34] Langouche L, Vander Perre S, Marques M, et al. Impact of early nutrient restriction during critical illness on the nonthyroidal illness syndrome and its relation with outcome: a randomized, controlled clinical study[J]. J Clin Endocrinol Metab, 2013, 98: 1006-1013.

[35] Mebis L, Eerdekens A, Guiza F, et al. Contribution of nutritional defificit to the pathogenesis of the nonthyroidal illness syndrome in critical illness: a rabbit model study[J]. Endocrinology, 2012, 153: 973-984.

[36] Boelen A, Kwakkel J, Fliers E. Beyond low plasma T3: local thyroid hormone metabolism during inflammation and infection[J]. Endocr Rev, 2011, 32: 670-693.

[37] Boelen A, Boorsma J, Kwakkel J, et al. Type 3 deiodinase is highly expressed in infifiltrating neutrophilic granulocytes in response to acute bacterial infection[J]. Thyroid, 2008, 18: 1095-1103.

[38] Van den Berghe G, de Zegher F, Veldhuis JD, et al. Thyrotrophin and prolactin release in prolonged critical illness: dynamics of spontaneous secretion and effects of growth hormonesecretagogues[J]. Clin Endocrinol(Oxf), 1997, 47: 599-612.

[39] Fliers E, Guldenaar S E, Wiersinga W M, et al. Decreased hypothalamic thyrotropin-releasing hormone gene expression in patients with nonthyroidal illness[J]. J Clin Endocrinol Metab, 1997, 82: 4032-4036.

[40] Bacci V, Schussler G C, Kaplan T B. The relationship between serum triiodothyronine and thyrotropin during systemic illness[J]. J Clin Endocrinol Metab, 1982, 54: 1229-1235.

[41] Damas P, Reuter A, Gysen P, et al. Tumor necrosis factor and interleukin-1 serum levels during severe sepsis in humans[J]. Crit Care Med, 1989, 17: 975-978.

[42] Faglia G, Ferrari C, Beck-Peccoz P, et al. Reduced plasma thyrotropin response to thyrotropin releasing hormone after dexamethasone administration in normal subjects[J]. Horm Metab Res, 1973, 5: 289-292.

[43] Van den Berghe G, de Zegher F, Lauwers P. Dopamine and the sick euthyroid syndrome in critical illness[J]. Clin Endocrinol(Oxf), 1994, 1: 731-737.

[44] Van den Berghe G, de Zegher F, Lauwers P. Dopamine suppresses pituitary function in infants and children[J]. Crit Care Med, 1994, 22: 1747-1753.

[45] Boelen A, Kwakkel J, Thijssen-Timmer D C, et al. Simultaneous changes in central and peripheral components of the hypothalamus-pituitary-thyroid axis in lipopolysaccharide-induced acute illness in mice[J]. J Endocrinol, 2004, 182: 315-323.

[46] Mebis L, Debaveye Y, Ellger B, et al. Changes in the central

component of the hypothalamus-pituitary-thyroid axis in a rabbit model of prolonged critical illness[J]. Crit Care, 2009, 13: R147.

[47] Alkemade A, Friesema E C, Kuiper G G, et al. Novel neuroanatomical pathways for thyroid hormone action in the human anterior pituitary[J]. Eur J Endocrinol, 2006, 154: 491–500.

[48] Langouche L, Princen L, Gunst J, et al. Anterior pituitary morphology and hormone production during sustained critical illness in a rabbit model[J]. Horm Metab Res, 2013, 45: 277–282.

[49] Mebis L, Paletta D, Debaveye Y, et al. Expression of thyroid hormone transporters during critical illness. Eur J Endocrinol, 2009, 161: 243–250.

[50] Mebis L, Langouche L, Visser T J, et al. The type II iodothyronine deiodinase is up-regulated in skeletal muscle during prolonged critical illness[J]. J Clin Endocrinol Metab, 2007, 92: 3330–3333.

[51] Ma SF, Xie L, Pino-Yanes M, et al. Type 2 deiodinase and host responses of sepsis and acute lung injury[J]. Am J Respir Cell Mol Biol, 2011, 45: 1203–1211.

[52] Thijssen-Timmer D C, Peeters R P, Wouters P, et al. Thyroid hormone receptor isoform expression in livers of critically ill patients[J]. Thyroid, 2007, 17: 105–112.

[53] Van den Berghe G, Baxter R C, Weekers F, et al. The combined administration of GH-releasing peptide-2(GHRP-2), TRH and GnRH to men with prolonged critical illness evokes superior endocrine and metabolic effects compared to treatment with GHRP-2 alone[J]. Clin Endocrinol(Oxf), 2002, 56: 655–669.

[54] Weekers F, Michalaki M, Coopmans W, et al. Endocrine and metabolic effects of growth hormone(GH)compared with GH-releasing peptide, thyrotropin-releasing hormone, and insulin infusion in a rabbit model of prolonged critical illness[J]. Endocrinology, 2004, 145: 205–213.

[55] Cooper M S, Stewart P M. Corticosteroid insufficiency in acutely ill patients[J]. N Engl J Med, 2003, 348: 727–734.

[56] Lebrethon M C, Naville D, Begeot M, Saez JM. Regulation of corticotropin receptor number and messenger RNA in cultured human adrenocortical cells by corticotropin and angiotensin II[J]. J Clin Invest, 1994, 93: 1828–1833.

[57] Lehoux J G, Lefebvre A, Belisle S, et al. Hormonal regulation of 3–hydroxy-3–methylglutaryl coenzyme A reductase mRNA in the rat adrenal gland[J]. J Steroid Biochem, 1989, 34: 379–384.

[58] Lehoux J G, Fleury A, Ducharme L. The acute and chronic effects of adrenocorticotropin on the levels of messenger ribonucleic acid and protein of steroidogenic enzymes in rat adrenal in vivo[J]. Endocrinology, 1998, 139: 3913–3922.

[59] Liu J, Heikkila P, Meng QH, et al. Expression of low and high density lipoprotein receptor genes in human adrenals[J]. Eur J Endocrinol, 2000, 142: 677–682.

[60] Simpson E R, Waterman M R. Regulation by ACTH of steroid hormone biosynthesis in the adrenal corte[J]x. Can J Biochem Cell Biol, 1983, 61: 692–707.

[61] Stocco D M, Clark B J. Regulation of the acute production of steroids in steroidogenic cells[J]. Endocr Rev, 1996, 17: 221–244.

[62] Vandevyver S, Dejager L, Tuckermann J, et al. New insights into the anti-inflammatory mechanisms of glucocorticoids: an emerging role for glucocorticoid-receptor-mediated transactivation[J]. Endocrinology, 2013, 154: 993–1007.

[63] Miesfeld R L. Glucocorticoid action: biochemistry[M]. Philadelphia: WB Saunders Company, 2001: 647–1654.

[64] Rivier C, Vale W. Modulation of stress-induced ACTH release by corticotropin-releasing factor, catecholamines and vasopressin[J]. Nature, 1983, 305: 325–327.

[65] Burchard K. A review of the adrenal cortex and severe inflflammation: quest of the "eucorticoid" state[J]. J Trauma, 2001, 51: 800–814.

[66] Vermes I, Beishuizen A, Hampsink R M, Het al. Dissociation of plasma adrenocorticotropin and cortisol levels in critically ill patients: possible role of endothelin and atrial natriuretic hormone[J]. J Clin Endocrinol Metab, 1995, 80: 1238–1242.

[67] Marik PE, Zaloga G P. Adrenal insufficiency in the critically ill: a new look at an old problem[J]. Chest, 2002, 122: 1784–1796.

[68] Pemberton P A, Stein P E, Pepys M B, et al. Hormone binding globulins undergo serpin conformational change in inflflammation[J]. Nature, 1988, 336: 257–258.

[69] Hammond G L, Smith C L, Paterson N A, et al. A role for corticosteroid-binding globulin in delivery of cortisol to activated neutrophils[J]. J Clin Endocrinol Metab, 1990, 71: 34–39.

[70] Beishuizen A, Thijs L G, Vermes I. Patterns of corticosteroid-binding globulin and the free cortisol index during septic shock and multitrauma[J]. Intensive Care Med, 2001, 27: 1584–1591.

[71] Hamrahian A H, Oseni T S, Arafah B M. Measurements of serum free cortisol in critically ill patients[J]. N Engl J Med, 2004, 350: 1629–1638.

[72] Finlay W E, McKee J I. Serum cortisol levels in severely stressed patients[J]. Lancet, 1982, 1: 1414–1415.

[73] Rothwell P M, Udwadia Z F, Lawler P G. Cortisol response to corticotropin and survival in septic shock[J]. Lancet, 1991, 337: 582–583.

[74] Span L F, Hermus A R, Bartelink A K, et al. Adrenocortical function: an indicator of severity of disease and survival in chronic critically ill patients[J]. Intensive Care Med, 1992, 18: 93–96.

[75] Annane D, Sebille V, Troche G, et al. A 3–level prognostic classifification in septic shock based on cortisol levels and cortisol response to corticotropin[J]. JAMA, 2000, 283: 1038–1045.

[76] Annane D, Sebille V, Charpentier C, et al. Effect of treatment with low doses of hydrocortisone and flfludrocortisone on mortality in patients with septic shock[J]. JAMA, 2002, 288: 862–871.

[77] Sam S, Corbridge T C, Mokhlesi B, et al. Cortisol levels and mortality in severe sepsis[J]. Clin Endocrinol(Oxf), 2004, 60: 29–35.

[78] Bornstein S R, Chrousos G P. Clinical review 104: adrenocorticotropin(ACTH)–and non-ACTH-mediated regulation of the adrenal cortex: neural and immune inputs[J]. J Clin Endocrinol Metab, 1999, 84: 1729–1736.

[79] Vermes I, Beishuizen A. The hypothalamic-pituitary-adrenal response to critical illness[J]. Best Pract Res Clin Endocrinol Metab, 2001, 15: 495–511.

[80] Boonen E, Vervenne H, Meersseman P, et al. Reduced cortisol metabolism during critical illness[J]. N Engl J Med, 2013, 368: 1477–1488.

[81] Polito A, Sonneville R, Guidoux C, et al. Changes in CRH and ACTH synthesis during experimental and human septic shock[J]. Plos One, 2011, 6: e25905.

[82] Deutschman C S, Raj N R, McGuire E O, et al. Orexinergic activity modulates altered vital signs and pituitary hormone secretion in experimental sepsis[J]. Crit Care Med, 2013, 41: e368–e375.

[83] Gibbison B, Angelini G D, Lightman S L. Dynamic output and control of the hypothalamic-pituitary-adrenal axis in critical illness and major surgery[J]. Br J Anaesth, 2013, 111: 347–360.

[84] Boonen E, Meersseman P, Vervenne H, et al. Reduced nocturnal ACTH-driven cortisol secretion during critical illness[J]. Am J Physiol Endocrinol Metab, 2014, 306: e883–e892.

[85] Boonen E, Langouche L, Janssens T, et al. Impact of duration of critical illness on the adrenal glands of human intensive care patients[J]. J Clin Endocrinol Metab, 2014, 99: 4214–4222.

[86] Veldhuis J D, Keenan D M, Pincus S M. Motivations and methods for analyzing pulsatile hormone secretion[J]. Endocr Rev, 2008, 29: 823–864.

[87] Waterhouse R. A case of suprarenal apoplexy[J]. Lancet, 1911, 1: 577–578.

[88] Karpac J, Czyzewska K, Kern A, et al. Failure of adrenal corticosterone production in POMC-defifificient mice results from lack of integrated effects of POMC peptides on multiple factors[J]. Am J Physiol Endocrinol Metab, 2008, 295: E446–E455.

[89] Barquist E, Kirton O. Adrenal insufififificiency in the surgical intensive care unit patient[J]. J Trauma, 1997, 42: 27–31.

[90] Boonen E, Van den Berghe G. Endocrine responses to critical illness: novel insights and therapeutic implications[J]. J Clin Endocrinol Metab, 2014, 99: 1569–1582.

[91] Takala J, Ruokonen E, Webster NR, et al. Increased mortality associated with growth hormone treatment in critically ill adults[J]. N Engl J Med, 1999, 341: 785–792.

[92] Van den Berghe G. Non-thyroidal illness in the ICU: a syndrome with different faces[J]. Thyroid, 2014, 24: 1456–1465.

[93] Sprung C L, Annane D, Keh D, et al. CORTICUS Study Group. Hydrocortisone therapy for patients with septic shock. N Engl J Med, 2008, 358: 111–124.

[94] Mesotten D, Vanhorebeek I, Van den Berghe G. The altered adrenal axis and treatment with glucocorticoids during critical illness[J]. Nat Clin Pract Endocrinol Metab, 2008, 4: 496–505.

[95] van den Berghe G, Wouters P, Weekers F, et al. Intensive insulin therapy in critically ill patients[J]. N Engl J Med, 2001, 345: 1359–1367.

[96] Van den Berghe G, Wilmer A, Hermans G, et al. Intensive insulin therapy in the medical ICU[J]. N Engl J Med, 2006, 354: 449–461.

[97] Vlasselaers D, Milants I, Desmet L, et al. Intensive insulin therapy for patients in paediatric intensive care: a prospective, randomised controlled study[J]. Lancet, 2009, 373: 547–556.

[98] Gielen M, Mesotten D, Wouters P J, et al. Effect of tight glucose control with insulin on the thyroid axis of critically ill children and its relation with outcome[J]. J Clin Endocrinol Metab, 2012, 97: 3569–3576.

[99] Finfer S, Chittock D R, Su S Y, et al. NICE-SUGAR Study Investigators. Intensive versus conventional glucose control in critically ill patients[J]. N Engl J Med, 2009, 360: 1283–1297.

第6章 慢性危重症神经肌肉骨骼疾病

幸存的慢性危重症患者往往存在认知功能障碍和躯体功能减退等情况，这些可能最终影响幸存患者的生活质量及回归社会的可能性。在使用生活质量量表（quality of life，QoL）调查的研究中，躯体功能障碍似乎有着更为显著和持续的影响，造成躯体功能障碍的原因是神经、肌肉、关节、骨骼等受到损害，从一些急性危重症幸存者的调查情况来看，疼痛是主要症状。疼痛可能是危重症时关节、肌肉或神经损伤共同作用的结果，由于其会抑制患者的活动，可能会导致躯体残疾。此外，伤口疼痛也会导致制动，从而产生肌肉萎缩与进一步的肢体功能受限。

早期临床治疗管理危重症神经肌肉疾病可能是困难的，镇静药治疗或原发性疾病相关的认知功能障碍会掩盖患者的躯体表现。ICU 治疗后局部周围神经病变或弥漫性多发性神经肌病，引起广泛的躯体残疾，影响患者恢复。本章主要讨论危重症对神经、肌肉、骨骼、关节的影响，以及如何进行早期康复。

一、ICU 获得性肌无力

ICU 获得性肌无力（intensive care unit acquired weakness，ICU-AW）是一组在危重患者急性发病期间所表现的临床综合征，如肌肉无力现象，部分患者伴随肢体麻木，这一综合征在后续的慢性危重症期间仍存在，严重影响幸存者生活质量及再住院率。早在 19 世纪就有学者提出，ICU-AW 导致肌肉质量和力量丧失，直接威胁患者的生命安全。然而，又过了 1 个世纪，人们才认识到 ICU-AW 包括 3 个类型，分别是危重症肌病、危重症多发性周围神经病及两者合并发生的复合危重症多发神经肌肉病。其中 CIM 是一种表现为四肢肌无力、萎缩和肌肉电静息的运动蛋白病，CIP 是一种出现肢体远端无力和感觉障碍的运动感觉性轴索性神经病，而 CIPM 出现上述两者的所有临床表现，既有四肢远端和近端无力萎缩，也有肢体远端感觉丧失。

（一）定义

2014 年由美国胸科协会（American Thoracic Society，ATS）牵头，第 1 次拟定 ICU 获得性肌无力美国胸科学会诊断指南，来自美国、加拿大、比利时、英国和意大利的重症医学、重症护理、物理治疗及神经病学等领域的 18 位专家参与，对 1995—2009 年的 26 707 篇文献进行回顾性分析。指南将 ICU-AW 定义为：患者在重症期间发生的、不能用重症疾病外的其他原因解释的、以全身四肢肢体乏力为表现的临床综合征。

（二）发病率

ICU-AW 发病率因定义、使用的诊断标准和研究的特定人群而异。确定 ICU-AW 发病率的一个关键问题是，在患危重症后出现神经肌肉无力，而不是由于先前存在的（如重症肌无力）和（或）特定病因（如新的脑血管事件）而导致的无力。ICU-AW 在一般急性危重症人群中可能难以诊断，但在慢性危重症患者和（或）需要延长机械通气的患者中普遍存在。在一项对至少 7 天机械通气的 95 例患者前瞻性队列研究中，通过临床检查、徒手肌力测试等，诊断 ICU-AW 的发病率为 25%。机械通气 7 天患者，前瞻性地使用电生理测试或肌肉活检来诊断 ICU-AW，发病率为 45%～58%。基于电生理标准或肌肉活检结果的诊断，脓毒症、多脏器功能衰竭或长期机械通气患者，ICU-AW 发病率更高，达 50%～100%。

（三）诱发因素

近 20 年的研究显示，脓毒症、机械通气、营养状况和长期制动等是导致 ICU-AW 发生的重要原因。

1. 脓毒症　早在 1892 年，Osler 就报道了长期脓毒症患者存在"肌肉快速丢失"的病例；其后，更有大量动物研究表明，脓毒症可导致严重的骨骼肌蛋白丢失、肌萎缩和肌无力，以及膈肌和骨骼肌功能障碍，是 ICU-AW 发生的独立危险因素。目前有学者认为，脓毒症时炎性因子（如 IL-1、IL-6、TNF-α 等）被激活，累及肌肉或周围神经时发生 CIM 和 CIP，累及中枢神经时发生脓毒症脑病，造成长期卧床，均可增加 ICU-AW 风险。

同时，一项对 ICU 患者进行前瞻性横断面的研究显示，脓毒症患者较非脓毒症患者更易发生肌无力，甚至脓毒症致多器官功能障碍患者 ICU-AW 发生率可高达 100%，进一步证实脓毒症是发生 ICU-AW 的独立预测因子。

2. 机械通气　机械通气作为 ICU 常见的支持治疗手段，挽救了无数急、慢性重症呼吸衰竭患者的生命。但机械通气也是一把"双刃剑"。大量研究表明，机械通气后膈肌活动缺如、无负荷承受等可导致膈肌失用性萎缩，造成膈肌收缩力下降。这一理论在呼吸肌力测定时更能体现。测定呼吸肌力的经典方法即应用两个磁线圈进行双侧颈前膈神经磁刺激，当测定的抽搐跨膈压（twitch diaphragmatic pressure, TwPdi）<11cmH$_2$O（1cmH$_2$O=0.098kPa），则可诊断为膈肌功能障碍。Jung 等研究表明，80% 的脱机患者 TwPdi<11cmH$_2$O，提供了直接的证据证明机械通气患者呼吸肌力量明显减弱，说明机械通气可促进 ICU-AW 的发生。

3. 营养状况　大量研究表明，营养不良时蛋白质合成与降解失衡、能量消耗、代谢紊乱等可导致细胞死亡和肌肉萎缩，进一步促进 ICU-AW 的发生；即使有足够的营养支持，其预后也会受营养方式和起始时间的影响。Hermans 等的随机对照试验表明，早期肠外营养可增加 ICU-AW 的发生率，并且患者更容易在入 ICU 9 天内发生肌无力，这可能与异常激活自噬相关；在入 ICU 1 周内避免肠外营养可减少 ICU 患者 ICU-AW 的发生，并可促进康复，进一步说明营养状况与 ICU-AW 的发生密切相关。

4. 长期制动　有证据表明，即使是健康者，在制动 4h 后也会开始发生肌肉退化，平均每天肌肉总强度损失 1.0%~1.3%。制动会迅速导致肌肉萎缩和肌力下降。尽管制动本身不足以解释危重病患者的肌无力，但它是一个促成因素。此外，早期康复已经被证明可以减少 ICU-AW 的发生，这也支持了长期制动对 ICU-AW 发生的影响。

（四）病理生理

ICU-AW 的发生与原发病类型及严重程度有关，近 30 年的研究显示，镇痛镇静、肌松弛剂、制动、机械通气、高血糖、脓毒症等因素均可促进 ICU-AW 发生。

病理生理学机制仍不清楚。有学者认为与脓毒血症相关的病理生理机制是外周神经和肌肉微循环障碍。在 CIP 外周神经血管内皮组织的内皮细胞选择素介导，通过致炎细胞因子诱发。高血糖也使外周神经系统微循环障碍。脓毒血症分泌组织胺样的细胞活素类物质，增加微血管通透性，导致神经内水肿，增加毛细血管间距离等，诱发低氧血症和能量耗竭。严重的能量耗竭产生原发性轴突变性。葡萄糖的被动吸收伴随活性氧类物质的产生增加和清除缺陷造成生物能量衰败。通透性升高增强了神经内膜毒性物质的通透，在神经内膜空隙之内促进神经内皮白细胞黏附和激活白细胞外渗，由于局部细胞因子产生而导致组织损伤。

ICU-AW 的病理生理学也涉及代谢、炎症、能量转换。众多研究亦显示，ICU-AW 发病机制与离子通道、线粒体和肌肉蛋白代谢的异常及部分细胞因子异常释放等有关，通过这些途径致肌肉萎缩、肌力下降及神经传导受损。

1. 离子通道　离子的跨膜移动平衡形成静息电位，在此基础上通过离子通道的开放、关闭和离子跨膜流动，将信号传导到细胞内部，形成动作电位，启动兴奋 – 收缩偶联。因此静息电位离子平衡的破坏、动作电位传递的跨膜电子流异常及其离子通道的失活、结构修饰和分布异常都将对肌膜兴奋性和兴奋 – 收缩偶联产生影响。与 ICU-AW 发生相关的离子通道主要为电压依赖性钠通道及钙通道，这两者的异常均可导致肌膜兴奋性下降及兴奋 – 收缩偶联障碍。

(1)电压依赖性钠通道：危重症患者可出现肌纤维传导速度降低，相对不应期增加，肌纤维兴奋性减低。在去神经支配联合类固醇治疗的大鼠中，发现多数肌纤维无兴奋性是由静息电位去极化与电压依赖性钠通道失活超极化所致。在脓毒症大鼠中也发现电压依赖性钠通道失活超极化现象。这些数据表明，失活钠通道增加是肌纤维兴奋性降低的主要原因。

骨骼肌分布的电压依赖性门控钠通道有 Nav1.4 和 Nav1.5 两个亚型，其中 Nav1.4 分布不均衡，神经肌肉接头和 T 管部位最多，而 T 管的 Nav1.4 是动作电位从肌膜向三联结点传播、触发兴奋 – 收缩偶联的必要结构；Nav1.5 在骨骼肌胚胎期表达，随后表达逐渐下调。有文献报道显示，ICU-AW 中 Nav1.4 和 Nav1.5 均失活向超极化方向转变，钠电流和电导率降低，可用钠通道减少，肌细胞膜无反应性，骨骼肌细胞兴奋性下降或丧失，而在去神经支配联合类固醇致 CIM 模型中发现电压依赖性 Nav1.4 失活超极化是其主要原因，同时还发现 Nav1.5 及 Nav1.5 的信使 RNA（messenger RNA，mRNA）显著上调，高于单独去神经支配或类固醇治疗者；在脓毒症动物模型中也发现 Nav1.5 上调。此外，在此模型中发现骨骼肌细胞膜明显去极化，Na^+、Cl^- 浓度选择性增加，推测是因为细胞肿胀引起细胞损伤，使钠通透性增加而致肌细胞膜去极化。因此，除了钠通道失活超极化能降低肌纤维兴奋性外，骨骼肌细胞膜去极化、静息电位减低也可限制肌肉的兴奋性。还有研究推测，这可能与 Na^+/Ca^{2+} 泵活性增加有关，可引发 Ca^{2+} 摄取增强及去极化。

Kraner 等发现与正常小鼠相比，ICU-AW 小鼠骨骼肌 Nav1.5α 亚基和 Nav1.4α 亚基糖基化改变伴随电压门控钠通道失活超极化及萎缩蛋白的变化。其研究还显示缺乏神经元型一氧化氮合酶（neuronal nitric oxide synthase，nNOS）的小鼠去神经支配肌肉更易兴奋，并证实一氧化氮通过 Nav1.4 磷酸化触发失活超极化，使肌细胞失去兴奋性。而 Guillouet 等则发现在脓毒症动物模型中 TNF-α 可大幅抑制肌纤维最大钠电流，呈剂量和时间依赖性；研究还显示，TNF-α 通过激活蛋白激酶 C 诱导钠通道磷酸化。

Llano-Diez 等在 ICU-AW 大鼠模型肌纤维中发现钠通道分布异常，只有 40% 的肌纤维具有类似的纤维模式，推测钠通道分布异常导致电位传导出现问题，进而促进 ICU-AW 的发生。

(2)钙通道：肌细胞膜二氢吡啶受体(dihydropyridine receptor，DHPR）/L 型电压门控钙通道和肌浆网（sarcoplasmic reticulum，SR）兰诺定受体（ryanodine receptor，RyR）1/ 钙释放通道相互作用，通过机械和化学的双向偶联机制转导信号调节钙离子通道。任何导致上述环节异常的因素均可导致骨骼肌兴奋 – 收缩偶联障碍及肌力受损，这一点在 ICU-AW 啮齿类动物模型中得到验证。

Kraner 等在去神经支配联合地塞米松诱导 CIM 大鼠模型中发现，RyR1 与电压门控钙通道 1.1 平行上升导致钙从 SR 释放增加，后者触发多个病理过程，如钙依赖水解蛋白酶 Calpain 激活，参与肌原纤维蛋白降解过程，进入三磷酸腺苷（adenosine triphosphate，ATP）– 泛素蛋白酶体途径，启动肌细胞骨架蛋白水解。该研究还对胞衬蛋白（细胞骨架蛋白，Calpain 的底物）进行测量，发现 SR 钙释放增加可激活 Calpain；另一方面，电压门控钙通道 1.2 介导的电压门控性 L 型钙通道和 ORAI1 介导的钙释放激活通道水平下降。同时，多数肌纤维中 RyR1 表达呈均一性增加，但也有少数在一组肌纤维中强表达，伴 SR 严重破坏和严重肌萎缩，肌球蛋白/肌动蛋白值缩小，肌球蛋白重链被选择性降解。研究还发现，RyR1 蛋白或其相关蛋白部分翻译后修饰，导致 RyR 功能改变引起钙从 SR 中泄漏，致胞质内 Ca^{2+} 升高，引起肌萎缩和肌节组织结构混乱。Llano-Diez 等在镇静、骨骼肌松弛和机械通气诱导的 ICU 大鼠模型中发现，DHPR 蛋白表达水平虽无明显下降，但分布混乱，RyR 和肌浆网 Ca^{2+}-ATP 激酶 1 表达明显下降，伴肌力下降，提示 SR 钙释放受损。与此类似，在盲肠结扎与穿刺诱导脓毒症大鼠模型中也发现脓毒症期间钙从 SR 释放减少，对钙敏感性降低，推测这是骨骼肌功能障碍的原因。

钙火花指钙从 SR 向胞质快速释放，即肌质游离钙离子瞬变形成电刺激，多发生于细胞外液渗透压变化或膜结构损伤等应激情况下。Llano-Diez 等对 CIM 大鼠单一完整的屈趾短肌纤维测量其强直收缩期间肌力和 SR 的游离钙离子，结果表明 CIM 大鼠强直期胞质内的游离钙离子低于 80%，肌力只有 15%；给 5mmol/L 咖啡因，游离钙离子恢复正常，但肌力仍降低 50%。而共焦成像显示，CIM 大鼠强直期的游离钙离子瞬变电刺激会造成肌力受损。此外，近期有报道称细胞因子 IL-1 也能改变 SR 游离钙离子瞬变，引起兴奋-收缩解偶联，诱导肌肉萎缩。

2. 肌肉蛋白代谢　分解代谢旺盛是慢性危重症患者特别是老年患者重要的代谢特征，肌肉蛋白分解是其重要的组成部分，直接促进 ICU-AW 的发生。目前认为，肌肉蛋白降解主要是通过泛素-蛋白酶体和自噬-溶酶体等途径进行。当蛋白降解途径异常激活时，蛋白降解加速致肌肉蛋白减少，肌肉萎缩。同时，蛋白合成不是分解途径简单的反向调控，它有自己特殊的调节因子，如雷帕霉素靶蛋白（mammalian target of rapamycin，mTOR）、生长分化因子 15（growth differentiation factor 15，GDF-15）等。当体内这些因子异常出现时，可减少肌肉蛋白合成，导致肌肉萎缩。

(1) 泛素-蛋白酶体途径激活：泛素-蛋白酶体途径是真核细胞内最主要的蛋白降解途径，泛素-蛋白酶连接酶 E_3 是其关键酶，肌萎缩素 Atrogin-1/肌萎缩因子（muscle atrophy F-box，MAFbx）和肌环指蛋白（muscle-specific ring finger protein，MuRF）1 正好能编码它。Atrogin-1/MAFbx 和 MuRF1 表达增加造成肌球蛋白分解增加，减少肌肉合成，致肌肉萎缩。

IGF-1/磷脂酰肌醇 3-激酶（phosphatidylinositol kinase，PI3K）/蛋白激酶 B（protein kinase B，Akt）是 Atrogin-1/MAFbx 和 MuRF1 激活的经典上游途径。而 IGF-1 是蛋白合成的正向调节信号，抑制 MuRF1 和 MAFbx 的转录，反向调节泛素-蛋白酶体途径。若 IGF-1/PI3K/Akt 途径受阻，转录因子人叉头框蛋白 O（forkhead box O，FoxO）从细胞质重回细胞核（MuRF1 和 MAFbx 表达上调需要 FoxO 的激活和易位），上调 Atrogin-1/MAFbx 和 MuRF1 的表达，致肌萎缩。目前研究表明 ICU-AW 肌萎缩与此密切相关。Sacheck 等在去神经支配或脊索切断的腓肠肌中发现 Atrogin-1 表达上调 40 倍，MuRF1 上调 15 倍，而 IGF-1 可降低 Atrogin-1 的 mRNA 表达，从而减少蛋白质降解。悬吊法诱导 ICU-AW 的大鼠在悬吊 1 天后 MAFbx 提高 2.1 倍，悬吊第 2 天 MAFbx 的 mRNA 增加 2.8 倍，在第 4 天和第 7 天仍保持上升。同样的悬吊模型在第 14 天发现主要组织相容性复合体（major histocompatibility complex class，MHC）Ⅰ比例显著减少 51.74%，MHCⅡ的比例增加，MuRF1 表达增加，而在呼吸机合并骨骼肌松弛诱导的 ICU-AW 大鼠模型中亦发现 IGF-1 显著下降，MuRF1 的 mRNA 增加，与肌力呈负相关。

核因子 κB（nuclear factor-kappa B，NF-κB）/MuRF 途径也属于泛素-蛋白酶体途径，介导肌肉蛋白的降解，受到抑制性蛋白 κB（inhibitory protein kappa B，IκB）/IκB 激酶（IκB kinase，IKK）的调控。当细胞受到氧化应激、病毒等细胞外界信号刺激时，通过一个或多个途径激活 IKK 复合体、诱导 IκB 磷酸化，使 NF-κB 进入细胞核与 FoxO

结合，增加 MuRF1 的表达，启动泛素－蛋白酶体途径，加速肌肉蛋白降解。近年发现脂多糖诱导的脓毒症大鼠其腓肠肌 NF-κB、MAFbx 和 MuRF1 的 mRNA 表达均上调，并且体质量日增重和肌纤维直径均下降。而有研究表明在悬吊法小鼠中可见 NF-κB 激活后，MuRF1 表达增加，肌肉出现显著萎缩。这些发现均支持 NF-κB/MuRF 途径参与 ICU-AW 的发生过程。

（2）自噬－溶酶体途径激活：自噬是细胞清除胞质内受损细胞器和蛋白聚集体的一个途径，参与调节多种细胞内蛋白质、溶酶体降解及再生的过程。mTOR 活性的下降可诱发自噬过程，而微管相关蛋白 1 轻链（microtubule-associated protein 1 light chain，LC）3 是检测细胞自噬的关键蛋白，常利用 LC3－Ⅱ/LC3－Ⅰ比值的大小来评估自噬水平的高低，而自噬基因 Beclin1 与 PI3K 的复合体控制自噬体形成，调节自噬活性。p62 是一种泛素结合蛋白，结合泛素化的靶蛋白形成多聚体，进一步结合 LC3 或其他的自噬相关蛋白质，启动"泛素－p62－LC3－自噬小体"途径，从侧面反映自噬的活性。屈惠莹等在地塞米松诱导的 CIM 大鼠模型中发现 mTOR 表达减少，Beclin1 激活，LC3 表达显著增加，但 p62 初期增加，后逐渐下降，因此推测肌细胞可能是通过"泛素－p62－LC3－自噬小体"途径启动自噬，引起肌肉萎缩及肌肉震颤，导致 CIM 发生，并且通过激活 Beclin1 和 LC3 的表达，从而发挥细胞自噬的调节作用。在机械通气、内毒素、神经肌肉阻滞药联合类固醇诱导的 CIM 猪模型中发现自噬核心分子受损，伴侣蛋白表达下降和蛋白合成减少，肌球蛋白损失和广泛的肌肉萎缩。此外在制动动物模型中也发现 LC3－Ⅱ/LC3－Ⅰ比值升高，线粒体融合蛋白 2 降解增加，自噬相关蛋白含量明显增加，上述变化受 FoxO3 活性的影响，再次证实自噬途径在 ICU-AW 中的作用。

（3）肌肉蛋白合成减少：mTOR 不仅是调节自噬途径的因子，还是调控蛋白质合成的重要因子。

Han 等分别用 IGF-1 和亮氨酸处理肌卫星细胞，结果显示添加 IGF-1 和亮氨酸都能提高 mTOR 下游效应因子核糖体 S6 蛋白激酶 1（ribosome protein subunit 6 kinase 1，S6k1）和真核翻译起始因子 4E 结合蛋白 1（eukaryotic translation initiation factor 4E binding protein 1，4E-BP1）磷酸化；若抑制 mTOR 水平，S6k1、4E-BP1 磷酸化则减少，同时骨骼肌蛋白合成和细胞增殖受抑。此外 TGF-β 家族的 GDF-15 也受到关注。

Bloch 等发现入住 ICU 的心脏术后高危患者 GDF-15 长期升高，进行体外试验证实 GDF-15 可引起肌管萎缩。对 ICU-AW 患者行股直肌活检和血液采样，结果显示 GDF-15 蛋白升高，TGF-β 信号增加，尤其是重组人富半胱氨酸蛋白 61 表达增加，参与肌肉平衡非编码微小 RNA（microRNA，miRNA）的表达却显著降低，而 C2C12 肌管经 GDF-15 处理后，肌萎缩相关基因的表达显著提高，miRNA 表达下调；同时 ICU-AW 患者肌肉中 Smad 蛋白增加，因此推测 GDF-15 可能通过增加 TGF-β 信号的敏感性来抑制肌肉 miRNA 表达，从而促进肌萎缩的发生。miRNA 可调节肌肉再生、分化，阻碍肌原细胞正常增殖和分化。miRNA 与 TGF-β 信号通路相互作用，通过 Smad 蛋白磷酸化，启动 TGF-β 信号通路致肌萎缩。肌肉生长抑制素通过抑制成肌细胞增殖，增加泛素－蛋白酶体活性，抑制 IGF-Akt 通路诱导肌萎缩。

3. 线粒体 微循环障碍、能量代谢紊乱广泛存在于危重症特别是脓毒症患者中，直接或间接参与 ICU-AW 的发生，表现为骨骼肌内高能磷酸化合物合成减少、分解增加，能量储备下降，单磷酸腺苷（adenosine onophosphate，AMP）和自由肌酸增加，钠钾 ATP 酶活性增加，伴乳酸水平升高，乳酸与丙酮酸比例增加，并且与生存率呈负相关。在此过程中，线粒体的功能障碍、结构破坏、数量减少、动力学紊乱、修复异常及其诱发的氧自由基生成增加都扮演重要角色。Friedrich 等在总结能量代谢与 ICU-AW 关系时指出，虽然在一些脓毒症动物模型中显示能量代谢紊乱与组织灌注不足有关，大部分研究结论与之相反，因此赞同前人提出的获得性细胞能量代谢紊乱可能是其本质的观点。膜蛋白侧基的修饰、降解增加或合成途径的元件减少，蛋白复合物的不能分离等内在的多种因素致线粒体结构破坏，膜的完整性受损，呼吸链电子传递受抑，酶复合体活性降低，相关基因表达下调，二磷酸腺苷/ATP异常等，为细胞内 ATP 的下降提供佐证。

线粒体功能障碍不仅使能量代谢紊乱，还增加氧自由基生成，后者进一步加重线粒体功能障碍。

Pollock 等研究发现氧自由基增加引起线粒体功能障碍，ATP 产生减少致能量衰竭，使肌肉容易出现疲劳及虚弱，从而引起骨骼肌功能障碍。Wagatsuma 等发现实验性去神经支配大鼠和小鼠的腓肠肌中线粒体含量显著减少，几周后线粒体生物合成的关键因子显著下调。Tavi 等研究发现过氧化物酶体增殖物激活受体 γ 共同激活剂 1 通过促进线粒体生成参与慢肌纤维形成，与活化 T 细胞核因子共同参与调节氧化型 I 型肌纤维的形成。近期的一项研究显示在 ICU 动物模型中，线粒体动力学在肌肉萎缩中起重要作用，ICU 干预相关的机械沉默引起线粒体显著变化，导致线粒体动力学紊乱，从而激活肌肉萎缩网络，导致肌力下降和肌肉萎缩。同时，Rocheteau 等证实脓毒症小鼠肌卫星细胞线粒体功能修复可增加肌力。钙瞬间摄取可增加线粒体活性氧产生，局部激活鸟苷三磷酸酶 RhoA，触发肌动蛋白类在损伤部位蓄积，促进细胞膜修复。阻断线粒体钙摄取及活性氧产生，引起损伤部位的 RhoA 活化触发，肌动蛋白的聚合、细胞膜修复过程受阻。同样，线粒体活性氧受抑会增加肌纤维损伤，肌力较大丧失。这表明线粒体修复细胞膜过程受损也是 ICU-AW 发生的一个潜在机制。

高血糖可导致线粒体功能障碍。Derde 等证实，严格的血糖控制虽不能改善骨骼肌细胞线粒体的功能，但可减弱诱导型一氧化氮合酶在肌肉中的表达，防止一氧化氮过度生成。Weber-Carstens 等认为作为 Akt 和蛋白单磷酸腺苷活化蛋白激酶（AMP-activated protein kinase，AMPK）激活的下游靶点葡萄糖转运蛋白 4 运载体下调致 Akt 和（或）AMPK 磷酸化是导致线粒体生物合成障碍、肌力下降和肌肉衰弱的原因。维持患者危重疾病期间的正常血糖可以减轻神经元、星状细胞和小神经胶质细胞水平等大脑易受影响区域的神经病理学改变，减少多发性神经病的发病率。同时高血糖对周围神经轴突有毒性作用，轴突死亡之后，通透性增加导致神经内水肿，可降低轴突的能量传递，因此推测高血糖通过抑制线粒体功能参与 ICU-AW 发生。

4. 细胞因子 危重症患者常出现各种细胞因子级联释放，如 IL-6、TNF-α 等，一方面加重患者炎症反应，另一方面也影响肌肉蛋白代谢，导致肌萎缩，诱发 ICU-AW。激活 Toll 样受体 4（toll-like receptor 4，TLR4）及 NF-κB 信号通路和成肌细胞来源的 TNF-α 可抑制 C2C12 成肌细胞的分化，阻止肌肉再生。成肌细胞来源的 TNF-α 在肌肉再生障碍中发挥关键作用，抑制 TLR4 信号通路和抗体介导的 TNF-α 中和作用，可降低 NF-κB 活性，减少脂多糖诱导的肌肉调节因子失调。而 Friedrich 等则发现 IL-1α 可减少大鼠腓肠肌（主要由快缩肌组成）肌肉重量和蛋白含量，降低蛋白合成率，其受体拮抗药能够保持肌肉重量。同时，注射 IL-1α 可提高肌纤维蛋白总量与水解蛋白比例，增加泛素在肌纤维的表达。此外，IL-6 是肌肉收缩和刺激葡萄糖产生的能量传感器，可维持运动过程中的能量状态。然而，持续升高的 IL-6 会加速肌肉蛋白水解，Munoz-Canoves 等推测 IL-6 以减少血浆 IGF-1 绑定蛋白 3 水平、促进血浆 IGF-1 降解的方式来减轻 IGF-1 对肌肉生长的影响。

细胞因子除了影响肌肉蛋白代谢外，还可导致肌肉收缩力下降。其中 TNF-α 可降低小鼠肌肉的等长收缩力，并减少肌纤维束的横截面积。研究表明，TNF-α 通过人 TNF 受体 1 介导刺激 nNOS，进而增加一氧化氮，增加细胞溶质内氧化剂活性，降低肌肉收缩力，但未发现 TNF-α 能刺激产生活性氧分子；然而选择性清除细胞溶质活性氧，在不破除 TNF-α 途径的情况下可消除 TNF-α 对肌收缩力的影响，同时显示内源性活性氧是降低肌力信号转导途径的共同介导者。此外神经肌肉兴奋消失可能也是 TNF-α 引起衰弱的另一个潜在原因。IL-1 影响骨骼肌收缩力的猜测源于：①由脂多糖刺激单核细胞产生的 IL-1 可改变骨骼肌 SR 钙的释放，抑制肌收缩力；②外源性 IL-1α 与 RyR1 有天然共同区域；③IL-1α 对 SR 钙释放和肌收缩力的影响可逆，并且依赖于镁离子浓度。Janssen 等研究了 IL-6 对收缩功能的直接影响，但未得到阳性结果。

5. 制动状态 骨骼肌的机械刺激完全丧失是引发危重病肌病一个重要因素，例如丧失与负重相关的外部应变和与收缩蛋白激活有关的内部应变，机械通气、深度镇静和（或）药理瘫痪的 ICU 患者。Corpeno KR 等通过对实验性 ICU 大鼠模型研究发现制动状态是导致肌球蛋白优先丧失、肌肉萎缩、快速和缓慢收缩肌肉和肌肉纤维中力量减少的一个主导因素；机械传感在转录水平影响线粒体动力学和线粒体自噬，制动状态诱发的肌肉变化可由被动的机械负荷抵消，早期活动与物理治疗对于卧床的 ICU 患者可能具有重要的临床意义。

6. 其他 Wieske 等发现 ICU-AW 患者血浆中轴突损伤标志物 - 神经丝蛋白升高，推测 ICU-AW 患者出现周围神经损伤。Price 等进行 Meta 分析表明，尽管有研究发现神经肌肉阻滞药应用致肌肉萎缩无力，但与 ICU-AW 的神经肌肉功能障碍无明显相关性。而 Nardelli 等在脓毒症大鼠中发现运动神经元兴奋性降低，放电减少，即使脓毒症恢复后减少依然存在，1 个月后才有所回升；在内毒素诱导慢性脓毒症致 ICU-AW 中发现神经动作电位振幅显著减低，强刺激可部分恢

复，但不能完全恢复正常。此外，Aare 等发现 ICU 模型中肌肉组织出现衰弱，7 个免疫应答基因上调 2～5 倍，如补体成分 C7，促进脓毒症严重并发症的发生。还有研究发现，悬吊大鼠下丘脑 - 垂体 - 肾上腺轴受累，推测其免疫功能受累。因此提出免疫机制可能参与 ICU-AW 的发生。

ICU-AW 严重降低危重症患者的生存质量，影响预后。多种机制参与促进 ICU-AW 的发生发展，如细胞因子 TNF-α 不仅可以激活蛋白分解途径，还可增加一氧化氮的产生，更影响离子通道。然而这些具有网络化特性的机制间关系仍有待阐述，其影响程度与关联方面尚不清楚，需要进行更深入的研究。例如，线粒体损伤致活性氧释放增加，进一步加重线粒体功能障碍，引起骨骼肌功能障碍；同时钙瞬变引起活性氧释放，促进肌细胞膜修复，当线粒体内活性氧释放下降，导致肌纤维损伤、肌力缺失。这些看似矛盾的结果，一方面说明 ICU-AW 的发病机制错综复杂，不同研究方法可得到不同的结论，使该疾病的治疗手段十分有限，主要侧重于早期功能锻炼、康复训练、功能电刺激及胰岛素等方面；另一方面提示进一步对不同模型条件进行比较，并对各种机制之间的关联进行探讨，以期寻找更佳的干预位点，降低 ICU-AW 的发生率，改善危重症患者的远期预后。

（五）病理

1. CIM 多表现为非特异性选择性 N 型肌纤维圆状或角状萎缩（图 6-1A 和 B），伴随肌球蛋白的丢失，特别是膈肌的肌纤维，伴随泛素蛋白酶活性的增加，电镜检查可见选择性粗肌丝缺失，膈肌纤维肌小节收缩蛋白表达下降及相应横桥数目的减少。其周围神经没有明显的病理改变。

2. CIP 骨骼肌出现神经源性损害，即 1 型和 2 型肌纤维均出现角状萎缩改变，伴随靶纤维形成。周围神经出现神经纤维轴索变性（图 6-1C 和 D），可伴随皮肤小神经纤维丢失，出现在疾病早期，在疾病后期表现为轴索性神经病的特点，出

现大神经纤维丢失，伴随有髓神经纤维的髓鞘变薄和再生现象。电镜检查可见轴索内神经丝丢失。

3. CIPNM　出现 CIM 和 CIP 的双重病理改变，骨骼肌出现广泛的肌纤维萎缩，以 2 型肌纤维萎缩为主，伴随靶纤维形成，其神经出现急性活动性轴索性周围神经病。

（六）临床表现

1. 原发病　最常见的疾病是急性系统性炎症，包括脓毒症、系统性炎症反应综合征。其次是各种导致呼吸功能衰竭的疾病，出现急性呼吸窘迫综合征或需要机械通气。神经系统疾病主要是运动神经元病、吉兰 - 巴雷综合征。导致危重症神经肌肉病的其他疾病还有慢性肾衰竭、慢性肝衰竭、多器官衰竭、糖尿病、白血病、脑卒中、脑

变性病长期卧床的患者。这些疾病并非都在重症监护病房发生。

2. 神经肌肉病　CIM 主要表现为在原发病基础上出现四肢对称性近端肌无力和肌萎缩，头面部肌肉及眼外肌一般不受累，无球麻痹症状。膈肌的肌无力造成患者撤机困难。无四肢感觉障碍，除非发生 CIP 或原发病存在肢体感觉障碍。

CIP 的主要表现为在原发病基础上出现四肢近端和远端肢体无力和萎缩，同时存在四肢远端的感觉障碍和腱反射消失，伴随自主神经症状，出现血压的不稳、心率异常、四肢无汗、疼痛及体位性低血压。无自主神经功能障碍导致的瞳孔改变。

CIM 和 CIP 的发生多出现在原发病出现后的 2 周内，81% 的 CIP 患者在住 ICU 的 14 天内发生。症状可以持续非常长的时间，离开 ICU 后患者还可

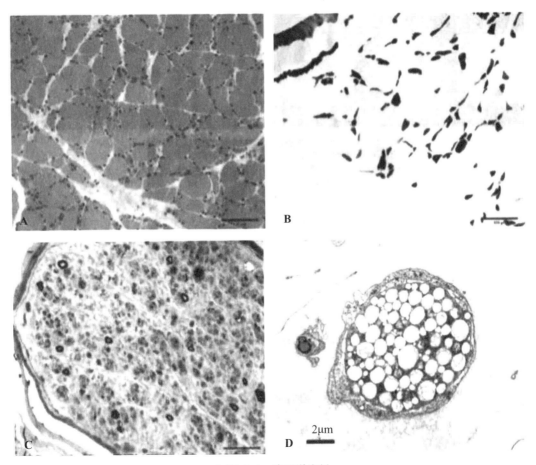

▲ 图 6-1　病理学资料

A. 肌肉横切面可见许多角状萎缩的肌纤维；B. ATP 染色显示为 2 型肌纤维广泛萎缩；C. 周围神经有髓神经纤维轴索变性伴随大量丢失；D. Wallerian 变性的有髓神经纤维内充满大量脂肪滴

以存在心理障碍、肺功能不足、疲劳、无力、睡眠障碍和肢体疼痛症状，慢性疲劳现象持续很长时间难以缓解。

（七）辅助检查

1. 常规实验室检查　一般应当注意常规的生化和血气检查，血常规检查明确是否存在感染，血清尿素、肌酐检查确定是否存在肾衰竭，而转氨酶、总蛋白、白蛋白检查确定是否存在慢性肝衰竭，血糖和糖化血红蛋白的检查确定是否存在糖尿病。注意患者的血清电解质改变确定是否伴随低钾性瘫痪，注意血清肉碱的水平。检查血气和肌酸激酶改变，发病前一般存在血二氧化碳的增加，特别是那些存在慢性呼吸功能衰竭的患者。部分患者可以出现血清 CK 的增加，一般不超过 2周，而后逐渐下降，严重者可以出现骨骼肌溶解而显著升高。

2. 电生理检查　首先需要了解原发病是否已经存在神经和肌肉的电生理改变，如运动神经元病，在此基础上出现了新发生的电生理改变才有意义。在 ICU 进行神经电生理检测存在技术难度，患者肢体常常存在水肿和低温，还有其他电器干扰及患者不能配合检查，这些都导致神经电生理检查结果的可靠性下降。

急性的神经肌肉损害的神经电生理改变常滞后于临床表现，重点注意患者的复合肌肉动作电位（compound muscle action potential，CAMP）波幅是否降低和时限延长，在肢体近端和远端所得到的 CMAP 波形改变类似，不同于其他肌肉病和轴索性周围神经病，具有很高的诊断特异性，常规表面电极刺激运动神经和直接刺激肌肉所获得 CMAP 波幅减低或消失是 CIM 的主要肌电图改变特点。常规表面电极刺激周围神经所致 CMAP 波幅减低或消失，直接刺激肌肉所致 CMAP 正常，其 CMAP 波幅之比＜0.5，是 CIP 的主要肌电图改变特点。CIP 的周围神经电生理改变一般在危重症发生的 2 周后出现，类似长度依赖性轴索性周围神经病，伴随对称性感觉神经的动作电位波幅降低。

3. 影像学检查　肌肉超声改变一般出现在疾病发生的第 4 天以后，75% 的患者出现回声信号强度改变，肌肉平均回声梯度增加，伴随肌束震颤增加，随时间延长更为明显。骨骼肌的横截面积出现下降。也有研究认为超声检查对诊断 CIM没有价值。

（八）诊断与鉴别诊断

1. 诊断　鉴于 ICU-AW 的病因及临床表现的复杂性，早期识别和诊断较为困难。根据 2014 年美国胸科协会的诊断标准，ICU-AW 的早期识别及诊断方法主要包括医学研究委员会（Medical Research Council，MRC）评分、肌肉超声（musculo ultrasound，MUS）、电生理评估、握持测试及肌肉活检，其各有优缺点。ICU-AW 的诊断流程见图 6-2。

(1) MRC 评分：目前识别 ICU-AW 使用最广泛的即为 MRC 评分。2014 年美国胸科协会诊断指南推荐使用 MRC 提出的床边肌肉力量总分评估 ICU-AW。该评估方法将双上肢（伸腕、屈肘、肩外展）和双下肢（踝关节背屈、伸膝、屈髋）等 12 组肌群运动，按 0（无收缩）～5 分（正常肌力）进行评分（表 6-1 和表 6-2），总分越高表示肌力越强。

ICU-AW 诊断时必须满足 3 个条件：① MRC总分＜48 分或总分＜最大分数（60 分）的 80%，至少持续 24h；②在所有被检查肢体中存在肌无力的证据；③脑神经功能良好（能够睁眼及做出面部表情）。MRC 评分＜48 分提示 ICU-AW 的存在。但是 MRC 评分也有很多限制，如无法检测出肌无力的原因，患者需要保持清醒和充分合作，必须理解评估者的指示。由于 ICU 患者常处于镇静或谵妄状态，无意识或不合作，此类临床诊断往往被延误。

(2) MUS：MUS 是一种具有前景的诊断肌肉疾病的无创技术，可识别肌肉萎缩和肌肉结构改变。由于 ICU-AW 患者的脂肪和纤维组织增加，

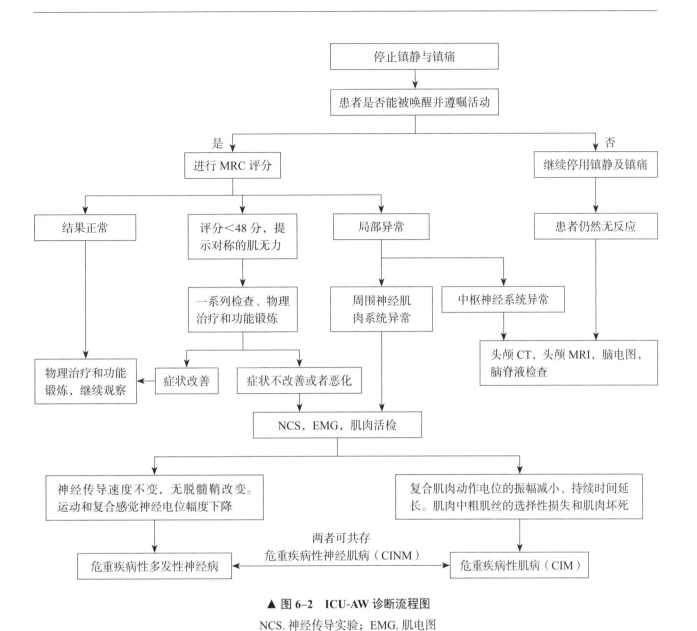

▲ 图 6-2　ICU-AW 诊断流程图

NCS. 神经传导实验；EMG. 肌电图

表 6-1　MRC 测定肌群评分记录表

肌　群	评　分	
	左　侧	右　侧
抬起手臂		
屈曲前臂		
伸直手腕		
屈曲腿		
伸直膝关节		
向背侧屈曲脚		

表 6-2　MRC 评分标准

评　分	评估内容
0	无肌肉收缩
1	有肌肉收缩但无关节活动
2	有关节活动，但不能对抗重力
3	有关节活动，并且能对抗重力，但不能对抗阻力
4	对抗重力与阻力，但不如正常肌力
5	正常肌力

肌肉回声强度增强，使用 MUS 进行量化要比视觉评价更加客观、准确。Puthucheary 等通过 MUS 测量 ICU 患者股直肌横截面积（cross-sectional area, CSA）减少，由此推断肌肉体积下降，肌肉萎缩，诊断 ICU-AW。

Hernández-Socorro 等对患者进行股四头肌 MUS 检查显示，与健康对照组相比，ICU-AW 患者股四头肌肌肉厚度明显减少。总体来说，MUS 可根据肌肉横截面积、肌肉厚度和回声强度对肌肉特征进行分类。研究显示，肌肉厚度减少 20%、CSA 减少 10%、回声强度增加至少 8% 是 MUS 诊断 ICU-AW 的标准。尽管 MUS 可以快速、反复地进行床边检测来评估肌肉质量，但它可能低估了肌肉蛋白质的丢失。此外，现有研究样本量较小，其结果缺乏统计学意义，临床相关性也有待确定。

国内支海君等做过 MUS 研究，采用骨骼肌厚度测量方法：患者取平卧位（双上肢自然伸直放于身体两侧、前臂外旋，双下肢自然伸直生理状态），使用线阵探头测量肱二头肌、桡侧腕屈肌、股四头肌及胫前屈肌的厚度。肱二头肌的测量部位为肘正中线至肩峰中下 1/3 处；超声探头位置为，将肱骨放在图像中间，神经血管束在图像的边缘，肌肉厚度为肱骨至肱二头肌上缘。桡侧腕屈肌的测量部位为肘正中线至桡骨远端中上 1/3 处；超声探头位置为，桡骨和尺骨水平放，肌肉呈三角形，尺骨和桡骨之间上缘与水平成 15°，肌肉厚度为从桡侧腕屈肌最深处至桡侧腕屈肌上缘。股四头肌的测量部位为髌骨上缘至髂前上棘连线中下 1/3 处；超声探头位置为，股骨位于图像中间，股中间肌及股直肌位于股骨上面，肌肉厚度为股骨到股直肌上缘。胫前屈肌的测量部位为髌骨下缘至外踝中上 1/3 处；超声探头平面与胫骨皮质呈 45°，主要筋膜清晰可见，肌肉厚度为胫骨前肌下缘至上缘。测量时对测量位置进行标记，以避免探头位置变动导致的测量结果差异；另外，选择超声探头与皮肤接触良好的最小压力，以避免接触压力不同导致测量结果差异。

研究显示，远端及下肢肌肉群（桡侧腕屈肌、股四头肌及胫前屈肌）的厚度在 ICU-AW 组与非 ICU-AW 组之间差异具有统计学意义，而上肢近端肌肉群（肱二头肌）的厚度在两组间差异无统计学意义，与 ICU-AW 患者肌肉受累的临床特点相符合。ROC 曲线分析显示，桡侧腕屈肌、股四头肌及胫前屈肌的厚度对机械通气患者 ICU-AW 具有诊断价值，而肱二头肌厚度对 ICU-AW 无诊断价值。

(3) 神经电生理学检查：神经电生理学检查一般用于评估周围神经系统．包括重复电刺激试验、神经传导测定（nerve conduction studies，NCS）、针肌电图（electromyography，EMG）和直接肌肉刺激等。有助于早期诊断和鉴别 CIM、CIP 和 CINM。CIM 和 CIP 均表现为 CMAP 振幅的降低和异常自发电位。神经传导测定和肌电图不能区分肌无力的原因是肌源性还是神经源性，而直接肌肉刺激能将两者进行鉴别。Hermans 等提出，将常规肌电图和直接肌肉刺激技术相结合，可以较好地鉴别 CIM 和 CIP，有助于针对性的治疗。神经电生理检查虽有诊断价值，但仍存在不足，例如肌电图需要患者清醒，并且能够自主收缩肌肉和结果缺乏特异性等，神经传导检查可受到组织水肿的干扰，并且耗时、专业性强、费用高，因此在 ICU 许多危重症患者中很难开展。

(4) 握持测试：握持测试是一种简单、快速的 ICU-AW 诊断方法。研究表明，持续定量的握持测试对 ICU-AW 的诊断具有 80% 的敏感度，并且握力与病死率呈负相关，可初步判断患者预后。然而，握持测试也需要患者的配合，并且无法确定病因。

(5) 肌肉活检：肌肉活检是 ICU-AW 诊断的"金标准"，肌肉活检标本光镜下可见到不同时期的肌纤维变性、坏死、肥大、萎缩及再生；间质、肌纤维内及小血管周围均无炎细胞浸润。虽然活检可直观表现神经、肌肉的病变情况，但是神经肌肉组织活检作为有创检查，并且临床无确切的活检指征，在临床应用中尚存在争议，一般较少使用。

2. 鉴别诊断　ICU-AW 的诊断为排除性诊断。首先需要排除导致通气功能衰竭的原发肺病、心血管病、内分泌疾病和神经系统疾病，后者包括导致肢体功能障碍或昏迷的脑病、运动神经元病或吉兰 - 巴雷综合征、重症肌无力、Lambert-Eaton 肌无力综合征、肉毒中毒和神经阻滞药物、糖原贮积病 2 型、炎性肌肉病和肌原纤维疾病的个别亚型。有些患者长期卧床或发生呼吸功能衰竭，在使用呼吸机辅助呼吸中出现脱机困难。应当注意患者出现感染后疲劳现象，不属于危重症神经肌肉病的范畴。在诊断中无须考虑与疾病发生无关的糖皮质激素及神经阻滞药物使用情况，皮质醇激素肌病和短暂使用神经阻滞药物导致肢体无力另当别论。

ICU-AW 的一般发展规律是先出现四肢无力或无力加重，呼吸机撤机困难，而后出现电生理改变，最后是神经和肌肉的形态学改变。在评估中需要考虑 24h 内的实验室检查结果，以及急性生理学和慢性健康评价 -2 的评分结果，评分 > 15 分发展为 CIP 的风险很大。只有出现了危重症神经肌肉病的电生理改变并不能被原发病所解释时，才可以考虑 CIM 或 CIP。

如果患者出现肢体无力和肌肉萎缩，神经传导测试发现 CAMP 波幅降低和时限延长，伴或不伴纤颤电位，直接刺激肌肉肌膜的兴奋性减低，肌肉病理示选择性Ⅱ型纤维萎缩、粗肌丝缺失，提示存在 CIM。如果患者出现肢体无力和感觉障碍，常规表面电极刺激神经与肌肉形成 CMAP 波幅比 < 0.5，肌肉活检出现神经源性肌萎缩或腓肠神经活检提示新发生的轴索性神经病，提示存在 CIP。CIP 患者随病程延长出现轴索性感觉运动神经病的电生理改变。如果电生理检查出现上述两者的改变，应当考虑 CIPNM。

CIM 和 CIP 鉴别见表 6-3。

表 6-3　CIM 与 CIP 鉴别表

	CIM	CIP
临床症状	• 无感觉障碍 • 肌力减弱近端大于远端 • 腱反射减弱或消失	• 感觉障碍 • 肌力减弱远端大于近端 • 腱反射正常或减弱
电生理	• SNAP 存在，CMAP 波幅降低 • 运动单位电位波幅降低 • 早期运动收缩单位数目减少 • 肌肉兴奋性减少或丧失	• SNAP 和 CMAP 波幅降低或减少 • 运动单位电位正常 • 运动收缩单位数目减少 • 肌肉兴奋性正常
病理	• 粗肌丝肌球蛋白耗损 • Ⅱ型肌纤维萎缩	• 原发轴索损伤（运动和感觉神经） • 急性或慢性去神经（肌肉）

ICU-AW 与老年肌少症两者在临床上不易区分，肌电图检查也难以区分，确诊需进行肌肉活检。两者鉴别见表 6-4。

（九）常规治疗

及时去除可控危险因素是预防 ICU-AW 发生发展的最有效措施。早期的康复治疗是主要治疗手段，可以减少在 ICU 的住院时间。采取神经肌肉电刺激治疗可以改善患者的症状。ICU-AW 常规治疗方法如下。

1. 治疗脓毒症　积极治疗脓毒症被认为是 ICU-AW 治疗的基石。虽然在一般情况下脓毒症的抗炎治疗效果令人失望，但尚未研究出具体的对神经肌肉有一定疗效的药物，针对新发现的与肌萎缩有关的炎症介质，如 GDF-15，可能会打开新的视野。

2. 控制血糖　在血糖控制方面，运用胰岛素强化治疗维持正常血糖的患者和在肾阈值范围内的高血糖患者相比，前者显然降低了 CIP/CIM 的电生理征兆的发生率。随后的多中心试验也发现，与接受胰岛素治疗但保持血糖水平稍高的患者相比，严格控制血糖正常的患者死亡率增加。因此，

表 6-4 ICU-AW 与老年肌少症鉴别表

	老年肌少症	获得性肌无力
病因	• 骨骼肌失用 • 内分泌功能的改变 • 慢性消耗性疾病 • 炎症反应 • 胰岛素抵抗 • 营养缺乏	• 基础疾病相关：任何原因导致（SIRS、脓毒症、ARDS、MODS、重症哮喘、高血糖） • 临床诊疗相关：糖皮质激素、神经-肌肉阻滞药、氨基糖苷类、机械通气、过度镇痛镇静
本质	• 骨骼肌减少	• 神经-肌肉病变
评估方法	• 测肌力（走速）<0.8m/s • 测握力男性<25kg，女性<18kg	• 测肌力评分 MRC <48 分 • 测握力男性<11kg，女性<7kg
病理	• Ⅰ型、Ⅱ型肌纤维数量的减少 • 肌细胞体积缩小	• Ⅱ型肌纤维萎缩（CIM） • 粗肌丝肌凝蛋白耗损（CIM）

血糖的最佳目标仍然是一个争论的问题，目前正在努力更加安全地控制 ICU 中的葡萄糖。

3. 合理制动 减少制动时间是预防 ICU-AW 中的另一个重要目标。降低镇静是实现该目标的方法之一，针对镇静的患者所需的舒适性和安全性制定全面有利最小水平的镇静方法。此外，与接受标准物理治疗的患者相比，使用床边测力计进行被动或主动运动训练的长期住院患者出院时股四头肌力量得到改善。每周卧床时间超过 5 天的患者，从入住 ICU 后第 5 天开始，每天进行 20min 的运动训练，出院时患者的功能状况和健康相关的生活质量也得到改善。训练还包括个别定制的日常项目，在无反应的患者中开始进行被动有效的运动范围练习，如床上活动、直立坐姿、转换训练和最终步行。早期运动和加强胰岛素强化治疗是独立阻止了 ICU-AW 发生的两项确切治疗措施。尽管 ICU 患者早期运动有明显的益处，但各中心和临床环境的日常实践似乎有很大差异，

存在很多障碍，妨碍了广泛的实施。同外周肌肉训练类似，尽早动员膈肌运动以允许自主呼吸。肌肉电刺激在理论上可以用于肌肉训练，一些研究表明了肌肉电刺激对危重患者的潜在有益效果，但目前仍然没有确切的证据。

4. 营养支持 营养不良最初也被认为是 ICU-AW 的主要危险因素之一，在使用肠外营养的营养缺乏症患者中似乎是显而易见的。最近 Puthacheary 等对这种模式提出了挑战，他们报道了在 ICU 的第 1 周期间增加的蛋白质摄入与更显著的肌肉萎缩有关。另外，与早期补充肠内营养不足相比，在 ICU 的第 1 周期间避免肠外营养，减少了 ICU-AW 的发生率，并且促进了其康复。这种有益的效果被解释为增强了肌纤维中的自噬质量控制。这些研究结果表明，危重疾病的早期分解代谢阶段不能通过人工营养来避免。某些分解代谢途径，特别是自噬，可能对维持肌肉质量和功能至关重要。因此，肌纤维自噬值得进一步研究，可能作为未来的治疗策略的方向之一。此外，在 ICU 的第 1 周，通过肠内途径而不是全肠内喂养的早期营养喂养在急性呼吸窘迫综合征之后 1 年内对身体功能或强度测量无不利影响。

5. 其他 发生体位性低血压可以采取屈昔多巴治疗。盐酸氯卡色林兴奋脊髓前角细胞的药物在动物有效果，但缺乏人体研究。丙种球蛋白的治疗效果存在争议，因为还没有证据提示危重症神经肌肉病是免疫异常导致。在慢性患者需要补充肉碱。

（十）康复治疗

ICU-AW 的综合治疗主要有积极预防脓毒症、营养支持、控制血糖和康复治疗。Kress 和 Hall 2014 年在《新英格兰医学杂志》发表的《ICU 获得性肌无力及其康复治疗》中强调了康复治疗对 ICU-AW 患者预后的重要性。一项纳入了 2017 年以前发表的 1421 项研究中 841 例患者的 Meta 分析表明，早期康复治疗与发生 ICU-AW 的可能性

降低有关（OR=0.63，95%CI 0.43～0.92）。Tipping 等研究表明，积极的康复治疗可提高 ICU 患者出院时的肌力，降低出院时需辅助行走的可能性。Schaller 等通过一项外科 ICU 患者应用康复治疗方案的随机对照研究发现，康复治疗组患者住院时间较标准治疗对照组更短，并且出院时的功能有所改善。胡燕等的一项 Meta 分析也显示，早期活动有益于 ICU 患者身体功能状态的恢复，能够改善肌肉力量，提高独立行走的能力，减少 ICU-AW 的发生，同时不增加住院病死率。

ICU-AW 的康复治疗综合应用呼吸训练、物理因子疗法、运动治疗等以改善呼吸能力，维持软组织长度和柔韧性，增强肌肉力量和耐力，改善患者日常生活能力和生存质量。重症患者的康复治疗宜早期介入，与支持疗法、疾病治疗同时进行，而非患者拔管或转出 ICU 后再实施。

1. ICU-AW 康复治疗的时机 ICU 患者多由于严重炎症反应常伴有多器官功能损害，病情变化突然。即使被动关节活动或直立动作就能增加患者的氧耗。因此反复的评估患者的氧合状态对康复治疗至关重要。这种计算方法应是患者的供氧情况能满足患者氧耗，在患者氧合稳定的情况下尽可能早的进行康复干预措施。

通常认为符合以下情况即可考虑行康复治疗：①对刺激保持反应，具有一定的认知能力，听懂一定指令，例如能睁眼闭眼、看人、张嘴伸舌、点头、皱眉等；②吸入氧浓度（FiO_2）≤60%，呼气末正压（positive end-expiratory pressure，PEEP）≤10cmH$_2$O；③无直立性低血压或无须泵入血管活性药物；④在开始实施康复治疗前要检查患者是否有深静脉血栓形成。

2. ICU-AW 终止康复治疗指征 以下情况应终止康复治疗。

（1）呼吸系统：SaO$_2$<88% 或安静状态下 SaO$_2$ 下降 10% 以上，呼吸频率（respiratory frequency，RR）>35 次 / 分，FiO$_2$>60%，PEEP>10cmH$_2$O，需要压力控制通气或使用神经肌肉阻滞药。

（2）循环系统：平均动脉压<65mmHg 或>120mmHg 或肾透析患者低于正常收缩压或舒张压 10mmHg；安静状态下心率<50 或>140 次 / 分；收缩压<90mmHg 或>200mmHg；新出现的心律失常（包括频发的室性期前收缩或新发的心房颤动），需要抗心律失常药和血管活性药物；有活动性出血；使用了主动脉球囊反搏；留有股动脉鞘或股动脉导管；急性心肌梗死。

（3）神经系统：急性颅内或蛛网膜下腔出血；颅脑损伤；缺血性卒中；不稳定的颈椎骨折和脊髓损伤；神经功能恶化，需要颅内压监测及脑室引流。

（4）实验室检查：红细胞压积<25%，血红蛋白<80g/L，血小板计数<20×10^9/L，凝血指标中国际标准化比值>2.5～3.0，血糖<3.9mmol/L 或>11mmol/L。

在康复活动进行时，若出现以上情况，需要停止。其他需要停止的情况包括患者感到费力、患者出现胸痛、眩晕、出汗、疲乏及严重的呼吸困难等。

3. ICU-AW 康复治疗的安全性 ICU-AW 患者康复的介入应由重症医学科医师、康复医师、康复治疗师、护士团队综合评估治疗的安全性，筛查心脏、静脉血栓，排除高热患者。进行呼吸训练时严密监测血压和血氧饱和度并防止意外拔管，对合并认知障碍及皮肤感觉障碍患者，物理因子治疗需避免电伤烫伤，而运动治疗、日常生活能力训练时，注意是否合并新近骨折、严重骨质疏松等，坐位平衡、站立训练、转移时注意体位性低血压并谨防跌倒。

4. ICU-AW 康复治疗强度的选择 至于患者康复治疗的最佳强度、时间、频次，目前国内外尚无明确的证据来指导治疗师。一般要根据患者的情况选择适当的强度和治疗时间。量力而行、循序渐进，分级作业（表 6-5），强度由弱到强，时间由短到长，一般以患者不感到疲劳为宜。建议短而持续和高频次的方案，推荐每次 15～30min，每天 1～2 次。一旦患者转至普通病房就能够耐受较强的康复治疗强度和康复时间较久的治疗，可延长至每次 30～60min 康复治疗，每周 5～7 天。

表 6-5　IVU-AW 分级康复作业

第一级	患者无意识，由康复治疗师每天 2 次对患者四肢进行 10 次被动关节活动
第二级	患者意识恢复，能配合康复治疗师的指导。首先由康复治疗师对患者进行被动关节活动，每个关节主要方向重复 5 次。若患者能配合完成主动关节活动，则协助其取直立坐位，争取坚持至少 20min。从被动关节活动至直立坐位，每天进行 2 次。每 2 小时翻身 1 次
第三级	患者意识清楚，可对抗重力举起手臂。在第二级的活动度上，增加协助患者坐于床沿
第四级	患者意识清楚，可对抗重力抬腿。在第三级的活动度上，协助患者离床转坐于床旁椅。指导和协助患者进行训练患者离床站立、行走

5. ICU-AW 康复策略　ICU-AW 患者除了神经肌肉系统功能障碍外常伴有其他系统不同程度的功能损害。同样，康复干预策略也需要心肺等内脏器官功能、神经肌肉骨骼系统的康复干预。具体的康复策略包括几个方面。

(1) 呼吸康复：实施通气支持的危重患者经常有与渐进性肺不张和黏膜纤毛清洁力受损的肺顺应性下降和肺容量降低有关的潜在问题，引入手动肺过度充气技术和呼吸机肺过度充气技术能提高肺胸廓顺应性，增加分泌物的排泄，复张肺不张区，改善气体交换。另一方面，机械通气引起呼吸肌失用萎缩，使患者拔管困难，导致住院时间增加和呼吸系统并发症，因此进行呼吸康复是改善 ICU-AW 患者呼吸功能和提高运动耐力的关键环节。常规的呼吸训练包括大声发音、吹气球、吹口哨、吹笛式呼吸、腹式呼吸训练等，治疗师可对患者进行胸腔松动和有效咳嗽训练，分泌物多的患者可进行拍背、振动技术及体位引流。袁梅英等探讨呼吸机依赖患者的呼吸康复锻炼，将 60 例呼吸机依赖患者作为研究对象，平均分为实验组与对照组，对照组给予患者常规护理，实

验组给予患者常规护理加呼吸康复训练，主要为腹式呼吸训练和中国特色呼吸操，结果实验组患者脱机情况显著优于对照组，实验组总脱机成功率为 96.7%，对照组总脱机成功率为 83.3%。以上结果证明呼吸机依赖的患者进行撤机时，加强对患者行呼吸康复锻炼可提高脱机成功率，减少呼吸机的使用时间，尽可能缩短住院日，从而减少医疗成本，提高患者的满意度。动物研究中，Masmoudi 等刺激羊的膈神经发现能显著减轻机械通气引起的膈肌纤维萎缩。Susana Pinto 等研究发现，膈神经刺激诊断进行性肌萎缩侧索硬化症早期患者的膈肌纤维损伤优于超声波。目前膈神经治疗仪已广泛应用于呼吸康复领域。

(2) 物理因子治疗：神经肌肉电刺激（neuromuscular electric stimulation，NMES）疗法是一种比较成熟的治疗神经肌肉损伤的康复治疗技术，其原理是应用低频电流（调制型或非调制型）刺激运动神经或肌肉收缩，以促进损伤的神经生长或激活失用的神经肌肉功能，达到治疗神经肌肉疾病的目的。临床上，通过预设强度的电流刺激目标肌肉，可见肌肉出现明显的节律性收缩，可刺激上肢出现抓握或伸展运动，刺激下肢可有步行样动作。多项研究已证实 NMES 治疗的有效性，有学者研究发现早期神经肌肉电刺激亦可使患者拥有较高的 MRC 评分，减少 ICU-AW 的发生。Maffiuletti NA 等研究表明，神经肌肉电刺激能有效提高 ICU-AW 患者的肌力，增加肌纤维容积。而王刚研究神经肌肉电刺激对脑卒中患者的临床疗效发现，神经肌肉电刺激能明显改善严重中枢神经系统损伤患者的神经功能缺损，提高患者生活自理能力。这表明 NMES 的程序刺激能有效诱发肌肉运动，改善肌肉群功能，可帮助患者重组受损的神经系统。高频电刺激是疗效已被肯定的治疗肺部炎症及各种并发症的方法，在 ICU-AW 患者中有助于改善肺功能。

(3) 运动治疗：在 ICU 中，几十年来对重症患者的管理是制动和镇静，因此引起膈肌和骨骼肌

萎缩无力是发生 ICU-AW 的独立危险因素，而运动训练是治疗肌肉萎缩、提高肌力最有效的方法之一。运动治疗的方法较多，包括治疗师的被动活动、指导患者主动活动训练、功率自行车、电动起立床等。

Bhakti K 等评价胰岛素剂量和早期运动对 ICU-AW 发病率的影响总结出，早期运动和强化胰岛素治疗能降低 ICU-AW 发病率，并且早期运动能减少对胰岛素的依赖，有成为胰岛素的替代疗法的潜能。胡惠娟等探讨早期活动干预对 ICU-AW 患者的影响，将 80 例入住 ICU 48h 并预计需要继续治疗 72h 以上的患者随机分为治疗组 43 例和常规组 37 例。常规组每天接受被动的四肢关节活动治疗或床上主动训练，每天活动 30min，治疗组在常规护理基础上接受被动四肢关节活动或床上主动训练 15min，评定后能耐受的患者将床头抬高 45°～60°，进行坐位平衡、站立平衡、步行训练或独立活动能力训练，10 天后比较两组患者肌力、Barthel 指数评分、机械通气时间及压疮、下肢深静脉血栓形成等并发症发生情况。结果治疗组肌力、Barthel 指数评分显著优于常规组，而机械通气时间及并发症发生率显著低于常规组。柯卉等研究发现，四级早期活动与康复锻炼疗法能预防重症患者的获得性肌无力，并且能改善 ICU-AW 患者的 MRC 评分。目前广泛使用的德国的 Motomed 功率自行车可提供被动训练、助力训练及抗阻主动训练，同时可缓解痉挛并与情境虚拟相结合。Burtin C 等研究发现功率自行车能提高股四头肌功能，增加 6min 步行距离，改善患者出院时的状态。电动起立床能促进二便排出，预防体位性低血压，改善下肢运动觉、位置觉，并给患者一种站立的心理支持。以上结果表明早期的运动干预不仅有助于患者运动功能的提高，也是预防各种并发症、减少谵妄及改善患者总体状态的有效治疗。

（十一）结论

大多数 ICU-AW 患者预后都存在不同程度的功能障碍。尤其是对于老年患者来说，康复过程缓慢且神经肌肉功能障碍往往不能完全得到恢复。认识 ICU-AW 的发病、诊断及防治等可以帮助临床医生早期识别并采取相应干预措施。虽然某些危险因素并非能早期预防，如脓毒血症，但积极采取综合治疗可以降低 ICU-AW 的发病率。对于高血糖症的危重症患者，予以适当的胰岛素疗法并密切监测血糖变化情况。需要强调的是，慢性危重症患者的早期康复目前已成为有循证依据的治疗策略，国外相关临床研究已明确证实该策略可降低 ICU-AW 患者的发病率及死亡率。早期康复动员需量化镇静药物的使用、个体化制订康复策略、多学科团队有效协作来进一步优化其疗效。

危重症的 ICU-AW 并发症是常见的，可能是严重和持续的，影响幸存者长期生活质量。虽然 ICU-AW 的病因是多因素的，但危重症的直接（即 CIP/CIM）和间接（即静止/失用性萎缩）并发症都是导致 ICU-AW 的原因。有关 ICU-AW 目前重要的是，需要一套普遍接受的 ICU-AW 定义、诊断标准和分类法，以帮助推动临床和研究领域的发展。目前，预防或治疗 ICU-AW 的干预措施有限，严格的血糖控制有最大的支持证据。新研究证据显示了早期康复的安全性、可行性和潜在的好处，包括防止潜在的需要 PMV 和（或）慢性危重症的发展，有利于患者的肌肉力量、身体功能、生活质量的康复。最后，在其他 ICU（如外科、神经、儿科）和慢性危重症患者中，早期康复活动的障碍、可行性和有效性尚未得到正式评估，需要在未来的临床试验中进行探索。此外，还需要对 ICU 幸存者和慢性危重症患者的 ICU-AW 自然史进行纵向研究，并对 ICU-AW 患者身体功能和生活质量之间的关系有更深入的了解。

二、危重症肌病

危重症肌病是重症监护病房获得性肌无力的常见病因，也称为 ICU 肌病、急性四肢瘫痪肌病、重症监护肌病、重症监护急性坏死性肌病和粗丝肌病。CIM 是延迟恢复和延长机械通气时间的主要原因，从而使患者在 ICU 住院时间延长，导致患者死亡率增加，以及医疗保健成本增加。因此，了解 CIM 的潜在危险因素、早期和准确诊断，对确定预防或治疗 CIM 的方法和干预措施非常必要。

（一）发病率及危险因素

CIM 最早被人们认识是在 1977 年，Mac Farlane 和 Rosenthal 报道了 1 例 24 岁哮喘持续状态女性患者，在应用机械通气支持呼吸时，使用过神经肌肉阻滞药、大剂量激素冲击治疗，在治疗过程中出现不明原因的急性四肢瘫痪，而其感觉、意识及头面部肌肉未受累。类似的病例随后陆续有所报道，然而由于缺乏早期和准确的诊断工具，目前临床医师仍然对 CIM 的认识不足，并且根据当前的诊断标准需要进行肌肉活检才能明确诊断，因此常常造成 CIM 漏诊。

1. 发病率 CIM 发病率尚不清楚，不同的研究表明，大约 50% 接收机械通气超过 7 天的患者会因 CIM、危重病多发性神经病或两者兼而有之而发展为 ICU-AW。Latronico 等研究 ICU 危重症人群，CIM 单独或伴发 CIP 的发病率在 33%～50% 之间，而在脓毒症伴休克、脓毒症伴多器官功能障碍综合征（multiple organ dysfunction syndrome，MODS）的患者中，CIM 的发生率可高达 100%。

2. 危险因素 CIM 的危险因素可分为以下两大类。

(1) 基础疾病相关危险因素：主要包括病前健康状况、脓毒症、全身炎症反应综合征、MODS 等严重基础疾病。以脓毒症为例，体内炎性因子被激活后，脑、心、肾、肝、肺等多个器官，包括周围神经及肌肉组织，均有不同程度的受累，如果累及中枢神经系统，则称为脓毒症脑病；如果累及肌肉和周围神经，则为 CIM 和 CIP。另外，前瞻性研究尚发现高血糖与 CIM 的发生亦明显相

关，而且强化胰岛素治疗可降低 CIM/CIP 发生率，减少呼吸机应用及 ICU 的住院天数。

(2) 临床诊疗相关危险因素：主要包括激素、神经肌肉阻滞药（neuromuscular blocking agents，NMBA）、机械通气、制动等治疗措施。又可细分为两大类：即药物相关危险因素及非药物相关危险因素。

药物相关危险因素：长期大剂量应用皮质类固醇激素能够诱导肌肉的分解代谢并抑制其合成代谢，从而导致粗肌丝的缺失及类固醇相关肌病的发生。竞争性非去极化型 NMBA 能够阻断神经肌肉接头处的突触传递，致使肌肉与其支配神经的联系中断，进而阻断神经调节蛋白对于肌细胞的营养作用，而且 NMBA 也会降低运动终板钠离子通道的活性，从而降低肌细胞膜兴奋性，产生肌松作用。通常 NMBA 所致肌无力的时效维持在数小时内，如果出现持续数天的肌无力，则应该考虑是否合并有 CIM 和（或）CIP 的可能。

非药物相关危险因素：制动或活动受限所致失用性肌萎缩和肌力的下降在危重症患者中最为常见，严重时患者可丧失 50% 以上的肌容积，从而导致严重的肢体功能残障。在机械通气的过程中，由于膈肌主动做功减少，类似膈肌的制动或活动受限，亦可造成膈肌的失用性萎缩和无力。另外，过度镇静也是造成 ICU 患者活动受限的主要因素，并降低肌肉的兴奋性。

在上述两大类危险因素中，其中脓毒症、SIRS、MODS 等严重基础疾病及机械通气的应用被证实为 CIM 的独立危险因素。

（二）病理生理与发病机制

目前 CIM 病理生理机制尚不明确。通常认为，脓毒症、MODS、药物（大剂量皮质类固醇及神经肌肉阻滞药）的应用、高血糖及肢体（膈肌）的活动受限等因素通过多种相互关联的病理生理过程共同作用最终造成肌肉蛋白质分解代谢增强及其合成减少为 CIM 发生的主要原因。

在脓毒症及 MODS 等危重症疾病中，已经明确促炎症因子的表达显著上调，而促炎症细胞因子，包括 TNF-α、IFN-γ 和 IL-1 已被证实能够通过激活钙蛋白酶和泛素 - 蛋白酶体系统两种途径促进肌肉蛋白的分解。但目前这两种途径的先后激活顺序尚不清楚。有研究认为，在 CIM 中首先是肌浆网钙离子的释放增加，导致钙离子依赖钙蛋白酶活性增强，首先裂解少量肌肉收缩关键蛋白，然后激活泛素 - 蛋白酶体降解通路，进而导致大部分肌原纤维蛋白的降解。但也有研究持相反的观点，认为泛素 - 蛋白酶体通路的激活为 CIM 中肌原纤维降解的始动途径。

肢体的制动或活动受限在数天内即可导致骨骼肌容积的减少和肌力的下降，而在机械通气过程中，膈肌的活动受限和镇静剂的应用则促进了膈肌无力的发生。在机械通气大鼠模型中，研究发现 MuRF1 和 MAFbx 的表达显著增加。作为骨骼肌特异性 E_3 连接酶，MuRF1 和 MAFbx 负责将泛素准确连接到被降解靶蛋白上。而 MuRF1 基因敲除小鼠则能够免于机械通气所致膈肌萎缩和无力。Hooijman 等因此认为，泛素 - 蛋白酶体通路的激活导致膈肌纤维肌小节收缩蛋白表达下降及相应横桥数目的减少，从而促使机械通气诱发膈肌无力的发生。也有研究持不同观点，认为细胞凋亡关键蛋白酶 caspase-3 能够通过降解钙蛋白酶抑制药 calpastatin 而激活钙蛋白酶，进而在机械通气诱发的膈肌无力中起关键作用。由于 caspase-3 和钙蛋白酶之间的相互作用，理论上抑制上述任何一种蛋白酶均能够保护膈肌在机械通气过程中所造成的损伤。

肌肉线粒体的功能障碍同样参与 CIM 的发生。研究发现，在严重脓毒症患者中常伴随肌肉线粒体的能量代谢障碍，其具体机制包括细菌毒素直接损伤线粒体或通过 NO 及其他活性氧抑制电子转运酶复合体等。一项最新研究发现，在 ICU 大鼠模型中线粒体动态（包括线粒体融合和分裂）及线粒体自噬相关的一些基因均在转录水平上有明显改变。而采取相应措施以维持线粒体动态平衡，促使线粒体再生以提供新的有功能的线粒体，同时促进坏变线粒体的清除，将有利于恢复肌细胞的氧化代谢。

（三）肌肉组织病理特征

鉴于患者原发病的不同，以及在病程的不同阶段，CIM 患者肌肉损害程度亦不相同。常规肌活检病理上，轻型 CIM 可仅表现为非特异性的选择性 Ⅱ 型纤维萎缩，而 CK 水平多正常或轻度升高，严重者可表现为弥漫性肌纤维坏死，呈急性横纹肌溶解样改变，伴 CK 水平显著升高、肌红蛋白尿和（或）肾衰竭。电镜下则表现为较为特征性的选择性粗肌丝（肌球蛋白）缺失，而 Z 线及细肌丝（肌动蛋白）相对完整。但需强调的是，电镜结果常耗时较长且存在取材局限性所致假阴性及假阳性等可能。

（四）临床和电生理特征

1. CIM 的主要临床表现　为 ICU 危重症患者在原发病治疗过程中出现四肢及躯干骨骼肌的急性受累，表现为四肢对称性肌无力，同时累及近端和远端，呈弛缓性瘫痪，因此早期常称之为急性四肢瘫性肌病，可伴有显著的肌萎缩。

肌无力常累及呼吸肌，造成 ICU 患者撤机困难，为 CIM 最常见的临床表现，也是早期出现的临床表现。但头面部肌肉及眼外肌一般不受累。在意识清醒的患者，应用测力计检查肌力，能够早期发现明显的肌无力症状，但轻度的肌无力常难以检测。呼吸肌肌力可通过最大呼气压、最大吸气压及潮气量来评估。如果患者能够配合，在 CIM 患者中进行感觉系统检查通常无异常发现。

2. CIM 电生理特征　CIM 电生理检查包括运动和感觉 NCS、针 EMG 和神经肌肉接头检查。

（1）神经传导速度：复合肌肉动作电位波幅异常减低并时程延长，而感觉神经动作电位正常。Allen 等研究发现，如果 CMAP 持续时间在所有神经中 >8ms，则定义为延长，CMAP 时程延长为 CIM 一个重要的指标，与 CMAP 波幅的下降相伴随，并且在近端刺激点和远端刺激点所得到的 CMAP 波形相同，并且 CIM 中 CMAP 时程能够较正常对照延长 2～3 倍，尤其见于下肢神经。但仍需要具有标准化前瞻性大型试验来阐明 CMAP 持续时间作为 CIM 诊断依据。与脱髓鞘性神经病相比，CIM 中 CMAP 持续时间的延长是简单且均匀的，不会增加时间离散度，这是由于异步动作电位放电导致的脱髓鞘特征。CIM 中的低振幅和延长的 CMAP 持续时间可能是由肌纤维膜的兴奋性降低引起的。

（2）直接肌肉刺激：直接肌肉刺激比较了通过刺激神经（neCMAP）和刺激肌肉纤维（mfCMAP）引发的 CMAP。记录通常使用同心针电极进行，但也可以使用其他类型的电极，即线电极或表面电极。直接肌肉刺激也可以使用单极针来完成（图 6-3）。

如果 neCMAP 降低或不存在，而 mfCMAP 正常，则提示出现多发性周围神经病。在肌病中，neCMAP 和 mfCMAP 均减少或不存在，表明肌肉不兴奋。Rich 等提出了 neCMAP/mfCMAP 的比率，其中小于 0.5 的比率表示神经病变，而大于 0.5 的比率表示肌病。已建议缺失 neCMAP/mfCMAP 的预期比率为 1。应该注意，健康受试者的比率也超过 0.5。此外，当 CIP 和 CIM 同时存在时，此测试的价值有限。然而，直接肌肉刺激被广泛用于评估 ICU 患者的 CIM 和 CIP，特别是在昏迷患者无法获得自主肌肉收缩时。

（3）针肌电图：肌肉轻收缩后呈现肌病性运动单位电位，表现为低波幅、短时程及多相运动单位电位。自发活动 EMG 检查容易，而需要自主收缩和患者配合的运动单位电位分析在无意识或镇静患者中检查很困难。然而，肱二头肌的运动单位电位分析可以通过肘关节的被动运动进行，并且胫骨前肌可以通过足底刺激来检查，例如，通过引发足底反应，即使在昏迷患者中也是如此。图 6-4 说明了被动肘关节运动引起的肱二头肌的运动单位电位。定量分析显示短持续时间和低振幅电位。应该注

意，在 CIP 和 CIM 及其他类型的神经肌肉疾病中发现纤颤电位和静息时的正尖波是非特异性。

（4）重复性神经刺激：CIM 的常规电生理检查应始终包括重复性神经刺激。这将使神经肌肉疾病的鉴别诊断成为可能，即重症肌无力、Lambert-Eaton 肌无力综合征和肉毒杆菌中毒。如果怀疑有突触前传递缺陷，应添加高频刺激。此外，如果重复神经刺激正常，可以考虑刺激单纤维肌电图。

（5）肌肉速度恢复周期：1971 年，Cunningham 等测量了 21 名重症患者和 26 名健康志愿者的绝对肌肉膜电位，报道了重症组的肌肉膜电位去极化。Allen 等使用单肌纤维记录，显示 CIM 急性期肌纤维传导速度显著减慢和肌纤维传导阻滞。此外，使用配对刺激技术，发现与对照组相比，CIM 患者的不应期持续时间增加。肌肉膜特性的改变也可以通过记录多纤维肌肉速度恢复周期来评估。该方法使用直接针肌肉刺激来激发具有成对刺激的肌纤维簇。成对的刺激由一个在 2ms 和 1s 之间变化的刺激间隔分开。一个肌纤维动作电位在另一个肌纤维动作电位之后的速度函数变化提供了后电位的间接指示，该后电位本身取决于膜电位。这个恢复周期表现出三个阶段：①肌肉相对不应期；②早期超常；③晚期超常（图 6-5）。前两个强烈依赖于膜电位和离子通道功能。在可能患有 CIM 的患者中，发现相对不应期显著延长，同时早期超常减少（图 6-6）。这些变化与肌纤维去极化或由于钠通道失活增加导致对钾的敏感性增加有关。在脓毒症的猪模型中，在实验性脓毒症的 6h 内发现肌肉速度恢复周期记录的类似变化，表明肌肉膜改变可能是 CIM 进化的早期迹象。此外，在猪脓毒症模型中使用肌肉速度恢复周期记录，膜电位改变的发展与去甲肾上腺素的累积剂量呈正相关，表明微循环受损和缺血性损伤。

（五）诊断与鉴别诊断

1. 诊断 CIM 诊断应根据患者病史、体格检查、常规神经传导检查、肌电图和肌肉活检。

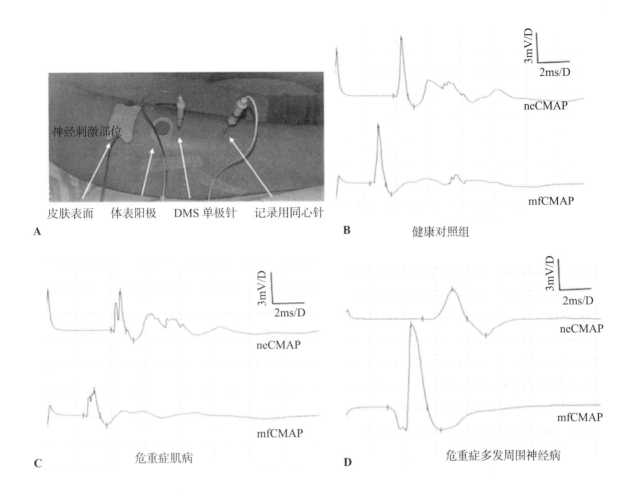

▲ 图 6-3　直接肌肉刺激，比较了通过刺激神经（neCMAP）和刺激肌肉纤维（mfCMAP）引发的复合肌肉动作电位幅度

A. 健康控制（HC）中显示的设置；B. 来自 HC 的记录，显示正常 neCMAP/mfCMAP 比率为 1.01（9.2mV/9.1mV）；C. 危重症肌病患者的记录，显示正常 neCMAP/mfCMAP 比率为 1.39（5.7mV/4.1mV）；D. 危重症多发性神经病患者的记录，显示 neCMAP/mfCMAP 比值降低 0.44（＜0.5）（6.1mV/13.9mV），这是 CIP 的典型表现

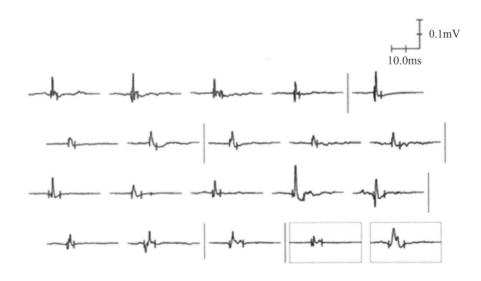

▲ 图 6-4　在患有 CIM 的镇静患者中，检查者因肘部被动运动而兴奋的肱二头肌的针肌电图

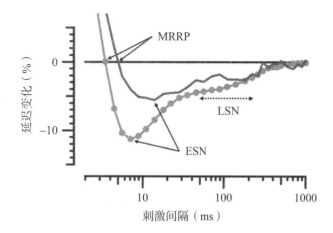

▲ 图 6-5 危重症肌病患者（黑线）与健康对照组（*n*=26）相比，肌肉速度恢复周期（黑色实心周期）

潜伏期的百分比变化是针对 2～1000ms（对数刻度）的刺激间隔绘制的。患者的 MRRP 延长和 ESN 和 LSN 降低表明危重症肌病中的兴奋性降低和肌膜去极化。MRRP. 肌肉相对不应期；ESN. 早期超常；LSN. 晚期超常

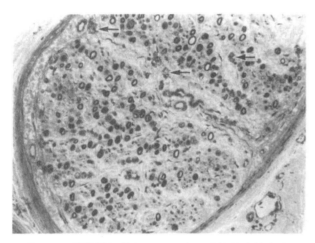

▲ 图 6-6 腓浅神经横切面显示有严重的持续轴突变性；只剩下少数可存活的神经纤维。含脂质的巨噬细胞分散在整个神经内膜（甲苯胺蓝染色，289×）

（1）临床诊断标准：①有多器官功能障碍的危重病史；②临床发现肢体无力或在排除非神经肌肉原因后患者难以脱离呼吸机；③ NCS 和 EMG 在内的电生理检查异常；④肌肉活检显示原发性肌病伴肌球蛋白丢失，并可能存在肌细胞坏死。如果无法进行肌肉活检或未进行活检，则只能诊断为疑似 CIM。

疑似 CIM 患者的神经系统检查应尽可能完整，包括评估意识和认知功能、脑神经、感觉系统、

深部腱反射和协调性，此外还要进行力量测试和肌张力和肌力评估。肌肉力量应进行分级。典型的临床表现包括对称的、松弛的肌肉无力，通常在近端肌肉群更为突出。一般来说，面部肌肉不会受到影响。深腱反射减弱但很少消失。

（2）Latronico 及 Bolton 诊断标准：2011 年 Latronico 及 Bolton 提出 CIM 诊断标准如下：①存在原发危重病（包括脓毒症、MODS 等）；②病程中出现急性四肢无力和（或）呼吸机撤机困难；③在两条或两条以上运动神经中，CMAP 波幅低于正常下限的 80%，并且无传导阻滞；④感觉神经动作电位波幅高于正常下限的 80%；⑤在意识清醒且能够配合的患者中，EMG 显示短时程、低波幅多相运动单位电位，伴或不伴纤颤电位，在昏迷等不配合患者中，CMAP 时程延长或直接刺激肌肉肌膜的兴奋性减低；⑥重频刺激无递减反应；⑦肌肉病理示选择性 II 型纤维萎缩、粗肌丝缺失或不同程度的肌纤维坏死等特征。

确诊 CIM 需满足上述 7 条诊断标准，而疑诊 CIM 需满足第 1 条及第 3～6 条诊断标准。如果患者仅满足第 1 条和第 2 条诊断标准，则可以诊断 ICU-AW。

2. 鉴别诊断　由于撤机失败和四肢无力在 ICU 患者中非常常见，病因众多，因此排除其他疾病引起至关重要。CIM 鉴别诊断的主要疾病如下。

（1）CIP。

（2）其他神经病，包括吉兰 - 巴雷综合征和白喉或卟啉性神经病。

（3）脊髓疾病，包括血管性、炎症性和压迫性。

（4）前角细胞疾病，包括肌萎缩侧索硬化。

（5）神经肌肉传递障碍，包括重症肌无力、Lambert-Eaton 肌无力综合征和肉毒杆菌中毒。

（6）其他肌肉疾病，包括感染性和炎症性或中毒性肌病。

鉴于该病的多种病因及危重症病程中的多重影响因素，CIM 的确诊比较困难，因此其诊断在一定程度上为排除性诊断，并需要动态观察和综

合性分析。

（六）治疗

目前 CIM 尚无特效的治疗方法。及时识别并尽量控制该病的危险因素，是预防 CIM 发生发展的最有效措施。

1. 一般治疗　要积极治疗脓毒症等原发病，并加强支持疗法，包括营养支持、抗氧化应激及免疫球蛋白的应用等以预防 MODS 的发生。

2. 早期康复治疗　要争取尽早撤除呼吸机，并早期加强康复锻炼，包括早期物理和职业疗法。在 ICU 危重症患者中进行早期的康复锻炼应该与减少或不用镇静药物相结合，这种策略已在临床试验中被证实能够减少机械通气的持续时间、昏迷时间及 ICU 住院时间。

据此，有研究提出一系列 ICU 干预措施以减少 CIM 的发生，简称为 ABCDE，即唤醒（awakening）、自主呼吸（breathing）、唤醒与自主呼吸相结合（coordination of awakening and breathing）、评估谵妄（delirium assessment）及早期康复锻炼（early exercise）。

（七）预后

CIM 常导致危重症患者长时间的严重致残性。已有研究证实 CIM 所致肢体及膈肌的无力可持续数月或数年。在伴有 CIM 或 CIP 的 ICU 出院患者中，有近 1/3 不能够恢复独立行走或自主呼吸。相对于 CIP 来说，CIM 预后相对较好，通常 CIM 能够在 6 个月内完全恢复，而 CIP 恢复相对缓慢，所致残障常持续数年且致死率亦较 CIM 增加。

（八）结论

CIM 为 ICU-AW 常见的病因之一，常作为危重症的并发症出现，其危害导致慢性危重症患者撤除呼吸机困难，增加 ICU 住院天数及医疗费用，增加患者死亡率和致残率。CIM 确切的病因和潜在的机制还不清楚，早期诊断困难，往往容易漏诊。尽管为了明确诊断需要进行肌肉活检，但电生理检查对于诊断可能的危重病肌病和鉴别诊断

至关重要。未来研究方向应注重于阐明其发病机制及明确有效的干预手段以减少 ICU 患者中 CIM 的发生。

三、危重症多发性周围神经病

危重症多发性周围神经病在 ICU 的患者中很常见。然而，由于缺乏对 CIP 的认识、临床诊断困难及病情危重未能进行电生理检查，导致大多数 ICU 患者 CIP 漏诊。尽管如此，CIP 仍然是导致患者难以脱离呼吸机和幸存者难以康复的一个重要原因。虽然没有特异性的治疗方法，但诊断对各种非特异性治疗和预后是重要的。

（一）病因

CIP 的原发病因主要是严重感染，特别是各种肺炎、创伤、大手术及大面积烧伤后的继发性感染；较少见的病因包括脑出血、高渗性昏迷、结核性脑膜炎、肠梗阻、癌症、腹膜外出血、慢性阻塞性肺疾病和心脏病引起的低氧血症等。

CIP 常并发于严重感染和 MOF，并且随着两种危重状态的改善而恢复，故 CIP 为严重感染和 MOF 的一部分。但有人认为严重感染并非确切的病因，因为伴有 MOF 的严重感染患者，迄今没有分离出的微生物中影响周围神经的毒素，并且在严格无菌的情况下仍可发生 CIP。故 CIP 可能只是 MOF 的一部分，而 MOF 的前提一般是炎症反应，而不是微生物的出现，后者只是引起炎症反应的一条途径，还有中毒、创伤、缺血等。

CIP 病因可能与营养不足也有关。众所周知，危重疾病是对营养机制的过度需求，营养不足抑制了外周血淋巴细胞计数和血清白蛋白，在建立全肠外营养治疗后，多发性神经病变得到了改善。危重症期间维生素缺乏症与 CIP 也有关系，急性硫胺素缺乏会引起孤立的多发性神经病变及 Wernicke 脑病；烟酸、糙皮素的缺乏对周围神经系统影响最小，对中枢神经系统影响最大；维生素 B_{12} 缺乏导致多发性神经病变；维生素 E 缺乏会

导致明显的小脑和周围神经症状。

CIP 与性别无关，但与住院时间的长短及患者的年龄有关。一般住 ICU 的时间越长，CIP 越重；年龄越大，越易发生 CIP，这与老年人的免疫系统功能降低有关。

（二）发病机制

根据 CIP 发生的相关病因推测，CIP 可能是影响全身所有器官系统的相同的过度炎症反应所致，但确切机制不明。

一项前瞻性研究的多项回归分析表明，CIP 与抗生素、营养状况、水和电解质、肝肾功能、肌酸磷酸激酶的水平均无相关性，而与血糖水平呈负相关，与血中白蛋白水平呈正相关。在严重感染和 MOF 中，常发生血糖水平升高和白蛋白降低，这两种变化引起神经缺氧，从而导致周围神经功能的恶化。

因为 CIP 与 MOF 密切相关，故可依据 MOF 的致病推测 CIP 的发病机制。MOF 的核心是抗体防御系统的激活，包括中性粒细胞和巨噬细胞的参与及炎性介质的产生等，其间的相互作用方式复杂。若炎性反应过强，不仅可导致 MOF，而且因"自身毒性"作用而损害神经系统。一方面可能干扰神经元的酶学过程，另一方面影响轴突对营养及代谢的运输，从而引起远端轴突功能障碍；若炎性反应减弱，毒素水平降低，则轴突运输可自行恢复。因对神经损害程度有限，故 CIP 的功能恢复较快。

（三）病理

CIP 的形态学特征已通过对 9 例患者的中枢和周围神经系统的活检和全面的尸体解剖研究得到证实。外周运动纤维和感觉纤维有原发性轴突变性，但没有炎症的证据，如吉兰 - 巴雷综合征。急性去神经时肌肉组织呈分散的萎缩纤维，慢性去神经时呈分组萎缩。偶发性肌病提示原发性肌纤维坏死。中枢神经系统唯一的表现是前角细胞的中枢染色质溶解。背根神经节细胞的丢失也由此发生。CIP 似乎没有任何明显的变化。

样本采用明亮视野和电镜和纤维技术检查，有人研究发现 CIP 中度至重度、原发性、轴突性多神经病变，涉及感觉和运动纤维。广泛的神经和肌肉取样表明，最严重的是远端神经病损（图 6-6）。

（四）临床特征

CIP 是指在多器官功能失调，以及对炎症的系统性反应情况下，急性发作的以运动轴突病变为主的神经系统综合征。临床特征包括以下几个方面。

1. 拔管困难 可为 CIP 的首发症状，一般发生在 4～180 天（多为 2 周）的辅助呼吸后，但较短期的人工呼吸也可发生 CIP。神经病变是患者拔管困难的一个很显著的因素，但可能还有其他因素，如脑病性中枢驱动缺乏、原发性感染性肌病及肌肉疲劳症等。

2. 肌无力 四肢对称性软瘫，特别是下肢。由于患者不合作或在神经肌肉阻滞药（如维库溴铵）的治疗期间，可能不能检查肌力。较严重的患者也可发生上肢瘫及面瘫。一般而言，CIP 造成的四肢瘫，下肢重于上肢，远端重于近端，并可见呼吸肌无力。

3. 肌萎缩和腱反射消失或减弱 有资料表明，100% 的 CIP 患者出现反射的丧失；肌萎缩发生率为 21%～100%。有时因广泛性水肿而不易发现肌肉萎缩的情况。

4. 感觉症状 出现率为 0%～75%。轻则为轻微的远端震动觉丧失，重则为手、袜套样感觉障碍、无纯感觉性 CIP。由于在 ICU 中，检查感觉症状较困难，可说明一些结果的差异。

总之，CIP 通常在机械通气的危重患者 1 个月内出现明显临床症状，但临床评估往往是困难的，因为严重的系统性疾病，以及附着在患者身上的通气支持方法和其他设备妨碍了有效的病史记录和体格检查。如下所述，电生理检查提供了多发性神经病变的早期和明确的证据。然而，某些临床症状强烈提示了这个诊断：自发肢体运动变弱；被动肢体运动时肌肉松弛；对四肢的疼痛刺激导致面部肌肉的轮廓无力，但预期的肢体屈曲运动在近端和远端都不适当地无力；以前存在的深部肌腱反射消失。临床征象的分布提示累及脑神经、神经根及周围神经为多神经根病变。自主神经功能障碍的临床表现不明显。

（五）电生理学特征

临床上由于CIP：①难以对危重患者进行检查；②广泛性水肿常掩盖肌萎缩的情况；③脑病的存在使患者不能记起多发性神经病的一些症状；④拔管困难为非特异性的。故电生理检查对CIP的确诊，显得尤为重要。

肌电图实验室的研究提供了多发性神经病变的早期和明确的指征。通过F波潜伏期、传导速度和远端潜伏期测量，近段和远端节段运动纤维和感觉纤维的脉冲传导正常或至少延长。然而，复合肌肉和感觉神经动作电位的振幅严重降低。在比较近端和远端刺激的振幅时，传导阻滞不明显。同心针电极研究显示了大量的纤维性颤动电位和正波，并且在近端和远端肢体肌肉的运动单位电位的数量显著减少。

为了进一步探索CIP的机制，需要使用先进的电生理学方法进行研究。可以使用神经兴奋性测试在体内无创地研究脊髓神经膜的电特性。与传统的神经传导研究相比，神经兴奋性测量对神经膜电位的变化和离子通道功能的改变高度敏感。此外，大多数神经兴奋性参数不依赖于肌肉功能的完整性。Z'Graggen等在已确诊的CIP患者中发现，运动轴突去极化，而膜去极化取决于肾衰竭患者的低灌注或细胞外钾升高。Koch等使用相同的方法，发现CIP中电压门控钠通道的失活增加，而轴突膜去极化是ICU患者的普遍发现，而与ICU-AW无关。因此，导致轴突膜不兴奋的获得性钠离子通道病可能是CIP的潜在机制。

通常，神经传导研究揭示CIP中的原发性轴突变性，运动和感觉神经反应的幅度降低，以及正常或接近正常的传导速度、远端潜伏期和F波潜伏期（髓鞘功能障碍的标志物），这往往会导致在临床改善的同时正常化。CIP是感觉运动轴索性多发性神经病，但也有单纯的感觉和运动神经病的报道。尽管如此，纯运动CIP可能难以与CIM进行鉴别诊断。传导阻滞不是CIP的特征，但卧床不起的瘦弱患者容易出现神经卡压，特别是腓总神经在腓骨头和肘部尺神经经常受压，在使用EMG检查胫骨前肌或第一骨间背侧肌时应考虑到这一点。

另一种广泛使用的区分CIP和CIM的方法是直接肌肉刺激，比较通过刺激神经（neCMAP）和刺激肌肉纤维（mfCMAP）引发的CMAP。如果在mfCMAP正常时neCMAP减少或不存在，则建议使用CIP诊断。

ICU中神经传导研究的主要问题是存在干扰问题。这些干扰包括来自附近设备（包括床、监测设备和呼吸器）的电噪声、用于刺激和记录电极（管和敷料）的自由皮肤表面减少、EMG设备接地不良、肢体水肿和四肢冰冷等。CIM很可能被错误地诊断为CIP，因为与这些技术问题相关的感觉电位记录较差，由于肌膜不兴奋导致运动反应低，以及与肌纤维坏死相关的针状肌电图上的纤颤和尖波。

针肌电图显示，运动轴突损失的典型标志是存在去神经自发活动（纤颤和尖波）和持续时间增加的大运动单位电位（如果已经有足够的时间进行神经再支配）。针肌电图变化在远端更明显，特别是在下肢，正如在神经病变过程中所预期的那样；然而，已经报道了与CIP相关的自发活动在呼吸肌中，如膈肌和肋间肌，很少有复杂的重复放电或束颤电位的报道。前者提示潜在的慢性神经肌肉疾病，后者提示电解质失衡或既往运动神经元疾病。完全收缩时的电活动模式可以深入了解轴突损失的严重程度。然而，许多重症监护患者由于镇静或脑病而不能进行自主收缩，特别是在全力时，由于疲劳、疼痛和身体约束（如导管和悬垂物）的限制。另一个问题是，在 CIM 中也观察到 CIP 最常见的针肌电图征象，即自发运动单位活动，因此该征象不能用于鉴别诊断。然而，在 CIM 中，近端肌肉受到的影响更大，而在 CIP 临床改善缓慢，因为它依赖于轴突再生，CIP 和 CIM 之间的主要区别见表 6-6。

表 6-6　CIP 和 CIM 之间的主要区别

鉴别项目	CIM	CIP
临床特征		
多器官衰竭	++	+++
脓毒血症	++	+++
全身性炎症反应综合征	++	+++
肾衰竭	+++	++
高血糖	+	+++
低白蛋白血症	++	+++
类固醇	+++	—
约束	+++	—
肌肉松弛剂	+++	—
入院和虚弱之间的时间	2～10 天	>10 天
神经生理学		
CMAP 振幅	++	+++
CMAP 持续时间	++	—
小感觉反应	—	+++
小和短持续时间的监测单元电位	+++	—
直接肌肉刺激的小反应	++	—
CK 水平	+	—

针肌电图在镇静患者中是安全且易于耐受的。服用抗凝血药或血小板数量非常少的患者有出血风险，尤其是在对深层肌肉进行取样时。由于存在气胸的风险，对慢性阻塞性肺疾病患者进行横膈膜穿刺检查是危险的。

（六）诊断

CIP 通常是一种对称的、节段性的感觉运动轴索性多发性神经病，传导速度正常或略有下降，鉴于 ICU 的病情复杂性、危重性及 CIP 特征等因素，CIP 漏诊率高，明确诊断率低。诊断要根据临床表现、复合肌肉动作电位和感觉神经动作电位幅度降低等特征性电生理表现，排除其他病因引起的多发性周围神经病。

（七）鉴别诊断

ICU 病房中，当患者出现拔管困难和肢体运动障碍时，必须首先排除 CIP 以外的原因。

1. 吉兰 - 巴雷综合征　伴有轴突变性的吉兰 - 巴雷综合征可急性发生，除具有 CIP 的临床特征外，还有以下表现：①常伴自主神经功能障碍；②电生理检查显示运动及感觉传导速度减慢，波幅降低，F 波潜伏期延长；③抗 GM1 抗体阳性；④恢复过程较 CIP 慢得多。

2. 血管性神经病　一般可为单神经病、多数性单神经病或多发性周围神经病。患者一般较痛苦，一般不累及呼吸肌。组织学检查可见血管炎。

3. 癌性多发性神经病　一般不对称，并且患者较痛苦。亚急性感觉性神经病表现为痛性感觉障碍明显，并且从远端向近端发展。因深感觉丧失，患者有明显的姿势不稳和假性手足徐动症，而运动系统受累较轻。以上症状还可在癌症发现之前出现，如小细胞肺癌。

4. 亚急性运动神经病　与急性淋巴细胞性白血病和浆细胞病有关。表现为无痛，运动障碍呈斑块状分布，腱反射降低，下肢重于上肢。有时表现为上运动神经元受累的症状。根据常规的血液生化检查，可与 CIP 区别。

5. 尿毒症性神经病　多影响下肢，远端重于近端，与肾功能损害的严重程度有关，为慢性过程。

6.其他　因长期住院而造成的维生素缺乏，也可发生神经功能障碍；另外，CIP 还要与肌病鉴别，有时肌病可与 CIP 并存，使问题复杂化；诊断肌病最可靠的方法是肌活检。

总之，依据临床特征、电生理检测，必要时进行组织学检查，可对 CIP 做出诊断。

（八）预后

研究显示 45%～75% 的 CIP 患者出现 ICU-AW 虚弱，具体取决于在 ICU 观察到的虚弱严重程度。Koch 等的一项研究中，53 名重症患者，诊断 CIM 为 68%，诊断 CIP 为 38%。此外，CIM 的神经生理学症状（中位 7 天）先于 CIP 的电生理学症状（中位 10 天）。在另一项研究中，检查的 45 名患者中有 33 名显示 CIM，而只有 4 名患者患有 CIP。考虑到多发性神经病是老年人群中的一种常见疾病，一些被诊断患有 CIP 的患者可能以前患有某种周围神经病变。

CIP 的发生使 ICU 患者的住院时间延长，死亡率增加。发生 CIP 患者的死亡率为 0%～73%，平均约为 35%。但所有幸存者中，CIP 均有改善，即使是完全瘫的患者，其恢复也很显著，而且速度很快，一般在出院后 3～6 个月，多发性神经病就可恢复；完全恢复率为 50%。

（九）结论

总之，CIP 通常是一种对称的节段性的感觉运动轴索性多发性神经病，见于危重患者，与 CIM 相似的病理生理学并不广为人知。此外，CIP 的发生率比 CIM 更模糊，因为区分主要取决于腓肠感觉神经动作电位幅度，这可能是由于 ICU 的技术困难而导致的漏诊。需要进一步的研究来确定 CIP 的发生率、危险因素和病理生理学，并评估传统和新型电生理学方法的作用。目前明智的做法是，在临床检查困难时进行电生理检测，必要时进行组织活检。如果能确定致病因素，不仅可显著提高患者的生存率，而且还可达到预防的目的。

四、慢性危重症肌少症

慢性危重症患者长期卧床、制动，以及高代谢分解、营养不良等因素，严重影响骨骼肌的质量与力量，并发肌少症非常多见，是造成延长机械通气及致死的主要原因之一，严重影响慢性危重症患者的生活质量。

生命在于运动。肌肉骨骼系统在保持体位、完成运动、保护重要内脏器官及机体内环境稳态等方面发挥着重要作用。肌肉受到神经、内分泌、免疫、营养、力学刺激的系统性调节，随着社会人口老龄化，老年患者发病之前就已经存在肌少症或已经有肌少症的倾向，受急性危重症疾病打击后更加加重肌肉受损。

（一）肌少症定义

肌少症（sarcopenia）或称"肌肉减少症"，源于希腊语，"sarx"意为肌肉，"penia"意为减少或丢失，这是个新名词，认为是一种骨骼肌的不随意丢失伴随肌肉力量减弱的一种疾病。于 1989 年由 Rosenberg 首次命名。2010 年欧洲老年肌少症工作组（European Working Group on Sarcopenia in Older People，EWGSOP）发表了肌少症共识。此后，国际肌少症工作组（International Working Group on Sarcopenia，IWGS）也公布了新共识，将肌少症定义为，"与增龄相关的进行性、全身肌量减少和（或）肌强度下降或肌肉生理功能减退"。亚洲肌少症工作组（Asian working group for sarcopenian，AWGS）结合前两者共识，将肌少症定义为，"年龄相关的渐进性的骨骼肌容量丢失，肌肉功能下降，伴躯体失能、生活质量下降、心肺功能受损和死亡等不良风险增加的综合征"，AWGS 对肌少症的分期与 EWGSOP 相同。2018 年初，EWGSOP2 更新了定义，与以往侧重点不同的是，EWGSOP2 将低肌力作为肌少症的主要参数，认为肌肉力量是目前衡量肌肉功能最可靠的指标。

（二）流行病学

目前报道的肌少症患病率存在较大差异，可能受到研究人群和参考人群的影响。所使用评价肌肉质量、肌肉强度和肌力状态的方法和阈值不同，导致肌少症的患病率各异，但不同人群间肌少症患病率确实存在差异。

采用生物电阻抗方法对 14 818 名年龄大于 18 岁的美国人群（30% 年龄＞60 岁），测算骨骼肌质量指数（skeletal muscle mass index，SMI）显示肌少症患病率，结果 SMI 较峰值小于 1 个标准差的男性和女性分别为 45% 和 59%；SMI 较峰值小于 2 个标准差的男性和女性分别为 7% 和 10%。应用双能 X 线吸收仪（dual X ray absorptiometry，DXA）的检测方法，对 465 名加拿大老年男性和女性的研究显示，男性肌少症患病率为 38.9%，女性为 17.8%。澳大利亚一项对平均年龄 86 岁的 63 名女性的研究示：Ⅰ 度肌少症患病率为 25.4%，Ⅱ 度肌少症患病率为 3.2%。对平均年龄为 72.5 岁英国社区老年人的调查显示，男性和女性肌少症患病率分别为 4.6% 和 7.9%，而比利时社区老人调查结果显示肌少症患病率为 3.7%。

在亚洲，老年人肌少症的估计患病率为 4.1%～11.5%。上海地区对 18—96 岁健康男女性别的调查提示，＞70 岁男性和女性肌少症的患病率分别为 12.3% 和 4.8%；而高龄农村男性和女性肌少症患病率为 6.4% 和 11.5%，相关危险因素包括性别、年龄、乙醇消耗量、消化性溃疡。中国香港社区老年男性的肌少症患病率为 9.4%，与高龄、认知功能低下、蛋白质或维生素摄入低有关。中国台湾地区老年男性和女性肌少症患病率分别为 9.3% 和 4.1%，与语言表达能力障碍有关。日本老年男女性肌少症患病率分别为 9.6% 和 7.7%。韩国 50 岁以上女性肌少症患病率为 12.1%。

采用不同肌少症评估方法和诊断标准，以及调查不同人群，肌少症的患病率差异较大：老年男性肌少症患病率为 0%～85.4%，老年女性为 0.1%～33.6%；应用 DXA 测量肌肉量，男性肌少症患病率为 0%～56.7%，女性患病率为 0.1%～33.9%；应用生物电阻抗法测量肌肉量，男性和女性肌少症患病率分别为 6.2%～85.4% 和 2.8%～23.6%；社区老年居民肌少症患病率为 1%～29%，长期居住于护理院人群的肌少症患病率为 14%～33%，急诊老年人肌少症患病率为 10%；肌少症患病率随增龄而增加，与性别相关，男性似乎更容易罹患肌少症。

据推测，全球目前约有 5000 万人罹患肌少症，预计到 2050 年患此症的人数将高达 5 亿。亚洲老年人肌少症患病率低于欧美人群，可能因为亚洲人群的 RASM 临界值低于美国人群（男性分别为 5.72kg/m^2：7.26kg/m^2，女性分别为 4.82kg/m^2：5.45kg/m^2），即使采用身高校正之后，亚洲年轻人群平均峰值 RASM 仍然较高加索人群约低 15%。总之，肌少症将是未来面临的主要健康问题之一。

（三）病理改变

肌少症病理改变表现为骨骼肌容积少、肌纤维质量改变、肌纤维类型比例改变。De Coppi 等在共聚焦显微镜下观察发现，肌少症患者的骨肌超微结构与青年肌肉相比出现了明显变化，表现为兴奋收缩解偶联、横管系统肿胀及肌浆网碎裂。CT、MRH 和尸体检测等证实，骨骼肌质量随着年龄增加，下降可高达 40%，但由于同时伴随的脂沉积，一般体质量下降并不明显。衰老骨骼肌萎缩还伴随着肌纤维数量减少。70 岁以后，Ⅰ 型肌纤维的横截面积下降 15%～20%，Ⅱ 型肌纤维下降达 40%，可能是部分 Ⅱ 型肌纤维向 Ⅰ 型肌纤维转化或 Ⅱ 型肌纤维数量直接减少所致。90 岁以后较 20 岁时骨肌的 Ⅰ 型和 Ⅱ 型肌纤维计数均同等程度地减少了 50%。多项针吸活检的组织学检查发现老年人较年轻时 Ⅱ 型肌纤维的细胞平均大小减少了 20%～50%，而 Ⅰ 型纤维则受影响较少，只减少了 19%～25%。

（四）肌少症的发病机制

慢性危重症肌少症的病因及发病机制为多因素的，包括持续性肌肉蛋白消耗、炎症、代谢性酸中毒、食欲下降、活动与锻炼减少、胰岛素抵抗、肌抑素及血管紧张素Ⅱ过度表达、性别及性激素的影响等。

1. 肌肉蛋白质的消耗　与慢性危重症相关并发症相关，如代谢性酸中毒、胰岛素抵抗、炎症、血管紧张素Ⅱ水平的增加、饮食调节的异常、受损的微小 RNA 应答等，激活了致蛋白质消耗的代谢旁路，包括泛素 – 蛋白酶体系统、半胱氨酸天冬氨酸蛋白酶 –3、溶酶体、肌抑素（一种骨骼肌生长的负调节因子）等促进了肌肉蛋白质的消耗，血液透析过程刺激了蛋白降解，蛋白质合成减少，即使很小的蛋白合成与降解不平衡的存在，也会造成持续性的蛋白损失。胰岛素抵抗抑制胰岛素释放，减少糖原利用，增加肝糖原的产生，肝脏、骨骼肌糖原摄取减少，细胞内葡萄糖代谢受损等。

2. 促炎反应细胞因子　促炎反应细胞因子参与老年人肌少症的发病，研究发现血 IL-6、TNF-α 和 C 反应蛋白水平与肌肉量、肌肉强度有关。荷兰老年人群的研究提示，高水平 IL-6 和 C 反应蛋白使肌肉量和肌肉强度丢失风险增加。这些炎性反应细胞因子增高引起肌肉组织合成代谢失衡，蛋白分解代谢增加。老年人炎性反应细胞因子长期增高是肌少症的重要危险因素。

3. 胰岛素抵抗　骨骼肌是葡萄糖摄取、沉积和肌动蛋白分泌的主要部位，肌肉量的减少可以导致胰岛素抵抗，肌内脂质积累与胰岛素抵抗有关。许多人类研究试验表明，肌内甘油三酯是骨骼肌胰岛素抵抗的重要相关因素。AMPK 途径在调节组织能力代谢中起关键作用，该途径的激活使肌内甘油三酯减少，并降低神经酰胺合成、脂肪酸诱导的 NF-κB 活化和哺乳动物 mTOR 活性，这些可以减少胰岛素抵抗。但是衰老、肌少性肥胖等会导致 AMPK 途径部分失活，从而引起胰岛

素抵抗，随后肌少性肥胖恶化。Cleasby 等报道肌少症与胰岛素抵抗通过某些分子机制相关。

4. 运动减少　慢性危重症患者镇静镇痛后，肢体运动减少是肌肉量和强度丢失的主要因素。长期卧床者肌肉强度的下降要早于肌肉量的丢失，活动强度不足导致肌力下降，而肌肉无力又使活动能力进一步降低，最终肌肉量和肌肉强度均下降。较多研究提示，慢性危重症患者进行阻抗运动能显著增加肌肉量、肌肉强度和肌肉质量。

5. 神经 – 肌肉功能减弱　运动神经元的正常功能对肌纤维的存活是必需的，在肌少症发病机制中 α 运动神经元的丢失是关键因素，研究发现老年人 70 岁以后运动神经元数量显著减少，α 运动神经元丢失达 50%，显著影响下肢功能。老年时期 α 运动神经元和运动单元数量的显著减少直接导致肌肉协调性下降和肌肉强度的减弱。在肌肉纤维数量上，对成人肌肉的研究发现，90 岁时肌肉中Ⅰ型和Ⅱ型纤维含量仅为年轻人的一半。老年时期，由于星状细胞数量和募集能力下降，导致Ⅱ型纤维比Ⅰ型纤维下降更显著。星状细胞是肌源性干细胞，可在再生过程中被激活，分化为新肌纤维和新星状细胞，但是这种再生过程在应对损伤时将导致Ⅱ型纤维不平衡和数量减少，并且老年人肌肉更易损和难修复。

6. 激素变化　胰岛素、雌激素、雄激素、生长激素和糖皮质激素等的变化参与肌少症的发病。肌少症时，身体和肌细胞内脂肪增加，这与胰岛素抵抗有关。实验已证实老化肌细胞接受胰岛素作用后，蛋白生成能力明显降低。雌激素对肌少症的发病作用存在不一致的证据，一些流行病学和干预研究提示雌激素可以预防肌肉量的丢失。对 5 项随机对照临床试验进行的系统分析，3 项研究表明雌激素替代治疗后肌肉强度增加，但不影响身体成分分布，一项研究表明替勃龙增加股四头肌和膝伸直肌强度，并且增加瘦组织量，降低体脂量。一项对健康、老化和身体成分的研究，发现雌激素替代治疗后，股四头肌横断面面积更

高，但与膝伸直肌强度无关。可见，雌激素主要影响肌肉强度，在肌少症发病中可能不是最重要的因素。而男性睾酮水平随增龄每年下降 1%，这在男性肌少症发病中起重要作用。很多研究显示，老年男性低睾酮水平与肌肉量、强度和功能的下降均相关，体外实验也证实睾酮可剂量依赖地促进星状细胞数量增加，并且是其功能的主要调控因子。此外，老年人维生素 D 缺乏非常普遍，多项研究证实维生素 D 缺乏是肌少症的风险因素，并且 1,25- 维生素 D 水平降低与肌肉量、肌肉强度、平衡力下降和跌倒风险增加相关。

7. 营养因素 已证实老年人合成代谢率降低 30%，其降低究竟与老年人营养、疾病、活动少有关，还是仅与增龄有关，仍有争议。老年人营养不良和蛋白质摄入不足可致肌肉合成降低，已有研究证实氨基酸和蛋白补充可直接促进肌肉蛋白合成，预防肌少症，推荐合适的饮食蛋白摄入量为每天每千克体质量 1.0～1.2g。

（五）肌少症的诊断

肌少症缺乏特异的临床表现，患者可表现为虚弱、容易跌倒、行走困难、步态缓慢、四肢纤细和无力等，其诊断有赖于肌力、肌强度和肌量的评估等方面。肌少症判定标准应综合肌量和肌肉功能的评估，主要评估指标有肌量减少、肌强度下降、日常活动功能失调等。

1998 年 Baumgartner 等基于 DXA 肌肉量测量，提出了肌量减少的诊断标准。该标准以身高校正后的四肢肌量为参照指标［四肢肌量（kg）/身高^2（m^2）］，如低于青年健康人峰值的 -2SD 可诊断肌量减少，具体诊断阈值为：男性＜7.26kg/m^2，女性＜5.45kg/m^2。

亚洲肌少症工作组的建议，以日常步速和握力作为筛查指标，该标准简便易行。

欧洲老年人群肌少症工作组建议用 DXA 或生物电阻抗法测定肌量，用手握力测定肌力，用步速或简易体能状况量表（short physical performance battery，SPPB）测定功能，每项评分与健康年轻人比较，分为前肌少症、肌少症及严重肌少症。

鉴于肌少症的研究刚刚起步，国内相关数据及工作经验有限，因此参考国外的有关标准及我国现有的研究，建议筛查与评估步骤如下：先行步速测试，若步速≤0.8m/s，则进一步测评肌量；步速＞0.8m/s 时，则进一步测评手部握力。若静息情况下，优势手握力正常（男性握力＞25kg，女性握力＞18kg），则排除肌少症；若肌力低于正常，则要进一步测评肌量。若肌量正常，则排除肌少症；若肌量减少，则诊为肌少症（图 6-7）。

（六）肌少症的评估

1. 骨骼肌质量测量方法 目前研究和临床主要用计算机断层扫描（computer tomo-graphy，CT）、磁共振成像（magnetic resonance imaging，MRI）、超声、双能 X 线吸收（dual energy X-ray absorptiometry，DEXA）、生物电阻抗（bioelectrical impedance analysis，BIA）等方法测量骨骼肌质量。

（1）CT 测量：CT 可精确区分骨骼、肌肉、脂肪和其他软组织，通过三维成像技术测量有效腰椎（第 3 腰椎）层面肌肉横截面积，从而对骨骼肌体积和全身去脂体质量进行评估。L$_3$ 骨骼肌指数 =L$_3$ 层面肌肉组织的横截面积（cm^2）/ 身高（m），若女性≤38.5，男性≤52.4，则有可能

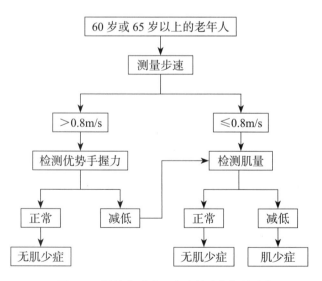

▲ 图 6-7　慢性危重症肌少症筛查与评估流程

患肌少症。刘刚等研究发现，CT 可提供高质量的多平面、三维立体图像，并且价格低廉、无创安全。但 CT 无法清晰显示肌肉层次。同时有研究显示 CT 与正电子发射断层成像（positron emission tomography，PET）相结合可以检测肌肉功能的改变。PET 可反映某种以正电子发射原子标记物质的生物分布情况。应用较多的成像试剂氟代脱氧葡萄糖（fluorodeoxyglucose，FDG）可以图像形式反映人体不同组织的葡萄糖代谢状态差异，在高代谢组织葡萄糖摄取旺盛，FDG-6– 磷酸聚集较多。沈海敏等用 ^{18}F-FDG 正电子发射 / 计算机断层扫描（PET/CT），分析并比对 22 例腰椎间盘突出患者下肢骨骼肌组织中葡萄糖代谢的改变情况的研究表明，^{18}F-FDG PET/CT 可作为下肢肌肉功能改变的评估方法。但临床很少应用 CT 检测肌肉衰减综合征。

（2）MRI 测量：MRI 通过其对不同组织分子性质的高对比性来评价肌肉的含量，可以根据不同密度阈值来区分不同组织，例如密度值 35mg/mm^3 可用来区分脂肪和肌肉组织，密度值 180mg/mm^3 可用来区分肌肉组织和骨组织，进而得出骨骼肌含量。MRI 与 CT 相似，均为断层成像，具有很高的空间分辨率。MRI 能清楚显示肌肉萎缩及其萎缩的程度，并且图像精度高，但 MRI 具有成本高、患者依从性差且无法实现实时动态检查等缺点，因此很少用于肌肉衰减综合征的检测。

（3）超声：超声骨密度仪可通过超声对物质密度、结构及材料的特征表现来评价骨质量，是一种经济、方便的检测方法。方磊等研究表明，超声可用于测量横断面积较大的股外侧肌，可有效、重复检测运动肌肉，但检测时间长。席晓萍等关于高频超声的研究显示，对于肌肉损伤的检测，超声会显示正常结构变得模糊，出现边界不清的低回声区。超声检测具有无射线损害、无创、可靠、高效、简便、经济、可重复检查等优点，但超声很难穿透人体正常骨组织，故对骨骼系统的检查有限。由于超声的局限性，临床上很少应用超声来检测肌肉衰减综合征。

（4）BIA：BIA 在短时间内可根据人体不同成分电导性能差异获得人体组成的各部分含量。骨骼肌含有大量水分与电解质，电导性较好，脂肪组织含有水分与电解质很少，电导性较差。根据人体水分与身高成正比，与人体电阻成反比，测出人体骨骼肌的量。侯曼等关于 322 例人群瘦体组织和骨骼肌等机体组成的研究表明，BIA 检测只需 90s 就可获得瘦体重、体脂肪等数据。高秀娥等用生物电阻法测量体脂、骨骼肌含量等的研究显示，BIA 测量的体脂百分比与体重指数呈显著正相关，BIA 法有高灵敏性和特异性。Mclntosh 等对 763 例参加健康体检的老年人测定其身体成分的研究显示，BIA 可根据人体组织不同的电阻抗准确的测定机体脂肪和瘦体组织，具有价格低、易操作、稳定、可移动、适用于卧床和不能行动的患者等优点。此外多频生物电阻抗测定法还具备安全、快速、费用低且操作简便等优点。谭思洁等对 175 例受试者进行体脂肪的分析研究显示，BIA 法在一定程度上反映了人体脂肪组织的量，并且经济、方便携带，适合社区、基层卫生所或大样本的研究。临床上常使用 BIA 法对人体肌肉与脂肪含量进行初步测量。

（5）DEXA：DEXA 通过 X 球管产生 X 线，用开关脉冲技术或 K 边缘技术产生双能 X 线，根据 X 线通过骨骼和软组织的吸收率，经计算获得骨骼和软组织的量，随技术的改进，其可借助光密度计将非骨组织区分为瘦体组织和脂肪组织，进而用于评定瘦体组织质量。双能谱比单能谱 X 线多一个可以排除测量中受软组织影响的参数，测量精度更高。朱琪等对 113 例患者进行 DEXA，结果显示肌肉衰减综合征组脂肪指数高于正常对照组，BMI 和骨密度均低于正常对照组。DEXA 法有操作分析简单、受检者易接受、放射线剂量低、快速等好处。DEXA 与 BIA 法是常用的检测肌少症的两种方法，当 BIA 法的检测精度不能满足需要时，常用 DEXA 法进行检测。

(6)肌酸稀释测试：肌酸是由肝脏和肾脏产生的，也从富含肉类的饮食中摄取。肌酸被肌肉细胞吸收，其中一部分每天不可逆地转化为磷酸肌酸，这是一种高能量代谢产物。多余的循环肌酸被转化为肌酐并以尿液的形式排出。肌酐的排泄率是评估全身肌肉质量的一个很有前景的替代指标。

在肌酸稀释试验中，空腹患者口服氘标记肌酐（D3-肌酸）的示踪剂剂量，随后使用液相色谱法和串联质谱法测定尿中标记和未标记的肌酸和肌酐。通过尿液中 D3-肌酸的浓度来计算肌酐池的总大小和肌肉质量。肌酸稀释试验结果与基于 MRI 的肌肉质量测量结果相关性良好，与 BIA 和 DXA 的测量结果相关性较弱。肌酸稀释试验目前主要用于研究，因此需要进一步完善，使该方法在临床应用中切实可行。

2. 骨骼肌肌力及肌功能的测量方法 骨骼肌肌力及功能的测定主要有步速、握力和下肢肌力测定，其中握力和下肢肌力相结合的方法是评估骨骼肌肌力及肌功能较好的方法。有学者认为，肌少症诊断首选步速，步速≤0.8m/s 可能患有肌少症，测试结果会因握力受到干扰，因此需要与握力结合进行检测。张颖等在对 116 例老年男性做肌少症的研究中通过测握力评价肌力，用低于22.4kg 作为肌力减低的标准。肌少症的检出率为21.2%，严重肌少症的检出率为 20.2%。

握力测试简单易行且廉价，但在检测增龄性肌少症时不能测出全身整体肌肉功能情况，同时还要排除类风湿关节炎、手骨关节炎等疾病的干扰，因此握力检测具有一定的局限性，需要与其他检测方法相结合，才能更准确地反映机体的肌力情况。

除步速和握力外，有研究显示下肢肌力随增龄其下降率高于步速、握力和骨骼肌质量指数，故下肢肌力可能更适合肌少症的早期筛查。彭楠等对 341 例老年人进行下肢肌力和功能性活动测试与步速相关性的研究显示，股四头肌、髂腰肌、腘绳肌的肌力与步速呈轻度正相关，相比功能性

活动测试与步速的相关性更好，故做肌少症下肢肌力的检测时也应结合功能性活动测试。国际工作组推荐，定时起立、行走试验和楼梯攀爬力量试验可作为下肢肌力功能的判定标准。

（七）慢性危重症肌少症的防治

慢性危重症肌少症的防治与所有的肌少症人群，包括各种疾病、药物和失用等所致的肌少症和老年性肌少症一样。防治措施包括运动疗法、营养疗法和药物治疗。

1. 运动疗法 运动是获得和保持肌量和肌力最为有效的手段之一。应鼓励自青少年期加强运动，以获得足够的肌量、肌力和骨量。在中老年期坚持运动以保持肌量、肌力和骨量。老年人运动方式的选择需要因人而异。采用主动运动和被动活动，肌肉训练与康复相结合的手段，达到增加肌量和肌力，改善运动能力和平衡能力，进而减少骨折的目的。

2. 营养疗法和维生素 D 补充 大多数老年人存在热量和蛋白质摄入不足，因此，建议老年人在日常生活中要保持平衡膳食和充足营养，必要时考虑蛋白质或氨基酸营养补充治疗。

维生素 D 不足和缺乏在人群中普遍存在，在不能经常户外活动的老年人中更是如此，此类患者往往表现为肌肉无力、活动困难等。在老年人群中，筛查维生素 D 缺乏的个体，补充普通维生素 D 对增加肌肉强度、预防跌倒和骨折更有意义。

(1)改变饮食模式：鼓励肝硬化患者日间少食多餐，夜间加餐，以缩短食物吸收后空腹状态的持续时间。肝硬化患者夜间禁食相当于健康人禁食 2～3 天。研究表明，夜间加餐可以降低脂质氧化，改善氮平衡，而日间等热量等氮加餐并未等同于夜间加餐的代谢或临床疗效。此外，乙醇代谢的主要器官是肝脏和大脑，但其也可以在骨骼肌中代谢。一项小样本病例对照研究结果表明，在酒精性肝硬化患者中，酒精抑制哺乳动物雷帕霉素靶蛋白信号活性、增加自噬，导致肌肉组织

减少。因此，在酒精性肝硬化合并肌少症患者中，戒酒为首要治疗手段。

(2) 能量与蛋白质：肌少症患者应保证足够的热量及蛋白质摄入，经口服不能达到营养需求的患者，可联合肠内或肠外营养。欧洲肝病学会推荐肝硬化患者理想的能量摄入不低于 35kcal/(kg·d)，理想的蛋白质摄入量为 1.2～1.5g/(kg·d)，以防止肌肉丧失，并逆转肌少症患者的肌肉丧失。在肝硬化患者中，增加蛋白质摄入量已被证明是安全、有益、耐受性好的，尽管对肌肉质量的长期影响尚未完全阐明。

(3) 氨基酸：血清支链氨基酸（branched-chain amino acid，BCAA）与芳香氨基酸比值降低是肝硬化的标志之一。BCAA 不仅是蛋白质的组成部分、谷氨酸的来源，并且可以通过骨骼肌合成谷氨酰胺，降低血氨水平，改善肝性脑病。BCAA 还可以抑制氨基酸缺乏传感器和逆转真核起始因子 2α 磷酸化，从而改善肌肉质量的减少。此外，BCAA 刺激胰腺 B 细胞释放胰岛素，在骨骼肌中发挥合成效应，并且可以作为骨骼肌的一种能量来源。其中亮氨酸是蛋白质合成必需的氨基酸底物，可以直接激活 mTOR 信号途径、抑制自噬，在骨骼肌代谢、蛋白质合成和自噬调节中发挥关键作用。异亮氨酸和缬氨酸的降氨及改善肌少症作用还需更多临床前及临床研究加以验证。动物蛋白质富含芳香氨基酸，不能在骨骼肌中被代谢，增加肝性脑病风险，并不是理想的蛋白质来源。乳制品和蔬菜含有较高的 BCAA，能够更好地被肌肉组织摄取利用。尽管如此，增加食用这些食物并不会明显影响肝硬化患者血浆 BCAA 水平，这可能与高氨血症导致肌管中亮氨酸转运体表达增加，增强肌细胞谷氨酰胺和亮氨酸的交换有关。BCAA 已被证明可以促进骨骼肌蛋白质的合成，减轻肌肉损失及提高运动能力。近期，日本一项纳入 21 例肝硬化患者的纵向研究参照欧洲肠外肠内营养学会制定的指导方针调整饮食方案并添加 BCAA，随访 48 周后发现补充 BCAA 能够改善低蛋白血症，血清 Alb 水平升高与降低骨骼肌脂肪积累、维持骨骼肌质量和提高葡萄糖敏感性有关。另有一项随机对照试验结果显示，补充亮氨酸联合低强度抗阻训练提高了肌少症患者的肌肉质量、力量和身体功能。补充 BCAA 有利于骨骼肌质量和功能的恢复，并且可以改善糖耐量异常，从而改善肌少症。

(4) 多不饱和脂肪酸与维生素 D：肝脏是必需脂肪酸前体合成多不饱和脂肪酸的场所，因此，多不饱和脂肪酸缺乏症在肝硬化患者尤其是酒精性肝硬化中常见。越来越多的证据表明，ω-3 脂肪酸可以通过 mTOR 信号途径直接影响肌肉蛋白质的合成，提示机体补充 ω-3 脂肪酸能够促进肌肉质量的增加。

据报道，低维生素 D 水平是不同类型肝病的共同特征。慢性肝病患者维生素 D 不足或缺乏发生率较高，并可促进肝病病情进展。维生素 D 具有潜在的抗炎、抗纤维化作用，研究发现，老年人群 25- 羟维生素 D 水平与炎症细胞因子 IL-6 水平呈负相关。此外，维生素 D 影响肌肉力量和功能的机制尚不完全清楚，但可能是由维生素 D 受体（vitamin D receptor，VDR）介导的。人类肌肉组织中 VDR 水平随着年龄的增长而下降，研究发现通过补充维生素 D 可增加骨骼肌 VDR 的表达，对骨骼肌力量和功能的恢复可能有益。

(5) 降氨治疗：目前，降氨治疗主要包括 BCAA、乳果糖、利福昔明等药物的应用。高氨血症时骨骼肌内 ATP 水平下降，三羧酸循环中间产物 α- 酮戊二酸通过转化为谷氨酸和谷氨酰胺而耗竭，导致骨骼肌线粒体功能受损及活性氧产生，引起蛋白质和脂类的氧化修饰。血氨水平升高还可以导致肌细胞自噬增加，肌生长抑素表达增加，激活氨基酸缺乏传感器、真核起始因子 2α 磷酸化，影响蛋白质合成。研究发现，降氨治疗可以改善骨骼肌的表型、功能和分子紊乱，恢复骨骼肌蛋白质平衡，改善肌少症。长期降氨治疗的疗效尚需进一步人体试验加以验证。

3. 药物治疗 目前还没有以肌少症为适应证的药物，临床上治疗其他疾病的部分药物可能使肌肉获益，进而扩展用于肌少症。包括同化激素、活性维生素 D、β 肾上腺能受体兴奋药、血管紧张素转换酶抑制药（angiotensin-converting enzyme inhibitors，ACEI）、生长激素等。

(1) 同化激素 / 选择性雄激素受体调节剂（selective androgen receptor modulators，SARM）：前者包括睾酮及合成类固醇激素。睾酮不仅可增加骨密度和骨强度，还可增加老年人的肌强度，低剂量睾酮能增加肌量和减少脂肪量，而大剂量睾酮则可同时增加肌量和肌力，对男性和女性均有效。安全性方面，Meta 分析表明老年人使用睾酮并未增加病死率，但也有研究提示补充睾酮 3 个月内会增加心脏事件。诺龙是注射用合成类固醇激素，可增加肌纤维面积和肌量，但对肌强度、机体功能状态并未发现有益的影响。SARM 类 药 物（MK-0773、LGD-4033、BMS-564929、Enobosarm 等）尚在进行临床研究，对瘦肉量、肌量可能有益，但整体而言并不优于睾酮。

(2) 活性维生素 D：常用于 65 岁以上的老年人，在中华医学会原发性骨质疏松诊疗指南中也有类似推荐。$1\alpha,25-$ 二羟维生素 D_3 和艾迪骨化醇（活性维生素 D 类似物）可诱导成肌细胞的分化。活性维生素 D 使用可增加肌肉强度和减少跌倒风险。但是还缺少使用活性维生素 D 增加肌量的直接证据。Meta 分析表明使用阿法骨化醇治疗 1 年的患者其外周 SMI 无显著变化，而下肢肌量明显增加；而对照组在 1 年后 SMI 显著降低，下肢肌量无显著变化。

(3) 生长激素类药物：研究提示生长激素可增加老年人的瘦肉量和肌量，与睾酮联合应用可在 8 周内增加肌量，在 17 周达到最大肌肉强度。不良反应包括关节肌肉疼痛、水肿、腕管综合征和高血糖、心血管疾病风险、男性乳房发育等。生长激素释放肽 Ghrelin 会增加摄食和生长激素分泌，研究显示其可使癌症患者、老年肌少症患者摄食增加和获得肌量，安全性方面还需要进一步观察。

(4) 交感神经 β_2 受体兴奋药：克伦特罗在心力衰竭患者中能使肌量增加；然而，丹麦大规模的病例对照研究表明使用短效 β 受体兴奋药会增加骨质疏松性骨折的危险，其他类型的 β 受体兴奋药对骨质疏松性骨折患者没有影响。Espindolol 是一种吲哚洛尔的 S- 对映体，能使高龄动物的肌量增加、脂肪量减少，Ⅱ 期临床研究提示其可以增加肌量、握力和降低脂肪量。

(5) 血管紧张素转换酶抑制药：有研究显示，培哚普利可增加左室收缩功能障碍老年人的行走距离。HYVET 研究表明，培哚普利会降低髋部骨折的风险。但尚缺少 ACEI 对骨骼肌作用的直接证据。

(6) 益生菌制剂：微生态制剂在临床的广泛应用是微生态学发展的重要成果之一。微生态制剂又称益生剂，是利用正常微生物成员或促微生物生长的物质所制备的制剂，它通过调整或维持微生态平衡，达到防治疾病、增进健康的目的。Rodrigues 等的研究显示，给予老年大鼠以双歧杆菌喂养，大鼠胫骨钙、镁、磷含量较对照组显著上升，骨质疏松与肌少症症状有所改善。Weaver 等研究表明，给青少年服用益生菌，可增加钙的吸收，从而进一步增加骨密度和肌肉力量。

(7) 其他药物：如肌肉生长抑制素抗体、活化素 Ⅱ 受体配体捕获剂（ACE-031）等，可能改善肌量及瘦肉量，后者的动物研究显示其可增加猴子的骨量和骨强度，这些以肌肉为靶点的新型药物尚在研发当中。

4. 干细胞治疗 Sato 等把添加 miR-195 和 miR-497 两种小核糖核酸的骨骼肌干细胞移植至患有肌肉萎缩的实验鼠腿部，结果显示，实验鼠腿部的骨骼肌细胞开始增加，肌肉得到再生。但干细胞治疗暂未应用于肌少症的治疗。Grounds 的研究认为，肌肉干细胞疗法尚未应用于肌少症的临床治疗，在目前前景不明朗的情况下将供体细胞多次注射至老年人体内是不合适的。

最新研究结果表明，随着衰老，骨骼肌干细

胞（也称卫星细胞）功能明显受损，导致肌纤维再生反应受损。Garcia-Prat 等的一项发表在《自然》杂志上的研究表明，肌肉卫星细胞通过自噬保持其可逆的静止状态。使用抗氧化剂治疗老年小鼠可以防止卫星细胞衰老并恢复肌肉的再生能力。这些结果表明，肌肉卫星细胞的功能衰退和（或）衰老前状态可以通过药物干预来控制，这反过来又可以挽救老年骨骼肌的肌纤维再生。

5. 康复治疗　康复治疗主要包括运动疗法和物理因子治疗，有氧运动和抗阻训练均能减少随着年龄增加的肌肉质量和肌肉力量的下降。对缺乏运动或受身体条件制约不能运动的老年人，可使用水疗、全身振动和功能性电刺激（functional electrical stimulation，FES）等物理治疗。此外，其他物理因子，如电磁场、超声等在肌肉减少的防治中也有一定作用，但具体作用机制和应用条件还有待进一步明确。

（八）结论

肌少症在慢性危重症患者中发生率较高，并且与患者的致残率、功能衰竭、病死率等不良临床结局有关。但其在临床工作中常常被忽略，如何更好地对慢性危重症患者行肌少症的筛查尚有待深入研究，所以提高对本病的认识很重要，应制定合适的诊断标准，做到早发现、早诊断、早治疗，对提高患者的生活质量，降低病死率等至关重要。

五、骨质疏松症

骨质疏松症（osteoporosis，OP）是一种以骨量低下、骨微结构破坏，导致骨脆性增加，易发生骨折为特征的全身性骨代谢性疾病。OP 是人类最常见的骨疾病，更多见于白种人、女性和老年人。慢性危重症维生素 D 缺乏、制动、长期持续炎症反应等，罹患 OP 明显增高，严重影响慢性危重症患者康复。一些慢性危重症患者系老年患者，发病之前已经存在骨质疏松症。

（一）分型

根据影响骨代谢的因素，OP 分为原发性骨质疏松症，继发性骨质疏松症和特发性骨质疏松症。原发性骨质疏松症又分为 Ⅰ 型和 Ⅱ 型（表 6-7）。Ⅰ 型即绝经后骨质疏松症（postmenopausal osteoporosis，PMOP），主要由雌激素缺乏所致，女性的发病率为男性的 6 倍以上，常发生于绝经后 5～10 年内的女性，其中多数患者的骨转换率增高，亦称高转换型 OP。骨质的快速丢失主要发生在小梁骨，尤其是脊椎、桡骨远端、股骨颈和 Ward 三角区。Ⅱ 型为老年性骨质疏松症，老年人 70 岁后发生的骨质疏松，病因未明，但与衰老有直接关系。

表 6-7　原发性骨质疏松症两型特点

项　目	Ⅰ 型	Ⅱ 型
年龄	50—70 岁	>70 岁
男∶女（性别比）	1∶6	1∶2
骨量丢失	主要为松质骨	松质骨、皮质骨
丢失速率	增加	不变
骨折部位	椎体（压缩性）和远端桡骨、髋部	椎体（多个楔状）、髋骨
甲状旁腺素	降低	增加
维生素 K_2	减少	减少
钙吸收	减少	减少
25(OH)D$_3$ 转化为 1,25-(OH)$_2$D$_3$	继发性降低	原发性降低
主要因素	绝经	年龄老化

（二）病因与发病机制

慢性危重症患者的骨代谢异常是多因素的，总结见表 6-8。在慢性危重症患者中，一般人群相关的危险因素包括 40 岁以前的脆性骨折、父母髋部骨折和椎体骨折、使用类固醇或其他药物、吸烟、饮酒、低体重或体重明显下降、类风湿关节炎等，一些危险因素是慢性危重症患者所特有的。

表 6-8 ICU 骨代谢异常的原因及机制

危险因素	机 制	标志物	意 义
制动	骨高吸收，导致高钙血症和高钙尿症，阻碍 PTH 和维生素 D 的产生	血清钙	升高
		尿钙	升高
		PTH	降低：制动期间被升高的钙所抑制
		维生素 D	降低：低 PTH 抑制 1, 25- 维生素 D 的合成
维生素 D 缺乏	骨高吸收导致血钙水平升高，低 PTH，1α- 羟化酶下调导致维生素 D 生成减少和（或）维生素 D 摄入 / 吸收 / 肝肾代谢不良，因此不能钙化形成新骨	维生素 D	降低：吸收和摄入减少，肝肾活性维生素 D 形成减少
		PTH	升高：维生素 D 缺乏使 PTH 水平升高
激素水平异常	急性：放大的垂体应激反应，促 ACTH 增多，皮质醇增多，持续刺激肾上腺	ACTH	升高
		皮质醇	升高
	亚急性：垂体功能减弱 GH 减少，IGF-1 抑制成骨细胞活性，TSH、T₄ 减少，破骨细胞骨吸收	TSH	降低
		甲状腺素（T₄）	降低
炎症细胞因子	危重症时细胞因子升高，抑制成骨细胞形成新骨	1 型胶原蛋白尿 N 肽（NTX）	骨分解的特异性标记物，骨吸收增加
		1 型胶原蛋白血清 C 肽（CTX）	骨吸收增加
药物	糖皮质激素：抑制成骨细胞增殖	—	—
	襻利尿药：肾钙排泄增加	尿钙	升高

*. 当破骨细胞功能增强时，骨高吸收的所有原因中都有 NTX 和 CTX 参与

引起慢性危重症骨丢失的因素近年来研究结果显示其发病与以下因素密切相关。

1. 内分泌因素

(1) 性激素：性激素在骨生成和维持骨量方面起着重要的作用，慢性危重症性激素分泌减少是导致骨质疏松的重要原因之一。

雌激素缺乏：在骨重建过程中，雌激素的作用是减慢骨重建速率，故具有抗骨丢失作用。雌激素可减少骨重建循环次数，其机制是降低破骨细胞（osteoclast，OC）和成骨细胞（osteoblast，OB）的生成速率。但雌激素缺乏并不能解释骨重建平衡为何向成骨活性低于破骨活性的方向移动。雌激素对成熟骨组织细胞的作用是促进 OC 凋亡，对抗 OB 和骨细胞凋亡。目前认为，雌激素对 OB

和骨细胞的作用主要来源于"核受体"功能，但也与细胞外信号调节激酶的信号转导途径及 Sre/She 途径（位于胞质内的小泡中）有关。雌激素缺乏时，这种非核受体作用减弱，OC 和 OB 生成均增加，骨重建速率增加。加上 OB 和骨细胞凋亡，导致骨形成和骨吸收的失平衡，骨吸收多于骨形成。另外，雌激素缺乏可能主要使一些细胞因子的表达发生紊乱，刺激骨髓的 OC 前身（粒细胞巨噬细胞）集落形成单位分化成为 OC，而且抑制 OC 的凋亡，使其寿命延长，导致骨吸收增加。

因此，雌激素缺乏的最终后果是引起 OC 功能亢进，使骨吸收多于骨形成而发生骨量丢失。

孕激素缺乏：近年来的研究显示孕激素与骨代谢也有一定关系。孕激素对骨的作用与雌激

素类似，但也有不同之处。孕激素与其受体结合后，对靶基因的表达进行调节。此外，孕激素也可通过其在成骨细胞膜上的非基因组作用，调节成骨细胞的活性，调节途径为膜结合位点，即胞质 Ca^{2+}、IP_3 和 DAG。孕激素受体（progesterone receptor，PR）有 A、B 两种异构体，两者的基因相同而转录所需要的启动子不同，但两种启动子均可被雌激素诱导活化，一般 B 型（PR-B）异构体的转录活性强于 PR-A，而 PR-A 可下调 PR-B 和其他类固醇激素受体（尤其是 ER）的转录活性。在许多情况下，可能存在雌、孕激素的"串语"（cross-talk）现象，PR 可被雌激素激活，因此，雌激素对骨代谢的一些作用可能是通过孕激素（或孕激素加雌激素）促进成骨细胞前身细胞的增殖，增加碱性磷酸酶阳性克隆的数目，增 PR 介导的加 IGF-2 的分泌量，抑制 IL-6 分泌。孕激素还可促进 IGFBP-5 的表达，而这种结合蛋白在骨骼中的特殊作用是增强 IGF-1 和 ICGF-2 对 OB 的促有丝分裂作用。研究发现，孕酮增加细胞膜型基质金属蛋白酶 -1 的蛋白和信使 RNA 在 MC63 细胞的表达，促进骨形成。

雄激素缺乏：研究发现，血清中的去氢异雄酮硫酸盐与腰椎、股骨颈和桡骨的骨密度（mineral density，BMD）呈正相关。老年人和绝经后妇女的血睾酮及其类似物均明显下降。在骨细胞上雄激素受体和 P_{450} 芳香化酶的发现和功能的确定为雄激素调节骨代谢提供了两种可能的机制：①直接通过雄激素受体发挥作用；②在骨微环境中将雄激素芳香化为雌激素而起作用。越来越多的研究表明，雄激素也如雌激素一样，可通过调节骨微环境中的细胞因子、生长因子等局部调节因子（包括 IL-6、IGF、TGF-β 和 FGF 等）的产生来调控骨代谢过程。

(2) 甲状旁腺激素：慢性危重症患者存在肾功能生理性减退，表现为 1, 25-$(OH)_2D_3$ 生成减少，血钙降低进而刺激甲状旁腺激素（parathyroid hormone，PTH）分泌，故 PTH 水平随疾病时间延长而升高。一般认为，慢性危重症患者的骨质疏松和甲状旁腺功能亢进有关。PTH 分泌增加不但加速骨量丢失，还损害神经肌肉的功能。但是也有研究表明，有椎体骨折的患者，血 PTH 水平和年龄相匹配的对照组无明显差异。尽管药理剂量的降钙素在高骨转换的人群中可以预防骨量丢失并增加骨量，但降钙素缺乏对骨质疏松发病无明确意义。

(3) 降钙素：有研究提示，降钙素储备功能的降低可能参与了骨质疏松症的发生。

(4) 钙和维生素 D 的摄入量：钙是骨矿物质中最主要的成分，钙摄入不足必然影响骨矿化；维生素 D 则有促进骨细胞活性的作用。慢性危重症患者由于进行鼻饲，以及消化功能降低，致使蛋白质、钙、磷、维生素及微量元素摄入不足和营养不良，特别是维生素 D 缺乏。另外，从外界摄取和皮肤合成的维生素 D 需要在肾脏作用下转化为有活性的维生素 D，慢性危重症患者由于年龄大，肾功能减退而转化酶也随之减少，导致维生素 D 不能被有效活化。

2. 体力活动和制动 慢性危重症患者由于主动或被动受限原因，使机体制动，骨骼失去机械应力的刺激，OB 活性被抑制，而 OC 活性增强，导致所谓的失用性 OP。失用性 OP 主要见于长期卧床、骨骼肌麻痹、严重外伤和昏迷的患者。

3. 局部因子 慢性危重症患者 OP 患者松质骨中 BMP-2 及 BMP-7 mRNA 的表达明显降低，这可能是慢性危重症患者 OP 的发病机制之一。

（三）临床表现

1. 骨痛和肌无力 骨质疏松是一种骨质逐渐丢失的疾病，骨质丢失轻者无明显不适症状，骨质进一步降低的患者可能出现"腰背部或全身弥漫性疼痛"等主诉，负重能力下降或不能负重。腰背痛是骨质疏松性疼痛中最常见症状，约 67% 为局限性腰背疼痛，9% 为腰背痛伴四肢放射痛。由于患者的负重能力减弱，活动后常导致肌肉劳损和肌痉挛，使疼痛加重。四肢骨折或者髋部骨折时局部疼痛加重，检查发现压痛区（点），可见畸形和骨折的阳性体征。

2. 身材缩短 常见于椎体压缩性骨折，有或者无明确诱因，可单发或多发，患者出现上部量（头颅至耻骨联合上缘）小于下部量（耻骨联合上缘至足底），常发现或被人发现身材变矮，严重者伴驼背，胸廓畸形者出现胸闷、气短、呼吸困难，甚至发绀等表现。心输出量、肺活量、肺最大换气量下降，常伴发呼吸道感染及心肺功能不全。

3. 骨折 常因轻微活动或创伤而诱发，弯腰、负重、挤压或摔倒后发生骨折。多发部位为脊椎、髋部和前臂；但其他部位亦可发生，如肋骨、盆骨、肱骨甚至锁骨和胸骨等。

(1) 脊椎压缩性骨折：多见于绝经后骨质疏松患者，发生骨折后出现突发性腰痛，卧床而取被动体位，但一般无脊髓或神经根压迫体征。腰椎压缩性骨折后常导致胸廓畸形、胸廓容量变小，使得心输出量下降，肺容量减小，导致心肺功能障碍。

(2) 髋部骨折：多见于老年性骨质疏松患者，通常在摔倒或挤压后发生，骨折部位多在股骨部（股骨颈骨折，完全性股骨颈骨折多需手术治疗，预后不佳）。髋部骨折的特点是：髋部骨折后1年内的死亡率高达50%，幸存者有50%～75%的患者伴活动受限，生活自理能力明显下降或丧失。如果患者长期卧床，更加重骨质丢失，常因并发感染、心血管病或慢性衰竭而死亡。骨坏死率及不愈合率高，由于解剖上的原因，骨折部位承受的扭转和剪切应力大，影响骨折复位的稳定性，又由于股骨头血供的特殊性，骨折不愈合率高；骨折后股骨头缺血，还可造成股骨头缺血坏死，其发生率为20%～40%。致畸致残率高，髋部转子间骨折常有髋内翻、下肢外旋、缩短等畸形，从而影响下肢功能，其发生率高达50%。康复缓慢，高龄患者由于体能恢复差，对康复和护理有较高的要求。

(3) 其他骨折：前臂及胫骨远端骨折常见于绝经后骨质疏松，而股骨、胫骨及肱骨近端及骨盆骨折常见于老年性骨质疏松。肋骨、盆骨及锁骨和胸骨骨折比较少见。

（四）诊断

1. 骨质疏松症的诊断 目前临床上用于诊断骨质疏松的通用指标是发生了脆性骨折或骨密度测定。脆性骨折是指由轻微损伤引起，如从站立的高度或较低处跌倒而导致的骨折。凡发生过脆性骨折即可临床诊断为骨质疏松症，绝经后妇女或老年男性在无外伤的情况下发现有中下段胸椎或腰椎压缩性骨折，也可诊断为骨质疏松症。双能X线吸收测定法（DXA法）为目前世界上测定骨密度的金标准（表6-9）。世界卫生组织（World Health Organization，WHO）推荐的骨质疏松诊断标准是基于DXA法测定的髋部、脊柱或前臂骨密度值。部总体、股骨颈或脊柱骨密度作为诊断标准，三者中取最低值；但在无法检查髋部和脊柱骨密度时，建议检测前臂骨密度（桡骨前1/3）作为诊断标准。

表6-9 WHO推荐的骨质疏松诊断标准（基于DXA法）

诊　断	T 值
正常	T 值≥-1.0
骨量低下	-2.5<T 值<-1.0
骨质疏松	T 值≤-2.5

(1) 目前WHO对于骨质疏松的诊断建立在T值而非骨密度测定上该定义仅适用于绝经后女性及50岁以上的男性。

(2) T值用于表示绝经后妇女和大于50岁男性的骨密度水平。T值＝（测定值－骨峰值）/同性别正常成人骨密度标准差。

(3) 对于儿童、绝经前妇女及小于50岁的男性，其骨密度水平建议用Z值表示：Z值＝（测定值－同人骨密度均值）/同性别同龄人骨密度标准差。对于绝经前女性，Z值<-2需要寻找病因。

(4) 对于 DXA 结果的分析需要注意以下几方面：①腰椎两侧必须包括足够的软组织，否则骨密度将被低估；②人造物品（外科夹/脐环/钡剂/纽扣/硬币等）或局部结构改变（骨赘/韧带骨赘/压缩性骨折/大动脉钙化）可导致骨密度假性升高；③骨缺乏（椎板切除术/脊柱裂）或椎体旋转（如特发性脊柱侧弯）可假性降低骨密度；④所有可用的椎体均需被用来分析，局部受累的椎体需要删除；⑤2 个椎体的数据可得出诊断结论，仅有 1 个椎体时不可用于诊断；⑥椎体间 T 值相差大于 1 时需排除结构异常。

2. 骨质疏松症的实验室检查

(1) 检测血常规、尿常规、粪常规、肝功能、肾功能，以及血、尿中有关矿物质含量与钙、磷代谢调节指标，以评价骨代谢状况。临床常用的指标有血钙、血磷、血镁、尿钙、尿磷、尿镁、甲状旁腺素、降钙素、25- 羟维生素 D。老年性骨质疏松患者血和尿钙、磷水平一般正常，而镁降低。

(2) 骨吸收和形成主要标志物绝经后骨质疏松多数表现为骨形成和骨吸收过程增高，称高转换型。而老年性骨质疏松症多数表现为骨形成和骨吸收的生化指标正常或降低，称低转换型。血清碱性磷酸酶、骨特异性碱性磷酸酶、骨钙素、骨保护素、1 型胶原羧基端前肽、型胶原氨基端前肽、血清抗酒石酸酸性磷酸酶、Ⅰ 型胶原羧基末端肽、型胶原氨基末端肽、尿吡啶啉（Pyr）、尿脱氧吡啶啉（D-Pr）、尿型胶原羧基末端肽、尿 1 型胶原氨基末端肽、尿钙/肌酐比值。

3. 骨质疏松症的诊断程序

(1) 根据患者的性别、年龄、形体、病史及临床症状，用生理年龄预诊法做初步诊断。

(2) 做骨密度检查，在中小医院可应用 X 线、pDXA 和 RA 骨密度仪，有条件的大医院应用中枢型双能 X 线床式骨密度仪根据测量结果和上述诊断标准综合判断是否患有骨质疏松症及其严重程度。

(3) 配合生化检查、X 线等手段作鉴别诊断，

判定是原发性还是继发性骨质疏松症，是绝经后骨质疏松症还是老年性骨质疏松症。

（五）治疗与预防

慢性危重症 OP 是一种慢性的机制复杂的代谢性骨病，其治疗必须是综合性的。根据目前的研究结果，针对慢性危重症 OP 的防治要遵守下列基本原则：①在任何情况下，对任何患者都不能过分强调某一种治疗措施而排斥另外的防治方法；②要特别强调对本症的早期预防和早期治疗；③由于本症是一种进行性发展的疾病，因此治疗方法、疗程的选择必须考虑疗效、费用和不良反应等主要因素。

1. 一般治疗

(1) 科学膳食：保证每天膳食丰富、营养均衡是防治骨质疏松症的基础生活方式。饮食上应多吃钙和维生素 D 含量较高的食物，如牛奶、蔬菜、鱼类、蛋类、豆腐、菌菇、燕麦、奶制品等。同时还应坚持低盐饮食，多饮水，保持大便通畅，以增进食欲，促进钙的吸收。注意戒烟、限酒，避免过量饮用咖啡和碳酸饮料。

(2) 充足日照：维生素 D 除了来源于食物，还依靠阳光中的紫外线照射皮肤而合成。一般将面部及双臂皮肤暴露照射 15～30min，即能满足合成的需要，建议选择阳光较为柔和的时间段（根据季节、地区、纬度等有所调整），避免强烈阳光照射，以防灼伤皮肤。

(3) 合理运动：慢性危重症患者分布以中老年为主，日常运动应以负重、抗阻力运动和平衡训练为主，不仅可以增强肌肉质量、改善机体平衡，还能改善骨密度、维持骨结构，降低跌倒和骨折的风险。以有氧运动为基础，配合全身肌肉力量训练，每周康复训练 3～7 次，运动量逐渐增加。

(4) 定期检测骨密度：伴有影响骨代谢的内科疾病（如甲状腺功能亢进、糖尿病、肾功能不全等）或服用影响骨代谢的药物（如地塞米松、甲强龙等）的患者，需及时定期检测骨密度，必要

时进行规范抗骨质疏松治疗。

2. 骨健康基本补充剂

(1) 钙剂：钙摄可减缓骨的丢失，改善骨矿化。我国营养协会推荐成人每天钙摄入量 800mg（元素钙）是获得理想骨峰值维护骨骼健康的适宜剂量，如果饮食中钙供给不足可选用钙剂补充；绝经后妇女和老年人每天钙摄入推荐量为 1000mg。目前的膳食营养调查显示我国老年人平均每天从饮食中获得钙 400mg，故平均每天应补充钙剂约 50 000U 用于治疗骨质疏松症时，应与其他药物联合应用。目前尚无充分的证据表明单纯补钙可替代其他抗骨质疏松的药物治疗。钙剂选择要考虑其有效性和安全性。

(2) 维生素 D：促进钙的吸收、对骨骼健康、维持肌力、改善身体稳定性、降低骨折风险有益。成年人推荐剂量 200U（5μg），老年人因缺乏日照及摄入和吸收障碍，故推荐剂量为 400～800U（10～20μg）。维生素 D 用于治疗骨质疏松时，剂量应该为 800～1200U（20～40μg），还可与其他药物联合使用。

活性维生素 D 及其类似物包括 1, 25- 二羟维生素 D（骨化三醇）和 1α- 羟维生素 D（α- 骨化醇）。前者因不再需要肝脏肾脏羟化酶羟化就有活性效应，故得名为活性维生素 D。而 1α- 羟维生素 D 则需要经 25- 羟化酶羟化为 1, 25- 二羟维生素 D 具活性效应。所以活性维生素 D 及其类似物更适合老年人、肾功能不全、1α- 羟化酶缺乏的患者。

3. 药物治疗

(1) 药物干预适应证具备以下情况之一者，需考虑药物治疗。

第一，确诊骨质疏松者（骨密度：T≤-2.5 者），无论是否有过骨折；或者骨折。

第二，骨量低下患者（骨密度：-2.5＜T 值≤-1.0）并存在一项以上骨质疏松危险因素，无论是否有过。

第三，无骨密度测定条件时，具备以下情况

之一者，也需考虑药物治疗：①已发生过脆性骨折；② OSTA 筛查为高风险；③ FRAX 工具计算出髋部骨折概率≥3%，或者任何重要的骨质疏松性骨折发生概率≥20%（暂借国外的治疗值，目前还没有国内的治疗值）。

(2) 抗骨质疏松药物：抗骨质疏松的药物有多种，其作用机制包括抑制骨吸收和促进骨形成，也有药物兼有这两种作用。有双膦酸盐（含阿仑膦酸钠、阿仑膦酸钠维生素 D、唑来膦酸、利塞膦酸等）、降钙素、雌激素、选择性雌激素受体调节剂、RANKL 抑制药、甲状旁腺激素类似物、维生素 K$_2$ 类、锶盐等药物。

不建议相同作用机制的药物联合使用，特殊情况下为防止快速骨丢失，可考虑两种骨吸收抑制药短期联合使用，例如绝经后妇女降钙素与双膦酸盐短期联合使用。以下情况可考虑药物序贯治疗：某些骨吸收抑制药治疗失效、疗程过长或存在不良反应时；甲状旁腺激素类似物等骨形成促进剂的推荐疗程仅为 18～24 个月，停药后应序贯治疗，推荐序贯使用骨吸收抑制药。

目前，骨吸收抑制药主要包括二膦酸盐、降钙素、雌激素、选择性雌激素受体调节剂、狄诺塞麦和组织蛋白酶 K 抑制药。

二膦酸盐：二膦酸盐是焦磷酸盐的稳定类似物，与骨骼的羟磷灰石亲和力很高，两者紧密结合可抑制晶体的吸收，还能特异性结合至骨重建活跃区域，通过抑制破骨细胞活性来抑制骨吸收，从而降低骨质疏松症患者骨折的发生风险。AACE/ACE 推荐，二膦酸盐（不包括伊班膦酸盐）可作为预防和治疗男性、绝经后妇女及糖皮质激素诱导性骨质疏松症的一线药物。目前用于防治骨质疏松症的二膦酸盐主要有阿仑膦酸钠、利塞膦酸钠、唑来膦酸、伊班膦酸钠等。有报道显示，阿仑膦酸钠、利塞膦酸钠、唑来膦酸钠均可增加骨质疏松症患者腰椎和髋部骨密度，能够降低腰椎和髋部骨折的发生风险。伊班膦酸钠虽可减少骨质疏松症患者脊椎骨折的发生风险，但没有足够证据确定其对髋部骨折的影响，因此被排除出一线推荐药物。

虽然二膦酸盐仍是目前临床应用最广泛的抗骨质疏松症药物，但其不良反应一直是临床关注的热点。二膦酸盐引起的不良反应主要包括胃肠道反应、一过性"流感样"症状、肾脏毒性、下颌骨坏死及非典型性股骨骨折等。特别是下颌骨坏死及非典型性骨折，尽管其发生率较低，但一旦出现，后果将是灾难性的。为了避免发生上述严重并发症，"药物假期"这个概念开始引入二膦酸盐治疗骨质疏松症中。二膦酸盐在骨骼表面的半衰期相对较长，理论上停药后其抑制骨吸收的作用还会持续一段时间。因此，对于中低度骨折风险的骨质疏松症患者，可以考虑连续使用二膦酸盐 3～5 年后进入药物假期；而对于高骨折风险的骨质疏松症患者，可以考虑连续使用二双膦酸盐 6～10 年后进入药物假期。对于高骨折风险的骨质疏松症患者在药物假期中，可考虑使用特立帕肽或雷洛昔芬替代治疗。但目前药物假期的最佳持续时间还未确定。

降钙素：降钙素为参与骨质代谢的一种多肽类激素，是由甲状腺滤泡旁细胞分泌的。降钙素通过抑制破骨细胞发挥作用，包括对破骨细胞骨吸收活性的急性抑制作用和对破骨细胞分化成熟的抑制作用，可减少体内钙由骨向血液的迁移量。此外，降钙素还有较强的镇痛作用，尤其对老年骨质疏松所致的腰腿痛和骨病引起的骨痛效果较好。目前，降钙素鼻喷剂和注射剂均被美国食品药品管理局（Food and Drug Administration，FDA）批准用于治疗骨质疏松症。由于鲑鱼降钙素对受体结合部位的亲和力比来自哺乳类动物的降钙素（包括合成的人降钙素）更大，其在临床上的作用更强、更持久，长期使用可防止骨矿含量的进一步丢失，并使骨密度有一定程度增加。但在临床使用过程中可出现鼻炎、腹痛、关节痛、恶心、呕吐等。年龄超过 65 岁骨质疏松症患者发生鼻腔不良反应的可能性较高。2013 年，美国 FDA 提出

的用药警示指出，长期使用降钙素治疗可增加骨质疏松症患者恶性肿瘤的发病率，并建议鲑鱼降钙素连续使用时间不要超过 3 个月。

雌激素：以往观点认为，女性在更年期或绝经后应用雌激素可减少骨量的丢失。雌激素主要通过降低 PTH 的促骨吸收作用、增加降钙素的分泌和促进肾脏中活性维生素 D_3 的产生来维持女性绝经后的骨量。但长期采用雌激素治疗，容易增加更年期或绝经后女性骨质疏松症患者罹患乳腺癌或上皮组织癌的概率，还可引起心脑血管疾病、乳房肿胀、子宫不规则出血等并发症。美国 FDA 批准雌激素仅用于治疗高危性绝经后骨质疏松症，并且仅在其他非雌激素治疗不适用时使用。虽然雌激素替代疗法在预防绝经后骨质疏松症患者骨折方面有效，但与雌激素治疗相关的心脑血管事件、静脉血栓栓塞和浸润性乳腺癌等发生风险明显增加。因此，目前雌激素不再被推荐作为治疗或预防绝经后女性骨质疏松症的首选方案。

选择性雌激素受体调节剂：选择性雌激素受体调节剂是一类结构多样的化合物，在不同的组织细胞中对雌激素受体发挥不同的调节作用。选择性雌激素受体调节剂是近年研发的用于代替一般雌激素来治疗骨质疏松症的药物，该药物实际上是雌激素受体的部分激动药，可选择性作用于骨组织，用于治疗骨质疏松症的安全性较高，不良反应较少。雷洛昔芬属于第三代选择性雌激素受体调节剂，具有雌激素激动药和拮抗药的双重特性。在骨骼组织中，雷洛昔芬与雌激素受体结合可发挥类雌激素作用，能够抑制骨吸收，增加骨密度，降低骨折的发生风险；而在子宫或乳腺组织中，雷洛昔芬与雌激素受体结合可呈现雌激素拮抗作用，能够抑制乳腺和子宫内膜增生。雷洛昔芬用于治疗骨质疏松症的总体安全性较高，其主要不良事件是静脉栓塞的发生风险增加。

狄诺塞麦：狄诺塞麦是一种完全人源化的单克隆抗体，其作用靶点为 NF-κB 配体（RANKL）。RANKL 是破骨细胞形成、功能和存活所必需的

跨膜蛋白。当狄诺塞麦与 RANKL 特异性结合后，RANKL 与 RANK 的结合被阻断，破骨细胞无法成熟与激活，最终凋亡，从而抑制骨吸收。因此，狄诺塞麦可用于治疗骨质疏松症，是全球唯一获批准上市的抗 RANKL 抗体。AACE/ACE 推荐，对于高危骨折或无法口服治疗的骨质疏松症患者，狄诺塞麦可作为一线治疗用药。有研究发现，60—90 岁绝经后骨质疏松症女性每 6 个月皮下注射狄诺塞麦 60mg，能够明显降低椎骨和非椎骨骨折的发生风险，安全性较高。但长期使用狄诺塞麦可出现低钙血症、感染、肌肉或骨骼疼痛等不良反应。

组织蛋白酶 K 抑制药：组织蛋白酶 K 是一种在破骨细胞中高表达的溶酶体蛋白酶，在骨胶原的降解过程中发挥重要作用。而组织蛋白酶 K 抑制药可以逆转骨量流失，恢复骨强度。因此，理论上组织蛋白酶 K 抑制药能够用于治疗骨质疏松症。但研究发现，组织蛋白酶 K 抑制药在治疗骨质疏松症时会增加脑卒中的发生风险，故现已停止对其相关研发。

骨形成促进剂的作用机制是促进骨骼的生长和重建。PTH 类似物是这类药物的代表。PTH 是甲状旁腺主细胞分泌的一种碱性单链多肽类激素，其生理作用是调节血钙浓度并保持血钙浓度相对稳定。大剂量 PTH 可引起骨溶解，小剂量 PTH 则可导致松质骨形成和皮质骨吸收增加。因此，PTH 类似物是一种很好的骨形成刺激物。目前治疗骨质疏松症常用的 PTH 类似物有特立帕肽、阿巴帕肽。

特立帕肽：特立帕肽是人内源性 PTH 的活性片段，间断小剂量使用能够刺激成骨细胞活性，增加骨形成。AACE/ACE 推荐，特立帕肽用于存在脆性骨折史或高骨折风险及不适用于口服疗法的骨质疏松症患者初始治疗。特立帕肽还是使用二膦酸盐治疗骨质疏松症患者在药物假期中的一个重要选择。有研究表明，特立帕肽可降低椎体和非椎体骨折的发生风险。骨质疏松症患者对特立帕肽的耐受性总体较好，但亦能引起一些不良反应，如恶心、头痛、头晕、肌肉痉挛等。近年研究发现，长时间、大剂量使用特立帕肽能够增加大鼠骨肉瘤的发生风险，而美国的监测数据并未发现特立帕肽长期使用和人骨肉瘤发生存在因果关系，但仍不能排除这种风险。因此，AACE/ACE 建议特立帕肽最长应用 2 年，停药后需立即使用骨吸收抑制药来维持或增加特立帕肽获得的骨密度增量。

阿巴帕肽：阿巴帕肽是第二个进入市场的人源性 PTH 类似物，于 2017 年 4 月被美国 FDA 批准上市。阿巴帕肽适用于治疗高危骨折风险、药物治疗失败或不耐受的骨质疏松症患者。研究在 III 期临床试验中发现，阿巴帕肽治疗 18 个月，新发椎骨骨折的发生率降低了 86%，非椎骨骨折的发生率降低了 43%。与特立帕肽一样，长时间、大剂量使用可增加大鼠骨肉瘤的发生风险，故其治疗持续时间最长为 2 年。除此之外，阿巴帕肽长时间应用还存在直立性低血压、高钙血症、尿石症的风险，故既往存在高钙血症或有潜在高钙血症的骨质疏松症患者应避免使用。临床研究中还发现，阿巴帕肽使用后还可出现头晕、恶心、头痛、心悸等不良反应。

雷奈酸锶：是目前临床应用的兼具促进成骨作用和抑制破骨作用的一种抗骨质疏松药物（双重作用药物）。临床研究证实，雷奈酸锶能够减少骨吸收、增加骨形成，使骨量增加。在去卵巢大鼠中，雷奈酸锶能够减少雌激素缺乏引起的骨量下降和骨小梁体积减小。目前，雷奈酸锶主要用于治疗和预防绝经后妇女骨质疏松症，能够明显降低骨折的发生风险，其治疗过程中常见的不良反应有恶心、腹泻、头痛、皮炎等，还可增加心血管疾病的发生风险。

（六）结论

骨质疏松症是全球范围内具有重大影响的疾病，在慢性危重症患者中普遍存在，具有高致残率和高致死率，给社会带来了沉重的经济负担，严重影响慢性危重症患者的康复。在慢性危重症治疗过程中，骨质疏松症要引起临床一线医师重视，并对骨质疏松症高危患者要适当应用一些预防药物，明确诊断骨质疏松症，常规治疗选用骨吸收抑制药、骨形成促进剂等。

六、慢性危重症代谢性骨病

在呼吸机、升压剂、先进抗生素、肾脏替代治疗和器官移植的现代，ICU 患者的快速死亡不再不可避免。相反，现代医学技术支持并不能保证患者快速康复，患者可能从急性危重症（acute critical illness，ACI）期，通过急性迁延危重症（PACI）期，过渡到慢性危重症期，部分患者进入危重症恢复期。这些 CCI 患者仍存在炎症细胞因子持续升高、下丘脑 - 垂体功能衰竭、高分解代谢、运动障碍和营养不良。骨转换标志物的测定显示 CCI 患者破骨细胞骨吸收显著增强，而这与成骨细胞骨形成无关。本部分回顾了导致 CCI 患者的代谢性骨病的机制，并提出了潜在的治疗方法。

（一）CCI 代谢性骨病

CCI 与残疾和痛苦的高风险相关。发生 CCI 的患者在出院 6 个月后的死亡率超过 50%。CCI 有许多心理和生理后果，其中之一是代谢性骨病。与 CCI 相关的代谢性骨病与骨吸收过度、维生素 D 缺乏和继发性甲状旁腺功能亢进、长时间制动、全身炎症和某些药物（如糖皮质激素）有关。这些患者因营养不良、缺乏阳光、肾脏疾病和肝病而面临维生素 D 缺乏的高风险。

长时间的制动会导致骨骼钙吸收增加和高钙尿，以及抑制甲状旁腺激素和 1,25- 二羟维生素 D（1,25-D）的形成。这些异常在一项对 49 例 CCI 患者的研究中得到了证实，其中只有 4 例患者（9%）的 24h 尿液中 1 型胶原蛋白 N- 肽（NTX）水平正常，而其余患者有骨吸收过度与 NTX 水平

升高的证据。这些患者中 42% 有与长期制动相关的骨骼钙吸收过度的证据，49% 有重叠的证据。在一项对 1112 名居住在养老院的患者的前瞻性研究中发现，在调整了其他危险因素后，加速骨转换的标志物与制动、髋部骨折和全因出血性相关。这表明，骨吸收增加的标志物可能不仅是未来骨折风险的预测因子，而且可能与老年活动障碍人群的死亡率相关，如 CCI 患者。

（二）CCI 成骨细胞和破骨细胞与骨重塑

由于破骨细胞吸收骨和成骨细胞形成新骨的协调活动，骨重塑是持续发生的。骨丢失或破骨细胞功能的标志物包括 1 型胶原蛋白的 C- 端粒肽（CTX）和 NTX。成骨细胞功能的标志物是 1 型胶原的 N- 前肽（PINP）、1 型胶原的 C- 前肽（PICP）、骨特异性碱性磷酸酶（sALP）和骨钙素。这些生物标志物已被用于研究 CCI 患者的骨重塑过程。

成骨细胞起源于多能间充质干细胞，这些干细胞具有分化为成骨细胞、脂肪细胞、软骨细胞、肌细胞或成纤维细胞的潜力。成骨细胞产生类骨，随后矿化形成新骨。此外，成骨细胞产生多种生长激素，包括 IGF-1、转化生长因子和碱性成纤维细胞生长因子等。成骨细胞有甲状旁腺激素、甲状旁腺激素相关蛋白、甲状腺激素、生长激素、胰岛素、孕酮和催乳素的细胞表面受体，以及雌激素的核受体，雄激素、维生素 D 和皮质醇等细胞表面受体。

破骨细胞来源于造血单个核细胞谱系，破骨细胞的功能受细胞因子和全身激素的调节，包括 NF-κB 配体受体激活因子、降钙素、雄激素、甲状腺激素、胰岛素、甲状旁腺激素、IGF-1、IL-1、集落刺激因子 -1、血小板源性生长因子、促卵泡激素和促甲状腺激素。

骨重塑的过程涉及破骨细胞和成骨细胞协调作用，在 CCI 患者这种平衡受到细胞因子介导的炎症和神经内分泌轴抑制的影响，这也是 CCI 的临床特征。

破骨细胞的功能是通过由成骨细胞产生的RANKL和骨保护素（osteoprotegeri，OPG）来调节的。OPG与RANKL的结合可阻止破骨细胞分化，促进破骨细胞凋亡。RANK吸收适配器蛋白，如肿瘤坏死因子受体相关因子6（TRAF6），从而激活NF-κB和MAPK，导致靶基因、AP-1和活化T细胞和细胞质钙调神经磷酸依赖核因子-1的表达，这些基因的激活导致破骨前细胞的融合和分化。

成骨细胞的分化和骨形成是通过成骨细胞酪氨酸激酶跨膜受体EphB4介导的基因激活而发生的。EphB4通过双向信号通路诱导其配体，破骨细胞表面蛋白EphrinB2，抑制破骨细胞分化。这些过程允许通过成骨细胞和破骨细胞的信号来耦合骨吸收和形成。

（三）CCI炎症和骨重塑

免疫系统能够通过诱导破骨细胞分化来影响骨吸收和骨形成的平衡。炎症期间，成骨细胞、中性粒细胞和淋巴细胞激活破骨细胞，此时，这些细胞产生炎症细胞因子，如TNF-α和IL（如IL-1、IL-3、IL-6和IL-17），可能增强破骨细胞生成或诱导成骨细胞RANKL表达。IL-1也能刺激TRAF6的表达，从而导致破骨前细胞的分化，其他细胞因子IFN-4、IL-5、IL-10、IFN-α、IFN-β和IFN-γ通过阻断RANKL信号通路，抑制破骨细胞的发生。IFN-γ还能下调TRAF6，从而抑制破骨细胞的形成。

Toll样受体（toll like receptor，TLR）是一类识别特定病原体相关分子模式的受体，如革兰阴性菌上的脂多糖（lipopolysaccharide，LPS），并通过激活转录因子NF-κB和AP-1参与介导炎症反应。TLR也能调节破骨细胞的功能，TLR信号通路的激活似乎不仅抑制早期破骨细胞前体。

骨桥蛋白（osteopontin，OPN）是一种由免疫细胞、破骨细胞、成骨细胞、内皮细胞和上皮细胞产生的具有细胞因子特性的多功能蛋白。在存在炎症性疾病、脓毒症和LPS给药时，OPN水平增加。在免疫系统中，OPN具有趋化特性，可以吸引细胞到炎症部位。OPN还能调节细胞因子的产生和凋亡。在骨中，OPN介导骨钙素诱导的骨吸收，并可能抑制甲状旁腺激素对骨的合成代谢活性。

除了促进破骨细胞的形成外，细胞因子还通过抑制成骨细胞的发育来抑制新骨的形成。无翼型小鼠乳腺肿瘤病毒（MMTV）整合位点（Wnt）/β-连环蛋白通路通过调节成骨细胞的分化、增殖和凋亡来增加骨形成。Wnt与细胞表面受体复合物低密度脂蛋白（low density lipoprotein，LDL）相关蛋白（LRB5和LRB6）结合，并使它们的共同受体结构改变，激活典型的信号通路。Wnt信号的激活对于炎症反应的调节很重要，也可能是炎症和骨代谢之间联系的关键因素。通过激活细胞内蛋白，糖原合成酶-3β（GSK-3β）被磷酸化和抑制。在正常情况下，GSK-3β磷酸化β-连环蛋白，从而靶向其进行泛素化和降解，从而调节细胞内β-连环蛋白水平。未磷酸化的双连环蛋白可以自由地易位到细胞核，并调节参与间充质细胞分化为成骨细胞的基因的转录，而不是脂肪细胞。OPN也可能通过抑制甲状旁腺激素来抑制Wnt信号通路。Wnt信号通路通过与成骨细胞、细胞因子和甲状旁腺激素的相互作用，越来越被认为是炎症和骨重塑之间的重要联系。

在人类中，炎症和骨丢失之间的关系主要在慢性炎症性风湿性疾病中得到证实，而不是在危重疾病中。然而，一项针对危重患者的研究显示，在持续细胞因子水平持续升高的情况下，这些患者骨吸收的生化标志物增加，包括IL-6、IL-1或TNF-α。

为了检验急性感染和炎症对骨转换标志物的影响，在一项安慰剂对照交叉试验中，对10名健康的人志愿者使用了细菌内毒素LPS。LPS可诱导甲状旁腺激素水平的短暂下降和OPN水平升高。骨代谢的生化标志物显示CTX减少和P1NP增加，OCN无变化。这些结果提示未成熟成骨细胞活性增加，可能成骨细胞成熟受损。急性时，LPS 似乎使平衡向骨形成转移，破骨细胞的溶解活性降低。骨形成的最初增加与在 ACI 中观察到的 INA 的激活相一致，而随后在 PACI-CCI 中则出现下调。

（四）CCI 营养与代谢性骨病

除了制动和炎症外，营养不良越来越被认为是 CCI 代谢性骨病的主要原因。

1. 维生素 D 缺乏　维生素 D 不足和明显缺乏在 CCI 患者中非常普遍（91%～97%）。在一项对 22 名 CCI 患者的研究中，平均 25– 羟维生素 D 水平为 11ng/ml。此外，这些人的总维生素 D 水平和游离的 1，25– 羟维生素 D 水平较低，可能是由于肾脏疾病，细胞因子释放和 GH/IGF-1 缺乏，损害 1α– 羟化酶的活性。

维生素 D 结合蛋白（vitamin D binding protein，DBP）血浆水平低下，也被研究证实，并与 ICU 死亡率相关。肌动蛋白是由器官创伤或功能障碍释放的，在动物模型中已被证明可以结合 DBP 并加速 DBP 和维生素 D 的清除。有人认为，CCI 患者的维生素 D 血浆水平可能不低，因为 DBP 血浆水平低下、低白蛋白和免疫细胞与维生素 D 的结合等造成影响；因此，在这一人群中，甲状旁腺素的升高可能比维生素 D 水平更能反映维生素 D 缺乏水平。

CCI 患者中维生素 D 缺乏症的高患病率也反映了这一人群的发病前维生素 D 缺乏症。此外，缺乏阳光、饮食摄入不足、吸收不良、肝功能不全、肾功能不全和维生素 D 清除率增加可能是维生素 D 不足 / 缺乏的高流行率的原因。

2. 其他营养物缺乏和骨质流失　虽然维生素 D 是影响 CCI 患者骨重塑的最佳营养物质，但其他营养因素也可能导致骨丢失。电解质镁和钾稳定骨的碱性环境，并防止降解。镁也被并入骨骼矿物质中，并被认为有助于骨骼的强度。动物研究表明，镁缺乏与 OPG 降低和 RANKL 增加有关，有助于破骨细胞生成增加。研究了镁、钾对骨的

保护作用，钾摄入量和尿钾排泄增加与绝经后老年妇女尿钙流失而造成骨密度减少有关。

维生素 C 缺乏也与抑制骨吸收有关。维生素 C 是胶原蛋白形成的必要辅助因子，可减少氧化应激，抑制骨吸收。然而，对非 CCI 患者的观察性研究，如 Framingham 骨质疏松症研究、妇女健康倡议和来自国家健康和营养检查调查（NHANES）Ⅲ 的数据，对维生素 C 摄入量和抗坏血酸水平对骨折发生率的影响有不同的结果。在这些人群研究中，维生素 C 缺乏和骨折之间的关系可能与肥胖相混淆，肥胖人群的维生素 C 缺乏症发病率很高。然而，他们的骨量增加，骨折发生率降低，这被认为是由于日常活动中负重增加造成的。

维生素 K 对骨骼中蛋白质的羧化也很重要。在 Framingham 队列和最近的一项日本女性的前瞻性研究中，显示可以减少髋部骨折，而缺乏则增加椎体骨折的风险。

膳食中的类胡萝卜素可以通过减少氧化应激来保护骨骼免于骨吸收。Framingham 骨质疏松症研究显示，类胡萝卜素与骨密度呈正相关。总类胡萝卜素、β– 胡萝卜素、番茄红素、叶黄素加玉米黄质与 4 年的骨密度损失呈负相关。体外研究表明，番茄红素可能抑制破骨细胞的形成，同时刺激成骨细胞。最近的观察性研究，包括 Framingham 后续研究和 NHANES Ⅲ 研究，已经显示了维生素 B_{12} 水平、骨密度和骨折风险之间的相关性。这种观察到的关联可能是通过维生素 B_{12} 缺乏中的高同型半胱氨酸水平介导的，这导致胶原交联受损，并可能增加骨折风险。在 Folate 同型半胱氨酸研究中，叶酸缺乏与髋部骨折风险相关，在 Framingham 骨质疏松研究中，与低骨密度相关。在 Rotterdam 的研究中，维生素 B_6 的缺乏也与骨折的风险相关。在同型半胱氨酸水平较高的日本人群中，补充叶酸和维生素 B_{12} 可以减少髋部骨折 80% 的发生率。

常量营养素的摄入仍然是 CCI 患者的一个重要考虑因素。充足的热量和蛋白质摄入都与改善

骨密度有关。饮食高蛋白质可能对骨矿化和钙稳态有益，这些试验表明高蛋白质摄入量后钙保留增加。

这些营养因素在 CCI 的骨代谢中发挥着重要作用，因为这些患者有很高的微量营养素缺乏率，需要肠内或肠外营养补充。

（五）CCI 下丘脑 – 垂体功能对骨代谢影响

CCI 神经内分泌异常引起骨病，主要反应是 ACTH/ 皮质醇、GH/IGF-1、性腺和甲状腺轴异常。最初，皮质醇、生长激素、TSH 和细胞因子在 ACI 中升高，但当患者进入 PACI，下丘脑 – 垂体轴活动被抑制。在 PACI/CCI，血浆皮质醇水平仍然升高，由于除 ACTH 以外的体液因素直接刺激肾上腺。

ACI 与由于 ACTH 和 CRH 释放增加而导致的皮质醇水平升高有关。这可能是由于直接刺激 CRH 和 ACTH 的释放，或者通过抵抗皮质醇的负反馈。皮质醇的日分泌节律性消失，肾上腺皮质醇的产生直接被 IL-6 和内皮素 –1 等细胞因子刺激。此外，皮质醇结合球蛋白（corticosteroid-binding globulin，CBG）水平是降低的，在炎症状态下，通过中性粒细胞弹性蛋白酶的分裂，导致更高水平的游离皮质醇。ACI 中的高皮质醇是有益的，因为它可以改变碳水化合物、脂肪和蛋白质代谢；抑制过度炎症；促进肾盐和水潴留，改善血流动力学状态。在 CCI 中，皮质醇水平仍然升高，但 CBG 水平升高，ACTH 水平下降。这种功能性高皮质醇血症可能导致代谢性骨病，但是，这种皮质醇的慢性增加在 CCI 中对整个个体是有益的还是有害的，目前尚不清楚。

ACI 中 GH 水平升高；然而，由于 GH 信号转导受损，IGF-1 水平较低，导致 IGF-1 和 GH 依赖的 IGF 结合蛋白的转录降低。这种模式导致了生长激素的胰岛素拮抗作用（增加了血清葡萄糖和游离脂肪酸水平）和 IGF-1 信号通路的合成代谢作用的丧失。在 PACI 中，生长激素的节律性下降，尽管非节律性水平可能仍然升高，而 IGF-1 的水平仍然低，其机制被认为是由下丘脑介导的。生长激素受体存在于软骨细胞和成骨细胞上，介导通路和 MAPK 通路的一样。此外，生长激素还增加了 1, 25-D 维生素的水平。研究 IGF-1 和骨功能的小鼠模型，已经证明了 IGF-1 在骨矿化、成骨细胞分化及 OPG 和 RANK 配体调控中的重要性。因此，在 CCI 中，低水平的 IGF-1 可能会增加骨丢失。

下丘脑 – 垂体 – 甲状腺轴活动从 ACI 向 PACI 转变为 PACI-CCI。在 ACI 初期，T_3 水平迅速下降，由于 1 型脱碘酶减少和 3 型脱碘酶增加，rT_3 升高，导致 T_4 向 rT_3 的转化增加。TSH 分泌也会发生变化，TSH 分泌节律性下降，夜间 TSH 激增丧失。该机制与细胞因子的释放和低甲状腺激素结合蛋白有关，以及由于游离脂肪酸和胆红素水平的升高而抑制甲状腺激素的结合、转运和代谢。在 PACI 患者中，TSH 的分泌明显减少。CCI 的动物模型显示，下丘脑中 TRH 基因的表达降低。危重症患者中的甲状腺激素水平与骨降解的标志物呈负相关。TSH 本身也可能对破骨细胞的功能有重要的抑制作用，破骨细胞表面 TSH 受体的激活减少了骨的吸收。CCI 的特征是低水平的 TSH 有可能增加破骨细胞介导的骨吸收。

性腺轴也受到危重疾病的影响，尽管黄体生成素（LH）水平升高，但在 ACI 期间，男性的睾酮水平立即下降。这可能部分是由于睾酮的减少，以及睾酮对雌激素的芳香化增加睾酮清除。对于危重症男性和女性，雌二醇水平都很低；然而，雌二醇的相对增加与危重症患者的生存率降低有关。在 PACI 期间，睾酮水平保持较低，LH 浓度也下降，以及性激素结合球蛋白下降。危重症的性腺功能减退仅对外源性促性腺激素释放激素有部分反应，因此男性性腺轴似乎存在中枢和外周缺陷。性腺功能减退也会对骨密度产生不利影响。因此，CCI 的高皮质醇症、IGF-1 减少、甲状腺功能减退，包括低 TSH 和 CCI 的性腺功能减退都可能导致 CCI 骨重塑异常。

（六）CCI 代谢性骨病治疗

1. 补充维生素 D　考虑到 CCI 患者中维生素 D 缺乏的发生率高，以及维生素 D 缺乏的后果（不仅对骨骼，而且导致肌肉萎缩和虚弱），对于那些没有明显高钙血症或高钙尿的患者，推荐常规补充。这些患者的最佳剂量尚不清楚，但每天高达 600U 的剂量已被证明是不够的。因此，每天应考虑使用麦角钙化醇 2000U，以达到 25- 羟维生素 D＞32ng/ml 水平。如前所述，CCI 患者可能具有较低的 1α- 羟化酶活性。因此，对于那些没有高钙血症或高钙尿的患者，也应考虑额外补充活化维生素 D（每天 0.25mg）。此外，应制定补充钙，以弥补尿钙的损失。

2. 补充维生素 B 类药物　同型半胱氨酸水平升高与某些维生素 B 复合物缺乏相关，也可能与代谢性骨病和骨折风险增加有关。建议补充足够的叶酸、维生素 B_{12}、维生素 B_6 等，以及进行足够的蛋白质摄入。

3. 早期活动　通过物理治疗进行早期活动可能对骨骼有益。

4. 双膦酸盐药物治疗　双膦酸盐治疗除了降低破骨细胞刺激物的聚集和功能，如 IL-6 的循环水平外，还能抑制破骨细胞的聚集和功能，从而抑制骨吸收。静脉注射帕米膦酸盐，即一种强效双膦酸盐，对 CCI 患者在平均 26 天的随访中降低了骨转换的标志物。使用静脉注射伊班膦酸钠对法炔基二磷酸合酶的亲和力较低，但在 6 天内仅短暂降低 CCI 患者的 CTX（未发表的数据）。CCI 患者，特别是那些接受血液透析的终末期肾病患者，应在静脉注射前评估动力性骨病。二膦酸盐 NTX 升高、适当的甲状旁腺激素升高和（或）未抑制的 OCN 水平不太可能导致动态骨病，因此，有利于使用双膦酸盐来减少骨过度吸收。

5. 其他骨质疏松药物治疗　在健康个体中给予的其他骨质疏松药物治疗，如降钙素、特立帕肽和地诺单抗也对 CCI 患者可能有益，尽管这些药物的使用尚未在这一人群中进行研究。

（七）结论

由于医疗技术水平的提高，ACI 和 PACI 存活率明显提高，增加了 CCI 的患病率。在这些漫长的危重症转归过程中，代谢性骨病发病率高。在 CCI 中观察到的严重骨丢失不是由于单一的激素水平改变、营养不足或炎症，可能是这些因素综合所致。除了与骨吸收高度相关的骨折风险外，骨吸收还可导致高钙尿、失水和脱水、肾结石和肾钙沉着，并可能增加死亡率。考虑到 CCI 出院后 6 个月的高死亡率，治疗导致骨过度吸收的代谢和内分泌异常不仅可以降低未来骨折风险，而且可能提高这些患者的生存率。

参考文献

[1] Tankisin H, De Carvalho M, Graggen W. Critical illness neuropathy[J]. J Clin Neurophysiol, 2020, 37(3): 205–207.

[2] Fan E, Cheek F, Chlan L, et al. An official American Thoracic Society Clinical Practice guideline: the diagnosis of intensive care unit-acquired weakness in adults[J]. Am J RespirCrit Care Med, 2014, 190: 1437–1446.

[3] Latronico N, Rasulo FA. Presentation and management of ICU myopathy and neuropathy[J]. Curr Opin Crit Care, 2010, 16: 123–127.

[4] De Jonghe B, Sharshar T, Lefaucheur J P, et al. Paresis acquired in the intensive care unit: a prospective multicenter study[J]. JAMA, 2002, 288: 2859–2867.

[5] Jali N A, Obrien J M, Hoffmann S P, et al. Acquired weakness, handgrip strength, and mortality in critically ll patients[J]. Am/Respir Crit Care Med, 2008, 17(8): 261–268.

[6] Stevens R D, Dowdy D W, Michaels endez-tellez P A, et al. Neuromuscular dysfunction acquired in critical illness: a systematic review[J]. Intensive Care Med, 2007: 33: 1876–1891.

[7] Lacomis D, Petrella J T, Giuliani M J. Causes of neuromuscular weakness in the intensive care unit: a study of ninety-two patients[J]. Muscle Nerve, 1998: 21: 610–617.

[8] Banwell B L, Mildner R J, Hassall A C, et al. Muscle weakness in

critically ill children[J]. Neurology, 2003; 61: 1779.

[9] Jaber S, Petrof B J, Jung B, et al. Rapidly progressive diaphragmatic weakness and injury during mechanical ventilation in humans[J]. Am J Respir Crit Care Med, 2011, 183: 364–371.

[10] 王晓敏，朱晓萍. ICU 获得性肌无力的发生和诊断及治疗 [J]. 中华危重症急救医学，2020，32（8）：1020–1024.

[11] Kramer C L. Intensive care unitacquired weakness[J]. Neurol Clin, 2017, 35(4): 723.

[12] Zink W, Kaess M, Hofer S, et al. Alterations in in-tracellular Ca^{2+}–homeostasis of skeletal muscle fibers during sepsis[J]. Crit Care Med, 2008, 36(5): 1559–1563.

[13] Friedrich O, Yi B, Edwards J N, et al. IL-1 α reversibly inhibits skeletal muscle ryanodine receptor. A novel mechanism for critical illness myopathy?[J]. Am J Resp Cell Mol, 2014, 50(6): 1096–1106.

[14] Guillouet M, Gueret G, Rannou F, et al. Tumor necrosis factoralpha downregulates sodium current in skeletal muscle by protein kinase C activation: involvement in critical illness polyneuromyopathy[J]. Am J Physiol Cell Physiol, 2011, 301(5): C1057–C1063.

[15] Llano-Diez M, Cheng A J, Jonsson W, et al. Impaired Ca^{2+} release contributes to muscle weakness in a ratmodel of critical illness myopathy[J]. Crit Care, 2016, 20(1): 254.

[16] Kraner S D, Wang Q, Novak K R, et al. Upregulation of the CaV 1. 1–ryanodine receptor complex in aratmodel of critical illness myopathy[J]. Am J Physiol Reg I, 2011, 300(6): R1384–R1391.

[17] 刘雪云，李高权，徐守宇. 废用性肌萎缩的蛋白质合成和降解途径 [J]. 中国运动医学杂志，2013，32（7）：654–657.

[18] Sacheck J M, Hyatt J K, Raffaello A, et al. Rapid disuse and denervation atrophy involve transcriptional changes similar to those of muscle wasting during systemic diseases[J]. Faseb J, 2007, 21(1): 140–155.

[19] 屈惠莹，包翠芬，于迪，等. 地塞米松诱导的危重病性肌病大鼠骨骼肌 Beclin1、LC3 的表达 [J]. 中国临床解剖学杂志，2017（3）：276–281.

[20] Han B, Tong J, Zhu M J, et al. Insulin-like growth factor-1(IGF-1)and leucine activate pig myogenic satellite cells through mammalian target of rapamycin(mTOR)pathway[J]. Mol Reprod Dev, 2008, 75(5): 810–817.

[21] Bloch S A, Lee J Y, Wort S J, et al. Sustained elevation of circulating growth and differentiation factor-15 and a dynamic imbalance in mediators of muscle homeostasis are associated with the development of acute muscle wasting following cardiac surgery[J]. Crit Care Med, 2013, 41(4): 982–989.

[22] 刘蕾，李景辉，刘芙蓉，等. ICU 获得性肌无力病理生理机制的研究进展 [J]. 中华危重症医学杂志（电子版），2018，11（2）：133–138.

[23] Corpeno Kalamgi R, Salah H, Gastaldello S, et al. Mechano-signalling pathways in an experimental intensive critical illness myopathy model[J]. J Physiol(Lond), 2016, 591(15): 4371–4388.

[24] 袁云. 危重症神经肌肉综合征——一种难以诊断的获得性疾病 [J]. 北京医学，2018，40（5）：387–389.

[25] 支海君，郭晋平，赵雅宁，等. 床旁超声测量肢体骨骼肌厚度对 ICU 获得性肌无力的诊断价值 [J]. 中华危重症急救医学，2020，32（4）494–497.

[26] Puthucheary Z A, Rawal J, McPhail M, et al. Acute skeletal muscle wasting in critical illness[J]. JAMA, 2013, 310(15): 1591–1600.

[27] Hermans G, Casaer M P, Clerckx B, et al. Effect of tolerating macronutrient deficit on the development of intensive-care unit acquired weakness: a subanalysis of the EPaNIC trial[J]. Lancet Respir Med, 2013, 1(8): 621–629.

[28] Needham D M, Dinglas V D, Bienvenu O J, et al. One year outcomes in patients with acute lung injury randomised to initial trophic or full enteral feeding: prospective follow-up of EDEN randomised trial[J]. BMJ, 2013, 346: f1532.

[29] Kress J P, Hall J B. ICU-acquired weakness and recovery from critical illness[J]. N Engl J Med, 2014, 370(17): 1626–1635.

[30] Anekwe D E, Biswas S, Bussières A, et al. Early rehabilitation educes the likelihood of developing intensive care unit-acquired weakness: a systematic review and etaanalysis[J]. Physiotherapy, 2020, 107: 1–10.

[31] Tipping C J, Harrold M, Holland A, et al. The effects of active mobilization and rehabilitation in ICU on mortality and function: a systematic review[J]. Intensive Care Med, 2017, 43(2): 171–183.

[32] Schaller S J, Anstey M, Blobner M, et al. Early, goal-directed mobilisation in the surgical intensive care unit: a randomised controlled trial[J]. Lancet, 2016, 38(52): 1377–1388.

[33] 胡燕，胡晓莹，肖伽，等. 早期活动对 ICU 患者身体功能状态影响的 Meta 分析 [J]. 中华危重病急救医学，2019，31（4）：458–463.

[34] Nordon Craft A, Moss M, Quan D, et al. Intensive care unit-acquired weakness: implications for physical therapist management[J]. Phys Ther, 2012, 92(12): 1494–1506.

[35] Masmoudi H, Coirault C, Demoule A, et al. Can phrenic stimulation protect the diaphragm from mechanical ventilation induced damage?[J]. Eur Respir J, 2013, 42(1): 280–283.

[36] Pinto S, Alves P, Swash M, et al. Phrenic nerve stimulation is more sensitive than ultrasound measurement of diaphragm thickness in assessing early ALS progression[J]. Neurophysiol Clin, 2017, 47(1): 69–73.

[37] Kho M E, Truong A D, Brower R G, et al. Neuromuscular electrical stimulation for intensive care unitacquired weakness: protocol and methodological implications for a randomized, sham-controlled, phase II trial[J]. Phys Ther, 2012, 92(12): 1564–1579.

[38] Maffiuletti N A, Roig M, Karatzanos E, et al. Neuromuscular electrical stimulation for preventing skeletalmuscle weakness and wasting in critically ill patients: a systematic review[J]. BMC Med, 2013, 11: 137.

[39] Mac Farlane I A, Rosenthal F D. Severe myopathy after status asthmaticus[J]. Lancet, 1977, 80(2): 610–615.

[40] Latronico N, Bolton C F. Critical illness polyneuropathy and myopathy: a major cause of muscle weakness and paralysis[J]. Lancet Neurol, 2011, 10: 931–941.

[41] Jolley S E, Bunnell A E, Hough C L. ICU-acquired weakness[J]. Chest, 2016, 150: 1129–1140.

[42] Vincent J L, Marshall J C, Namendys-Silva S A, et al. Assessment of the worldwide burden of critical illness: the intensive care over nations(ICON)audit[J]. Lancet Respir Med, 2014, 2: 380–386.

[43] Tennila A, Salmi T, Pettila V, et a1. Early signs of critical illness polyneuropathy in ICU patients with systemic inflammatory response syndrome or sepsis[J]. Intensive Care Med, 2000, 26(9): 1360–1363.

[44] 戴廷军，焉传祝 . 危重症肌病的研究进展 [J]. 中华医学杂志，2016, 96（33）：2686–2688.

[45] Hooijman P E, Beishuizen A, Witt C C, et a1. Diaphragm muscle fiber weakness and ubiquitin proteasome activation in critically ill patients[J]. Am J Respir Crit Care Med, 2015, 191(10): 1126–1138.

[46] Herridge M S, Tansey C M, Matté A, et al. Functional disability 5 years after acute respiratory distress syndrome[J]. N Engl J Med, 2011, 364: 1293–1304.

[47] Allen D C, Arunachalam R, Mills K R. Critical illness myopathy: further evidence from muscle-fiber excitability studies of an acquired channelopathy[J]. Muscle Nerve, 2008, 37: 14–22.

[48] Rich M M, Teener J W, Raps E C, et al. Muscle is electrically inexcitable in acute quadriplegic myopathy[J]. Neurology, 1996, 46: 731–736.

[49] Rich M M, Bird S J, Raps E C, et al. Direct muscle stimulation in acute quadriplegic myopathy[J]. Muscle Nerve, 1997, 20: 665–673.

[50] Cunningham J N, Carter N W, Rector F C, et al. Resting transmembrane potential difference of skeletal muscle in normal subjects and severely ill patients[J]. J Clin Invest, 1971, 50: 49–59.

[51] Z'Graggen W J, Bostock H. Velocity recovery cycles of human muscle action potentials and their sensitivity to ischemia[J]. Muscle Nerve, 2009, 39: 616–626.

[52] Boërio D, Corrêa T D, Jakob S M, et al. Muscle membrane properties in a pig sepsis model: effect of norepinephrine[J]. Muscle Nerve, 2018, 57: 808–813.

[53] Connolly B A, Jones G D, Curtis A A, et al. Clinical predictive value of manual muscle strength testing during critical illness: an observational cohort study[J]. Crit Care, 2013, 17: R229.

[54] Howard R S, Tan S V, Z'Graggen W J. Weakness on the intensive care unit[J]. Pract Neurol, 2008, 8: 280–295.

[55] Guarneri B, Bertolini G, Latronieo N. Longterm outcome in patients with critical iHness myopathy or neuropathy: the Italian multicentre CRIMYNE study[J]. J Neurol Neurosurg Psychiatry, 2008, 79(7): 838.

[56] Witt N J, Zochodne D W, Bolton C F, et al. Peripheral nervefunction in sepsis and multiple organ failure[J]. Chest, 1991, 99: 176.

[57] Zochdne D F, Bolton C F, Wells G A, et al. Critical illnesspolyneuropathy: a complication of sepsis and multiple organfailure[J]. Brain, 1987, 110: 819.

[58] Beisel W R. Mediators of fever and muscle proteolysis[J]. N Engl J Med, 1983, 308: 586–587.

[59] Leijten F S S, De Weerd A W. Critical illness polyneuropathy: a review of the literature definition andpathophysiology[J]. Clin Neurol Neurosurg, 1994, 96: 10.

[60] Beghi E, Monticelli L. Italian General Practitioner Study Group. Chronic symmetric symptomatic polyneuropathy in the elderly: a fifield screening investigation of risk factors for polyneuropathy in two Italian communities[J]. J Clin Epidemiol, 1998, 51: 697–702.

[61] Jarrett S R, Mogelof JS. Critical illness neuropathy: diagnosis and management[J]. Arch Phys Med Rehabil, 1995, 76: 688.

[62] Z'Graggen W J, Lin C S, Howard R S, et al. Nerve excitability changes in critical illness polyneuropathy[J]. Brain, 2006, 129: 2461–2470.

[63] Koch S, Bierbrauer J, Haas K, et al. Critical illness polyneuropathy in ICU patients is related to reduced motor nerve excitability caused by reduced sodium permeability[J]. Intensive Care Med Exp, 2016, 4: 10.

[64] Bolton C F, Gilbert J J, Hahn A F, et al. Polyneuropathy in critically ill patients[J]. J Neurol Neurosurg Psychiatry, 1984, 47: 1223–1231.

[65] Jarrett S R, Mogelof JS. Critical illness neuropathy: diagnosis and managment[J]. Arch Phys Med Rehabil, 1995, 76: 688.

[66] Guarneri B, Bertolini G, Latronico N. Long-term outcome in patients with critical illness myopathy or neuropathy: the italian multicenter CRIMYNE study[J]. J Neurol Neurosurg Psychiatry, 2008, 79: 838–841.

[67] Crone C. Tetraparetic critically ill patients show electrophysiological signs of myopathy[J]. Muscle Nerve, 2017, 56: 433–440.

[68] 卢艳敏，陈强谱 . 肌肉减少症的诊断及治疗 [J]. 中华临床医师杂志，2014, 8（24）：4454–4457.

[69] 庄文，张明鸣 . 肌肉减少症的定义和诊断标准 [J]. 肿瘤代谢与营养电子杂志，2014, 1（3）：1–4.

[70] 程燕，吴晶晶，孙尧 . 骨骼肌减少症的研究进展 [J]. 山东医药，2015, 55（5）：96–98.

[71] 刘刚，张毅军 . 多排螺旋 CT 血管成像对评估肢体骨骼肌肉肿瘤毗邻血管受侵的临床价值 [J]. 中国骨与关节杂志，2014, 3（11）：825–829.

[72] 沈海敏，刘奕，何薇，等 . 腰椎间盘突出症患者受累下肢骨骼肌代谢与功能 18 氟代脱氧葡萄糖正电子发射 / 计算机辅助断层扫描成像研究 [J]. 上海医学，2011, 34（10）：776–778.

[73] 谭思洁，曹立全，王健雄 . 老年男性肌肉力量、身体成分与骨密度的关联性 [J]. 中国老年学杂志，2013, 33（1）：13–15.

[74] Janssen I, Heymsfield S B, Ross R. Low relative skeletal muscle mass(sarcopenia)in olderpersons is associated with functional impairment and physical disability[J]. J Am Geriatr Soc, 2002, 50(5): 889–896.

[75] Cruz Jentoft A J, Baeyens J P, Bauer J M, et al. Sarcopenia: European consensus on definition and diagnosis: Report of the European Working Group on Sarcopenia in Older People[J]. Age Ageing, 2010, 39: 412–423.

[76] FieldiIlg R A, Ve Ⅱ as B, Evans W J, et a1. Sarcopenia: an undiagnosed condition in older adults current consensus definition: prevalence, etiology, and consequences. Intemational working group on sarcopenia[J]. J Am Med Dir Assoc, 2011, 12(4): 249–256.

[77] Chen L K, Lu L K, Woo J, et a1. Sarcopenia in Asia: consensus report 0f the Asian Working Group for Sarcpenia[J]. J Am Med Dir Assoc, 2014, 15(2): 95–101.

[78] Wang X H, Mitch W E. MechaJlisms of muscle wasting in chmnic kidney disease[J]. Nat Rev Nephrol, 2014, 10(9): 504–516.

[79] 中华人民共和国国家统计局 . 中国统计年鉴 [M]. 北京：中国统计出版社，2015.

[80] 金萌萌，巴建明. 二膦酸盐治疗的药物假期问题探讨 [J]. 药品评价，2018，15（7）：9–12.

[81] 中华医学会骨质疏松和骨矿盐疾病分会. 原发性骨质疏松症诊疗指南（2017）[J]. 中华骨质疏松和骨矿盐疾病杂志，2017，10（5）：413–443.

[82] 中国营养学会. 中国居民膳食营养素参考摄入量速查手册 [M]. 北京：中国标准出版社，2014.

[83] Si L, Winzenberg T M, Jiang Q, et al. Projection of osteoporosisrelated fractures and costs in China, 2010–2050[J]. Osteoporos Int, 2015, 26(7): 1929–1937.

[84] Camacho P M, Petak S M, Binkley N, et al. American association of clinical endocrinologists and american college of endocrinology clinical practice guidelines for the diagnosis and treatment of postmenopausal osteoporosis-2016–executive summary[J]. Endocr Pract, 2016, 22(9): 1111–1118.

[85] Mcclung M R, Miller P D, Brown J P, et al. Efficacy and safety of a novel delayed-release risedronate 35 mg once-a-week tablet[J]. Osteoporos Int, 2012, 23(1): 267–276.

[86] Black D M, Delmas P D, Eastell R, et al. Once-yearly zoledronic acid for treatment of postmenopausal osteoporosis[J]. N Engl J Med, 2007, 356(18): 1809–1822.

[87] Qaseem A, Forciea M A, Mclean R M, et al. Treatment of low bone density or osteoporosis to prevent fractures in men and women: a clinical practice guideline update from the American college of physicians[J]. Ann Intern Med, 2017, 167(11): 818–839.

[88] Adler R A, EI-Huajj Fuleihan G, Bauer D C, et al. Managing osteoporosis in patients on long-term bisphosphonate treatment: report of a task force of the American society for bone and mineral research[J]. J Bone Miner Res, 2016, 31(1): 16–35.

[89] Miller P D, Hattersley G, Riis B J, et al. Effect of abaloparatide vsplacebo on new vertebral fractures in postmenopausal women with osteoporosis: a randomized clinical trial[J]. JAMA, 2016, 316(7): 722–733.

[90] Liang X, Glowacki J, Hahne J, et al. Dehydroepiandrosterone Stimulation of Osteoblastogenesis in Human MSCS Requires IGF-I Signaling[J]. J Cell Biochem, 2016, 117(8): 1769–1774.

[91] van Driel M, van Leeuwen JPTM. Vitamin D endocrinology of bone mineralization[J]. Mol Cell Endocrinol, 2017, 15(453): 46–51.

[92] Santos I, Elliott-sale K J, Sale C. Exercise and bone health across the lifespan[J]. Biogerontology, 2017, 18(6): 931–946.

[93] Isung-rong Kuo, Chih-hwa Chen. Bone biomarker for the clinical assessment of osteoporosis: recent developments and future perspectives[J]. Biomark Res, 2017, 18(5): 18.

[94] Sundeep Khosla. Lorenz C Hofbauer Osteoporosis treatment: recent developments and ongoing challenges[J]. Lancet Diabetes Endocrinol, 2017, 5(11): 898–907.

[95] Fazil M, Baboota S, Sahn J K, et al. Ali Bisphosphonates: therapeutics potential and recent advances in druy delivery[J]. Drug Deliv, 2015, 22(1): 1–9.

[96] Iglesias J E, Salum F G, Figueiredo M A, et al. Important aspects conce alendronate-related osteonecrosis of the jaws: a literature review[J]. Gerodontology, 2015, 32(3): 169–178.

[97] Yang C F, Sun Z, Speicher P J, et al. Use and outcomes of minimally invasive lobectomy for stage Inon-small cell lung cancer in the National Cancer Data Base[J]. Ann Thorac Surg,

2016, 101(3): 1037–1042.

[98] Louie B E, Wilson J L, Kim S, et al. Comparison of video-assisted thoracoscopic surgery and robotic approaches for clinical stage Ⅰ and Stage Ⅱ non-small cell lung cancer using the Society of Thoracic Surgeons Database[J]. Ann Thorac Surg, 2016, 102(3): 917–924.

[99] Kwon S T, Zhao L, Reddy R M, et al. Evaluation of acute and chronic pain outcomes after robotic, video-assisted thoracoscopic surgery, or open anatomic pulmonary resection[J]. J Thorac Cardiovasc Surg, 2017, 154(2): 652–659.

[100] Nelson J E, Meier D E, Litke A, et al. The symptom burden of chronic critical illness[J]. Crit Care Med, 2004, 32: 1527–1534.

[101] Hollander J M, Mechanick J I. Bisphosphonates and metabolic bone disease in the ICU[J]. Curr Opin Clin Nutr Metab Care, 2009, 12: 190–195.

[102] Nierman, D M, Mechanick J I. Bone hyperresorption is prevalent in chronically critically ill patients[J]. Chest, 1998, 114, 1122–1128.

[103] Mechanick J L, Pomerantz F, Flanagan S, et al. Parathyroid hormone suppression in spinal cord injury patients is associated with the degree of neurologic impairment and not the level of injury[J]. Arch Phys Med Rehabil, 1997, 78: 692–696.

[104] Sambrook P N, Chen C J, March L, et al . High bone turnover is an independent predictor of mortality in the frail elderly[J]. J Bone Miner Res, 2006, 21: 549–555.

[105] Hadjidakis D I, Androulakis I I . Bone Remodeling[J]. Ann N. Y Acad Sci, 2006, 1092: 385–396.

[106] Blair H, Zaidi M. Osteoclastic differentiation and function regulated by old and new pathways[J]. Rev Endocr Metab Disord, 2006, 7: 23–32.

[107] Berghe G, Roosbroeck D V, Vanhove P, et al . Bone turnover in prolonged critical illness: effect of vitamin D[J]. J Clin Endocrinol Metab, 2003. 88: 4623–4632.

[108] Caetano-Lopes, Canhao J H, Fonseca J E. Osteoimmunology the hidden immune regulation of bone[J]. Autoimmun Rev, 2009, 8: 250–255.

[109] Zaidi, M. Skeletal remodeling in health and disease[J]. Nat Med, 2007, 13: 791–801.

[110] Wai P, Kuo P. Osteopontin: regulation in tumor metastasis[J]. Cancer Metastasis Rev, 2008, 27: 103–118.

[111] Johnson M L, Kamel M A. The Wnt signaling pathway and bone metabolism[J]. Curr Opin Rheumatol, 2007, 19: 376–382.

[112] Krishnan, V, Bryant H U, MacDougald O A. Regulation of bone mass by Wnt signaling[J]. J Clin Invest, 2006, 116: 1202–1209.

[113] Lee P, Eisman J A , Center J R. Vitamin D deficiency in critically ill patients[J]. N Engl J Med, 2009, 360: 1912–1914.

[114] Dahl B, Schi Dt F V, Nielsen M, et al. Admission level of Gc-globulin predicts outcome after multiple trauma[J]. Injury, 1999, 30: 275–281.

[115] Tucker K. Osteoporosis prevention and nutrition[J]. Curr Osteoporos Rep, 2009, 7: 111–117.

[116] Rude, R, Singer F, Gruber H. Skeletal and hormonal effects of magnesium defiiciency[J]. J Am Coll Nutr, 2009, 28: 131–141.

[117] Rude R, Gruber H, Wei L. Immunolocalization of RANKL is increased and OPG decreased during dietary magnesium

defifioiency in the rat[J]. Nutr Metab, 2005, 2: 24.

[118] Kaidar-Person O, Person B, Szomstein S, et al. Nutritional Deficiencies in Morbidly Obese Patients: A New Form of Malnutrition?[J]. Obesity Surgery, 2008, 18(7): 870–876.

[119] Booth S L, Tucker K L, Chen H, et al. Dietary vitamin K intakes are associated with hip fracture but not with bone mineral density in elderly men and women[J]. Am J Clin Nutr, 2000, 71: 1201–1208.

[120] Sahni S, Hannan M T, Gagnon D, et al. Protective effect of total and supplemental vitamin C intake on the risk of hip fracture—a 17–year follow-up from the Framingham osteoporosis study[J]. Osteoporos Int, 2009, 20: 1853–1861.

[121] Morris M S, Jacques P F, Selhub J . Selhub. Relation between homocysteine and B-vitamin status indicators and bone mineral density in older Americans[J]. Bone, 2005, 37: 234–242.

[122] Tucker K L, Hannan M T, Qiao N, et al . Low plasma vitamin B_{12} is associated with lower BMD: the Framingham osteoporosis study[J]. J Bone Miner Res, 2005, 20: 152–158.

[123] Nahid Yazdanpanah, Carola Zillikens M, Fernando Rivadeneira . Effect of dietary B vitamins on BMD and risk of fracture in elderly men and women: the rotterdam study[J]. Bone, 2007, 41: 987–994.

[124] Sato Y, Honda Y, Iwamoto J, et al. Effect of folate and mecobalamin on hip fractures in patients with stroke: a randomized controlled trial[J]. JAMA, 2005, 293: 1082–1088.

[125] Vanhorebeek I L, Langouche, Van den Berghe G. Endocrine aspects of acute and prolonged critical illness[J]. Nat Clin Pract Endocrinol Metab, 2006. 2: 20–31.

[126] Vermes I, Beishuizen A. The hypothalamic-pituitary-adrenal response to critical illness[J]. Best Pract Res Clin Endocrinol Metab, 2001, 15: 495–511.

[127] Peeters R P, Debaveye Y, Fliers E, et al . Changes within the thyroid axis during critical illness[J]. Crit Care Clin, 2006, 22: 41–55.

[128] Berghe G, Weekers F, Baxter R C, et al . Five-day pulsatile gonadotropin-releasing hormone administration unveils combined hypothalamic-pituitary-gonadal defects underlying profound hypoandrogenism in men with prolonged critical illness[J]. J Clin Endocrinol Metab, 2001, 86: 3217–3226.

[129] Needham D M. Mobilizing patients in the intensive care unit: improving neuromuscular weakness and physical function[J]. JAMA, 2008, 300: 1685–1690.

第7章　慢性意识障碍诊断与治疗

意识是一个多方面、模糊的概念，是科学和哲学争论的焦点。尽管一直在努力，但目前还没有一个大家都认可的统一定义。出于临床实际需求，意识被分为两部分：认知和觉醒。认知是对自我和周围客观世界的现象认知，在解剖上与额-顶皮质结构相关。目前，还没有确认认知的唯一标志，但是可以通过患者对"视觉凝视"和"对指令做出反应"的临床行为来表达。觉醒是清醒状态或经历认知的潜能，脑干是清醒的解剖基础，在临床上可以通过"睁眼"反应来验证。觉醒一般是认知的前提，觉醒的增加通常伴随有认知的增加。可以看到两者呈线性关系，如在深睡眠、昏迷和麻醉时，觉醒和认知同时下降。然而，在一些情况下两者是分离的。一方面在生动的梦境期间，觉醒较低，而内源性认知却保留；另一方面，在一些病理状态下，觉醒未受损，而认知却丧失，如微意识状态（minimally conscious state，MCS）和植物状态（vegetative state，VS）/清醒无反应状态，还有失神发作、复杂部分性发作和梦游（图7-1）。

意识障碍（disorders of consciousness，DoC）是指各种严重脑损伤导致的意识丧失状态。慢性意识障碍（prolonged disorders of consciousness，pDoC）是指意识丧失超过28天的意识障碍，也是慢性危重症临床特征之一。脑外伤是pDoC的首位病因，非外伤病因主要包括脑卒中和缺氧性脑病（如心肺复苏后、中毒等）等。pDoC发病机制目前尚不十分清楚，一般认为丘脑-皮层和皮层-皮层连接的破坏。中央环路假说提出丘脑-额叶-顶、枕、颞叶感觉皮质的连接是意识的基本环路，该环路完整性的破坏将导致pDoC。pDoC患者存活时间一般为2～5年，其中VS患者意识恢复较困难，MCS患者有较好恢复潜力。

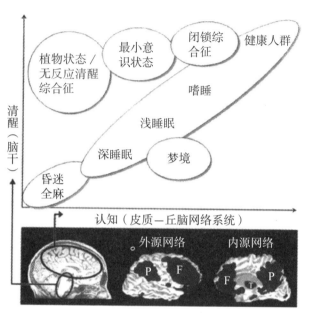

▲ 图7-1　意识图解

近年来，随着临床治疗需求急剧增加，慢性意识障碍的检测、评估及干预方式都得到了快速的发展，并引起了高度的重视。神经影像脑网络功能、神经电生理等技术的进展，大大提高了临床的诊断精度及对pDoC的认识。以神经调控为中心的综合治疗，也为未来pDoC治疗带来了希望的曙光。

一、概述

pDoC包括VS、MCS两种意识层次障碍。VS指保存脑干基本反射及睡眠-觉醒周期，有自发睁眼或刺激睁眼，但无意识内容的状态。MCS指严重脑损伤后患者出现具有不连续和波动性的明确意识征象，又进一步分为MCS-和MCS+。MCS-指临床上出现视物追踪、痛觉定位、有方向性的自主运动，但无法完成遵嘱活动；MCS+指出现了眼动、睁闭眼或肢体的稳定遵嘱活动，但仍无法完成与外界功能性交流，或者不能有目的地使用物品。

pDoC 是一种慢性疾病，病程可持续数年甚至成为永久性，是当今全球性的重大医学难题之一。1966 年 Plum 和 Posner 经典之作《木僵状态与昏迷的诊断》出版，标志着慢性意识障碍作为一门临床医学学科的确立。然而，因治愈无望，昏迷研究经历短暂的兴奋后也近乎"昏迷"。近年来，在脑功能成像领域进展的带动下，昏迷及意识障碍病的研究出现了复兴。但由于意识障碍疾病的致伤机制及病情复杂多样，缺乏大样本多中心的系统性研究。在诸多关键科学问题上存在盲点，需要深入探索和重点突破。

pDoC 研究在我国已开展多年，早期主要集中在高压氧、神经康复领域。在高压氧、针灸及中药等中国传统医学上，积累了大量有益的临床经验。而由于有效治疗手段的欠缺，神经外科更多围绕疾病早期的机制研究、预测因素的研究。

诊断新技术应用上国内很多中心都做了大量的工作：北京宣武医院使用非线性脑电图、失匹配负波等电生理技术，北京军区总医院、杭州师范大学使用功能 MRI 技术，广州华南理工大学的李远清在 pDoC 脑－机接口技术等评定和预测 pDoC 患者的意识水平及预后。在促醒治疗手段上，神经康复领域中杭州师范大学狄海波使用外周感官刺激唤醒、上海高国一使用正中神经刺激、宣武医院周景升使用 TMS，证实了在 pDoC 促醒中的积极作用。这些中心及时跟踪国际的研究动态，发表了一批较高质量的研究报告。学术活动逐渐增多，北京军区总医院徐如祥、何江弘教授组织的意识障碍高端论坛，南京王培东教授组织的全国植物状态学术会议极大地推动了我国 pDoC 研究的交流和合作。

近年来，神经外科在使用神经调控技术促醒的治疗尝试逐渐增多。在北京军区总医院、天津武警医学院附属医院等单位进行了 DBS、SCS 神经调控促醒的尝试，取得了较好的临床效果。

二、病因与病理生理学

（一）pDoC 病因

意识障碍的病因可以见于多种疾病（表 7-1）。以是否伴有神经系统定位征来区分神经系统疾病与全身其他系统疾病。

表 7-1　pDoC 常见病因

损伤部位	常见病因
颅内局限性疾病	脑血管病，如脑出血、脑梗死、短暂性脑缺血发作等；颅内占位性病变，如原发性或转移性颅内肿瘤、脑脓肿等；颅脑外伤，如挫裂伤、颅内血肿等
颅内弥漫性病变	颅内感染性疾病，如各种脑炎、脑膜炎、蛛网膜炎等；弥漫性颅脑损伤；蛛网膜下腔出血；脑水肿；脑变性及脱髓鞘性病变
癫痫发作	
全身感染性疾病	各种脓毒血症、感染中毒性脑病等
内源性中毒	肝性脑病、肾性脑病、糖尿病性脑病、垂体危象、甲状腺危象、乳酸酸中毒等
正常物质缺乏	缺氧，如一氧化碳中毒、严重贫血、肺部疾病、窒息等；缺血，如心输出量减少的各种心律失常、心力衰竭、心肌梗死、脑血管阻力增加的高血压脑病、血压降低各种休克、低血糖
水、电解质、酸碱平衡紊乱、药物过量或戒断后	高渗性昏迷、低渗性昏迷、酸中毒、碱中毒、高钠血症、低钠血症、低钾血症等；抗高血压药物、西咪替丁、胰岛素、抗胆碱能药物、抗癫痫药物过量、抗帕金森病药物、阿片类、水杨酸类、类固醇等
物理性损害	日射病、热射病、电击伤、溺水等

（二）pDoC 病理生理学

在现代医疗中，对意识障碍的认识还知之甚少。传统的大脑结构影像显示意识障碍为多样的损伤模式，并没有明确的脑区与认知相关。我们可以通过对短暂无意识状态的研究来证实，如在癫痫发作期，其核心病理为脑功能异常，而不是宏观结构损伤。尽管如此，在严重 TBI 所致的 VS 患者中，观察到存在广泛的弥漫性轴索损伤和丘脑损伤。应用 PET-CT 研究大脑的能量代谢，发现认知与大脑整体的代谢并非紧密相关，而是与大规模的额 – 顶叶网络（包含多模态的相关皮质）的保存相关。与临床表现一致，MCS 患者部分保留了额 – 顶叶大规模脑网络。额 – 顶叶区域的联通和他们与丘脑的连接在保持意识中至关重要，因此重建丘脑 – 皮质活动在 VS 患者意识恢复中起着重要的作用。

另外有研究者总结了上行网状结构激活系统，提出了"脑干激活大脑皮质"的概念，学者们由此确立了网络间连接失调的核心机制，并不断探索脑网络连接。一些专家支持"前脑循环模型"，即丘脑中央神经元向大脑皮质及纹状体传递的过程受阻，纹状体中间型多棘神经元减弱对内侧苍白球的抑制，继而加强苍白球对丘脑的抑制，进一步减弱丘脑对大脑皮质的兴奋作用，最终导致 pDoC 的发生。

这一假说认为，中央丘脑作为关键部位，与各个皮层区连接并支持大脑的觉醒。相关研究发现，意识丧失与大脑多个网络通路功能性失连接有关，包括额顶网络、丘脑皮质网络及小脑皮质网络。小脑通过脑桥传入纤维接收大脑皮质信号，再通过传出纤维投射至丘脑，继而投射回额顶网络形成闭合环路，构成一个小脑 – 丘脑 – 皮质循环，维持意识状态。脑网络中这一结构尤其是丘脑一旦损害即可造成网络失连接，从而导致不同程度 pDoC 的出现。

三、pDoC 临床行为评估

pDoC 患者评定要点是通过鉴别对刺激的反应是反射性，还是来自部分觉知能力参与的主动行为，来确定患者的意识水平。pDoC 患者每天觉醒状态及意识水平存在明显的波动性，需要系统、细致的检查和多次重复评定。评定前务必排除镇静、抗癫痫、神经兴奋等药物对意识的影响，此外感觉缺失、运动障碍、失语、抑郁等会限制患者对检查做出的反应，需要加以鉴别。

（一）pDoC 程度评定量表

昏迷恢复量表（Coma Recovery Scale-Revised, CRS-R）修订版是目前 pDoC 检查与评估的标准临床量表，能够客观评定 pDoC 患者意识状态，尤其是鉴别 VS 与 MCS。其他量表包括韦塞克斯头部损伤量表（WHIM）、无反应状况全貌量表（FOUR）、感觉形态评估与康复技术量表（SMART）、意识障碍评定量表（DoCS）等，南京评分量表（2012 年修订版）在国内也有一定范围的使用。针对疼痛的评估量表有伤害性昏迷量表。格拉斯哥昏迷量表（GCS）尽管在临床使用广泛，但主要适用于早期 DoC 的评定。

（二）pDoC 结局评定量表

长期随访的患者预后存在诸多影响因素，在随访上要求细致和密集的采集信息，仔细甄别导致结果偏倚的影响因素，准确合理评定预后及疗效。格拉斯哥预后评分量表（GOS）及扩展版（GOS-E）是目前预后的主要评定工具，但无法区分 VS 和 MCS。鉴于 DoC 患者意识由 VS 提高为 MCS– 或 MCS+ 对预后及临床干预判定具有重要意义，建议使用 CRS-R 量表作为预后评定的主要工具。残疾评定量表（DRS）使用相对较少，对评定 GOS-E3 分以上的患者更具优势。

四、pDoC 神经影像学评估

（一）MRI

结构成像 T_1、T_2 检测 pDoC 患者的脑萎缩程度，明确脑损伤部位、缺血缺氧性病变及弥漫性轴索损伤等病变程度。通常脑萎缩程度及速度与大脑活动水平相关，结合病程分析可推测残余意识水平。丘脑与脑干上部（桥脑、间脑）是意识通路的重要结构基础，其损伤程度是影响预后的因素。弥散张量成像（diffusion tensor imaging，DTI）检测关键区域（脑干、丘脑、皮层下等）的各向异性分数（fraction anisotropy，FA）是预测 pDoC 预后的参考指标。

静息态功能性磁共振成像（functional magnetic resonance imaging，fMRI）的默认网络（default mode network，DMN）连接强度与 pDoC 患者的意识水平显著相关，后扣带回区域的激活强度可区别 MCS 与 VS 诊断，并可间接提示患者预后水平。全脑多网络综合分析有助于提高预测准确度。被动刺激和主动命令范式 fMRI，可能提高结果的特异性，但操作要求高，临床检测中可尝试应用。

（二）正电子发射计算机断层显像

可通过测量关键脑区（内侧前额叶皮层、后扣带回等）的葡萄糖摄取与代谢水平，采用标准摄取值（standard uptake value，SUV）等指标有效评估 pDoC 患者不同脑区活动水平及相应的残余意识，帮助预测预后。结合 fMRI 脑网络分析可能提供更多预测信息。

Di 等对 fMRI 和 PET-CT 评价无反应觉醒综合征 / 植物状态和最低意识状态患者预后的价值进行研究，提示功能影像学中大脑联合区皮质高反应的患者预后良好，灵敏度为 69%，特异度为 93%。由于该项研究采用不同方式刺激不同的感觉系统，因此研究结果不具同一性。

Stender 等采用 ^{18}F-FDG PET 观察慢性意识障碍患者前额叶和顶叶皮质葡萄糖代谢变化，以预测其意识恢复情况，诊断准确度约 74%，但该项研究未观察意识相关其他脑区的葡萄糖代谢情况。

五、pDoC 神经电生理评估

（一）脑电图

1. 常规脑电图　脑电图以节律波的形式记录脑电活动，其波形、频率和波幅随意识状态而变化，广泛应用于意识障碍的诊断，可作为行为学量表证据不充分时的辅助诊断工具。

（1）觉醒状态下脑电图：Estraneo 等发现 pDoC 均表现出异常脑电活动，脑电图低电压的阳性检出率较高，其诊断 VS 的灵敏度达 100%，特异度仅 38%。脑电活动特征同时也是可靠的预后预测指标，Hofmeijer 等的研究显示，DOC 患者心肺复苏后 24h 的脑电图呈现等电位、低电压或具有相同暴发波的暴发抑制是预后不良的可靠预测因素，特异度达 100%；而心肺复苏后 12h 脑电图表现为弥散性慢波或正常脑电图则提示预后良好，特异度为 95%。脑电图可见痫样放电亦是病情严重和预后不良的特征性表现，但 Pascarella 等认为其对 VS 与 MCS 无鉴别诊断价值，并且与远期不良预后和病死率无关联性。

脑电图分级可以更精准地辨别患者是否存有意识，目前临床常用的脑电图分级标准有 Synek 和 Young 分级。

Ross Sebastiano 等的研究显示，VS 与 MCS 患者 Synek 分级评分有显著差异，提示 Synek 分级对 DOC 患者的意识水平分级具有较高价值，Synek 分级 4 级［暴发抑制、α 昏迷、θ 昏迷、低电压（<20μV）］诊断 VS 的灵敏度为 41.2%，特异度为 91.2%，但该分级标准无法预测预后。Cavinato 等和 Estraneo 等均认为，常规脑电图 Synek 分级对意识恢复和良好预后并无预测价值。

1997 年，Young 等在常规脑电图 Synek 分级的基础上进一步改进，提出一种新的分级标准，即 Young 分级。但这两种分级标准并不能对临床有重要意义的慢波进行系统区分，故无法有效评估意识障碍。而且，2018 年和 2020 年发布的美国和欧洲意识障碍指南均未采用这两项分级标准。

2014 年，Forgacs 等提出脑电图 4 级分级法，即正常、轻度、中度和重度异常脑电图，并发现觉醒状态下背景节律正常或仅轻度异常，其诊断 MCS 的灵敏度为 67%，特异度为 75%；重度异常脑电图对应极低的 CRS-R 评分和脑代谢水平，提示存在高级认知功能障碍。

Casarotto 等的研究显示，MCS 患者均存在异常脑电活动，重度占 18.4%，中度占 44.7%，轻度占 36.9%，其中重度异常脑电图诊断 VS 的灵敏度为 60%，特异度为 82%。

(2) 睡眠脑电图：脑电图睡眠样活动提示 DOC 患者可能残留较高的意识水平。Forgacs 等发现，睡眠状态下脑电图呈现顶尖波或睡眠纺锤波的 DOC 患者 CRS-R 评分较高，表明睡眠纺锤波的存在提示 DOC 患者残留较高的意识水平，可能是由于睡眠纺锤波的产生依赖于维持意识的丘脑网状上行激活系统或丘脑皮质环路功能和结构的完整性。Malinowska 等认为，与 VS 患者相比，MCS 或闭锁综合征患者更易出现脑电图睡眠样活动，如睡眠纺锤波（$P=0.01$）、δ 慢波活动（$P=0.035$）、睡眠 – 觉醒周期中浅睡眠与深睡眠交替出现（$P<0.001$）。因此，脑电图睡眠样活动可资鉴别 MCS 与 VS。Wielek 等的研究显示，MCS 患者脑电活动存在系统性昼夜变化；而 VS 患者日间与夜间平均信号复杂度仅有很小的差异，提示其脑电活动的系统性昼夜变化严重损害。因此，脑电图系统性昼夜变化也可提示意识水平。由此可见，脑电图在觉醒或睡眠状态下呈现的特征性表现对 MCS 与 VS 有鉴别诊断意义。此外，脑电图还是一项预后预测指标，其异常活动常与不良预后相关。但是其诊断和预后预测价值受低敏感性、低空间分辨力、易受干扰等缺点所限制。

2. 脑电反应性 脑电图观察到的脑对外界刺激的反应，称为脑电反应性。Estraneo 等的研究显示，VS 与 MCS 患者对睁闭眼、听觉和间歇光刺激的脑电反应性存在显著差异，对 1 种刺激有反应，其诊断 MCS- 的灵敏度高达 91%，特异度仅 51%；对 3 种刺激均有反应，其诊断 MCS 的灵敏度为 45%，特异度增至 92%。因此建议，临床鉴别诊断 MCS 与 VS 时，先采用高敏感性的单一刺激，再采用高特异性的联合刺激。异常脑电图联

合脑电反应性缺失鉴别诊断 MCS 与 VS 较单一异常脑电图或脑电反应性缺失具有更高的阳性检出率和更低的误诊率。

脑电反应性不仅在意识评估方面具有重要作用，同样对预后预测极具价值。2020 年欧洲神经病学学会（European Academy of Neurology，EAN）公布的昏迷及其他意识障碍诊断指南肯定了对外界刺激的脑电反应性的诊断与预后预测价值，提出清醒状态下存在反应性的枕叶来源的仅节律最可能排除 VS 和 MCS，并提示预后良好。

Rossetti 等研究显示，早期脑电图反应性缺失是心脏骤停患者低温治疗后预后不良的可靠预测指标。由此可见，脑电反应性不仅可以提示意识残留，而且还可以联合异常脑电图更准确地鉴别诊断 MCS 与 VS，同时脑电图反应性还是一项可靠的预后预测指标。

3. 任务范式脑电图 Cruse 等报道 1 例无明显主动行为且经重复评估仍诊断为 VS 的颅脑创伤患者，脑电图出现对外界指令可靠的遵嘱反应，这种现象被称为认知运动分离。Kondziella 等通过多个主动任务范式试验发现，pDoC 患者认知 – 运动分离发生率约为 14%。Claassen 等研究显示，约 15% 临床判定为无反应的 pDoC 患者存在与语言命令在时间上一致的大脑激活。由此可见，任务范式脑电图较行为学检查能够更灵敏地发现细微的隐匿意识。Edlow 等的任务范式脑电图研究显示，急性颅脑创伤后意识障碍患者对语言或音乐刺激的反应分别为 80% 和 66.7%，而对任务命令仅为 33.3%，但任务命令的特异度高达 100%。因此建议，临床先采用敏感性较高的语言刺激筛选意识水平较高的患者，再采用特异性较高的运动想象范式加以确诊。在预测预后方面，Edlow 等对比研究显示，早期对运动命令无脑电反应的 pDoC 患者与对运动命令有脑电反应的患者随访 6 个月时扩展格拉斯哥预后分级评分无明显差异。

Claassen 等观察 104 例 DOC 患者运动想象任务后的脑部激活情况（4 例失访），发现 7/16 例早

期能够完成任务想象的患者随访 12 个月时 GOS-E 评分≥4 分（OR=5.4，95%CI 1.2～26），仅 14.29%（12/84）的无脑部激活患者达到以上状态。Spataro 等对 VS 患者行基于触觉刺激诱发 P300 的脑机接口检验，结果显示，患者对刺激的判别准确度（正确识别目标刺激的次数 / 目标刺激总数比值）与随访 6 个月时 CRS-R 评分呈正相关关系（r=0.81，P=0.002）。由此可见，出现遵嘱的脑电反应可提示预后良好。总之，与任务范式 fMRI 相比，主动任务范式脑电图更适用于意识障碍患者的意识评估；此外，主动任务范式脑电图还与远期良好预后相关，有助于意识障碍患者长期治疗策略的制定。但是由于检测条件或实验命令设计的缺陷，任务范式脑电图的阳性检出率仍较低。

4. 定量脑电图　定量脑电图（quantitative EEG，qEEG）通过统计和分析精确、客观量化脑电活动，主要包括对时域和频域的线性分析，以及对不规则、复杂的自发性脑电活动的非线性分析，提炼出常规脑电图无法获得的重要信息，可作为慢性意识障碍患者意识评估的有效指标，同时也是可靠的预后预测指标。枕叶来源的 α 功率和 α 频段的脑网络连接性与意识水平密切相关，α 功率既可鉴别诊断 MCS 与 VS，亦可预测意识恢复。

Lehembre 等研究显示，与 VS 患者相比，MCS 患者的 α 功率更小、仅功率更大，表明 MCS 患者存在更显著的高频脑电活动；他们还通过相干性虚部和相位延迟指数检测不同脑区之间的功能连接，结果显示，与 VS 患者相比，MCS 患者 α 频段的双侧大脑半球之间连接性和 θ 频段的额枕叶之间连接性更强（P<0.05）。Babiloni 等采用低分辨力脑电磁断层成像联合脑电图分析 VS 患者各脑叶各频段振幅，发现 α 节律功率越大、意识恢复的机会越大，是预测随访 3 个月时意识恢复的主要指标。

Sara 等采用非线性指标近似熵（approximate entropy，ApEn）诊断 VS，其诊断灵敏度为 94.7%，特异度达 100%，同时还发现 ApEn≥0.8 提示易恢复意识，因此，近似熵高敏感性、高特异性的诊断能力和较强的预后预测能力使其成为可靠的量化指标。

Gosseries 等提出"时频均衡谱熵"（TBSE）的概念，并认为该项指标在急性期无意识患者（昏迷或 VS）与 MCS 患者之间存在显著差异，时频均衡谱熵的截断值为 52，其区分无意识与有意识患者的灵敏度为 89%，特异度为 90%，受试者工作特征（receiver operating curve，ROC）曲线下面积（area under the curve，AUC）为 0.9（95%CI 0.8～1.0）；但是该项指标在 pDoC 患者中无显著差异。这种诊断价值的差异性可能是由于脑皮质功能重组，也可能是由于随着时间的推移，肌肉痉挛程度增加致肌电图出现伪影。

脑电双频指数（bispectral index，BIS）常用于评估麻醉程度，亦可用于评估意识水平。Schnakers 等研究显示，脑电双频指数鉴别诊断 VS 与 MCS 的灵敏度和特异度均为 75%，同时还发现发病 1 年后意识恢复的患者脑电双频指数较高，因此认为，脑电双频指数是一项可靠的诊断与预后预测指标。尽管其诊断准确性低于熵指数，但其作为快速、简便的检测方法，可用于快速、重复的临床评估。由此可见，定量脑电图可以结合影像学，建立脑模型，定量分析不同来源的脑电信号，克服脑电图自身低空间分辨力的缺点，提取更多的信息以增强脑电图的诊断与预后预测能力，但是该方法分析复杂、需专门分析技术的缺点也限制了其临床应用。

（二）诱发电位

1. 外源性诱发电位

（1）体感诱发电位（somatosensory evoked potential，SEP）：系临床最常应用的诱发电位之一，通过刺激上肢正中神经诱发脑电活动。Hofmeijer 等对心肺复苏后意识障碍患者随访 6 个月，发现发病后 72h 体感诱发电位缺失是预后不良的早期预测指标，特异度为 100%，阴性预测值为 39%。Zheng

等通过对颅脑创伤后 pDoC 患者进行随访观察，发现体感诱发电位缺乏预测不良预后的准确度为100%，即所有早期体感诱发电位缺失的患者均预后不良（格拉斯哥预后分级评分 1～3 分）。由此可见，双侧体感诱发电位缺失可以反映出丘脑皮质感觉投射系统障碍，是远期预后不良的强有力预测因素，具有高特异性的特点。Estraneo 等对43 例发病 1 个月的缺氧后 VS 患者进行为期 2 年的随访，结果显示，体感诱发电位的存在预测良好预后的灵敏度为 100%、特异度为 79%，阳性预测值为 56%，阴性预测值为 100%，表明体感诱发电位的存在是其预后良好的预测因素。亦有研究呈相反结论，Cavinato 等对 34 例颅脑创伤后 VS 患者的 1 年随访资料进行回顾分析，发现体感诱发电位并不能预测意识恢复，尚待进一步研究。

(2) 脑干听觉诱发电位（brainstem auditory evoked potential，BAEP）：通过外界声刺激反映听神经和脑干听觉传导通路的状态。Fischer 等观点是脑干听觉诱发电位无法鉴别诊断 VS 与 MCS。预测预后方面，Cavinato 等认为脑干听觉诱发电位对颅脑创伤后 VS 患者的意识恢复无预测价值。Luaute 等研究也证实这一结论。由此可见，脑干听觉诱发电位作为一种外源性刺激相关电位，反映的是脑干听觉传导通路功能而非皮质功能，病变较局限、未累及该传导通路时通常表现正常，故脑干听觉诱发电位的临床应用较局限。

(3) 中潜伏期听觉诱发电位（mid-latency auditory evoked potentials，MLAEP）：系指患者受声音刺激 10～100ms 内出现的脑电反应。该项指标在 MCS 与 VS 患者之间存在显著差异，敏感性和特异性均较高，可辅助影像学和行为学量表进行分类诊断。中潜伏期听觉诱发电位缺失是预后不良的可靠预测因素。Fischer 等的前瞻性队列研究纳入 27 例意识障碍患者，发现有 12/17 例缺氧后意识障碍患者中潜伏期听觉诱发电位缺失，发生率高于其他病因，持续性植物状态（persistant vegetative state，PVS）患者中潜伏期听觉诱发电

位缺失率明显高于 MCS 患者（灵敏度 73%，特异度 80%，$P=0.03$）。Luaute 等发现，中潜伏期听觉诱发电位皮质成分缺失与意识恶化有关（OR=5.84，95%CI 1.75～19.44，$P<0.004$）。

(4) 激光诱发电位（laser evoked potentials，LEP）：系通过激光刺激产生疼痛的方式诱发神经系统反应，以研究中枢神经系统对痛觉的反应。Naro 等的研究显示，MCS 患者和正常对照者均存在 C 纤维激光诱发电位（C-LEP）的 N2P2 成分和 Aδ 纤维激光诱发电位（Aδ-LEP）的 N2P2 成分，仅部分 VS 患者只存在 C 纤维激光诱发电位的 N2P2 成分；尽管 VS 患者伤害性昏迷量表修订版（NCC-R）评分与 MCS 患者和正常对照者相似，但激光诱发试验显示，VS 患者存在痛觉反应缺失和潜伏期明显延长，故对鉴别诊断 VS 与 MCS 有一定价值。

2. 事件相关电位

(1) N100：系患者受听觉刺激 100ms 内记录到的首个脑电负向波，无须患者主动注意，可用于检验听觉传导通路的完整性。N100 缺失可能与神经网络的严重破坏相关。

Fischer 等纳入 27 例意识障碍患者，有 12/16 例 VS 患者 N100 缺失，3/11 例 MCS 患者 N100 缺失，组间差异无统计学意义；同时发现 N100 缺失在缺氧病因中更常见。Risetti 等在 8 例 VS 和 3 例 MCS 患者中均观察到 N100 的存在，组间差异无统计学意义。Luaute 等探讨 N100 对意识障碍患者预后的预测作用，对随访 12 个月时仍处于 VS 和 MCS 者再进行为期 5 年的随访，结果显示，N100 与意识改善无关联性。由此可见，N100 仅为外源性刺激相关电位，可反映听觉传导通路的完整性和初级听觉皮质的残留功能，而无法反映高级认知功能，因此对意识障碍的诊断和预后预测价值较低。

(2) 失匹配负波（mismatch negative，MMN）：系脑接受偏差刺激后 100～250ms 诱发的波幅为 0.50～5.00μV 的负向波，通常由 Oddball 刺激序列

获得。Oddbau 刺激序列包含反复出现的标准刺激和小概率随机出现的偏差刺激，该刺激序列诱发的失匹配负波反映出脑对偏差刺激的自动化处理，无须患者主动参与。

Risetti 等在意识障碍患者中观察到失匹配负波，并且植 VS 患者与 MCS 患者潜伏期和振幅均无明显差异。Fischer 等也得出相似结论。预测预后方面，Kotchoubev 等研究发现，随访 6 个月时早期存在失匹配负波的意识障碍患者中约 59% 意识改善，不存在失匹配负波的患者中仅 22% 意识改善（$P=0.044$），表明失匹配负波的存在与随访 6 个月时良好预后（意识恢复）相关，可作为一项有效的预后预测指标。由此可见，失匹配负波与 N100 一样不适合单独作为意识障碍的分类诊断指标，但可以反映脑对偏差信息自动加工的高级功能，较 N100 具有更佳的预后预测价值。

(3) P300：系患者受到少量、非期望富含情感的刺激后于 300ms 附近产生的脑电正向波，主要包含 P3a 和 P3b，其中，P3a 是 220~280ms 出现的正相电位，P3b 是 310~380ms 出现的正相电位，是一项反映脑对刺激信号的认知和加工能力即高级认知功能的指标。

Li 等采用熟悉声音唤名刺激将声音组成顺序颠倒后合成新的声音刺激，并设计 TO 和 DO 范式，TO 范式以 1000Hz 音调作为标准刺激、熟悉声音唤名刺激作为偏差刺激，DO 范式以新的声音刺激作为标准刺激、熟悉声音唤名刺激作为偏差刺激。结果显示，在 TO 和 DO 范式下均出现 P300 的患者可恢复意识：DO 范式下出现 P300 双峰的患者发病后 10~50 天即恢复意识，1 例 P300 仅一个峰值的植物状态患者发病后 15 个月恢复意识；而仅在 TO 或 DO 范式下出现 P300 无法判断是否恢复意识。

Fischer 等同样采用熟悉声音唤名刺激，但发现意识障碍早期 P300 阳性率在植物状态与微意识状态患者之间无显著差异；缺氧缺血性脑病（hypoxic-ischemic encephalopathy，HIE）患者很少出现 P300，可能是由于维持意识与注意力的额顶叶和颞叶网络广泛破坏，各脑区之间的功能连接性下降。

Risetti 等研究显示，VS 患者在被动倾听时出现明显的 P300 延迟，MCS 患者在主动倾听时 P300 波幅显著升高，表明 P300 鉴别诊断 VS 与 MCS 仍存争议。

预测预后方面，P300 的存在与良好预后显著相关，是敏感性和特异性均较高的可靠指标。Cavinato 等纳入 34 例颅脑创伤后 VS 患者，26 例意识恢复患者中 23 例（88.46%）早期即存在 P300，8 例未恢复意识患者中仅 3 例（3/8）早期存在 P300；他们还发现，创伤后 2~3 个月出现 P300 是意识恢复的影响因素（DR=2.62，95%CI 2.620~5.714，$P<0.01$）。

(4) N400：系患者阅读语句时发现语义不匹配，经过约 400ms 引出的脑电负向波，可以在一定程度上反映脑处理语义的能力。虽然语言加工网络并不完全等同于意识形成网络，但 N400 的存在依赖于多个脑区的同步活动，反映出脑连接功能和结构的完整性。

Beukema 等对 16 例意识障碍患者实施经典 N400 诱发范式试验，发现仅 1 例 MCS 患者出现明显的 N400，并且 N400 阳性率在 VS 与 MCS 患者之间无明显差异。由此可见，N400 低敏感性缺点可能影响其诊断价值。

Steppacher 等采用一种客观的 t 连续小波变换算法检测 N400，显著提高 VS 和 MCS 患者的 N400 阳性率，但在预测预后方面劣于传统目视方法。随后他们进一步联合应用多种听觉诱发电位预测预后，发现早期同时存在 N400 和 P300 的患者中约 97% 的 MCS 患者和 92% 的 VS 患者恢复交流能力，N400 和 P300 均缺失患者中仅 10% 的 VS 患者恢复交流能力，提示 N400 与 P300 联合应用有良好的预后预测能力。由此可见，N400 的存在提示意识网络损伤较轻，早期即存在 N400 的意识障碍患者可能存在较高的意识水平，从而预测远期康复的可能性较大，但是由于诱发 N400 需患者意识水平较高且总体阳性率较低，故无法有效鉴别诊断 MCS 与 VS，尚待进一步完善相应的检测方法。

（三）经颅磁刺激联合脑电图

经颅磁刺激联合脑电图（TMS-EEG）系指通过线圈予以强且短暂的磁脉冲，透过颅骨激活皮质神经网络，并用磁兼容的脑电电极和放大器记录脑电反应的技术，可检测受刺激脑区的特异性脑电反应及其与未受刺激脑区之间的相互作用。TMS-EEG 较常规脑电图具有更高的敏感性和特异性，以及更丰富的即时脑电信息。

白洋等的研究显示，重复经颅磁刺激（repetitive transcranial magnetic stimulation，rTMS）可显著增加微意识状态患者的 γ 活动，并增强 γ 频段的前额叶 – 中央区及前额叶 – 顶叶之间的连接性，但对 VS 患者的 γ 活动和各脑区之间的功能连接无影响。因此认为，经颅磁刺激后出现脑电反应可资鉴别诊断两者。

Ragazzoni 等发现，MCS 患者经颅磁刺激后可出现对侧诱发电位，而 VS 患者缺失，其鉴别诊断两者的准确率为 92%。Casali 等采用扰动复杂性指数（product complexity index，PCI）量化评估意识水平，扰动复杂性指数越高，经颅磁刺激诱发的脑电活动越复杂，意识水平越高。

Casarotto 等研究显示，扰动复杂性指数最大值（PCI_{max}）>0.31 诊断 MCS 的准确率为 94.7%，还发现大部分 PCI_{max}>0.31 的 VS 患者随访 6 个月时意识改善为 MCS，提示此类患者可能有意识迹象，进而推断扰动复杂性指数的最佳截断值为 0.31。总之，TMS-EEG 具有在意识障碍患者微弱的脑电活动中探查隐匿意识的能力，扰动复杂性指数等量化指标不仅可以鉴别诊断 VS 与 MCS，而且可以对 VS 患者的意识水平进行分层细化。因此认为，TMS-EEG 作为一种新的检测技术将发挥越来越重要的作用。

（四）肌电图

肌电图是误诊率较低的电生理学指标，可辅助行为学量表发现细微的肌肉活动。Habbal 等将"动手""动腿"和"咬牙"3 个运动命令及"今天是晴天"的对照命令组成范式，并通过肌电图检测意识障碍患者对命令的响应能力，发现仅 1 例 VS 患者和 3 例 MCS+ 患者至少对 1 项运动命令有响应；值得注意的是，尽管 VS 患者临床未见运动迹象，但肌电图显示的命令响应与 MCS 患者相似，表明肌电图可以更敏感地发现微弱的肌肉活动，发现意识障碍患者的隐匿意识。

Lesenfants 等根据对运动命令和对照命令的响应次数计算得出肌电图分数，采用留一法交叉验证，从而确定命令的响应阈值为 1.50，>1.50 定义为对命令有响应；并发现所有 MCS+（14/14）、脱离 MCS（3/3）、闭锁综合征患者（2/2），以及 2 例（2/8）MCS– 患者对命令有响应，而 15 例 VS 患者均无响应。他们还发现，肌电图评分随意识水平的提高而线性增加，因此认为该方法可以有效检测出残留的意识。Schnakers 等以 70～110Hz 刺激意识障碍患者额叶，记录额叶肌电图并定量分析。结果显示，其与 CRS-R 评分、格拉斯哥昏迷量表评分呈正相关，但在 MCS 与 VS 患者之间无显著差异。Lehembre 等认为，α、δ、θ 频段的下颌肌电功率无法鉴别诊断 MCS 与 VS。因此，肌电图虽可在一定程度上反映意识水平的差异，但不足以鉴别诊断 MCS 与 VS；同时由于受意识波动、痉挛、运动障碍和听理解障碍的影响，限制了其临床应用。

六、pDoC 治疗

pDoC 治疗，近年来，在药物和神经康复等领域开展了许多有益的治疗研究和尝试，其中以脑深部电刺激（deep brain stimulation，DBS）和脊髓电刺激（spinal cord stimulation，SCS）为代表的神经调控技术最受关注，其他包括迷走神经电刺激（vagus nerve stimulation，VNS）、硬膜外皮质电刺激（extradural cortical stimulation，ECS）及巴氯芬泵植入（intrathecal baclofen，ITB）等。pDoC 目前仍缺乏确切而有效的治疗方法。尽管缺乏系统性研究及足够的循证医学证据，但鉴于大量的 pDoC 患者人群及巨大的治疗需求，临床对 pDoC 治疗的研究与尝试一直在进行。根据目前研究的结果，有以下 pDoC 治疗方法可供临床选用。pDoC 诊疗过程中应该遵循四大基本医学伦理原则：尊重自主性、不伤害原则、有利原则和公正原则。

（一）药物治疗

目前尚无足够的证据支持使用药物能提高 pDoC 患者的意识水平。有报道显示一些药物可在 pDoC 患者身上观察到暂时或长期的改善。一项大型 Ⅱ 类随机对照试验证明金刚烷胺（多巴胺受体激动药和 N- 甲基 –D- 天冬氨酸拮抗药）可加速外伤后 pDoC 患者的意识恢复。唑吡坦［非苯二氮䓬，γ- 氨基丁酸（γ-aminobutyric acid，GABA）受体激动药］可改善部分 pDoC 患者意识并恢复其功能，唑吡坦用法为，每天单次口服 10mg，服药后 20～30min 可观察到药物起效，服药后 1h 达到最大的促醒效果，药物效果持续约 4h。以上 2 种药物通过调节中央环路促进意识的复苏，金刚烷胺的临床改善与额顶叶脑代谢的增加有关，唑吡坦可能通过抑制苍白球而产生广泛兴奋。鞘内巴氯芬（GABA 受体激动药）主要用于痉挛的治疗，但在少数非对照研究和病例报道中被作为一种潜在的促进意识恢复的药物。其他报道对 pDoC 意识有改善作用的药物包括溴隐亭、左旋多巴、咪达唑仑、莫达非尼和纳美芬等。哌甲酯、拉莫三嗪、舍曲林和阿米替林等更适用于脑损伤但意识仍存在的患者，可分别产生短或长期效应以改善注意力缺陷。

常用辅助药物包括神经营养与扩血管药物两个大类。中医中药通过辨证施治，施以醒脑开窍的单药或组方（如安宫牛黄丸等），虽在国内临床经常使用，但机制及疗效均缺乏充分证据。

（二）高压氧治疗

高压氧治疗可提高脑组织氧张力，促进脑干网状结构上行激动系统的兴奋性，促进开放侧支循环，有利于神经修复、改善认知，是 pDoC 常用的促醒治疗方法之一，建议在 pDoC 早期 1～3 个月开始实施，具体治疗次数尚无定论。

张奕等关于高压氧治疗脑出血 VS 的研究验证了这一理论，发病前 CRS-R 评分＞ 6 分的患者意识清醒率达 51.5%。有研究报道，早期高压氧治疗可防止部分 VS 迁延至 PVS。因此，治疗时机越早，疗效越好；PVS 病程越短，有效率越高。依据我国最新修订的 PVS 疗效评定标准，高压氧治疗 PVS 患者的意识恢复率为 36.4%，总有效率达 90.9%。高压氧对于脑损伤后 pDoC 患者意识恢复具有明显疗效，高压氧还能促进神经功能修复，降低致残率及减少并发症的发生。

高压氧的缺点在于需要转运患者至氧舱内治疗，这类患者在搬动、转运过程中可能出现危及生命的并发症，需加以防范。

（三）神经调控治疗

神经调控治疗是通过特定的设备，有针对性地将电磁刺激或化学刺激物输送到神经系统特定部位，来改变神经活动的治疗方法，包括无创与植入方式。由于直接参与了神经环路的功能调制，又具有可逆可控的优点，近年来在难治性神经系统疾病的治疗中扮演越来越重要的角色。

1. 无创神经调控治疗

(1) 重复经颅磁刺激：TMS 基于电磁感应原理在大脑中形成电场，诱发去极化神经元，达到调节皮层兴奋性的效果。在原发病情稳定及脑水肿消退后可尽早实施，对存在靶区不稳定病变、癫痫病史、治疗部位颅骨缺损或体内有金属植入物的患者不建议应用。MCS 患者经 rTMS 治疗后总体获益好于 VS 患者，严重并发症并不常见。目前 rTMS 治疗 pDoC 参数尚无一致意见，推荐使用 5～20Hz rTMS 刺激背外侧前额叶（dorsolateral prefrontal cortex，DLPFC）、顶枕交接区或运动区 M_1 区，刺激强度为 90%～100% 运动阈值，共刺激 300～1500 个脉冲，疗程为 1～20 天，也可针对病情恢复特点进行多疗程治疗。

(2) 经颅直流电刺激（transcranial direct current stimulation，tDCS）：利用微弱的直流电来调节皮层的兴奋性及连接性，MCS 可更多从治疗中受益。长时程 tDCS 调控的累积效应可重塑意识网络。目前关于 tDCS 治疗 pDoC 患者的刺激部位、时间、参数及疗程尚无统一标准，推荐刺激部位选择 dLPFC 或后顶叶皮层，每次 10～20min，1～2mA，10～20 天。有癫痫病史或颅内有金属植入物的患者慎用。

(3) 外周神经电刺激：外周神经电刺激包括正中神经电刺激（median nerve electrical stimulation，MNS）和经皮迷走神经刺激（transcutaneous vagus nerve stimulation，TVNS）。

MNS 主要通过增加脑血流量，增强脑电活动，影响神经递质的分泌，提高觉醒及觉知水平。可早期使用，选用右侧 MNS，电流强度 10～20mA，频率 40～70Hz，每天 1 次，每次 30min～8h，持续 7～30 天。

TVNS 通过迷走神经耳支进入脑干孤束核，加入上行网状激活系统，参与意识环路的调制。目前尚无大样本量的研究，推荐刺激多为双侧耳甲缘中和脑干穴位，电流强度 6mA，连续刺激，20min/ 次，10 天为 1 个疗程。

国内一些学者将 MNS 应用于 pDoC 患者促醒治疗后发现，MNS 可作为 TBI 后昏迷的一种有效促醒手段，同时还对比了左、右 MNS 对持续 VS 促醒治疗的效果，结果发现右 MNS 较左 MNS 具有更好的促醒效果。2017 年，Yu 等首次报道了 1 例 VS 患者接受 4 周的 TVNS 治疗后，意识水平提高到 MCS，fMRI 显示其功能连接性明显增强，但目前尚无大样本研究显示其确切效果，因此，尚需进一步证据证明 TVNS 的有效性。

(4) 低强度聚焦超声：聚焦超声（focused ultrasound，FUS）可穿透颅骨并准确地到达脑深部，影响神经元的兴奋性。近年来 FUS 因其良好的穿透性及定位性，在神经系统调控中的应用越来越广泛，已成为神经调控领域的研究热点。低强度聚焦超声（low intensity focused ultrasound，LIFU）可以在对神经元无损毁基础上，通过对神经元双层磷脂膜层的机械作用力改变膜电位，从而对神经元功能及神经环路活性进行调控。Su 等削使用 LIFU 治疗 TBI 导致的昏迷小鼠，发现 LIFU 可增加脑源性神经营养因子的蛋白水平，抑制 TBI 后细胞凋亡，进而改善脑功能。Monti 等发现 1 例 MCS 患者接受中央丘脑的超声刺激后语言理解和行为相关功能得到明显改善。目前 LIFU 应用于 pDoC 患者的研究较少，但作为一项新兴的神经调控技术，LIFU 已被广泛应用于中枢神经系统疾病治疗中，其对于 pDoC 患者促醒作用值得进一步探索。

2. 有创神经调控治疗 pDoC 的神经调控手术应作为常规治疗的补充手段。进入手术评估前，应推荐患者优先接受常规康复促醒治疗。手术前应向家属充分解释评估结果，并明确告知可能的疗效。

(1) 基本原则：pDoC 的神经调控手术尚处于经验积累阶段，应作为常规治疗无效时的补充手段。进入手术评估前，应推荐患者优先接受常规康复促醒治疗。手术前应对患者的意识状态及全身情况进行全面、仔细地检查与评估，向家属充分解释评估结果，并明确告知可能的疗效。

(2) 手术适应证：①患者为突发意识障碍，而非神经功能逐渐退化导致的意识障碍；②患病时间需超过 3 个月，并且连续 4 周以上意识无进行性改善或恶化者，由于外伤患者具有更长的恢复期，建议手术时间延至伤后 6 个月，并且连续 8 周意识无改善者；③符合 MCS 诊断，使用昏迷恢复量表（修订版）进行临床评定，患者在盯视或视物追踪及痛觉定位评定中，至少符合其中 1 项，并且重复率＞50%；④无严重并发症及手术禁忌证者。

(3) 手术相对禁忌证：①神经退行性疾病、恶性脑肿瘤术后所致的 pDoC；②全身性疾病恶化导致或并发的昏迷，或预计生存期不长的患者；③意识水平已达到脱离微意识（emerged minimally conscious state，eMCS）诊断，即会使用物品或能与外界进行有效交流的患者；④患病时间＜3 个月，或 4 周内意识存在进行性改善或恶化者。

(4) 疗效评价：疗效评价标准分为优秀、有效和无效。

优秀：清醒，或出现持续、稳定的遵嘱活动；格拉斯哥预后评分≥3 分。

有效：临床评分及辅助检查结果较术前改善，GOS＜3 分。

无效：临床评分及辅助检查结果较术前均无改善。

(5) 有创神经调控治疗的方式：具体如下。

脑深部电刺激：DBS 基于意识的中央环路机制，通过刺激环路关键节点双侧中央丘脑，提高脑损伤后低下的神经活动水平。基本手术原则及方法同其他 DBS 手术。程控参数推荐设置为频率 25～100Hz，脉宽 100～200μs，电压 1.0～4.0V。颅内结构破坏严重或脑萎缩明显的患者不适宜 DBS 方式。

脊髓电刺激：SCS 通过在脑干网状激活系统增强刺激输入、增加脑血流量等，提高意识环路的兴奋性。一般采取俯卧位或侧卧位。将外科电极放置于 $C_{2\sim4}$ 水平硬膜外正中部。程序组 5～100Hz，脉宽 100～240μs，电压 1.0～5.0V。

其他刺激方式：皮层电刺激、迷走神经电刺激及巴氯芬泵植入促醒，仅见个案报道，疗效尚未明确。

（四）并发症治疗

1. 颅骨缺损　尽早颅骨修补有助于恢复颅腔正常结构和容积，解除大气压对脑组织直接压迫，纠正脑脊液循环失常或受阻，避免脑组织牵拉摆动，间接促进意识的恢复。建议病情稳定后尽早实施。颅骨修补后应注意颅内压变化情况，必要时进行分流手术。

2. 脑室扩大与脑积水　pDoC 患者脑室扩大以脑萎缩引起的被动性牵拉最为常见，临床需与脑积水仔细甄别。除影像学证据外，腰椎穿刺压力测定等也有助于鉴别，可多次进行腰穿测压及放液实验，必要时进行腰大池引流，观察引流期间临床症状变化。一旦确诊脑积水，应及早实施手术，推荐脑室腹腔分流术，建议选择可调压分流装置。术后根据临床症状进行动态压力调节。

3. 阵发性交感神经过度兴奋综合征　阵发性交感神经过度兴奋（paroxysmal sympathetic hyperactivity，PSH）以阵发的交感神经兴奋性增加（心率增快、血压升高、呼吸增快、体温升高、出汗）和姿势或肌张力障碍为特征，临床上与全身性发作的癫痫或癫痫持续状态极易混淆。量化的 PSH 评估量表能明确诊断并做出分级。常用药物有苯二氮䓬类药物咪达唑仑、氯硝西泮，以及 β 受体拮抗药普萘洛尔，也可以给予加巴喷丁、巴氯芬等。

4. 癫痫　有临床发作并经脑电图确诊的 pDoC 患者，选择单一药物治疗或多药联合治疗。临床还常有脑电图见少量痫样放电，但无临床症状的临床下发作一般不建议进行过强干预，以防止对意识恢复的干扰。

5. 疼痛与精神异常　由于长期的不当体位、过度的被动运动、持续的痉挛发作，可能导致严重的疼痛问题。当临床出现难以控制的体位诱发痉挛发作时，需要进行必要的疼痛评估与干预。当无明确诱因出现意识水平的再次下降，需排除脑损伤后意识障碍合并精神、情绪、认知异常。目前缺乏有效的评定量表。试验性治疗可考虑非典型抗精神病药物，如抗抑郁药物。

6. 深部静脉血栓　pDoC 患者长期卧床而被动活动不充分时，易出现静脉血栓栓塞症（vein

thromboembolism，VTE），包括深静脉血栓（deep vein thrombosis，DVT）、肺栓塞（pulmonary thromboembolism，PTE）、肌间静脉血栓形成等，早期给予弹力袜、肢体气压、运动等措施预防，一旦诊断DVT需暂停肢体主被动运动并进行抗凝治疗。

7. 其他并发症 pDoC患者长期气管切开，肺部感染反复发生，推荐间断开放，以减少暴露时间。需要在呼吸康复的基础上加强气道保护，拔管前应充分评估呼吸和吞咽功能，以及呼吸道有无梗阻可能。导尿管在pDoC患者进入康复阶段有条件时应尽早拔除；短期无法拔除者，不推荐抗菌药物膀胱冲洗或灌注。肌少症在早期ICU救治阶段表现为ICU获得性衰弱，进入慢性恢复阶段突出表现为肌少症，推荐加强营养支持中的蛋白供给及早运动治疗。压疮是pDoC患者常见并发症，需通过体位变换、营养支持及局部按摩等加以预防。

（五）康复治疗

pDoC的康复从2个角度考虑，一是有助于患者整体功能状况的维持，减少并发症，为患者意识的恢复及恢复后可能的重返家庭、社会做好准备；二是采用各种康复技术促进意识的恢复。康复实施过程本身就包含了各种感觉刺激，有助于提高上行网状激活系统、皮层下、皮层的兴奋性。

1. 运动功能障碍的康复 pDoC一般会出现卧床或者活动减少等情况，康复治疗干预的重点是适当的体位摆放、四肢被动活动维持关节活动度，预防继发性并发症。同时，通过深浅感觉（尤其是本体感觉）的刺激改善脑的兴奋性。

(1) 关节活动度训练：预防肌肉、骨骼的失用性萎缩、关节挛缩及改善肌张力，防止DVT形成。肌肉痉挛需根据病情给予巴氯芬、盐酸乙哌立松等，必要时肉毒毒素注射、佩戴康复辅具。

(2) 体位摆放：pDoC应长期使用减压床垫，仰卧及侧卧位应保持良好的功能位，定时变换患者体位。

(3) 站立训练：病情平稳时，进行辅助下被动坐位训练或固定在起立床上不同角度的站立训练，角度逐渐增加。建议每个角度的适应性训练周期为1周，每次20min，每天2次。

(4) 康复踏车训练：对无肢体痉挛的pDoC患者可进行康复踏车训练，辅助进行肢体的被动活动，维持关节活动范围，选择被动训练模式，每次20min，每天2次。

2. 吞咽功能的康复 吞咽功能训练可以预防吞咽器官的失用性肌萎缩、减少吸入性肺炎和营养不良的发生，有利于早期拔除鼻饲管道及气管切开置管。具体方式包括头颈部姿势调整，头颈、口颜面、口腔及咽部的皮肤黏膜的感觉刺激，以及相关肌肉的被动运动与放松等，还可使用吞咽障碍治疗仪进行治疗。

3. 呼吸功能的康复 呼吸功能的康复包括体位训练、气道廓清技术（体位引流、拍背、叩击和振动）、胸廓放松训练（肋间肌松动术、胸廓松动术、胸廓辅助术、上下部胸廓辅助法、一侧胸廓辅助法）、呼吸肌肌力训练（横膈肌阻力被动训练、肋间外肌与腹肌的阻抗训练）等，还可使用膈肌起搏器进行治疗。

4. 感官及环境刺激疗法 该疗法有助于促进皮层与皮层下的联系，因此pDoC患者皮层功能有可能经过多种刺激得到恢复，如听、视、触、嗅、味觉和口腔刺激，利用神经易化技术进行刺激，以及环境刺激等；根据患者的习惯、爱好、工作情况等，设计并给予患者喜欢或讨厌的声音、色彩、气味、触觉、味觉等多感官刺激。

5. 音乐治疗 音乐对大脑皮质有较广泛的激活效应，如双侧额叶、颞叶、顶叶、小脑，情感相关的额叶、扣带回、杏仁核、海马响应尤其明显，采用患者喜欢的音乐有助于意识的恢复。

6. 中国传统康复疗法 针灸具有醒脑开窍、改善大脑的血液循环、促进脑神经细胞的恢复与再生、解除大脑皮质抑制的作用。经络穴位的强刺激，如刺激感觉区、运动区和百会、四神聪、神庭、人中、合谷、内关、三阴交、劳宫、涌泉、十宣等穴位，可激活脑干网状觉醒系统的功能，促进意识恢复。

七、预后与伦理学

根据最新研究进展，就脑损伤后意识的损害和恢复过程而言，从昏迷到 VS/UWS、MCS 再到意识模糊状态，最终患者脱离微意识状态，这个过程构成 pDoC 意识恢复的路线图（图 7-2），反映的是大脑各级结构损害和功能恢复的动态过程，也是临床和神经科学研究对意识的认识不断加深的过程，并且还会随着人们对之研究的深入而变化。

损伤和创伤性病因 5 个月内诊断出 MCS 与较好的预后有关，VS/UWS 和非创伤性 pDoC 病因与不良预后有关，但个体结局因人而异，预后并非普遍较差。PVS 意识恢复较困难，而 MCS 具有较好意识恢复潜力。目前，对 MCS 应给予更积极

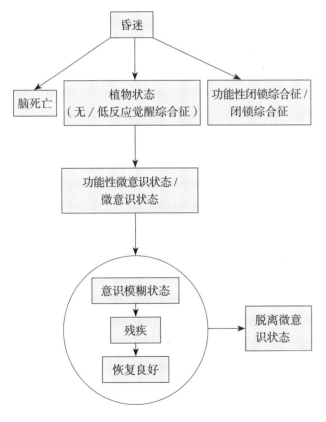

▲ 图 7-2　pDoC 意识恢复的路线图

治疗已成共识，但却无确切、有效的治疗手段。

由于 VS/UWS 至今仍没有根本的解决方案，因而有关患者生存价值的社会、伦理学话题更有现实意义。对 VS/UWS 患者，尤其是所谓的"永久性"的患者（创伤性 6 个月，非创伤性 3 个月），是否可以终止基础生命支持也是极具争议的话题之一。如何平衡医学干预的利益和负担，以及怎样最好地尊重患者自身的决定权？亲属或者法律监护人有权来做出决定，还是由患者自己选择？VS/UWS 患者自己的意愿如何？尽管某些患者可以通过上述手段实现简单的"是""否"交流，但这种有限的交流能力是在患者认知功能严重损害的前提下做出的，这种决断能作为结束生命支持的依据吗？pDoC 患者真的不满自己的生存状况而愿意选择拒绝治疗吗？一项针对闭锁综合征患者的研究发现：72%（47/65）的患者认为他们活得有意义，不足 30% 希望死去或有自杀想法。该研究结果改变了以往认为他们生存意愿不足的观点，出乎人们意料。

除此之外，通过 fMRI 研究发现，某些 VS/UWS 患者能够对外界刺激产生与正常对照相类似的脑的激活反应，这表明患者可能对外界刺激也能产生疼痛和愉悦等不同的心理体验。由此引发出系列新的伦理学问题，例如 pDoC 患者是否也需要给予镇痛等对症处理。这引起了人们极大的关注。慕尼黑大学伦理研究所的 JOX 等指出，伴随当前新的技术革新，来自家属和监护人的社会和伦理学方面的要求和愿望必然会逐步增加。临床医生需要运用当前新的技术为患者的诊断、治疗、预后判断提供更好的支持。无论做出怎样的决定，必须心中牢记患者的最佳利益。

八、结论

慢性意识障碍是慢性危重症临床特征之一，随着危重症医学发展，pDoC 人数在不断增加，尽管意识障碍的研究已经取得众多进展，但诸多机制尚未明确。pDoC 的研究刚起步，临床诊疗面临

的问题很多，任务十分艰巨。但随着神经分子影像和基于脑电生理的脑-机接口技术进步，为破解 pDoC 的诊断、预后评估及治疗等难题提供了更多的机遇。对适合患者施以 DBS、SCS、TMS 等神经调控治疗是极有价值的治疗选择。但在临床大规模常规应用 DBS、SCS、TMS 前需更多的多中心，大宗病例的循证医学研究积累。

未来 pDoC 领域里有很多事需要去做，pDoC 是未充分开垦的领域，脑计划聚集了很多的脑科学大家，在这个领域的不断观察、探索、发现和尝试，不断推陈出新诊断和治疗技术，会让我们更加接近事实的真相，揭开脑促醒之谜。

参考文献

[1] 赵继宗. 意识障碍临床诊疗的现状与进展 [J]. 临床神经外科杂志，2020，17（01）：1-3.

[2] 中国医师协会神经修复专业委员会意识障碍与促醒学组. 慢性意识障碍诊断与治疗中国专家共识 [J]. 中华神经医学杂志，2020，19（10）：977-982.

[3] 倪莹莹，王首红，宋为群，等. 神经重症康复中国专家共识 [J]. 中国康复医学杂志，2018，33（2）：130-136.

[4] 中华医学会神经外科学分会，中国神经外科重症管理协作组. 中国重型颅脑损伤早期康复管理专家共识（2017）[J]. 中华医学杂志，2017，97（21）：1615-1623.

[5] 中华医学会神经外科学分会颅脑创伤专业组，中华医学会创伤学分会神经损伤专业组. 颅脑创伤长期昏迷诊治中国专家共识 [J]. 中华神经外科杂志，2015，31（8）：757-760.

[6] 中华医学会神经外科学分会功能神经外科学组，中国医师协会神经调控专业委员会，中国神经科学学会意识与意识障碍分会. 慢性意识障碍神经调控外科治疗中国专家共识（2018 年版）[J]. 中华神经外科杂志，2019，35（5）：433-437.

[7] 林友益，陈善佳，宋海燕. 颅脑损伤后意识障碍的无创神经调控治疗进展 [J]. 中国实用神经疾病杂志，2020（10）：917-920.

[8] 何江弘，谢秋幼，徐如祥.《欧洲昏迷和意识障碍诊断指南》（2020 版）解读 [J]. 中华神经创伤外科电子杂志，2020，6（3）：135-140.

[9] 庄禹童，陈凯天，杨艺，等. 神经电生理监测技术在慢性意识障碍中的应用 [J]. 中国现代神经疾病杂志，2020，20（11）：936-939.

[10] Sattin D, Covelli V, Pagani M, et al. Do diagnostic diffe erences between vegetative state and minimally conscious state patients correspond to differences in functioning and disability profile Results from an observational multi-center study on patients with DOC[J]. Eur J Phys Rehabil Med, 2014, 50: 309.

[11] Vanhoecke J, Hariz M. Deep brain stimulation for disorders of consciousness: Systematic review of cases and ethics[J]. Brain Stimul, 2017, 10: 1013.

[12] Thibaut A, Schiff N, Giacino J, et al. Therapeutic interventions patients with prolonged disorders of consciousness[J]. Lancet Neurol, 2019, 18: 600.

[13] Song M, Yang Y, Yang Z, et al. Prognostic models or prolonge disorders of consciousness: an integrative review[J]. Cell Mol Life Si, 2020, 77: 3945.

[14] Claassen J Doyle K, Matory A, et al. Detection of brain activation in unresponsive patients with acute brain injury[J]. N Engl J Med, 2019, 380: 2497.

[15] Gui P, Jiang Y, Zang D, et al. Assessing the depth of langua processing in patients with disorders of consciousness JI[J]. Nat Neurosci, 2020, 23: 761.

[16] Giacino J, Katz D I, Schiff N D, et al. Practice guideline update recommendations summary: Disorders of consciousness: Report of the Guideline Development, Dissemination, and Implementation Subcommittee of the American Academy of Neurology；the American Congress of Rehabilitation Medicine: and the National Institute on Disability, Independent Living, and Rehabilitation Research[J]. Neurology, 2019, 93: 135.

[17] Kondziella D, Bender A, Diserens K, et al. Et European academ neurology guideline on the di agnosis coma and other disorders consciousness[J]. Eur J Neurol, 2020, 27(5).

[18] Yamamoto T, Katayama Y, ObuchiT, et al. Deep brain stimulation and spinal cord stimulation for vegetative state and minimally conscious state[J]. World Neurosurg, 2013, 80(2): S30. e1-9.

[19] J Estraneo A, Loreto V, Guano I, et al. Standard EEG in diagnostic process of prolonged disorders consciousness[J]. Clin Neurophysiol, 2016, 127: 2379-2385.

第8章 慢性危重症认知和心理障碍

随着重症医学与现代重症监护技术的不断进步，医疗服务水平大幅度提高，数百万慢性危重症从 ICU 顺利转出，进入普通病房或康复中心等医疗设施中继续康复，全球 ICU 幸存者数量不断增加，其中英国、美国和澳大利亚等发达国家的 ICU 患者转出率可高达 75%～89%。研究发现这些幸存者虽然生命体征稳定，但仍然存在一系列包括生理、心理、认知和精神障碍等后遗症，这些后遗症严重影响了患者回归社会及生活质量，并需要花费更多的医疗资源，增加了社会负担，这引起了美国危重医学会（Society of Critical Care Medicine，SCCM）的强烈关注，并在 2010 年和 2012 年连续 2 次就危重症幸存者的远期预后问题进行了讨论，于 2010 年首次提出了 ICU 后综合征（post-intensive care syndrome，PICS）这一概念。所谓 PICS 是一组症状群，而不是单一的症状，其指的是重症患者离开 ICU 后，新出现或急性加重的包括生理、心理和认知等方面的一系列功能障碍，这些障碍会持续存在并影响患者回归家庭、工作与社会；同时，由于亲属病情危重需入住 ICU 进行治疗及后续的照护给家庭带来了巨大挑战与困扰，家属亦会在生理和心理等方面存在障碍，即家属 ICU 后综合征（post-intensive care syndrome-family，PICS-F）；这两者被统称为 ICU 后综合征。

PICS 会严重影响重症患者及其家属转出 ICU 后的生命质量。关注 ICU 患者 PICS 的预防与诊治以改善其远期预后具有深远的现实和社会意义。PICS 包括危重症患者在严重疾病后新发生或急性加重的活动能力下降、精神心理异常或认知损害等改变。常见的生理症状包括 ICU 获得性衰弱、乏力、运动功能下降，有患者甚至感觉到"每件事都是一个挑战，没有力量去做任何事"；心理症状包括焦虑或抑郁、睡眠障碍、创伤后应激障碍等；认知方面即表现为不同认知维度出现损害性下降，如记忆力减退、思维迟缓和理解能力下降等。研究显示，重症患者转出 ICU 后 2～156 个月，ICU 后认知损害发生率为 4%～62%，而患者转出 ICU 后的短期认知损害发生率甚至最高可达 100%（55/55），即使是年轻或健康的 ICU 幸存者，也可能会发生认知功能的损害性下降。本章主要讨论慢性危重症患者认知和情感障碍问题。

一、慢性危重症认知障碍

认知功能是人类大脑通过处理外界信息而获取并运用知识的过程，内容包括记忆、语言、视觉 - 空间、执行能力、计算能力、思维能力、学习能力等一系列的心理和社会行为。认知功能的基础是大脑皮质功能正常，任何引起大脑皮质功能或结构异常的因素均会导致不同程度的认知功能下降。认知损害指的是与上述学习记忆和思维判断的大脑高级功能加工过程紊乱，从而导致学习能力受损和记忆力下降，同时伴有失语、失用、失认或失行等改变的病理过程。慢性危重症患者虽然意识水平正常，但记忆力、注意力、定向力、执行能力、视觉构造能力及语言能力等方面出现不同程度的损害性下降。

（一）流行病学

迄今为止的研究表明，危重症幸存者在疾病期间将有很大的可能性出现明显的认知功能障碍，可能影响患者数年，也可能是永久性影响。研究显示，ICU 幸存者出院后的第 1 年，认知功能障碍的发病率在 9%～70%。而患者出院时认知评估报告显示，认知功能障碍的发病率为 78%～100%，并且出院后 2 年内认知功能障碍的发病率仍保持在 45% 左右。与其他获得性脑损伤（如脑外伤）后所观察到恢复情况相似，一部分危重症患者在出院后的 6～12 个月内，其认知功能障碍可能会有所改善。危重症后的认知功能障碍通常是严重的，并且许多危重症患者在 ICU 出院后数年还存在严重的慢性认知障碍。Girard 和他的同事发现，在老年群体中（平均年龄为 61 岁），80% 的 ICU 幸存者在 3 个月时出现认知障碍，70% 患者在 12 个月时出现认知障碍，这个比例高于之前的大多数研究。

一项针对慢性危重症的前瞻性研究显示，在 126 例延长机械通气患者中生存时间达 1 年的只占 56%，而这些患者中又有 65% 出现严重的认知功能障碍。由于这项研究只评估了严重的认知损害，还有很多幸存者可能患有轻度至中度的认知功能障碍。在这项研究的幸存者中，82% 的患者预后不良（如功能完全依赖），26% 的患者预后一般（如部分依赖），只有 9% 的患者预后较好（如功能独立）。

研究报道危重症后长期认知障碍的患病率在 4%～62%，变异度大与各个研究的时间跨度与疾病种类不一样有一定关系。其中最重要的是美国范德堡大学发表的多中心 BTAIN 研究，其提示了 ICU 生存患者出院后神经心理改变的风险因素和发病率。该项前瞻性研究共纳入 821 例呼吸衰竭或休克患者，在患者出院后第 3 个月和 12 个月评估认知和功能状态。整体认知和执行功能分别采用可重复神经心理状态评估量表（repeatable battery for the assessment of neuropsychological status，RBANS）和连线试验。40% 重症患者出院后 3 个月得分比正常同龄人标准低 1.5SD，与轻中度创伤性脑损伤患者相似，有 26% 患者得分比正常同龄人低 2SD 以上，与轻度阿尔茨海默病患者的得分相似。在出院后 12 个月的患者中，分别仍有 34% 和 24% 的患者跟 3 个月时结果一样。参与者在出院后 3 个月和 12 个月整体出现执行能力差的情况。所有出院 3 个月和 12 个月后认知损害患者都表现为与血管性痴呆相似的皮层下功能缺失，这与和阿尔茨海默病的情况相反。

对 109 例急性呼吸窘迫综合征（acute respiratory distress syndrome，ARDS）患者的长期功能研究发现，患者在出院后 3 个月、6 个月和 12 个月的 6min 步行测试和 SF-36 医疗预后评分结果均低于正常同龄人。该数据首次证实了重症监护室患者出院后存在长期的功能不全。根据存活者神经心理功能障碍的危险因素和发生率的调查研究结果，32% 患者出院后 3 个月的日常生活中至少会表现出部分功能不全，26% 患者在出院后 3 个月的日常生活中表现出明确的功能障碍。22% 患者在 12 个月日常生活活动中存在功能不全，23% 患者在 12 个月的日常生活中存在功能障碍。

危重症对认知和功能状态的影响随着机械通气时间的延长而增加。在 743 例危重症需要机械通气患者中，61% 患者在出院 1 年后恢复了 Barthel 指数测定的基线，而只有 53% 的患者在出院 5 年后才恢复了功能基线。最近对 222 例 ARDS 患者的研究结果与之相似，患者的生活质量和耐力测试在 2 年内下降最明显，上肢肌肉力量的下降尤为明显。

认知功能可以是危重疾病的结果，同时也可明显影响危重患者的预后。对 66540 例重症脓毒症患者的回顾性分析发现，34% 的患者在入院时即表现出严重或非常严重的认知障碍，72.5% 的患者在日常生活活动中表现出完全依赖，认知障碍和日常生活活动的依赖都与严重脓毒症预后不良有关。一项对 1 万多例重症监护出院患者进行的研究发现，在 3 年内与对照组相比，患者被诊断为认知功能不全的风险增加了约 50%。

以上数据表明，危重症后的认知功能障碍不仅常见，而且通常是比较严重，影响患者的功能，并且这种影响可能是永久性的。随着 ICU 患者存活率持续上升，这成为一个日益严重的公共卫生问题。

（二）认知障碍的危险因素

认知障碍发生有许多危险因素，而且这些危险因素常常是相关的，或者可能增加脑部损害的风险（表 8-1）。

表 8-1　认知功能障碍的危险因素

状　态	危险因素
入院前	年龄
	教育程度
	基线认知水平
	较重的并发症
ICU	长期谵妄
	长期机械通气
	严重脓毒血症
	体外循环后谵妄

1. 急性呼吸窘迫综合征　有研究显示，急性呼吸窘迫综合征可能是 ICU 后认知损害的危险因素。因为在众多相关研究中，ARDS 患者认知损害发生率较高，74% 的幸存者出院时存在认知功能障碍，出院后 1～2 年仍有 46% 的患者存在认知功能损害。1 项多中心研究发现，55% 的 ARDS 幸存者出院 1 年后仍然存在认知损害，记忆功能受损占 13%，语言流畅性受损占 16%，执行功能受损占 49%，可见 ARDS 幸存者可能更易罹患认知障碍。

2. 脓毒症　重度脓毒症患者存在一系列神经炎性反应，血脑屏障通透性增加，细胞因子激活的免疫系统失调等，引发脓毒症性相关脑病，导致患者记忆力下降，认知障碍从发病前的 6.1% 上升到 16.7%。59.3% 的脓毒症幸存者存在严重的认知或躯体功能障碍，若认知功能进一步损害性下降，可能会增加阿尔茨海默病发生的风险，与健康对照组相比，重度脓毒症患者大脑左侧海马体积显著减少，而与非脓毒症 ICU 患者相比，脑电图中出现更多低频活动。Götz 等研究者采用磁共振和脑磁图进一步证实，重度脓毒症患者的某些大脑

区域出现萎缩，导致认知功能下降。由此可见，重度脓毒症的发作与认知障碍的发生存在相关性。

3. 低氧血症　缺氧会导致各类患者发生认知障碍，在 1 项前瞻性队列研究中，机械通气 ARDS 患者的低氧血症持续时间与 ICU 后认知损害明显相关，这与其他研究结果一致。Hopkins 等发现入住 ICU 时较低血氧饱和度与 ICU 后认知障碍相关，在 1 项成人 ARDS 认知结局研究（ACOS）中，Mikkelsen 等研究者认为低氧血症是导致长期认知障碍的潜在危险因素，实验期间的低氧血症与较差的执行功能相关。

4. 谵妄　谵妄在危重患者中十分常见，是一种常见的急性脑功能障碍，其与患者认知功能受损有关，也是老年住院患者认知障碍的独立危险因素。国内外多项研究均发现，ICU 住院期间发生谵妄的患者更易发生 ICU 后认知损害。1 项关于危重症患者谵妄与认知结局的研究显示，谵妄持续时间为 2 天的患者，ICU 后 3 个月和 12 个月的认知损害发生率分别为 79% 和 71%，其中重度认知损害发生率分别为 62% 和 36%。可见，谵妄持续时间是 ICU 后长期认知损害的独立预测因子，这与 Pandharipande 等的研究结果一致，谵妄持续时间越长，发生认知障碍的可能性越大。Girard 等根据不同的临床表型将谵妄分为代谢紊乱型谵妄、缺氧型谵妄、感染型谵妄、镇静型谵妄和未分类型谵妄，除感染型和代谢型谵妄的持续时间未能预测危重症患者转出 ICU12 个月后较差的认知功能外，其他类型谵妄的持续时间是 ICU 后长期认知损害的危险因素。此外，有研究者还发现谵妄严重程度与认知功能密切相关。因此，ICU 住院期间的谵妄与 ICU 后的认知水平密切相关。

5. 基线认知水平　Baumbach 等研究者采用认知功能减退知情者问卷（Informant Questionnaire on Cognitive Decline in the Elderly，IQCODE）评价重症患者住院前基线认知功能状态，结果显示，IQCODE 得分较低与 ICU 后认知损害相关。可见，先前存在的认知功能损害是 ICU 后长期认知功能

障碍的一个独立的危险因素，医务人员与照顾者应关注其先前的认知水平。

6. 共病状态 处于共病状态的患者不仅死亡风险增加，卫生服务需求增加，而且各项机体功能会严重受损，导致生活质量下降。极重度认知损害患者伴发并发症的概率很高，平均伴有 2～8 个并发症，这些并发症可能在认知损害发病机制或发生发展过程中发挥着重要的作用。老年共病患者认知功能显著比单一疾病组和健康对照组表现更差，若患者合并高血压，是认知损害的独立危险因素。多项研究均发现 Charlson 共病指数高是重症患者转出 ICU 后认知损害的危险因素。

7. 血压异常 Richards 等发现，术中低血压或失血过多的外科 ICU 患者，出院后持续存在认知损害的风险更高，这与 Sakusic 和 Mikkelen 等的研究结果一致。在其他人群中发现，血压过高或过低均会影响患者脑血流灌注水平，导致认知功能受损，是认知功能损害的独立危险因素。但血压异常波动与认知功能之间的关联尚存在较大争议，需要进一步展开临床研究探讨。

8. 血糖调节紊乱 低血糖重症患者在视觉 – 空间方面表现较差，而且高血糖与血糖异常波动会导致认知功能更差。在 1 项回顾性队列研究中，血糖调节紊乱尤其是中度高血糖与 ICU 后认知损害有关，而当血糖指数超过 153.5mg/dl 时，两者相关性更强，但认知功能损害严重程度不会因为血糖值增加而加重。血糖波动较大（血糖 SD＞15.9）使者处于认知损害易感状态。由此可见，低血糖、高血糖、血糖异常波动可能均会增加重症患者罹患 ICU 后认知损害的风险。

9. 机械通气 大多数研究均未发现机械通气的使用与重症患者转出 ICU 后认知损害之间存在相关性，但我国学者邵聪等发现机械通气患者转出 ICU 后 7 天认知损害发生风险增加 7.8 倍。机械通气的使用是重症监护室常用的一种治疗手段，其是否会加剧重症患者转出 ICU 后认知损害，有待进一步展开研究。但值得一提的是，机械通气

时间延长的患者并发 ICU 后认知损害的概率明显增加，Hopkins 等的研究也佐证了这一研究结果。

10. 镇静与镇痛 ICU 常规用药对乙酰胆碱、多巴胺、5- 羟色胺等神经递质有一定刺激作用，如阿片类药物、苯二氮䓬类等药物对神经系统都有中枢抗胆碱样作用。然而目前的多项研究表明镇痛和镇静似乎不是 ICU 后认知损害的危险因素，Pandharipande 等未发现镇静药的使用与重症患者转出 ICU 后 3 个月和 12 个月的认知功能存在相关性；1 项关于 120 名非创伤 ICU 患者的研究显示，苯二氮䓬类药物、阿片类药物、抗抑郁药和抗精神病药的使用与患者转出 ICU 后 12 个月时的认知功能受损均不存在明显相关性；在 1 项单中心随机对照试验中，自主呼吸试验组与每天中断镇静或减少镇静药量组的认知损害都普遍存在，转出 ICU 后 3 个月时镇静药用量较少的患者认知损害发病率偏低，但第 12 个月时两组无明显差异（$P=0.61$）。以上临床试验说明，镇静药可能只在 ICU 后短期认知损害发生中发挥作用，我国学者邵聪等的研究证实了这一点。但阿片类药物与重症患者转出 ICU 后 12 个月认知损害功能下降具有相关性（$P=0.04$），国内 1 项 Meta 分析亦得出了类似的结果。分析其原因可能是由于该类药物对周围神经会产生不良影响，镇痛亦会诱导部分患者深度镇静，意识障碍风险加剧，继而诱发认知功能损害。总之，ICU 后认知损害发病机制复杂，镇痛药或镇静药对于认知功能的影响还不完全明确，仍需进一步展开研究。

11. 住院时间 目前的研究表明，ICU 患者的认知功能是否受 ICU 住院时间的影响尚存在争议，有待进一步研究。据 Hopkins 等报道，在 ICU 停留超过 27.4 天的患者，认知功能受损的概率增加 1.7 倍。另外 1 项前瞻性研究结果表明，ICU 住院时间与重症患者出院 2 个月后的问题解决能力相关。但其他多项研究均未发现 ICU 住院时间与认知功能损害间存在关联。

12. 睡眠障碍 睡眠功能障碍是认知功能受损

的潜在危险因素，睡眠紊乱不仅会影响患者的代谢、免疫、循环、呼吸和神经等系统功能，而且会阻碍患者接受 ICU 内早期康复治疗。迄今为止，虽然没有研究直接验证 ICU 内睡眠障碍是否会对患者转出 ICU 后的认知功能产生影响，但睡眠剥夺患者的 β 类淀粉蛋白不能被淋巴系统有效代谢而在体内积累，进而引起患者认知功能障碍。亦有研究表明，睡眠不足会抑制去乙酰化酶 3 表达而引起认知功能下降。由此可见，患者 ICU 住院期间的睡眠障碍可能是 ICU 后认知损害的一个危险因素。

13. 年龄　年龄是否是重症患者转出 ICU 后认知损害的影响因素，国内外研究结果并不完全一致。有研究表明，年龄较大的重症患者转出 ICU 后发生认知功能损害的风险增加 0.1 倍，60 岁以上患者转出 ICU 后认知损害的风险增加 6.5 倍。这与 Hughes 等的研究结果一致。赵晶晶等认为年轻人群由于有更好的认知功能储备，转出 ICU 后认知功能恢复会更快。但 Davydow 等认为，年龄不是重症患者转出 ICU 后认知损害的影响因素，低龄重症幸存者亦表现出了较差的认知功能水平。

14. 教育水平　受教育水平高是 ICU 后认知损害的保护性因素，有 Meta 分析显示受教育水平低的重症幸存者 ICU 后认知损害发生概率比受教育水平高者增加 2.6 倍；Davydow 等研究者发现受教育水平低于高中的 ICU 幸存者出院后 12 个月的认知水平更差；de Azevedo 等学者也发现受教育年限与 ICU 后认知水平明显相关，受教育年限长者表现出较好的认知功能，这与 Hughes 等的研究结果一致。接受教育可以促进脑部结构和神经系统网络的发展，有利于明确概念、语言表达及感知觉、记忆、视觉 – 空间等认知功能进一步完善。在 1 项队列研究中亦发现受教育水平高可以延缓认知功能水平下降的速度。

15. 精神心理因素　精神心理障碍包括焦虑、抑郁与创伤后应激障碍等异常情绪状态，这些异常的情绪状态可能与认知功能存在一定关联。多项研究表明，焦虑症与抑郁症患者的认知障碍发生率明显高于健康组。Kivipelto 等学者在认知损害相关因素模型中指出抑郁症和焦虑症是认知损害的危险因素。此外 Mikkelsen 等研究者亦发现有焦虑抑郁情绪患者 ICU 后认知损害发生风险更高。但受设计方法、客观环境、随访周期和诊断工具等因素的影响，认知损害与焦虑抑郁的因果关系尚需进一步展开研究验证。PTSD 是由于个体曾经遭遇异常威胁性或灾难性事件而引起的长期持续的精神障碍。ICU 幸存者在监护室期间，会经历极其严重的生理和心理压力，包括疾病恶化、恐惧、疼痛、经济和幻觉等因素带来的多方面打击，这会导致患者出现新的精神心理障碍或使基线的身心问题急性加重。有研究表明在老年群体中，PTSD 患者发生痴呆的风险明显增加；在 1 项队列研究中发现院内创伤后应激检查表（In-hospital Post-traumatic Stress Disorder Checklist，PCL-C）得分与出院后 12 个月认知功能得分明显相关（$P=0.03$）；从神经机制层面分析，PTSD 患者更容易并发认知损害的神经生理机制可能包括海马和杏仁核体积变小、内质网应激过度和内侧前额皮质激活程度较低等。由此可见，PTSD 症状可能是 ICU 后认知损害的独立危险因素，但目前缺少设计严谨的因果关系论证研究。

（三）认知障碍病理生理

导致慢性危重症后认知障碍的机制是由相互联系的多因素造成的。虽然关于慢性危重症后认知障碍机制的研究近年来数量上不断增加，但是进展仍然很有限。现有数据表明，与认知障碍后遗症相关的病理机制有低氧血症、低血压、血糖调节障碍、炎症，以及细胞激活的免疫系统失调。

1. 低氧血症　缺氧与各类患者的认知障碍有关，包括心肺功能异常的患者。在一项机械通气 ARDS 幸存者的前瞻性队列研究中，评估了低氧血症的持续时间及严重程度与认知功能之间的关系，发现低氧血症的持续时间与认知后遗症显著相关。

这与以前的研究结果一致，最近一项急性呼吸窘迫综合征液体和导管治疗（Fluids and Catheters Treatment Trial，FACTT）临床试验的辅助研究，即成人呼吸窘迫综合征认知结局研究发现，低氧血症是导致长期认知障碍的潜在风险因素。试验期间的低氧血症、保守的输液治疗及 FACTT 期间的中心静脉压降低都与较差的认知执行功能有关。在控制其他变量的情况下，在 12 个月的随访中发现低氧血症和保守性的输液治疗都与认知功能障碍独立相关。

缺氧对大脑的损伤包括以下几个生化级联反应：①三磷酸腺苷产量降低；②乳酸性酸中毒；③由兴奋性神经递质过度释放导致的兴奋性中毒（如谷氨酸）；④由于离子泵受损而导致钙离子增多和细胞内钙蓄积；⑤再灌注损伤；⑥坏死和细胞凋亡。

2. 低血压 目前，仅有少量数据表明低血压与认知障碍有关。一项关于 ARDS 患者的研究发现，患者低血压的持续时间和患者出院时（并非出院后的 1～2 年内）记忆的受损程度存在联系。正如前文中提及的 ACOS 研究发现，在 FACTT 期间较低的中央静脉压与较差的执行功能和认知功能障碍有关。然而，在本研究中没有低血压的间接证据，例如脑血流量灌注的减少、心脏指数的降低或心脏收缩压降低。因此，仍需更多的研究来证明危重症患者低血压是出现认知障碍的危险因素之一。

3. 血糖调节障碍 血糖调节障碍与 ARDS 患者 1 年随访时认知功能障碍相关。血糖指数高于 153mg/dl（中度高血糖）预示严重的认知障碍后遗症，但是认知障碍严重程度并不会因为血糖指数的增大而加重。除此之外，血糖的波动（血糖 SD >15.9）增加了认知障碍后遗症的风险。

有研究评估低血糖发作至少 1 次以上的外科危重症患者，与无伴发低血糖的外科危重症患者相比，结果两组患者在认知功能中的注意力、执行力、工作记忆、记忆和视觉 – 空间处理能力方面都存在功能障碍。危重症导致的认知障碍会因低血糖而进一步加重，但是包括高糖血症、血糖波动等血糖调节障碍也是重症患者出现认知障碍后遗症的重要原因。最近一项关于 ICU 死亡患者的尸检研究评估了与正常血糖、中度高血糖和高血糖症相关的神经病理学改变。研究发现高血糖症患者小胶质细胞活化增加，星形胶质细胞数量减少并激活，神经细胞凋亡增加，以及在海马体及额叶皮质的神经损害加重。中度高血糖减弱了神经病理学改变，而正常血糖患者没有发生病理学病变。

高血糖症可降低脑血流量（cerebral blood flow，CBF），损害血管内皮，增加血脑屏障（blood brain barrier，BBB）的通透性，以及兴奋性神经递质释放增加，最后神经元死亡。由高血糖症引起的大脑损伤病理性机制包括以下方面：乳酸堆积形成酸性中毒，代谢障碍，钙离子过度内流及释放，儿茶酚胺释放增加，以及神经元坏死。高血糖还导致氧自由基、溶细胞酶的形成、促炎细胞因子的释放，最终导致神经元损伤。

4. 炎症因子 危重症患者中的炎症可能导致神经炎症，是导致细胞凋亡和神经影像学观察到的萎缩的原因。脓毒症是炎症过度反应性疾病，其特征是包括肿瘤坏死因子和 IL-1、IL-6 和 IL-10 等细胞因子过度分泌。对 ICU 住院患者出院 48h 内炎性细胞因子水平的分析显示，IL-6 和 IL-10 的升高（25%）与长达 48 个月的认知障碍有关。据推测，外周细胞因子活性升高会引发炎症级联反应，启动位于中枢的小胶质细胞（在正常情况下处于静止状态的巨噬细胞）产生促炎细胞因子和活性氧，并向大脑募集单核细胞，导致神经元凋亡和脑水肿。外周细胞因子也与血脑屏障的内皮细胞结合，改变黏附和通透性，促进活跃的细胞因子在血脑屏障的转运。血浆 S100B 水平升高提示血脑屏障或星形胶质细胞损伤，e- 选择素水平升高提示内皮细胞损伤。危重症时 S100B 和 e- 选择素水平升高，与危重症患者 3 个月和 12 个月后认知功能恶化有关。

与认知功能类似，脓毒症等危重疾病相关的炎症反应可能在身体损伤中发挥作用。有研究提示，出现 ICU 获得性虚弱的重症患者，其 IL-6、IL-8、IL-10 和趋化因子水平明显高于正常患者。ICU 获得性虚弱表现为两种病理生理改变：多发性神经损伤和肌病。重症相关多发性神经损伤的特征是近端肢体肌力对称性降低，并可能累及呼吸肌。有研究表明，这些患者肌酸激酶水平在正常范围内，也没有观察到脱髓鞘改变，所以这不是神经组织破坏的过程。危重病性肌病是一种原发性肌病，在电生理研究中复合肌动作电位的幅度和持续时间降低，给予直接刺激时肌兴奋性降低。对 202 例危重症患者的肌肉组织切片进行组织学分析结果显示，与对照组相比，危重患者的肌肉组织中参与蛋白水解的酶表达上调，参与蛋白合成的酶表达下降。危重症患者出现肌肉萎缩，肌纤维变细小，肌肉内肌球蛋白最先失能。ICU 获得性虚弱后持续的肌肉萎缩似乎与持续的蛋白水解、炎症或代谢活动失调无关，而是与卫星细胞含量降低有关，这表明受影响肌肉的再生能力受损。

尽管还需要大量的研究和数据来阐明认知功能障碍复杂的机制，但目前的证据表明，认知功能障碍可能与疾病导致的炎症、炎症介质的激活有重要的联系，炎症影响神经系统和肌肉组织的结构是导致长期认知功能障碍的重要原因。

（四）认知损害评估工具

目前国内外尚未完全统一 ICU 后认知损害的评价工具，主要包括专业的神经心理学测试和相关的认知功能评估量表等评价手段。同样的 ICU 后认知功能测评工具，由于研究目的、地域、研究对象等因素的差异，研究者所选择的诊断界值可能亦会不一样。认知损害的早期评估与诊断至关重要，因为危重症患者转出 ICU 后的认知水平受损，有可能仅仅表现为某些日常生活技能受影响，而这类认知功能损害的表现很难评估，需要专业人员采用专业设备进行评价，但这些认知损害持续存在会阻碍患者的身体功能恢复，影响其与家庭的生活，降低其总体生活质量。

目前研究报道用于 ICU 幸存者认知功能评价的神经心理测试包括可重复神经心理测试、剑桥自动化成套神经心理测试（Cambridge Neuropsychological Test Automatic Battery，CANTAB）和计算机化神经心理测试（Neuro Cognitive Effects，Neuro Cog Fx）等，研究者常采用的认知评估工具包括蒙特利尔认知评估量表（Montreal Cognitive Assessment，MoCA）、简易精神状态量表（Mini-Mental State Examination，MMSE）、认知失败问卷（Cognitive Failure Questionnaire，CFQ）和认知功能电话问卷修订版（Modified Telephone Interview for Cognitive Status，TICS-m）等。

MoCA 量表广泛应用于评估各种轻度认知功能障碍患者，考量视觉 – 空间与执行能力、命名、注意力、语言流畅性、抽象思维、延迟记忆、定向力等 8 个项目，共 28 个条目，信效度良好。

Karnatovskaia 等采用 MoCA 量表评估不同类型 ICU 患者转出 ICU 后第 4 天的认知状况，结果发现 45%～83% 的患者得分小于 18 分，存在认知功能障碍，创伤外科 ICU 患者认知障碍发生率最高，为 83%，该结果与 Svenningsen 等的系统评价结果基本一致，可见 MoCA 量表能较好地反映重症患者转出 ICU 后的认知功能状况，而 MMSE 量表与 MoCA 量表在分值上有较好的相关性，但 MoCA 量表在脑卒中、帕金森病等重症患者中测量的灵敏度更高，无明显的天花板效应。此外，有研究者发现相比于安静的测试环境，在重症监护室使用 MoCA 量表，测试结果并不会产生差异。由此可见，MoCA 量表对测试环境要求并不高，在普通病房环境下使用亦可得到较可靠的测评结果。此外，MoCA 量表比 MMSE 量表测量认知功能的内容更广泛。邵聪等采用 MMSE 量表判断 ICU 幸存者是否存在认知障碍，结果发现，ICU 后认知损害发生率为 35.86%，略低于其他类似研究，这可能与该量表在 ICU 患者中使用灵敏度不够高有关。

MMSE 和 MoCA 量表都需要与患者面对面进行评估，因此受人力物力和地域的限制，可能在 ICU 患者出院后长期随访中不方便使用，故有研究者将认知失败问卷（CFQ-25）用于重症患者长期随访中，判断患者是否存在认知障碍。

原版认知失败问卷共 25 个条目，分为知觉、记忆、运动技能三个维度，可运用到不同的人群中，重测相关系数 r＞0.8，具有较高一致性。为减少失访率与缺失值，Wassenaar 等在 1 项多中心研究中开发并验证了简化版认知失败问卷（CFQ-14）。新版问卷减少了 11 个条目，保留原版问卷的 2、3、6、7、9 等 14 个条目，Pearson 相关系数为 0.986（$P<0.001$），因此简化版 CFQ-14 问卷可以很好地代替原版 CFQ-25。

问卷更方便于我们评价 ICU 幸存者认知水平，但国内尚没有研究者将 CFQ-14 问卷应用于 ICU 幸存者中。此外，TICS-m 问卷在 ICU 幸存者中的应用也较为广泛，并且具有较高的信效度，说明此问卷可以作为 ICU 幸存者电话随访评估认知功能的有效评估工具。

（五）慢性危重症患者认知障碍预防

危重症后患者认知和功能损害可能持续数年，并对患者和护理人员的生活产生重大影响，所以制定有效的护理方案来预防损伤的发生显得尤为重要。这些方案包括避免谵妄和低氧血症，控制血糖，减少过低和过高血压的出现。

另一个重要的方法就是预防谵妄的发生，ICU不当镇静策略可能会导致谵妄的出现，以及影响谵妄的治疗和预后。有研究表明，ICU 苯二氮䓬类药物的使用会导致机械通气时间延长和脑功能障碍的风险增加。令人欣慰的是，目前越来越多的苯二氮䓬类药物的替代品的出现，例如右美托咪定能缓解这种窘境。研究显示，使用右美托咪定治疗的患者能更好地达到目标镇静水平，发生谵妄的风险降低 60%。与咪达唑仑相比，右美托咪定的安全性和有效性很明显，使用右美托咪定

镇静相比于咪达唑仑可缩短呼吸机使用时间，减少谵妄。比较丙泊酚与右美托咪定在心脏手术后镇静作用的研究发现，接受右美托咪定的患者谵妄发生的风险和谵妄持续时间均有所降低。在一项心脏病术后患者的试验中，将吗啡镇静策略与右美托咪定进行比较，发现接受右美托咪定的患者谵妄持续时间有所缩短。

在 ICU 镇静管理中除了药物选择外，另一个重要问题是监测镇静的深度和以轻度镇静为目标。深度镇静往往与较差的临床结局有关，包括机械通气时间延长、ICU 住院天数增加、精神状态变化需要评估的频率增加、发生谵妄的可能性增加，深度镇静也可增加出院后 2 年出现神经认知后遗症的风险。减少镇静药物的使用，会减少机械通气时间和 ICU 住院天数，再加上训练患者自发觉醒和呼吸试验，能降低 12 个月的死亡率。

目前，许多研究打破了机械通气患者不能参与配合的传统观念，证明早期物理治疗的安全性和可行性，包括被动和主动的活动范围、床上活动、转移、坐下、步态和步行。早期物理治疗在感染性休克期间能使肌纤维横截面积和泛素蛋白酶体通路（一种肌肉分解的机制）的表达下调，维持危重疾病患者正常的肌肉功能。在临床上早期物理治疗也与出院时恢复能力呈正相关。随机对照试验发现，早期目标导向活动降低外科 ICU患者谵妄的发生率。在早期导向活动联合浅镇静后谵妄的发生率降低、总住院时间减少和出院时的功能恢复程度较好。

为优化患者重症治疗并预防危重症的短期和长期后遗症，在用于减少内外科住院患者谵妄的早期治疗束的基础上，提出了觉醒和呼吸协调、谵妄监测和早期活动束来解决 ICU 患者的特殊治疗，实施这种集束化治疗可降低谵妄的发生率并缩短持续时间（表 8-2）。这一多成分策略已得到调整和扩展，概括为 ABCDEF 集束化策略：评估、预防和管理疼痛（A），自发觉醒和自发呼吸试验（B），镇痛、镇静的选择（C），谵妄的评估、预

防和管理（D），早期行动能力和锻炼（E），家庭参与（F）。ABCDEF 集束化策略的大规模实施试验，使多因素干预依从性增加，存活率增加，以及无谵妄或昏迷的天数增加，但是还缺乏长远期的数据。

表 8-2 ICU 内改善认知功能障碍预防策略

预防策略
减少谵妄的发生
• 尽可能避免苯二氮䓬类药物和抗胆碱能药物
• 使用短效镇静药，如右美托咪定或丙泊酚
• 目标镇静
• 重新适应，睡眠卫生和其他非药物干预
使用集束化治疗策略
• 评估、预防和管理疼痛
• 每天进行自发醒觉试验和自发呼吸试验
• 镇静的选择
• 谵妄评估、预防和管理
• 早期运动
• 家庭参与
避免低氧血症
避免过高或过低的血压
早期运动和物理治疗

（六）慢性危重症认知障碍康复

慢性危重症患者认知功能损害急需康复策略，而现有康复干预措施差异很大，缺乏标准化的治疗方法和治疗目标，需要从门诊到住院治疗形成一体化、制度化。认知康复基于两条最基本的原则：①大脑有可能从直接或间接损伤中恢复（或多或少）；②患者具有脑损伤后适应和调整的潜在能力，以便更有效地应对当前的状态。虽然大脑可塑性及自发性恢复会给许多脑损伤患者带来乐观希望，但是其他的各种因素和条件（如年龄和康复的时间选择）是患者预后更重要的判断因素。大脑的可塑性受年龄影响很大。许多啮齿动物研究表明，幼鼠比老年大鼠对于行为压力有更多的神经元的改变，而老年的大鼠大脑基本没有变化。

同样，大脑可塑性是时间依赖性的，在患者脑损伤后的前几周和几个月内发生相对大的变化，但是它们随着时间逐渐消失。基于这些事实可以发现，重症监护后能够获得较好恢复的患者应该是那些较为年轻及在脑损伤之后尽早进行认知康复的患者。

Meta 分析回顾了 6 项 ICU 患者出院后的运动康复研究，涉及 483 例 ICU 存活者，其重症住院时都使用超过 24h 的机械通气。出院后提供给患者的康复干预措施主要集中于物理和专业治疗干预。

早期认知康复最常用于创伤性脑损伤患者，在 ICU 存活者中行早期认知康复改善重症患者的认知。利用康复网络随机选择住院的 ICU 的患者在出院时也有认知或功能缺陷，然后进行为期 12 周的家庭认知、身体和功能康复计划。康复计划是一种有针对性的、渐进的方法来恢复执行功能。在 12 周的研究结束后干预组的执行功能和功能状态均有显著改善。

研究者将早期治疗干预的概念与认知功能恢复策略相结合，在 ICU 开展活动和认知治疗试验，评估在 ICU 实施早期物理和认知联合治疗方案的安全性和可行性。将患者（87 例）随机分为 3 组：常规护理组、早期物理治疗组、早期物理和靶向认知治疗组。住院认知治疗项目的重点是记忆力、注意力、定向力、延迟记忆、问题处理和解决速度。结果表明，早期物理和靶向认知治疗组、早期物理治疗组患者 12 周后的认知功能明显优于常规护理组。一项对 24 例重症患者通过电脑游戏的方法进行认知康复的研究表明，患者的认知能力得到改善，改善程度与接受的训练量呈正相关。但是，这些研究规模较小，需要更大型的临床随机试验来确定最有效的康复策略和干预措施，来促进患者认知和功能的康复。

事实上，康复的中心目标可能是帮助这些患者减轻痛苦并适应新的伤后角色，更好地应对他们的伤后的功能状态。

（七）慢性危重症认知障碍预后

正如很多研究所提出的观点那样，在危重症幸存者中认知功能障碍可能会自发恢复，但往往是部分恢复，并且是非常有限。这种自发恢复的时间可能是数月至数年之间，并且恢复率随时间及患者情况的不同而不同。不能就此简单地认为所有患者都可以恢复。危重症幸存者在恢复期认知恢复可能有以下几种趋势，包括恢复到危重症之前的认知功能水平、认知功能减退、认知功能没有变化，或者随着时间的推移认知功能保持稳定。而对于随时间推移保持稳定的患者还有以下两种可能：第一种，患者在危重症前后的认知功能保持正常；第二种，患者在ICU出院时有认知功能障碍，随着时间的推移认知仍然受损（没有恢复）。

危重症发病后认知功能结局可能出现以下几种可能：①新发的认知障碍，其随着时间的推移可能会自发恢复到患者之前的功能水平（自然恢复）；②认知功能减退或是部分恢复到新的功能水平；③认知功能降低到一个新的基线且没有恢复；④危重症后认知功能下降并随着年龄的增长而持续降低。除此之外还有其他可能的结局，例如认知功能先改善后下降。对于一部分患者而言，神经可塑性理论上可能会帮助患者自发恢复一定程度的认知功能，当然这里所指的自发性恢复不包含康复治疗的介入。事实上也没有一种万能的康复方法可以改善所有危重症后认知障碍患者的功能水平。

（八）结论

近15年来，ICU幸存者的认知功能障碍已成为研究热点。越来越多的证据表明，ICU幸存者在危重症后出现明显的认知缺陷，大量知识已经被更新。接近20余篇研究报道得出几乎一致的答案，认知问题发生在出院后3个人中的2个以上，并会持续多年，而这些患者在患病之前往往并不存在认知问题。但是许多相关的关键性问题依旧需要继续进行研究，包括认知障碍随时间的变化趋势，ICU幸存者认知功能是否会持续降

低，以及患者如何应对在日常生活中认知障碍所带来的问题（生态有效性）。关于认知功能随时间变化的趋势已经在其他类型患者中广泛研究，但是很少用于重症监护后的危重症患者，因为随访次数有限（往往只会进行1次）。因此，关于患者的长期自然病史及ICU获得性认知障碍的恢复还存在许多未知。更重要的是，需要更全面评估危重症后，特别是在老年患者中，发生持续性认知障碍或危重症加速认知功能减退的程度，以及不同风险因素是否导致不同认知障碍模式。阿尔茨海默病的发病率增加可能部分受危重症及其治疗的影响，虽然这是推测的，尚有待证明。关于ICU幸存者常见的认知功能障碍对他们生活的影响仍然是个关键性的问题。遗憾的是，这方面依旧缺乏关注。通过其他认知障碍患者的观察可以发现，认知障碍可能影响到的生活技能包括开车、管理药物、经济能力（如平衡自己的收支）、购买日常生活必需品、看地图等。这种认知功能表现很难去评估，这需要专门的设备和进行专业的训练。此外，关于这种任务导向性的规范的数据，例如自己服用药物的数据非常有限甚至不存在。这些限制不应该阻碍我们探知认知障碍对日常生活活动影响的热情，因为这些研究将使我们能够更充分地理解ICU后认知障碍的功能结局。

ICU幸存者的认知障碍仍然是一个公共卫生问题。近年来，越来越多的人开始关注到这一问题，无论是临床、研究还是公众论方面。现有的努力对于改ICU后患者认知障碍的发病率还是非常有价值的，并且重症监护后的康复治疗是一个非常被看好的研究方向。在这方面还有许多东西值得学习。未来努力的方向应反映对认知结局日益成熟和细化的评估，并解决在本章中所提及的重要问题。届时，这些努力将直接有助于改善ICU幸存者的生活质量及健康，并最终改善公共卫生的现状。

二、危重症后创伤后应激障碍

创伤后应激障碍是指人在经历过情感、战争、

交通事故等创伤事件后产生的精神疾病，可能发生在经历或目睹过如自然灾害、严重事故、恐怖行为、战争、强奸或其他暴力人身攻击等创伤事件的人群中。尽管经历过上述创伤的人许多可以及时恢复，但部分患者继续具有强烈的、令人不安的想法和感觉，这种想法和感觉在创伤事件结束后的很长一段时间内会持续存在。

危重症患者住院期间承受着各种身心压力。这些压力包括但不限于痛苦的手术、下丘脑－垂体－肾上腺轴的失调、谵妄和对即将死亡的恐惧（在 ICU 出院后的几天里，患者意识到自己离死亡有多近时，对死亡的恐惧通常会加剧）。在 ICU 住院期间，患者的自主性降低（如无助感、极度依赖和感觉无法做出选择），以及难以沟通与谵妄相关的可怕经历和知觉障碍等，产生 PTSD。近年来 PTSD 逐渐受到重视，国外学者对危重症后 PTSD 的研究逐渐增多。有研究表明，8%～42% 的危重症患者并发 PTSD 相关症状，而 10%～75% 的患者家属遭受焦虑、抑郁困扰。因此，危重症后 PTSD 不仅影响患者自身康复进展，同时降低家庭整体生命质量。

（一）PTSD 的概念与特征

创伤后应激障碍被归类为一种焦虑症。2013 年，在美国精神病协会发布的心理障碍诊断指南第 5 版中将 PTSD 定义为，当个体经历或目睹创伤事件后产生的一种严重的精神焦虑障碍。患者通过闯入性记忆和梦魇再次体验创伤事件，神经警觉性增强，患者表现为严重的睡眠障碍、敏感和过度的惊吓反应。PTSD 患者还会产生反应性麻木症候群，并回避创伤相关人物、地点、情境。危重症患者在 ICU 治疗过程中具有多种创伤经历，是 PTSD 的罹患人群之一，这符合美国精神病协会第 5 版心理障碍诊断指南的标准。

急性 PTSD，这些症状必须在创伤性事件后持续 1 个月；而慢性 PTSD，症状持续 3 个月或以上。危重症后 PTSD 临床特征包括担忧疾病复发和担忧未来，从而导致身心健康问题。康复心理学家意识到，危重症后 PTSD 的独特临床特征可能需要独特的评估和治疗实践。

（二）危重症生存者 PTSD 的危险因素

1. 人口统计学因素　与患者危重症后 PTSD 相关的个人因素难以被改善，但了解这些因素有助于医护人员早期识别高危患者，并积极采取预防措施。患者的年龄、性别、文化程度、经济状况等人口统计学因素在危重症后 PTSD 的发病中具有重要作用。Wallen 等的研究表明，年龄＞65 岁是患者 ICU 后 PTSD 症状发生的独立预测因素，但目前的研究结论并不一致。相比而言，女性患者是 PTSD 发病的危险因素得到普遍认可。有研究者还表示，男性和女性患者 PTSD 的发病率差异尚不能被女性患者的高水平焦虑和抑郁症状解释。同时，低学历、高急性生理学和慢性健康状况评分（acute physiology and chronic health evaluation, APACHE Ⅱ）及睡眠质量较差与 PTSD 的产生明确相关。这可能是因为低学历患者对医学知识的认知能力、接受能力及重大疾病后自身调整能力相对较差，而 APACHE Ⅱ 评分越高提示病情越重，并发 PTSD 的可能性和严重程度越高。此外，患者入院前的精神状态也是影响因素之一。据研究表明，患者原有的心理状况，尤其是焦虑和抑郁症状是 ICU 后 PTSD 的危险因素。

2. 遗传因素与人格特征　双生子研究显示，同卵双生子经历创伤事件后 PTSD 的发病率显著高于异卵双生子，这表明遗传因素是对 PTSD 发病的重要作用。其次，人格是最早被重视的身心相关因素之一。特定的人格特征易导致特定的负性情绪反应，进而与精神症状和躯体症状发生联系。有研究显示，具有神经质、内向性、冲动性人格的个体在创伤后发展为 PTSD 的可能性大，尤以神经质显著。此外，具有乐观个性特征的患者与悲观主义患者应对危重症疾病的方式明显不同，其 ICU 后结局也不相同。前者通常恢复更快、心理障碍发生更少、症状更轻，并且生命质量更高。

3. 治疗相关因素

(1) 血管活性药物：ICU 治疗过程中，肾上腺素、去甲肾上腺素常被用于治疗患者心血管功能衰竭。这类药物通过收缩皮肤、黏膜及内脏器官血管，增加外周血管阻力，使血压回升以保证心、脑等重要生命器官微循环血流灌注。但随着升压药物的持续应用，机体逐渐形成慢性应激状态。有队列研究显示，患者的焦虑症状与升压药、正性肌力药的使用有关。而 Krauseneck 等的研究表明，β 肾上腺素能受体拮抗药能减少女性患者心脏术后 PTSD 症状和体征的发生，并且术后 6 个月的创伤性记忆更少。这可能是由于普萘洛尔阻断了血脑屏障，通过阻断杏仁核中的儿茶酚胺受体，抑制害怕、恐惧、忧虑等情绪对机体产生影响。

(2) 镇静镇痛药物：在降低危重患者疾病应激源、减少机体代谢和氧耗及保护脏器方面具有重要作用，已成为 ICU 常规治疗方法。Wade 等通过系统评价发现，苯二氮䓬类药物的使用和镇静持续时间与 PTSD 症状和体征有关。苯二氮䓬类药物具有遗忘作用，使患者产生记忆缺失，而患者记忆缺失程度与 PTSD 症状和水平呈正相关。尽管如此，就现有研究而言，这类药物的使用是否为 PTSD 形成和发展的始动因素还不得而知。

(3) 机械通气与物理约束：机械通气是常见的危重患者救治措施，ICU 患者 PTSD 相关症状和体征与机械通气具有相关性。Davydow 等认为，随着机械通气时间延长，急性肺损伤和急性呼吸窘迫综合征患者并发 PTSD 的危险性增加。Bienvenu 等对来自 13 个监护室的 186 例危重患者进行为期 2 年的随访，结果显示，35% 的患者在危重症后 2 年内出现 PTSD 相关症状和体征，并且超过 1/3 的患者其创伤后压力症状平均得分为 20 分〔测量工具为事件影响量表修订版（Impact of event Scale-Revised，IES-R）〕。由此可见，机械通气是危重症后 PTSD 症状产生的危险因素之一。在 ICU 环境下，医护人员常采用保护性约束防止患者坠床、伤害他人和干扰治疗活动。但越来越多的证据表明，身体约束不仅存在伦理与法律问题，还使患者产生心理创伤的危险性增加。

(4) 创伤经历与患者记忆：ICU 生存者的记忆分为事实记忆、情感记忆和妄想记忆。事实记忆对患者心理结局的影响存在争议，部分研究显示事实记忆能够防止患者产生创伤后焦虑和压力症状，也有研究表示事实记忆与患者恢复期间较差的心理结局有关，患者痛苦记忆的数量是其发生创伤后压力症状的危险因素。患者在 ICU 治疗过程中的创伤经历，使其产生一系列情感相关性创伤记忆，如焦虑、惊恐和噩梦，其对患者 ICU 后心理及认知状况有确切影响。而对不真实事件（如幻觉、梦魇和猜疑）的回想是幻想记忆的表现，它与患者 ICU 后焦虑、抑郁及 PTSD 的产生及发展息息相关。

（三）临床表现

尽管 ICU 幸存者发生 PTSD 的风险因素已经有所了解，但对于 ICU 幸存者独特临床表现群知之甚少（表 8-3）。对危重症患者的研究表明，某些精神疾病（即焦虑症、抑郁症）可能有不同的表现方式。例如，危重症后常见的抑郁症似乎由躯体症状而非认知症状组成，这一发现具有潜在的重要临床意义。同样，危重症后 PTSD 可能具有特定的标志性临床特征，要与其他创伤事件后 PTSD 区分开来。例如，危重症后 PTSD 患者更加担忧疾病的复发和当前的功能衰退，注意力通常更集中在关注及担忧未来的生命威胁，而不是过去发生的危险，认为自己在世即将不久。ICU 留下的痛苦症状阴影难以抹去，导致害怕就医，害怕见到医院，害怕看医疗题材新闻和影视作品。

在患有危重症后的 PTSD 患者中，最普遍的心理障碍是既要回避而又不断重新体验症状，回避自身出现症状是最常见且使人衰弱的，与功能障碍有关，但不愿就医寻求帮助，否认困难，担心向医师披露问题而再次入住 ICU。

表 8-3　危重症后 PTSD 患者常见临床表现

日常症状的"表达"
• 避免到医疗诊所、医院就医
• 担忧疾病重新出现、担忧未来
• 对身体症状的高度警惕
• 对 ICU 住院时"妄想记忆"的关注
• 困惑危重症期间痛苦的记忆
• 害怕讨论"细菌"或"生病"有关话题
• 幽闭恐惧症，与在 ICU 被控制或压抑的记忆有关
• 拒绝看以医院生活为主题的医疗新闻或电视节目，如《急诊室》或《实习医生格蕾》
• 害怕听到类似于 ICU 中发生的噪声，如"哗哗"声

（四）PTSD 诊断

鉴于 PTSD 在危重病幸存者的普遍性和影响，确保早期有效和可靠的 PTSD 干预措施，ICU 中 PTSD 评估很重要。ICU 中的患者经常遇到口头交流困难、睡眠不佳、疲劳、疼痛、注意力持续时间有限，以及可用于心理健康评估的时间有限。因此，评估措施必须简明扼要，在混乱的 ICU 环境中可行，并且易于患者理解。用于危重症后 PTSD 评估已有两项量表，即事件影响量表 – 修订版和创伤后应激障碍筛查量表。

1. 事件影响量表修订版　事件影响量表（表 8-4），由 Horowitz 和 Wilner（1979）根据 DSM-Ⅲ 中创伤后应激障碍诊断标准编制的量表，主要有两个维度，包含侵扰（7 个条目）与回避（8 个条目），共 15 条目。Weiss 和 Marmar（1997）修正后，提出三个维度：侵扰，指受创者对于受创场景反复重现的体验（8 个条目）；回避，指受创者对于与受创场景相似或有关情境回避的状态（8 个条目）；唤醒，指受创者处于持续警觉性的状态增高，如睡眠或注意力等方面的不安行为（6 个条目），共 22 个条目。将受试者感受、反应及认同程度为评定指标，采用 0～4 分五级评分，0 分为无影响，4 分为严重影响。其标准为："0"表示从未，"1"表示稍微，"2"表示普通，"3"表示经常，"4"表示总是。超过 35 分阳性结果。

表 8-4　事件影响量表修订版

Ⅰ. 侵扰

(1) 任何暗示都能把我带回到当时对此事的体验中。
0– 从未　1– 稍微　2– 偶尔　3– 经常　4– 总是

(2) 我难以入睡。
0– 从未　1– 稍微　2– 偶尔　3– 经常　4– 总是

(3) 我常因为其他事物想起此事。
0– 从未　1– 稍微　2– 偶尔　3– 经常　4– 总是

(4) 虽然我不愿意，但还是想起此事。
0– 从未　1– 稍微　2– 偶尔　3– 经常　4– 总是

(5) 关于此事的画面或形象常在脑海闪现。
0– 从未　1– 稍微　2– 偶尔　3– 经常　4– 总是

(6) 我发现我的所做所想好像又回到了那时。
0– 从未　1– 稍微　2– 偶尔　3– 经常　4– 总是

(7) 关于此事常有强烈的情感波澜袭扰我。
0– 从未　1– 稍微　2– 偶尔　3– 经常　4– 总是

(8) 我做与此事有关的梦。
0– 从未　1– 稍微　2– 偶尔　3– 经常　4– 总是

Ⅱ. 回避

(9) 当我想起此事时，我避免让自己难过。
0– 从未　1– 稍微　2– 偶尔　3– 经常　4– 总是

(10) 我觉得此事仿佛没有发生或不是真的。
0– 从未　1– 稍微　2– 偶尔　3– 经常　4– 总是

(11) 我远离能让我想起此事的提示物。
0– 从未　1– 稍微　2– 偶尔　3– 经常　4– 总是

(12) 我努力不想此事。
0– 从未　1– 稍微　2– 偶尔　3– 经常　4– 总是

(13) 我知道自己仍对此颇有感触，但是我不愿面对这种情感。
0– 从未　1– 稍微　2– 偶尔　3– 经常　4– 总是

(14) 我对此事的感触有些麻木。
0– 从未　1– 稍微　2– 偶尔　3– 经常　4– 总是

(15) 我试图把此事从记忆中抹去。
0– 从未　1– 稍微　2– 偶尔　3– 经常　4– 总是

(16) 我尽量不谈论此事。
0– 从未　1– 稍微　2– 偶尔　3– 经常　4– 总是

（续表）

Ⅲ. 唤醒

(17) 我容易感到烦躁和生气。
0– 从未　1– 稍微　2– 偶尔　3– 经常　4– 总是

(18) 我很敏感，并且容易受到惊吓。
0– 从未　1– 稍微　2– 偶尔　3– 经常　4– 总是

(19) 我难以入睡。
0– 从未　1– 稍微　2– 偶尔　3– 经常　4– 总是

(20) 我难以集中注意力。
0– 从未　1– 稍微　2– 偶尔　3– 经常　4– 总是

(21) 想起此事导致我有生理反应，如出汗、呼吸困难、恶心或心跳加速。
0– 从未　1– 稍微　2– 偶尔　3– 经常　4– 总是

(22) 我充满警惕性或处于警觉状态。
0– 从未　1– 稍微　2– 偶尔　3– 经常　4– 总是

2. 创伤后应激障碍筛查量表 – 公民版　创伤后应激障碍筛查量表 – 公民版（Posttraumatic Stress Disorder Checklist-Civilian Version，PCL-C）（表 8–5）是美国创伤后应激障碍研究中心根据 DSM-Ⅳ 制订，后由姜潮教授、美国纽约州立大学布法罗学院张杰教授和美国 PTSD 研究中心翻译为中文版，共有 17 个条目，采用 Likert 5 级评分法，相应评估的是 PTSD 的 3 个主要症状：侵扰症状、回避症状和警觉性增高症状，总分范围为 17～85 分，以 50 分为临界值，总分＞50 分提示可能存在 PTSD。

测试结果分析如下。

(1) 如果分数为 17～37 分：表明无明显 PTSD 症状，这一阶段没有强烈的心理痛苦，通过自己或家人、亲友帮助可以排解，没有影响日常工作和社交活动。

(2) 如果分数为 38～49 分：可能表明有一定程度的 PTSD 症状，这一阶段伴随中等程度的心理痛苦，通过自己无法排解，可以通过家人、亲友帮助排解，中等影响日常工作和社交活动。

(3) 如果分数为 50～85 分：可能表明有较明显 PTSD 症状，这一阶段伴随程度较重的心理痛

表 8–5　创伤后应激障碍筛查量表 – 公民版

量表前须知
当您经历或目睹了创伤事件后，可能产生痛苦 / 不适情绪反应，请您评估自己对创伤事件的反应，包括这些反应的严重程度。记录在每项上的得分，并进行简单相加。

每项评定分数
1= 没有
2= 轻度（1 周出现 1～2 次）
3= 中度（1 周出现 3 次以上）
4= 重度（每天小部分时间）
5= 极重度（每天大部分时间）

项目

(1) 即使没有什么事情提醒您，也会想起这件令人痛苦的事，或在脑海里出现有关画面。

(2) 经常做有关此事的噩梦。

(3) 突然感觉到痛苦的事件好像再次发生了一样（好像再次经历过 1 次）。

(4) 想起此事，内心就非常痛苦。

(5) 想到这件事情，就出现身体反应，如手心出汗、呼吸急促、心跳加快、口干、肌肉紧张等。

(6) 避免想起或谈论过去的那段压力性事件经历或避免产生与之相关的感觉。

(7) 努力地回避会使您想起此事的想法或感觉。

(8) 忘记了此事件中的重要部分。

(9) 对过去喜欢的活动（如工作、业余爱好、运动或社交活动等）失去兴趣。

(10) 感觉与其他人疏远或脱离。

(11) 感觉情感变得麻木了。

(12) 对将来没有远大的设想（如对职业、婚姻或儿女没有期望，希望生命早日结束）。

(13) 难以入睡，或者睡眠很浅。

(14) 容易被激怒或者一点小事就大发雷霆。

(15) 很难集中注意力。

(16) 变得很警觉或者没有安全感（如经常巡视您的周围、检查异常声音、检查门窗）。

(17) 容易被突然的声音或动作吓得心惊肉跳。

苦，即使通过家人、亲友的帮助也无法排解，严重影响日常工作和社交活动。如果处于这一阶段，需要寻求专业的心理帮助。

（五）PTSD 相关的不良结局

1. 心血管功能障碍　PTSD 导致患者结局较差的机制是多方面的。下丘脑 - 垂体 - 肾上腺轴和交感神经 - 肾上腺髓质轴异常及自身免疫系统功能紊乱，常与患者危重症后 PTSD 的病理生理学改变有关。患者心血管并发症的出现是由于下丘脑 - 垂体 - 肾上腺轴和交感神经 - 肾上腺髓质轴被激活，产生高血压、心动过速、血脂异常等不良影响。这些心血管功能的改变将导致血管内皮细胞损伤，逐渐形成动脉粥样硬化，最终导致心肌梗死和缺血性脑卒中。一项 Meta 分析显示，对抑郁水平进行调试后 PTSD 与冠心病独立相关，并且与未产生临床相关压力症状的患者相比，具有 PTSD 症状的 ICU 生存者产生其他并发症和发生出院后死亡的风险增加。

2. 其他生理障碍及生命质量降低　在一项大样本调查中（36 000 例）发现，PTSD 与患者慢性疼痛、呼吸困难、胃肠功能障碍、关节炎、癌症和致残率增加有关。其他自身免疫功能障碍，尤其是银屑病和甲状腺功能减退症与 PTSD 症状和体征也具有一定相关性。尽管这些疾病状态与 PTSD 发展形成之间的联系并不确切，但这些临床特征可以作为 PTSD 高危人群筛查的标记。值得注意的是，与一般人群相比，ICU 生存者并发 PTSD 后面临身心与认知缺陷，其社交能力和人际关系的发展受到挑战，生命质量明显下降。来自 11 项多中心试验研究的数据显示，多达 59% 的受试者表示其生命质量严重受损。Pagotto 等用 SF-36 健康简表对该群体的生命质量进行调查，结果显示研究对象生命质量的 8 个维度及总体健康均受到很大程度的损害。因此，应将提高健康相关生命质量作为 ICU 生存患者的治疗性目标和治疗结果评价指标之一。

3. 心理障碍　PTSD 与焦虑症、抑郁症密切呈正相关。研究显示，PTSD 合并焦虑症、抑郁症的发生率分别为 13.6% 和 8.5%，PTSD 与焦虑症、抑郁症的共存率为 8.1%。巴西有关研究显示，PTSD 患者同时患 3 种以上心理障碍的危险性是非 PTSD 患者的 9 倍，与 PTSD 有关的常见并发症为抑郁、乙醇或药物依赖 / 滥用及其他焦虑障碍，而并发抑郁症的患者出现自杀行为的风险大大增加。此外，近期一项前瞻性研究显示，在曾进行机械通气的急性肺损伤远期生存者中，35% 的患者在随访期间具有 PTSD 症状，50% 曾服用精神病药物及 40% 在出院后需要进行精神疾病的治疗。

4. PTSD 的长期影响　对其他患者（如交通事故受害者）的长期随访研究发现，PTSD 会妨碍他们重返工作、社会交往和休闲活动。此外，PTSD 已被证明与医学上不明原因的躯体症状和高水平的医疗使用率相关，对妇女的医疗成本有重大影响。最近对持续轻度 TBI 的回国军人进行的一项大规模研究强调，健康和功能问题归因于纯粹的器官损伤的危险。虽然 TBI 似乎预示了一系列的健康问题，但如果考虑到 PTSD 和抑郁，它便不再是重要因素。事实上，相关的 PTSD 是各种神经和躯体健康问题的主要原因。

（六）PTSD 预防与治疗

关于慢性 PTSD 影响的案例研究表明，为了降低患者发展成这种衰弱综合征的风险，并在急性危重症病情还未稳定时提供早期治疗非常重要，可以使患者在危重症后尽可能恢复正常生活。

1. 改善 ICU 治疗环境　良好的治疗环境可有效促进患者康复，与危重症后 PTSD 相关的部分因素，如 ICU 声光刺激、物理约束、早期活动等能够得到改善。有研究表明，对患者使用耳塞、眼罩，合理设置报警参数，严格遵守护理操作"四轻"原则，能够有效减少声光刺激，促进患者睡眠，降低谵妄和躁狂发生率。

2. 实施早期活动计划　目前普遍认可早期活

动有助于减少患者谵妄和躁动，促进气管插管尽早拔除，预防危重症后心理障碍的形成和恶化。尽管如此，目前ICU患者的早期活动现状并不理想，这可能与ICU内康复意识薄弱有关。有学者提出应该在ICU内形成"早期活动的氛围"，树立"早期康复意识"。

3. 心理治疗 推荐的心理治疗包括认知行为治疗（cognitive behavioral therapy，CBT）、眼球运动脱敏和再处理、暴露治疗。各种形式的CBT以不同的组合已被用于门诊治疗PTSD，包括暴露、系统脱敏、认知加工疗法、压力接种训练、认知疗法、断言训练、生物反馈和放松疗法。在这些疗法中，暴露疗法或将暴露与认知疗法或压力接种训练相结合，具有最有力的证据，并被推荐作为PTSD的一线治疗。多项研究表明，长期暴露在门诊环境中是一种有效的治疗方法，也可能有效治疗ICU住院期间的急性压力，从而预防出院后的PTSD。这些方法尚未在ICU中进行测试，特别是在危重病幸存者中进行测试。然而，最近的一些研究表明，这些策略和暴露技术，包括短暂的长时间暴露和虚拟现实，可能有利于治疗PTSD的早期症状，以及预防长期的不良后果。因为危重病幸存者最显著的症状是逃避，所以包括暴露疗法在内的认知行为技术可能是有益的。

4. 早期识别与筛查 由于人们对精神疾病根深蒂固的认知偏见，许多具有心理障碍症状的患者常常不会主动寻求帮助。因此，医护人员对ICU后PTSD高危人群进行早期筛查至关重要。对高危患者进行筛查的方法之一是基于患者电子病历的自动筛查程序。有研究显示，性别、创伤经历、社会经济状况、精神障碍、物质使用障碍、入院时患者血液乙醇测试阳性等10个因素有助于PTSD的早期预测。

5. 患者日记与随访门诊 重症监护日记，又称患者日记，是医护人员、家属或朋友在患者意识不清、虚弱或生理功能受损的情况下代为患者记录的ICU治疗经历和周围事件，日记旨在为患者提供ICU期间相关事件的准确翔实、连贯性叙述，可以给患者提供在ICU期间发生的情况信息。最近的一项研究调查了这种ICU日记对危重症后新发PTSD发病率的影响。这项研究表明PTSD的发病率可以通过简单的日记减少50%以上，从对照组的13%到干预组的5%。此外，一部分家庭被要求加入这项研究，结果表明，记录日记的患者，其家庭成员的PTSD症状也减少了。最近发表的一项研究支持这些在患者及其家属中的发现。除了对PTSD的影响外，ICU日记也能降低患者的焦虑和抑郁。

6. 药物治疗

(1) 适当镇静：患者在ICU期间治疗方面的措施可能对他们的经历产生显著影响，例如镇静措施可使患者更清醒且舒适，或者任何时期谵妄的识别与处理可能影响患者事后的记忆，从而降低发生PTSD的风险。

(2) 氢化可的松：对于重症患者的PTSD预防，研究最多的药物是氢化可的松。PTSD发展的一个潜在机制是通过创伤事件过度刺激内源性应激激素和神经调节素，导致创伤记忆的形成和过度巩固，随后在PTSD的条件性情绪反应和侵入性回忆中表现出来。有研究发现，长时间使用糖皮质激素的剂量与创伤记忆和应激症状评分存在相关性。患者在ICU期间使用氢化可的松可减轻PTSD症状，但局限于小规模研究，后期需要进一步研究氢化可的松在预防危重症后PTSD中的使用。

（七）结论

PTSD在危重病幸存者中很常见，出院后发生率在10%～30%之间。尽管研究已经确定了这种综合征的患病率及风险因素，目前尚不清楚危重症后PTSD独特的临床特征。理论建议和有限的证据表明，回避症状的潜在重要性，加上妄想记忆和对未来而非过去创伤的担忧。ICU相关PTSD的潜在独特临床特征需要独特的评估和治疗实践，目前缺乏这方面的经验。康复心理学家经过培训，有能力研究最佳治疗方案，并为最需要的人（遭受与 ICU 住院和危重疾病相关的 PTSD 患者）提供持续的治疗服务，帮助患者恢复并回到正常的生活，提高其生命质量。

三、危重症后抑郁症

危重症幸存者遗留生理、认知、心理等方面的功能障碍，心理障碍主要包括焦虑、抑郁、创伤后应激障碍等。危重症后出现心情抑郁，对绝大多数活动兴趣或快乐显著减退，感觉悲伤或空虚，以及出现疲劳、企图自杀等症状，称之为危重症后抑郁症。危重症后抑郁症状和其他遗留综合征一样，可能会阻碍危重症幸存者全面的恢复。首先，抑郁症状可能会降低身体活动的自我驱动和自我激励能力。与临床经验一致，抑郁症状患者参与物理治疗（physical treatment，PT）会更加困难，而 PT 对于恢复身体功能通常是至关重要的。第二，抑郁症状可以放大普通临床疾病的症状，以及增加身体症状负荷，从而对功能产生负面影响。第三，抑郁症状会影响患者对药物治疗的依从性，这可能会使一般的临床疾病出现恶化。第四，抑郁症状可能通过直接的神经生物学途径影响功能，包括神经内分泌和炎症机制。危重症后抑郁症的治疗已经显示出能够改善危重症患者的身体功能，并能改善患者生活自理能力。

（一）定义

在讨论危重症期间和之后的精神症状和状况时，必须了解当代精神研究的疾病学惯例。美国的精神科医生通常根据对症状和行为分类模式来定义疾病，尽管有大量证据表明精神症状和状况是连续发生的。抑郁相关情绪障碍定义的基础是存在严重抑郁发作（major depressive episode，MDE）。2 周或更长时间的每天抑郁情绪或快感缺乏，以及其他 4 种同时发生的躯体或心理主要症状，如低能量、无价值，或自杀念头。如果这些因素不能完全解释情绪症状，则诊断为重度抑郁症（major depressive disorder，MDD）。

抑郁情绪状态通常是在危重症或 ICU 长期预后的研究中评估得出的结果，而不同于重度抑郁症、恶劣心境障碍、双相情感障碍伴近期抑郁发作、抑郁情绪调节障碍、不另外指定说明的抑郁症、物质诱发的情绪障碍或医源性的情绪障碍这些精神病学诊断。

有人可能会认为，作为一名精神科医生，会发现精神病诊断是有价值的，而症状信息的价值不大，但事实并非如此，原因有两个。首先，尽管精神病的诊断可能相对可靠，但根据病情，重度抑郁症这样的诊断在不同个体间表现单一和特定的发病过程是不太可能的。也就是说，重度抑郁症表现有异质性，有时表现出更多的"主要状态"或"类似疾病"（即涉及真正的"错乱"情绪），有时更像是具有不同程度耐受性的人们对环境的反应。第二，在许多精神病诊断的领域内，大家逐渐认识到精神病学诊断往往反映现象的严重性超过其本质，包括重度抑郁症的诊断。例如，人们经历损失或挫折后可以有不同程度的精神痛苦和功能障碍，有时轻有时重，但是没有一个明确清晰的临界点。在我们看来，自我调查问卷得到的数据的确有其内在的价值，而且这些数据补充了那些通过临床访谈获得的数据。

（二）危重症后抑郁症危险因素

危重症后抑郁症危险因素包括 ICU 前（基线）危险因素、ICU 危险因素（相关因素）、ICU 后危险因素（相关因素）。

1. ICU 前危险因素　在 3 项关于人口危险因素的研究中，其中一个研究报道女性与更多的抑郁症状相关联，但是年龄与抑郁症状没有关联。一项研究检查了先前的抑郁症和身体功能，作为 ICU 后抑郁症的预测因子；作者发现，在 ICU 前 6 个月没有服用过抗抑郁药物，但在 ICU 前的 1 个月，如果出现身体功能差和旁人汇报的抑郁症状，可预测 ICU 后抑郁发生。一组研究中，基线病态肥胖是抑郁症状的危险因素。另一组研究中，在4～6周随访期间评估的性格悲观与抑郁症状相关。一项研究中，既往的精神病史与抑郁障碍相关。一项研究发现，以前有酒精依赖者与后来的抑郁症状相关。

2. ICU危险因素　在一项研究中，研究人员将ICU入院诊断作为ICU后抑郁症状的潜在危险因素进行了调查，但两者没有明显的相关性。三项研究调查了ICU住院时间、APACHE Ⅱ评分与ICU抑郁症状之间的关系，没有发现有关联。此外，ICU的镇静持续时间和连续镇静的每天中断与ICU后抑郁症状无关。研究发现，手术或外科ICU入院与抑郁症状相关，低血糖是早期抑郁症状的危险因素，多器官衰竭或器官恢复缓慢与后期的抑郁症状相关，长时间的MV和ICU停留过长与抑郁症状相关。

3. ICU相关因素　研究发现，在ICU中接受高剂量苯二氮䓬类药物的患者具有更多抑郁症状。一项横断面研究中，患者对ICU的回忆较少、记住更可怕的经历、对护理的满意度较低，则在出院时出现更多的抑郁症状。此外，另一项横断面研究表明，那些能回忆起在ICU中不能表达其需要的患者具有更多的抑郁症状。在一项研究中发现，经常使用适应性应对措施的患者很少有较多的抑郁症状。有趣的是，LTAC医院的抑郁症患者具有更长的MV持续时间、更高的脱机失败率和死亡率。

4. ICU后危险因素、相关因素　在5项研究中，出院时和出院后的神经精神症状是ICU后抑郁症状的前瞻性预测因素或横断面相关因素。具体来说，一项研究表明，出院时的抑郁症状是6个月和12个月随访时抑郁症状的强烈预测因素；而另一项研究表明，2个月随访时的抑郁症状是6个月随访时抑郁症状的强烈预测因素。在研究相关问题的2项研究中发现，ICU后PTSD症状与ICU后抑郁症状显著横向相关。同样，在验证该问题的一项研究中显示，ICU后非特异性焦虑症状与ICU后抑郁症状显著相关。最后，一项研究中发现，6个月随访时的认知缺损与抑郁症状横向相关。

（三）危重症后抑郁症患病率和自然史

对ICU预后文献中关于急性肺损伤（acute lung injury，ALI）/急性呼吸窘迫综合征幸存者抑郁症文献进行系统的回顾分析，研究发现，在277名患者中，ALI/ARDS之后的最初2年使用问卷确定的严重抑郁症状的患病率范围为17%～43%（研究中位数为28%）。

对ICU幸存者的抑郁症状单独系统回顾中，在1213例患者中，危重症后第1年使用调查问卷确定的严重抑郁症状的患病率为8%～61%（研究中位数为28%）。尽管重度抑郁症的患病率较低（13%患有重度抑郁症或双相障碍），但是临床医生诊断的抑郁障碍时点患病率却很高（134例接受SCID的患者中有33%的患病率）。

Hopkins等使用贝克抑郁量表（Beck depression rating scale，BDI）评估了1年（$n=66$）和2年（$n=62$）的急性呼吸窘迫综合征幸存者的神经认知缺陷和抑郁症。1年时抑郁症患病率为16%，2年时抑郁症患病率为23%。抑郁症和认知功能障碍之间没有相关性，表明发病机制不同。在研究中评估的所有结果中，只有抑郁症和精神症状的发生率在第1年和第2年之间恶化，但这其间没有发现抑郁症发展的风险因素。

Kess等对参加临床试验的32名急性呼吸衰竭患者进行了横断面随访研究（从出院到随访的平均时间为381天）。中度至重度抑郁症（BDI>20）患病率为34%。与常规镇静护理组相比，每天镇静中断组的抑郁评分无统计学差异。

Jackson等研究呼吸机支持患者，在出院时和6个月后通过GDS诊断，出院时抑郁症发病率为16%，在6个月时抑郁症发病率超过25%。认知障碍与抑郁严重程度呈正相关，但应谨慎解释结果，因为随访率显著下降。

Chelluri等招募了877名需要>48h机械通气的患者。1年时，154名受试者抑郁症的患病率为

32%。这些结果与最初 2 个月随访获得的结果几乎相同，表明抑郁症症状在 ICU 幸存者第 1 年没有改善。

Wcincrt 等在急性呼吸衰竭发作 2 个月后进行了 105 次 SCID 访谈。MDD 的患病率为 15%，抑郁症发病率为 11%。另有 16% 的人患有情绪低落的适应障碍；37% 的 2 个月时仍存活的患者接受了新的抗抑郁药物治疗，大多数接受抗抑郁药物的患者在 2 个月时接受了住院治疗。这些结果表明，临床医生会给患有严重抑郁症状患者开抗抑郁药，尽管抗抑郁药的安全性和有效性尚未在这种疾病的患者中进行过测试。

Joncs 等在三家医院对需要机械通气和 ICU 治疗时间超过 48h 的患者进行了一项随机试验。ICU 出院 1 周后，干预组收到一本小册子，说明康复期间的社会心理和身体损伤，并描述了为期 6 周的自主锻炼计划。对照组患者接受常规护理，两组均在 2 个月和 6 个月时由盲法评估者进行评估。在 2 个月时，12% 的干预组得分高于 HADS 阈值，而对照组为 25%（P=0.07）。在 6 个月时没有差异（10% vs. 12%）。一家医院 48% 的受试者接受了抗抑郁药治疗，而其他医疗单位的这一比例为 25% 和 13%。这种抗抑郁药物应用广泛差异表明，临床医生需要更多的证据来确定抗抑郁治疗对 ICU 后患者的益处。

（四）危重症后抑郁症诊断

贝克抑郁量表和医院焦虑抑郁量表（Hospital Anxiety and Depression Scale，HADS）都是可靠的评定量表，可以使用。这些量表侧重于观察抑郁症状的严重程度，如情绪低落、失眠、激越、焦虑和体重降低等。

1. 贝克抑郁量表　贝克抑郁量表又名 Beck 抑郁自评量表（表 8-6），由美国著名心理学家 A.T.Beck 编制于 20 世纪 60 年代，后被广泛运用于临床流行病学调查。BDI 早年的版本为 21 项，其项目内容源自临床。后来发现，有些抑郁症患者，

表 8-6　贝克抑郁量表

指导语

本问卷有 21 组陈述句，请仔细阅读每个句子，然后根据您近 2 周（包括今天）的感觉，从每一组中选择一条最适合您情况的项目。如果一组句子中有两条以上适合您，请选择最严重的一个。请注意，每组句子只能选择一个条目。

题目

(1) 结合您最近 1 周内的情绪（包括今天）做出符合自己情况的选择。
　A. 我不感到悲伤。
　B. 我感到悲伤。
　C. 我始终悲伤，不能自制。
　D. 我太悲伤或不愉快，不堪忍受。

(2) 结合您最近 1 周内的情绪（包括今天）做出符合自己情况的选择。
　A. 我对将来并不失望。
　B. 我对未来感到心灰意冷。
　C. 我感到全景暗淡。
　D. 我觉得将来毫无希望，无法改善。

(3) 结合您最近 1 周内的情绪（包括今天）做出符合自己情况的选择。
　A. 我没有感到失败。
　B. 我觉得比一般人失败要多一些。
　C. 回首往事，我能看到的是很多次失败。
　D. 我觉得我是一个完全失败的人。

(4) 结合您最近 1 周内的情绪（包括今天）做出符合自己情况的选择。
　A. 我和以前一样，从各种事件中得到乐趣。
　B. 我不像往常一样从各种事件中得到乐趣。
　C. 我不再能从各种事件中得到真正的乐趣。
　D. 我对一切事情都不满意或感到枯燥无味。

(5) 结合您最近 1 周内的情绪（包括今天）做出符合自己情况的选择。
　A. 我没有特别的内疚感。
　B. 我对自己做过或者该做但没做的许多事感到内疚。
　C. 我在大部分时间里觉得内疚。
　D. 我在任何时候都觉得内疚。

(6) 结合您最近 1 周内的情绪（包括今天）做出符合自己情况的选择。
　A. 我没有觉得受到惩罚。
　B. 我觉得可能受到惩罚。
　C. 我预料将受到惩罚。
　D. 我觉得正受到惩罚。

(7) 结合您最近 1 周内的情绪（包括今天）做出符合自己情况的选择。
　A. 我对自己并不失望。

（续表）

B. 我对自己感到失望。

C. 我对自己感到讨厌。

D. 我恨我自己。

(8) 结合您最近 1 周内的情绪（包括今天）做出符合自己情况的选择。

A. 与过去相比，我没有更多的责备或批判自己。

B. 我比过去责备自己更多。

C. 只要我有过失，我就责备自己。

D. 只要发生不好的事情，我就责备自己。

(9) 结合您最近 1 周内的情绪（包括今天）做出符合自己情况的选择。

A. 我没有任何自杀的想法。

B. 我有自杀的想法，但我不会去做。

C. 我想自杀。

D. 如果有机会我就自杀。

(10) 结合您最近 1 周内的情绪（包括今天）做出符合自己情况的选择。

A. 与过去相比，我哭的次数没有增加。

B. 我比过去哭的多。

C. 现在任何小事都会让我哭。

D. 我过去能哭，但现在要哭也哭不出来。

(11) 结合您最近 1 周内的情绪（包括今天）做出符合自己情况的选择。

A. 和过去相比，我没有更加容易烦躁。

B. 我现在比往常更容易烦躁。

C. 我常常烦躁不安，难以保持安静。

D. 我非常烦躁不安，必须不停走动或做事情。

(12) 结合您最近 1 周内的情绪（包括今天）做出符合自己情况的选择。

A. 我对其他人或活动没有失去兴趣。

B. 和过去相比，我对别的人或事情兴趣减少了。

C. 我失去了对其他人或事的大部分兴趣。

D. 任何事情很难引起我的兴趣。

(13) 结合您最近 1 周内的情绪（包括今天）做出符合自己情况的选择。

A. 我做决定和过去一样好。

B. 我现在做决定比以前困难。

C. 我做决定比以前困难了很多。

D. 我做任何决定都很困难。

(14) 结合您最近 1 周内的情绪（包括今天）做出符合自己情况的选择。

A. 我不觉得自己没有价值。

B. 我认为自己不如过去有价值或有用了。

C. 我觉得自己不如别人有价值。

D. 我觉得自己毫无价值。

（续表）

(15) 结合您最近 1 周内的情绪（包括今天）做出符合自己情况的选择。

A. 我和过去一样有精力。

B. 我不如从前有精力。

C. 我没有精力做很多事情。

D. 我做任何事情都没有足够的精力。

(16) 结合您最近 1 周内的情绪（包括今天）做出符合自己情况的选择。

A. 我睡觉与往常一样好。

B. 我睡觉比以前略少，或者略多。

C. 我的睡眠比以前少了很多，或者多了很多。

D. 我根本无法睡觉，或我一直想睡觉。

(17) 结合您最近 1 周内的情绪（包括今天）做出符合自己情况的选择。

A. 我并不比过去容易发火。

B. 与过去相比，我比较容易发火。

C. 与过去相比，我非常容易发火。

D. 我现在随时都很容易发火。

(18) 结合您最近 1 周内的情绪（包括今天）做出符合自己情况的选择。

A. 我没觉得食欲有什么变化。

B. 我的食欲比过去略差，或略好。

C. 我的食欲比过去差了很多，或好很多。

D. 我完全没有食欲，或总是非常渴望吃东西。

(19) 结合您最近 1 周内的情绪（包括今天）做出符合自己情况的选择。

A. 我和过去一样可以集中精神。

B. 我无法像过去一样集中精神。

C. 任何事情都很难让我长时间集中精神。

D. 任何事情都无法让我集中精神。

(20) 结合您最近 1 周内的情绪（包括今天）做出符合自己情况的选择。

A. 我没觉得比过去累或乏力。

B. 我比过去更容易累或乏力。

C. 因为太累或者太乏力，许多过去常做的事情不能做了。

D. 因为太累或者太乏力，大多数过去常做的事情都不能做了。

(21) 结合您最近 1 周内的情绪（包括今天）做出符合自己情况的选择。

A. 我没有发现我对性的兴趣最近有什么变化。

B. 我对性的兴趣比过去降低了。

C. 我现在对性的兴趣少多了。

D. 我对性的兴趣已经完全丧失。

特别是严重抑郁者，不能很好地完成 21 项评定。Beck 于 1974 年推出了 13 项版本，品质良好。本量表采用的是标准 21 项的版本。结果判断：总分 10 分，很健康，无抑郁；总分 10～15 分，有轻度情绪不良，要注意调节；总分大于 15 分者，表明已有抑郁，需要心理医生；总分大于 25 分时，说明抑郁已经比较严重，必须看心理医生。

2. 医院焦虑抑郁量表　医院焦虑抑郁量表由 Zigmond 和 Snaith 于 1983 年编制（表 8-7），分为焦虑和抑郁两个分量表，共 14 个条目，其中 7 个条目（A）评定焦虑，7 个条目（D）评定抑郁，各条目分 0～3 分四个等级分，分量表以 8 分为临界值，0～7 分提示无症状，8～10 分提示可能存在焦虑或抑郁，11～21 分提示肯定存在焦虑或抑郁症状，得分越高表示焦虑或抑郁症状越严重。该量表的总体 Cronbachα 系数为 0.879，焦虑和抑郁分量表的 Cronbachα 系数为 0.806，具有较好的信效度。

（五）危重症后抑郁症预防和治疗

虽然没有什么肯定的数据来指导危重症后的抑郁状态的预防和治疗，但是我们已有大量关于抑郁状态治疗的信息，并且目前没有什么理由预测这种信息不能很好地应用于危重症幸存者的治疗。然而，值得回顾已经试图促进危重症后恢复一些广泛的干预措施。

1. 心理干预　在最近对重度创伤患者的研究中，Peis 及其同事检查了在 ICU 制定心理干预之前和之后患者的治疗结果。作者使用日 ADS 评估 CU 出院后 12 个月的抑郁症状。他们发现干预队列（6.5%）与干预前队列（13%）相比，干预队列患病率较低（抑郁量表阈值＞1），尽管该差异没有达到统计学显著性。有趣的是，在 12 个月的随访中，干预队列中患者的精神病药物使用率明显低于干预前队列的患者（分别为 8.1% 和 42%，$P<0.0001$）。

2. 镇静策略　四项随机研究替代镇静策略对危重症患者的长期心理影响。这些研究的动机之一是，确保减少苯二氮䓬类药物和其他镇静药，

而又达到镇静目的。如前所述，Kress 及其同事发现，在 6 个月以上的随访中，镇静每天中断与抑郁症状无关。Treggiari 及其同事随机研究发现，在 4 周的随访中，轻度镇静组患者比深度镇静患者没有更多的抑郁症状。Jackson 和同事发现，随机分为自发觉醒试验的患者在 3 个月和 12 个月的随访中与对照组比较没有更多抑郁症状。在 2 年随访中，Strom 及其同事发现，使用吗啡镇静治疗的患者没有比用异丙酚、咪达唑仑输液治疗的抑郁症状更严重。

表 8-7　医院焦虑抑郁量表

回答问题前阅读

根据自己在过去一段时间内的感受作答。对这些问题的回答不要做过多的考虑，立即做出的回答往往更符合实际情况。

问题

(1) 我感到紧张（或痛苦）。
　A. 根本没有。
　B. 有时候。
　C. 大多时候。
　D. 几乎所有时候。

(2) 我对以往感兴趣的事情还是有兴趣。
　A. 肯定一样。
　B. 不像以前那样多。
　C. 只有一点。
　D. 基本上没有了。

(3) 我感到有些害怕，好像预感到有什么可怕的事情要发生。
　A. 根本没有。
　B. 有一点，但并不使我苦恼。
　C. 是的，但并不太严重。
　D. 非常肯定和十分严重。

(4) 我能够哈哈大笑，并看到事物好的一面。
　A. 我经常这样。
　B. 现在已经不大这样了。
　C. 现在肯定是不太多了。
　D. 根本没有。

(5) 我心中充满烦恼。
　A. 偶然如此。
　B. 有时，但并不经常。
　C. 常常如此。
　D. 大多数时间。

（续表）

(6) 我感到愉快。 A. 大多数时间。 B. 有时。 C. 并不经常。 D. 根本没有。
(7) 我能够安闲而轻松地坐着。 A. 肯定。 B. 经常。 C. 并不经常。 D. 根本没有。
(8) 我对自己的仪容（打扮自己）失去兴趣。 A. 我仍然像以往一样关心。 B. 我可能不是非常关心。 C. 并不像我应该做的那样关心。 D. 肯定。
(9) 我有点坐立不安，好像感到非要活动不可。 A. 根本没有。 B. 并不很多。 C. 不少。 D. 确实非常多。
(10) 我对一切都是乐观地向前看。 A. 差不多是这样做。 B. 并不完全是这样做的。 C. 很少这样做。 D. 几乎从不这样做。
(11) 我突然发现有恐慌感。 A. 根本没有。 B. 并非经常。 C. 时常。 D. 确实很经常。
(12) 我好像感到情绪在渐渐低落。 A. 根本没有。 B. 有时。 C. 很经常。 D. 几乎所有时间。
(13) 我感到有点害怕，好像某个内脏器官坏了。 A. 根本没有。 B. 有时。 C. 很经常。 D. 非常经常。
(14) 我能欣赏一本好书、一项好的广播或电视节目。 A. 常常如此。 B. 有时。 C. 并非经常。 D. 很少。
总分：

3. 康复策略 Jones 及其同事进行旨在帮助身体和心理恢复的 6 周自助康复指导研究，危重症幸存者随机分成接受组或不接受组。作者发现，与对照组（25%）相比，在 8 周随访时干预组患者 HADS 抑郁评分≥11（12%）的比例更低。抗抑郁药物似乎提高了干预的效果。

Elliott 及其同事将危重症幸存者随机分为以家庭为基础、为期 8 周的个性化物理康复组与常规治疗组，旨在促进生理和心理恢复。但结果发现，干预组和对照组患者抑郁症状没有差异。

4. 护士主导的重症监护随访计划 Cuthbertson 及其同事将危重症幸存者随机分配到一个护士主导的密集随访计划组与常规护理组。干预组中的患者纳入物理治疗师制定的基于手册的、自我导向的身体康复计划，该计划在医院开始并在出院后持续 3 个月。这些患者通过手册为基础的治疗监测他们自己的依从性和进展，并在出院后 3 个月和 9 个月的护士主导的诊所进行评估。如果护士发现精神问题或身体虚弱，他们会将患者转诊给心理健康专业人员或物理治疗师。如果需要，则转至 ICU，同时了解患者目前的药物治疗情况。护士还向患者的全科医生发送了关于患者进展的信件。不幸的是，在 1 年随访中，干预组和对照组的抑郁症状没有差异。

（六）结论

迄今为止，用于预防或早期干预危重症后抑郁症的最有希望的干预是 ICU 心理干预和自助康复手册，其重点在于生理和心理恢复。虽然早期的研究表明 ICU 大剂量苯二氮䓬类药物与以后的抑郁症有关，但最近的随机试验没有显示减少苯二氮䓬剂量的益处。针对长期抑郁症状风险最大的患者，利用危险因素信息可以大大提高干预的效益。针对先前具有焦虑和抑郁障碍的患者，以及那些早期 ICU 后感到悲痛的患者，应该将 ICU 后早期抗抑郁药物和心理治疗干预的益处最大化。

参考文献

[1] Iwashyna TJ. Survivorship will be the defining challenge of critical care in the 21st century[J]. Ann Intern Med, 2010, 153(3): 204–205.

[2] Rawal G, Yadav S, Kumar R. Post-intensive Care Syndrome: an Overview[J]. J Transl Int Med, 2017, 5(2): 90–92.

[3] Desai S V, Law T J, Needham D M. Long-term complications of critical care[J]. Crit Care Med, 2011, 39(2): 371–379.

[4] Needham D M, Davidson J, Cohen H, et al. Improving long-term outcomes after discharge from intensive care unit: report from a stakeholders' conference[J]. Crit Care Med, 2012, 40(2): 502–509.

[5] Rengel K F, Hayhurst C J, Pandharipande P P, et al. Long-term Cognitive and Functional Impairments After Critical Illness[J]. Anesth Analg, 2019, 128(4): 772–780.

[6] Davidson J E, Jones C, Bienvenu O J. Family response to critical illness: postintensive care syndrome-family[J]. Crit Care Med, 2012, 40(2): 618–624.

[7] Maley J H, Brewster I, Mayoral I, et al. Resilience in Survivors of Critical Illness in the Context of the Survivors' Experience and Recovery[J]. Ann Am Thorac Soc, 2016, 13(8): 1351.

[8] Kerckhoffs M C, Soliman I W, Wolters A E, et al. Long-term outcomes of ICU treatment[J]. Ned Tijdschr Geneeskd, 2015, 160(4): A9653.

[9] Wade D M, Howell D C, Weinman J A, et al. Investigating risk factors for psychological morbidity three months after intensive care: a prospective cohort study[J]. Crit Care, 2012, 16(5): R192.

[10] Wolters A E, Slooter A J, Aw V D K, et al. Cognitive impairment after intensive care unit admission: a systematic review[J]. Intensive Care Med, 2013, 39(3): 376–386.

[11] Hopkins R O, Weaver L K, Pope D, et al. Neuropsychological sequelae and impaired health status in survivors of severe acute respiratory distress syndrome[J]. Am J Respir Crit Care Med, 1999, 160(1): 50–56.

[12] Baumbach P, Meissner W, Guenther A, et al. Perceived cognitive impairments after critical illness: a longitudinal study in survivors and family member controls[J]. Acta Anaesthesiologica Scandinavica, 2016, 60(8): 1121–1130.

[13] Patel M B, Morandi A, Pandharipande P P. What's new in post-ICU cognitive impairment[J]. Intensive Care Med, 2015, 41(4): 708–711.

[14] Rothenhäusler H B, Ehrentraut S, Stoll C, et al. The relationship between cognitive performance and employment and health status in long-term survivors of the acute respiratory distress syndrome: results of an exploratory study[J]. Gen Hosp Psychiatry, 2001, 23(2): 90–96.

[15] Hopkins R O, Girard T D. Medical and economic implications of cognitive and psychiatric disability of survivorship[J]. Semin Respir Crit Care Med, 2012, 33(4): 348–356.

[16] Elliott D, Davidson J E, Harvey M A, et al. Exploring the scope of post-intensive care syndrome therapy and care: engagement of non-critical care providers and survivors in a second stakeholders meeting[J]. Crit Care Med, 2014, 42(12): 2518–2526.

[17] 卢新兵, 丁四清, 余晓. ICU 后认知损害发生的相关因素及干预措施的研究进展 [J]. 中国护理管理, 2016, 16（8）: 1131–1135.

[18] Mikkelsen M E, Christie J D, Lanken P N, et al. The adult respiratory distress syndrome cognitive outcomes study Long-term neuropsychological function in survivors of acute lung injury[J]. Am J Respir Crit Care Med, 2012, 18(51): 307–315.

[19] Adhikari N K, Fowler R A, Bhagwanjee S, et al. Critical care and the global burden of critical illn adults[J]. Lancet, 2010, 376: 1339–1346.

[20] Unroe M, Kahn J M, Carson S S, et al. One-year trajectories of care and resource utilization for recipients of prolonged mechanical ventilation: a coho ort study[J]. Ann Intern Med, 2010, 153: 167–175.

[21] Ehlenbach W J, Hough C L, Crane P K, et al. Association between acute care and critical illness hospitalization and cognitive function in older adults[J]. JAMA, 2010, 303: 763–770.

[22] Iwashyna T J. Survivorship will be the defining challenge of critical care in the 21st century[J]. Ann Intern Med, 2010, 153: 204–205.

[23] Needham D M, Davidson J, Cohen H, et al. Improving long-term outcomes after discharge from intensive care unit report from a stakeholders'conference[J]. Crit Care Med, 2012, 40: 502–509.

[24] Hopkins R O, Jackson J C. Long-term neurocognitive function after critical illness[J]. Chest, 2006, 130: 869–878.

[25] Girard T D, Jackson J C, Pandharipande P P, et al. Delirium as a predictor of long-term cognitive impairment in survivors of critical illness[J]. Crit Care Med, 2010, 38: 1513–1520.

[26] Wilson R S, Hebert L E, Scherr P A, et al. Cognitive decline after hospitalization in a community population of older persons[J]. Neurology, 2012, 78: 950–956.

[27] 王婧, 鲍梦婕, 王建宁, 等. ICU 生存患者创伤后应激障碍的研究进展 [J]. 中国实用护理杂志, 2017, 33（19）: 1510–1513.

[28] 叶迁乐, 马红. ICU 患者创伤后应激障碍的研究 [J]. 护士进修杂志, 2012, 27（22）: 2096–2097.

[29] 李贤连, 陈洁, 胡碎钗, 等. 心理弹性及睡眠状况对 ICU 患者 PTSD 的影响 [J]. 医院管理论坛, 2016, 33（4）: 26–29; 20.

[30] 杨军, 樊键, 张桂青, 等. 精神创伤后应激障碍患者的症状特征与人格结构分析 [J]. 农垦医学, 2014, 36（1）: 65–68.

[31] 陶炯, 范方, 杨肖嫦, 等. 地震后 6 个月灾区创伤后应激障碍中学生伴发焦虑及抑郁分析 [J]. 中华行为医学与脑科学杂志, 2009, 18（11）: 991–993.

[32] Backman C, Capuzo M, Flaatten H, et al. Griffiths RD. Precipitants of post-trauma stressdisorder following intensive care: a hypothesis generating study of diversity in care[J]. Intensive Care Med, 2007: 33: 978–85

[33] Davydow D S, Gifford J M, Desai S V, et al. Posttraumatie stress disorder in general intensive care unit survivors: a systematic review[J]. Gen Hosp Psychiatry, 2008, 30: 421–34.

[34] Davydow D S, Desai S V, Needham D M, et al. Psychiatric morbidity in survivors of the acute respiratorydistress syndrome: a systematic review[J]. Psychosom Med, 2008, 70: 512–19.

[35] Parker A M, Sricharoenchai T, Raparla S, et al. Posttraumatic

stress disorder in critical illness survivors: a metaanalysis[J]. Crit Care Med, 2015, 43(5): 1121–1129.

[36] Wade D M, Brewin C R, Howell D C, et al. Intrusive memories of hallucinations and delusions in traumatized intensive care patients: An interview study[J]. Br J Health Psychol, 2015, 20(3): 613–631.

[37] Myers E A, Smith D A, Allen S R, et al. Post-ICU syndrome: Rescuing the undiagnosed[J]. JAAPA, 2016, 29(4): 34–37.

[38] Gnanavel S, Robert R S. Diagnostic and statistical manual of mental disorders, fifth edition, and the impact of events scalerevised[J]. Chest, 2013, 144(6): 1974.

[39] Davidson J E, Jones C, Bienvenu O J. Family response to critical illness: postintensive care syndrome-family[J]. Crit Care Med, 2012, 40(2): 618–624.

[40] Wallen K, Chaboyer W, Thalib L, et al. Symptoms of acute posttraumatic stress disorder after intensive care[J]. Am J Crit Care, 2008, 17(6): 534–543.

[41] Girard T D, Shintani A K, Jackson J C, et al. Risk factors for post traumatic stress disorder symptoms following critical illness requiring mechanical ventilation: a prospective cohort study[J]. Crit Care, 2007, 11(1): R28.

[42] Long A C, Kross E K, Davydow D S, et al. Posttraumatic stress disorder among survivors of critical illness: creation of a conceptual model addressing identification, prevention, and management[J]. Intensive Care Med, 2014, 40(6): 820–829.

[43] Stein M B, Jang K L, Taylor S, et al. Genetic and environmental influences on trauma exposure and posttraumatic stress disorder symptoms: a twin study[J]. Am J Psychiatry, 2002, 159(10): 1675–1681.

[44] Parker A M, Sricharoenchai T, Raparla S, et al. Posttraumatic stress disorder in critical illness survivors: a metaanalysis[J]. Crit Care Med, 2015, 43(5): 1121–1129.

[45] Garrouste-Orgeas M, Coquet I, Périer A, et al. Impact of an intensive care unit diary on psychological distress in patients and relatives[J]. Crit Care Med, 2012, 40(7): 2033–2040.

[46] Horowitz M, Wilner M. Alvarez W. Impact of event scale: A measure of subjective stress[J]. Psychosomatic Medicine, 1979, 41(3), 209–218.

[47] Weiss D, Marmar C. The Impact of Event Scale: Revised. In J Wilson and T Keane, Assessing psychological trauma and PTSD[J]. New York: Guildford. 1997.

[48] Dorcas J Dobie, Daniel R Kivlahan, Charles Maynard, et al. Screening for post-traumatic stress disorder in female Veteran's Affairs patients: validation of the PTSD checklist[J]. General Hospital Psychiatry, 2002, 23(6): 123–234.

[49] J Herridge M S, Cheung A M, Tansey C M, et al. One-year outcomes in survivors of the acute respiratory distress syndrome[J]. N Engl J Med, 2003, 348: 683–693.

[50] Herridge M S, Tansey C M, Matte A, et al. Functional disability 5 years after acute respiratory distress syndrome[J]. N Engl J Med, 2011, 364: 1293–1304.

[51] Griffiths R, Jones C. ABC of intensive care: recovery from intensive care[J]. BMJ, 1999, 319: 427–429.

[52] Association A P. Diagnostic and Statistical Manual of Mental Disorders: DSM- IV [M]. 4ed. Washington, DC: American Psychiatric Press, 1994.

[53] First M, Spitzer R, Gibbon M, et al. Structured Clinical Interview for DSM- IV Axis I Disorders-non-patient edition(SCID-I/NP, Version 2. 0)[J]. 1998.

[54] Williams J, Pignone M, Ramirez G, et al. Identifying depression in primary care: a literature synthesis of case-finding instruments[J]. Gen Hosp Psychiatry, 2002, 24: 225–237.

[55] Ramona O Hopkins, Lindell K Weaver, Dave Collingridge, et al. Two-year cognitive, emotional, and quality-of-life outcomes in acute respiratory distress syndrome[J]. Am J Respir Crit Care Med, 2005, 171: 340–347.

[56] Kress J, Gehlbach B, Lacy M, et al. Long-term psychological effects of daily sedative interruption on critically ill patients[J]. Am J Respir Crit Care Med, 2003, 168: 1457–1461.

[57] Jackson J, Hart R, Gordon S, et al. Six-month neuropsychological outcomes of medical intensive care unit patients[J]. Crit Care Med, 2003, 31: 1226–1234.

[58] Chelluri L, Im K, Belle S, et al. Long-term mortality and quality of life after prolonged mechanical ventilation[J]. Crit Care Med, 2004, 32: 61–69.

[59] Quality of Life After Mechanical Ventilation in the Aged Study Investigators. 2–month mortality and functional status of critically ill adult patients receiving prolonged mechanical ventilation[J]. Chest, 2002, 121: 549–558.

[60] Weinert C, Groom J, Stibbe C, et al. Depression and antidepressant therapy during recovery from acute respiratory failure[abstract][J]. Am J Respir Crit Care Med, 2003, 167: A437.

[61] Zimmerman M, Mattia J, Posternak M. Are subjects in pharmacological treat ment trials of depression representative of patients in routine clinical practice?[J]. Am J Psychiatry, 2002, 159: 469–473.

[62] Jones C, Skirrow P, Griffiths R, et al. Rehabilitation after critical illness: A randomized, controlled trial[J]. Crit Care Med, 2003, 31: 2456–2461.

[63] Needham D M, Davidson J, Cohen H, et al. Improving long-term outcomes after discharge from intensive care unit report from a stakeholders conference[J]. Crit Care Med, 2012, 40: 502–509.

[64] Bienvenu O J, Colantuoni E, Mendez-tellez P A, et al. Depressive symptoms and impaired physical function after acute lung injury: a 2–year longitudinal study[J]. Am Respir Crit Care Med, 2012, 185: 517–524.

[65] Mehugh P R, Slavney P R. The perspectives of psychiatry[M]. 2nd ed. Baltimore, MD, Johns Hopkins University Press: 1998.

[66] Mchugh P R. Striving for coherence: Psychiatry efforts over classification[J]. JAMA, 2005, 293: 2526–2528.

第 9 章 谵 妄

谵妄也称为急性意识紊乱，是一组以急性注意力及认知功能障碍为特征的临床综合征。谵妄是慢性危重症患者最常见的脑部功能障碍的临床表现，随着慢性危重症好转，部分患者谵妄好转，一些患者谵妄持续存在。谵妄持续时间是预测 ICU 生存率、住院时间、护理费用和获得性痴呆的独立因素。其发生机制有很多假说，如神经递质、功能性或损伤性原因等。如果不采用有效评估方法，谵妄可能会被误诊（诊断证据不足，但也可能被过度诊断或忽视），所以对慢性危重症患者应该进行常规谵妄监测评估。最常用的床边筛查方法是 CAM-ICU 和 ICDSC，两者均可发现亚临床型谵妄。虽然两种工具在神经损伤者中都有一些局限性，仍可提供重要信息。众所周知，目前抗精神类药和其他神经活性药物，不能可靠地改善慢性危重症谵妄患者的大脑功能。

医师管理团队应全面筛查易感和诱发因素，包括循环 / 呼吸衰竭或脓毒症、精神药物导致的代谢紊乱（低血糖、低钠血症、尿毒症或氮质血症），以及长期卧床导致的感觉丧失、无法矫正的视力和听力障碍、睡眠质量差、与亲人分离等。如果谵妄能被早期发现并早期干预，可以显著降低患者的死亡率、住院时间和改善预后，减少认知功能障碍和生活质量的影响。因此，及时、正确的识别、预防和治疗谵妄具有重要的临床意义。

一、定义

"谵妄" 一词源于拉丁语 "deliriae"，意为疯狂或精神错乱。谵妄的定义及诊断标准随着其研究的深入而不断的进展与更新。根据美国精神疾病诊断与统计手册第 5 版（Diagnostic and Statistical Manual of Mental Disorders-V，DSM-V）的定义，谵妄是急性发作的脑功能紊乱，以注意力涣散、意识紊乱、定向力障碍为核心症状，伴认知功能损害、言语散乱、感知功能异常等。特点是可以由多种原因诱发，有日轻夜重的波动特点，常被称之为 "日落现象"，是需要临床紧急处理的一种综合征。常伴发于躯体疾病加重、感染、低灌注、缺氧状态、手术时或手术后。

二、流行病学

随年龄增长出现的大脑储备功能下降使谵妄的发病率随着年龄的增长而增加。在 55 岁以上的普通人群，谵妄发生率为 1.1%；当年龄超过 65 岁，每增加 1 岁将使谵妄的风险增加 2%。在慢性危重症患者中，历史数据发现，60%~80% 的机械通气和 20%~50% 的轻症患者会出现谵妄。全球范围内越来越多使用专业的谵妄诊断工具，这些工具被翻译成 30 多种语言广泛使用，通过调整 ICU 日常管理工作以减少过度镇静和制动，ICU 的谵妄患病率下降约 25%。据报道，包括 21 个大型研究中心的前瞻性研究，谵妄患病率为 48%，该数据仅包括机械通气和休克患者。过去超过 15 年该人群使用相同的方法评估，显示谵妄患病率一直 75% 左右。ICU 谵妄可表现为兴奋（躁动和坐立不安）、抑制（情绪平淡、冷漠、嗜睡、反应下降）或以上两种状态的混合，患者状态在两者之间波动。抑制性谵妄最难发现，除非使用有效筛查工具，否则可能会因其表现被误认为是疲劳或抑郁而错过诊断。抑制型谵妄预示着更危险的后果。

此外，谵妄归类为镇静相关的快速可逆类型，表现为自发觉醒试验（spontaneous awakening trials，SAT）期间停止镇静 2h 内再接受镇静时出现的谵妄。102 名患者中有 12% 出现了快速可逆型谵妄，而这些患者中有 75% 有持续性谵妄（谵妄在镇静中断后持续超过 2h）。因此 SAT 前后两天对患者进行连续评估，更好地评价精神状态。如果 SAT 后谵妄持续存在，或由于某些原因不能进行 SAT，应进行筛查和分析所有谵妄诱因（镇痛镇静除外）。

三、谵妄病因

基于目前谵妄病因学的研究，有学者提出谵妄主要为一种广泛大脑氧合代谢及神经传导功能紊乱所导致的非特异神经精神表现。因此，谵妄尽管单一因素可导致，但常常是由多种致病因素引起，是患者自身因素（易患因素）与有害刺激（诱发因素）相互作用的结果。因此，当谵妄发生时，常常需要临床医师尽可能仔细搜寻所有的潜在致病因素，并给予相应的干预。相对年轻、健康的患者可能会在受到多种、连续的打击（如麻醉、手术等）才诱发谵妄，而相对生理储备能力弱的老年患者，如合并痴呆和多种共病，一些相对温和的小刺激（如安眠药）就可能诱发谵妄。

（一）谵妄易患因素

易患因素见表 9-1。易患因素越多，越容易发生谵妄。

表 9-1　谵妄易患因素

人口学特点年龄	合并躯体疾病
• >65 岁	• 严重疾病
• 男性	• 多种共病
认知功能	• 慢性肾脏或肝脏疾病
• 痴呆	• 脑卒中病史
• 认知功能损害	• 神经系统疾病
• 既往谵妄病史	• 代谢紊乱
• 抑郁	• 骨折或创伤
视觉或听觉损害	• 终末期疾病
药物	• 感染 HIV
• 多药共用	**功能状态**
• 镇静镇痛药物使用	• 日常生活能力依赖, 无法走动
• 酒精戒断	• 疼痛
	• 便秘
	长期睡眠剥夺

1. 老年　高龄是谵妄的易感因素。65 岁以上患者谵妄发生率明显增加，并且随年龄增长而增加。

2. 认知功能损害或储备减少　发病前存在认知功能改变（如痴呆、认知功能损害、抑郁等）的患者易于术后发生谵妄。某些与精神或认知功能异常相关的基因可能与谵妄风险增加相关（如 SLC6A3 基因、DRD2 基因、COMT 基因和 NMDA 受体基因）。

3. 生理功能储备减少　存在自主活动受限、活动耐量降低或存在视觉、听觉损害的老年患者，易发生谵妄。衰弱的老年患者，无论心脏手术还是非心脏手术，谵妄风险均增加。

4. 摄入减少　存在脱水、电解质紊乱、严重低蛋白血症及维生素 D 缺乏等的患者易发生谵妄。

5. 并存疾病　既往脑卒中史是谵妄的独立危险因素，并且脑卒中也伴随谵妄风险增加；隐匿性脑卒中的患者，谵妄风险也增加 2.24 倍。创伤和骨折患者多病情紧急，术后谵妄发生率高于其他择期手术患者。合并睡眠紊乱的患者谵妄发生风险增加 5.24 倍。HIV 感染患者也是谵妄的高发人群，发生率为 30%～57%。病情严重时多个器官系统受累或存在代谢紊乱（如酸碱失衡、电解质紊乱、高血糖等），均可导致谵妄风险增加。

6. 药物　应用影响精神活动的药物及酗酒均可增加谵妄风险。发病前应用药物品种过多，预示发生谵妄的风险增加。

（二）谵妄诱发因素

在易患因素的基础上，任何机体内外环境的紊乱均可促发谵妄的发生，成为诱发因素，并且常是多种诱因共同参与。为了方便记忆，常见的诱发因素可总结为 DELIRIUM（表 9-2）。

1. 药物　苯二氮䓬类药物（如劳拉西泮、地西泮、咪达唑仑等）可增加谵妄发生风险。抗胆碱能药物（如戊乙奎醚、东莨菪碱、阿托品、格隆溴铵等）可引起谵妄和认知功能损害，老年患

表 9-2　谵妄诱发因素（DELIRIUM）

药物（drugs，D）

- 药物不良反应或药物过量
- 镇静镇痛类药（阿片类、苯二氮䓬类、巴比妥类等）、抗胆碱药、皮质激素、化疗药物、免疫治疗药物、抗抑郁药、治疗帕金森的药物、抗生素
- 多药共用
- 戒断反应：乙醇、安眠药、巴比妥类药物

视觉及听力下降（eyes and ears，E）

- 光照不足、隔离等

低灌注状态（low-flow states，L）

- 低氧血症、充血性心力衰竭、心肌梗死、COPD、休克

感染（infections，I）

- 呼吸道感染、泌尿道感染、脓毒血症等

大小便潴留、束缚（retention or restraints，R）

- 尿潴留、便秘
- 束缚

颅内疾病、医源性因素（intracranial or latrogenic，I）

- 神经系统疾病，如脑膜炎或脑炎、脑血管疾病、蛛网膜下腔出血、高血压脑病、头部创伤、癫痫等
- 医源性因素，如手术（骨科、心脏、腹部）、麻醉、体外循环、留置导尿管等

脱水、营养不良、睡眠不足、疼痛（underhydration，undernutrition，undersleep，uncontrolled pain，U）

- 水、食物摄入不足，饥饿
- 低蛋白血症
- 睡眠不足
- 疼痛

代谢紊乱（metabolic disorders，M）

- 电解质紊乱
- 血糖波动
- 酸碱平衡紊乱
- 维生素缺乏，如维生素 B_{12}、叶酸、烟酸等
- 中毒，如铅、汞、乙醇等
- 内分泌系统疾病：甲状腺功能亢进或减退、肾上腺皮质危象、垂体功能减退、甲状旁腺功能亢进或减退

者尤其敏感，可能与其通过血脑屏障阻断中枢 M 受体有关。常用抗胆碱能药物的血脑屏障通过率为，格隆溴铵＜阿托品＜东莨菪碱＜戊乙奎醚。因此，围术期使用抗胆碱能药物时应尽可能选择透过血脑屏障少的药物，如格隆溴铵和阿托品。

2. 手术种类　谵妄在心血管手术和矫形外科手术后较为多见，非心脏大手术和高危手术后也较多见，而小手术后发生率较低。长时间体外循环可增加术后谵妄的发生。

3. ICU 环境　ICU 是谵妄的高发病区，除了 ICU 患者多为高龄、高危患者外，可能与 ICU 的特殊环境有关。

4. 术中因素　研究显示术中麻醉深度与术后谵妄具有相关性，双频指数指导的麻醉深度管理可降低术后谵妄的发生率。低脑氧饱和度也是术后谵妄的危险因素之一。低血压或血压高于脑血流自身调节范围也可能导致谵妄风险增加，但目前结论尚不统一，但术中血压波动较大被认为是术后谵妄的预测因素。此外，体温过低或过高均可影响神经功能，导致谵妄、意识混乱甚至昏迷的发生。

5. 并发症　并发症可增加谵妄发生的风险。并发症越多越重，发生谵妄的风险越大。

6. 睡眠障碍　睡眠障碍是常见并发症，可表现为睡眠剥夺、睡眠破碎、睡眠节律紊乱、睡眠结构紊乱等，睡眠障碍可导致谵妄风险增加。

四、谵妄病理生理学

谵妄的病理生理机制尚不清楚，目前主流的假说有神经递质学说，脑内多种神经递质的相对缺乏可能是谵妄的主要致病基础，其中以胆碱能系统尤为重要。另外，多巴胺系统功能亢进，以及其他神经递质（如去甲肾上腺素、γ-氨基丁酸、血清素）的改变也促进谵妄的发生。

（一）炎症假说

外周来源的细胞因子可能诱发及促进大脑炎

症。另外，促炎细胞因子对神经递质的合成、释放及传递也具有明显的影响，而与谵妄的发生相关。

（二）应激假说

皮质激素含量升高与谵妄的发生相关。老年患者皮质激素反馈调节功能受损可能导致血皮质醇升高而易于诱发谵妄。

（三）神经损伤假说

各种脑部疾病或躯体疾病导致大脑缺血性损伤或代谢障碍可引起神经细胞损伤，导致神经递质合成、分泌障碍或神经传导异常，进而诱发谵妄。

五、谵妄临床表现和分类

（一）谵妄临床表现

谵妄发作的特点是急性起病、病程波动，症状多在24h内出现、消失或加重、减轻，常有中间清醒期。术后谵妄最主要特点是注意力障碍、意识水平紊乱和认知功能障碍，但可有多种临床表现。

1. 注意力障碍 表现为患者对各种刺激的警觉性及指向性下降，例如注意力难唤起，表情茫然，不能集中注意力，同时注意力保持、分配和转移也可能有障碍。

2. 意识水平紊乱 表现为对周围环境认识的清晰度下降（尤其是缺乏外界环境刺激时），或者出现不同程度的木僵或昏迷。

3. 广泛的认知功能障碍 广泛的认知功能障碍为术后谵妄最常见的表现之一，其主要症状如下。

(1) 知觉障碍：主要表现为知觉的鉴别和整合能力下降，常表现为各种形式的错觉和幻觉，以幻觉居多。乙醇或镇静药物戒断引起的谵妄表现为警觉性、活动性增高，而代谢性（肝性、肾性）障碍引起的谵妄表现为警觉性、活动性降低。

(2) 思维障碍：主要表现为思维结构解体及言语功能障碍，思维连贯性、推理与判断能力下降，有时伴有不完整、不系统、松散的类偏执症状。

(3) 记忆障碍：记忆全过程中各个方面都可有障碍，包括识记、保持、记忆、再认、再现。

4. 睡眠-觉醒周期障碍 典型表现为白天昏昏欲睡，夜间失眠，间断睡眠，或者完全的睡眠周期颠倒。

5. 神经运动异常 高活动型表现为警觉、激动，易出现幻觉、错觉及激越行为；低活动型表现为嗜睡，运动活动明显减少；混合型患者则可交替出现高活动型和低活动型症状。

6. 情绪失控 主要表现为间断出现恐惧、妄想、焦虑、抑郁、躁动、淡漠、愤怒、欣快等，并且症状不稳定有波动。

谵妄的临床表现有两个明显的特征：①起病急；②病程波动，症状常在24h内出现、消失或加重、减轻，常有中间清醒期。

（二）谵妄临床分类

根据谵妄的临床表现的不同，可以分为如下三种类型。

1. 活动亢进型 这是最易被识别的亚型，主要表现为警觉、烦躁、易激惹、对刺激过度敏感等，可有幻觉、妄想或破坏性、攻击性精神行为如大喊大叫、拒绝配合医疗等，约占25%。

2. 活动抑制型 老年患者中本型更为常见，可表现为疲倦、淡漠、嗜睡、情绪低落、活动减少等。因症状不易被察觉，常被漏诊，但是这类患者往往比活动亢进型患者预后更差，约占50%。

3. 混合型谵妄 具有上述两种谵妄类型，症状在亢进和抑制之间反复波动，约占25%。

六、谵妄筛查、诊断与鉴别诊断

（一）谵妄诊断标准

谵妄的诊断依赖全面、详细的病史回顾及体格检查。获得可靠的病史、判断是否为急性起病、与基础认知功能状态相比出现明显的波动性改变常常是建立诊断的第一步。同时，详细的病史、体格检查与个体化的实验室或影像学检查也有助于确定诱发谵妄的病因。

1. DSM-V 由美国精神病学会（American Psychiatric Association，APA）颁布的 DSM 是目前国际上公认的诊断各种精神类疾病的金标准。2013 年 APA 颁布的 DSM-V 是其最新版本，谵妄被归为神经认知障碍大类。DSM-V 标准中符合以下 5 项即可诊断为谵妄。

(1) 注意障碍（如注意的指向、集中、维持和转换能力下降）和意识障碍（对环境的定向力下降）。

(2) 注意障碍和意识障碍的症状在短时间内进展（通常数小时或数天），并且 1 天内病情的严重程度呈波动性表现。

(3) 伴有认知功能障碍（如记忆力减退，定向力障碍，语言、视觉 - 空间觉或感知觉障碍）。

(4) 注意障碍、意识障碍和认知功能障碍不能用其他已经存在的神经认知障碍解释，并且不是在昏迷等严重意识水平下降的情况下。

(5) 从病史、体检或实验室结果可找到引起谵妄的证据（如其他疾病状态的直接生理结果，如药物中毒或戒断或暴露于毒素或多种病因引起）。

此外，在 DSM-V 标准中，还按照持续时间将谵妄分为急性谵妄（持续数小时或数天）和持续性谵妄（持续数周或数月），可根据病因的不同分为不同类型。

2. 中国精神障碍分类与诊断标准 -3（CCMD-3） 由中华医学会精神医学分会颁布的 CCMD 是国内比较公认的诊断各类精神类疾病的标准，其最新版本为 2001 年颁布的 CCMD-3，其中谵妄被认为是由一些器质性疾病引起的一类急性脑病综合征。病程较短且易变，病情具有波动性，严重者可最终成为痴呆。以老年患者较为常见，其他年龄段也可发生。此外，CCMD-3 的颁布时间较早，其内容缺少关于谵妄的最新分型细化诊断描述，有待更新，但 CCMD-3 诊断标准对有效识别谵妄仍具有一定的积极作用。

（二）谵妄筛查方法

由于 DSM-V 诊断标准相对复杂，常常需要有经验的专科医生（如老年科、神经内科、精神科医生）通过床旁详细的神经精神评估了解患者的精神状况。同时谵妄具有起病急、波动性及间歇性等特点，因此在临床上使用金标准诊断谵妄可行性低，谵妄患者易被漏诊及误诊。为了快速识别谵妄，提高谵妄诊断的准确度，在临床工作中，常使用一些量表进行谵妄的筛查，目前临床常用且适合非精神专业人员使用的谵妄诊断工具主要包括以下几种。

1. 意识模糊评估法 意识模糊评估法（confusion assessment method，CAM）是目前广泛使用的谵妄评估工具，为美国 Inouye 等于 1990 年编制的谵妄诊断量表，适合非精神科医师使用。

谵妄的诊断主要依靠四个方面的特征：①急性波动性病程；②注意力障碍；③思维紊乱；④意识水平改变。

同时具备①和②，以及具备③或④其中一项即可诊断谵妄。CAM 量表具有良好的敏感度（94%～100%）和特异度（90%～95%），并且用时短、易于理解和使用，因此备受临床医师青睐（表 9-3）。

2. ICU 意识模糊评估法 ICU 意识模糊评估法（CAM-ICU）是 ICU 患者中常用的诊断工具，适合因气管插管和镇静不能进行语言交流的患者。该方法敏感性和特异性较高，并且可靠有效，是美国危重病医学会推荐的 ICU 筛选诊断谵妄的方法。CAM-ICU 评估首先应进行镇静深度评估，推荐使用 Richmond 躁动镇静分级（Richmond agitation sedation scale，RASS）。处于深度镇静或不能唤醒状态的患者不能进行谵妄评估；如果患者能够唤醒，则继续进行下一步 CAM-ICU 评估（表 9-4）。

表 9–3 意识模糊评估法 （续表）

Ⅰ.急性起病

A.与基础状态相比，患者是否存在精神状态的急性改变。

- 是 =1
- 不是 =2
- 不确定 =8

B.如果"是"，请描述变化情况及信息来源。

Ⅱ.注意力

A.患者是否存在注意力难以集中，如注意力容易转移、无法保持连续性。

- 随访期间从未发生 =1
- 随访期间偶尔有，但是轻度 =2
- 随访期间有且很明显 =3
- 不确定 =8

B.如果存在注意力不能集中，在随访期间是否出现病情减轻或加重等波动。

- 是 =1
- 不是 =2
- 不确定 =8
- 不适用 =9

C.如果"是"，请描述。

Ⅲ.思维紊乱

A.患者是否存在思维无序或无连贯性，如散漫或不相关谈话、不清晰或没有逻辑性的想法，或者不可理解的话题转化。

- 随访期间从未发生 =1
- 随访期间偶尔有，但是轻度 =2
- 随访期间有且很明显 =3
- 不确定 =8

B.如果存在思维紊乱，在随访期间是否出现病情减轻或加重等波动。

- 是 =1
- 不是 =2
- 不确定 =8
- 不适用 =9

C.如果"是"，请描述。

Ⅳ.意识水平改变

A.对患者的整体意识水平进行分级。

- 正常 =1（如果患者意识正常，请直接进入第 5 个问题）
- 警惕性（如高警觉性、对环境刺激敏感、容易不安）=2
- 嗜睡（嗜睡但可唤醒）=3
- 昏睡（难以唤醒）=4
- 昏迷（无法唤醒）=5
- 不确定 =8

B.如果存在意识水平改变，在随访期间是否出现病情减轻或加重等波动。

- 是 =1
- 不是 =2
- 不确定 =8
- 不适用 =9

C.如果"是"，请描述。

Ⅴ.定向力障碍

A.随访期间患者是否出现定向力障碍，如地点和时间定向障碍。

- 随访期间从未发生 =1
- 随访期间偶尔有，但是轻度 =2
- 随访期间有且很明显 =3
- 不确定 =8

B.如果存在定向力障碍，在随访期间是否出现病情减轻或加重等波动。

- 是 =1
- 不是 =2
- 不确定 =8
- 不适用 =9

C.如果"是"，请描述。

Ⅵ.记忆力损害

A.随访期间患者是否出现记忆力损害，如无法记住医院内发生的事件或难以记住说明书。

- 随访期间从未发生 =1
- 随访期间偶尔有，但是轻度 =2
- 随访期间有且很明显 =3
- 不确定 =8

B.如果存在记忆力损害，在随访期间是否出现病情减轻或加重等波动。

- 是 =1
- 不是 =2
- 不确定 =8
- 不适用 =9

C.如果"是"，请描述。

Ⅶ.感知障碍

A.随访期间患者是否出现感知障碍，如幻视、幻听、幻想。

- 随访期间从未发生 =1
- 随访期间偶尔有，但是轻度 =2
- 随访期间有且很明显 =3
- 不确定 =8

（续表）

B. 如果存在感知障碍，在随访期间是否出现病情减轻或加重等波动。

- 是 =1
- 不是 =2
- 不确定 =8
- 不适用 =9

C. 如果"是"，请描述。

Ⅷ. 精神躁动

A. 随访期间患者是否出现精神活动增加，如不安、戳床单、频繁换动体位。

- 随访期间从未发生 =1
- 随访期间偶尔有，但是轻度 =2
- 随访期间有且很明显 =3
- 不确定 =8

B. 如果存在精神躁动，在随访期间是否出现病情减轻或加重等波动。

- 是 =1
- 不是 =2
- 不确定 =8
- 不适用 =9

C. 如果"是"，请描述。

Ⅸ. 睡眠 – 觉醒周期改变

A. 与基础状态相比，患者是否存在睡眠觉醒周期改变，如白天嗜睡、夜间失眠。

- 是 =1
- 不是 =2
- 不确定 =8

B. 如果"是"，请描述。

诊断标准：①急性起病，若ⅠA、ⅡB、ⅢB或ⅣB=1，则此标准成立；②注意力，若ⅡB=2 或 3，则此标准成立；③思维紊乱，若ⅢA=2 或 3，则此标准成立；④意识水平改变，若ⅣA=2～5，则此标准成立。谵妄诊断成立，需满足①＋②＋③或①＋②＋④

3. 3min 谵妄诊断量表　3min 谵妄诊断量表（3-minute Diagnostic Interview for CAM，3D-CAM）是对 CAM 量表的进一步优化。该量表包含 22 个问题条目，平均评估时间约为 3min，细化了评估方法和评估标准，具有较高的实用性、敏感性和特异性。目前中文版 3D-CAM 量表经过验证具有较高的信效度（表 9–5）。

4. 护理谵妄评分量表　护理谵妄评分量表（Nursing Delirium Screening Scale，Nu-DESC）可以用于谵妄筛查，包括 5 项临床特征：定向障碍、行为异常、言语交流异常、错觉 / 幻觉和精神 – 运动性迟缓。每个项目根据临床症状的有无及严重程度分别计 0～2 分，0 分表示不存在，1 分表示轻度，2 分表示中重度。最高得分为 10 分，总分≥1 分提示存在谵妄。

5. 术后谵妄分型　ICU 患者可采用 CAM-ICU 对谵妄进行分型诊断，在 CAM-ICU 量表诊断患者谵妄后，根据 RASS 得分判断谵妄亚型，得分为 +1～+4 分为高活动型，得分为 –3～0 分为低活动型，如果患者得分在正分和负分间波动即为混合型。

（三）鉴别诊断

谵妄主要需要与痴呆、抑郁及其他非器质性精神障碍相鉴别。痴呆患者也可能出现记忆力和定向力障碍，甚至出现精神行为异常，但痴呆患者的认知功能障碍常常是缓慢发生，逐渐加重且长期存在，患者可能没有其他影响认知功能的躯体疾病。另外，痴呆患者的认知功能如果出现急性、波动性的变化，则提示谵妄可能叠加于痴呆之上发生。抑郁症患者也可能会出现类似谵妄的动作迟缓，但抑郁患者常常表现为心境低落、亚急性病程，并且症状无明显波动。其他精神疾病患者多无意识障碍，并且多有精神疾病病史。总的说来，谵妄与其他疾病最重要的区别在于急性起病、注意力不集中且症状具有波动性变化。

1. 痴呆　痴呆是指慢性（通常隐匿）的认知功能下降，也是谵妄首要的危险因素，超过 2/3 的痴呆患者发生过谵妄。但两者的区别主要在于，谵妄的症状会出现波动变化，即时轻时重；而痴呆则为持续的认知功能障碍，甚至可逐渐加重。

2. 术后认知功能障碍　根据 2018 年关于手术及麻醉相关认知损伤的命名共识，术后认知功能

表 9-4　CAM-ICU 诊断流程

第一步: 先使用 RASS 评估患者镇静深度,如果评分为 –4 或 –5 则停止谵妄评估;若评分大于等于 –3,则继续进行谵妄评估。

+4	好斗	好斗的,暴力的,对工作人员构成即刻危险
+3	非常躁动	拉扯或拔除引流管或导管,有攻击性
+2	躁动	频繁的无目的的活动,与呼吸机对抗
+1	不安	焦虑,但活动无强烈的攻击性
0		清醒且冷静
–1	嗜睡	不完全清醒,但可被声音持续唤醒(眼神接触≥10s)
–2	轻度镇静	可被声音短暂唤醒并有眼神接触(<10s)
–3	中度镇静	对声音有活动或睁眼反应(但无眼神接触)
–4	深度镇静	对声音无反应,但对身体刺激有活动或睁眼反应
–5	无法唤醒	对声音或身体刺激均无反应

第二步: 使用 CAM-ICU 评估患者有无发生谵妄。

(1) 精神状态突然改变或波动(任一问题回答"是",该特征为阳性)。如该特征为阳性,进行下一项;如该特征为阴性,停止,患者无谵妄。

• 与基础水平相比患者的精神状态是否有突然变化。

• 患者的精神状态(如 RASS 评分、GCS 评分或以往的谵妄评估)在过去的 24h 内有无起伏波动。

(2) 注意力不集中(视觉测试或听觉测试,其中之一即可。错误≥3 个该特征为阳性)。如该特征为阳性,进行下一项;如该特征为阴性,停止,患者无谵妄。

• 对患者说:"我要给您读 10 个数字,任何时候当您听到数字'8',就捏一下我的手表示。"然后用正常的语调朗读下列数字,每个间隔 3s。
6 8 5 9 8 3 8 8 4 7
当读到数字 "8" 患者没有捏手或读到其他数字时患者做出捏手动作均计为错误。

(3) 意识水平的改变(采用 RASS 标准,RASS'0)。如该特征为阳性;如该特征为阴性,进行下一项;如该特征为阳性,停止,患者有谵妄。

(4) 思维无序(4 个问题,1 个指令,错误≥2 个该特征即为阳性)。是否有证据表明,患者不能正确回答以下 3 个及以上问题,或者不能遵从如下命令。

问题: 问题分 A、B 两组,连续测试时交替使用。

A 组问题	B 组问题
(1) 石头会漂在水面上吗?	(1) 树叶会漂在水面上吗?
(2) 海里有鱼吗?	(2) 海里有大象吗?
(3) 1kg 比 2kg 重吗?	(3) 2kg 比 1kg 重吗?
(4) 您能用锤子钉钉子吗?	(4) 您能用锤子劈开木头吗?

指令: 对患者说"举起这么多手指"(在患者面前举起 2 个手指),"现在用另一只手做同样的事"(不重复手指的数目)。

如果患者不能移动手臂,要求患者"比这个多举一个手指"。

CAM-ICU 总体评估
特征 1 和特征 2,加上特征 3 或特征 4 阳性 =CAM-ICU 阳性,患者存在谵妄。

表 9-5　中文版 3D-CAM

认知功能					
引导语:"我要问您一些关于思考和记忆的问题。"	正确	错误	拒绝	无回答	
(1) 请问今年是哪一年?	1	2	7	8	
(2) 请问今天是周几?	1	2	7	8	
(3) 请问这里是什么地方?(回答"医院"即为正确)	1	2	7	8	
以上 (1)~(3) 任一问题答案不是"正确",则为 CAM 特征 3 阳性					
(4) 我要读一些数字,请您按照我读的相反的顺序重复一遍,如我说"6-4",您说"4-6",清楚了吗? 第一组数是"7-5-1"(1-5-7)	1	2	7	8	
(5) 第二组数是 8-2-4-3(3-4-2-8)	1	2	7	8	
(6) 请从冬季开始,倒着说出季节。最多可以提示 1 次(如"冬季之前是哪个季节"),逐一记录回答,任意一个季节错误则整个项目错误					
冬季	1	2	7	8	
秋季	1	2	7	8	
夏季	1	2	7	8	
春季	1	2	7	8	
(7) 从 20 开始,每次减去 3,请连续计算,直到我说停止为止。当受试者停止 X,提示"X – 3 等于多少"(只能提示 1 次)					
20–3	1	2	7	8	
17–3	1	2	7	8	
14–3	1	2	7	8	
11–3	1	2	7	8	
8–3	1	2	7	8	
以上 (4)~(7) 任一问题答案不是"正确",则为 CAM 特征 2 阳性					
患者主诉的症状	否	是	拒绝	无意义	不知道
如果患者回答"是"。请询问细节并记录答案;如果受试者回答没有任何意义,编码为 8					
(8) 最近这一天您有没有感到混乱?	1	2	7	8	9
(9) 最近这一天您有没有感觉到您不在医院?	1	2	7	8	9
(10) 最近这一天您有没有看到实际不存在的东西?	1	2	7	8	9
以上 (8)~(10) 任一问题答案不是"否"为 CAM 特征 1 阳性					
观察者评估:询问患者上面 (1)~(10) 的问题后完成					
	否	是			
(11A) 在评估过程中,患者是否嗜睡、昏睡或昏迷(特征 4)	1	2			

（续表）

认知功能				
(11B) 在评估过程中，患者是否嗜睡或昏迷（特征4）	1	2		
(12) 患者是否表现为对环境中常规事物过度的敏感亢奋（觉性增高）（特征4）	1	2		
(13) 患者是否思维不清晰或不合逻辑，例如讲述与谈话内容无关的事情（跑题）（特征3）	1	2		
(14) 患者是否谈话漫无边际，例如他/她有无不合时宜的啰嗦及回答不切题（特征3）	1	2		
(15) 患者语言是否比平常明显少，例如只回答是/否（特征3）	1	2		
(16) 在评估过程中，患者是否不能跟上正常谈论的话题（特征2）	1	2		
(17) 患者是否因为环境刺激出现不适当的走神（特征2）	1	2		
(18) 在评估过程中，患者是否有意识水平的波动，例如开始时作出适当反应，然后迷糊地睡去（特征1）	1	2		
(19) 在评估过程中，患者是否有注意力水平的波动，例如患者对谈话的专注度或注意力测试的表现变化很明显（特征1）	1	2		
(20) 在评估过程中，患者是否有语言表达思维的变化，例如患者语速时快时慢	1	2		
可选问题：仅特征1没有出现，同时特征2及特征3或特征4出现时完成	否	是	跳过	
(21) 询问对患者情况非常了解的家人，朋友或医护人员是否有迹象表明，与患者的平时情况相比，患者存在急性精神状态的变化（记忆或思维）（特征1）	1	2	9	
(22) 如果可获得本次住院或以前的3D-CAM评估结果请与之比较，根据本次新出现的"阳性"条目，确定患者是否存在急性变化（特征1）	1	2	9	
总结：检查在上列中是否出现了CAM相应特征	谵妄	非谵妄		
谵妄诊断条件：特征1+特征2+特征3或特征4。请在判断结果后打√	1	0		

的监测和定义应该遵循 DSM-V 中关于认知功能损害的相关标准，其中术后认知功能恢复延迟是指术后 30 天内的认知功能损伤，而术后认知功能障碍（postoperative cognitive dysfunction，POCD）是指患者在术后 30 天至术后 1 年期间存在的认知功能损伤，术后 1 年以上认知功能损伤的诊断则和普通人群中的标准一致。根据严重程度，可分为轻度认知功能障碍和重度认知功能障碍。但是该标准在临床中的应用价值仍有待于进一步的验证。POCD 主要涉及大脑皮质的高级别功能损伤，并且常表现为细微的神经病理体征和神经心理障碍，因此 POCD 的诊断需要借助神经精神心理量表。POCD 与谵妄的不同还体现在 POCD 患者不存在意识水平紊乱，并且病程较长。

3. 其他　谵妄还需要与其他一些中枢器质性疾病相区别，如 Wernicke 脑病、脑卒中、恶性肿瘤脑转移等。

七、谵妄预防

没有单一药物能预防谵妄，没有单一药物能预防谵妄形式的脑功能障碍。有必要积极监测谵妄，并注意可能使患者处于谵妄危险的细节。

（一）谵妄药物预防

神经递质假说促进了一系列研究评估抗精神病药物对谵妄的益处。氟哌啶醇主要通过阻断多巴胺发挥作用，非典型抗精神病药物通过阻断血清素、多巴胺、α_1 肾上腺素能受体和组胺发挥作用。针对这一假说及其他中枢神经受体进行了多项研究，但没有一项研究始终如一地证明谵妄有显著减轻。因此，PADIS 指南建议不要使用氟哌啶醇、非典型抗精神病药物、右美托咪定、他汀类药物或氯胺酮来预防危重成年人的谵妄。

1. 抗精神病药　Neufeld 等针对抗精神病药物预防谵妄的作用进行了 Meta 分析，该研究纳入了 7 项预防性用药研究（4 项氟哌啶醇，2 项利培酮，1 项奥氮平），涉及 1970 例患者，结果显示预防性使用抗精神病药物未能减少谵妄发生。一项针对急诊住院老年患者的随机对照研究显示预防性小剂量使用氟哌啶醇（1mg，口服，每天 2 次）未能降低谵妄发生率。近期一项 Meta 分析同样显示，预防性使用氟哌啶醇并不能降低 ICU 患者谵妄发生率。故目前并不推荐使用抗精神病药物预防谵妄。

有研究采用双盲、安慰剂对照、随机对照试验（HOPE ICU）研究氟哌啶醇预防谵妄的疗效。入院后 7h 内接受机械通气的患者被随机分成两组，每 8 小时静脉注射氟哌啶醇 2.5mg 或 0.9% 生理盐水安慰剂。氟哌啶醇组和安慰剂组的存活、无谵妄、昏迷的天数相似。氟哌啶醇预防性治疗谵妄高危患者（REDUCE）试验是一项随机、双盲、安慰剂对照研究，共有 1789 名危重患者接受氟哌啶醇 1mg、氟哌啶醇 2mg 或安慰剂。1mg 氟哌啶醇组因无效而提前停止。2mg 氟哌啶醇组与安慰剂组的 28 天中位生存期没有差异。15 项次要结果在三组间均无统计学差异。这些结果包括谵妄发生率、无妄想和无昏迷天数，以及机械通气时间、重症监护病房和住院时间。两组之间的不良事件没有差别。

2. 右美托咪定　多项 Meta 分析显示围术期使用右美托咪定可以降低术后谵妄发生率。2016 年一项随机对照研究试验显示，非心脏手术术后 ICU 患者持续输注小剂量右美托咪定可明显降低谵妄发生率。最近一项针对成年心脏手术患者的多中心试验显示，围术期右美托咪定未明显减少术后谵妄的发生。需要注意的是，该研究中镇静剂量右美托咪定的输注（每小时 0.4μg/kg）持续至术后 24h，提示不恰当的右美托咪定镇静并无益处。

3. 褪黑素和褪黑素受体激动药　褪黑素是松果体分泌的激素，参与昼夜睡眠节律的调节，具有催眠、延长睡眠时间及提高睡眠质量的作用。多项研究显示睡眠障碍增加谵妄风险。术后褪黑素血浆浓度降低也伴随谵妄风险增加。因此，有研究将褪黑素及褪黑素受体激动药用于改善睡眠，减少谵妄发生。2019 年的一项 Meta 分析显示，ICU 患者预防性应用褪黑素及褪黑素受体激动药可改善睡眠时间，降低谵妄发生率，并缩短 ICU 停留时间。但已有的研究多为小样本量的试验，因此仍需大样本研究进一步证实。

4. 他汀类药物　他汀类药物的使用可能降低谵妄风险，尤其是阿托伐他汀、普伐他汀和辛伐他汀，但目前研究结果并不一致。

（二）谵妄非药物预防

虽然目前还没有发现药物对谵妄有显著影响，但非药物治疗策略已成为预防谵妄主要内容。明亮光线疗法、家庭参与护理和心理教育项目是在 ICU 进行评估的三种单一干预措施。三项研究评估了光线疗法的效果，但没有发现其减少谵妄或ICU住院时间，因此 PADIS 指南有依据建议，反对使用光线疗法。PADIS 指南建议使用多种干预手段，如重新定位、认知刺激、使用时钟、增强睡眠、增加觉醒、早期行动能力，以及在需要时使用助听器和眼镜。多种干预手段已经显示危重成人的预后改善，包括谵妄、ICU住院时间和住院死亡率的减少。

谵妄非药物预防综合干预方法（ABCDEF）包括：评估、预防和管理疼痛（A），自发觉醒和自发呼吸试验（B），镇痛、镇静的选择（C），谵妄的评估、预防和管理（D），早期行动能力和锻炼（E），家庭参与（F）。

这个综合预防方法是一个 6 步方法，促进多个指南的建议的实现。单中心研究、多医院/单一地区系统研究和大型全国性协作研究均表明，该综合预防方法可改善一系列患者的预后。

八、谵妄治疗

尽管近 30 年来谵妄研究取得了长足的进展，但是谵妄的死亡率和致残率仍然未得到明显改善，所有研究证据表明，谵妄的治疗效果不如预防。目前对于谵妄的治疗还是强调早期发现和早期治疗。由此，我们可以看到预防谵妄、早期筛查发现谵妄的重要性。谵妄的治疗流程见图 9-1。

（一）一般治疗措施

谵妄的治疗取决于病因，一旦发生谵妄，应通过详细的病史回顾、体格检查及针对性的实验室或影像学检查明确病因，尽可能早地改善易患因素，去除诱发因素，积极给予对症治疗，预防并发症，例如调整药物，给予感染患者抗生素，给予发热患者降温措施，脱水患者给予补液，纠正电解质酸碱平衡紊乱等。

（二）谵妄非药物治疗

谵妄的非药物治疗适合所有谵妄患者，是谵妄的基础治疗手段，强调多学科干预、医护团队和家

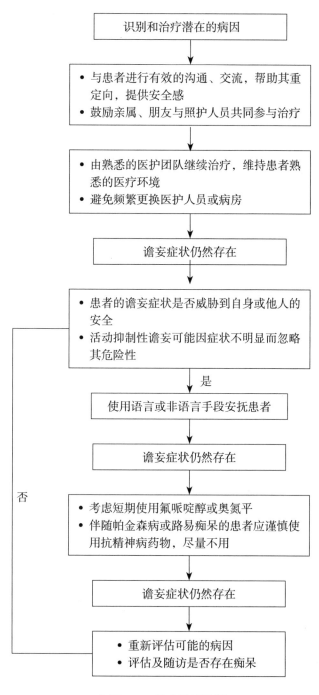

▲ 图 9-1　谵妄治疗流程

属共同参与治疗。其治疗手段非常类似于谵妄的预防措施，主要方法包括恢复定向力、行为治疗等。手段包括鼓励亲属的陪伴、交流与照护；使用钟表、挂历或家中熟悉的物品等制造安静、舒适的环境；通过多种手段尽可能的改善患者视力与听力，在交流中反复提醒患者时间、地点以帮助患者定向；鼓励患者参与自我管理及维持活动能力，调整

睡眠周期正常化等。

（三）谵妄药物治疗

药物治疗原则：①单药治疗比联合药物好，可以降低药物不良反应和药物相互作用；②以小剂量开始；③选择抗胆碱能活性低的药物；④尽可能快的停药，主要纠正引起谵妄的潜在原因；⑤持续应用非药物干预措施。

许多抗精神病药物、镇静药物均有诱发或加重谵妄的可能，并且增加患者死亡和痴呆患者脑卒中风险。同时使用任何药物来治疗行为改变均可能及进一步掩盖患者精神状态的异常改变，使其更难以监测与治疗。另外，目前并无证据提示药物（包括抗胆碱酯酶药物、抗精神病药物及苯二氮䓬类药物）治疗谵妄具有明确、显著的疗效，美国 FDA 亦没有批准任何一种药物可以用于治疗谵妄。因此，在通常情况下，我们不提倡使用药物治疗谵妄。目前药物治疗仅限于患者出现激越行为，威胁到自身或他人安全，并且非药物治疗手段无效时。尽管如此，一些短效的抗精神病药物（如氟哌啶醇）可用于改善患者的精神行为异常。

常用的谵妄治疗药物如下（表 9-6）。

1. 氟哌啶醇　氟哌啶醇是治疗谵妄首选的药物，仅用于严重激越的患者。在所有主要神经镇静药物中，抗胆碱能活性最低，镇静效果较弱。小剂量 0.5～1mg，口服，每天 1～2 次，4～6h 达到高峰，需要时可每 4 小时增加 1 次剂量。也可 0.5～1mg 肌内注射，20～40min 达到高峰，观察 30～60min，必要时可重复给药直到患者恢复平静。

用药前应严密监测患者生命体征。在初始治疗后的 24h，维持剂量为负荷剂量的一半并分次给药。一旦治疗有效后，此后每天应逐渐减量直至停用。

氟哌啶醇常见不良反应包括锥体外系症状和心血管不良反应，尤其是在剂量超过 3mg/d 时，可以表现为 QT 间期延长、高 / 低血压；抑郁焦虑、激越、静坐不能等。伴随戒断症状、肝功能不全、帕金森病、路易体痴呆的患者应禁用。

2. 新型的抗精神病药物　临床常用奥氮平、利培酮与喹硫平，可用于控制激越症状，疗效与氟哌啶醇相当，但锥体外系不良反应更少。主要的不良反应为 QT 间期延长。但目前支持该类药物治疗谵妄的证据不足，仅经过了非对照临床试验验证。另外，所有的抗精神病药物均有增加患者死亡及痴呆患者脑卒中的可能性，因此推荐短期谨慎使用。奥氮平，口服，2.5～5mg，每天 1 次；利培酮，0.5mg，口服，每天 2 次；喹硫平，25mg，口服，每天 2 次。

3. 苯二氮䓬类　苯二氮䓬类属于二线用药，通常应该避免使用，因其本身可能易导致谵妄和增加患者躁动。最佳适应证是乙醇和苯二氮䓬类

表 9-6　常用抗精神病药物

	药　物	剂量和用法	不良反应	说　明
第一代抗精神病药物	氟哌啶醇	0.5～2mg，1 次 / 2～12h，po/iv/sc/im	• 锥体外系症状，特别当剂量 >3mg/d 时 • QT 间期延长 • 神经安定药恶性综合征	• 老年患者从小剂量开始 • 高活动型谵妄患者推荐肠道外给药，每 15～20min 可重复，直至症状控制
第二代抗精神病药物	利培酮	0.25～2mg，1 次 / 12～24h，po	锥体外系症状略少于氟哌啶醇 QT 间期延长	• 酒精 / 药物依赖患者、肝功能不全患者慎用 • 用于老年患者时死亡率增加
	奥氮平	2.5～10mg，1 次 / 12～24h，po		
	喹硫平	12.5～200mg，1 次 / 12～24h，po		

po. 口服；iv. 静脉注射；sc. 皮下注射；im. 肌内注射

撤药后或者癫痫导致的谵妄发作，相对适应证是肝性脑病所致谵妄。代表药物有劳拉西泮（0.5mg口服或静脉注射），其半衰期为15～20h。有时候也会作为抗精神病药物的辅助以加强镇静，以及减少锥体外系不良反应。常见不良反应有呼吸抑制、过度镇静等。

4. 右美托咪定 一项关于右美托咪定治疗谵妄的Meta分析纳入3项RCT研究，结果显示，与安慰剂或咪达唑仑对比，右美托咪定能缩短谵妄持续时间；与氟哌啶醇相比，右美托咪定可缩短机械通气时间及ICU停留时间。

九、结论

谵妄是一种急性脑功能障碍，是影响慢性危重症患者预后的独立危险因素，对患者存在不良的近期和远期影响。患者发生谵妄后因不能引起临床医生的重视，导致谵妄易被漏诊。因此，标准统一的评估工具对谵妄的临床研究十分重要。日常评估患者的谵妄情况是防止漏诊的重要方法，而方便、快捷、有效的评估工具显得至关重要。CAM-ICU、ICDSC是目前临床应用最为有效和广泛的评估工具，量表在谵妄的筛查和诊断中各有优势，均有着各自的适用对象，不可相互取代。抗精神病药物、右美托咪定、他汀类药物和氯胺酮不推荐用于预防谵妄。抗精神病药物也不推荐用于治疗谵妄。然而，抗精神病药物可用于短期控制严重的躁动或紧张症状（焦虑、幻觉、妄想、恐惧）。诊断工具、抗精神病药物对幻觉和妄想的影响，谵妄的非药物预防和治疗及其与长期预后的关系，这些都是ICU谵妄领域接下来需要攻克的难题。

参考文献

[1] 张雪艳，邵换璋，董鑫，等.ICU谵妄评估工具的研究进展[J].中华危重病急救医学，2018，30（4）：381-384.

[2] 邵聪，顾立学，梅永霞，等.重症加强治疗后综合征患者发生认知障碍的危险因素分析[J].中华危重病急救医学，2017，29（8）：716-720.

[3] 陈媛媛.58例ICU谵妄的相关因素分析及护理干预[J].实用临床医药杂志，2010，14（2）：44-45.

[4] 裴兴华，于海明，吴艳红，等.APACHE Ⅱ评分与老年重症肺炎需有创机械通气患者谵妄发生的关系[J].中华危重病急救医学，2017，29（9）：821-824.

[5] 张雪艳，孙晓晨，李志峰，等.右美托咪定防治重症加强治疗病房谵妄的研究进展[J].中华危重病急救医学，2016，28（4）：381-384.

[6] 杨璐，高浪丽，廖玉麟，等.老年谵妄的循证研究进展[J].实用医院临床杂志，2015，12（3）：161-163，164.

[7] Shao C, Gu L X, Mei Y X, et al. Analysis of the risk factors of cognitive impairment in post-intensive care syndrome patient[J]. Chin Crit Care Med, 2017, 29(8): 716-720.

[8] Jackson P, Khan A. Delirium in critically ill patients[J]. Crit Care Clin, 2015, 31(3): 589-603.

[9] Pei X H, Yu H M, Wu Y H, et al. Correlation between APACHE Ⅱ scores and delirium probability of senile severe pneumonia patients undergoing invasive mechanical ventilation[J]. Chin Crit Care Med, 2017, 29(9): 821-824.

[10] Brummel N E, Jackson J C, Pandharipande P P, et al. Delirium in the ICU and subsequent long-term disability among survivors of mechanical ventilation[J]. Crit Care Med, 2014, 42(2): 369-377.

[11] Zhang X Y, Sun X C, Li Z F, et al. Research progress on dexmedetomidine for the prevention of delirium in intensive care unit[J]. Chin Crit Care Med, 2016, 28(4): 381-384.

[12] Liu W J, Xing J Y, Jie Y Q. Investigation and analysis on the ICU delirium cognitive attitude for ICU doctors and nurses in Shandong province[J]. Chin J Prac Nurs, 2017, 33(2): 130-134.

[13] Liu D, Lyu J, An Y Z. Risk factors of delirium and outcomes in senile critical patients undergoing mechanical ventilation[J]. Chin Crit Care Med, 2016, 28(11): 1003-1008.

[14] Guo J P, Feng S Y. Dexmedetomidine to reduce severe intensive treatment ward delirium incidence and extend the appearance of delirium time[J]. Chin J TCM WM Crit Care, 2016, 23(2): 193-195.

[15] Fu C, An Y Z. Effect of "calm" drugs dexmedetomidine hydrochloride on analgesic sedation and off-line extubation in postoperative patients with mechanical ventilation in severe intensive treatment unit[J]. Chin J TCM WM Crit Care, 2016, 23(4): 442-445.

第 10 章　慢性危重症患者睡眠障碍

睡眠由两套主要的调节系统调节，分别是以 24h 节律工作的生理节律系统（Process C）和确保获得充足睡眠的稳态自我调节系统（Process S）。对患有慢性危重疾病的患者，这些调节机制均出现紊乱，其中原因包括使用改变睡眠节律的药物（如异丙酚）、经历了 ICU 和 HDU 的环境、既往睡眠障碍的加重和（或）急性疾病的影响（如脓毒血症）。患者可能发生谵妄、呼吸功能受损、免疫反应系统调节异常。目前采用一些改善睡眠的办法，分别有其不同的经验。现在已经开发了许多改善慢性危重症患者睡眠和昼夜节律的治疗措施，其中包括噪音减少流程、音乐疗法、灯光治疗和不同的机械通气模式，但这些研究只有少数获得成功。

一、基本概念

睡眠过程中大脑仍然是活跃的。脑干、下丘脑、丘脑和前脑中一些中枢部分参与调节睡眠。上行网状激动系统（ascending reticular activating system，ARAS）的参与和下调对于睡眠 - 觉醒调节很重要，其中包括 GABA 能、组胺能、肾上腺素能和胆碱能系统等的核心部分的参与。总的来说，这些系统调控睡眠，使其进入快动眼睡眠时间（rapid eye movement，REM）和非快动眼睡眠时间（non-rapid eye movement，NREM）的经典过程。非快动眼睡眠时间被进一步分成三个睡眠阶段：N_1、N_2 和 N_3。N_3 被称为慢波睡眠（slow-wave sleep，SWS）。睡眠阶段的持续时间和频率取决于年龄，慢波睡眠和快速眼动睡眠随着年龄的增长而减少；NREM 第 1 阶段占总睡眠时间的 15%～25%，这是发生从清醒到睡眠过渡的阶段，这一阶段的比例增加见于睡眠障碍患者，如睡眠呼吸暂停、异态睡眠和周期性肢体运动障碍。

NREM 第 2 阶段包括大部分正常睡眠，占总夜间睡眠的 35%～45%。NREM 第 3 阶段占总睡眠时间的 15%～25%，但已知会随着年龄的增长而减少。由于生长激素的释放，这个睡眠阶段被认为是生理恢复中最重要的阶段。REM 睡眠通常占总睡眠时间的不到 1/4，REM 睡眠的确切功能尚不清楚，但被认为有助于记忆巩固，重要的记忆被保留。与 REM 睡眠异常有关的几种睡眠障碍，包括阻塞性睡眠呼吸暂停综合征、发作性睡病、异态睡眠、不宁腿综合征和慢性阻塞性肺疾病患者的低氧血症恶化等。正常睡眠包括每次 90～120min 的睡眠循环。

昼夜节律指各种生理过程一天中的自身变化。对于人类而言，昼夜节律包括许多由下丘脑视交叉上核（suprachiasmatic nucleus，SCN）调控下的个体和组织特异性生物钟。人类最显著的昼夜节律是睡眠 - 觉醒循环。SCN 直接通过调控多种神经传导系统控制或调节睡眠，其中包括下丘脑 - 垂体 - 肾上腺轴（hypothalamic-pituitary-adrenal axis，HPA）和松果体释放的褪黑素。目前研究表明，人类外周组织中的昼夜节律生物钟基因包括 Period（Per-1-3）、Cryptochrome（Cry-1 和 Cry-2）、Clock 和 Bmal1，这些基因与主生物钟步频相协调，被称为"时间守护者"的外部因素（如光暗周期）通过同步不同的振荡相位与内部时钟相互作用。昼夜节律持续大约 24h。

正常睡眠构成因人而异。睡眠障碍是指睡眠的数量或质量异常，或是在睡眠中或睡眠 - 觉醒交替时发生异常的行为或生理事件。可由多种因素引起，常与躯体疾病、心理因素等有关。这些因素在慢性危重症患者住院期间均存在，所以严重影响这些患者的身心健康。慢性危重症患者主要存在以下几种睡眠障碍：①失眠症，包括原发失眠和继发失眠；②嗜睡；③睡眠－觉醒节律紊乱；④睡眠－呼吸障碍；⑤睡眠－运动障碍等。

虽然，ICU 和 HDU 患者 24h 的总睡眠时间与非住院患者差不多，但睡眠结构差别显著。一半慢性危重症患者，白天的睡眠形式是 N_1 和 N_2，并且这是这些患者所有睡眠阶段中的主要睡眠形式。由于在 ICU 和 HDU 内，频繁的唤醒使得睡眠时段片段化，SWS 和 REM 睡眠持续时间和频率均减少。当患者转出 ICU 和 HDU 到普通病房后，在 ICU 和 HDU 治疗期间引起的睡眠改变，大都会得到改善并恢复正常，也有一些患者的这种功能障碍可能将持续一段时间不能完全恢复。Wilcox 等最近的一项关于由 ICU 转出至普通病房 7 天内睡眠质量的研究表明，约有 2/3（61%）的患者遗留有持续的睡眠障碍，患者只有很少或根本没有 SWS 和（或）REM 睡眠，并且不受外界因素而改变（如测量生命体征的频率或房间内床位的数量）。

慢性危重症患者发生昼夜节律紊乱的原因可能与 ICU 和 HDU 的环境中缺乏有效的计时器有关，并且全身炎症反应也可能通过影响时间生物学标记物而使昼夜节律出现紊乱。最近 Haimovich 等开展了一项研究，给予志愿者静脉注射内毒素，显著改变外周血白细胞中生物钟相关基因的表达，结果表明，炎症反应使得中枢和外周生物钟相关基因表达出现异常。Mundigler 等对一家 ICU 中 17 位脓毒血症的患者、7 位非脓毒血症的患者和 21 位作为对照的其他患者进行了研究。尿 6- 硫酸氧褪黑素（6-SMT）的监测表明，脓毒血症患者不存在白天褪黑素水平的降低，从而说明昼夜节律的缺乏。最近，Li 等比较了脓毒症和非脓毒症 ICU 患者（n=22）的褪黑激素、TNF-α、IL-6 的血浆蛋白水平，以及 Cry-1 和 Per-2 的 mRNA 水平。结果显示，脓毒症患者与非脓毒症患者相比，褪黑激素的分泌昼夜节律发生改变，Cry-1 和 Per-2 的表达减少，TNF-α 和 IL-6 的表达增加。外周的节律相关基因被抑制，不受褪黑激素分泌节律的影响，从而得出结论，至少在脓毒症的急性阶段，

中枢与外周组织特异性生物钟相关基因分别发挥作用。

二、影响慢性危重症患者睡眠障碍因素

慢性危重症患者睡眠障碍的影响因素是多而复杂的，Gabor 等研究发现噪音和护理活动至少占 30%，另外的 70% 的原因仍然是未知的。主要包括个人因素、药物因素、环境因素及其他因素。大多数患者在生活中曾经有过在嘈杂的环境中睡眠被打扰的经历，因此，他们更倾向于把他们的睡眠质量差归咎于病房里面嘈杂的环境，而不是其他未察觉的因素，例如机械通气患者的人机不同步及他们疾病的严重性。这个领域大部分的研究往往高估了噪音在睡眠障碍中的作用。

（一）个人因素

个人因素包括性别、年龄、基础疾病（如心功能不全、癫痫、手术、严重脓毒血症）、疼痛、身体舒适度的改变等。老年男性，特别是内向的高龄男性更易于发生睡眠障碍。慢性危重症患者通常年龄较大，患有多种严重的基础疾病，如慢性阻塞性肺疾病、心力衰竭等，这些疾病本身会导致一定程度的睡眠障碍。脓毒血症患者体内产生的炎症介质也会干扰患者正常睡眠。另外，各种原因引起的焦虑、孤独，以及对疾病和医疗花费的过分担心，均会导致睡眠障碍的发生。

（二）药物因素

一些常用药物，如镇静催眠药物、强心药、利尿药、抗抑郁药，均会影响患者的睡眠生理，也是导致睡眠障碍的重要原因。

临床上使用镇静药需要仔细衡量其剂量，避免对患者睡眠产生不利影响。部分抗抑郁药能延长慢波睡眠时相，并对快波睡眠有阻断作用。不同于具有生理功能的自然睡眠，镇静状态经常出现非典型脑电图，这种波形在正常睡眠中不经常出现。苯二氮䓬类和异丙酚均为 GABA 激动药，它们常在危重病患者的救治中用作镇静药，其中，

异丙酚目前被指南推荐为一线用药。给予苯二氮䓬类药物后会缩短睡眠潜伏期，并且对睡眠结构也产生有害的影响，缩短 SWS 和 REM 睡眠时间。异丙酚也是 SWS 的抑制药，大剂量异丙酚可以导致脑电图（electroencephalogram，EEG）异常。阿片类在危重患者的镇静中通常被用作为联合用药，它通过与丘脑觉醒通路上的 M 受体结合发挥作用，而此通路是 REM 产生的关键通路。阿片类剂量依赖性的抑制 SWS 和 REM。一项关于内科 ICU 中机械通气患者静脉使用镇静和麻醉药物的观察性研究发现，睡眠时间显著紊乱，缺乏正常的睡眠 EEG。在此项研究中，虽然保留了睡眠节律，但患者分泌尿 6-SMT 的出现延迟，提示睡眠节律失控。

右美托咪定是被推荐应用于慢性危重症患者镇静的最常用药物之一。它是 α_2 受体高选择性激动药，有剂量依赖性的镇静、抗焦虑和辅助麻醉作用。右美托咪定与其他 GABA 激动药相比，可以产生更接近生理状态的自然睡眠。在两项小型试验性研究中，一项研究显示右美托咪定改善夜间睡眠效率和睡眠时间，另一项研究提示右美托咪定改善睡眠效率和第 2 阶段睡眠，并改变睡眠模式，呈现为夜间睡眠（超过总睡眠时间 75%）。最近一项研究发现，夜间使用低剂量右美托咪定减少慢性危重症患者谵妄发生率，但对睡眠质量没有影响，这与既往报道不同。

抗惊厥药、茶碱、糖皮质激素等也会对慢性危重症患者睡眠产生不利的影响。例如，大剂量糖皮质激素的使用可引起机体兴奋性增高，导致入睡困难。另外，患者在镇静药撤药后会出现不同程度的睡眠障碍。

（三）机械通气

机械通气患者的睡眠紊乱很关键；然而，睡眠和机械通气的相互关系却是复杂的。患者 - 呼吸机通气相互作用与睡眠紊乱之间，存在直接的病理生理联系，或者通过使用高剂量的镇静药物发挥作用。另外，由于机械通气时伴随的睡眠障碍、谵妄，均有可能导致需要更多镇静，从而导致延迟脱机和延长机械通气时间。

压力支持通气（pressure support ventilation，PSV）中，过度的呼吸辅助可以导致睡眠紊乱。正常情况下，进入睡眠状态时，机械通气的需求、呼吸驱动和吸气努力均降低。所以，对于相对正常肺进行 PSV 时，出现通气过度并不罕见。因而，低于窒息报警线时出现过度通气和 $PaCO_2$ 降低。相对于高驱动的呼吸，出现流量饥饿、循环缩短、双促发等呼吸不同步时，理论上可能引起睡眠障碍和谵妄发生，因此，存在空气饥饿感时需要更强的镇静。另一方面，患者 - 呼吸机通气不同步伴随着机械通气时间延长，其中，至少部分存在睡眠功能障碍。Thille 等研究证实，首次自主呼吸试验（spontaneous breathing trial，SBT）失败后，与拥有正常睡眠模式的人相比，具有非典型睡眠和缺乏 REM 的患者脱机时间明显延长。此项研究中予以评估睡眠相关的数量、质量与脱机结局相互关系的原始数据显示，与那些 SBT 失败或即使通过 SBT 却未成功拔管的患者相关，通过 SBT 并成功脱机拔管患者的多导睡眠监测结果表明，此时处于更加清醒的状态。Mehta 等的研究显示，这个复杂的相关关系可能与使用高剂量镇静药物有关，也就是说夜间应用大剂量镇静药和阿片类药物的患者，更可能出现 SBT 失败，或者即使通过 SBT 但仍拔管失败。在 Dres 等的原始数据中，SBT 失败的患者的睡眠相关数据缺乏半球相关性。然而，与一项关于谵妄患者（$n=70$）的研究结果一致，尿 6-SMT 的峰值、平均和总含量与脱机失败有相关性。睡眠节律可能影响患者的脱机能力，这已经得到大家认可，但如何引起谵妄或直接干扰脱机过程的机制仍不清楚。

（四）肠内营养

虽然指南建议危重患者的肠内营养在发病 24～48h 之内开始给予，但没有关于肠内营养给予时间段的相关推荐（如日间时段和持续 24h）。外周昼夜节律振荡器对食物摄入相关的刺激很敏感，使动物能够从光暗周期中不耦合行为和生理节律，而是与预测的就餐时间相一致。在目前 ICU 的临床实践工作中，因胃肠道耐受性情况，故采用 24h 喂养方案，但同时在此过程有多种操作干扰了此过程（如支气管镜检查）、给药或影像学检查。将喂养限制在白天时间内可能是合理的。目前，已经有研究围绕喂养时间（如白天、24h）对 ICU 工作进行了观察，而这些信息可能有助于更好地研究营养供给对 ICU 昼夜节律紊乱的影响。

（五）谵妄和其他神经心理障碍

研究已经证实，ICU 中睡眠剥夺与精神状态改变存在相关性。谵妄以注意力涣散，精神状态波动，思维紊乱和意识改变为特点，并且也存在睡眠剥夺。通常，谵妄患者均存在睡眠障碍。睡眠剥夺是谵妄发生的潜在可改变的危险因素，同时，谵妄自身可能也导致睡眠障碍。主要针对于心脏外科术后患者的研究表明，睡眠剥夺可以是谵妄的原因，也可以是谵妄的结果，或者使得谵妄发生的阈值降低。SWS 和 REM 睡眠时间减少被认为与谵妄的发生有关。最近一项研究证实，ICU 患者的谵妄和严重减少的 REM 睡眠时间（少于总睡眠时间的 6%）存在相关性，然而，并未确定是否是因果关系。睡眠障碍和谵妄之间的关系尚不清楚，可能是一条共同的病理生理途径。

已经有相当多的证据表明，合并认知功能损害的患者中，睡眠相关呼吸疾病与糟糕的睡眠质量有关。与睡眠中断有关的认知领域包括工作记忆、语义记忆、加工速度和视觉 - 空间能力。实验研究证实，有很多潜在神经生物机制参与，包括 β 淀粉样病变堆积、突触异常、海马长时程增强、海马神经发生受损，以及基因表达改变。缺乏严格评估危重疾病后睡眠障碍的流行病学和潜在认知功能障碍的相关研究。Altman 及其同事近期发表了一篇系统综述，对 22 项危重疾病的幸存者出院后睡眠监测的研究进行了综合性分析。然而，没有认知方面的研究结果。尽管过一段时间后睡眠障碍逐渐改善，但 2/3（61%）的患者在随后 6 个月的随访期中均持续拥有糟糕的睡眠状态。虽然睡眠紊乱的危险因素的分析研究出现矛盾的结论，但持续睡眠障碍确实与出院后心理病态和受损的生活质量有关系。

患者由 ICU 出院后出现心理病态的危险比例高达 60%。其中，心理病态包括抑郁、焦虑和创伤后应激疾病。对于健康志愿者进行睡眠限制研究，随访研究已经证实，抑郁症状与增加疲劳、压力和焦虑有关。睡眠、昼夜节律紊乱与抑郁关系的潜在机制尚不十分清楚。理论上而言，睡眠和精神健康疾病有部分相同的产生机制，内源性途径受损时会导致两者均出现病理状态。危重病患者的睡眠和昼夜节律障碍导致其出现 ICU 后心理疾病（如抑郁症），考虑到预先存在的并存情况和 ICU 暴露（如镇静）的复杂性，相关的风险可能很难理解。

（六）约束带使用

ICU 和 HDU 患者所经历的状态类似于在试验中故意被剥夺感觉和知觉的体验。使用约束剥夺了患者对外界环境的正常感知。对健康志愿者施行短期手臂制动可减少感觉运动区域的局部突触活动，从而提示皮质可塑性可能与局部睡眠调节有关。一项关于身体约束对睡眠数量和质量影响的研究，将有助于提供护理建议。

（七）环境因素

ICU 和 HDU 的特殊环境与睡眠障碍的发生密切相关。病房里面高分贝的噪声，不舒适的湿、温度，刺眼的光线，大量的抢救设备和监护仪的导线、导管等，均会导致患者的睡眠障碍。

1. 噪声的影响　能引起人类心理和生理不适的一切声音均可称为噪声，一般认为白天超过 45dB，夜间超过 35dB 均可视为噪声。根据 WHO 的规定，声音水平不应超过 30dB。重症病房的噪音水平基本上都超过 30dB。这些噪声强度可达 45~80dB，甚至高达 92dB。其中，包括脚步声、说话声、电话铃声、开关门声、监护仪、呼吸机运转所产生的声音等。大量研究证实，最常见的干扰性声音来源包括工作人员的对话声、警报声和护理干预时的声音。噪声可以增强患者交感神经系统的兴奋性，使心率加快、血压升高，降低躯体对疼痛的耐受程度，导致抑郁、幻觉、睡眠障碍等。此外，周围环境亦对重症病房环境产生影响，若建在邻近道路、建筑工地等环境嘈杂的地方，可直接加重重症病房内的噪声污染。

2. 空气湿温度的影响　病房内往往是医护人员设定湿温度，不能满足患者的个体需要。另外，通风设施及空气净化设备不完善也会影响患者的心理状态，导致睡眠障碍的发生，还会增加患者呼吸道感染的危险性，从而延长住院时间。

3. 光暗周期　光的度量单位是勒克斯（lx）。早春时节的晴天，光亮的水平介于 32000~60000lx 之间。据报道在 ICU 病房里，白天的光亮水平介于 30~165lx；夜间的光亮水平介于 2.4~145lx 之间；实施临床操作时（如中心置管插入），使用的灯光达 10000lx，所以它当然可以引起患者睡眠的昼夜节律紊乱。调节所暴露的光线强度所做的多项研究显示，可能可以通过调节睡眠质量，从而控制 ICU 内谵妄的发生。例如，正常情况下，黑暗促进松果体分泌褪黑激素，但夜间光线暴露可以使得褪黑激素的分泌减少，从而导致睡眠紊乱；入 ICU 第一个 48h 内严重脓毒血症患者（$n=7$）的昼夜节律紊乱通过尿 6-SMT 分泌水平得以反应。在动物模型研究中，因持续光暴露导致睡眠昼夜节律紊乱，SCN 中的 Per-2 表达减少，并出现谵妄（如执行功能障碍和记忆力减退）。这些临床表现可以通过给予 nobiletin（一种已知的 Per-2 增强子）逆转。据报道，创伤性脑损伤、创伤和内科患者均存在昼间干扰；昼间干扰与很多不良后果可能相关（如使用镇静药、突发谵妄或延长住院时间），但目前尚未被完全证实。

4. 监护仪及抢救设备等医疗仪器的影响　各种监护装置和抢救设备可导致患者活动范围受限且处于被动体位，手术、某些医疗措施、医疗仪器上各种导线和导管等，不能采用平时常用的睡眠姿势、无法满足患者的生活习惯、躯体活动能力下降等，这些都可能会导致睡眠障碍的发生。

三、睡眠障碍对慢性危重症患者的影响

睡眠障碍会影响人的免疫系统、氮平衡、伤口愈合，使人易受感染；亦会引发感知功能受损，工作、记忆、思维能力下降；另外，对呼吸功能及交感神经系统功能均会造成相应的不利影响。

（一）对免疫功能影响

褪黑素不仅介导光周期效应，也在获得性免疫反应中发挥重要作用。研究显示，当褪黑素与抗原激活 1 型 T 辅助细胞（T-helper cell，Th-1）上的特异性受体结合后，上调促炎细胞因子，并增加吞噬和抗原呈递。动物模型试验证实，褪黑素在致死性病毒性脑炎、传染性肝炎、失血性和感染性休克中发挥保护性作用。具体表现在褪黑素抑制 TNF-α 的功能，降低休克后主动脉中 IL-6 和超氧化物的水平。在预防内毒素诱导的休克模型中，褪黑素还减少了肝脏中诱导型一氧化氮合酶（inducible nitric oxide synthase，iNOS）。生理状态下，褪黑素分泌受黑暗光亮调节；然而，在 ICU 中的不符合生理状态的照明方式下，褪黑素分泌调节消失，从而直接影响炎症反应和增加病死率。

睡眠障碍还会使细胞因子的产生发生改变，从而影响人的免疫功能。IL、IFN、CSF、TNF、TGF-β 等细胞因子在免疫系统中起着非常重要的调控作用，与睡眠之间也存在非常密切的联系。睡眠障碍患者体内自然杀伤细胞和淋巴细胞的活性可降低 50%，可导致患者免疫功能下降，增加感染风险。

（二）对感知功能影响

睡眠障碍患者的感知功能会受到不同程度的

影响，可以表现为谵妄、情感障碍、思维障碍、行为动作障碍、智能障碍等。其中，谵妄状态、情感障碍最为常见。在情感障碍中，少数患者表现为情感高涨，大多数表现为抑郁。然而，对认知能力的不利影响通常会被低估，尤其是已存在认知障碍的患者。事实上，这种认知能力下降甚至在出院几个月之后才得以恢复。

（三）对呼吸功能影响

机械通气常用于慢性危重症患者，患者常因难以耐受气管插管而烦躁不安。此时，常采取镇静、镇痛药物改善通气，降低人机对抗。镇静、镇痛药物不可避免地会造成患者一定程度上的睡眠障碍，睡眠障碍会影响患者肺的顺应性和呼吸肌，降低患者的呼吸代偿能力，易于出现二氧化碳潴留等，最终导致气体交换异常。也可以说，睡眠障碍的频繁发生与Ⅱ型呼吸衰竭的老年患者机械通气成功与否有密切关系。

（四）对交感神经功能影响

大量研究表明，多巴胺和 5- 羟色胺在睡眠调节中具有重要意义，分别会影响睡眠和觉醒的神经元活动。在睡眠障碍患者中，5- 羟色胺神经元的兴奋性增高，降低患者对疼痛的耐受程度，加重交感神经中枢疲劳。睡眠障碍也可增加血中儿茶酚胺水平，使患者容易躁动；亦能引起心血管系统的不良反应，甚至会导致患者死亡。

四、慢性危重症患者睡眠障碍评估

睡眠评估有主观和客观两种方法；对慢性危重症患者的睡眠测量比睡眠实验室及家庭环境中的睡眠测量困难。目前，客观的睡眠评估金标准是多导睡眠图（polysomnography，PSG），但在 ICU 和 HDU 病房里进行标准的 PSG 监测较困难，故有学者通过便携式 PSG、体动监测仪、脑电双频指数等来评价患者睡眠情况。主观评估睡眠由医护人员对患者行为活动进行评估，方法包括理查兹 - 坎贝尔睡眠量表（Richards–Campbell Sleep Questionnaire，

RCSQ）、维辛睡眠量表（Verran Snyder Harper Sleep Scale，VSH）、冠状动脉监护室（Coronary Care Unit，CCU）问卷、失眠严重程度指数（Insomnia Severity Index，ISI）和数字评分量表（Numerical Rating Scale，NRS）等。

（一）客观睡眠评估

1. 多导睡眠图 美国睡眠医学联合会（American Academy of Sleep Medicine，AASM）根据不同的分辨率水平将睡眠监测仪分为四类。1 类，试验室 PSG，至少记录 7 个信号，在睡眠试验室进行，有专业技师执守，实时监测患者各项参数及睡眠图像；2 类，试验室外 PSG，至少记录 7 个信号，在睡眠试验室外进行，无专业技师执守，可以在家庭环境条件下使用；3 类：改良便携式 OSA 监测仪，至少可测量 4 个通道信息，只有心肺变量评估，不能分析睡眠参数；4 类，便携的单参数血氧定量法记录，有或没有心率监测，没有分析睡眠参数。

标准多导睡眠图是诊断睡眠及睡眠呼吸障碍最准确和可靠的监测方法。这种方法可对脑电图、眼电图（electro-oculogram，EOG）、下颌和肢体肌电图、口鼻气流、胸腹运动、体位、心电图、脉搏、血氧饱和度等参数连续性记录，并实时监测睡眠图像，但 PSG 的使用技术要求高、成本昂贵、耗时，镇静、镇痛、急性疾病和仪器干扰可能改变脑电图波形，使得 PSG 在慢性危重症患者中的使用受到限制。2 类、3 类便携式监测系统包含一系列睡眠评估设备，具有不同程度的复杂性，这些监测系统需要专业技能相对较少，花费比标准的 PSG 低。3 类、4 类便携式监测，主要用于阻塞性睡眠呼吸暂停低通气综合征的诊断和监测。

（1）标准 PSG 检测：Rosalind Elliott 等在澳大利亚开展了 57 名成人 ICU 患者参与的睡眠研究，进行 24h 多导睡眠图，以评估患者在 ICU 期间的睡眠总量（总睡眠时间）和质量（各期睡眠的百分比、睡眠的持续时间），采用 Rechtschaffen 和

Kales 标准对睡眠进行评价；同时记录 ICU 噪声、光照度和护理事件。患者使用理查兹 – 坎贝尔睡眠问卷和重症监护睡眠问卷，报告他们在 ICU 的睡眠质量。

结果提示患者总睡眠时间平均为 5h（02:52—07:14），睡眠以 N_1 和 N_2 期为主（中位数分别为 19% 和 73%），慢波睡眠和快速眼动睡眠较少。无觉醒的睡眠持续时间中位数是 00:03。声音水平较高［白天平均 53.95dB（A），夜间平均 50.20dB（A）］，夜间光照水平较高（中位数<2lx），但白天较低（中位数 74.20lx）。平均每小时有 17 次护理活动。患者的自我报告显示睡眠质量较差，慢波睡眠时睡眠分期的可信度最高，1 期睡眠的可信度最低。该研究提示重症监护患者的睡眠质与量均较差，持续睡眠时间短，睡眠片段化，可能与环境、危重病本身和治疗事件有关。这项研究突出了在重症监护环境中定量睡眠的挑战，以及其他测量睡眠方法的必要性。Fiese Rand Alls 等对外科或创伤 ICU16 例患者进行了持续 24h 的 PSG 检查。中位年龄 37.5 岁（20—83 岁），男性占 81.3%，受伤占 62.5%，机械通气占 31.3%。PSG 记录时间共计为 315h（平均每名患者 19.7h），总睡眠时间为 132h（平均每名患者 8.28h），PSG 显示这种睡眠是高度分散的，每小时睡眠片段为 6.2 次。浅睡眠时间所占比例增加，深睡眠阶段时间和所占比例均减少。

快速眼动睡眠与健康对照组比较有显著性差异。作者认为在外科 ICU 环境中，患者睡眠是可测量的。然而睡眠是片段化的，睡眠质量明显异常，深睡眠阶段和 REM 期睡眠显著减少。Andersen JH 等进行的一项纳入 38 项关于运用 PSG 检测 ICU 危重患者睡眠的系统研究提示相似结果。上述研究者均认为在 ICU 期间，需要减少噪声水平和采取其他干预措施，以改善重症监护患者的睡眠，有必要对促进睡眠的策略进行进一步的研究。

(2) 便携式 PSG 检测：Melissap Knauert 等探讨了在重症监护病房应用无人值守、便携式多导睡眠图测量患者睡眠的可行性。该研究对 29 名患者进行了无人值守的 24h PSG，可行性指标包括获得足够的脑电图数据、睡眠阶段、睡眠效率和觉醒指数，结果提示 27/29（93%）例患者脑电图资料不受仪器干扰的影响，具有可解释性。夜间睡眠效率为 48%，平均夜间睡眠时间为 3.7h。提示在 ICU 中，患者睡眠时间短且高度片段化。便携式 PSG 能产生高质量的睡眠数据，有助于危重患者睡眠障碍的研究。Oresta 等在 ICU 用便携式多导睡眠图系统在一组病因不明且临床怀疑睡眠相关呼吸障碍（sleep-related breathing disorders，SRBD）的 ARF 患者中的应用价值进行了评价。研究共纳入 14 例患者（男性 8 例，女性 6 例），有不同程度的急性呼吸衰竭（acute respiratory failure，ARF）。平均年龄 57 岁，血气分析 pH 值 7.28（0.04），PaO_2 5.6（0.7）kPa，PaO_2 8.8（1.6）kPa，体重指数 42.7（9.6）kg/m^2。患者无骨骼、神经肌肉或心血管疾病史。没有明显的慢性肺病史或明显的呼吸道感染。便携式 PSG 提示 10 个患者有睡眠呼吸障碍，平均呼吸紊乱指数(respiratory disturbance index，RDI）为 60.1，其中有 5 例为肥胖相关的低通气综合征，几乎所有的患者都有夜间低通气事件。有 3 个患者进行持续气道正压（continuous positive airway pressure，CPAP）治疗，8 例患者接受 BiPAP，2 例患者进行插管和机械通气治疗。在 ICU 急性呼吸衰竭合并 SRBD 很少被诊断，因为这种诊断所需的多导睡眠监测技术在 ICU 中难度较大，很少进行。研究者认为在重症监护病房中，SRBD 引起的急性呼吸衰竭并不是特例，如果临床高度怀疑，建议进行便携式多导睡眠图，以帮助提供适当的无创通气治疗，避免侵入性通气治疗。

2. 腕动计　腕动计是另一个用来替代 PSG 进行睡眠监测的设备，即被检查者的手腕或脚踝佩戴一个手表样的装置，从而持续监测运动。有运动提示清醒，无运动提示睡眠。这种被广泛应用的监测方法在一些进行总睡眠时间和睡眠中断监测中被证实是有意义的。腕动计也在昼夜节律的生物化学标志物研究中被认可。最近一项关于ICU中应用腕动计的系统性评价结果显示，与PSG相比，护士评价、患者问卷和腕动计记录对于总睡眠时间和睡眠效率存在过高估计。与PSG相比，腕动计对夜间觉醒评估存在低估。ICU中，相比较腕动计监测，通过护士评估和患者调查问卷可以发现更高频率的全面觉醒状态。

3. 体动监测仪 体动监测仪是用于测量身体活动水平的仪器，可区分睡眠期和清醒期，但不能评估睡眠深度。有一项纳入60例正常成年人研究发现，在正常健康成人人群中，与PSG有显著的相关性和一致性。已经有一个高水平的共识将体动监测仪和PSG用于评估健康个体睡眠。有研究显示，将体动监测仪运用于危重患者与PSG比较结果令人失望。在TST、睡眠效率或觉醒的次数方面，这2种方法之间没有显著相关性。作者对体动监测仪的低敏感性和低特异性给出的解释是危重患者通常是卧床或是镇静状态，他们卧床记录期间，很少有身体姿势的变化。一项在ICU进行的体动监测仪和PSG同步监测的研究显示，在ICU术后复苏患者中，活动监测仪低估了觉醒时间，高估了睡眠时间，体动监测仪的中位特异度小于19%，敏感度超过94%，体动监测仪对睡眠监测是不可靠的。在这些患者中，体动监测图不能作为多导睡眠图的替代方法。

4. 脑电双频指数 脑电双频指数（BIS）是一种神经生理指标，主要用于监测麻醉过程中的镇静程度，可连续分析脑电模式，BIS值越高表示更高层次的意识水平，可以评估睡眠深度。Sandra Gimenez等通过对12例健康志愿者进行BIS与PSG记录，结果显示BIS指数与PSG高度相关，BIS评分能够识别睡眠深度。Diederik Nieuwenhuijs等为研究BIS是否可以预测睡眠阶段，对10例疑似睡眠呼吸暂停低通气综合征（sleep apnea hypopnea syndrome，SAHS）的患者

（平均年龄38岁，25—54岁；6例男性，4例女性）进行了双频指数和边缘频率（spectral edge frequency，SEF）检测，同步记录所有患者一夜的多导睡眠图，研究发现BIS和SEF均不能准确的判定睡眠阶段，BIS的反应缓慢，需要一定时间才能进行判读，由于睡眠分期中断的大量重叠和变化性导致睡眠结构描述不准确。近期有研究将BIS用于监测ICU患者使用镇静药物后对睡眠影响的研究，但未同步进行PSG监测。此外，患者活动使电极和导联的脱落也导致BIS在ICU研究使用变得复杂，脑电双频指数在ICU使用尚未显示临床受益。

5. 心肺耦合技术 心肺耦合（cardiopulmonary coupling，CPC）是一种利用心率变异性测量自主神经功能，与心电信号中提取的呼吸信号（ECG-De-Rived Respiratory，EDR）相结合生成睡眠图谱。心电图包含一组适时（动态）的信号，以R波振幅波动来测量，用于提取心率变异性（heart rate variability，HRV）和潮气量波动。通过它们的耦合强度量化评价睡眠期间的呼吸运动。睡眠期间CPC分析中，高频、低频与极低频带能量的差异反映睡眠深度的差异及是否存在呼吸紊乱。国内外有临床报道，CPC与呼吸事件相关性较强，可用于OSA筛查。但是否能将CPC用于危重症患者的睡眠和睡眠呼吸监测，未见研究报道。

（二）主观评估方法

主观的睡眠评估一直尝试用于危重患者，主观评估睡眠方法包括理查兹 - 坎贝尔睡眠量表、维辛睡眠量表、冠状动脉监护室问卷、失眠严重程度指数和数字评分量表等，应用最广泛的是RCSQ。有学者认为当危重患者使用镇静药物或患者谵妄痴呆时，危重患者自我评估是不可靠的。有学者使用RCSQ进行护士和患者评估睡眠评估的可靠性研究，将护士评估和患者自我评估比较，护士倾向于高估睡眠质量。本章主要介绍RCSQ和失眠严重程度指数量表。

1. 理查兹 – 坎贝尔睡眠量表（表 10-1）

表 10-1 理查兹 – 坎贝尔睡眠量表问卷表

一般资料				
患者姓名				
患者住院号				
患者性别	男	女		
患者房间	单间	双人间	三人间	
患者氧疗方式	机械通气	非机械通气		

中文版理查兹 – 坎贝尔睡眠量表

注：得分细则，视模评分量表分基线范围为 0（表示可能出现的最差睡眠）～100（表示最佳睡眠），患者将滑动条划至最能描述您昨晚睡眠状态的位置，总的 RCSQ 睡眠得分为 1～5 五个条目的总分的平均值，第 6 项测定噪音水平可单独计分。

(1) 昨晚我的睡眠是

100 代表深睡眠，0 代表浅睡眠

0	20	40	60	80	100

(2) 昨晚我开始入睡时，我

100 代表深睡眠，0 代表浅睡眠

0	20	40	60	80	100

(3) 昨晚我是

100 代表深睡眠，0 代表浅睡眠

0	20	40	60	80	100

(4) 昨晚，当我醒来或者被唤醒时，我

100 代表深睡眠，0 代表浅睡眠

0	20	40	60	80	100

(5) 我描述我的睡眠是

100 代表深睡眠，0 代表浅睡眠

0	20	40	60	80	100

(6) 我描述昨晚噪音水平时

100 代表深睡眠，0 代表浅睡眠

0	20	40	60	80	100

(7) 夜间睡眠被打断的次数。

(8) 为什么夜间睡眠被打断（昨晚是什么活动让您醒了或者让您睡不着）？

(9) 昨晚是什么活动让您醒了或让您睡不着？

(10) 什么策略或干预措施帮助您昨晚入睡了？

2. 失眠严重程度指数 失眠严重程度指数用于测评失眠的严重程度：0～7分，无显著临床意义；8～14分，亚临床失眠；15～21分，中度失眠；22～28分，重度失眠（表10-2）。

五、慢性危重症患者睡眠障碍应对策略

已经有很多关于慢性危重症患者睡眠最优化的研究，包括非药物性的睡眠集束化措施、明亮灯光治疗、耳塞、药物治疗、舒缓技术和不同机械通气模式，这些研究得出了复杂的结果。没有单一研究充分证明了某项措施的有效性，这可能是因为成功改善重症患者睡眠需要内因和外因共同作用。

（一）非药物治疗

慢性危重症患者睡眠障碍的非药物治疗是除治疗伴发疾病以外的首选方法，包括以下几个方面。

1. 心理疏导 睡眠障碍的患者大多会伴有抑郁、焦虑，药物治疗的同时加强与患者沟通、交流，向患者介绍各种仪器、导管、导线的重要性，同时密切关注患者的心理变化，尽量满足其合理需求，减轻患者的孤独感。条件允许可在 ICU 和 HDU 病房内播放音乐，缓和患者过度紧张的精神状态，减少患者对 ICU 和 HDU 整体环境的恐惧心理。根据治疗、护理的具体情况，改善探视条件，让患者家属、亲友有更多的机会与患者亲近，减轻患者的孤独感和对分离的恐惧。

2. 合理应用镇痛、镇静、催眠药物 疼痛是患者睡眠障碍的重要原因之一。适量、有效镇痛治疗可减少患者心理上对疼痛的恐惧感，缓解疼痛与睡眠障碍之间的恶性循环，提高患者睡眠质

表 10-2 失眠严重程度指数量表

(1) 描述您当前（或最近1周）失眠问题的严重程度					
	无	轻度	中度	重度	极重度
入睡困难	0	1	2	3	4
维持睡眠困难	0	1	2	3	4
早醒	0	1	2	3	5
(2) 对您当前睡眠模式的满意度					
很满意	满意	一般	不满意	很不满意	
0	1	2	3	4	
(3) 您认为您的睡眠问题在多大程度上干扰了您的日间功能（如日间疲劳、处理工作和日常事务的能力、注意力、记忆力、情绪等）					
没有干扰	轻微	有些	较多	很多干扰	
0	1	2	3	4	
(4) 与其他人相比，您的失眠问题对您的生活质量有多大程度地影响或损害					
没有	一点	有些	较多	很多	
0	1	2	3	4	
(5) 您对自己当前睡眠问题有多大程度的焦虑和烦扰					
没有	一点	有些	较多	很多	
0	1	2	3	4	

量。选择合适的镇静、催眠药物，尽可能应用最小的剂量，达到最佳的治疗效果，并注意避免停药产生的反跳性失眠和焦虑，精神不振等戒断症状。

3. 改善 ICU 的环境

(1) 营造人性化的 ICU 和 HDU 环境：理想的 ICU 和 HDU 环境应该是空气流通好，空间相对宽敞，室内温湿度及光线均可根据患者的需要进行调节，并具有较好的隔音装置，可避免其他病室或其他患者的抢救，以及治疗措施对患者的不良影响。条件允许的情况下，为患者准备其感兴趣的报刊、杂志，允许患者在不打扰其他患者的前提下收听娱乐节目，并定期评估患者的需要，使患者保持舒适的体位、放松的状态，尽可能使其治疗环境贴近生活。

(2) 降低噪音水平：首先，加强对医护人员进行噪音危害的教育，使医护人员应提高对噪音危害的认识，尽量减少和避免噪声的产生，做到说话轻、走路轻、操作轻、开关门轻、挪动物品轻，穿软底鞋，避免在病房内高声说笑。尽可能减少 ICU 和 HDU 的人员流动。根据病情调整报警范围，夜间减小报警音量，定期检查和维修仪器设备，将运转声降至最低。

(3) 病房温湿度调节：ICU 和 HDU 的温湿度最好可以根据患者的自身需要进行调节，定期通风，适当增加光照时间，使病房温度控制在 $18 \sim 22 \, ^\circ\mathrm{C}$，相对湿度控制在 $50\% \sim 60\%$。

(4) 改善照明，减少光线的不良刺激：病房的灯光应使用相对柔和的光线，不要直射患者面部，关闭窗帘及走廊的灯光，应用加罩的壁灯或地灯，使夜间病房保持在较暗的状态，患者易于入睡。白天应拉开窗帘，让房间保持足够的亮度，尽量使患者白天清醒，使机体保持正常的昼夜节律。

(5) 病房合理布局：ICU 和 HDU 应将医护人员办公区与病区隔开，减少工作人员活动对患者造成的不良影响。在外围环境选择上，应建在远离噪音的地方，装修时尽量选择隔音材料，如吸音天花板、无噪音易消毒的地板。ICU 和 HDU 内

部布局要合理，抢救设备尽量避免放置在患者头部，避开患者视线。每张病床要留足够的空间，约 $20\mathrm{m}^2$，床距 2m 以上，两患者床位之间最好用挂帘隔开，以保护患者的隐私，同时可避免抢救给其他患者心理带来的消极影响。同时，根据患者需求安排床位，使睡眠差的患者远离噪音较大的病房。设置一定的单间，以抢救危重患者，避免其他患者受到不良影响，加重患者的恐惧感。

(6) 其他：给患者通过耳机播放背景音乐，一方面可以起到耳塞的作用，降低噪音；另一方面可以通过转移患者注意力，消除紧张情绪。

4. 机械通气模式调整　机械通气是 ICU 患者发生睡眠杂乱的重要因素之一，但对于必须进行机械通气治疗的重症患者而言，为患者设置最适合的模式是能改善睡眠质量的方法之一。

(1) 辅助 - 控制通气：目前 3 项小样本的临床研究（$n=61$）表明，与压力支持通气模式相比，辅助 - 控制通气（assist-control ventilation，AC）模式可显著提升 ICU 机械通气患者的睡眠效率，提高睡眠质量可能是由于增加了患者的 RM 睡眠时间。但鉴于 AC 模式可引起人机失调，若给予镇静药物，则可能进一步影响患者睡眠，因此机械通气的患者是否都应在夜间切换为 AC 模式仍应进一步考量。

(2) 适应性支持通气：适应性支持通气模式包括自动调整压力支持、成比例辅助通气及神经调节通气辅助模式等。目前极小规模的随机对照交叉临床研究将适应性支持通气模式与 PSV 模式对 ICU 患者睡眠质量的影响做了比较，发现前者确实有潜在的益处，但鉴于适应性支持通气在绝大多数 CU 范围内并未推广，故亦不推荐将此模式作为改善患者夜间睡眠的方式。

（二）药物治疗

1. 苯二氮䓬类药物　传统苯二氮䓬类药物（benzodiazepine drugs，BZD）是临床上常用的治疗睡眠障碍的药物。BZD 根据药物效力可分为：①短效制剂，包括咪达唑仑、三唑仑；②中效制

剂，包括艾司唑仑、阿普唑仑、劳拉西泮；③长效制剂，包括地西泮、氯硝西泮、氟西泮。苯二氮䓬类药物可以缩短睡眠潜伏期，增加总睡眠时间，但会导致睡眠结构异常、深睡眠和 REM 睡眠减少，可能延长机械通气时间及住院时间。

2. 新型非苯二氮䓬类药物（on-benzodiazepine drugs，on-BZD） 该类药物包括唑吡坦、唑吡坦控释剂、佐匹克隆、扎来普隆。由于此类药物半衰期短，次日残余效应被最大限度地降低，一般不产生日间困倦，治疗失眠较传统的苯二氮䓬类药物更安全，但有可能会在突然停药后发生一过性的失眠反弹。

3. 褪黑素 褪黑素参与调节睡眠 – 觉醒周期，可以改善时差变化引起的症状、睡眠时相延迟综合征和昼夜节律失调性睡眠障碍。褪黑素受体激动药包括雷美尔痛、特斯美尔通、阿戈美拉等。雷美尔通是目前临床使用的褪黑素受体 MT 和 MT$_2$ 激动药，可缩短睡眠潜伏期，提高睡眠效率，增加总睡眠时间，用于治疗以入睡困难为主诉的睡眠困难。

目前有 3 项小型随机安慰剂对照试验（$n=60$）评价了夜间服用褪黑素对 ICU 患者睡眠质量的影响。3 项研究结果均未显示服用褪黑素对 ICU 患者睡眠有显著改善。但上述研究的确存在若干局限性：①对患者睡眠的评价均未采用金标准 PSG，而是分别采用脑电双频指数、体动监测仪及主观睡眠质量；② 3 项研究的褪黑素剂量全不相同；③均为极小样本研究。在美国的褪黑素生产不受食品和药品监督管理局的监管，由于担心产品质量和一致性，许多医院无法将其添加到处方中。然而，褪黑素的不良反应相对较少（如轻度镇静和头痛），而且价格便宜。因此，关于褪黑素对 ICU 睡眠剥夺的影响，仍需大规模的随机对照研究进一步验证。

4. 右美托咪定 2 项随机试验（$n=74$）分别评价了右美托咪定对行机械通气的需要镇静的危重患者及不需要持续镇静的非机械通气的危重患者

睡眠质量的影响。在 2 项研究中，与安慰剂相比，右美托咪定都加了第二时相睡眠，并且减少了第一时相睡眠。然而，2 项研究都没有显示出减少碎片睡眠或增加快速眼动睡眠的优势。1 项观察性试验发现，在 ICU 机械通气患者中，夜间使用右美托咪定可以保留患者的昼夜节律。但鉴于右美托咪定的花费较高及血流动力学的不良反应，其是否能常规作为 ICU 患者助眠药仍需进一步证实。

5. 丙泊酚 2 项 RCT 比较了丙泊酚和苯二氮䓬类镇静药，1 项 RCT 比较了丙泊酚和安慰剂对 ICU 危重患者睡眠的影响。结果显示，丙泊酚的使用非但无法改善睡眠质量，并且带来了血流动力学及呼吸抑制的不良反应，甚至导致患者需要重新上机辅助呼吸的风险。因此，最新 PADIS 指南并不推荐仅为了改善危重患者的睡眠而使用丙泊酚，但对于需要进行操作或需要持续镇静的患者，这条意见并不适用。

6. 其他药物

(1) 多巴胺能药物：多巴胺能药物是治疗睡眠运动障碍的首选药物。复方左旋多巴制剂（多巴丝肼、卡左双多巴控释片）和多巴胺受体激动药，尤其是新型多巴胺受体激动药，如普拉克索、罗皮尼罗、吡贝地尔等，均是睡眠运动障碍的一线治疗药物。

(2) 三环类抗抑郁药及非典型抗精神病药物：对于合并抑郁症的睡眠障碍患者，可使用小剂量的具有镇静作用的抗抑郁药物，如米氮平或曲拉唑酮，但不能作为睡眠障碍患者的首选药物。可减少谵妄发生，有较小的血流动力学和呼吸抑制的不良反应。

(3) 抗组胺类药物（H$_1$ 受体拮抗药）：也有一定的催眠作用，但这些药物可引起不良反应，包括日间残留镇静作用、认知功能下降、谵妄等，不推荐使用或慎重应用。

六、结论

慢性危重症患者因病情、治疗、环境及心理

等各方面复杂因素的综合影响，普遍存在睡眠障碍，而睡眠障碍又阻碍患者病情恢复，增加各种并发症及意外情况的发生，甚至对远期预后产生不利的影响，部分患者出现的意识障碍或谵妄，甚至一直持续到患者出院后仍难以恢复，因此要高度重视慢性危重症患者睡眠障碍问题。而我国对于慢性危重症患者睡眠障碍的认识及相关研究尚在起步阶段，并且现有的睡眠评估方法仍存在局限性，亟待大量的临床试验及相关研究来协助制定规范又兼具个体化的睡眠评估、干预、治疗等完整策略。在今后的研究中需要解决的问题如下：① PSG 是评价 ICU 和 HDU 睡眠质量的金标准，但是由于 ICU 和 HDU 患者的睡眠普遍存在昼夜颠倒、节律异常，因此 24h PSG 更能反映真实的睡眠情况，PSG 在 ICU 和 HDU 中的应用确实存在一些限制，寻找信度和效度都较好的睡眠评判工具应用于该人群尤为重要；②慢性危重症患者的睡眠问题，应预防与治疗并重，但目前并无大样本、前瞻性随机对照研究证实何种药物或何种手段，对于慢性危重症患者睡眠有着显著益处。慢性危重症患者的睡眠紊乱是外界环境与内环境紊乱共同影响导致的，也许设计一种药物及非药物联合干预方案会有一定的前景。右美托咪定及一些精神病类药物可能将是未来研究的热点。

参考文献

[1] 王晓芝, 孙婷, 韩芳. 危重症患者的睡眠障碍 [J]. 中华医学杂志, 2018, 98（44）: 3553-3555.

[2] 王桂萍, 李碧惠. ICU 患者的睡眠障碍与有效护理方式研究 [J]. 世界睡眠医学杂志, 2019, 6（6）: 804-805.

[3] 覃丽霞, 刘建红. 危重症患者睡眠和睡眠呼吸障碍的评估研究进展 [J]. 世界睡眠医学杂志, 2020, 7（1）: 176-179.

[4] 陈媛媛, 张睢扬. 重症监护病房患者睡眠障碍的研究进展 [J]. 国际呼吸杂志, 2013, 33（9）: 710-712.

[5] Nalaka S Gooneratne, Michael V. Vitiello Sleep In Older Adults: Normative Changes, Sleep Disorders, and Treatment Options[J]. Clin Geriatr Med, 2014, 30(3): 591-627.

[6] Pallansch J, Li Y, Bena J, et al. Patient-reported outcomes in older adults with obstructive sleep apnea treated with continuous positive airway pressure therapy[J]. J Clin Sleep Med, 2018, 14(2): 215-222.

[7] Brewster G S, Riegel B, Gehrman P R. Insomnia in the older adult sleep[J]. Med Clin, 2018, 13(1): 13-19.

[8] Danie Buysse, John Rush A, Charles F. Reynolds Ill Clinical Management of Insomnia Disorder[J]. JAMA, 2017, 318(20): 1973-1974.

[9] Chen T Y, Lee S, Buxton O M. A grealer extent of in toms and ph recommended sleep medication us fall risk in community-dwelling older adults[J]. Sleep, 2017, 40(11): 23-26.

[10] J Devlin J W, Skrobik Y, Gelinas C. et al. Clinical practice guidelines for the prevention and management of pain agitation/ sedation, delirium, immobility, and sleep disruption in adult patients in the ICU[J]. Crit Care Med, 2018, 46(9): e825-e873.

[11] Toublanc, Rose D, Glerant J C, et al. Assist-control ventilation vs. low levels of pressure support ventilation on sleep quality in intubated ICU patients[J]. Intensive Care Med, 2007, 33(7): 1148-1154.

[12] Andrejak C, Monconduit J, Rose D, et al. Does using pressure-controlled ventilation to rest respiratory muscles improve sleep in ICU patients?[J]. Respir Med, 2013, 107(4): 534-541.

[13] Cabello B, Thille A W, Drouot X, et al. Sleep quality in mechanically ventilated patients: comparison of three ventilatory modes[J]. Crit Care Med, 2008, 36(6): 1749-1755.

[14] Bosma K, Ferreyra G, Ambrogio C, et al. Patient-ventilator interaction and sleep in mechanically ventilated patients pressure support versus proportional assist ventilation[J]. Crit Care Med, 2007, 35(4): 1048-1054.

[15] Alexopoulou C, Kondili E, akouti E, et al. Sleep during proportional-assist ventilation with load-adjustable ain factors in critically ill patients[J]. Intensive Care Med, 2007, 33(7): 1139-1147.

[16] Alexopoulou C, Kondili E, Pataki M, et al. Patient-ventilator synchrony and sleep quality with proportional assist an pressure support ventilation[J]. Intensive Care Med, 2013, 39(6): 1040-1047.

第11章 慢性危重症患者关节挛缩与康复

关节挛缩系指各种原因造成的关节本身、肌肉和软组织病变，引起关节主动和被动运动障碍、活动度减低、关节僵硬，是慢性危重症患者临床上十分常见的一种临床表现。关节挛缩发生后，关节内组织发生粘连，关节周围肢体会发生明显的肌肉萎缩，关节周围的骨质亦将发生变化。挛缩关节功能受损，严重影响患者的日常生活活动能力和生活质量。

挛缩常见于骨骼、关节和肌肉系统损伤，各种类型的神经瘫痪、长期卧床、坐轮椅的患者等。关节挛缩形成后，其治疗十分棘手，即使通过大量的康复保守治疗甚至手术治疗，都难以使关节活动度完全恢复正常。

一、流行病学

由于挛缩是悄然发生的，因此挛缩的发生率和患病率难以确定。一篇研究挛缩的系统回顾文献里中，Fergusson 等学者发现只有 19 篇研究是真正关于此类研究的，他将这类文献进行了分类整理，其中脊髓损伤后发生的挛缩 3 篇，烧伤挛缩 1 篇，脑损伤 / 卒中后挛缩 4 篇，小儿挛缩 5 篇，陈旧性劳损后挛缩 3 篇，血友病、骨科手术、阿尔茨海默病后挛缩各 1 篇。作者指出，这 19 篇研究可以作为患者群体和主要的挛缩部位的代表。在脊髓损伤中，挛缩的程度取决于损伤的节段，C_6 节段四肢瘫的患者肘屈的挛缩发生率在 7%～51%。治疗时未经夹板固定和加压的烧伤患者不同部位的挛缩发生率分别是：腋部 94.8%，肘部 81.5%，腕部 62.9%，膝关节 74.6%。脑损伤患者的挛缩发生率较高，Yarkony 和 Ashgal 发现损伤后 1 年挛缩发生率为 86%，许多患者不止一处发生关节挛缩，其中，臀挛缩的发生率为 81%，肩部为 76%，踝为 76%，肘部为 44%。

慢性危重症是有多种原因引起，一些患者长期昏迷，肢体无主动运动，关节挛缩发生率更高，具体流行病学情况尚无报道。

二、挛缩病因

临床上引起关节挛缩的因素有许多，最常见的为骨关节系统损伤，其促进关节挛缩发生的两个关键性过程即是外伤导致骨关节及其周围软组织的破坏及关节固定。而实际在临床中，这两种因素往往是同时存在，导致关节挛缩发生、发展，并且外伤及固定的方式和时间都对关节功能有着重要的影响。同时，关节挛缩还可以是一些神经系统疾病的并发症之一，慢性危重症关节挛缩是属于这种。此外，患者的基础身体状况及日常生活习惯都可能影响关节挛缩的发生发展。归纳起来，引起关节挛缩的病因主要有以下几个方面。

（一）骨关节系统的损伤

1. 外伤 关节周围外伤后引起涉及关节面的骨折、关节囊的损伤破裂、关节周围韧带及肌肉的损伤，由于损伤引起的本体感受器的破坏、创伤后血肿纤维化与瘢痕粘连、关节囊及附近组织的粘连与挛缩，以及跨关节的肌肉、肌腱与周围滑囊等组织挛缩和粘连，使肌腱上下滑移幅度缩小，导致关节活动受限等，都有可能引起关节挛缩的发生。Nesterenko 等的研究中对照组老鼠予以膝关节屈曲固定 8 周，实验组老鼠除固定外，通过膝关节过伸使关节囊破裂，结果表明，关节囊破裂的老鼠发生了更加严重的关节挛缩。Onoda 等将实验小鼠分为 3 组：第 1 组将膝关节屈曲 150°固定，同时关节腔内注入新鲜血液；第 2 组将膝关节屈曲 150°固定，同时关节腔内注入生理盐水；

第 3 组膝关节不予以屈曲固定，关节腔内注入新鲜血液，研究结果表明关节固定同时关节内血液注射会引起严重的关节囊粘连和关节活动受限，加剧关节挛缩的进展。外伤后引起关节周围组织的直接损伤，以及创伤后出血等的发生引起关节周围组织粘连，这些因素都会影响关节活动，促进关节挛缩的发生、发展。

2. 固定　骨关节创伤后常需进行外固定。固定后可以防止组织移位而造成继发性损伤，促进组织修复。同时，关节固定也可以用来减少创伤引起的疼痛和防止关节炎急性期的损伤。另一方面，在关节固定后，特别是不适当的外固定、超时间的外固定都容易导致关节挛缩的发生。Kojima 等的研究显示，膝关节屈曲位固定形成关节挛缩后，挛缩关节会出现关节软骨表面纤维化、滑膜脂肪萎缩、滑膜下层纤维化及微血管系统扩张充血。关节固定后引起关节挛缩的机制主要包括以下几个方面。

(1) 长期固定使得静脉和淋巴回流受阻，关节腔内滑液流动减慢，使得血液及滑液循环发生改变，组织和肌肉间形成水肿，发生粘连，同时关节囊和韧带等组织因缺血出现营养不良、挛缩、活动受限，进而影响关节活动，促进关节挛缩的发生、发展。

(2) 长期固定引起机械刺激的改变激发一系列细胞学及分子生物学上非生理的适应性改变，周围组织所受应力下降，为适应这种变化，组织将进行重建，从而导致其力学特性的改变，最终引起关节组织形态上的变化，导致关节挛缩的发生。

(3) 关节长期固定，使得关节周围肌肉长期处于不活动状态，使得肌膜硬化，弹性减弱。此时由于肌膜的限制，整块肌肉的延展性丧失，进而引起肌性挛缩。

(4) 关节长期固定使得关节内多种组织，例如关节囊和关节软骨等发生粘连和短缩，进而限制关节活动，促进关节挛缩的发生与发展。

（二）神经系统疾病

除了外伤和长期固定等可能导致关节挛缩外，关节挛缩还是许多神经系统疾病，如脑卒中、脊髓损伤、脑外伤及脑瘫等的并发症。脑卒中后关节挛缩的发生主要是因为肢体缺乏神经支配和营养作用，肢体活动减少，进而关节周围组织发生纤维粘连，同时伴有关节囊和关节肌挛缩，致使关节活动障碍。部分脑瘫患者也会并发关节挛缩，其中最主要的脑瘫类型是痉挛型脑瘫。痉挛型脑瘫导致关节挛缩的发生，主要是因为该型患儿长时间肌张力过高，造成肌肉痉挛、肌肉麻痹，关节活动减少，从而限制日常生活中关节的自然活动，产生制动的效果。同时，由于肌肉痉挛，关节部位的软骨所要承受的压力不断加大，从而更易造成关节源性挛缩。以上这些因素共同作用，导致脑瘫患者关节挛缩的发生。总的来说，这些疾病导致关节挛缩发生的基本机制主要是关节缺乏活动，肌肉、肌腱短缩，关节周围软组织纤维化等。

（三）其他

除了以上几种原因之外，关节挛缩的发生还可能与患者年龄、存在的基础疾病及日常生活中的不良坐卧位等习惯有关。Oniki 等通过静脉注射链脲佐菌素诱发小鼠产生糖尿病，通过食物中添加 1% 胆固醇诱发小鼠产生高脂血症，研究结果表明同时存在糖尿病和高脂血症的小鼠固定后更容易产生关节挛缩。此外，当患者体位不正常时，也可能导致关节挛缩变形，例如肩关节内收、内旋，肘关节屈曲、膝关节伸展、足下垂等。

三、挛缩发病机制

迄今为止，关节挛缩的发病机制尚未完全明确，关节周围多种组织的改变均与关节挛缩的发病相关，同时在关节挛缩形成过程中，涉及多种细胞因子的变化及其相互作用。关节囊组织的纤维化可能是关节功能受限的主要因素。关节囊纤维化过程涉及多种细胞因子、细胞外基质及酶的作用，如 TGF-β、结缔组织生长因子、Ⅰ 型胶原、Ⅲ 型胶原、基质金属蛋白酶、基质金属蛋白酶组织抑制药等。

TGF-β 是一种多功能细胞因子，可以促进细胞的分化、增殖及多种生物组织细胞外基质的产生。TGF-β 有 3 种亚型：TGF-β$_1$、TGF-β$_2$、TGF-β$_3$。其中 TGF-β$_1$ 与纤维化关系最密切。TGF-β$_1$ 是一种非常普遍而且强有力的纤维化因子，在创伤修复的早期阶段大量释放，可以促进局部间叶组织的增殖和分化。有许多动物实验研究都表明，在关节挛缩形成后，关节囊的 TGF-β 表达增加。结缔组织生长因子在关节挛缩形成过程中也发挥了重要作用，曾有学者在新生鼠皮下注射 TGF-β 和结缔组织生长因子，引起了更加持久的纤维化。胶原的形成是 TGF-β$_3$ 种亚型综合作用的结果，TGF-β$_1$ 被认为与胶原的形成关系最密切。

关节挛缩形成后，细胞外基质大分子产生增加，进而使得富含胶原的纤维组织沉积于关节内和关节周围区域。关节囊的主要结构胶原是 Ⅰ 型胶原和 Ⅲ 型胶原，前者存在于需要高水平机械强度的组织，而后者则大量存在于需要高水平机械顺从性的组织。Ⅰ 型胶原和 Ⅲ 型胶原在挛缩关节囊中的表达模式仍然存在争议。一些研究报道了在鼠膝关节固定模型中 Ⅰ 型胶原表达的高水平和 Ⅲ 型胶原表达的低水平。另一些研究应用免疫组化和免疫印迹测定报道，由脊髓损伤引起的鼠固定膝关节中，Ⅰ 型胶原和 Ⅲ 型胶原在关节周围结缔组织中都没有改变。

基质金属蛋白酶和基质金属蛋白酶组织抑制药主要对已合成的细胞外基质起调节作用，它们之间的比例保持平衡有利于维持正常的基质重塑，而一旦比例失衡，容易导致纤维增殖等的发生。有研究发现，在兔慢性外伤后膝关节挛缩模型中，挛缩膝关节关节囊的基质金属蛋白酶的 mRNA 和蛋白质水平升高，基质金属蛋白酶组织抑制药的 mRNA 和蛋白质水平降低。

四、挛缩分类

（一）关节源性挛缩

挛缩可直接由关节构成体本身的病变引起，如软骨、滑膜和关节囊，通常这些组织的蜕变、急性损伤、炎症或感染是首发因素。

（二）软组织性挛缩

软组织性挛缩由关节周围软组织、皮肤及皮下组织、肌腱及韧带病患引起，皮肤烧伤极容易引起挛缩，跨越关节的烧伤，瘢痕形成和瘢痕挛缩是导致关节挛缩的重要因素。腱鞘炎、滑囊炎及韧带的撕裂伤也是引起关节挛缩的常见原因。

（三）肌肉性挛缩

肌肉性挛缩是由肌肉本身（内在）的疾病或外在的病因引起肌肉的短缩，导致关节的挛缩。肌肉的炎症、蜕变或创伤引起肌肉结构的改变，导致内在性肌肉挛缩，而外在性肌肉挛缩多继发于神经功能障碍如脑瘫、脑脊髓损伤、制动因素等。

五、挛缩预防

与整个治疗过程相比，预防挛缩会相对容易得多。有循证医学综述表明，牵拉对于挛缩的短期预防效果明显。但是对于长期（至多 6 个月）的预防效果不明显。升温因素并没有用在这篇文章的研究中，升温只有在胶原蛋白挛缩的患者中有效，在肌肉挛缩中无效。为了预防关节挛缩，必须要对患者进行良肢位正确摆放或使用压力衣。对于脑卒中患者，肩关节的外旋摆放及一些距小腿关节的背屈支具会预防关节挛缩。应该加大后者（也就是背屈支具的使用）来预防足后的压力，以免足跟的受伤。当患者是仰卧位时，对防止髋关节的外展可提供支架帮助作用。

六、挛缩治疗

目前临床上，根据关节挛缩患者病情的严重

程度，可以采用包括综合康复、药物治疗和手术等多种方法治疗。

（一）康复治疗

关节挛缩的康复治疗，包括良肢位摆放、物理治疗、运动治疗，也可辅以水疗、热疗等方法，或借助于矫形器进行治疗。

1. 保持良好体位 烧伤和骨骼肌肉软组织的损伤，尤其是近关节的损伤及神经损伤后，保持关节于功能位，可以减少挛缩，或者减轻挛缩的后果。对于处于卧位的患者，可以用枕头、毛巾等软性织物帮助保持关节的固定。有明显挛缩倾向的患者，可用石膏或塑料矫形器（图 11-1）。

2. 物理治疗 挛缩的物理治疗包括超短波、超声波、水疗、蜡疗、泥疗、红外线治疗。物理治疗可以缓解疼痛和肌痉挛，减少胶原弹性，增加其伸展性，减少运动阻力的作用。水疗也是治疗挛缩的好方法，温水浴包括旋涡浴、水下运动等，是十分简便而有效的方法。热水可以增加挛缩组织的弹性，旋涡浴有按摩的作用，水下运动能利用水的浮力减轻运动的重力和阻力。

Lehman 等使用大鼠尾巴上的肌腱作为长胶质结构的模型，在设定温度的水浴下这种材料相对来说长度比较容易固定。他们发现当水温被调高到治疗温度范围上限（45℃）时，大鼠尾巴长度增加了很多（在牵伸力被移去之后，增加的长度仍然存在）。他们的工作可以被总结为：治疗胶原

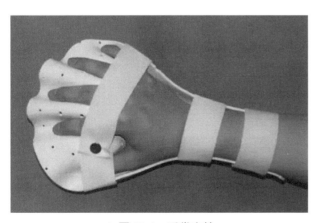

▲ 图 11-1 手掌支柱

性挛缩，低负荷、长时间和相对高温（45℃）是最安全和有效的。低负荷通常是安全治疗所必需的，同时还可以使患者承受更长的治疗持续时间。水温被调高到治疗温度范围的上限可以使胶原的延展性短期性增加。牵伸和热疗同时应用会产生最佳效果。即使只是在热疗和施加牵伸之间有几分钟的时间差，也会对延展性的增加产生影响。关于超声波应用有一些资料，由于肩关节的关节囊包绕盂肱关节，超声波穿透仅仅只能到达密质骨的表面，或者只是深入几毫米（一定不能达到关节的对侧面），超声必须应用于"特定区域"或入口：前面侧面和后面。由于臂丛神经对局部热疗承受的风险性，腋下治疗是不可取的。对于成年人，强度通常是 $1 \sim 1.5 W/cm^2$。

3. 运动治疗

(1) 被动运动：被动运动主要是利用软组织的可塑性和对粘连松解的作用。被动运动时，每次运动要达到最大活动范围，用力要以患者耐受为宜，一般以感觉轻度疼痛为限。被动运动在上下午各 1 次，每次使关节屈伸达到极限，反复运动 10 次。

(2) 牵引：持续的牵引是治疗关节挛缩的常用方法，利用器械施加的牵引力对患关节进行一定时间的被动持续牵引，可以使挛缩的纤维组织产生更多的塑性延长（图 11-2）。对于轻中度的挛缩，每次牵引治疗为 20 ~ 30min，每天 2 次，严重的挛缩，治疗时间要加长，30min 或更长时间，每天 2 次。在牵引治疗前，用加热装置给肌腱或关节囊加热，可使治疗效果更好。

4. 矫形器具 矫形器具是矫治关节挛缩的常用方法，尤其是在关节被动运动后，应用矫形器固定关节于功能位，进行持续的牵引极为重要。

(1) 动态矫形器：动态矫形器利用挛缩组织挛缩的原理，逐渐降低结缔组织的抵抗，增加其可塑性和关节活动范围（图 11-3）。动态矫形器的优点是有按照需要定向持续加力的作用，牵引的同时还可以进行主动运动。但是动态矫形器的力量有限，所以适用于上肢的肘、腕和指关节。

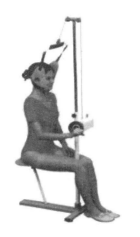

▲ 图 11-2　静态牵引

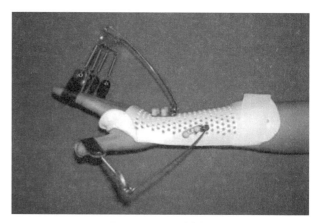

▲ 图 11-3　手动态矫形器

（2）静态矫形器：颈矫形器可以预防颈部植皮后的瘢痕挛缩，膝踝足矫形器可以防止膝踝关节损伤或烧伤后的挛缩。

（3）低温热塑板材矫形器：低温热塑板材矫形器可在术后早期固定关节于理想的最大角度，也可在康复治疗进展期巩固疗效。低温热塑板材矫形器的原理是，当被动运动达到运动极限时热塑矫形器维持活动范围，等待 2～3 天后，挛缩组织已经蠕变时再进行第二次被动运动，增加关节活动范围，然后重塑矫形器，如此反复进行。

Bonutti 等曾应用应力松弛原理和静态牵伸相结合的原理制作了一种矫形器，对 20 例肘关节挛缩的患者进行康复治疗，这些患者引起关节挛缩的原因多种多样，挛缩持续时间 1 个月～42 年。经过 1～3 个月的治疗后，69% 的患者关节活动度都有所增加，平均增加 31°，其中伸展角度增加 17°，屈曲角度增加 14°。萧志雄等应用矫形外固定器治疗手部外伤导致的近端指间关节屈曲挛缩患者 28 例，通过调整外固定器使关节囊韧带及皮肤瘢痕延长，从而达到挛缩松解、改善关节活动度的目的。术后随访 6～37 个月，按照手部肌腱修复后评定标准（totalactivemov ement，TAM）进行评价：优 16 例，良 12 例，手指关节活动度增加且比较稳定，疗效满意。矫形器具治疗操作安全，可以根据关节实际活动需要进行调整，也是

一种值得推崇的治疗方法。

（二）药物治疗

目前关节挛缩的常规治疗中，除了康复锻炼等手段外，尚缺乏具有代表性的药物。临床上常用药物除了常规的非甾体抗炎药对症止痛处理，以及伴有肌痉挛的关节挛缩应用抗痉挛药物进行治疗外，可采用多种中药熏蒸处理。

中药熏蒸治疗可以有效减少瘢痕形成，促进局部血液循环。同时，中药有消炎、止痛等治疗效果，可以有效预防和治疗关节挛缩。此外，气流中微小的固体颗粒对患处起到刺激、摩擦、按摩等作用，可有效软化、松解瘢痕组织。

在关节挛缩形成过程中，经常伴有关节囊纤维化。有研究表明，肥大细胞的激活与关节囊纤维化有关。基于此考虑，Monument 等研究了肥大细胞稳定剂富马酸酮替芬在减轻关节挛缩严重性及关节囊纤维化方面的作用。最终研究结果表明，富马酸酮替芬可以有效减轻关节囊纤维化，减慢关节固定过程中关节挛缩的进展。然而，目前还没有关于肥大细胞稳定剂在人体关节挛缩治疗中应用的相关报道，这应该是未来进一步研究的方向。

（三）手术治疗

对于一些临床上病情较重以及康复治疗无效的关节挛缩，可以采用手术治疗。随着医疗技术

的发展，治疗关节挛缩的手术方式也在不断改进。Kundu 等曾采用改良 Thompson 股四头肌成形术治疗 22 例股骨远端骨折后采用不同方式固定而引起的膝关节挛缩患者。采用前方入路，切口从股前上部一直延伸到胫骨结节，将股直肌与股中间肌分离，松解关节内粘连。按 Judet 评分标准：优良 20 例，差 2 例。股四头肌成形术是一种有效的关节挛缩手术治疗方法，但同时由于创口较大，容易并发术后出血、血肿机化及炎性反应等并发症。

随着微创手术的发展，目前关节镜下手术治疗已成为关节挛缩的一种很重要治疗方式。蔡胥等对 32 例膝关节粘连患者行关节镜下射频消融松解术，将患者分为 3 组：A 组 18 例患者髌上囊粘连，单纯采用髌上囊及内外侧沟成形；B 组 8 例主要为关节间隙粘连，行髌上囊及内外侧沟粘连带清理后加髁间窝清理，并加压屈曲膝关节；C 组 6 例患者膝关节大部分粘连，经镜操作困难者加做髌骨内外上极小切口，先做髌上囊钝性分离造成腔隙，然后镜下进一步松解。术后 3 组患者膝关节活动度均有显著改善。关节镜下松解术具有创伤小、瘢痕小、患者痛苦较轻等优点；但也有一定的局限性，例如当患者同时存在关节外肌肉、肌腱挛缩时，单纯行关节内松解效果难以令人满意。

于登会等结合了手法松解，采用了微创松解术联合应用康复训练治疗膝关节挛缩取得了良好的效果。这种将手术治疗和康复训练相结合的方式对患者的预后有非常积极的效果，是一种值得推崇的方式。目前临床上对于极重度关节挛缩患者治疗方式的选择，仍是一个值得研究的问题，何大炜等应用开放松解术结合 Stryker DJD Ⅱ 铰链式外固定支架治疗极重度肘关节僵硬患者 42 例，经过 12～34 个月（平均 25.5 个月）随访，患者的关节活动度均有所改善，术后并发症发生率较低，疗效令人满意。

总的来说，对于关节挛缩患者进行手术治疗，需要综合考虑发病原因、患者的病情严重程度及患者手术耐受情况等，选择最为合适的手术方案，并且应尽量早期治疗，避免事倍功半。同时我们建议给予患者行手术治疗与康复治疗相结合，达到最佳的治疗效果。

七、结论

关节挛缩是目前慢性危重症临床上十分常见的一种疾病，然而在临床上由于重视程度不够，经常耽误治疗，严重影响患者的生活质量，对其发病机制的进一步了解可以帮助临床医师更好地认识和处理该疾病。关节挛缩的治疗方法众多，不同患者有着不同的疾病特点和全身状况，因此针对个体治疗才是最佳治疗方式。选择正确的治疗时机及对患者最为有效的治疗方案，进而最大限度地恢复关节解剖结构和功能，有效限制或逆转关节挛缩的进展，应是未来对其进一步研究的发展方向。

参考文献

[1] 张全兵，周云钟，华璋，等 . 关节挛缩的发病机制和治疗进展 [J]. 中华创伤骨科杂志，2017，19（6）：548-552.

[2] 苏翠娟 . 关节挛缩患者的康复及护理 [J]. 世界最新医学信息文摘（连续性电子期刊），2016，16（15）：185-188.

[3] 王刚，张德清，何建永 . 关节松动术治疗肩周炎疗效观察 [J]. 中华物理医学与康复杂志，2000，22（2）：118.

[4] 崔国良，尚淑梅，王延伟 . 关节松动术配合物理因子治疗膝关节周围术后功能障碍 [J]. 中国伤残医学，2015，23（4）：234-236.

[5] 周云，王锋，张全兵，等 . MOTOmed 功能训练对创伤性膝关节挛缩患者关节功能恢复的疗效观察 [J]. 中华临床医师杂志（电子版），2016，10（23）：3711-3715.

[6] 萧志雄，梁晓宗，汪翔，等 . 应用矫形外固定器治疗近指间关节屈曲挛缩 [J]. 中华关节外科杂志（电子版），2016，

10（5）：573.

[7] 蔡胥，刘玉杰，王岩. 膝关节粘连关节镜下射频汽化消融松解术 [J]. 中华创伤杂志，2006，22（9）：652-655.

[8] 于革会，郭宇，孙刚，等. 微创松解术结合康复训练治疗膝关节功能障碍的临床应用[J]. 内蒙古医学杂志，2009，41（8）：951-954.

[9] 何大炜，蒋协远，公茂琪，等. 开放松解术结合铰链式外固定支架治疗极重度创伤后肘关节僵硬 [J]. 中华创伤骨科杂志，2015，17（10）：832-837.

[10] Cai X, Liu Y J, Wang Y. Arthroscopic release with radiofrequency vaporization for knee joint stiffness[J]. Chin J Trauma, 2006, 22(9): 652-655.

[11] Yu D H, Guo Y, Sun G, et al. Clinical application of minimally invasive release technique combined with rehabilitation training in the treatment of knee joint dysfunction[J]. Inner Mongolia Med J, 2009, 4l(8): 951-954.

[12] He D W, Jiang X Y, Gong M Q, et al. Management of severe post-traumatic elbow stiffness by open arthrolysis And Hinged External flxator[J]. Chin J Orthop Trauma, 2015, 17(10): 832-837.

[13] Fergusson D, Hutton B, Drodge A. The epidemiology of major joint contractures: A systematic review of the literature[J]. Clin Orthop Relat Res. 2007, 456: 22-29.

[14] Csapo R, Maganaris C N, Seynnes O R, et al. On muscle, tendon and high heels[J]. J Exp Biol, 2010, 213(Pt15): 2582-2588.

[15] Ada L, Goddard E, Mccully J, et al. Thirty minutes of positioning reduces the development of shoulder external rotation contracture after stroke. A random ized con-trolled trial[J]. Arch Phys Med Rehabil, 2005, 86(2): 230-234.

[16] Kwan P, Hori K, Ding J, et al. Scar and contracture: Biological principles[J]. Hand Clin, 2009, 25(4): 511-528.

[17] Katalinic O M, Harvey L A, Herbert R D, et al. Stretch for the treatment and prevention of contractures[J]. Cochrane Database Syst Rev, 2010, 9(9): 74-75.

第12章 慢性危重症长期机械通气

机械通气是一种用来支持气体交换直至导致呼吸衰竭的急性病因得以解决的短期治疗手段。一些患者因为基础疾病原因，只能依赖呼吸机维持生命，如运动神经元病终末期、慢性阻塞性肺疾病终末期等，这种情况在慢性危重症中尤其多见。近年来，长期机械通气已成为越来越严重的公共卫生问题，平均住院日、死亡率和医疗成本均居高不下。据估计，ICU 中有 5%～10% 的患者长期机械通气治疗，其消耗的医疗资源及住院日占总量的 35%～50%。

一、LTMV 定义

文献中对长期机械通气（long-term mechanical ventilation，LTMV）规定时限并不统一，2004 年一次共识会议与会者确定"延长机械通气"定义为连续超过 21 天的机械通气，每天通气超过 6h。人们认为这个定义将具有很高的敏感性，因为大多数患者需要急性疾病或损伤后 21 天的机械通气。这一定义也与当时的医疗保险和医疗补助服务中心的定义相一致。

以机械通气 14 天或 21 天作为判断撤机困难的时限，而连续机械通气 30 天以上称为 LTMV。此类患者的数量在过去的几年中显著增加，一篇综述估算，1993—2002 年因 LTMV 需要而进行的气管切开的数量增加了 190%。另外，患有先天性神经系统疾病的儿童及神经科进展性疾病的成人患者也需要终身的机械通气支持。

慢性危重症、PMV 和 LTMV 三者之间关系如图 12-1 所示。

二、LTMV 预后

在过去的 20 年中，需要 LTMV 的患者数量显著增加。20 世纪早期和中期的脱机试验一致表明，

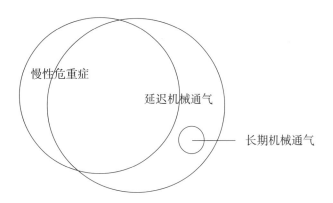

▲ 图 12-1 慢性危重症、延迟机械通气与 LTMV 的关系

大约有 10% 的 ICU 患者无法在 14 天内脱离呼吸机，不可避免地导致需要 LTMV。

大样本的回顾性调查可以初步了解 LTMV 的生存率。Stauffer 等对 383 例急性呼吸衰竭长期机械通气患者的回顾性调查发现，撤机时、转出 ICU、出院及出院 1 年后的生存率分别为 66.6%、61.1%、49.6% 和 30.1%，作者进一步结合另外 10 项既往的研究结果计算出上述 4 个时间段的平均生存率分别为 62%、46%、43% 和 39%。Gracey 等通过对平均通气时间 59.9±36.7 天的 104 例患者的调查发现，住院生存率和 1 年生存率分别为 57.7% 和 38.7%，Carson 等则分别报道为 50% 和 23%。由此可见，LTMV 的生存率非常不理想。

LTMV 能够使 COPD 患者的呼吸肌得到休息，改善夜间氧合与通气。1994 年法国的 ANTADIR 多中心、回顾性研究表明，259 例行气管切开术的重度 COPD 患者 2 年、5 年及 10 年的生存率分别为 70%、44% 和 20%，82% 的患者最终死于肺部感染。

研究发现，接受 LTMV 的支气管扩张症患者的生存时间较其他疾病要短。在 Robert 等的研究中，因支气管扩张呼吸功能不全而接受 T-IPPV 的患者，5 年生存率为 0，明显低于接受有创机械通

气的 COPD 患者（34%），以及结核后遗症患者（70%）。患有脊柱侧凸、神经肌肉疾病的患者及儿科患者接受 LTMV 的生存率在 55%～90%。

LTMV 患者生存率的影响因素应该至少包括：①原发疾病；②当前疾病状态下影响撤机的因素（慢性撤机因素）；③引起 LTMV 病因等三方面的内容。以 COPD 和支气管扩张症为例，在 COPD 的自然史中，气流受限的程度、红细胞增多症、肺动脉高压都与预期生存率有关，而高碳酸血症判定预后的价值则有不同的结论。在支气管扩张症中，有效抗感染和免疫疗法能够提高生存率，而合并支气管哮喘与 COPD、老年或男性则死亡的风险度会增加。

一项迄今规模最大的前瞻性、多中心、短期机械通气队列研究发现，上机前状态、上机并发症及 ICU 中机械通气患者的管理等各种因素都会影响生存率，但该结论能否推论到长期机械通气之中，尚待进一步研究。ANTADIR 研究中发现，气管切开自主呼吸的患者生存率要高于机械通气者，因此认为除了年龄≤65 岁、气管切开 3 个月后呼吸空气的 $PaO_2>55mmHg$ 等因素外，使用无套囊的气管套管也是影响生存率的因素。Carson 等认为长期机械通气的患者中，年龄>75 岁、发病前已丧失生活自理能力、糖尿病及肾衰竭等因素都与死亡率增加有显著的联系。在 Combes 等的前瞻性研究中，通过 Logistic 回归发现，年龄≥65 岁、入院前纽约心脏功能评级≥3、入院前免疫代偿状态、感染性休克、ICU 中肾脏替代治疗及院内脓毒血症等单因素与 ICU 内死亡相关；多变量 Cox 比例风险分析提示，年龄≥65 岁、院前免疫代偿状态和机械通气>35 天为 ICU 出院后死亡的独立预测因素。

总之，LTMV 能够延长儿童与成人神经肌肉疾病及胸壁疾病的生存期，但对阻塞性肺疾病，如 COPD 或支气管扩张症的效果目前还不清楚，值得进一步深入研究。在评估 LTMV 生存率的影响因素时，应该对机械通气前机体状态、机械通气过程及机械通气的并发症等相关因素区别分析。此外，目前 LTMV 的研究中，还应考虑治疗场所的选择、患者生命质量评估及医药构成比调查等内容，为提高 LTMV 的治疗决策水平提供有价值的参考信息。

三、LTMV 病因

（一）LTMV 相关因素

需要 LTMV 的主要原因是患者的呼吸功能不全，不排除患者的心理因素，最可能因素是应用呼吸机时间过长，以至于患者产生对呼吸机的依赖和心理依赖。十余年来，研究发现呼吸机依赖还与患者的呼吸肌疲劳和衰弱有关。

1. 原发疾病未得到改善或继发某些并发症，可能导致撤机困难。常见的原因为呼吸肌乏力或呼吸机相关性肺炎。

2. 慢性阻塞性肺疾病、撤机困难是呼吸衰竭的诱因或加重因素。

3. 呼吸驱动力不足或呼吸肌疲劳。

4. 营养不良或水、电解质平衡失调。

5. 患者从心理上对呼吸机的依赖。

6. 撤机方法不当。

（二）LTMV 主要疾病

1. 脊髓损伤 患者由损伤的程度和节段决定是否需要机械通气支持受损伤的程度和节段影响。然而，在损伤最初的 1 年，呼吸功能可自行恢复，1 年后只有 5% 的患者需要机械通气支持，1 年后仍然需要通气支持的患者中只有 5% 的患者呼吸功能可自行改善。完全的颈髓损伤往往预示着病变与最严重的呼吸功能不全相关。一项病例系列报道显示，C_5 及以上颈髓完全损伤的患者，虽然只有 71% 的患者在出院时需要机械通气，但是所有 100% 的患者都需要有效的人工气道或气管切开。相比较而言，C_6 及以下脊髓完全损伤的患者中，在出院时只有 15% 的患者需要机械通气，尽管 79% 的患者在最初需要机械通气支持，并且

50% 的患者接受了气管切开，在出院时需要机械通气者则仅占 15%。非完全性脊髓损伤的患者很少需要气管切开。每一名患者都应当个体化地精确评估是否需要延长机械通气，并且在最关键的第 1 年中随访评估自主呼吸能力。回顾性调查发现，出院后第 1 年呼吸机依赖与生存率呈显著负相关，31% 的患者死于呼吸道并发症。

对于需要辅助通气的患者，当精神状态和延髓肌肉功能保持完整时，无创通气的并发症更少。尽管存在呼吸道并发症的风险，四肢瘫痪者的生活质量和生活满意度仍然很高，其中许多患者可以在家中护理。

2. 慢性肺部疾病　每年，有很多患者是因为慢性肺部疾病（如慢性阻塞性肺疾病或间质性肺病）急性发作导致呼吸衰竭而入住 ICU。当时的临床情况导致这些患者是否需要机械通气取决于即时的临床状况。然而，因为之前的器质性病变，脱机通常变得更加复杂，既往肺部器质性病变是住院患者脱机失败的独立预测因子。据估算，因脱机失败需要 PMV 的患者中，慢性阻塞性肺疾病占到 25%。很少有相关研究调查其他慢性肺病（如间质性肺病）PMV 的发生率。而且，目前仍不清楚继发于原发肺纤维化恶化的肺间质疾病与抗合成酶综合征肺间质疾病呼吸衰竭的自然病史是否相同。尽管如此，来自脱机中心的报道认为，存在任何"既往呼吸疾病"的患者明显的更加难以脱机。在儿科领域，对于肺部疾病导致的慢性呼吸功能不全、中枢性通气换气不足及胸廓畸形，长期有创机械通气是有效的治疗选择。不幸的是，类似的证据未能在患有慢性疾病的成人中得到证实。虽然没有证据支持，为了减少卫生医疗资源的消耗，一些专家建议对于慢性高碳酸血症和频繁发作呼吸衰竭需要住院机械通气支持的患者使用长期无创机械通气。

3. 肌肉萎缩性脊髓侧索硬化症　肌肉萎缩性脊髓侧索硬化症（amyotrophic lateral sclerosis, ALS）是一种最终可导致死亡的渐进性神经变性疾病，典型的结果是呼吸肌受累。与其他许多神经肌肉疾病明显不同，其进展迅速，约 50% 的患者在首发症状出现 3 年内死亡。肌肉萎缩性脊髓侧索硬化症 ALS 患者可因膈肌无力、无法有效咳嗽及无法控制口咽分泌物导致急性呼吸衰竭。随机对照研究证实，使用无创通气可改善这类患者的生存率和生活质量指数。基于这项研究及其他研究，无创通气是最佳的呼吸支持方式，即便患者需要每天 24h 机械通气。何时开始机械通气需要基于对患者发生夜间低通气或进展至死亡的参数判断。Dreyer 及其同事建议，当患者出现潮气量低于 50%，PCO_2 高于 45mmHg，出现有症状的睡眠呼吸紊乱，或者夜间低氧血症时，应当使用家庭机械通气治疗。在疾病进展阶段，鼻压低于 40% 预计值或最大吸气压低于 $40cmH_2O$ 比使用潮气量能更好地预测呼吸衰竭和（或）死亡。

在一项来自丹麦的历经超过 15 年的关于肌肉萎缩性脊髓侧索硬化症的研究中发现，大约 42% 的患者仅需要无创机械通气，17% 初始使用首先进行无创机械通气的患者后需要过渡转换到有创机械通气，5% 的患者未尝试无创机械通气直接进行气管切开。当患者延髓功能重度障碍不能耐受无创通气或病情进展无创机械通气变得困难时，可行气管切开和有创机械通气。在一部分患者中，开始使用有创机械通气是因为急性呼吸功能的急性恶化，而不是用来预防上述情况。一项研究显示，对于急性呼吸衰竭接收气管切开的患者，70% 的肌肉萎缩性脊髓侧索硬化症患者出院时完全呼吸机依赖，28% 的患者部分呼吸机依赖，仅有 1 例患者完全脱机。与之前的研究类似，这一系列的病例研究发现，尽管病情进展，但接收机械通气的患者的生活质量和生活满意度评分保持不变。

4. 神经肌肉疾病　神经肌肉疾病是指一个多样化人群一类疾病的总称，包括肌肉萎缩症（Duchenne 型或 Becker 型）、肌强直性营养不良和胸壁异常。Duchenne 型肌肉萎缩症患者使用家庭机械通气已有 10 年历史，并且证明可改善生存率。当潮气量低于 40% 预测值时应开始使用无创机械通气，因为这些患者将有很高的风险出现夜间高碳酸血症，以及在无机械通气支持下 1～2 年内出现临床情况恶化的可能。对于持续出现伴随症状的夜间低通气、睡眠呼吸紊乱、夜间低氧血症，或无症状的日间高碳酸血症患者应给予夜间无创通气支持。

对于需要日间机械通气的患者，口咽牙垫通气是除有创气管切开外的一个选择。当慢性呼吸衰竭无法通过无创机械通气控制或合并吞咽功能不全、因分泌物管理需要气管切开时，应开始有创机械通气。然而，也有人认为，如果处理得当，肌肉萎缩症患者永远不需要气管切开。在神经肌肉疾病（neuromuscular disease，NMD）患者中，虽然有 50% 的患者在气管切开后的第 1 年需要住院治疗，但 1 年存活率大约 79%。

四、呼吸机依赖

（一）呼吸机依赖临床表现和程度分级

试行撤机后患者出现呼吸困难、心率加快、血压下降、意识障碍，血气分析结果显示低氧血症或二氧化碳潴留。

1. 轻度呼吸机依赖

(1) 逐步停机后伴有如下症状为主要依据：①烦躁不安；②呼吸速率略有增加。

(2) 逐步停机后伴有如下症状为次要依据：①氧的需要量增加；②停机时有不舒适感；③疲劳；④激动、兴奋；⑤怀疑机器可能发生故障；⑥过分注意呼吸。

2. 中度呼吸机依赖

(1) 逐步停机后伴有如下症状为主要依据：①血压略有增高＞20mmHg；②心率略有增快＞20 次 / 分；③呼吸略有增快＞5 次 / 分。

(2) 逐步停机后伴有如下症状为次要依据：①对各种活动持怀疑态度；②不能接受呼吸训练；③不合作；④恐惧；⑤大汗；⑥吸气减少；⑦皮肤颜色的改变，如苍白、轻度发绀；⑧利用辅助肌呼吸。

3. 重度呼吸机依赖

(1) 逐步停机后伴有如下症状为主要依据：①激动；②动脉血气异常；③血压增高＞20mmHg；④心率增快＞20 次 / 分；⑤呼吸速率增快。

(2) 逐步停机后伴有如下症状为次要依据：①大汗；②完全利用辅助肌呼吸；③呼吸浅，喘息；④腹式呼吸；⑤自主呼吸干扰呼吸机；⑥意识障碍；⑦异常呼吸音，气道分泌物增多；⑧发绀。

（二）如何评估对呼吸机没有依赖性

脱离呼吸机首要条件患者必须要能自己呼吸，有自己呼吸的能力，才可考虑脱离呼吸机。另外，脱离呼吸机必须考虑下列因素。

1. 患者开始使用呼吸机的病因，当影响呼吸的病因去除或已改善时才能考虑脱离。

2. 患者的身体状况已恢复到未使用呼吸机前的身体状况与呼吸负荷及呼吸能力。

3. 疾病危急期的长短。

4. 身体组织使用氧气进行新陈代谢的状况。

5. 心脏血管功能与身体其他器官的功能。

6. 使用呼吸机的时间，时间越久脱离的概率越低。

7. 心理因素，有些患者已将呼吸机视为身体的延伸，脱离呼吸机时要先克服心理障碍。

（三）如何摆脱对呼吸机依赖

当患者度过急性期后，身体各个器官功能恢复正常，有能力自己呼吸时，医师及呼吸治疗师会依患者状况，调整呼吸机，减少呼吸机辅助的比例，增加患者自己呼吸的比例，让患者逐渐适应，在呼吸机支持模式下自己呼吸。脱离呼吸机属于渐进式，经过呼吸功能测试，测试结果良好，才可以考虑脱离呼吸机。脱离呼吸机的训练方法有很多种，通常会选择白天加以训练，晚上休息，训练时间长短必须依患者状况加以调整，训练脱离呼吸机的天数，以患者的反应决定，通常有多次脱离失败的患者，脱离训练的天数越长。

脱离呼吸机的时机非常重要，太早或太晚都会对患者造成影响，太早脱离呼吸机会对患者心肺系统造成严重的影响，这些不良的影响反而延后患者复原的时间，太早脱离呼吸机失败的阴影，也对患者与家属造成心理负担，失败次数越多，负担越沉重，也越难脱离呼吸机。而太晚脱离呼吸机会增加使用呼吸机的各种并发症，如院内感染的肺炎、心肌梗死与死亡，增加患者、家属乃至整个医疗资源及社会成本负担。

（四）关于呼吸机依赖预防

1. 积极治疗原发疾病，预防并控制感染。

2. 加强呼吸道管理，及时清理呼吸道分泌物，保持呼吸道通畅。

3. 呼吸机管道的管理。首先要正确连接呼吸机管道，保持呼吸机管道通畅；调节合适的温湿度，呼吸机吸入温度调整在 32～35 ℃，湿度 60%～70%。适宜的温湿度有利于细菌的滋生，呼吸机管道是细菌寄居的重要部位。呼吸机管道每周更换 1 次，发现明确污染立即更换，呼吸机环路内的冷凝水及时排空并倾倒入盛有消毒液的桶内，浸泡 30min 后倒掉。雾化器需要补充液体时应弃剩余的液体，清洁后装入灭菌蒸馏水，雾化器内的灭菌蒸馏水 24h 更换 1 次，并且灭菌蒸馏水现用现开，以预防呼吸机相关性肺炎的发生。

4. 严格无菌操作。吸痰时戴无菌手套，在无菌操作下按照吸痰的操作流程为患者吸痰。在断开气管套管与呼吸机管道的接口时，由另一人拿着接口，吸痰后将接口消毒后及时与气管套管相连。吸痰前后及时洗手，一人一用，一消毒一洗手，避免交叉感染。

5. 合理使用抗生素。正确及时抽取痰培养标本并留取呼吸机管道的细菌培养标本，根据每次的药敏试验结果，选择合适的抗生素。定期进行痰培养检查，以便及时调整抗生素的使用。

6. 加强营养支持。

7. 呼吸肌功能锻炼。为患者做全身按摩，鼓励患者做力所能及的运动，如举起双臂、抬高下肢等，无力时可做被动运动。训练时间选择在 09:00—10:00 和 15:00—16:00。指导患者做腹式呼吸，以增加膈肌和腹肌活动，改善呼吸功能。刚开始每天 3 次或 4 次，每次 5～10min，根据患者的病情及耐受程度逐渐增加次数和时间。通过有效的呼吸肌锻炼可明显增强呼吸肌的肌力和耐力，提高运动能力，并可预防呼吸肌疲劳，起到改善功能、增强体力的作用。

五、LTMV 相关问题

LTMV 的复杂性因患者人群的不同而有差异。例如，患有神经肌肉疾病的婴儿和儿童占据家庭机械通气很大的比例，其需求与因 COPD 紧急插管而不能脱机的患者相比有显著不同。从急性疾病状态恢复过来的患者会考虑脱机，但是患有渐进性恶化疾病的患者可能从夜间机械通气开始，逐步过渡到需要 24h 机械通气。尽管如此，当考虑何时将 LTMV 患者从 ICU 转移至其他医疗场所时（如医院下级单位、长期急症护理机构、专业护理机构或家庭）仍存在许多普遍存在的问题。

（一）ICU 外机械通气患者的筛选

在开始将机械通气患者过渡至 ICU 外的过程中，首先要解决的问题是患者的病情稳定，也就是患者的肺外医疗问题已经解决。最低限度上说，患者不再需要静脉用药和心脏监护，并且对患者疾病的治疗已经有了一个合适的计划。呼吸专科方面的考虑包括在吸入氧浓度低于 50%、呼气末正压低于 10cmH$_2$O 的情况下可保证足够的氧合，有可靠的气管切开导管，机械通气参数设置相对稳定。可以通过吸引或患者自己咳嗽来管理气道分泌物。对患者病情稳定程度的总体需求取决于患者最初被转至何种机构。医院下级单位或长期急症护理机构可很好地处理很多复杂的医疗问题，但是转至专业护理机构或家庭的患者则要求病情更加稳定。

（二）医疗服务地点

LTMV 国外在急症医院、长期急症护理机构、专业护理机构甚至家庭中实施。它们各有优缺点，其选择由地理情况、医保报销问题、医疗问题和患者的偏好决定（表 12-1）。在一些地区，因为缺乏其他可选择的机构，机械通气的患者将在 ICU 或急症医院的其他部门住院几个月甚至更长时间。然而，这些患者通常因为疾病相关组的限制而使医保报销达到上限，所以大多数医院通过将这些患者转移至其他处所来避免这种情况。另外，ICU 不适合患者长期居住。ICU 的设计无法给予患者自主权，并且限制了家庭成员与患者一起的时间及家庭参与护理的机会。与其他机构相比，LTMV 的患者在 ICU 住院花费更高，满意度更低。

长期急症护理机构是另外一种选择，从 1990 年以来变得更加常见。它可以是一所独立的医院，或与其他医院在一起。长期急症护理机构能让 LTMV 患者长时间住院，其可为患者的多项医疗问题提供服务，并且可连续住院超过 25 天。此外，医疗保险给每名长期急症护理机构的患者支付的费用比其他重症机构更高。所以，在有大量医疗需求人群的地区，其特别常见。长期急症护理机构的拥护者认为，与 ICU 相比，其提供的专业康复和更好的持续性照护可改善患者预后；与此同时，也有人担心，由于长期护理机构中每名患者配备的医护人员较少，可能增加医疗风险。目前为止，研究认为长期护理机构和 ICU 相比患者的预后相似，但长期护理机构花费更低。在长期急症护理机构中，LTMV 的人群与从 ICU 出院但不能脱机的患者数一致，也就是说，这些患者中有很多是进展期 COPD 患者和正在从 ALI/ARDS 恢复的患者。长期急症护理机构的目标是继续帮助患者脱机，或者将患者过渡至居家护理或其他护理机构。在长期急症护理机构中进行的队列研究显示，超过 50% 的患者可成功脱机。

独立的康复医疗机构是需要 LTMV 护理患者的另外一种选择。在美国全国各地，可以接收机械通气患者的这类机构数量差别较大，精确数值

表 12-1　LTMV 护理机构

机　构	优　点	缺　点
ICU	• 对于呼吸状态变化的反应有最优的医疗和人力资源	• 花费高 • 医疗保险限制 • 占用急症患者床位 • 缺乏心理和家庭支持
长期急症护理机构	• 为需要特殊护理和康复的急症患者所设计 • 与 ICU 相比费用低 • 与 ICU 相比医保支付高	• 与 ICU 相比，较高的患者 / 医务人员比例会增加医疗风险 • 长期的护理目标是脱离呼吸机或过渡至居家治疗，不支持终身 PMV
疗养院	• 当家庭支持或资源不足时的一种选择 • 支持终身 PMV 和可能最终脱机的患者	• 机构可及性多样 • 患者必须稳定 • 与长期急症护理机构比医保支付低
家庭	• 通过家庭照顾和心理支持改善生活质量，患者有更多的自主权 • 性价比最佳 • 降低感染率	• 患者必须稳定 • 稳定和安全的家庭环境 • 需要整个家庭的支持和专业的看护 • 需要对所有看护者进行持续的急诊应对教育

难以获得；作为参照，在纽约州大约有 50 家护理机构可以接收需要机械通气的患者。与长期急症护理机构相比，从医院转至疗养院的机械通气患者与居家医疗患者更相似。他们需要有稳定的病情，当吸入氧浓度低于 50%、呼气末正压低于 10cmH$_2$O 的情况下能保证足够的氧合。很多疗养院有能力给患者脱机，并将患者转运回家中，部分患者仍处于机械通气状态，部分患者则已脱机。在 2007 年，每名患者的医保支付比在长期急症护理机构少大约 20 000 美元。延迟或妨碍机械通气患者转回家庭的因素包括缺乏合适的居住环境、与患者家庭相关的社会问题、设备资金的支出和家庭护理人员的缺乏。

居家机械通气是 LTMV 的理想方式。其比在其他机构进行机械通气治疗更经济。1992 年，居家机械通气每天的花费仅占医院的 1/3。居家医疗可提供许多在医院、长期急症护理机构或疗养院所不能获得的社会心理方面的好处。患者有自主权，并被亲情所围绕。与其他护理机构相比，居家机械通气可让患者获得更好的生活质量，并且较少发生感染。对于需要 LTMV 的患者而言，应致力于将患者过渡到居家机械通气为目标。然而，许多家庭缺乏足够资源来进行该项工作。

六、LTMV 通气设备

居家 LTMV 被认为是最复杂的在院外进行的医疗干预措施，通常需要大量人力物力才能完成（表 12-2）。非呼吸相关设备包括轮椅、电梯、坐厕椅、淋浴椅、运输工具如厢式汽车、医院病床、胃造瘘营养、鼻饲泵；患者通信设备。气管切开包括备用导管、内套管、气管切开敷料、过氧化氢、注射器用于套囊放气或充气、手套。呼吸机相关设备包括便携式吸引器、连接管、吸引管。许多患者需要供氧，因此需要固定和便携式氧源。常需配备稳定的制氧机和氧气瓶。湿化是必备措施，一般而言，加温湿化器优于人工鼻；尽管后者较便携，也只适用于部分患者。

表 12-2 家庭通气设备

可移动设备及相关配件	呼吸机相关设备	气管切开相关器械
• 轮椅	• 主呼吸机	• 内套管
• 电梯	• 备用呼吸机	• 可更换的气管切开导管
• 坐厕椅	• 人工呼吸气囊	• 负压吸引器
• 淋浴椅	• 备用电路	• 吸痰管
• 厢式汽车	• 加温湿化器	• 盐水安剖
• 医院病床	• 热湿交换器	• 注射器
• 通信设备	• 鼻饲泵	• 橡胶手套
• 脉搏氧饱和度仪	• 制氧机 / 氧气瓶	• 气管切开敷料
• 过氧化氢	• 发电机	
• 无创气道咳痰机		

适合居家使用的呼吸机型号众多。院外使用的呼吸机通常比传统 ICU 呼吸机应更小、更轻。在过去，家庭呼吸机可调参数相当有限，但现在大多数呼吸机能提供一系列容量目标或压力目标的通气模式。现在许多家用呼吸机可安装双呼吸管路，吸气和呼气管路相互独立，也可安装单管路同时用于吸气和呼气。前者密闭性好，可进行准确的呼吸参数监测，提供高水平的呼吸支持。单呼吸环路属于开放系统，管路少，安装容易，更适合允许漏气的人工气道，如无套囊气管切开导管。老式家用呼吸机通常仅限于基本的容量目标机械通气，移动性能有限。新型家用呼吸机备有内部电源，（无外接电源时）可连续使用 9h，同时可以连接外部锂电池。

本文不详述各种类型的呼吸机，但很多现有的呼吸机结构轻便、噪声小，可提供常用模式进行安全的呼吸机支持。1998 年的共识会议，尽管有些过时，建议使用标准潮气量或足以完成目标潮气量输送的压力模式，主张使用 A/C 模式（容量目标或压力目标）。当患者有足够触发能力和良好的呼吸驱动时，后备频率应设置得足够低；当患者不能触发呼吸机时，应设置足够高的呼吸频率以维持 CO$_2$ 水平。应避免使用 SIMV 模式，因打开便携式呼吸机的按需阀会增加患者的呼吸做功。对于新型设备，是否需要关心该问题尚不清楚。

七、LTMV 患者监测

呼吸机和其他设备的故障、保持呼吸管路的清洁都是居家医疗所面临的设备难题。当呼吸机持续使用时，其发生故障的概率大约为每 1.25 年 1 例。家用呼吸机故障报告表明，设备的质量问题、机械故障和看护者的不当使用是居家机械通气时最常见的设备问题。对于不能维持自主呼吸 4h 以上，并且住所区域 2h 内无法更换呼吸机的患者，应有备用呼吸机以预防设备故障。因此，建议设置紧急事件预案、发生紧急事件时通过报警来警示看护者，强烈建议配备 24h 技术支持来解决碰到的问题。

由于呼气末 CO_2 监测的极少使用，居家机械通气患者的监测往往局限于指脉搏氧饱和度。呼吸机应装备呼吸管路断开报警（低吸气压）和高压报警。患者通常需要至少 2 名家庭成员提供全天候的护理。另外，大部分家庭机械通气患者有护理助理，但护理支持的时间因患者年龄、病情和医疗保险而不同。家庭成员常被期望于做一些复杂的医疗护理，包括吸痰和气管切开导管的更换。家庭机械通气患者相关护理的研究报道表明，对于处理紧急事件，对于看护者的培训通常是不够的，当有客人在家时，他们的处境会充满挑战。对于该问题的解决方案之一是，对居家机械通气患者进行远程监测。Vitacca 和同事对 13 名有创家庭机械通气患者进行了研究，他们通过调制解调器传输氧饱和度，并进行定时和不定时的通话。作者发现，大约 86% 的问题可以由居家护理处理，远程护士则能够识别哪些情况需要住院治疗。有护士参与的集中监护可最大化资源的利用。

八、LTMV 气道管理

尽管需要对看护者进行无菌操作培训以减少病原菌暴露，在急诊诊疗施行气管切开术通常需要的无菌操作在居家护理中则不是必需的。气管切开部位的选择对于能否成功实施有创家庭机械通气是项挑战。Edwards 和同事针对儿童家庭有创机械通气死亡率的研究发现，8.5% 的患儿死于气管切开部位出血，8.5% 死于气道梗阻，2% 死于其他气管切开并发症。无气囊气管切开导管更适用于咳嗽、咽反射正常的患者使用，既能保持吞咽功能，又能确保自主通气。无气囊导管并发症包括出血、气管炎、反复肺炎、气管 – 食管瘘、肺萎陷（延长机械通气导致的肺不张或肺坍陷）等。带气囊导管适用于误吸高风险的患者，但会限制发音，并且可导致气囊受压处气管的坏死。为预防组织损伤，建议套囊压力不超过 $25cmH_2O$。一旦丧失发音能力，恢复说话能力的过程将变得困难，可能需要帮助患者以接受发音质量的永久性改变。如果没有无气囊导管可选，可以借助语音软件、计算机和闹钟等电子设备帮助患者减少孤立感，当有需要时可允许患者和看护者交流。

常见的呼吸问题可由护士或经过培训的看护人员处理，方法包括侵入性吸引；如果患者有能力，可通过咳嗽来清除气道分泌物；更换内套管和无创机械咳痰机来模拟咳嗽等。Reiter 和同事研究发现，有相当数量的急性呼吸事件可以进行居家处理而不需要急诊医疗干预。2021 美国呼吸治疗学会实践操作指南建议，应随时预备合适型号和小一号的人工气道以备更换，以防意外拔管和相关设备故障。此外，看护者应该接受如何处理气道相关急诊事件的培训。意大利一份儿童机械通气研究报道指出，39% 的家庭看护者有能力成功更换气管切开导管。对于刚开始机械通气的患者尤其需要注意，因为他们在开始机械通气的前几个月可能面临更多的呼吸相关风险。Steiglitz 和同事的报道显示，在 17 例新近开始机械通气的患者中，有 50% 在开始机械通气的 2 个月内发生呼吸相关事件，需要借助人工呼吸球囊或更换气管切开导管来处理。强烈建议对看护人员和护理人员进行不断的继续教育和培训以处理呼吸相关事件。

呼吸机相关性感染是延长机械通气患者常遇到的问题，而家庭机械通气患者通常无法遵守相关卫生规范。Belgium 发现，69% 的居家呼吸管路处于肉眼可见的污染状态。相较于无创通气，此种现象在有创机械通气患者更为常见。气管切开导管也更容易定植病原微生物。依据 2007 年美国呼吸治疗学会对于居家机械通气的建议，呼吸机管路至少每周更换 1 次，尽管有些指南建议仅当肉眼可见污染时才更换。洗碗机能有效清洁和消毒呼吸机管路。

九、LTMV 分泌物清除

尽管保证足够的通气是机械通气的首要目的，很多患者本身咳嗽能力及自行清除气道分泌物的能力不足。只有当气道内没有痰液堵塞时，机械通气才能恰当地完成。长期有创机械通气患者的气道内吸引是一项常规操作，但相比于咳痰机而言，分泌物清除效果稍差。机械咳痰机（MI-E）是一种能够提供 30～40cmH$_2$O 的正压，然后迅速转换为 –40～–30cmH$_2$O 负压的设备，它模拟了咳嗽反射，可产生较高的呼气压力。Sancho 和同事评价了吸痰前后和 MI-E 治疗前后的脉氧饱和度、气道峰压和呼吸做功的变化，发现 MI-E 治疗能改善脉氧饱和度、降低气道峰压，而吸痰则没有这种效果。加拿大胸科医师协会建议深部吸痰时联合应用 MI-E 或者替代深部吸痰。

十、伦理问题和临终关怀

实施 LTMV 会面临很多道德伦理挑战。常见的道德伦理包括自主、仁慈、公平和不伤害原则。当患者能表达他们自己诉求时，理想的做法是应当考虑患者自身对于 LTMV 的期望。然而很不幸，通常并没有如此，医生需要考虑其他有话语权的家庭成员，往往可能与患者本身的诉求相反。

医疗护理人员也常纠结于 LTMV 对终末期患者

是否有利，以及是否是这类患者的最优选择。当美国及全世界面对 LTMV 时，公平问题是一项常见议题，因为地区之间的可用资源有很大区别，而决定是否家庭机械通气通常是基于医疗保险、家庭支持能力及可用的医疗护理资源而做出的。最后，不伤害原则对于机械通气患者和他们的看护者来说是同等重要的，有研究发现，很多通气患者的看护者出现了焦虑与抑郁症。临床医生需要意识到临终撤离呼吸支持可以在 ICU 外进行，甚至在患者家里，这很重要。在荷兰进行的一项关于肌萎缩侧索硬化症患者机械通气的研究显示，12 名患者在平均 22 个月的时候选择终止机械通气。这个决定基于"已经失去了生命意义"。在中断机械通气前，患者被深度镇静，所有病例都经过医学、法律和伦理上的公正。

十一、结论

过去数年，由于危重患者和慢性进展性疾病患者预后的改善，LTMV 的应用越来越多。无创机械通气是对多种原因导致的呼吸衰竭进行通气支持的较好方案，但是很多患者采用有创机械通气长达数年。患者从 ICU 转入其他地方进行 LTMV 是一个比较复杂的过程，需要大量的医疗设备，需要医生、护士、出院计划制定者、家庭看护人员、保险人员、病例管理人员和家庭成员的精心配合。如果安排得当，家庭更适合进行LTMV 治疗，因为居家 LTMV 医疗花费更低，预后更好，可改善患者生活质量。不稳定的居住条件和家庭氛围、熟练看护人员的缺乏等资源受限给居家机械通气带来较大挑战。包括家庭成员和护理人员在内的医疗照护者必须接受气管切开护理、气道廓清和紧急事件处理（如设备故障）的培训，但是研究表明，大部分患者的需求仅是安全且成功地安置于家庭中。LTMV 使用过程中仍应关注患者疾病的发展和生活质量，呼吸机最终撤离则需要高级医护人员的帮助及指导。

参考文献

[1] 黄伟. 长期机械通气研究进展 [J]. 医师进修杂志, 2004, 27（2）: 44: 45.

[2] 栾芳, 栾永. 肺保护性通气策略对改善高风险患者术后肺部并发症的研究进展 [J]. 国际麻醉学与复苏杂志, 2017, 38(3): 273–277.

[3] 周斌, 左云霞. 目标导向性氧合管理: 危重病患者的氧疗新方向 [J]. 国际麻醉学与复苏杂志, 2016, 37 (4): 364–367, 372.

[4] Jakob S M, Ruokonen E, Grounds R M, et al. Dexmedetomidine vs midazolam or propofol for sedation during prolonged mechanical ventilation: two randomized controlled trials[J]. JAMA, 2012, 307(11): 1151–60.

[5] Damuth E, Mitchell J A, Bartock J L, et al. Long-term survival of critically ill patients treated with prolonged mechanical ventilation: a systematic review and metaanalysis[J]. Lancet Respir Med, 2015, 3(7): 544–553.

[6] MacIntyre N R, Epstein S K, Carson S, et al. Management of patients requiring prolonged mechanical ventilation: report of a NAMDRC consensus conference[J]. Chest, 2005, 128(6): 3937–3954.

[7] Kahn JM, Le T, Angus D C, et al. The epidemiology of chronic critical illness in the United States[J]. Crit Care Med, 2015, 43(2): 282–287.

[8] De Miranda S, Pochard F, Chaize M, et al. Postintensive care unit psychological burden in patients with chronic obstructive pulmonary disease and informal caregivers: A multicenter study[J]. Crit Care Med, 2011, 39(1): 112–118.

[9] Cox C E, Martinu T, Sathy SJ, et al. Expectations and outcomes of prolonged mechanical ventilation[J]. Crit Care Med, 2009, 37(11): 2888–2894.

[10] Leroy G, Devos P, Lambiotte F, et al. One-year mortality in patients requiring prolonged mechanical ventilation: multicenter evaluation of the ProVent score[J]. Crit Care, 2014, 18(4): R155.

[11] Mok J H, Kim Y H, Jeong E S, et al. Clinical application of the ProVent score in Korean patients requiring prolonged mechanical ventilation: A 10–year experience in a university-affiliated tertiary hospital[J]. J Crit Care, 2016, 33: 158–162.

[12] Russell J A, Lee T, Singer J, et al. Days alive and free as an alternative to a mortality outcome in pivotal vasopressor and septic shock trials[J]. J Crit Care, 2018, 47: 333–337.

[13] Linder A, Lee T, Fisher J, et al. Short-term organ dysfunction is associated with long-term(10–Yr)mortality of septic shock[J]. Crit Care Med, 2016, 44(8): e728–e736.

第13章 呼吸机相关性膈肌功能障碍

膈肌收缩使胸腔内产生负压是自主呼吸时的主要动力源，但约有79%危重症患者机械通气后出现膈肌功能障碍，其中53%患者在机械通气24h内即发病。慢性危重症患者需要较长时间进行机械通气，普遍存在膈肌功能障碍，是造成患者呼吸机依赖主要原因之一。

膈肌收缩乏力通常由严重感染、机械通气等因素引起。其中机械通气导致的膈肌功能障碍以膈肌收缩功能下降为特点，并伴有肌损伤和肌纤维萎缩，称之呼吸机相关性膈肌功能障碍（ventilator-induced diaphragm dysfunction，VIDD）。近年来，有研究从组织学和病理生理学方面进一步阐释VIDD的发病机制，在临床诊断和治疗方面也有了新的认识，本章介绍VIDD相关的新近研究进展。

一、VIDD病因

（一）机械通气模式

控制通气是引起VIDD最直接、最主要的因素。控制通气时，患者呼吸完全由呼吸机提供，膈肌处于完全去负荷状态，易发生萎缩、受损，从而导致收缩力下降。Anzueto等研究表明，对猩猩行控制通气后膈肌最大收缩力明显下降。

其他学者对兔、小鼠及猪的研究也得到了同样的结果。与控制通气相比，辅助通气时VIDD明显减少。Sassoon等发现，辅助通气时兔膈肌的强直性张力及最大收缩功率较对照组无明显改变。

（二）机械通气时间

1. 机械通气早期即引起膈肌收缩能力下降，并呈时间依赖性。Powers等对小鼠进行机械通气12h及18h后发现，膈肌收缩力分别下降18%及48%。

2. 机械通气可引起膈肌萎缩，并随机械通气时间的延长而加重。Levine等发现，与机械通气2~3h的患者相比，机械通气长达18~69h的患者的膈肌纤维明显萎缩。

3. 机械通气引起膈肌纤维基因表达水平下降。根据肌球蛋白重链（myosin heavy chain，MHC）亚型的不同，肌纤维可分成慢收缩纤维（Ⅰ型）和快收缩纤维（Ⅱ型），而后者又可以分为Ⅱa、Ⅱx和Ⅱb。Shanely等在对小鼠的研究中发现，机械通气18h后Ⅱx mRNA较对照组下降60%。Ⅱx mRNA表达下降，致膈肌蛋白合成下降，膈肌纤维萎缩，从而引起膈肌功能障碍。

（三）肺容积

肺容积过高可能是导致VIDD的一个重要因素。抽搐跨膈压是评价膈肌收缩力的重要指标之一。肺容积增加引起膈肌初长度缩短，导致TwPdi下降、膈肌收缩力下降，从而引起VIDD。Rice等发现，高潮气量（潮气量分别为自主呼吸时的165%及200%）通气时，TwPdi明显下降。研究表明，TwPdi的下降与肺容积的增高存在一定的比例关系，当肺容积高于功能残气量时，肺容积每增加1L，TwPdi下降7.0~3.2cmH_2O。

（四）膈肌本身的特性

膈肌极易发生失用性萎缩的特性可能是促进VIDD又一重要因素。骨骼肌长时间制动引起的肌纤维减少、收缩力下降，称为肌失用性萎缩。与其他骨骼肌相比，膈肌更易发生失用性萎缩。研究发现，膈肌发生失用性萎缩的速度是其他骨骼肌的8倍。其可能原因有：①无论是睡眠还是觉醒状态，膈肌始终呈持续性、节律性收缩，因此，膈肌一旦制动可能更容易发生萎缩；②膈肌与其他骨骼肌对去负荷的遗传易感性不同。De

Ruisseau 等研究发现，与比目鱼肌相比，去负荷状态下膈肌的生长抑制基因等的表达明显增加。

（五）其他因素

严重的并发症对膈肌功能也有很大影响。ICU患者大多存在营养不良、血流动力学紊乱、电解质紊乱及低氧血症等并发症，这些因素都可能影响膈肌血供及营养供给，从而促进 VIDD 的发生。

二、VIDD 病理生理

（一）膈肌收缩能力下降

膈肌收缩能力是反映膈肌收缩效能内在特性的指标，主要取决于兴奋 – 收缩偶联过程中胞质内 Ca^{2+} 水平和肌球蛋白的 ATP 酶活性，与膈肌前后负荷无关。当肌肉收缩能力下降时，收缩时产生的张力也下降。机械通气导致膈肌收缩能力下降的机制可能为肌纤维蛋白浓度的减少，收缩蛋白或细胞骨架蛋白的异常和（或）兴奋 – 收缩偶联功能的障碍。

（二）膈肌萎缩

机械通气可引起膈肌萎缩，导致 VIDD。早在 1988 年，Knisely 等对 13 个长期机械通气的新生儿尸检发现，膈肌纤维呈弥漫性萎缩。机械通气可通过减少肌纤维蛋白的合成、增加肌纤维的分解及促进肌细胞凋亡等途径引起膈肌萎缩。

1. 肌纤维蛋白合成减少　肌纤维蛋白是肌肉收缩的主要载体，当肌纤维蛋白数量减少时其收缩力明显下降。Shanely 等对小鼠机械通气后发现，膈肌的混合肌蛋白及肌球蛋白重链合成速率较对照组分别下降 30% 及 65%。Gayan 等发现，机械通气大鼠的 IGF-1 mRNA 水平下降，从而直接导致肌纤维蛋白合成下降。

2. 肌纤维蛋白分解增加　骨骼肌中存在四种水解酶：溶酶体酶、Ca^{2+} 依赖的钙激酶、caspase-3 及 ATP 依赖的泛素 – 蛋白水解酶系统（ubiquitin proteasome pathway，UPP）等。其中钙激酶及 UPP 在膈肌纤维蛋白分解中起了重要的作用。

（1）钙激酶的活性增加。Smith 等研究表明，机械通气可引起钙激酶活性的增加从而导致蛋白降解增加 65%。

（2）De Ruisseau 等对小鼠进行通气后发现，膈肌纤维及细胞骨架的泛素 – 蛋白连接酶及 T-L（一种活化的 20S 蛋白酶体）活性显著增加。

3. 膈肌纤维细胞的凋亡　凋亡蛋白酶体是一组对底物天冬氨酸部位有特异水解作用的酶系。活化的 easpase-3 能够分解蛋白质，导致细胞凋亡。Mcclung 等在机械通气后的大鼠膈肌中发现，easpase-3 所致的凋亡标志物（DNA 片段化）增加，并且这种现象出现在肌萎缩之前，而应用 easpase-3 阻滞药则可以减轻膈肌萎缩。因此，caspase-3 是机械通气介导的膈肌细胞凋亡的关键因素之一。

（三）肌纤维重塑

膈肌纤维分为 3 种类型，包括 Ⅰ 型（慢缩氧化型）、ⅡA 型（快缩氧化酵解型）、ⅡB 型（快缩酵解型），其中 Ⅰ 型收缩力量小、速度快、不易疲劳；ⅡA 型收缩力量大、速度快、小易疲劳，ⅡB 型收缩力量大、速度快、易疲劳。机械通气可改变不同类型的膈肌纤维比例及肌纤维的原有结构，导致膈肌纤维重塑。目前认为，肌纤维重塑可通过两种途径实现。

1. 一种肌纤维向另一种纤维转变　Yang 等对小鼠进行机械通气后发现，Ⅰ 型肌纤维比例明显减少，而在 Ⅰ 型纤维区域出现共表达 Ⅰ 型及 Ⅱ 型纤维的杂交纤维明显增多。

2. 肌纤维比例改变　肌纤维的萎缩或肥大，从而引起肌纤维所占比例的改变。Shanely 等研究表明，机械通气后小鼠 Ⅰ 型和 Ⅱ 型膈肌纤维横截面积均缩小，但 Ⅱ 型纤维萎缩幅度更大，使 Ⅰ 型纤维所占比例相对增加而致膈肌纤维重塑。肌源性转录因子（myoD）及肌细胞生成素是两种重要的肌源性调控因子，均可促进肌纤维生成，前者以促进 Ⅱ 型纤维生成为主，后者以促进 Ⅰ 型纤维生成为主。Racz 等发现，对小鼠进行机械通气后，膈肌中肌源性转录因子 tuRNA 明显降低，而肌细胞生成素 mRNA 则增加，从而引起 II 型纤维增加，I 型纤维减少，引起膈肌重塑，导致膈肌收缩力下降。由此可见，机械通气所致膈肌纤维重塑也是导致 VIDD 的重要因素之一。

（四）氧化应激

机械通气引起的氧化应激是膈肌萎缩及膈肌收缩能力下降的一个重要因素。Falk 等发现，机械通气小鼠膈肌中 $H_2O_2 \cdot OH$ 及 NOO 等氧化物质产生增加，而铜锌超氧化物歧化酶及谷胱甘肽过氧化物酶等抗氧化物质产生减少。

氧化物质增多可通过下列途径引起膈肌功能障碍。

1. 氧化应激能上调钙激酶及 UPP 等水解酶的活性，从而促进肌纤维的分解。

2. 氧化剂可损伤蛋白、提高其对蛋白酶体的敏感性。蛋白酶体系统只能降解单节可收缩蛋白，而不能降解肌动蛋白复合物，而膈肌中肌球蛋白重链和肌动蛋白经氧化损伤后，易被蛋白酶体水解。

3. 氧化修饰的蛋白更易被蛋白酶体的核心成分 20S 降解。氧化剂可改变蛋白构象，从而加速 20S 蛋白酶体蛋白的降解。

4. 氧化物质增多促进膈肌萎缩。Levine 等对长期机械通气患者的研究发现，机械通气可引起氧化剂增多，进而导致膈肌蛋白分解及萎缩。而抗氧化剂则可减轻膈肌萎缩。Betters 等研究发现，抗氧化剂 Trolox（维生素 E 的拟似物）能减轻机械通气所致的膈肌蛋白水解。因此，机械通气导致的膈肌氧化物质 / 抗氧化物质的失衡是引起膈肌萎缩的另一重要原因。

（五）肌纤维结构的损伤

肌纤维结构的完整是保证其正常收缩的生理基础，其结构的损伤势必引起膈肌收缩力下降。许多研究表明，当肌纤维结构受到破坏之后，其

收缩力、强直性张力将明显下降。Sassoon 等发现，机械通气后兔的膈肌原纤维断裂、线粒体肿胀，受损肌纤维比例较对照组明显增加，并且损伤程度与强直性肌张力下降密切相关。

膈肌纤维结构受损可能与以下因素有关。

1. 钙蛋白酶活化并水解肌小节蛋白。

2. 氧化应激诱导细胞损伤。

3. 机械通气时去活动状态的膈肌在恢复正常活动时出现明显的肌纤维损伤。

VIDD 的机制错综复杂，各种因素并非独立，而是相互影响。例如，氧化应激可引起肌浆网的损伤，从而导致钙离子的释放，激活钙激酶及胱蛋白酶，引起蛋白及 DNA 的损伤。

三、VIDD 评估与诊断

目前 VIDD 的诊断仍较困难，需排除其他可能导致膈肌收缩能力下降的因素，如脓毒症、肌松药物、代谢紊乱、神经肌肉疾病等，在长期机械通气的危重症患者中，这些混淆因素给诊断带来了较大难度。尽管测量最大吸气压相对容易，但该参数取决于所有呼吸肌的共同努力，并且受肺部疾病的影响。静息跨膈压可通过同时记录食管内压和胃内压计算，但患者配合程度可干扰该参数的准确性。膈神经传导是目前膈肌力学功能量化的标准方法，缺点是需要专业设备及人员，较为耗时且同样依赖患者配合。

（一）临床表现

临床中应用机械通气的患者可通过诱导咳嗽、触摸胸锁乳突肌收缩明显、吸气过程中腹肌的矛盾运动及 Hoover 征（吸气时肋弓下缘两侧向中线移位）、肺活量下降及呼吸浅快及呼吸节律异常等表现间接反映膈肌功能障碍，但以上表现出现时表明 VIDD 已处于晚期阶段。

（二）影像学检查

膈肌运动的可视化评估可通过 X 线、磁共振和超声等方法，床旁超声尤其因为无创安全、便

捷易用、经济省时及结果可重复等优点，在近年来获得了广泛应用。

1. X 线胸片 可静态下观察膈肌位置、肺下界，可用于单侧膈肌异常的诊断，但若伴有明显的单侧肺不张，其对 VIDD 的诊断价值不高。

2. X 线透视 能较好地反映膈肌运动，进而提示膈肌的收缩运动功能，但无统一观察标准，诊断价值有限。

3. CT 三维重建 在功能残气量、肺总量等时测量的膈肌厚度等的测量数值可用于膈肌功能的量化评估，但尚无具体参考正常值。

4. MRI 操作时间长、费用高，并且不适宜应用呼吸机应用患者。

5. 超声 通过 B 型或 M 型超声，可获得膈肌偏移量和膈肌增厚量两种主要参数，但检测时需暂停呼吸机支持，患者仅保留自主呼吸。对依赖呼吸机的患者仅能监测膈肌增厚量。

超声诊断通常使用低频探头，在肋缘下以肝或脾为窗口测量一个完整的呼吸周期内膈肌的移动距离，声束需与膈肌后部保持垂直。成年人平静呼吸时膈肌的偏移量是 1.34cm ± 0.18cm，深吸气时可达 9cm。膈肌功能下降时可观察到偏移量较正常明显减少，膈肌麻痹时平静呼吸和深呼吸均不能观察到膈肌运动，甚至出现反常运动。

在腋中线肋间隙位置，使用高频探头可测量吸气时肌纤维收缩导致的膈肌增厚程度，通过公式 [（吸气末厚度 – 呼气末厚度）/ 呼吸末厚度] 计算可得。正常成年人在吸气末的增厚量为 4.5mm ± 0.9mm。该参数可作为膈肌收缩的直接指标，用于判断是否存在肌萎缩。

超声对膈肌功能的评估与膈肌电活动的监测结果有较好的相关性，可用于评估患者的膈肌功能，判断脱机及拔管的时机及预后。分析发现，膈肌偏移量和增厚度对 48h 内重插管的预测均具有较高的敏感度、特异度和诊断优势比。虽然超声诊断具有广阔的应用前景，但也存在较多局限性，如依赖于操作者的经验和技术，膈肌偏移量

的影响因素多、变异大等。另外，目前尚缺乏多中心大样本随机对照试验证实膈肌超声的应用是否有利于 VIDD 患者的远期预后。

（三）肌肉功能

1. 最大吸气负压（maximal inspiratory pressure，MIP） 夹闭患者鼻腔，在呼气末关闭呼吸机管路通道，FRC 时让患者做最大努力吸气动作持续 1s 以上，记录压力—时间曲线，测定最大吸气压力，连续测量 3 次以上取最大值。该方法可床旁操作、设备要求少、操作简单，临床上应用较多，但受主观影响较大，此外还与患者整体呼吸肌的协调程度、初始肺容积、喉舌构造、年龄、性别、气管插管等相关，MIP 代表整个呼吸肌功能，故只能作为辅助参照手段。

2. 最大跨膈压（maximum transdiaphragmatic pressure，Pdi$_{max}$） 将一根带有 2 个气囊的导管放在食管中下段和胃中间，通过这根导管可以测定食管压（胸内压）和胃内压（腹内压），FRC 时对着密闭的呼吸管道做最大努力吸气动作，取其差值即为 Pdi$_{max}$，正常值为 90～215cmH$_2$O（1cmH$_2$O=0.098kPa），但受肋间肌、胸锁乳突肌等辅助呼吸肌及胸壁弹性、年龄、性别等影响。

3. 抽搐跨膈压 通过放置一根食管 – 胃气囊管，经最大电或磁刺激膈神经来测定跨膈压，消除患者主观能动性的影响，电刺激膈神经定位困难，疼痛性大；两者刺激最大强度不易把握，受个体操作技术影响大。

4. 其他 最大吸鼻腔压、最大食管压、抽搐性口腔压（TwPmo）、抽搐性食管压（TwPes）、抽搐性气道压（TwPaw）等临床应用较少。

（四）电生理指标

膈神经传导时间（phrenic never conduction，PNCT）、膈肌复合动作电位经电极感知膈肌电活动。有表面电极、针电极、食管电极 3 种。食管电极准确性较高、相对无创，即通过食管胃在膈肌脚放置电极片，体外观察膈肌电活动评估膈肌

功能，该方法简单、舒适度高，其受膈神经发放冲动的运动神经元数目及发放冲动的频率影响，代表时间、空间叠加后的膈肌运动潜能。分为自主呼吸下（最大呼吸和平静呼吸）、膈神经刺激下测定膈肌肌电。新型多功能食管电极管（由罗远明教授与广州锐士伯医疗科技有限公司研发）将食管电极和食管压力气囊、胃压力气囊整合在鼻饲管上，大大降低了置管难度和患者不适感，但胃压力气囊受胃酸的影响易变形，在放置 24h 后压力不稳或消失，故只能短期检测。

四、VIDD 防治策略

（一）机械通气策略选择

机械通气的患者应适当减少镇静，通过调整通气模式和参数减小呼吸机支持力度或保留一定程度自主呼吸，增加患者呼吸做功，可一定程度抑制膈肌萎缩，减轻膈肌功能障碍。动物实验发现，间断的自主呼吸能避免 VIDD 的发生，脱机后膈肌功能可迅速恢复，但该现象在人体中难以实现，提示可能存在更复杂的机制，给防治增加了难度。

（二）抗氧化剂的应用

氧化产物在 VIDD 的发生发展过中起到重要作用，因此，使用抗氧化剂是防治 VIDD 的一种重要的方法。有研究表明，给外科重症患者补充维生素 E 和维生素 C 后，机械通气时间较对照组缩短。

（三）蛋白酶抑制药的应用

蛋白酶抑制药可以阻断蛋白酶对膈肌纤维的分解，从而防治 VIDD 的发生。动物试验表明，亮氨酸（溶酶体、钙激酶的抑制药）及 E-64d（钙蛋白酶抑制药）能够明显减轻机械通气所致的膈肌萎缩。但仅在动物实验阶段，临床尚需进一步研究。

（四）物理治疗

膈神经刺激包括电刺激及磁刺激均通过动物

及临床试验取得了良好成效，一方面能减少膈肌失用性萎缩、提高其运动功能，另一方面与刺激膈神经末梢释放神经递质、神经营养因子等来营养膈肌纤维蛋白有关。间断磁刺激简便、舒适度高，但易刺激其他神经（如臂丛神经），特异性不高；电刺激舒适度差，定位困难，患者耐受性低。动物试验在机械通气过程中间断经颈内静脉电刺激猪的膈神经能有效减轻 VIDD。临床心胸手术患者术中电刺激膈神经能明显减轻氧化应激、上调自噬体，明显减轻术后膈肌功能障碍。国内动物研究结果表明，在机械通气大鼠中，间断膈神经电刺激能明显减轻 VIDD 的进展，但手术患者非甾体肌松药对加重膈肌 VIDD 的作用不能被膈神经电刺激所改善。

（五）其他治疗

控制哮喘和慢性阻塞性肺疾病治疗的茶碱或氨茶碱类药物，因具有抗炎、减少氧化应激、增加跨膈压、改善膈肌运动的作用，可试用于 VIDD 的治疗。肋间神经移植到膈神经已经成功用于单侧膈肌麻痹的功能恢复。

五、结论

VIDD 在组织学和力学上是以膈肌萎缩和收缩力下降为特点的，但同等致病因素下膈肌与肢体肌肉之间的损伤差异提示应该还有更深层的原因。肌电刺激减少、细胞内 Ca^{2+} 超载以及细胞因子失控触发 VIDD 的启动，在多种信号通路的参与下，引发了下游的蛋白酶系统、自噬、凋亡等分解代谢途径。VIDD 的诊断较为困难，床旁超声通过测量膈肌偏移量和增厚量可评估膈肌功能。通过调整呼吸模式和参数、减少机械通气支持力度、尽早恢复膈肌运动、吸气肌锻炼、膈神经刺激及抗氧化剂及蛋白酶抑制药等来防治 VIDD。但目前尚缺乏 VIDD 的临床研究，还没有建立起规范的诊断标准和有效的治疗方案，因此很多工作亟待完成。

参考文献

[1] 潘科，万小健. 呼吸机相关性膈肌功能障碍的发病机制与临床研究进展 [J]. 国际麻醉学与复苏杂志，2020，41（12）：1182–1186.

[2] 刘火根，黄英姿. 呼吸机相关膈肌功能障碍的病因与发病机制 [J]. 中华老年多器官疾病杂志，2009，8（3）：285–288.

[3] 东亚，刘军，吴晓燕，等. 神经调节辅助通气对急性呼吸窘迫综合征兔呼吸机相关性膈肌功能障碍的影响 [J]. 中华结核和呼吸杂志，2011，34（4）：288–293.

[4] 丁欣，王小亭，陈焕，等. 不同床旁肺部超声评估方案评估膈肌点位置与征象的研究 [J]. 中华内科杂志，2015，54（9）：778–782.

[5] 王晓红，李连弟. 呼吸机相关膈肌功能障碍研究进展 [J]. 中华结合和呼吸杂志，2017，40（9）：703：705.

[6] Demoule A, Molinari N, Jung B, et al. Patterns of diaphragm function in critically ill patients receiving prolonged mechanical ventilation: A prospective longitudinal study[J]. Ann Intensive Care, 2016, 6(1): 75.

[7] Supinski G S, Morris P E, Dhar S, et al. Diaphragm dysfunction in critical illness[J]. Chest, 2018, 153(4): 1040–1051.

[8] Peñuelas O, Keough E, López-Rodríguez L, et al. Ventilator-induced diaphragm dysfunction: Translational mechanisms lead to therapeutical alternatives in the critically ill[J]. Intensive Care Med Exp, 2019, 7(Suppl 1): 48.

[9] Reynolds S C, Meyyappan R, Thakkar V, et al. Mitigation Of Ventilator-induced Diaphragm Atrophy by Transvenous Phrenic Nerve Stimulation[J]. Am J Respir Crit Care Med, 2017, 195(3): 339–348.

[10] Dres M, Goligher E C, Heunks L M A, et al. Critical illness-associated diaphragm weakness[J]. Intensive Care Med, 2017, 43(10): 1441–1452.

[11] Kubota N, Yano W, Kubota T, et al. Adiponectin stimulates AMP-activated protein kinase in the hypothalamus and increases food intake[J]. Cell Metab, 2007, 6: 55–68.

[12] Mankowski R T, Ahmed S, Beaver T, et al. Intraoperative hemidiaphragm electrical stimulation reduces oxidative stress and upregnlates autophagy in surgery patients undergoing Mechanical ventilation: exploratory study[J]. J Transl Med, 2016, 14(1): 305.

第14章 气管插管拔管后吞咽障碍

尽管气管插管技术已有400多年历史，通过经口插管进行正压机械通气也已有50多年的历史，但直到最近，人们才关注拔管后的问题，特别是吞咽相关的并发症。气管导管会穿过口咽、喉部和气管，可能导致喉和气管损伤、发声功能障碍和吞咽功能障碍。气管插管拔管后的吞咽困难被定义为拔管后吞咽障碍（post-extubation dysphagia，PED），相比手术中插管引起的喉部损伤，慢性危重症患者由于插管时间较长，导致喉损伤更普遍、更严重。对于慢重症患者，PED易导致误吸、吸入性肺炎、营养不良、ARDS等并发症，导致住院费用增加、住院时间延长、发病率和死亡率增加，严重影响患者生活质量及疾病预后。

一、PED 发病情况

目前，拔管后吞咽困难的具体发病率尚不明确，据研究为3%~62%。Mclntyre等近期发表了一篇系统评价，纳入了38项共计5798例患者的PED研究，发现41%的危重症患者气管插管后可能出现PED。结合世界卫生组织的全球疾病数据，推算出全球每年约820万人患有PED。先前的研究认为，PED发病率可能因评估方法、患者群体、参与者招募方法、吞咽困难评估的时间、插管的中位数时间等不同而存在差异，但Mclntyre等的研究未发现上述因素对PED发病率有明显影响。Brodsky等对ICU气管插管患者拔管后进行喉部检查，发现患者的平均气管插管天数为8.2±6.0天，喉部损伤的发生率为83%。在所有研究中，拔管后最常见的临床症状有发音困难（76%）、疼痛（76%）、声音嘶哑（63%）和吞咽困难（49%）。由此可见，虽然没有统计PED发病率的准确数字，但是吞咽困难在拔管患者中很常见，需要我们引起重视。

有研究显示，年龄可能是PED形成的重要影响因素。由于老年人存在机体结构衰老和机体功能减退，吞咽时间明显较年轻者长，在气管插管的刺激、自身免疫功能较差、原发疾病等因素的共同作用下，更易导致PED的发生。Tsai等评估了151例，插管48h以上、无神经肌肉疾病或之前无吞咽功能障碍的ICU患者的吞咽功能。结果显示，92例（61.7%）患者出现PED。拔管后21天，仍有17例（15.5%）患者未能恢复正常吞咽功能，并依赖于管饲。与年轻患者相比，年龄较大的患者床旁吞咽时间（5.0天 vs. 3.0天，$P=0.006$）和总口服摄入量恢复时间（5.0天 vs. 3.0天，$P=0.003$）明显更长。年龄较大的患者对管饲的依赖率也明显高于年龄较小的患者（24.19% vs. 5.8%，$P=0.008$）。但考虑到各研究的样本量差异大，采用的纳入和排除标准不同，研究设计和统计分析存在固有的缺点和偏倚，也有较多的文献显示，年龄与PED的发生无相关性，两者相关性有待更高质量的研究加以证实。

二、PED 危险因素

PED危险因素有以下几个方面。

（一）气管插管带管时间

国内研究显示，机械通气时间延长是患者PED发生的主要危险因素，插管时间<2天组患者PED发生率为15.6%，插管时间≥2天组为64.1%，机械通气时间延长1天，吞咽障碍的发生率增加1.099。一项Mate分析显示，插管时间≥48h，患者PED的发生率为46%，插管时间<48h患者PED的发生率为6%。另外一项研究也指出，带管时间>72h是拔管后吞咽障碍形成的最关键因素。Skoretz等对909名心脏术后患者的研究发现，插管时间在 24～48h 组吞咽障碍发生率为 16.7%，较其他两组都高。周萌等对心脏术后患者进行了研究，Logistic 回归分析显示，气管插管时间与术后患者吞咽障碍发生有关。

（二）年龄

老年人随着年龄增大，机体脏器功能开始衰老减退，吞咽运动的时间较年轻者延长，加上气管插管的刺激，自身免疫功能较差等因素导致拔管后吞咽障碍发生。Bordon 等对 150 例纳入患者进行的一项回顾性队列研究显示，当年龄 >55 岁后，PED 的发生风险增加 2.32 倍。国内一项研究显示，年龄 >65 岁是 PED 形成最重要的影响因素。但另一项的研究显示，患者年龄明显影响了 PED 的发生，但对具体年龄未作说明。

（三）疾病

国外一项研究显示患者气管插管治疗前合并脑血管病、糖尿病、慢性阻塞性肺疾病、心肌梗死、充血性心力衰竭、肾功能不全等为 PED 危险因素。另一项研究多因素 Logistic 回归分析也显示，心律失常是 PED 发生的危险因素。伴有心律失常患者获得性吞咽障碍的发生率是非心律失常患者的 4.177 倍。

（四）药物

药物导致的 PED 主要由药物不良反应导致和药物治疗作用并发症导致。一些药物可通过减少口咽部的润滑度、降低肌肉协调性或运动功能、损害患者意识或认知功能等促进或导致吞咽障碍。ICU 患者行机械通气治疗后需要通过使用镇痛、镇静药物来保证通气治疗有效性和增加患者舒适度，临床上常用的阿片类镇痛药、苯二氮䓬类镇静药、肌松剂均可能影响中枢神经系统功能，导致嗜睡、认知功能下降或运动不协调，进而导致吞咽障碍。另有报道表明，血管紧张素转化酶抑制药、抗心律失常药、利尿药的使用均可导致口腔干燥，从而影响吞咽。还有些药物（如硝酸盐、多巴胺、氨茶碱）可导致食管下段括约肌张力降低，引起胃食管反流，进而导致吞咽障碍。

（五）其他因素

有作者认为，格拉斯哥评分越低，吞咽障碍越严重。患者性别、雌激素水平、重复插管、插管型号大小等也是 PED 发生的重要影响因素。另外，患者的疾病严重程度、鼻饲留置时间 ≥72h 例也可能影响 PED 的发生。

三、PED 病理生理学

吞咽是一个复杂的过程。它涉及感觉神经和运动神经，30 多个肌肉群，2 个脑干中心，分 4 个阶段出现，包括主动和被动。目前危重患者发生拔管后吞咽困难已经明确的机制有 6 种，包括创伤、神经肌肉无力、感觉异常、认知障碍、胃食管反流和呼吸 - 吞咽不同步。每种机制都可能单独导致吞咽困难；然而，严重吞咽困难往往涉及多种机制。

（一）口和咽喉损伤

气管插管和气管切开本身会对正常的解剖结构造成直接损伤，气管插管压迫喉返神经可能会导致声带麻痹和瘫痪，插管期间嘴唇和牙齿的损伤可能会影响咀嚼能力，这些都会直接影响患者的吞咽功能。

（二）ICU 获得性肌无力

在接受长时间气管插管的患者中，没有频繁的吞咽可能会导致舌、咽和喉部肌肉的失用性萎缩。

（三）感觉减退

咽喉部感觉减弱可导致吞咽延迟，Borders 等的研究显示，患者喉内收肌反射缺失与咽困难相关（$P=0.004$）

（四）认知障碍和意识减退

认知障碍和意识减退是 PED 的另一个重要

因素。在 ICU 中，许多因素可能导致患者的意识下降，如镇静药的应用和创伤性脑损伤。有研究显示，格拉斯哥昏迷指数（Glasgow coma index，GCI）评分越低，吞咽障碍越严重。存在认知障碍的脑外伤患者吞咽障碍的发生率明显高于认知功能正常的患者。

（五）胃食管反流

气管插管期间常通过鼻饲管维持营养，鼻饲管可导致食管上下括约肌开放，增加胃食管反流，容易存在误吸等风险。有研究显示，胃食管反流会损伤喉括约肌功能，导致拔管患者吞咽困难。

（六）呼吸 – 吞咽交联障碍

咽部是呼吸和吞咽的共同通道，因此需要密切监测。健康成人在吞咽时，呼吸 – 吞咽动作之间是相互协调的，吞咽时气道关闭，但在气管导管的存在下，吞咽就会受影响。这种紧密交联，特别是在吞咽过程中保护气道的解剖运动，可能会在危重病时因插管和肌肉无力而中断。据报道，健康成人在给予吗啡和咪达唑仑后对呼吸吞咽协调性有不利影响，这对危重患者有潜在的重要意义。

四、PED 筛查评估

目前临床评定吞咽功能障碍的金标准为视频透视吞咽功能检查（video fluoroscopic swallowing study，VFSS）或纤维鼻镜吞咽功能检查（fiberoptic endoscopic evaluation of swallowingng，FEES），但是需要专门的设备且检查复杂，费用高，对受检者的要求较高，对于病情危重、生命体征不平稳的患者不适合，加之需要射线暴露，不适合多次复查。相比之下，床边吞咽功能评估简单、实用、方便、具有较高的预测效率。美国危重症护士协会发布了一项预防成人误吸的实践指南，指南中指出对于最近拔管且插管时间超过 2 天的患者，在开始进行经口营养之前，应对患者进行吞咽评估。

（一）床旁评估方法

1. 拔管后吞咽困难筛查工具　Karen L 等对现有的脑卒中患者吞咽困难评估工具进行了改进，开发了拔管后吞咽困难筛查工具（表 14-1），该工具包括 5 个护理评估部分：语言病理学家评价、意识状态、症状和导管评估、呼吸状态、检查有无进食医嘱和进行饮水试验。护士使用该工具评估患者没有风险就可以开始口服，不需要等待语言病理学家再次评估，可以让患者在临床允许的情况下尽快饮水和进食。该工具的敏感性为 81%，特异性为 69%，此工具可帮助护士确定拔管患者在长时间气管插管后吞咽的能力。

表 14-1　拔管后吞咽困难筛查工具

A 部分：评估
患者已被言语语言病理学家评估
□ 是
□ 否
如果"是"，停止在这里。遵循言语语言病理学家的建议。如果患者禁食，通知医生解决药物和营养需求

B 部分：警觉性水平
患者是清醒且警觉的，多听从命令
□ 是
□ 否
如果"否"，让患者禁食。获得医生的言语治疗咨询意见，并有医嘱：无法参与吞服
通知医生解决药物和营养需求
如果"是"，则转到 C 部分

C 部分：呼吸状态
- 患者能够保持在 CPAP 或 BIPAP 上超过 15min 的时间
- 在不需要任何呼吸器或呼吸面罩超过 15min 的情况下，能维持血氧饱和度
- 呼吸频率低于每分钟 30 次（$SpO_2 > 90\%$，并没有从基线减少 10%）
□ 是
□ 否
如果在以上的一个或多个选项中选"否"。在 24h 内重新评估呼吸状态的稳定性
如果对以上所有选项选"是"，请转到 D 部分

（续表）

D 部分：症状和管路

患者有下列一项或多项（检查所有选项）

- 患者有经口、鼻胃和（或）外科手术放置的管路（包括经皮造口术）
- 吞咽困难史
- 肺听诊音的不良变化
- 喉部有湿的或汩汩的声音
- 头部和颈部创伤史
- 患者不发声，非语言或者沉默
- 声音较低
- 患者有抱怨吞咽问题
- 不能自主咳嗽或清喉咙
- 不明原因的体重下降或脱水史
- 头颈部癌或手术史
- 脑卒中、帕金森病、多发性硬化或慢性阻塞性肺疾病史

□ 是

□ 否

如果"是"，停止在这里。让患者禁食直到言语语言病理学家评估患者。通知医生解决药物和营养需求

如果"否"，请到 E 部分

E 部分：进行试验的验证

检查患者是否有医生的饮食医嘱

以上评估完成。继续进行口服入内试验

日期	签名

---

2. 标准吞咽功能评估　标准吞咽功能评估（Standardized Swallowing Assessment，SSA）是由 Ellul 等于 1996 年经科学设计专门用于评定患者的吞咽功能的量表，分为 3 个部分。

第一步：临床检查，包括意识水平、头和躯干的控制、呼吸、唇的闭合、软腭运动、喉功能、咽反射和自主咳嗽，总分 8～23 分。

第二步：吞咽水试验，让患者依次吞咽 3 次 5ml 水，观察有无喉运动、重复吞咽、吞咽时喘鸣及吞咽后喉功能等情况。如上述无异常，让患者吞咽 60ml 水，观察吞咽需要的时间、有无咳嗽等，总分 5～12 分。

第三步：如上述无异常，让患者吞咽 60ml 水，观察吞咽需要的时间、有无咳嗽等，总分 5～12 分。

该量表的最低分为 18 分，最高分为 46 分，分数越高，说明吞咽功能越差。如果试验中的任何 1 个项目出现异常，则提示评估阳性，立即终止试验。SSA 在临床应用较为广泛，具有较高的敏感性和特异性。

3. 吞咽功能评估表　吞咽功能评估表（Gugging Swallowing Screen，GUSS）分为间接吞咽测试和直接吞咽测试。间接测试首先要判断患者意识、咳嗽和清嗓能力，吞咽口水情况；测试阴性者进行直接吞咽试验，按糊状食物、液体食物、固体食物顺序进行测试，最后结果所得分数越低，吞咽障碍越严重。有研究认为，在评估长期气管插管患者 PED 时，GUSS 综合评价能力比 SSA 敏感性更高，对临床的指导意义更大。

4. 洼田饮水试验　洼田饮水试验（图 14-1）在 1982 年由日本学者洼田俊夫提出，是目前临床最常用的、较为简单的吞咽障碍临床筛查工具。该方法先让患者单次喝下 2～3 勺水（5～10ml），如无问题再让患者像平常一样喝水 30ml，观察饮水时间和有无呛咳情况，并进行严重程度分级：1 次喝下，无呛咳为 1 级；分 2 次以上喝下，无呛咳为 2 级；能 1 次咽下，但是有呛咳为 3 级；分 2 次以上咽下，有呛咳现象为 4 级；不能全部咽下，经常呛咳为 5 级。该方式虽然操作便利，患者的配合度也良好，但只能反映液体误吸，存在隐匿性误吸时不易被发现，过度依赖患者主观感

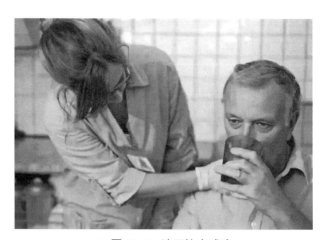

▲ 图 14-1　洼田饮水试验

受，临床上应联合其他评估工具来提高其信效度。

5. 容积黏度吞咽测试　容积黏度吞咽测试（Volume-Viscosity Swallow Test，V-VST）能辅助早期诊断识别存在吞咽障碍危险因素的患者、可从以下 2 个定义特征评估：①功能，即患者摄取所需热量、营养和水分的能力；②安全性，即患者摄食期间避免呼吸道并发症风险的能力。

6. 临床吞咽评估检查　临床吞咽评估检查（Bedside Swallow Evaluation，BSE）是目前临床上对 PED 的主要筛查评估方法，评估内容包括病史评估、口腔、喉及声带吞咽运动评估，不同浓度液体和食物的吞咽评估，运用各种补偿技术对吞咽功能进行评估。但该检查敏感性有局限，不能及时发现隐匿性误吸，临床上仍需要借助仪器辅助筛查。

（二）器械评估方法

1. 器械评估目的

(1) 确认吞咽障碍的部位（口腔、咽还是食管损伤）。

(2) 判断每种损伤的严重程度。

(3) 确定营养摄入安全和合适的黏稠度，以及途径 / 方式。

(4) 确定是否需要进一步评估。

(5) 确定和评估代偿性干预措施（如下巴夹）和治疗策略（如锻炼）的有效性。

2. 器械评估方法　视频透视吞咽功能检查和纤维鼻镜吞咽功能检查是评估吞咽功能常用的方法，目前被认为是吞咽障碍检查和诊断的"金标准"。应用这些检查设备能更直观、准确地评估吞咽情况。VFSS 是在模拟生理进食时，在线透视下，针对口、咽、喉、食管的吞咽运动所进行的特殊造影，可以动态记录所看到的影像，观察有无异常，并加以定性和定量分析。

(1) 视频透视吞咽功能检查：可以直观地显示吞咽的整个过程，明确吞咽障碍发生的部位、程度及有无误吸、渗漏等，尤其是隐性误吸、环咽肌迟缓等临床观察不到的吞咽障碍，被视为吞咽障碍评估

的"金标准"。该检查需要把患者搬运到放射科，对机械通气的重症患者而言，实施上存在一定困难，增加重症患者和医院配置负担，临床应用并不理想。

(2) 纤维鼻镜吞咽功能检查：利用纤维内镜进入患者一侧鼻腔，检查患者口咽基本情况，最后观察患者在吞咽美蓝染色糊状食物和水过程中鼻腔、口腔和咽部的反应，以及是否存在误吸等。该方法安全、可靠、便利，可以实时观察患者吞咽情况并作相应的评估，但是该检查不适用意识障碍的、不配合、有器官功能衰竭的老年患者。

（三）评估时机

目前尚无有循证依据的指南指导何时评估 PED 患者。在美国，语言病理学家（speech-language pathologist，SLP）常常作为 PED 主要筛查者，但其筛查、评估的时间和过程各不相同，通常从拔管后 24h 开始。但并非所有的研究者都选择在拔管后 24h 开始评估，Joerg 等对拔管后的 ICU 患者立即进行吞咽功能评估，有 12.4% 的患者出现吞咽困难。为了确定是否有必要等待拔管后 24h 再做筛查，Leder 等做了一项研究，共纳入了心脏科、心胸外科、内科、外科、神经外科 5 个不同专科 ICU 的 202 例成年患者，分别在患者拔管后 1h、4h 和 24h 进行了吞咽功能评估。研究显示，大多数患者（166 例 82.2%）在拔管后 1h 通过了吞咽困难筛查，4h 后增加了 11 例（177 例，87.6%）通过吞咽困难筛查。24h 后增加了 8 例（185 例，91.6%），如果更早地发现患者有吞咽困难症状，可以更早地给予临床关注和干预。由于患者人群具有多样性，目前缺乏大样本、高质量研究探讨 PED 评估时机，有关 PED 评估的最佳时机还需进一步证实。

五、PED 康复治疗

PED 的治疗不仅能改善个体的进食状况，也能改善其营养状况，预防 PED 相关并发症。目前 PED 的治疗包括口腔感觉刺激、运动训练、代偿性治疗、神经电刺激治疗等。

（一）口腔感觉刺激

对于口腔感觉较差的患者，可以采用冰棉棒刺激或冰水漱口，或者将不同味道的食物放置在舌头相应的味蕾感应敏感区域，增加外周感觉的传入，兴奋大脑吞咽皮质，从而起到改善吞咽功能的作用。

（二）运动训练

对于那些接受过长时间气管插管，之前没有吞咽困难或已知罹患脑卒中、神经肌肉疾病的患者训练似乎可以起到较好的康复作用。常见的口腔运动训练如下。

1. 舌压抗阻反馈训练，增强舌活动能力。

2. Masaco 训练，吞咽时通过对舌的制动，使咽后壁向前运动与舌根部相贴近，增加咽的压力，加快食团推进，可增加舌根的力量，延长舌根与咽喉壁的接触时间，减少咽部食物残留。

3. Shaker 训练，又被称为抬头训练，可提高食管上括约肌开放的时间和宽度。Wu 等提出了一种由护士管理的、基于医院的吞咽和口腔护理（SOC）干预，包括刷牙、唾液腺按摩、口腔运动和吞咽安全教育（表 14-2）在连续进行 14 天 SOC 预后，接受干预的患者比对照组更快恢复吞咽功能。

（三）代偿性治疗

对于拔管后确诊吞咽障碍的患者，应尽快给予营养支持治疗，优先考虑肠内营养，先提供短肽型肠内营养制剂，逐步训练转为经口进食。通过评估患者吞咽困难的严重程度，给予相应的饮食种类。Joerg 等在根据以往的临床评估和功能性吞咽困难治疗的一般原则下，使用了代偿性治疗。包括：①改变体位；②采取适应性措施，包括饮食质地改变，使用勺子等辅助工具；③功能练习，以恢复舌头和嘴唇的运动和感觉。该研究结果显示，33%（32/96）的吞咽困难患者在出院时已康复。

（四）神经电刺激治疗

神经刺激治疗多被证实用于脑卒中患者吞

表 14-2　吞咽和口腔护理干预方案

刷牙

- SOC 护士用蒸馏水冲洗患者的口腔，软化牙菌斑；用柔软的牙刷刷牙齿、牙龈、舌头和腭部；用湿纱布擦拭菌斑；用一层薄薄的凡士林润湿者的嘴唇。

唾液腺按摩

- SOC 护士轻轻按摩患者耳朵前的脸颊区域，沿着下颌移动，并用两个手指轻轻按压颧下区域 5～10 次，按摩腮腺、颌下腺和舌下腺。

嘴唇、舌头、下巴和脸颊的口腔运动训练

- 要求患者收紧嘴唇并将其张开至脸部两侧，将舌头向前、向右、向左、移出口腔，并向后缩回口腔；张开嘴巴，鼓起和收紧脸颊；发音"sh-sh-sh"，并尽可能延长最后一个"sh"的发音时间。每次重复 3 次、5 次或 10 次，具体取决于患者的耐受情况。

- 要求患者将嘴唇向外推，对抗压舌器的力量；将舌头推到左右脸颊，并对抗 SOC 护士对他们脸颊的压力；最大限度地张开嘴巴，对抗护士的压力；鼓起脸颊，对抗护士的压力。每次重复 3 次、5 次或 10 次，具体取决于患者的耐受情况。

安全吞咽教育

- 向患者解释不安全吞咽的体征和症状。

- 给予安全的吞咽指导，包括坐位口服、意识障碍时不进食等，改变饮食结构和黏度。

咽障碍的康复治疗，常见的神经电刺激治疗包括重复经颅磁刺激经颅直流电刺激和咽部电刺激（PES）。Iwy 等从 26 项随机对照试验中收集了 852 例脑卒中患者的数据，评估神经刺激对脑卒中后吞咽障碍的影响。rTMS 总体上表现出最大效应，其次是 PES 和 tDCS。在所分析的研究中，没有重大不良反应的报道。rTMS、tDCS 和 PES 在治疗的前 2 个月内效果最为显著。Dziewas 等在一项大规模试验中，对有神经源性吞咽障碍的脑卒中患者早期拔管进行 PES 试验。结果显示，PES 可以安全有效地治疗神经源性吞咽障碍，并且越早开始治疗越能取得更好的疗效。

神经源性吞咽障碍的主要病因是感觉反馈机制出现了问题，康复治疗以中枢或外周感觉刺激为主，而对于 PED 多因插管或气管切开导致神经肌肉损伤、感觉损伤、肌肉萎缩，单纯的感觉刺激疗法可能疗效一般。在多项研究证明，PES 可以改善气道保护和缩短拔管时间后，Koestenberger 等为了探究 PES 治疗与吞咽障碍并发症的相关性进行了一项 RCT 研究，结果显示，与对照组相比，接受 PES 治疗的患者肺炎患病率分值（4 vs. 21，$P=0.0046$）和再插管频率分值（0 vs. 6，$P=0.046$）显著降低。在最近发表的一篇个案报道中，一位患有新型冠状病毒肺炎的白种女性，在 ICU 长期插管后出现了 PED，接受 PES 辅助治疗 5 天后 PED 明显改善。这些研究提示，虽然神经电刺激疗法单纯治疗拔管引起的吞咽困难疗效一般，但或许可以作为一种辅助治疗手段，促进 PED 患者恢复。

（五）饮食护理

进食时协助患者取坐位或半卧位，防止反流，患者进食后保持半卧位至少 30min；食物尽量选择半固化的、糊状食物或半流质，以免固体食物误入喉部，造成呼吸道梗阻，也可防止流质饮食误吸气道。初次进食应从少量开始，评估患者吞咽情况后逐步增加患者的进食量，避免进食过快。如果吞咽障碍评估阳性者需汇报医生予留置胃管，给予鼻饲流质，鼻饲期间患者无床头抬高禁忌证，可抬高 30°，同时监测鼻饲液的鼻饲速度、温度，监测胃残余量，防止误吸，后期可再次进行吞咽评估。

（六）心理护理

患者出现吞咽障碍，因进食时呛咳频繁，会伴有不同程度的悲观、失望、情绪低沉、焦虑，甚至会产生拒绝进食的心理，易激怒，严重影响患者的生命质量，故对此类患者在进行训练时耐心讲解吞咽的机制、训练方法，进行心理护理，使其保持乐观情绪，积极主动配合训练，增强患者对康复的信心。

六、结论

慢性危重症患者气管插管时间长，慢性疾病多，年龄大，PED 呈现较高的发生率，医护人员应对拔管后吞咽障碍的危险因素进行早期识别，做到有效预防并及早筛查评估拔管后患者，给予及时关注，及时处理，改善慢性危重症患者结局。

目前国内重点关注脑血管疾病吞咽障碍的早期评估与治疗，对慢性危重症 PED 关注较少，大多数吞咽筛查评估工具也主要是针对脑卒中后患者，今后有必要开发此类患者的吞咽障碍的筛查和评估工具，为其早期筛查、诊断及防治提供最佳途径，改善慢性危重症患者的吞咽功能状态。

参考文献

[1] 潘晓虹，张红，艾红珍. ICU 气管插管患者拔管后吞咽障碍的研究进展 [J]. 中国医学文摘耳鼻咽喉科学，2021，36（1）：169-172.

[2] 中国吞咽障碍康复评估与治疗专家共识组. 中国吞咽障碍评估与治疗专家共识（2017 年版）[J]. 中华物理医学与康复杂志，2017，12（39）：881-892.

[3] 任慧玲，黄素芳. 气管插管患者拔管后获得性吞咽困难的研究进展 [J]. 护理研究，2015（8）：904-907.

[4] 万娜，王艳玲，等. ICU 患者获得性吞咽障碍发生现状及危险因素分析 [J]. 中国护理管理，2018. 18（11）：1467-1471.

[5] 童迪敏，沈蔚，徐玲丽，等. 急性脑血管病机械通气患者拔管后吞咽障碍的危险因素分析 [J]. 现代实用医学，2017，29（7）：875-877.

[6] Karen L, Johnson, Lauri Speirs, et al. Validation Of a Postextubation Dysphagia Screening Tool For Patients After Prolonged Endotracheal Intubation[J]. Journal of Pulmonary Critical Care, 2018, 27(2): 89-96.

[7] Martin B Brodsky, Vinciya Pandian, Dale M Needham. Post-extubation dysphagia: a problem needing multidisciplinary efforts[J]. Intensive Care Med, 2020, 46: 93-96.

[8] Rassameehiran S, Klomjit S, Mankongpaisarnrung C, et al. Postextubation dysphagia[J]. Proc(Bayl Univ Med Cent), 2015, 28(1): 18-20.

[9] Zuercher P, Moret C S, Dziewas R, et al. Dysphagia in the intensive care unit: epidemiology, mechanisms, and clinical management[J]. Crit Care, 2019, 23(1): 103.

[10] Skoretz S A, Flowers H L, Martino R. The incidence of dysphagia following endotracheal intubation: a systematic review[J]. Chest, 2010, 137(3): 665-673.

[11] Schefold J C, Berger D, Zurcher P, et al. Dysphagia in Mechanically Ventilated ICU Patients(DYnAMICS): a prospective observational trial[J]. Crit Care Med, 2017, 45(12): 2061-2069.

第15章 慢性危重症气道维护常用技术

慢性危重症患者气道功能维护是关系到患者生死存亡的技术。一些慢性危重症患者在危重病急性期已经建立人工气道，一些患者仍为自然气道，不管是否已经建立人工气道，维护气道通畅极为重要。因为这些患者反复肺部感染、年龄大、气道分泌物多、咳嗽能力差等，极为容易出现痰窒息。本章主要讨论通气管、球囊面罩、人工鼻、套囊测压仪、咳痰机、排痰机等规范使用，以及气道湿化、雾化、吸痰、气管切开时机和气管导管拔除等。

一、慢性危重症通气管使用规范

（一）鼻咽通气管使用规范

在慢性危重病患者抢救过程中，一些患者咽部肌肉松弛，舌根后坠，引起气道梗阻，打开气道需要维持一段时间，但又不需气管插管或气管切开；或者需要进行气管插管，但不具备插管条件，这时可暂时使用咽通气管。

咽通气管是用特殊管道，插入咽部使舌根前移，达到解除呼吸道阻塞的目的，避免人工长时间托下颌打开气道的疲劳。根据管道插入途径不同，可分为鼻咽通气和口咽通气两种方法。

鼻咽通气管形状类似气管导管，较短。是软橡胶无套囊导管，在鼻和咽之间提供气流导管。鼻咽通气管对咽喉部的刺激较口咽通气道小，因而清醒、半清醒和浅麻醉的患者更易耐受，开口受限、牙关紧闭或口咽部创伤的患者尤其适用本法。

1. 鼻咽通气管的结构和类型

(1) 常用单侧鼻咽通气管：鼻咽通气管材料由塑料或软橡胶制成，其型号和长度各异，尾端有一翼缘或可移去的圆盘，以防止其脱入鼻腔。鼻咽通气管的弧度与硬腭和鼻咽部后壁相适宜。其斜面位于左侧，以利于进入气道和减少对黏膜的损伤。虽然选用细的鼻咽通气道能减轻鼻部的损伤，但其太短可能使其不能到达舌后部。常用单侧鼻咽通气管如图15-1所示。

(2) 特殊鼻咽通气管：具体如下。

Bardex鼻咽通气管：Bardex鼻咽通气管由橡胶制成，其结构如图15-2所示。在其咽端有一斜面，鼻端有较大的翼缘，比之常规单侧鼻咽通气管更难以脱落到鼻腔内。

Rusch鼻咽通气管：Rusch鼻咽通气管由塑料制成，其结构如图15-3所示。在其鼻端由一个可调节位置的翼缘，咽端的斜面较短。

气管导管改良鼻咽通气管：根据需要，将同样口径的气管插管导管切断亦可以制成较长的鼻咽通气管，使用前应在热水中加温使其软化。当

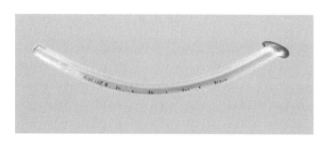

▲ 图 15-1 常用单侧鼻咽通气管

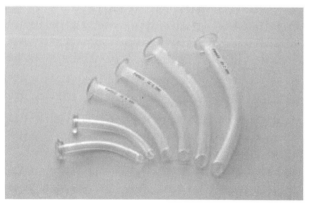

▲ 图 15-2 Bardex 鼻咽通气管

用气管导管制成鼻咽通气管时，应在其尾部穿上一针状物或接上一个直径为 15mm 的导管接头，以防止向鼻咽部脱入（图 15-4）。

2. 鼻咽通气管放置位置与作用

（1）鼻咽通气管放置位置：正确插入后，鼻咽通气管的位置见图 15-5。全长从鼻至咽部，前端位于会厌上和舌根下，翼缘正好位于鼻孔外。当鼻咽通气管的位置正确时，其前端是通过将舌根部抬离咽后壁而解除上呼吸道梗阻。但是，如果

鼻咽通气管太短或插入过浅，其前端则不能向上抬起舌根部，从而不能有效解除呼吸道梗阻（图 15-6）。如果鼻咽通气管过长或插入过深，其前端不仅可刺激会厌及其周围组织而诱发喉痉挛，而且可将会厌压向声门口；或其前端进入食管上端，不但不能解除呼吸道梗阻，反而可使呼吸道梗阻加重（图 15-7）。

（2）鼻咽通气管的作用：鼻咽通气管的临床作用基本类似于口咽通气管。在一些情况下，应用鼻咽通气管优于口咽通气管，如张口困难或用口咽通气道不能有效解除呼吸道梗阻的患者。与口咽通气管相比，意识于清醒或半清醒状态的患者能更好地耐受鼻咽通气管，而且发生意外性位置不当及脱出的可能较小。如果患者牙齿松动或全身条件极差，或者是口腔内存在创伤或病理性情况，应用鼻咽通气管更为适宜。

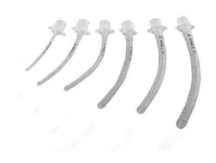

▲ 图 15-3　Rusch 鼻咽通气管

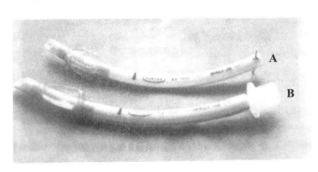

▲ 图 15-4　用气管导管自制鼻咽通气管

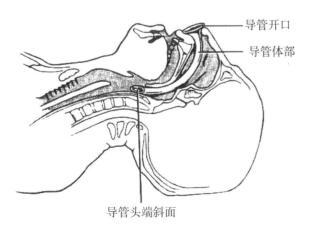

▲ 图 15-5　鼻咽通气管放置位置

导管开口
导管体部
导管头端斜面

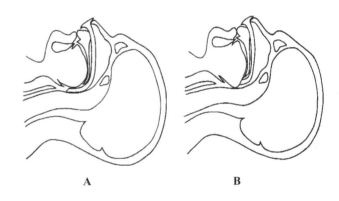

▲ 图 15-6　鼻咽通气管太短

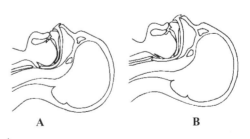

▲ 图 15-7　鼻咽通气管太长

A. 鼻咽通气管太长，其前端将会厌压向声门口；B. 鼻咽通气管太长，其前端进入食管上端

3. 适应证 适应证包括：①清醒、半清醒或浅麻醉患者发生呼吸道梗阻者；②不适宜应用口咽通气管的患者；③有牙齿松动或牙齿易折断的患者；④需要协助进行口腔和咽喉部吸痰的患者；⑤呼吸尚平稳，血气分析及血氧饱和度尚正常的患者；⑥辅助实施咽部手术。

4. 禁忌证 禁忌证包括：①鼻气道阻塞；②鼻骨骨折；③明显的鼻中隔偏移；④凝血机制异常；⑤经蝶鞍施行垂体瘤切除术，颅底骨折脑脊液鼻漏。

5. 鼻咽通气管置入操作步骤

(1) 准备工作包括核对患者，放平床头，患者仰卧位，选择通畅一侧的鼻腔。检查患者的鼻腔，以确定其大小和形状、是否有鼻息肉或明显的鼻中隔偏移等。

(2) 选择合适型号的鼻咽通气管，其长度大约相当于鼻外孔至下颌角的距离（图 15-8）。

(3) 鼻腔黏膜表面喷洒血管收缩药和局部麻醉药，如呋麻合剂、肾上腺素、利多卡因等。

(4) 用含有水溶性局麻药的软膏润滑鼻咽通气管。

(5) 将鼻咽通气管外涂以石蜡油。

(6) 将鼻咽通气管的弯曲面对着硬腭放入鼻腔，顺腭骨平面向下推送通气管至硬腭部，直至在鼻咽部后壁遇到阻力。

(7) 在此鼻咽通气管必须弯曲 60°～90°，才能向下到达咽部。虽然继续用力推送通气管即可完成此操作，但易损伤咽后壁黏膜，故应将通气管逆时针旋转 90°，使其斜面对向鼻咽后部黏膜。通气管通过此弯曲后，将其旋转回原位，并推送至合适深度（图 15-9）。

(8) 鼻咽通气管插至足够深度后，如果患者咳嗽或抗拒，应将其后退 1～2cm。如果放置鼻咽通气管后，患者呼吸道仍有阻塞，在排除喉痉挛的情况下，应试插另一根较长的鼻咽通气管。

(9) 取出鼻咽通气管。在拔出前，先吸除鼻咽及口腔分泌物，然后解除固定胶布，于呼气期拔出，以免误吸。当拔除过程中遇到阻力时，可暂停，待用滑润剂或水湿润后并反复转动通气管，待其松动后，再行拔除。

6. 鼻咽通气管维护要点 鼻咽通气管维护的重点是维持通气管的通畅与防止可能引起的并发症。

(1) 维持通气管通畅：恰当固定鼻咽管的外端；勤吸口咽部及通气管内的分泌物，以防止阻塞通气管和误吸，因为患者一旦放置鼻咽通气管后就会使咳嗽功能受限。具体吸痰的次数根据分泌物多少而定。

(2) 防止并发症：①选用大小合适的通气管型号；②需要较长时间放置患者，可每天更换一个鼻孔插管；③定时湿化。

7. 注意事项

(1) 置管时切忌暴力，如果用中等力量不能将

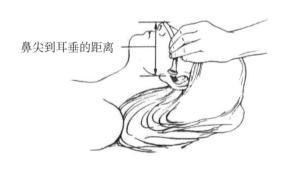

鼻尖到耳垂的距离

▲ 图 15-8 鼻咽通气管长度测量

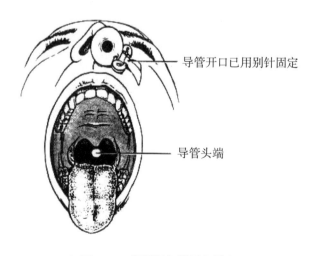

导管开口已用别针固定

导管头端

▲ 图 15-9 鼻咽通气管置入固定

通气管置入，应换另一根较细的通气管，并且需用棉棒再次扩张鼻道；也可在另一鼻孔试插。

（2）如果不能通过鼻咽部弯曲，可旋转通气管90°轻柔推进，然后再旋转180°往前推进。另一方法是先后退通气道1～2cm，将一吸痰管经通气管内置于口咽部，然后顺着吸痰管向前推进，多能成功。

（3）在少数患者，即使应用最长的鼻咽通气管也不能到达鼻咽部而使呼吸道梗阻缓解，在此情况下，可将一根6.0的气管导管在18cm处截断，此长度的通气管常足以解决此问题。

（4）鼻出血多为自限性，如果鼻前部血管丛出血，可在鼻部加压；如果鼻后部血管丛出血，应留置通气管，吸引咽部，保证患者通气。如果出血不止，立即停用此法，可考虑进行气管内插管。

（5）如果在后咽腔形成黏膜下假道，应立即拔除鼻咽通气管，可经另一鼻孔再插或换用口咽通气管。

（6）使用中应经常观察患者鼻翼是否有压迫性溃疡或是否有鼻窦炎的征象。

（二）口咽通气管

口咽通气管又称口咽导气管，是经口插入的咽通气管道，为一种非气管导管性通气管道，是最简单、有效且经济的打开气道辅助物。口咽通气管对咽喉部刺激较大，而且张口带来不适，不适宜应用于清醒患者。主要用于心肺骤停昏迷患者或麻醉患者紧急时放置，解除一时的舌根后坠引起的气道阻塞。

1. 口咽通气管的结构　口咽通气管是一种由弹性橡胶或塑料制成的硬质扁管型无套囊人工气道，呈弯曲状，其弯曲度与舌及软腭相似。口咽通气管通常由橡胶或塑料制成，亦可用金属或其他弹性材料制成，临床常用的口咽通气管，为一椭圆形空心塑料管，外形呈"S"形，主要包括以下几个基本部分（图15-10）：翼缘、牙垫部分和咽弯曲部分等。

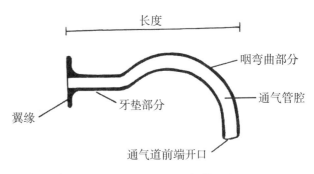

▲ 图 15-10　口咽通气管结构

（1）翼缘：口外端有一圈突出的外缘（即翼缘），主要作用是防止口咽通气管脱入口腔内过深。另外，翼缘还可作为固定口咽通气管处于正确位置的装置。正常情况下，翼缘应放置在患者的门齿外，但不应压迫唇部。

（2）牙垫部分：牙垫部分与牙齿接触的咬合部位，宽度应足够与2～3颗牙齿接触，这样牙齿咬合压力才能够均匀分配到所接触的牙齿上。其结构坚固，以防患者咬牙将通气管的管腔闭死。

（3）咽弯曲部分：咽弯曲部分是通气管的主体，呈向上向后弯曲，以适应患者舌和腭部的形状，多呈管形或半开放状，用作通气或器械操作的径路。

各类口咽通气管均有多种型号，从适用于早产儿和新生儿的000号至成年人应用的4号（图15-11）。随口咽通气管型号增大，其形状和长度逐渐增加，以适用于在不同年龄和不同体型的患者使用（表15-1）。一般要求，口咽通气管应有足够的宽度，以能接触上颌和下颌的2～3个牙齿为最佳，这样可使患者咬力均匀地分布在口咽通气管的牙垫部分，从而降低患者咬闭通气管腔的可能性。当口咽通气管处于正确位置时，其全长位于唇部与咽部之间，近端位于两唇和上下牙齿之间，远端位于舌和口咽后壁之间，通过其对舌的压力，可以向前提起会厌。

2. 口咽通气管类型

（1）Guedel 口咽通气管：是最常用的口咽通气管，其结构为一椭圆形空心塑料管，在牙齿水平

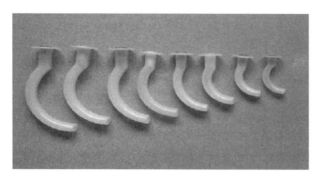

▲ 图 15-11　各种型号通气管

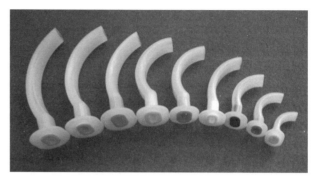

▲ 图 15-12　Guedel 口咽通气管

表 15-1　口咽通气管的型号

型　号	长度（cm）
000	3.5
00	5.0
0	6.0
1	7.0
2	9.0
3	10.0
4	11.0

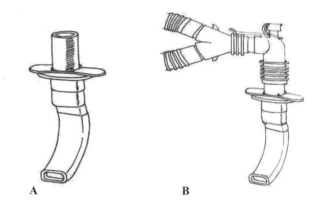

A　　　　　　　　　　B

▲ 图 15-13　A. 带有标准接头的 Guedel 口咽通气管；B. 与通气管路连接

用较硬的塑料内管加固，咽弯曲段为塑料缘（图15-12）。目前，一些厂商生产的此种通气管在其翼缘的上方安装了标准雄性接头。在使用中，通过与呼吸机管路和麻醉机管路相连接即可进行机械通气，改善给氧（图 15-13）。

　　为了更加便于临床应用，有人对 Guedel 口咽通气管做了进一步的改良，将其咽弯曲段的通气导管制成半开放的 C 形，并在其翼缘的上方预制有放置气管导管的专用槽和系气管导管专用弹性固定带的栓柱（图 15-14）。在气管插管后，可将此改良型口咽通气管通过 C 形缺口处套在气管导管上，并将口咽通气管插入口腔内，使气管导管的口腔部分位于口咽通气管的通气管腔内。将专用弹性固定带端的固定孔挂在翼缘上方靠上唇处的栓柱上（图 15-15A）；将专用弹性固定带的另一端绕颈 1 周后上行至口咽通气管的翼缘处，专用弹性固定带上的固定孔亦挂在靠上唇处的栓柱

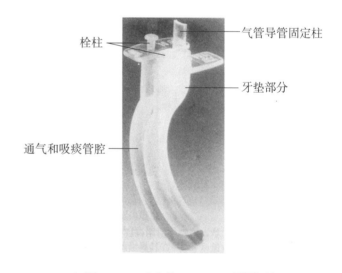

栓柱　　　气管导管固定柱

牙垫部分

通气和吸痰管腔

▲ 图 15-14　改良的 Guedel 口咽通气管

上，从而使气管导管得以牢固固定。

　　另一种固定方法是，在专用弹性固定带的另一端绕颈 1 周并上行至口咽通气管的翼缘处后，用专用弹性固定带另一端的多余部分缠绕气管导

管和通气管翼缘上方的气管导管固定柱（图 15-15C），然后将专用弹性固定带末端的固定孔挂在靠下唇处的栓柱上。这样亦可使气管导管牢固固定在患者的头颈部。为了加强开放性翼缘的抗咬压能力，此类改良型口咽通气管还配备有专用的牙垫，使用时可将牙垫放置在翼缘的开放侧，然后再用专用固定带按上述的方法将气管导管与牙垫一起固定。

(2) Berman 口咽通气管：Berman 口咽通气管无密闭的通气管腔，其主要结构为两个相互平行的弯曲塑料板，通过中间的连接板相互连接。通气和吸引操作是在连接板两侧的半开放状管腔内进行（图 15-16）。

(3) 改良型 Berman 口咽通气管：Berman 口咽通气管有以下三个主要的改良型式。

普通改良型：此种改良型 Berman 口咽通气管是在中间的连接板上增加开孔，以减少口咽部黏稠分泌物造成管腔完全阻塞的可能（图 15-17）。

缩舌性通气管：其前部的口咽段为活动性部分，可在其末端通过松锁机制使活动性口咽段向上抬起，从而使舌更向前移位，有助于解除因舌后坠成的上呼吸道梗阻（图 15-18）。

计算机辅助设计通气管：此通气管中间的带孔连接板较宽，舌面呈锥形。牙垫部分较长，尤其是舌面部分。该通气管的前端呈稍微上抬状。在其末端，上、下翼缘之间的连接板上留有一专用固定孔，供通过固定系带之用（图 15-19）。

(4) 带套囊口咽通气管：带套囊口咽通气管的通气管前端安装有套囊，套囊充气后能使口咽部达有效的低压封闭，并可直接连接通气环路替代

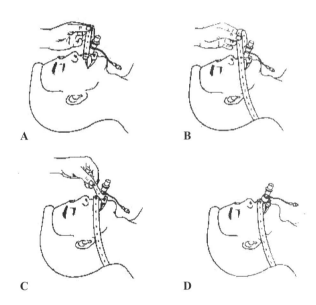

▲ 图 15-15　专用固定带将气管导管和口咽通气管一切固定于患者颈部

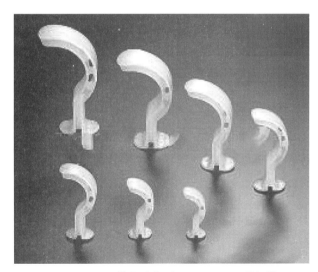

▲ 图 15-17　普通改良型 Berman 口咽通气管

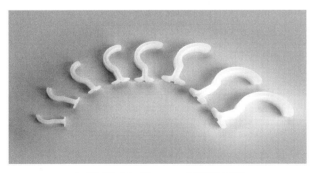

▲ 图 15-16　Berman 口咽通气管

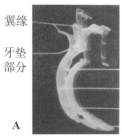

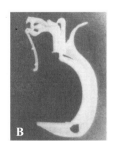

翼缘
牙垫部分
中间连接嵴
腭托
舌托
舌板下端的活动性部分

▲ 图 15-18　Berman 缩舌性通气管

面罩通气。主要适用于不需气管插管且无误吸危险的短小手术患者（图 15-20）。

与气管插管相比，带套囊口咽通气管的主要优点有：①置入方法简单，操作容易；②对气管和声门无损伤作用；③无误置食管或支气管的危险。主要缺点是不能有效防止误吸。

（5）S 型口咽通气管：又称双 Guedel 口咽通气管（图 15-21），一半插入口腔，一半露在口腔外，露在外侧者则便于紧急时人工口对通气管通气。

（6）辅助气管插管操作专用通气管：具体如下。

Berman 气管插管咽通气管：亦称 Berman II 型通气管。仅能用作常规的口咽通气管，而且可用于辅助盲探经口气管插管或引导光导纤维支气管镜（fiber optic bronchoscope，FOB）进行经口气管插管。该通气道的全长为一管形结构，能够插入经过满意润滑的气管导管（图 15-22）。

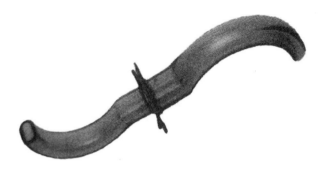

▲ 图 15-21　S 型口咽通气管

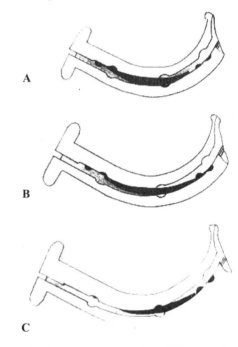

▲ 图 15-22　Berman 气管插管咽通气管
A. 小号；B. 中号；C. 大号

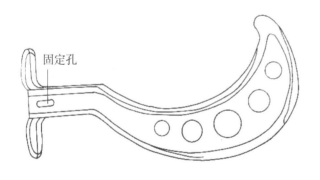

▲ 图 15-19　计算机辅助设计通气管

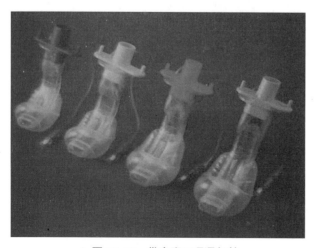

▲ 图 15-20　带套囊口咽通气管

目前此种通气管有三种可用的型号，可根据患者的年龄和体型加以选择。当正确插入合适型号的此类通气管时，其前端正好位于会厌谷，并能将舌向前抬起。该通气管一侧的管壁呈非连接状，其间的狭缝能够被增大，从而在完成气管插管操作后可从气管导管上移下该通气管。

目前临床应用的此类通气管由塑料制成，有两种型号（9 号和 10 号），能分别匹配内径≤8.0mm 和≤8.5mm 的气管导管。其咽弯曲近端的 1/2 呈管状，用于放置 FOB 和气管导管；远端 1/2 的舌面呈开放状。在气管插管操作中，应卸除气管导管的接头，因为其不能穿过该通气管的管腔，在气管插管完成后可阻碍从气管导管上卸除该通气道。

Williams 通气管 – 气管插管器：设计该通气管的主要目的是用于盲探经口气管插管操作，亦可用作常规口咽通气管或用于引导 FOB 进行气管插管操作（图 15–23）。

Ovassapian 气管插管通气管：设计此种通气管的目的是用于引导 FOB 进行经口气管插管操作，其近端的舌面相当宽，呈扁平状，以利于控制舌的位置；两侧壁呈直状。在两侧壁之间有两对弯曲的引导壁，其顶端分别指向对侧。两引导壁之间的间隙可顺利运过内径≤9.0mm 的气管导管（图 15–23）。该通气道的引导壁属可曲性，从而在气管插管完成后，通气道从气管导管上卸除。

3. 口咽通气管作用

（1）维持上呼吸道通畅：口咽通气管可以治疗或预防舌跟抵至腭部或附着至咽后壁所致的上呼吸道梗阻。在正常清醒处于平卧位时，由于口咽部的肌肉具有一定的紧张度，能够维持呼吸道通畅。由于支持舌维持上呼吸道通畅的口底和咽部肌肉松弛，危重病昏迷患者舌和会厌可向后坠入咽后壁，从而导致上呼吸道梗阻。当正确插入口咽通气管时，其前端能够将舌和会厌从咽后壁提起，从而达到预防或治疗上呼吸道梗阻的目的（图 15–24）。与维持上呼吸道通畅的其他人工方法（如仰头举颏法、仰头抬颈法、托下颌法和气管插管）相比，插入口咽通气管不影响患者颈椎的稳定性。

（2）用作牙垫：除用于维持呼吸道通畅外，还可

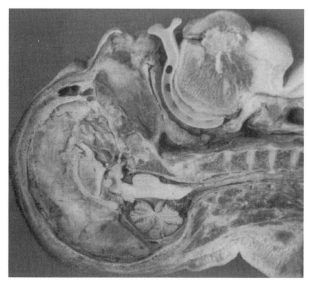

▲ 图 15–24　口咽通气管放置合适位置，显示舌体背面和口咽后壁分开

将口咽通气管作为牙垫来防止患者咬闭在口腔内插置的气管导管。在癫痫患者的发作中，放置口咽通气管不仅能够维持患者呼吸道通畅，而且可防止其咬破舌头。

值得注意的是，虽然口咽通气管可单纯用作危重患者的牙垫，但其能引起咽或口腔内组织的损伤，尤其是长时间应用或患者处于俯卧位时，或手术中不能经常持续观察时。

（3）其他用途：①协助进行口咽部吸引；②在一些患者的面罩通气中，应用口咽通气管有助于实现面罩密闭，如无牙患者；③协助插入口咽部和胃内管道；④引导 FOB 进行气管插管。

4. 口咽通气管适应证　适应证包括：①呼吸道梗阻患者；②癫痫发作或痉挛性抽搐时保护舌、齿免受损伤；③口、咽、喉分泌物增多，便于吸引；④同时有气管插管时，防止气管插管被咬。

5. 禁忌证　禁忌证包括：①清醒或浅麻醉患者；②前四颗牙齿具有折断或脱落高度危险的患者。

6. 口咽通气管置入的操作步骤　虽然口咽通气管的使用十分简单，但必须操作正确，才能达到满意效果，否则容易造成口咽部组织损伤及通气效果不良。常用的插入方法有下列两种。

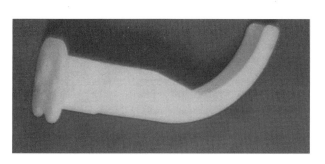

▲ 图 15–23　Williams 口咽通气管

(1) 舌拉钩法或压舌板法：本方法是利用舌拉钩或压舌板协助下，将口咽通气管插入正确的位置，是临床插入口咽通气管的最常用方法，操作步骤如下。

选好大小合适的通气管，其长度大约相当于从门齿到下颌角的长度（图 15-25）。患者取头后仰位，半清醒患者需向口腔与咽后壁喷洒表面麻醉剂，如地卡因等。操作者洗手，戴无菌手套、口罩和帽子，必要时戴防护目镜。患者取仰卧位，清除口、鼻和咽部分泌物，取下义齿，检查有无牙齿松动。打开患者口腔，放置大拉钩于舌根部，向上提起使舌离开咽后壁。将口咽通气管放入口腔，其末端突出门齿 1~2cm，此时口咽通气管即将到达口咽部后壁。如果通气管头端刚到舌根部，其翼缘已在牙齿部位，提示通气管太小。双手托起下颌，使舌离开咽后壁，然后用拇指将通气管向下推进 2cm，使通气管弯曲段位于舌根后。测试人工气道是否通畅。以手掌放于通气管外端，于呼气期感觉是否有气流呼出；或以少许棉絮放于通气管外口，观察其在呼吸中的运动幅度。此外，还应观察胸壁运动幅度和听两肺呼吸音。检查口腔，以防止舌或唇夹置于牙和通气管之间。用胶布条将通气管外端固定在唇面部，以防移位和脱出，但应注意不要封住通气管的开口处。

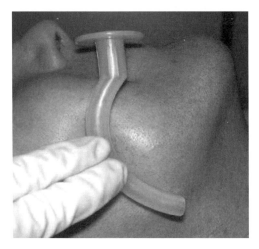

▲ 图 15-25　口咽通气管长度测量

(2) 反向插入法：是放置通气管的另一种方法。

选择口咽通气管型号。患者平卧，头后仰。操作者一手的拇指和食指交叉将下唇齿与目唇分开，另一手将口咽通气插入口中，通气管的弯曲面向腭部，当其头端接近口咽部后壁时（已通过悬雍垂），将其旋转 180° 向下推送至合适位置（图 15-26）。测试人工气道是否通畅。用胶布固定通气管。

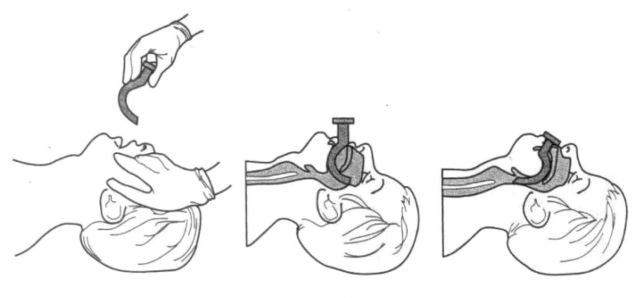

▲ 图 15-26　口咽通气管反向插入法

7. 口咽通气管维护要点

(1) 恰当固定通气管外端，以免脱出。

(2) 勤吸通气管与口咽腔内分泌物，以防气道阻塞。

(3) 防止口腔压伤。每 2～3 小时应把口咽通气管更换位置，以防压伤、坏死，同时保持上下唇湿润。

(4) 保持口腔卫生。对长时间放置口咽通气管的患者要特别注意口腔卫生，除每 4～6 小时冲洗口腔 1 次外，每天应更换通气管 1 次。

(5) 患者应采取侧卧位，以利口腔分泌物外流，病情需平卧者，应去枕头倾向一侧，以减少误吸。

(6) 吸痰时要固定通气管，以免在口腔滑动引起损伤。吸痰管以 14 号为宜，吸通气管内痰液后，还应吸净管周分泌物。

8. 注意事项

(1) 通气管长度要合适，如果通气管太短，舌仍可能在口咽水平；如果太长，可能到达咽喉部抵触会厌，引起咳嗽和喉痉挛。

(2) 注意口腔清洁。

(3) 有呕吐患者，要及时吸出口腔内呕吐物，以免误吸。

(4) 放置通气管，不利于咳嗽，故此一旦气道梗阻好转，要及时拔除。

二、面罩使用规范

面罩就是扣住口鼻面部，连接人工通气或给予患者氧气的一种急救工具，在慢性危重症维护与治疗中经常用到。一般分为给氧面罩、雾化面罩、储氧面罩、连接面罩等。本文介绍的为连接呼吸球囊、麻醉机和无创呼吸机的连接面罩，简称面罩。

通常国内的一些临床医务人员对面罩不甚了解，往往把给氧面罩当连接面罩使用，连接呼吸球囊进行通气，起不到呼吸支持作用。在国外，院前急救人员常常采用口对面罩通气方式对突发性心脏骤停的患者进行人工通气。对训练有素的急救人员来说，一个适合的面罩可有效、简便地进行人工通气，并且安全。

（一）面罩基本结构

面罩主要有罩住患者面部的面缘，一个供氧气或测压接头，一个 15～22mm 大小的国际标准接口，头部固定带接口连接孔等部分组成（图 15-27 和图 15-28）。面罩的面缘有双层可脱卸硅胶垫或带充气气囊面缘。标准接口可以连接由急救人员口含接口，急救人员通过它向患者气道吹气，也可以连接呼吸球囊通气，或连接麻醉机、呼吸机，进行麻醉与无创通气。面罩一般有黑色橡胶和透明塑胶两种材质，透明面罩便于观察到胃的反流和口腔内情况。

面罩有不同型号以适合成人及儿童使用，应用时应注意选择适合于患者面部大小的型号，过大或过小均会使气道密闭困难，并引起不适。此外，还有全面罩（图 15-29 和图 15-30），能够罩住整个面部。

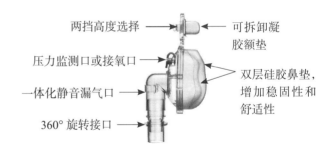

▲ 图 15-27　面罩结构 1

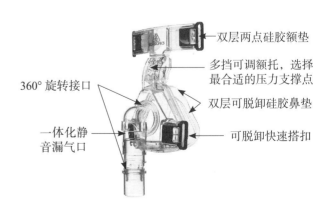

▲ 图 15-28　面罩结构 2

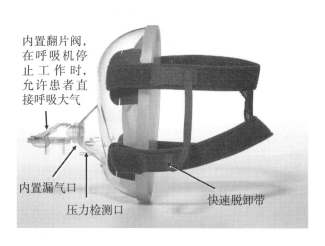

内置翻片阀，在呼吸机停止工作时，允许患者直接呼吸大气

内置漏气口

压力检测口

快速脱卸带

▲ 图 15-29　全面罩结构

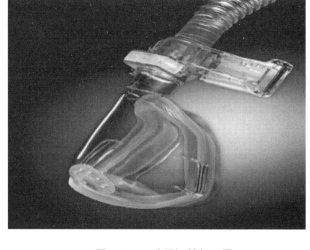

▲ 图 15-31　瑞思迈梦幻面罩

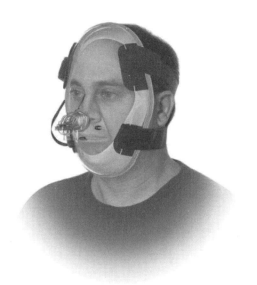

▲ 图 15-30　全面罩佩戴

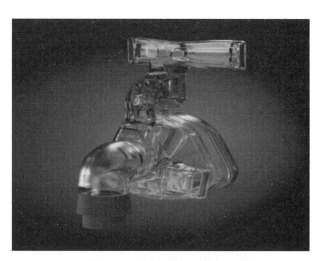

▲ 图 15-32　瑞思迈超级梦幻面罩

（二）常用面罩性能

1. 瑞思迈梦幻系列面罩

（1）梦幻面罩（图 15-31）：①内层硅胶三点软化处理；②外层硅胶软垫，贴紧面部；③额头高度可调，适于不同额头高度的患者；④八个部件组成，便于清洁、维护。

（2）超级梦幻面罩（图 15-32）：①硅胶三点软化处理；②外层硅胶软垫，贴紧面部；③四点牢靠固定；④额头高度可调，适于不同额头高度的患者；⑤十三个部件组成，便于清洁、维护。

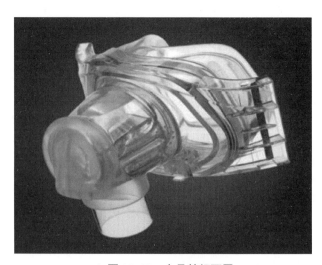

▲ 图 15-33　水晶梦幻面罩

（3）水晶梦幻面罩（图 15-33）：①采用独立悬挂式头带、独立单侧角度调节钮；②静音导流罩、二氧化碳冲洗阀；③内层硅胶三点软化，外层采用硅胶软垫。

（4）全口鼻梦幻面罩（图 15-34）：①全新梦幻口鼻面罩，有效防止因张口呼吸而导致的漏气，提高 CO_2 排放率，保障治疗效果；②五点固定，稳定舒适，独有快速安全解除索完美人体解剖学设计避免漏气；③死腔小，最大限度地排除残留 CO_2，其效率是传统口鼻面罩的 5 倍，CO_2 潴留仅为 10～15ml；④进气口单项安全阀，防止窒息。

（5）全能梦幻面罩（图 15-35）：全球独创"动态单元"技术，全面保障面罩密闭性，有效降低头带松紧度，避免面部压迫，具有智能化的自适应，前额软垫，自调高度，易脱扣设计，全面提高面罩佩戴的舒适度。

2. 国内一般面罩　国内一般面罩（图 15-36）简陋价廉，不同尺寸可用于成人、儿童、婴儿，带充气阀面罩及预充气面罩可供选择。医用 PVC 材质，单一包装，一次性使用，防止交叉感染。

3. 头带及其他附件　无创通气时还需要头带、软帽、漏气接头（一次性漏气接头和静音漏气接头）、平台漏气阀、下颌带、快速搭扣等辅助用品。

（1）头带、头帽的使用（图 15-37 和图 15-38）：连接时有正反、上下方向，先松连接，在摆正面罩位置后收紧头带、头帽，保证面罩的纵轴与面部平行，松紧度以鼻翼处能插入一手指为限。由于 BiPAP® 呼吸机有漏气补偿功能，不要求面罩佩戴很紧。如有胃管，可直接从面罩内引出。解开时，仅需解开下侧一端的扣带即可。均用热肥皂水清洗，晾干后待用。

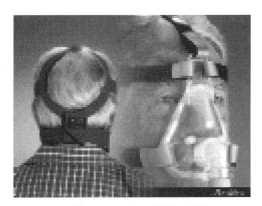

▲ 图 15-34　全口鼻梦幻面罩

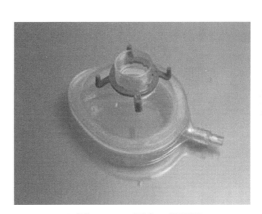

▲ 图 15-36　国内一般面罩

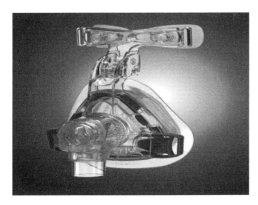

▲ 图 15-35　全能梦幻面罩

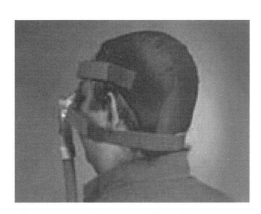

▲ 图 15-37　头帽示意

(2) 漏气阀：漏气阀分一次性漏气阀（图 15-39）、静音漏气阀（图 15-40）和 PEV 平台漏气阀（图 15-41 和图 15-42）。

漏气阀漏气量大小：一次性漏气阀与静音漏气阀的漏气量相同；PEV 的漏气量最大，并且压力上升到一定水平，漏气量不再增大，CO_2 潴留患者使用效果最佳。

漏气阀使用注意事项：连接 BiPAP® 呼吸机时，至少要保证连接一个漏气阀；静音漏气阀和 PEV 阀均有连接方向，千万不能反接；使用前要了解阀的作用，在使用中千万不要堵住；漏气阀的漏气方向朝向外面，千万不要对着患者身体。

(3) 下颌带：为张口呼吸患者使用，防止口腔漏气（图 15-43）。

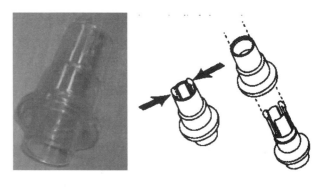

▲ 图 15-40 Whisper Swivel II 静音漏气阀

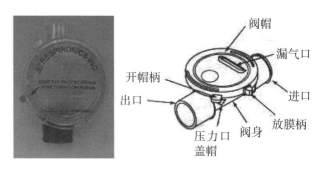

▲ 图 15-41 PEV 平台漏气阀（阀闭合时）

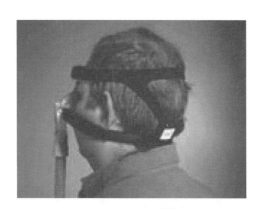

▲ 图 15-38 头带

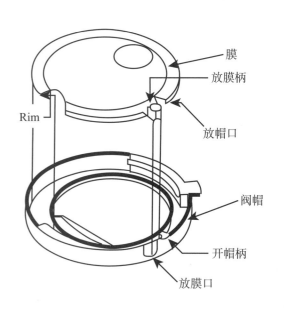

▲ 图 15-42 PEV 平台漏气阀（阀打开时）

（三）理想的面罩特点

1. 充气套垫 面罩扣在患者面部应不漏气，这可以在面罩口周边应用富有弹性的充气套垫来做到。

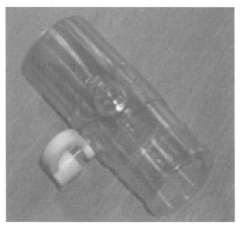

▲ 图 15-39 一次性漏气阀

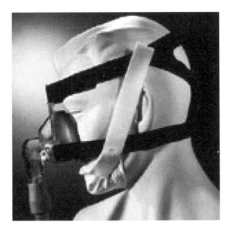

▲ 图 15-43 下颌带

2. 乳头状接口 应设有乳头状接口，以便口对面罩通气时可接氧气源补氧，乳头接口应安装有单向活瓣或插销，以避免不用氧时漏气。

3. 材料 面罩应该用透明材料制作，以便可看见患者鼻、口，及时发现反流食物。

4. 标准化接口 面罩应该有标准化接口，内径 15mm，外径 22mm，便于连接呼吸球囊、呼吸机和麻醉机。

5. 面罩大小 面罩的平均大小应对绝大多数成人均能适用，对于特别大或特别小的成人或儿童，婴儿应有特制的面罩。

6. 面罩上单向活瓣和过滤器 面罩上应连接有单向活瓣或过滤器，以保护营救者免被患者呼出气或呕吐物所污染。患者的呼出气应有另外出气口，并距离营救者的吹气口有一定距离。活瓣或过滤器不应被呕吐物或湿化冷凝水所堵塞。在营救者和患者之间还应该用延伸管作为额外的屏障。

7. 活瓣、过滤器气流阻力 活瓣、过滤器和延伸管应该有很小的气流阻力，按照国际标准化组织（International Organization for Standardization，ISO）规定：在流量 50L/min 时装置产生的回压应少于 0.49kPa（5cmH$_2$O）。目前有些市售装置已证明对气流的阻力过高。

8. 面罩死腔量 面罩死腔应尽量减小，尤其是应用于婴幼儿的面罩。

（四）面罩临床适应证

适应证包括：①连接呼吸球囊，进行人工通气；②连接无创呼吸机；③连接麻醉机。

（五）面罩临床禁忌证

禁忌证包括：①面部外伤、手术创伤或畸形；②上呼吸道损伤、阻塞和气管 - 食管瘘。

（六）面罩使用操作规范

1. 复苏麻醉时面罩操作规范

(1) 选择合适面罩。应该选好面罩的大小，以能完全覆盖口鼻而不遮住眼睛和下巴为宜。

(2) 与呼吸球囊或麻醉机连接。

(3) 开放气道，应将患者的下颌抬高，使气道充分开放，防止颈项屈曲而气道不通畅。急救人员位于患者头端能使面罩密封口鼻效果更好，将面罩紧贴覆于患者面部，对怀疑有头面部创伤者用一手的后三指（第三、四、五指）在下颌角处抬起下巴，将其往上往前推，注意不要触及下颌的软组织，以免压闭气道。拇指和食指以 "C" 形环绕面罩，向下用力压住面罩，使其紧紧贴覆于面部，其余手指则扣住下颌，提颌以保持呼吸道开放，这也称为 "E-C 钳夹法"（第三、四、五指呈 E 形抬起下颌，拇指和食指呈 C 形固定面罩）。

(4) 一旦面罩紧贴覆于面部后，即可以口含连接管并向患者口腔吹气，或者另一手就开始挤压呼吸球囊，给予人工通气。

(5) 对有明显气道梗阻或肺顺应性差者，通常需要两人同时实行人工通气。一人以"E-C 钳夹法"固定面罩，另一人吹气或挤压呼吸球囊通气（图 15-44）。疗效很大程度上取决于气道密闭的程度和患者配合的情况。

2. 无创呼吸时面罩操作规范

(1) 操作前耐心宣教与指导。由于患者以往未用过面罩正压通气，几乎 100% 不愿进行，所以操作前的耐心宣教与指导极为重要。必须向患者和家属讲清此方法能帮助患者呼吸，治疗呼吸衰竭是既有效又安全的措施，以利消除恐惧心理，取得患者的配合。

(2) 选择大小合适面罩。国外用测量器测量鼻梁、两侧鼻翼、嘴微张下唇下方点之间距离，定制个体专用面罩（图15-45）。

(3) 戴上头帽或头带，将系带固定面罩，处于舒适位置。

(4) 将呼吸机管道接上面罩。

(5) 再次调整系带拉力，使面罩刚好不漏气为止。

（七）面罩使用注意事项

1. 加强口腔护理，及时清除分泌物和呕吐物，防止窒息。

2. 腹胀减压排气，防反流性吸入肺炎。

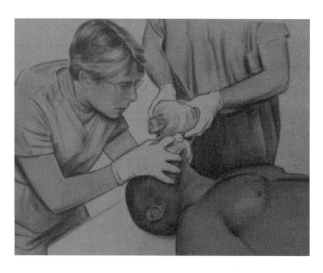

▲ 图 15-44　双人面罩球囊通气

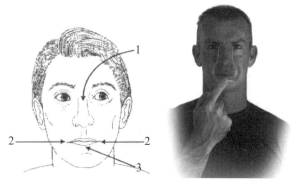

▲ 图 15-45　测量面部特定位置（1、2、3），制作专用面罩

3. 训练患者自己戴拆面罩与呼吸机连接。

4. 无创通气时切忌先将面罩连接好呼吸机，再固定面罩。此时 Bi-PAP 呼吸机因漏气量大，引起很大的漏气补偿，吸气流量从 40～60L/min 猛增到 100～150L/min，气流冲击脸部，仍达不到预置压力，呈持续吸气状态。

（八）面罩消毒清洁与日常维护

1. 长时间无创通气时面罩维护

(1) 定期清洁消毒。

(2) 面罩面缘气囊充气约达 70%，充气过多，与面部贴不紧。

(3) 如有皮肤刺激，可先用热肥皂水清洗；如仍存在刺激，换用其他材质的面罩。

(4) 预防面部压迫伤。

2. 一般维护与消毒

(1) 面罩在不用时应该放置在干燥通风的地方。

(2) 用完后可用中性清洁剂进行清洁。

(3) 头带应及时清洗，使用中性清洁剂。

(4) 面罩为硅胶材料，不能接近高温，不能高压消毒。

(5) 避免利器刮划。

(6) 面罩为耗材，使用一段时间发现氧化变硬或使用不适时应及时更换。

三、呼吸球囊使用规范

呼吸球囊是慢性危重症床头必备急救设备，又称"气囊－活瓣复苏器""加压给氧气囊""手控呼吸器""空气－面罩－气囊－组合"（air-mask-bag-unit，AMBU）、"简易呼吸器""复苏球囊"等，俗称"手控皮球"。无创简单，操作方便。这种装置可以接面罩应用，也可以直接与气管插管或气管切开导管连接来应用。

（一）呼吸球囊基本结构及性能

1. 呼吸球囊基本结构　呼吸球囊由硅球体、单向阀、氧气储气阀、氧气储气袋、氧气导管等组成（图15-46）。

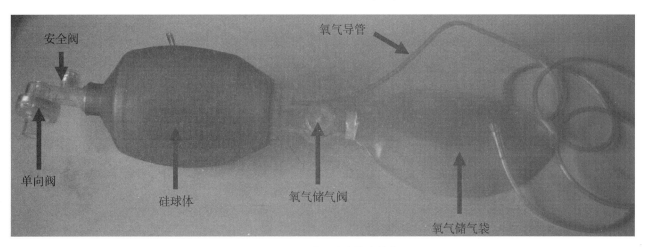

▲ 图 15-46　呼吸球囊基本结构图

硅球体的容量依生产厂家而不同，成人型的容量范围为 1.0～2.2L，儿童型为 0.35～0.5L，婴儿为 100～300ml（图 15-47）。不同型号每次按压时通气量见表 15-2。

2. 呼吸球囊性能　判断呼吸球囊的性能有 4 个重要的标准：通气能力（频率和潮气量）、氧的输送（DO₂）、活瓣功能和坚实耐用性。

(1) 理想的呼吸球囊应该具有的特点：①可自主充气的气囊，易清洁和消毒；②一个单向瓣膜，最低氧入量为 15L/min；③一个无 pop-off 瓣膜；④标准的 15mm/22mm 接口；⑤可以迅速由氧入口供给高浓度氧；⑥不能再吸气气瓣；⑦在常规条件下和极端气温下能满意使用。

(2) 技术参数：具体如下。

成人≥40kg，7kg＜小儿＜40kg，婴儿≤7kg。

限压阀压力：成人 50±10cm H_2O，小儿 40±5cm H_2O，婴儿 30～45cm H_2O。

吸气阻抗：成人 50L/min，小儿 50L/min，婴儿 5L/min。

呼气阻抗：成人 50L/min，小儿 50L/min，婴儿 5L/min。

患者阀接头口径：标准接头为内径 15mm，外径 22mm。

净重（g）：成人 600g，小儿 410g，婴儿 350g。

球囊容积：成人 1000～2000ml，小儿 650ml，

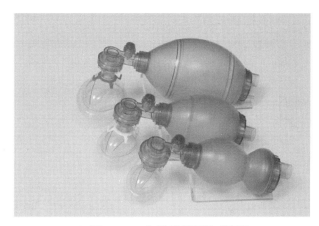

▲ 图 15-47　各种型号呼吸球囊图

表 15-2　不同型号每次按压时通气量

球囊型号		压出量（ml）		面罩死腔（ml）
		小手	大手	
成人（2000）	单手	750	800	150
	双手	1200	1300	
儿童（500）		350	350	95
婴儿（250）		100	100	30

婴儿 310ml。

通气频率：成人 1～50 次 / 分，小儿 1～100 次 / 分，婴儿 1～120 次 / 分。

储存条件：温度为 –40～60℃，湿度为 40%～95%。

（二）呼吸球囊工作原理

呼吸球囊由自主充气囊、氧贮器和非重复呼吸活动瓣所组成。当挤压球体时，产生正压，将进气阀关闭（图15-48E），内部气体强制性推动鸭嘴阀打开（图15-48F），球体内气体即由鸭嘴阀中心切口送向患者。如用氧气，则氧气随球体复原吸气动作暂存于球体内，在挤压球体时直接进入患者体内。

将被挤压的球体松开，鸭嘴阀即刻向上推，并处于闭合状态（图15-49F），以使患者吐出的气体由出气口放出（图15-49G）。

与此同时，进气阀受到球体松开所产生的负压，将进气阀打开（图15-49E），储气袋内氧气送入球体，直到球体完全回复挤压前的原状。

为避免过高的氧气流量及过低挤压次数而造成球体及储气袋内压力过高，特设计储气安全阀释放出过量气体，以便保持低压的氧气供应，保障患者的安全。

（三）呼吸球囊临床使用适应证

适应证包括：①呼吸心跳骤停，紧急情况下来不及连接呼吸机或急救场地无法使用呼吸机时；②机械通气治疗前，采用呼吸球囊通气进行过渡性通气治疗；③没有自主呼吸的患者转运；④给机械通气患者翻身、吸痰、更换气管导管时，或呼吸机出现故障时临时替代；⑤中毒所致的呼吸抑制。

（四）呼吸球囊临床使用禁忌证

呼吸球囊通气治疗没有绝对禁忌证。

相对禁忌证包括：①未经引流的气胸；②严重肺大疱；③口腔异物未清除；④大咯血，气道未通畅前。

（五）呼吸球囊使用操作规范

1. 操作前准备

(1) 环境准备：注意患者隐私，抢救场地围以围帘。

(2) 用品准备：氧气、氧气接头、氧气湿化瓶、

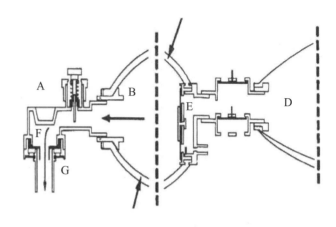

▲ 图15-48　呼吸球囊挤压时示意图

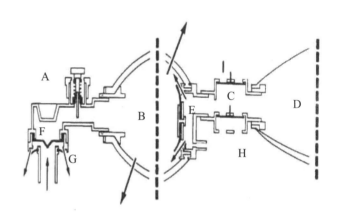

▲ 图15-49　呼吸球囊挤压时示意图

合适的面罩、开口器、吸痰器、口咽通气管等（图15-50）。

(3) 患者准备：患者平卧，清除口腔异物。

(4) 仪器准备：呼吸球囊与面罩、输氧管连接完毕。

2. 操作步骤　呼吸球囊通气技术的主要分三步：①气道开放；②面罩封闭；③通气。

(1) 气道开放：托起下颌，使头后仰。神志不清者放置口咽导气管。操作者手指环绕地抓住患者的下颌骨骼突出的部位。假如有经验，小指钩在下颌骨角下面，这三个手指提供了面罩贴近面部的反作用力，也抬高了下颌骨帮助完成托颌开放气道。需要注意的是，这个手指不应该直接放在患者下巴的下面，因为在下巴下面正中线上施加压力可以引起气道阻塞。这第三个手指对于儿

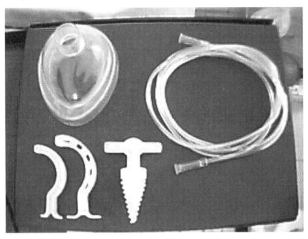

▲ 图 15-50　呼吸球囊通气准备物品

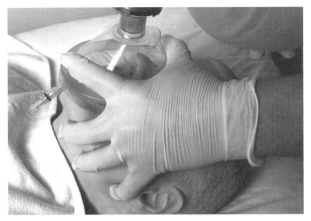

▲ 图 15-51　呼吸球囊通气：大拇指和第二指置于面罩边缘，加压面罩于患者面部，而第三、四、五指举下颌抬向面罩

童和婴幼儿尤其重要，而整只手也努力保持着头部的后仰（假如没有颈椎禁忌证）。

(2) 面罩封闭：选择大小适合的面罩接呼吸球囊。首先面罩外围的下缘置于下嘴唇和下巴之间的凹槽上，然后面罩可以放置于鼻梁上。临床医生的拇指和食指在面罩上施加足够的压力，以至于达到一个很好的密闭效果（图 15-51）。抬高下颌骨去贴近面罩，轻微地调整患者脸上面罩的位置（如轻微左移或右移），对于达到密闭是必要的。

(3) 通气：操作者另一只手用来轻轻挤压球囊，输送的气体量将通过观察患者的状态来决定。假如患者窒息，将以每分钟 10～15 次呼吸的速度给予通气，相当于 5～6ml/kg 的潮气量，或者是 500ml 的成人平均水平；在仍然有呼吸运动的患者中，呼吸球囊辅助通气将在患者的吸气相定时给予正压；假如患者呼吸急促，应该每 3 次或 4 次呼吸给予一个简单的辅助呼吸。

3. 结束步骤

(1) 操作完毕，卸下输氧管。

(2) 整理床单位，清理用物。呼吸球囊及配件清洁消毒。

4. 注意事项

(1) 使用呼吸球囊容易发生的问题是由于活瓣漏气，使患者得不到有效通气，所以要定时检查、测试、维修和保养。

(2) 挤压呼吸囊时，压力不可过大，挤压呼吸囊的 1/3～2/3 为宜，亦不可时大时快时慢，以免损伤肺组织，造成呼吸中枢紊乱，影响呼吸功能恢复。

(3) 发现患者有自主呼吸时，应按患者的呼吸动作加以辅助，以免影响患者的自主呼吸。

(4) 对清醒患者做好心理护理，解释应用呼吸器的目的和意义，缓解紧张情绪，使其主动配合，并边挤压呼吸囊边指导患者"吸……呼……"。

(5) 弹性呼吸囊不宜挤压变形后放置，以免影响弹性。

（六）呼吸球囊通气疗效评价

在用球囊帮助患者时，临床医生必须评价这个患者实际上是否获得恰当的通气。评价适当的球囊通气的简单方法，即"看、听、摸"。

1. 看

(1) 胸部的起伏：通过立即观察患者锁骨以下的胸廓，是最好的评价方法。这个位置的胸部的起伏反映肺脏的扩展。然而，下部的胸廓活动也可以是由胃部充气引起的，甚至存在于完全的气道阻塞时。

(2) 储气袋的充盈是源自氧气。

(3) 改善血氧指脉仪的读数。

(4) 改善患者的脸色。

2. 听

(1) 任何由于面罩的不紧闭引起的嘶嘶的漏气声。

(2) 血氧饱和度报警引起的血氧指脉仪的声音。

3. 触

(1) 储气袋的顺应性。假如气道持续阻塞，球囊将很难挤压，其他的胸廓病变，如支气管痉挛或气胸可以使阻力增大，顺应性减小。

(2) 面罩不紧闭，可以用手感觉漏气。

只要患者进行球囊通气，必须一直对呼吸球囊通气的效果进行评价。因为这是一个动态过程。在呼吸球囊的过程中，要不断调整面罩的位置、头部后仰或下巴抬起的角度。患者状态的改变或临床医生的疲劳都将影响呼吸球囊通气的效果。

（七）困难呼吸球囊通气情况处理

在没有气道病变改变时，正确使用呼吸球囊通气，几乎没有遇到过明显困难。有经验操作者将足够开放气道，启动及评价呼吸球囊通气。困难呼吸球囊通气被定义为通过完善的技术而不能维持90%以上的血氧饱和度。呼吸球囊需要进行处理，虽然呼吸球囊通气失败时处理方法之一是气管插管，但呼吸球囊本身可能就提示了进行喉镜和气管插管的困难。完善的呼吸球囊通气技术和解决呼吸球囊的方法在给患者进行喉镜检查前或期间确保供氧给患者至关重要。

1. 困难呼吸球囊通气预测 各种患者特点对于预测困难呼吸球囊通气是有帮助的。作为患者气道检查的组成部分，这些因素将被评估。以下几点特征合起来能预测呼吸球囊通气困难，它们组成一个简单容易记住的"BOOTS"。

(1) 胡须（B）：厚密的胡须能破坏面罩的密闭。使用水溶性的胶体可以帮助减少空气从毛发之间溢出。其他一些解剖上的改变或患者病理性的变化，如下颌骨外伤，可能破坏面罩密闭性。

(2) 肥胖（O）：在肥胖的患者中，呼吸球囊通气将遇到困难，这是由胸壁和横膈顺应性下降、

头部不易后仰和咽部过多的软组织引起的。

(3) 老年（O）：年纪大于55岁将导致困难呼吸球囊通气，这可能是多因素的，涉及颈部和颞 - 下颌联合处的平行运动的问题，年纪大经常和牙齿的掉落及软组织的弹性联系在一起，口咽、鼻咽通气管置入和一个良好密闭的面罩将帮助解决这些问题。

(4) 牙齿脱落（T）：牙齿对保持面部结构起了重要作用。在没有牙齿的患者中，颊部的凹陷导致了嘴角的漏气，使面罩的密闭变得困难。用托面罩的手的小鱼际处将双颊向上聚拢，同时将面罩稍稍倾向对侧，这将对面罩密闭有所帮助。两者选择其一，一个助手可以朝向面罩的一边托起颊部（达到比平时要小的尺寸）。尽早地使用口咽通气管将有所帮助。在两侧颊部的口腔内部放入捏成一团的纱布，可能会通过让双颊鼓起而帮助达到面罩密闭。一些临床医生选择呼吸球囊通气的时候装上一副假牙，以帮助保持面部的结构。无论是假牙还是纱布，都不能留在插管患者的口腔内。

(5) 声音（S）：可闻及上呼吸道和下呼吸道异常声音的许多情况，可以导致呼吸球囊通气操作的困难。打鼾的病史与DMV有关，同样与患者肥胖有关，这与口咽部组织的过多相关。早期置入口咽通气管，保持头部后仰的位置将有所帮助。

哮鸣音几乎一直是病理性气道阻塞的体征，也应该作为一种预兆。任何可闻及吸气相或呼气相哮鸣音的患者应该被视为非常困难或不可能施行呼吸球囊通气。

有着"僵硬"的较差顺应性的肺的患者（经常出现喘息或湿啰音），将对呼吸球囊通气产生很大的阻抗力，需要更大的挤压压力。

存在两个或两个以上上述的因素，将明显地增加困难呼吸球囊通气的发生可能。在急诊科，困难呼吸球囊通气的真正发生率并不清楚，但很可能比随机的外科人群要多。据报道，在手术室里，随机手术人群中，困难呼吸球囊通气的发生

要达到 5%～8%。有趣的是，困难呼吸球囊通气的发生率在那些被描述为难以进行气管插管的患者中高达 2 倍（15.5%）。

预知呼吸球囊通气的难度是气道评价的重要组成部分。因为呼吸球囊通气在气管插管前或期间持续着气体交换的方法，在气道管理中也存在着通过这两种方法做的重大决策。

预计 BMV 的困难将指出气管插管技术的需要，特别是预计喉镜检查的困难。

失败气道，即气管插管失败，通过呼吸球囊通气不能维持 $SaO_2>90\%$，定义为氧合失败。这要求通过声门上装置或环甲膜环切术来进行氧合复苏。

预计困难呼吸球囊通气困难，预示这需要一位额外的助手，也呈现了可能需要两人操作的技术。

2. 困难呼吸球囊通气的处理步骤

(1) 通过加大头部倾斜度 / 增大下巴的抬高，来重新移动头部的位置（假如没有处理上的不当）。

(2) 用力推下巴。

(3) 插入口咽通气管 [和（或）鼻咽通气管]。

(4) 实施两人操作的呼吸球囊通气技术。

(5) 假如实施压迫环状软骨，放开或减轻压力。

(6) 假如密闭存在问题，考虑更换面罩（尺寸和型号）。

(7) 排除气道异物。

(8) 考虑一种"救援"通气装置，如声门上装置如硅胶喉罩或联合导气管。

(9) 建议尽早气管插管。

上述 (1)、(2) 和 (3) 应该在发生困难呼吸球囊通气的同时尽早采用。困难呼吸球囊通气经常是由于没有成功地充分开放功能性阻塞的气道。抵抗这种阻塞的通气，导致面罩和面部临界处的漏气，可通过用力下压面罩到达密闭来解决这个问题。这可能加重了原有的阻塞，必须要采取更正确的方法，更明显地抬高或推下颌，因为下颌骨的移动抬高了舌体、会厌和软腭，使它们离开咽

后壁而使气道开放，这最好借助第二个人来操作。两人操作的呼吸球囊通气比一个人操作的 BMV 要简单，并且更有效（图 15-52 至图 15-54）。两人操作的技术可以通过很多方法来演示。

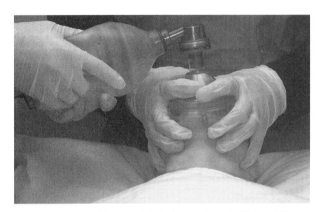

▲ 图 15-52 双人呼吸球囊通气：一位医师使用面罩，另一位医师挤压球囊

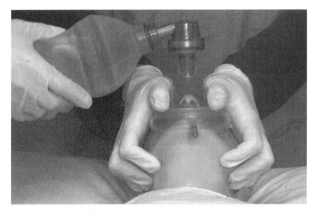

▲ 图 15-53 双人呼吸球囊通气，显示第一位操作者改变面罩加压

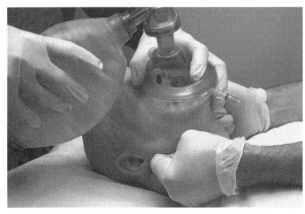

▲ 图 15-54 双人呼吸球囊通气，第一位操作者继续单人困难呼吸球囊通气，而第二位操作者单单进行推下颌

压迫环状软骨可能引起困难呼吸球囊通气和喉镜检查的困难，过多的压迫环状软骨（在紧接着的气管插管中可能被应用）可能使气道弯曲，以及导致部分或完全的阻塞，这在儿童中尤其明确。如果在实施压迫环状软骨时，呼吸球囊通气遇到明显的困难，操作的助手应该立即放松（最初的50%）或减轻压力。

一旦呼吸球囊通气开始，选择的面罩尺寸不正确就变得显而易见。尤其是当遇到困难时，合适尺寸的面罩提供的经过改良的密闭性使得这种改变值得尝试。

是否改为喉罩或联合导气管等的抢救装置，取决于患者的临床情况和是否已进行直接喉镜检查。如果一开始没有使用喉镜，那就应该继续进行气管插管。另一方面，假如在气管插管失败时呼吸球囊通气遇到困难，那应该考虑置入硅胶喉罩这种抢救装置。直接喉镜检查也是可选择作为排除阻塞引起损害的方法，包括异物。

（八）呼吸球囊清洁消毒与日常维护

1. 清洁消毒

(1) 将呼吸球囊各配件依顺序拆开，置入2%戊二醛碱性溶液中浸泡4～8h。

(2) 取出后使用清水冲洗所有配件，去除残留的消毒剂。

(3) 储氧袋只需擦拭消毒即可，禁用消毒剂浸泡，因易损坏。

(4) 如遇特殊感染患者，可使用环氧乙烷熏蒸消毒。

(5) 消毒后的部件应完全干燥，并检查是否有损坏，将部件依顺序组装。

(6) 做好测试工作，备用。

2. 日常维护　由专人负责，定期检查，做到面罩与呼吸球囊配套，面罩充气弹性良好，呼吸球囊不漏气，活瓣不失灵，氧气接头与吸氧管对接牢固，确保设备处于良好的待用状态。

3. 日常测试

(1) 取下单向阀和储气阀时，挤压球体，将手松开，球体应很快自动弹回原状。

(2) 将出气口用手堵住，挤压球体时，将会发觉球体不易被压下。如果发觉球体慢慢地向下漏气，请检查进气阀是否组装正确。

(3) 将单向阀接上球体，并在患者接头处接上呼吸袋。挤压球体，鸭嘴阀会张开，使得呼吸袋膨胀，如呼吸袋没有膨胀时，检查单向阀、呼吸袋是否组装正确。

(4) 将储氧阀和储氧袋接在一起，将气体吹入储氧阀，使储氧袋膨胀，将接头堵住，压缩储氧袋气体自储氧阀溢出。如未能觉到溢出时，请检查安装是否正确。

四、气管导管套囊压力维护规范

建立人工气道需要长期机械通气患者，套囊的管理是一项重要措施。套囊压力监测仪是维护气管导管和气管套管套囊压力的仪器。套囊目的在于：①施行控制呼吸或辅助呼吸时，提供无漏气的条件；②防止呕吐物等沿导管与气管壁之间的空隙流入下呼吸道（误吸）；③防止吸入全身麻醉药从麻醉通气系统外溢，维持麻醉平稳。

（一）套囊压力监测的必要性

套囊压力对气道黏膜有一定损伤作用。气管黏膜受压的压力超过4.4mmHg会使气管黏膜淋巴管受压，气道黏膜水肿，黏膜纤毛运动受限；气管黏膜受压的压力超过22.1mmHg会使气管血流中断，黏膜坏死脱落，甚至造成气管壁穿孔、破裂等严重并发症（图15-55）。

为了避免长期压迫气管内壁黏膜，防止缺血坏死，套囊充气后压力应控制在18.4mmHg以下，即低于正常的毛细血管渗透压。还有资料表明，套囊压力应＜25mmHg或保持在18.4～22.1mmHg，才能将其对气管黏膜的压力性损伤减小到最低范围。

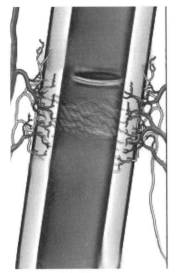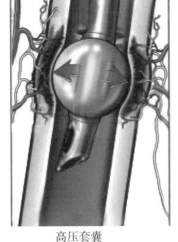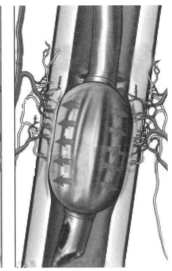

正常解剖　　　　　　　高压套囊　　　　　　　低压套囊

▲ 图 15-55　套囊对气道黏膜压力

（二）套囊压力监测仪适用范围

套囊测压表和配件用于给各种气管插管、气管切开导管、双腔支气管插管等的高容量低压气管插管充气、放气及压力检测。

（三）基本结构

套囊测压表为弹簧管机械指针式压力表，连接管为 PVC 材料，面板保护圈为橡胶材料（图 15-56 和图 15-57）。

（四）套囊压力监测仪使用操作规范

1. 操作步骤

(1) 使用测压表之前检查：用手按住连接口，捏充气球囊，使压力值达到 120cmH$_2$O，保持 2～3s，如果压力值下降，必须送厂家维修。

(2) 选择合适的气管导管，在体外分别测定套囊内注入 1ml、2ml、3ml、4ml……25ml 时套囊内压力。

(3) 体内分别测定套囊内注入 1ml、2ml、3ml、4ml……25ml 时套囊内压力。

(4) 套囊内注入相等量气体压力相减。当两者相减等于 20cmH$_2$O 时，即为套囊对气道黏膜的压

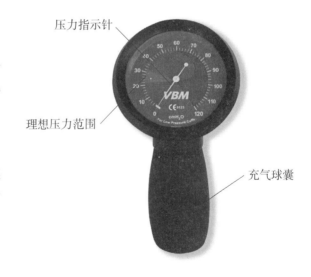

压力指示针

理想压力范围

充气球囊

▲ 图 15-56　德国产 VBM 气囊测压表

力为 20cmH$_2$O。维持这时套囊内气体量即可。

气管黏膜受压压力公式如下。

$$P_{（气管壁压力）}=P_{（插管后）}-P_{（插管前）}$$

(5) 观察呼吸机是否有漏气，如有漏气现象则适当提高压力，直到不漏气为止，但压力一般不超过 25cmH$_2$O 为宜。

2. 注意事项

(1) 每班应检查套囊压力 1 次。

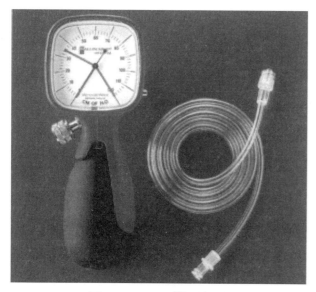

▲ 图 15-57　Hi-Lo™ 手持压力表

(2) 8 岁以下患儿一般推荐采用没有套囊的气管导管，无须测量压力。

（五）套囊压力监测仪清洁消毒与日常维护

1. 清洁消毒

(1) 定期用湿布擦洗套囊压力检测仪。

(2) 定期用酒精进行清洗，但套囊压力监测仪不能加热处理。

2. 日常维护

(1) 定点轻放，专人保管。

(2) 注意防尘、除尘，保持压力灵敏度。

(3) 远离火源及热源，注意防潮。

五、慢性危重症人工鼻使用规范

慢性危重症患者临床特征之一是气管切开或长期机械通气，不管是气管切开或长期机械通气均需建立人工气道。正常通气时鼻腔、咽腔、呼吸道对吸入气体有加温、湿化和过滤作用，建立人工气道后，吸入气体绕开了具有温暖和湿润功能的额窦和上呼吸道，只能从下呼吸道吸收水分会导致呼吸道黏膜干燥，而且细菌容易进入下呼吸道。为了避免人工气道的并发症，慢性危重症临床上人工鼻应用非常广泛。

人工鼻是模拟人体解剖湿化加热系统的机制所制造的人工替代性装置，它将呼出气中的温度和水气收集利用，以温热和湿化吸入的气体，并有过滤细菌与尘粒作用。既可用于呼吸机，也可用于气管切开和气管插管。人工鼻包括湿热交换器（heat and moisture exchanger，HME）、单纯过滤器和复合式人工鼻[即湿热交换过滤器（FHME）]等，有适用于不同年龄患者的人工鼻。

（一）人工鼻构造和工作原理

1. 构造　人工鼻由外壳、滤膜、吸湿保温材料等组成，典型结构见图 15-58。

(1) 1～2 个国际标准接口，在其近端（患者端）常为 15mm 的阴式接口，而在其远端常为 22mm 的阳式接口，患者端也可用同轴的 22mm 阳式配件接口。

(2) 外壳。

(3) 内芯为主要部位，此类装置由羊毛、泡沫或纸类材料制成，其材料表面涂有能保留湿气的化学物质，人工鼻媒材表面亦有杀菌剂。另外，吸湿层和大孔的纤维毡联用还可改善对吸入空气的滤过效率。最新研制的疏水性人工鼻含复合皱褶膜，为有效的微生物过滤器，能通过水蒸气，但不能通过液态水。

(4) 气体采样接口接气体采样管路，进行 CO_2 监测等。

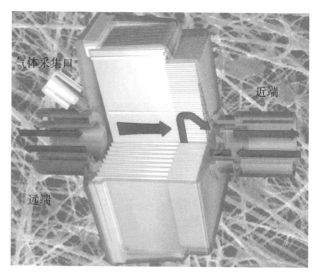

▲ 图 15-58　人工鼻（热湿交换器）

(5) 吸痰专用孔道中央有一开口，用时打开盖子吸痰，不用时用盖子盖上。

2. 工作原理

(1) 加温加湿作用原理：人工鼻的作用机制是气体与所流过的表面进行热量和湿气交换（图15-59）。

呼气时：呼出气相对湿度是饱和状态的，当它流过人工鼻内侧面的一个温度较低的界面时，气体被冷却，一些水蒸气在其表面凝结成水；同时，表面得以加温。

吸气时：当吸气开始时，室温状态下的气体进入人工鼻，在人工鼻内得到湿化和温热，然后进入肺内，如此往复循环，不断利用呼气中的热度和湿度来温热和湿化吸入的气体。

(2) 过滤作用原理：人工鼻的过滤作用原理是机械阻断和吸附作用。

机械阻断：直接捕获，对于>10μm的较大颗粒，不能透过滤过膜空隙，直接机械阻断在人工鼻之外；惯性碰撞拦截，针对2～10μm的中等颗粒，由于存在惯性，它们会碰到膜纤维上（图15-60）。

吸附作用：对<2μm的小微粒，因其质量小表现出一种随意运动，称为布朗运动。尘粒越小则布朗运动越增加，布朗运动增加意味着微粒子与人工鼻碰撞的概率增加；碰撞后产生范得瓦力（一种静电引力作用），使微粒子紧密地吸附在人工鼻上（图15-61）。

实验证明，人工鼻的滤过膜可以滤过大多数细菌和病毒，包括铜绿假单胞菌、金黄色葡萄球菌、黏质沙雷杆菌、结核分枝杆菌、HIV、丙型肝炎病毒、噬菌体等，甚至新型冠状病毒也能阻挡。

3. 人工鼻材质　最早的人工鼻是简单的冷凝器，由具有较大表面积金属元件制成，如金属细网纱卷或不锈钢钢管。由于金属的高密度和热传导性通过此装置无法获得有效的温度梯度，冷凝器的金属元件随后被次性泡沫、聚丙烯纤维（图15-62）、化学棉（图15-63）或纸所替代，不同交换界面材料的性能比较见表15-3。通过将冷凝金属元件用可以吸湿的化学物质（氯化钙或氯化锂）进行涂层，实现了进一步增加输出气体湿度的目的。这些化学物质可以吸附呼出的水蒸气用以加热湿化吸入的气体。这种类型的人工鼻被称为吸湿冷凝器。由过滤器衍生的疏水人工鼻，也可用于加热加湿吸入的气体。最早出现的疏水人工鼻是由低导热系数的防水陶瓷制作，由于折叠产生了非常大的表面积，这样可以在人工鼻内形成一个温度梯度，有利于储存温度和湿度。亲水和疏水元件被用于同一个人工鼻，形成一个"联合"人工鼻。

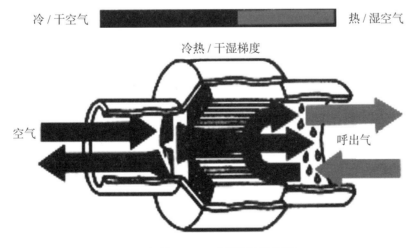

冷 / 干空气　　　　　　　　　　热 / 湿空气

冷热 / 干湿梯度

空气

呼出气

▲ 图 15-59　人工鼻工作原理

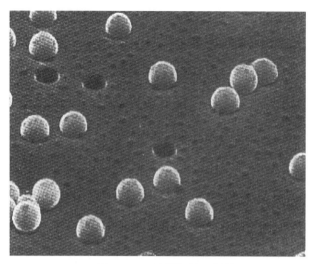

▲ 图 15-60　机械阻断示意图

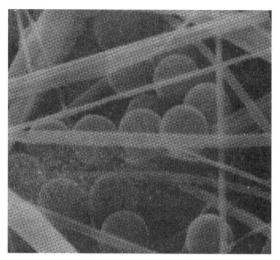

▲ 图 15-62　聚丙烯纤维材质

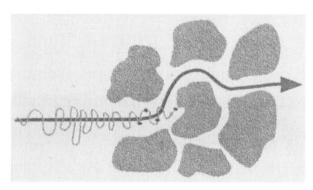

▲ 图 15-61　吸附作用

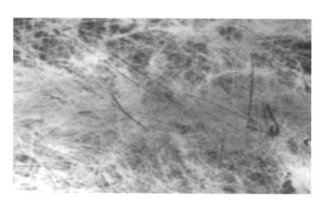

▲ 图 15-63　化学棉人工鼻材质

表 15-3　不同交换界面材料的性能比较

交换界面材料	超吸水性纸纤维	化学纤维棉、海绵、无纺布	
纤维亲水性	有	无	
结构方式	多空状平行通道 以利增加交换界面	整体纤维错综交差	
热/湿气交换原理	纤维吸附式	纤维阻挡式	
抗菌剂	$CaCl_2$	$MgCl_2$	$LiCl$
抗菌剂毒性	无毒性	无毒性	有毒性
湿化输出	高	低	
流速阻力	非常低 (1) 阻抗低，不影响患者做功 (2) 阻抗低不影响患者驱动呼吸器 (3) 阻抗低，患者不易呼吸疲劳	高 (1) 阻抗高，增加患者吸气功 (2) 阻抗高增加患者驱动力，影响机器灵敏度造成驱动不良 (3) 阻抗高，患者易出现呼吸疲劳	

亲水性材质由具有高度吸附作用的瓦楞纸做成，有成千上万平行通道，交换面积很大，具有抑菌作用和低气流阻力特点（图 15-64）。

4. 人工鼻的评价标准

(1) 通过 ISO-9360 检验标准。

(2) 水分散失越低越好。

(3) 材质无毒。

(4) 死腔量越低越好。

(5) 气体阻力越低越好。

5. 理想的人工鼻

(1) 欧洲标准 [ISO 9360/1992（E）]：①腔内压力为 $30cmH_2O$ 时，漏气量＜25ml/min；②压力下降＜$5cmH_2O$，气体流速为成人 60L/min，儿童 30L/min，新生儿 15L/min；③一次性使用；④独立包装。

(2) 性能要求：①无效腔气量＜50ml；②潮气量在 200～1000ml 之间时，呼气末气体的温湿度达到 AH＞$32mgH_2O/L$，T＞32℃，RH＞95%；③重量＜40g；④细菌滤过率＞99.999%；⑤可连接二氧化碳监测仪。

（二）人工鼻分类

1. 根据作用分类

(1) 单纯滤过人工鼻。

(2) 单纯加湿人工鼻。

(3) 单纯加热人工鼻。

(4) 多功能人工鼻。

2. 根据连接人工气道的不同分类

(1) 气管切开人工鼻。

(2) 气管插管人工鼻。

(3) 接呼吸机回路人工鼻。

(4) 多用人工鼻。

3. 根据使用年龄不同

(1) 儿童使用人工鼻。

(2) 成人使用人工鼻。

(3) 儿童成人双用人工鼻。

4. 根据吸水性不同分类　根据亲水性不同分为疏水型、亲水型和结合型三种。

(1) 疏水型人工鼻：疏水型人工鼻由厚度大约为 0.2μm 的有孔薄膜构成。气体或水蒸气能够通过孔道，但液态水分无法通过。疏水型人工鼻的工作原理与人体鼻腔类似，截留呼出气体所含的热量和水分并将其转移到接下来的吸入气体中。呼出气体离开肺部时温度为 37℃，相对湿度（relative humidity，RH）为 100%，绝对湿度（absolute humidity，AH）为 $4mgH_2O/L$；呼出气体达到气管插管末端（或口腔处）时的温度为 33℃，RH 仍为 100%，但 AH 仅为 $36mgH_2O/L$。因此，在从肺部呼出到达口腔的过程中有 $8mgH_2O/L$ 的气态水分被凝集为液态。当呼出气体达到人工鼻时，水分凝集在人工鼻凝集间隙的表面，释放水蒸气的潜在热量，使人工鼻温度升高。呼出气体离开人工鼻时的温度大约为 20℃，AH 为 $18mgH_2O/L$。

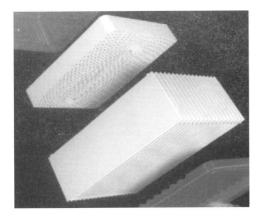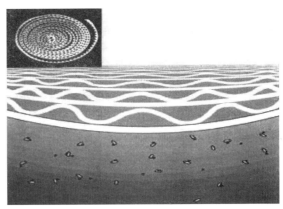

▲ 图 15-64　瓦楞纸人工鼻内部构造

因此,每升呼出气体中有18mg的水分被人工鼻截留。人工鼻患者端与呼吸机端的温差越大,截留在人工鼻中的水分和热量越多。

在接下来的吸气中,人工鼻将呼气过程中截留下来的热量和18mgH₂O/L的水分转移给吸气体。为保证吸入气体抵达肺泡时AH达到44mgH₂O/L,温度达到37℃的生理水平,上下气道还需提供额外的26mgH₂O/L的水分。

(2)亲水型人工鼻:在疏水型人工鼻的简单的物理结构基础上,亲水型人工鼻向间隙中加入了一种可拦截水分的亲水化学成分。亲水表层由羊毛或塑料泡沫组成,充满了以钙或锂作为活性成分的亲水性物质。亲水型人工鼻能更好地截留患者的热量和水分,大约能够将呼出的热量和水分的70%重新补偿到吸入气体中。

(三)人工鼻作用

1. 提供适宜的温湿度 人工鼻作为被动型湿热交换器,能模拟人体解剖湿化系统,具有适度湿化,有效加温和滤过功能,气体吸入接近生理状态。

2. 提供有效的滤过 吸入气体经过过滤网滤过后吸入,阻挡了大颗粒菌尘,增加了吸入气体的洁净度,减少了外部细菌的侵入,降低肺部感染的发生率。

3. 降低并发症的发生 由于吸入气体的洁净度、温湿度接近生理要求,痰液分泌量减少,湿化不足、湿化过度、呼吸道刺激征等并发症减少。

4. 降低院内感染率 人工鼻与气管套管衔接紧密,翻身、咳嗽不易脱落,患者痰液不会外溢,减少了对环境的污染;同时,由于吸痰管直接从人工鼻吸痰孔插入,不用将人工鼻反复拔出,既不会中断供氧,又不增加感染机会。

5. 减少护理时数 人工鼻湿化后,痰量和吸痰次数减少,同时由于人工鼻直接在气管套管上,减少了湿化、滴液、更换纱布、更换导管等工作量,减轻了护理工作量。

(四)人工鼻适应证

人工鼻是与呼吸机、麻醉机及人工呼吸器配套使用的消耗品。人工鼻用于各种人工气道的导气管:①接气管切开导管;②接呼吸机连接导管。

(五)人工鼻禁忌证

人工鼻使用方便、简单,无绝对禁忌证,但以下情况使用时要注意:①分泌物量多;②潮气量非常小(<0.15L)和非常大(>1.0L)的患者;③低体温(<32℃)患者(此时因患者本身体温过低,应考虑使用主动加温加湿装置维持体温);④雾化治疗时,应首先卸下人工鼻;⑤同步间隙指令通气(synchronized intermittent mandatory ventilation,SIMV)频率较低的患者应用SIMV频率<4次/秒时,应慎用人工鼻;⑥自主呼吸而通气储备低的患者。

(六)人工鼻使用操作步骤

1. 气管切开导管接人工鼻操作步骤 选择合适的气管切开导管人工鼻(图15-65),吸尽气管内痰液,15mm的阴式接口与气管切开导管相连接,氧气管接口与氧气管相连接。24h更换,如有污染及堵塞,及时更换。使用过程中严密观察患者的呼吸节律频率、氧饱和度,及时吸痰,定时听诊肺部痰鸣音的情况,同时注意有无缺氧、发绀、呛咳等不良反应。

2. 呼吸机管路接人工鼻操作步骤 应用机械

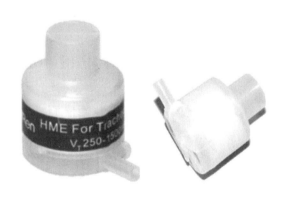

▲ 图15-65 各种气管切开导管人工鼻

通气时可选择主动湿化和被动湿化，被动湿化是单纯连接人工鼻，无应用湿化罐。

(1) 主动湿化人工鼻连接：呼吸机的内环路消毒是要接呼吸机消毒机进行消毒，国内呼吸机消毒机基本上无人应用，所以国内呼吸机的内环路是无消毒。内环路内滋生大量的细菌，是呼吸机相关性肺炎的罪魁祸首。呼吸机出气口端连接人工鼻，可以阻断细菌从内环路进入患者呼吸道，连接部位如图 15-66 所示。

(2) 被动湿化人工鼻连接：呼吸机管路连接人工鼻可以接 1 个、2 个或 3 个人工鼻，连接多湿化加热效果好，但阻力会增大。在气管插管患者转运期间，HME 尤其有用，因为转运期间使用呼吸机的时间很少超过 1h 或 2h，而且转运型呼吸机通常不连接湿化罐。

连接 1 个人工鼻：人工鼻应安装在患者和呼吸机环路之间，并尽可能地靠近患者（图 15-67）。

连接 2 个人工鼻：人工鼻连接在呼吸机出气口端和呼气口端各一个（图 15-68）。

连接 3 个人工鼻：人工鼻连接在呼吸机出气口端和呼气口端各一个，并在气管导管与呼吸机管路之间再连接一个人工鼻（图 15-69）。

（七）人工鼻临床使用效果与评价

在分析吸入气体加热、加湿效果和结果时必须考虑以下重要方面，包括：①避免气管导管阻塞（这是由气体湿化不足导致的最严重的和最担

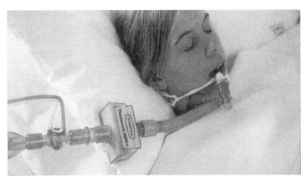

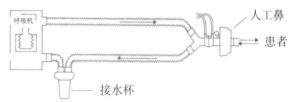

▲ 图 15-67　放置一个人工鼻部位

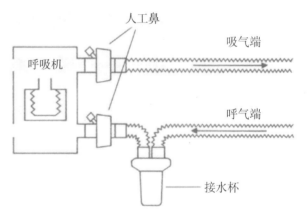

▲ 图 15-68　放置二个人工鼻部位

心的并发症），根据热量和湿度传送的原理，直接与加湿设备的性能有关；②避免传播微生物（特别是多重耐药菌），直接与加湿设备防止呼吸管路污染的能力有关；③增加最小的阻力和无效腔；④装置的实用性；⑤确保装置最佳使用状态所必需的维护最低成本；⑥购买和长期使用该装置的成本最小。

根据以上方面的要求，理想的人工鼻可以被定义为，在机械通气和患者自主呼吸的情况下都可以提供合适的湿度，具备安全的自动设置（即防触电，为避免连接错误，不需或仅有有限的连接），能防止患者携带的病原体污染环境，使用简单，无须维护，并且比较便宜。

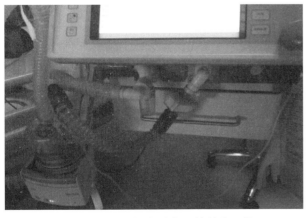

▲ 图 15-66　呼吸机出气口端接人工鼻

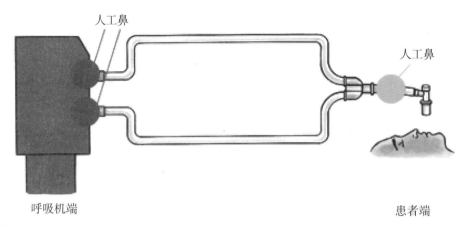

人工鼻　　人工鼻

呼吸机端　　　　　　　　　　　　　　　患者端

▲ 图 15-69　放置三个人工鼻部位

临床医师要选择一个适当的人工鼻，应该确保人工鼻能提供至少 30mgH$_2$O/L 的绝对湿度。合适的湿度的另外一个定义是，能避免气管导管阻塞的湿度。有些人可能认为，用气管导管阻塞的风险来限定合适的湿度过于简单了。但是，我们必须记住，气管导管阻塞是湿化不足的最严重和最担心的并发症，有时甚至是致命的。

1988 年，Cohen 等意识到使用人工鼻与气管导管阻塞的临床风险相关。2 年之后，Martin 等报道了一个由于使用人工鼻导致气管导管阻塞而死亡的病例。其他几篇发表的论文也证实，与加热湿化器相比，使用人工鼻可以增加气管导管阻塞的风险。然而，这些研究使用的都是纯粹的疏水人工鼻，这些装置的性能经测量显示的绝对湿度值较低。

已被证明，分泌物由于沿着气管导管内表面积聚，会引起气管导管内径逐渐减小而导致气管导管堵塞发生。与加热湿化器或联合人工鼻（疏水和亲水）相比，纯粹的疏水性人工鼻导致的气管导管内径的减小更显著。虽然在研究中未同时测量不同装置的吸湿性，但很明显，导致气管导管内径的减小（最终导致气管导管的堵塞）取决于湿化装置输出的湿度大小。

总而言之，人工鼻自第 1 次出现在市场上以来，已经进行了很大的改进。与加热湿化器相比，它们不再更频繁地引起气管导管阻塞，并且能确保安全有效地对吸入气体进行湿化。它们的实用性和性价比远远优于加热湿化器，这也是为什么大多数需要机械通气的患者首选人工鼻的原因。

（八）人工鼻优缺点

1. 人工鼻的优点

(1) 应用方便，无须特殊技术。

(2) 可避免湿化过度及不足的情况。

(3) 不会输入温度过高的气体，避免气道烫伤危险。

(4) 有滤过细菌作用，减少肺部感染机会。

(5) 死腔量少，不会增加无效通气。

(6) 减少 ICU 空气污染。

2. 人工鼻缺点

(1) 导致痰多而黏，对于脱水、低温或肺部疾病引起的分泌物潴留患者，人工鼻并不是理想的湿化装置。

(2) 某些人工鼻实际上依旧存在内部死腔，这对于撤机困难患者是禁忌的。

(3) 质量不佳的人工鼻不能避免细菌污染。

（九）人工鼻维护要点

1. 人工鼻只是利用患者呼出气体来湿热和温化吸入气体，并不能额外提供热量和水分，对于脱水、低温和肺部疾病引起的分泌物潴留者效果欠佳。

2. 严格无菌操作，人工鼻应每 24 小时更换 1 次，被痰液污染或堵塞者应及时更换。人工鼻清洁消毒后，其中的氯化锂海绵将失去温化、湿化和滤过作用，故不能重复使用。

3. 使用人工鼻时应严密观察呼吸节律、频率、SpO_2、HR；及时听诊双肺呼吸音，定时监测 PaO_2、$PaCO_2$，注意缺氧及窒息表现。出现异常时，应检查人工鼻是否通畅，并及时清除气道内分泌物。

4. 监测湿化效果，人工鼻内壁可见的水珠越多，证明湿气产出量高，湿化效果好。在空气流通新鲜的病房，室温维持在 22～24℃，湿度维持在 50%～60%。人工鼻可使气道温度保持在 29～32℃，相对温度达到 80%～90%，从而维持患者较好的舒适度。

5. 观察患者痰液的量和性状，如患者气道内出现大量分泌物时，应暂停人工鼻。人工鼻不适宜气道分泌物多而稀薄且咳嗽反射强烈的患者，因其气道阻力增加，对小儿、严重肺功能不全等不能耐受通路中阻力增加者慎用。

6. 在使用人工鼻期间，对患者的心理护理是十分重要的。护士应主动了解患者的心理，认真倾听患者的陈述，进行有效的心理疏导，并详细介绍该治疗的方法、目的、并发症，经常鼓励患者，对其配合表示肯定，强调坚持的重要性。

7. 进行高压氧治疗时，使用人工鼻密闭式吸氧、舱外排氧方法。人工鼻应用于人工气道患者在高压氧治疗中既便于气道管理，又有预防交叉感染的作用。

（十）结论

人工鼻广泛应用于慢性危重症气管切开导管及气管插管患者，性价比高，保温、保湿、滤过功能确切，并可预防院内交叉感染，值得临床推广使用。但用于呼吸机湿化时，长期单独使用湿化不够，会增加呼气阻力和死腔，但对于肺功能较正常的人没有太大影响。

六、慢性危重症人工气道湿化规范

慢性危重症人工气道是常用技术和治疗措施，人工气道湿化的效果直接影响人工气道的护理质量，良好的气道湿化是保证呼吸道通畅，预防肺部感染的一项重要措施。

（一）呼吸道正常的生理功能

正常情况下，呼吸道的黏液 - 纤毛系统具有正常的分泌、运动生理功能，以保证气道的廓清和防御功能。呼吸道必须保持一定的温度和湿度，才能保持纤毛的正常运动和适当的黏液分泌。

温湿化（即热量和水分的交换）是上呼吸道的主要功能，其中鼻为主要部位。鼻在吸气时对气体进行加温加湿，并冷却呼出气体，从中回收水蒸气。鼻黏膜通过黏液腺、杯状细胞分泌黏液，呼出水蒸气的凝结保持内部湿润。而其丰富的血管结构可主动调节鼻腔内的温度变化，并促进有效的热量传递。此外，鼻窦、气管和支气管内黏膜均有助于对吸入气体进行温湿度调节。

当吸入气体进入肺时，它将达到等温饱和界面（isothermic saturation boundary，ISB）的条件，即温度可达到 37℃，相对湿度为 100%（图 15-70）。该位置通常在隆嵴下 5cm，并可随着气体温湿度及潮气量的变化而发生位置改变。ISB 向肺更下沿移动时受很多因素影响，如经口呼吸、吸入冷且干燥的气体、建立人工气道绕过上呼吸道、分钟通气量过高等。当患者的 ISB 下移时，呼吸道会额外补充温湿化以满足肺对气体温度和湿度的要求，而此时可导致气道上皮受损、黏液 - 纤毛系统功能障碍、大量隐形失水等负面影响。因此，医疗环境下的温湿化治疗尤为重要。

（二）气道温、湿化目标

当危重症患者需要有创机械通气时，人工气道的建立使吸入气体绕过上气道的过滤加温及湿化，长时间吸入未充分温湿化的气体可导致气道水分的大量丢失，损伤黏液清除系统，造成气道分泌物黏稠、纤毛运动能力下降等，从而加重气道廓清障碍及炎症反应，增加细菌定植危险。大量分泌物聚集还会造成通气/血流比例失调，堵塞气道造成肺不张，引起或加重缺氧和感染。因此，充分温湿化是保障气道廓清的前提和基础。

针对建立人工气道的患者，不论采用何种湿化方式，都要求近端气道内的气体温度达到37℃，相对湿度达到100%，以维持气道黏膜完整、纤毛正常运动及气道分泌物的排出，降低呼吸道感染的发生。有创机械通气使用主动湿化时，

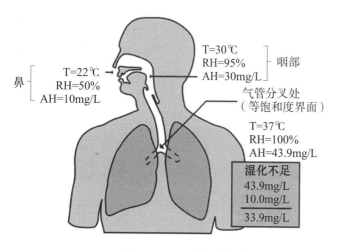

▲ 图 15-70　正常气道湿化

当人体呼吸空气时，上气道可将气体加温至30℃，同时增加20mg/L的水蒸气，下气道加温至37℃，增加13.9mg/L的水蒸气。呼气时，上气道可保留住呼出气体中一定的热量和水分，减少丢失。如所有的水分均被呼出，这将意味着湿度下降33.9mg/L。AH.绝对湿度；RH.相对湿度；T.温度

湿化水平在33～44mg/L，Y型口处气体温度在34～41℃，相对湿度为100%。值得注意的是，国际标准化组织认为，吸入气体温度持续超过41℃可能导致潜在的热损伤，临床中应严格把控温湿化的目标范围，避免相关气道并发症的发生。

（三）常用湿化装置和湿化方法

随着机械通气湿化技术的不断发展，人工气道湿化方式也迈入了新的里程，对于什么是理想的气道湿化装置，Shelly等给出了一个标准：①保证对吸入气体有效地加温湿化；②尽量降低对机械通气效果的干预；③减少对呼吸道的损害；④希望能够降低呼吸机相关性肺炎的发生率；⑤避免湿化装置对患者产生电或化学方面的损害。临床中常用的湿化装置主要有两种：主动加热湿化器（heat humidifier，HH）和热湿交换器（即人工鼻）（图15-71）。

1. 主动加热湿化器　主动加热湿化器分为伺服型和非伺服型两种。

（1）非伺服型湿化器：通过调节湿化器的温度挡位来调节机器功率及温度，以产生不同温度及湿度的气体。因管路中无加热导丝，受环境温度、患者通气量、流速、管路长度等多种因素影响，针对气管插管患者，指南建议应用伺服型湿化器提高气道管理质量。

（2）伺服型湿化器：需要配合内置加热导丝的

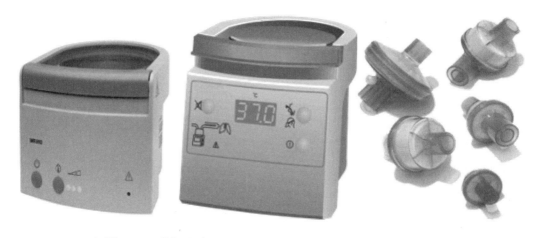

▲ 图 15-71　非伺服型湿化器（左）、伺服型湿化器（中）、人工鼻（右）

管路及位于湿化罐开口处及 Y 型口管处的温度探头，通过实时监测气体温度，并自动反馈调节装置加热功率，从而保证达到预设的目标温度，在保证温湿化效果的同时也可以减少管路中冷凝水的形成。

值得注意的是，在应用伺服型湿化器时，需要关注面板中的温度提示，正常工作时可使湿化器近患者端温度监测为 40℃，经过 15cm 人工气道转接管后，使人工气道开口端温度维持于 37℃，以防温度过高灼伤气道（图 15-72）。向湿化罐中注水时，应使用灭菌注射用水，并且液面不得超过刻度最高限。发现湿化罐中液体浑浊或管路污染时，应及时更换，避免院内感染的发生。

使用主动加热湿化器时，仍存在一些潜在风险值得关注。

电击：如设备处于异常或危险状态时，则可能导致患者和操作人员存在电击风险。

灼伤气道：过度使用湿化器、低湿度和高流量气体可能会使患者存在气道灼伤的风险。

湿化水进入呼吸回路：如果添加湿化水时过量，使水量大于湿化器蒸发速率，则可使过量的湿化水进入呼吸回路，限制通气甚至流至患者端。

呼吸机管路和 VAP 的细菌定植：尽管主动湿化器并不增加 VAP 的发生风险，但与呼吸机管路中细菌的快速定植相关，操作不当时可增加交叉感染风险。

灼伤操作人员：湿化器的加热盘与湿化水温度较高，可能存在灼伤护理人员的风险。

体温过低：机械通气患者吸入干冷气体有发生低体温的风险。

湿化不足和黏液阻塞：湿化不足时可导致呼吸道内分泌物黏稠，阻塞气道 / 人工气道或导致肺不张等，因此可增加气道阻力、肺通气不足，导致相关感染加重。

呼吸回路冷凝水聚集：管路中凝集冷凝水，可能导致回流至患者气道，增加管路中压力，导致人机不协调和呼吸机性能异常。

2. 热湿交换器（人工鼻） 热湿交换器又称被动型湿化器，其工作原理是将呼出气中的水分和热量吸收，用作对吸入气体的加温、湿化，患者吸入气体的湿化依赖自身的呼出气体，因其工作原理类似于骆驼的鼻子，所以又称为人工鼻。有研究表明，机械通气患者采用人工鼻联合持续气道湿化技术，保证了人工气道的湿化效果，有利于预防并发症的发生，有效降低了医院感染的发生率。HME 可分为具有细菌过滤功能的热湿交换滤器、热湿交换器、吸湿性冷凝湿化器和吸湿性冷凝湿化过滤器等。HME 是由数层吸水材料及亲水化合物制成的细孔网纱结构装置，使用时一端与人工气道连接，另一端与呼吸管路连接。其有湿化和保温作用、操作简单、环路无凝集、过滤微生物等优点。研究者发现，HME 既有效利

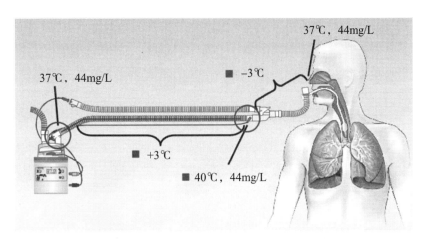

▲ 图 15-72 伺服型湿化器在气管插管患者中的温度监测

用患者呼出气体的温度和湿度，保证绝对湿度 $25\sim30mgH_2O/L$ 的吸入气体，又可以过滤和吸附呼出气体中的细菌，降低呼吸机相关性肺炎的发生率。由于 HME 只是利用患者呼出气体来温热和湿化吸入气体，并不提供额外的热和水汽，所以对脱水、低温患者，HME 并不是理想的湿化装置。此外，有研究指出，HME 具有 45ml 的死腔，并且会增大呼吸功，但由于疏水型人工鼻的材质价格便宜，所以美国呼吸治疗学会推荐可以在短期手术中使用，而不推荐在长期机械通气中使用。

美国呼吸治疗学会建议有创机械通气患者使用被动湿化时，HME 提供至少 30mg/L 的湿度，但有评估证实有 37.5% 的产品能满足 AARC 的标准，其中 25% 的产品效率低于 25mg/L。因此，该装置更适用于短期（≤96h）及转运时使用。大量血性和黏稠分泌物，机械通气患者呼出潮气量低于输送潮气量 70%（如支气管胸膜瘘、人工气道气囊漏气等情况），小潮气量通气患者，体温过低（<35℃），分钟通气量过高（>10L/min），无创通气及雾化，以上均为人工鼻使用的禁忌证。

目前，关于应用主动湿化器与人工鼻时，呼吸机相关性肺炎（ventilator-associated pneumonia，VAP）的发生率并无统计学差异，并且对患者的病死率、住 ICU 时间、机械通气时间亦无影响。但在选择时仍需关注人工鼻的多项禁忌证，定时评估湿化效果及患者气道廓清状态。

3. 不建议使用以下湿化方法

(1) 泵注射持续湿化：用输液泵或者微量泵将湿化液持续注入人工气道，这种是将湿化液以液态形式注入气道，不是以气态形式进入气道，起不到湿化作用，正规医院早已废弃，不建议使用。

(2) 湿纱布覆盖法：用无菌纱布覆盖气管切开导管是临床常用替代人工鼻的方法，但纱布易干，不易固定，患者咳嗽易移动，痰多不注意更换时易增加感染机会，因此保持纱布湿润，随脏随换，严格无菌操作至关重要。有条件的医院不建议使用。

（四）湿化液的选择

湿化液有增加吸入气体湿度和润滑支气管壁的作用，能促进痰液稀释和排出。目前湿化液主要选择无菌蒸馏水和注射用水，两者雾化后以气态形式进入气道，为气管黏膜补充水分，保持黏膜纤毛系统的正常功能。

其他湿化液包括 0.45% 氯化钠注射液、0.9% 氯化钠溶液、碳酸氢钠溶液等，均不推荐。

（五）湿化效果评估

气道湿化效果的评估主要包括两方面，一方面是温湿度测量，包括吸入气体温湿度测量、气管内气体温湿度测量及呼出气温湿度测量；另一方面是临床效果评估，包括分泌物性状评估、每天吸痰次数等。湿化装置使用后应当记录每天通过湿化器消耗的液体量，并根据患者的自主症状和一些可监测的指标变化来判定湿化效果。目前评价湿化效果的指标，主要为患者气道分泌物的黏稠度与主客观观察指标，临床上比较认可的湿化效果的判断有 2 种，即痰液黏稠度和湿化程度。

1. 痰液黏稠度

(1) Ⅰ 度痰液如米汤样或泡沫样，吸痰后玻璃接头内壁上无痰液滞留。

(2) Ⅱ 度痰液较 Ⅰ 度黏稠，吸痰后有少量痰液滞留在玻璃接头内壁，易被水冲洗干净。

(3) Ⅲ 度痰液外观明显黏稠，常呈黄色，玻璃接头内壁上滞留大量痰液，并且不易被水冲洗。

2. 湿化程度

(1) 湿化理想：分泌物稀薄，能顺利通过吸引管，通常吸引 1 次即可将气道内的痰液吸引干净，气管导管内无结痂，患者安静，呼吸道通畅，痰液分度在 Ⅱ 度。

(2) 湿化不足：分泌物黏稠，吸出困难，需多次方能将气道内痰液吸引干净，患者多有烦躁不安，可有突然的呼吸困难、发绀或 SpO_2 下降，痰液分度 ≥Ⅲ 度。

(3) 湿化过度：分泌物过分稀薄，咳嗽频繁，需不断吸引，听诊肺部气管内痰鸣音多，患者多烦躁不安、发绀，SpO$_2$ 下降。

临床上应以科学和客观地评价方法为准，通过观察呼吸软管（又称呼吸机延长管）内的积水情况来评估吸入气体的湿化状况，利用整体性综合的评价方法来判断湿化效果，其条目涵盖患者的安静舒适、肺部听诊、气道分泌物、生命体征与血氧情况等，需进行综合评价。有关湿化效果的评价金标准与指南有待于进一步研究制定。

（六）结论

气道湿化是人工气道管理的重要组成部分，但在繁忙的护理工作中容易被忽视。若没有较好的管理，易诱发不同的并发症，如呼吸道黏膜受损、痰痂堵塞影响呼吸和肺部感染等，导致抢救效果不佳，危及患者生命健康。据相关研究显示，针对非机械通气气管切开患者，为达到气道通畅效果，避免出现气道堵塞现象，降低肺部感染率，实施气道湿化措施十分有必要。如今，气道湿化方法有两种，即主动湿化和被动湿化，各自存在优缺点，临床应予合理使用。

目前，临床实践中仍存在诸多温湿化不当的情况，如用雾化代替温湿化、气道内滴注盐水以促进痰液引流等错误方式。这些方式脱离了"温化是湿化前提"的理论基础，增加了上气道细菌移位及院内感染的风险。慢性危重症患者应用有创机械通气时，应选择合理的湿化方式并规范使用，密切监测和评估效果。提高气体温湿化质量，为气道廓清保驾护航。

七、慢性危重症人工气道雾化规范

慢性危重症患者 50%～70% 需要接受机械通气治疗和建立人工气道，雾化治疗是气道管理集束化方法之一。雾化（气溶胶吸入疗法）是将支气管扩张药、激素或抗菌药物等制成气溶胶，以气溶胶或雾的形式输送入气道和肺，从而达到治疗疾病或者缓解症状的目的。雾化不同于湿化，

湿化是指在一定的温度控制下，应用湿化器将水分散成水蒸气，以一定的速度进入呼吸道，达到湿润气道黏膜，稀释痰液，保持呼吸道黏液纤毛系统的正常运动和廓清功能的一种物理疗法。机械通气雾化治疗时，气溶胶从雾化装置中产生输送入呼吸机管路，并在正压的作用下输送抵达下呼吸道，整个过程受到多种复杂因素的影响，了解雾化治疗中的各个环节有利于提高雾化药物的输送效率和保障治疗效果。

（一）目的

1. 抗炎。
2. 缓解气道痉挛。
3. 祛痰。
4. 预防呼吸系统并发症。

（二）适应证

适应证包括：①慢性气道疾病急性发作，如慢性支气管炎、重症哮喘、慢性阻塞性肺疾病急性加重（acute exacerbation of chronic obstructive pulmonary disease，AECOPD）、肺纤维化、支气管扩张等；②急性气道损伤性疾病，如急性喉梗阻、急性咽喉部炎症及水肿等非特异性炎性疾病、吸入性气道损伤、肺部感染等；③机械通气、人工气道建立、各种原因长期卧床合并肺部感染；④其他，如喉镜、支气管镜、胸部外科手术及相关检查等。

（三）禁忌证

雾化治疗无绝对的禁忌证，但在选择药物时应注意以下情况：①患者对吸入药物中任一成分过敏；②患者无法耐受雾化治疗（呼吸困难、心律失常等）。

（四）常用雾化剂

1. 吸入性糖皮质激素　吸入性糖皮质激素（inhaled corticosteroids，ICS）在雾化药物中使用最为广泛，以独特的作用影响细胞和分子产生炎症因子，降低炎症水平，是一类局部作用的气道

抗炎药物，ICS 体内过程见图 15-73。目前在中国临床常用的 ICS 主要为 3 种，临床应用时选择其中一种，包括布地奈德、丙酸倍氯米松和丙酸氟替卡松。吸入用布地奈德混悬液为每次 1～2mg，每天 2～3 次。丙酸倍氯米松吸入用混悬液为每次 0.8mg，每天 1～2 次。丙酸氟替卡松吸入气雾剂为每次 100～250μg，每天 2 次。

2. 支气管舒张剂 (1) 选择性 β₂ 受体激动药：常用类型为短效 β₂ 受体激动药（SABA），具有起效迅速、作用时间短等优势，代表药物为特布他林和沙丁胺醇。有研究表明，特布他林对 β₂ 受体的选择性及对肥大细胞膜的稳定作用优于沙丁胺醇。特布他林雾化液为每次 5mg（2ml），每天 3 次。

(2) 胆碱受体拮抗药：常用类型为短效胆碱受体拮抗药（SAMA），代表药物为异丙托溴铵。SAMA 对支气管的舒张作用弱于 SABA，主要原因是其阻断突触前膜上 M₂ 受体，可促使神经末梢释放乙酰胆碱，因而部分削弱了阻断 M₃ 受体所带来的支气管舒张作用。异丙托溴铵雾化液为每次 500μg，每天 3～4 次。硫酸沙丁胺醇雾化液为每次 2.5～5.0mg，每天 4 次。

3. 黏液溶解剂 N- 乙酰半胱氨酸为目前常用的雾化剂型化痰药，可打断二硫键，快速溶解黏稠痰液，提高纤毛的清除能力，使痰液液化而易于排出。同时，具有抗炎、抗氧化、局部免疫调节、降低微生物致病力、重建糖皮质激素治疗的敏感性等作用。雾化吸入剂量为每次 300mg，每天 1～2 次，持续 5～10 天。

4. 抗感染药物 目前可雾化吸入的抗感染药物较少，仅有少量药物可以雾化吸入。两性霉素 B 可治疗严重的系统性真菌感染，IFN-α 可用于新型冠状病毒肺炎患者的治疗。

(1) 两性霉素 B：每次 5～10mg，在灭菌注射用水中溶解至浓度为 0.2%～0.3% 后使用；超声雾化吸入时浓度为 0.01%～0.02%，每次 5～10ml，每天 2～3 次。

(2) IFN-α：每次 5000kU，加入灭菌注射用水 2ml，每天 2 次，疗程控制在 10 天以内。

雾化微粒会在呼吸机管路上沉降，并且受雾化器与呼吸机功能的影响，会不可避免地造成呼气相时雾化药物的浪费，所以相对经口鼻雾化吸入治疗，应适当增加药物剂量与给药频率等。不建议非雾化吸入剂型的药物以雾化吸入的方式给药。

（五）常用雾化吸入装置

雾化吸入装置是一种将药物转变为气溶胶形态，并经口腔（或鼻腔）吸入的药物输送装置。呼吸机常用雾化器有小容量雾化器和加压定量吸入器。加压定量吸入器在国内 ICU 不太用，小容

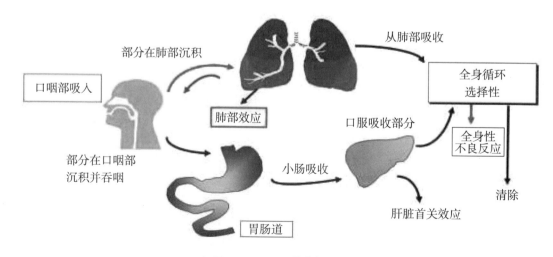

▲ 图 15-73 ICS 体内代谢过程

量雾化器是目前临床最为常用的雾化吸入装置，其储液容量一般小于10ml。根据发生装置特点及原理不同，目前临床常用雾化器可分为喷射雾化器、超声雾化器和振动筛孔雾化器3种。

1. 喷射雾化器　喷射雾化器原理是药液被高压气流和挡板冲撞粉碎，形成药雾颗粒（图15-74）。喷射雾化器需要压缩气体驱动，有的呼吸机（如Drager、伽利略等）配备了雾化功能，雾化器的驱动气源由呼吸机吸气相气流中的一个分支提供，是呼吸机给患者输送潮气量的一部分，因此不会影响呼吸机工作。由于只在患者吸气时产生气溶胶，故不会造成呼气相气溶胶的浪费。喷射雾化器适用于下呼吸道病变或感染、气道分泌物较多，尤其伴有小气道痉挛倾向、有低氧血症严重气促患者。气管插管患者常选用喷射雾化器雾化吸入支气管舒张剂治疗支气管痉挛，然而气管插管可影响气溶胶进入下呼吸道，若欲达到相同的疗效，一般需要较大的药物剂量。

2. 超声雾化器　药液在超声作用下剧烈震动，形成无数细小气溶胶颗粒释出（图15-75）。超声雾化器工作时会影响混悬液（如糖皮质激素雾化吸入制剂）雾化释出比例，并可使容器内药液升

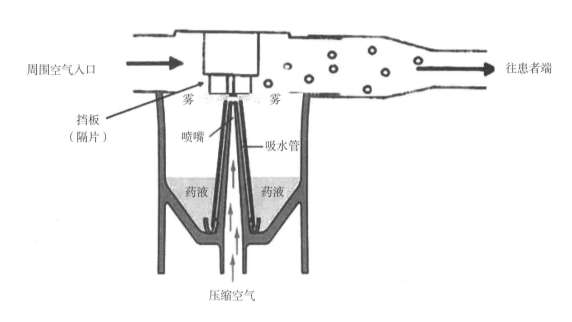

▲ 图 15-74　喷射雾化器原理

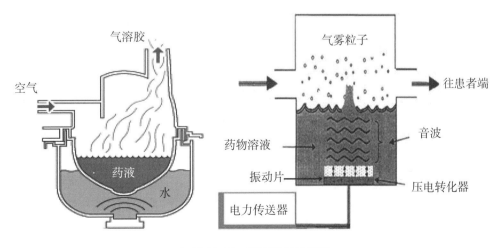

▲ 图 15-75　超声雾化器原理

温，影响蛋白质或肽类化合物的稳定性。超声雾化器的释雾量较大，但由于药物容量大，药雾微粒输出效能较低，不适用于哮喘等喘息性疾病的治疗。

3. 振动筛孔雾化器 振动筛孔雾化器（图15-76）是通过压电陶瓷片的高频振动，使药液穿过细小的筛孔而产生药雾的装置（图15-77），减少超声振动液体产热对药物的影响。筛孔的直径可决定产生药雾颗粒的大小。振动筛孔雾化器雾化效率较高，残留药量较少（0.1~0.5ml），具有噪声小、小巧轻便等优点。与喷射雾化器和超声雾化器比较，振动筛孔雾化器的储药罐可位于呼吸管路上方，方便增加药物剂量。

（六）雾化治疗前评估

操作前通常需要对患者进行综合评估，包括基础病史、生命体征、呼吸困难情况、气道通畅情况、分泌物、机械通气监测参数等。

1. 基础病史 有慢性阻塞性肺疾病（chronic obstructive pulmonary disease，COPD）、哮喘等基础肺部疾病的患者，可给予雾化抗炎治疗。COPD、支气管扩张、肺部感染等患者常出现气道内分泌物增多，可给予雾化化痰治疗。围术期全身麻醉、气管插管易导致膈肌活动度降低、肺容积减少、黏液纤毛清除功能受损，雾化治疗可减轻支气管阻塞，改善通气情况，维持气道功能，减少术后并发症的发生。

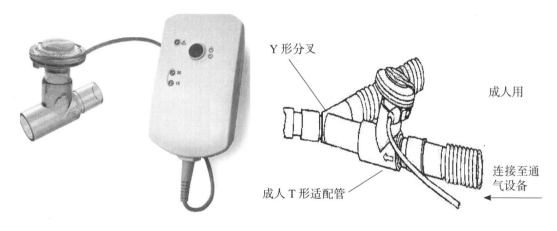

▲ 图 15-76 振动筛孔雾化器

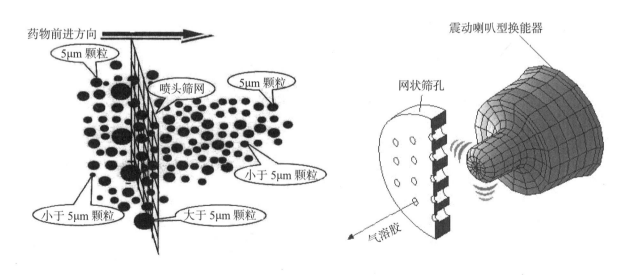

▲ 图 15-77 振动筛孔雾化器原理

2. 生命体征　雾化治疗前须关注患者的生命体征，如出现脉搏血氧饱和度下降，心率、血压变化超过 20%，呼吸频率<5 次 /min 或>40 次 /min 等生命体征变化，需暂缓雾化治疗，给予必要处理。

3. 呼吸困难情况评估　如果患者出现了呼吸频率、深度及节律的异常，出现口唇发绀或三凹征，听诊肺部出现干湿啰音，心电监护仪显示 SpO_2 下降等，均提示存在气道高阻力状态。

4. 气道通畅情况评估　气道通畅的评估指标为呼吸功能、分泌物的量与黏稠度、咳嗽、咳痰能力等。气道不通畅可能是由于各种原因所致气道狭窄。

5. 分泌物评估

(1) 分泌物的量：不同疾病严重程度患者的痰液量有很大差异。国内常用的标准衡量为，轻度为痰液量<10ml/d，中度为痰液量 10~150ml/d，重度为痰液量>150ml/d。

(2) 分泌物的黏稠度：吸痰时将分泌物的性状和在吸痰管内的附壁情况作为主要判断标准，黏稠度分为 3 度。Ⅰ度，分泌物较稀薄，呈泡沫样，抽吸后吸痰管内壁无分泌物滞留；Ⅱ度，分泌物的外观较Ⅰ度黏稠，抽吸后吸痰管内壁有少量分泌物滞留，易冲洗干净；Ⅲ度，分泌物的外观较黏稠，抽吸后吸痰管内壁有大量分泌物滞留，并且不易冲洗干净。

（七）雾化时呼吸机模式及参数设置

根据机械通气时呼吸机工作的特性，选择合适的模式及参数，不同的机械通气模式及参数设置使雾化吸入治疗达到的效果也有差异。

1. 模式选择　在外接流量驱动雾化时，容量型辅助控制通气模式（V-A/C）下，患者吸入潮气量大于设置潮气量，峰值压力（P_{peak}）增大；而在压力型辅助控制通气模式（P-A/C）下，潮气量和 P_{peak} 无明显改变。因此，建议在雾化吸入时选用 P-A/C 模式；若需要 V-A/C 模式，可适当降低预设潮气量。

2. 参数设置

(1) 潮气量设置：为保证气溶胶输送至下呼吸道，需增加有效通气量。成人机械通气雾化吸入时，如无禁忌证，潮气量应≥500ml，同时需监测平台压（P_{plat}）≤30cmH$_2$O，驱动压（ΔP）≤15cmH$_2$O，因为过高的潮气量可能会增加呼吸机相关性肺损伤（ventilator-induced lung injury，VILI）的发生风险。

(2) 流速设置：与高流速（80L/min）相比，低流速（≤40L/min）时气溶胶在下呼吸道沉积率更高，建议流速设置在 30~50L/min。

(3) 吸气时间：在保证呼气完全的前提下，适当延长吸气时间 / 呼吸周期时间比值（T_i/T_{tot}=0.5），可增加气溶胶在下呼吸道的沉积率。

(4) 触发方式：使用外接流量驱动的喷射雾化器治疗时，选择流量触发可导致触发困难，COPD 患者产生的内源性呼气末正压（PEEP$_i$）会使其触发更加困难，并且流量触发更易损坏流量传感器，因此建议选择压力触发，并适当降低触发阈值。

(5) 氧浓度：当采用外接氧气作为雾化驱动时，需根据患者的氧合指标适当降低呼吸机氧浓度。

(6) 呼气末正压：无须改变 PEEP 设置，但建议采用低水平 PEEP。

（八）人工气道雾化操作流程

1. 评估、核对医嘱

(1) 吸入气溶胶达到局部治疗（解痉、消炎、祛痰）及全身治疗的目的。

(2) 核对医嘱备齐用物，携至患者床旁，核对床号、姓名、手腕带。

(3) 评估患者血氧、血压等生命体征稳定，呼吸机参数稳定。

2. 准备

(1) 用品准备：呼吸机专用带"T"型连接管喷射雾化器，按医嘱抽取雾化药物，注入雾化药物（注意药物之间的配伍禁忌）。

(2) 患者准备：患者床头抬高 30°~45°。

3. 有创机械通气喷射雾化器操作规范

(1) 充分吸痰。

(2) 加入药液。

(3) 若应用人工鼻，需将其暂时取下，若应用加热湿化器，可不用关闭。

(4) 将基础气流下调至最小。

(5) 连接并打开雾化器（图 15-78）。呼吸机配备能随自主呼吸同步触发的雾化器，将带 T 形连接管喷射雾化器接至 Y 形管吸气端。外接气体驱动雾化器，将带 T 形连接管喷射雾化器接至吸气肢管路距 Y 形管 15cm 处；设置驱动气流量为 2～10L/min（具体根据雾化器说明书），以及适当下调设置的容量或压力，必要时更换模式。

(6) 轻拍雾化器侧壁以便充分雾化。

(7) 雾化完成后重新连接人工鼻，恢复雾化前的机械通气模式及参数。

(8) 观察患者的情况，注意有无不良反应。

(9) 记录并签字。

4. 无创机械通气喷射雾化器操作规范

(1) 评估患者，保证面罩的舒适和人机同步。

(2) 尽可能地降低面罩和呼吸回路的漏气。

(3) 加入药液 4～6ml。

(4) 将雾化器放置与面罩与漏气阀之间。

(5) 设置 CPAP/EPAP 5cmH$_2$O，吸气支持压 10～15cmH$_2$O。

(6) 如果无创通气超过 30min，要求对吸入气体进行湿化治疗。

(7) 设置雾化器流量为 6～8L/min。

(8) 轻拍雾化器侧壁可减少雾化器死腔量。

(9) 雾化完成后移开雾化器，用无菌蒸馏水冲洗，晾干放置。

(10) 重新连接人工鼻，恢复呼吸机原来设置的参数。

(11) 观察患者的反应并记录临床反应。

5. 注意事项

(1) 驱动气源可选择氧气、小型空气压缩泵、呼吸机雾化接口。COPD 患者不建议使用氧气雾化吸入。

(2) 如果呼吸机湿化使用人工鼻，雾化时应取下。

(3) 雾化药物对呼出端流量传感器的可能产生损坏，雾化时呼出端接细菌过滤器可以降低延长流量传感器使用寿命。

(4) 雾化器贮液罐注意保持直立，以保证药液能全部雾化完。

(5) 雾化后可配合排痰措施。

（九）雾化临床疗效评价

1. 肺内沉积率　利用放射性物质吸入以计算不同条件下肺内沉积率。对于建立人工气道的患者，由于药物吸入过程中不经过消化道吸收，因此也可通过检测血或尿的药物浓度来反映进入肺内的药量。

2. 药物疗效　支气管舒张剂的雾化吸入可迅速有效地解除支气管平滑肌痉挛。评价指标包括胸闷、喘息等症状，肺部干啰音等体征，以及呼吸力学指标的改善率。在机械通气的患者，可通过气道阻力、肺顺应性以及内源性呼气末正压等进行评价，计算公式：Raw=（P$_{peak}$-P$_{plat}$）/Flow，其中 Raw 为气道阻力，P$_{peak}$ 为气道峰压，P$_{plat}$ 为平台压，Flow 为容量控制通气模式下方波送气时的气体流量。然而，气道阻力改善多少判定为阳性，目前尚无定论。

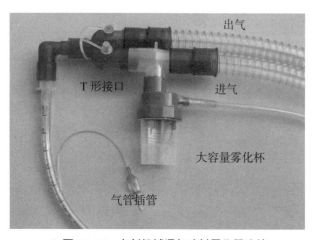

▲ 图 15-78　有创机械通气喷射雾化器连接

此外，前列环素吸入前后肺动脉压的变化，抗生素吸入前后肺部病原体的定植率等都是药物吸入疗效的评价指标。

八、慢性危重症人工气道吸痰规范

机械通气患者人工气道不能有效地咳嗽、咳痰，为保持呼吸道通畅，减少气道阻力，防止肺不张等并发症，最重要的护理措施为湿化、吸痰。吸痰是借助机械装置的负压来清除呼吸道内分泌物，保持呼吸道通畅，改善气体交换，并可留取痰标本进行实验室检查。吸痰过程包括患者准备、通过插入吸痰管进行吸痰及吸痰后护理。吸痰虽然通常被认为是安全的，但通过气管内插管（ETT）或气管造口插管吸痰并非没有潜在的并发症。短暂的不良事件，如血氧饱和度下降、出血、血流动力学改变和心率改变已有报道。不良的气道吸痰可能导致长期的伤害后果，如损害气道黏膜和医院获得性感染。

（一）人工气道吸痰适应证

气管 - 支气管分泌物增多在使用人工气道的患者中很常见。如发现以下情况予以吸痰，不主张定时吸痰：①呼吸机流量波形上出现呈锯齿状波动；②在气管导管内见分泌物；③气管上听诊时听到的明显湿性啰音；④呼吸机显示突然气道阻力增加。

（二）人工气道操作流程

1. 操作者准备包括洗手、戴口罩。

2. 用物准备包括吸氧装置、负压吸引装置、呼吸球囊、听诊器、弯盘内纱布 2 块、普通手套、一次性治疗碗、一次性吸痰管（外径不超过气管导管内径的 1/2，比气管导管长 4～5cm）、生理盐水、碘伏棉签、污物桶。

3. 患者准备为核对患者，确认患者身份。

4. 解释沟通，评估是否需要吸痰。

5. 戴手套，听诊胸骨上凹、锁骨中线第 2 肋间、腋前线第 4 肋间。如有鼻饲，予暂停鼻饲液。

6. 叩肺（病情许可），安置合适的体位。

7. 吸痰前加大氧流量，或呼吸球囊给纯氧 10～15 次，或者呼吸机纯氧 2min。

8. 调节负压为 150～200mmHg。

9. 手消毒剂洗手，倒生理盐水。生理盐水瓶盖消毒，注明开瓶日期及签名。

10. 拆开吸痰管，右手戴无菌手套，持吸痰管与吸引器相连，试吸。

11. 移开吸氧管或呼吸机接头，注意不被污染。

12. 执笔式轻柔插入吸痰管（气管切开者约吸痰管的 1/3），插入时不加负压，间歇吸引，每次吸痰持续时间<15s，反复连续吸痰≤3 次。期间密切观察患者的痰液量及性状、血压、血氧饱和度、心率变化。

13. 吸引间歇，高流量给氧或呼吸球囊给纯氧 10～15 次或接呼吸机纯氧 2min。

14. 检查并吸尽口鼻腔痰液。

15. 冲管后关负压，分离吸痰管，固定吸引管头。将手套反转脱下包住用过的吸痰管丢弃。

16. 再次评估。

17. 吸痰结束后，高流量给氧或呼吸球囊给纯氧 10～15 次或接呼吸机纯氧 2min，待 SpO$_2$ 升至正常后再恢复吸痰前给氧状态。气管切开导管口接人工鼻。

18. 沟通，安置体位。指导深呼吸、有效咳嗽方法和不适情况的报告。

19. 整理用物，脱手套洗手，记录。

（三）注意事项

1. 操作动作应轻柔、准确、快速，每次吸痰时间不超过 15s，连续吸痰不得超过 3 次，吸痰间隔予以纯氧吸入或加大氧流量。

2. 注意吸痰管插入是否顺利，遇到阻力时应分析原因，不可粗暴盲插。

3. 吸引器各管道连接正确无漏气，吸引瓶水面不超过 2/3，吸痰管最大外径不能超过气管导管内径的 1/2，负压不可过大，插入吸痰管时不可给予负压，以免损伤患者气道。

4. 注意保持呼吸机接头、戴无菌手套持吸痰管的手不被污染。

5. 冲洗盐水分气管内和口鼻腔之用，不能混用。

6. 吸痰过程中应当密切观察患者的病情变化，如有心率、血压、呼吸、血氧饱和度的明显改变时，应当立即停止吸痰，立即接呼吸机通气并给予纯氧或高浓度氧气吸入。

7. 一般吸痰程序，先行胸部物理疗法（雾化、翻身、拍背）再吸痰；痰液很多时，先吸痰再行胸部物理疗法再吸痰。

（四）吸痰并发症

1. 低氧血症 负压吸引时停止了机械通气，停止了氧疗，也带走了部分肺泡内的气体，如果吸痰前未能有效充分给氧，或使用的吸痰管太粗、负压过高、吸痰时间太长、吸痰过于频繁，就容易发生低氧血症。低氧血症的预防应针对以上可能的原因而给予相应处理，例如吸痰前应将 FiO_2 暂时提高至100%，可由两人共同完成吸痰操作，对能配合的患者可指导他吸痰前深呼吸3～4次，吸痰后继续高浓度吸氧数分钟。吸痰时密切监测血氧饱和度，观察皮肤、黏膜颜色及脉搏、心率等。当血氧饱和度小于90%时，即提示低氧血症，应停止吸痰，并立即吸100%氧气。应选择合适的吸痰管，以达到有效吸引，而不导致缺氧。

2. 气道黏膜损伤 因气道黏膜很脆弱，若每次吸痰时吸痰管都超出气管插管导管，或者气管切开导管远端直接接触气管黏膜、吸痰管太粗、负压过高、吸痰在某个部位停留时间太久、吸痰时未能旋转吸痰管等，均易造成黏膜损伤、出血。

3. 继发感染 无菌操作技术不严格、各种物品消毒不严等均可引起下呼吸道继发感染。

4. 支气管痉挛 过于频繁的吸痰或冷湿化液的刺激可导致患者支气管的痉挛，患者出现呛咳，肺部听诊可闻及干啰音。

5. 导管或套管内痰痂形成 痰痂可部分阻塞或完全堵塞人工气道，使气道阻力明显升高或有窒息先兆的表现，临床上应设法杜绝此危险现象的发生，提高警惕，一旦怀疑应立即更换导管。

（五）人工气道吸痰的问题

1. 吸痰管的大小和吸痰压力 评估不同吸痰管大小和吸痰压力的安全性和有效性的研究很少。在一项受试者内重复测量研究中，Javadi 等评估不同大小的吸痰管对成人受试者的 SpO_2、心率、血压、分泌物量和疼痛等各种结果的影响。在他们的研究中，所有受试者插管内径为 7.5ETT，并根据研究方案随机分配 12F 和 14F 吸痰管。所有受试者均用两种导管大小吸痰。他们报道，使用更大的导管后，心率、收缩压、疼痛和分泌物量显著增加。

Yousefi 等进行了一项随机试验，评估 2 种压力（-100mmHg 和 -200mmHg）对成人受试者生理指标的影响。他们注意到，在吸引前、期间、5min、20min 后的 SpO_2、心率均有显著差异，但两组间无差异。在 Singh 等的一项前瞻性研究中，评估吸痰导管外径大小与 ETT 内径大小（小、0.4、中、0.9 和大）和三种压力（80mmHg、100mmHg 和 120mmHg）对儿童受试者各种生理指标的影响。研究发现，不同压力下的吸痰管大小同样影响生理指数。

根据现有的证据，似乎不同的吸痰管大小和吸痰压力可以引起生理改变。也就是说，目前尚不清楚最佳的吸痰管外径尺寸与人工气道内径尺寸比。在清除分泌物方面既安全又有效的最佳应用压力也不清楚。2010 年，AARC-CPG 建议儿童和成人患者吸痰管封闭<50% 的 ETT 腔，新生儿封闭<70% 的 ETT。

以前的指南中没有关于应用吸痰压力的正式建议。很少有证据表明，成人的吸痰压力应保持在 -200mmHg 以下，新生儿应保持在 -100mmHg～-80mmHg 之间。应努力将吸痰压力设置得尽可能低，以有效地清除分泌物。

2. 吸痰过程持续时间　限制每个吸痰的持续时间是一个直观的策略，以减轻人工气道吸痰的潜在并发症和（或）危险。这一限制可能适用于将吸痰导管插入人工气道的时间或应用吸痰的时间。到目前为止，尚未发现比较吸痰管插入气道和（或）吸痰不同时间的患者预后的研究，建议吸痰的持续时间限制在≤15s。

3. 吸痰前预给氧　人工气道吸痰可能导致一些患者低氧血症，对吸痰前预给氧的文献进行了复习，相关文献有 6 项研究，其中 3 本专著是在 20 世纪 90 年代出版的。在一项对 25 名儿童进行机械通气的随机交叉试验中，Kerem 等研究发现，使用 100% 氧气的预给氧可以防止在吸痰期间的低氧血症。Lookinland 和 Appel 在一个成年人群中也获得了类似的结果。Preusser 等对 10 名成年受试者进行了随机交叉试验，使用 1/2 个肺容积，呼吸机或人工球囊面罩进行纯氧通气，4 种组合之间的平均动脉压和心输出量均无统计学差异，但人工球囊通气气道峰值压力显著增高（$P<0.001$）。Vianna 等对 68 名成年受试者进行了前瞻性交叉研究，他们的预给氧量分别高于基线 FiO_2 1.0 和 0.2，吸痰前后的血氧饱和度、心率、平均动脉压和呼吸频率均无差异。Demir 和 Dramali 对 30 名成人受试者进行了前瞻性交叉试验研究发现，与 100% 预给氧相比，无预给氧的人工气道吸痰后，血氧饱和度、动脉氧分压显著降低，但心率或平均动脉压没有显著下降。

虽然有证据支持预给氧的必要性，但似乎并不是所有患者都需要 100% 的氧气。2010 年，AARC-CPG 建议在吸痰前使用 100% 氧气预给氧或使用呼吸机预给氧。不建议采用手动通气以提供预给氧功能。目前有证据表明，这些建议是适当的，尽管预给氧高于基线 FiO_2 0.2，而不是增加到 FiO_2 1.0，可能就足够了。没有关于新生儿人群中预给氧的证据。

4. 人工气道吸痰用生理盐水灌洗　关于生理盐水在人工气道吸痰中的作用已经有相当多的研究。使用生理盐水的理论优点是松动分泌物，增加在吸引过程中清除的分泌物量。文献回顾了 8 项研究，关注人工气道吸痰过程中使用生理盐水对氧合的影响。其中 7 项研究的结果表明，生理盐水溶液可能会对氧合产生负面影响。这些研究规模较小，但表明 PaO_2 和 SpO_2、SvO_2 等可能受到人工气道吸痰的不利影响，但其他生理指标，如心率和血压没有受到影响。在人工气道吸痰过程中使用生理盐水也被证明会增加≥60 岁患者的呼吸困难。

Mc Kinley 等进行了一项随机试验，以评估儿童受试者插管和有创机械通气的时间。他们发现，不使用生理盐水和使用 1/4 的生理盐水或生理盐水一样有效。在一项前瞻性观察性研究中，Owen 等在吸痰期间接受生理盐水溶液的儿童受试者中注意到更多的不良事件。Caruso 等的随机临床试验在人工气道吸痰过程中，使用生理盐水可降低微生物学证实的 VAP。虽然这一发现很有趣，但到目前为止，它还没有在另一项研究中得到证实。

2010 年，AARC-CPG 建议不常规使用生理盐水溶液。自该指导方针以来，没有新的证据能令人信服地影响该建议。如果执行生理盐水灌注，应该谨慎和考虑潜在的不良事件，如血氧饱和度下降、过度咳嗽、支气管痉挛、心动过速、呼吸困难、颅内压增加、人工气道细菌生物膜形成。

根据目前现有的证据，在人工气道吸痰过程中常规使用生理盐水是不必要的。

5. 人工气道吸痰的浅吸痰与深吸痰比较　评估浅吸痰和深吸痰人工气道吸痰技术的安全性和有效性的研究非常有限。两篇方法上相似的文章比较了人工气道浅吸痰和深吸痰吸引对生理指标的影响。Abbasinia 等评估了两种技术对呼吸频率和 SpO_2 的变化。在本随机试验中，浅吸痰组和深吸痰组均在相同的压力（−120mmHg）下预吸氧，最多 3 次，每次 15s。两组吸痰管直径均为 ETT 内径的 50%，浅吸痰组吸痰管的插入距离不超过 ETT 的末端。深吸痰组吸痰管通过 ETT 直至遇到阻力，再退回 1cm 后进行吸痰。他们注意到，两组之间的呼吸频率和 SpO_2 变化是相似的。深吸痰组的受试者需要吸痰的次数较少。Irajpour 等报道了浅吸痰和深吸痰技术对心率、收缩压、舒张压和平均动脉压的影响，变化是相似的；然而，研究人员报道，深吸痰后心率和血压略有增加。研究指出，每一种生理参数变化，即使是在很小的程度上，都可能对一些患者产生不利影响，在吸痰期间，特别是在深吸痰期间，监测是必要的。

在一项平行的随机对照试验中，Shamali 等比较了他们的常规 ETT 吸痰和微创 ETT 吸痰技术。常规的 ETT 吸痰技术包括手动肺膨胀和预充氧 1min，并灌注 8ml 无菌生理盐水，然后吸痰管向下推进 ETT，直到达到阻力，并退出 1cm；然后使用 $-200\sim-100$ mmHg 的压力进行吸痰，最长 10s。微创 ETT 吸痰技术是采用呼吸机预给氧 1min，将吸痰管推进至 ETT 的远端；然后使用 $-120\sim-80$ mmHg 的压力进行吸痰，最长 10s。研究人员注意到，微创 ETT 吸痰组在收缩压、舒张压、平均动脉压方面的变化较少，但在心率方面没有变化。一项受试者内设计的实验研究评估浅吸痰和深吸痰技术对高危婴儿影响，Hwang 注意到，深吸痰并不能保证新生儿受试者清除下气道分泌物，而且造成了更直接的气道创伤。

根据现有的证据，浅吸痰和深吸痰技术都会引起类似的生理指标的改变。但深吸痰可能会导致气道创伤。2010 年，AARC-CPG 推荐浅吸痰技术，但指出深吸痰没有明确的好处。自该指南实施以来，没有新的证据能令人信服地影响这一建议。应该常规使用浅吸痰技术，以避免潜在的气道创伤。一般情况下，只有在浅吸痰无效时才应使用深吸痰。

6. 开放式吸痰与封闭式吸痰比较 自 20 世纪 90 年代早期封闭式吸痰设备发展以来，研究人员一直试图将其临床结果与传统的开放式吸痰临床结果进行比较。本综述包括 28 项研究，重点研究了封闭式吸痰与开放式吸痰的相关临床结果。大多数的研究包括生理结果和医院获得性感染。两项研究将封闭式吸痰与注重分泌物管理的开放式吸痰进行了比较。Witmer 等研究了插管成年人，比较了人工气道吸痰过程中清除的分泌物量，发现封闭式吸痰清除的分泌物（中位数 1.7g）和开放式吸痰清除的分泌物量（中位数 1.9g）（$P=0.88$）无统计学差异。Lasocki 等研究了封闭式吸痰和开放式吸痰对 9 例成人插管患者分泌物清除的影响，发现开放式吸痰的平均吸痰量（平均 3.2g）大于封闭式吸痰（平均 0.6g）（$P=0.03$）。后一项研究的样本量较小，这引起了人们对这一发现的普遍性的关注。

纳入成人受试者，几项研究评估封闭式吸痰和开放式吸痰对生理参数的变化，如血氧饱和度、心率、呼吸频率、疼痛、躁动、心律失常和颅内压等参数上。这些研究发现，封闭式吸痰和开放式吸痰结果没有显著差异，尽管一些研究确实看到了一些细微的不同。Johnson 等注意到，封闭式吸痰比开放式吸痰有更少的生理变化（心率、血压、心律失常）。Lasocki 等注意到，使用封闭式吸痰能更好地维持血氧饱和度、氧合和通气。Ugras 和 Aksoy 研究发现，与开放式吸痰相比，封闭式吸痰在吸痰期间和之后对颅内压的影响较小，而在吸痰期间对平均动脉压的影响也较小。

一些观察生理参数的儿科和新生儿研究，使用封闭式吸痰或开放式吸痰，吸痰后的变化与成人研究中发现的变化相似，而且可能是短暂的。Evans 等发现封闭式吸痰的生理障碍（心率、平均动脉压）发生率低于开放式吸痰。Kalyn 等注意到，封闭式吸痰的生理不稳定性更小。

大多数比较开放式和封闭式吸痰的结果，都集中在细菌定植率和 VAP/ 呼吸机相关事件（VAE）上。这些研究大多数是在成人受试者中，尽管少数研究包括新生儿和儿童受试者。Cordero 等比较了新生儿使用封闭式吸痰和开放式吸痰的感染率，发现两种方法在气道定植率和院内获得性肺炎发生率方面的差异没有统计学意义。Morrow 等进行了一项为期 8 个月的研究，比较了接受插管和接受机械通气 >24h 的儿童受试者的封闭式吸痰和开放式吸痰的各种结果，两种方法之间的 VAP 率无统计学差异（ P =0.6）。

几乎所有的研究都集中于插管的成年人，发现 VAP/ 呼吸机相关事件率、定植率、感染率或医院获得性感染率无统计学上的显著差异。一项研究确实发现了封闭式吸痰（67%）和开放式吸痰（39%）之间的定植率差异（ P <0.02），但这并没有转化为感染率增加。一项研究观察了两种吸痰方法之间的黏液堵塞率，Akerman 等发现，封闭式吸痰发生 ETT 闭塞略增高，但没有统计学意义。

在本研究问题纳入的 28 项研究中，有 5 项研究了封闭式吸痰和开放式吸痰对死亡率、住院时间和 ICU-LOS 及机械通气时间的影响，其中四项插管治疗的成人受试者研究。这些研究均未显示封闭式吸痰和开放式吸痰在死亡率、住院时间、ICU 住院时间或机械通气时间方面有统计学差异。Morrow 等也发现了相同的结果，在死亡率、住院时间、ICU 住院时间或机械通气时间等方面均无统计学差异。

根据所纳入证据的数量和质量，封闭式吸痰或开放式吸痰都可以安全有效地清除人工气道成人患者的气道分泌物。虽然在儿童和新生儿患者中，封闭式吸痰和开放式吸痰的结果差异很小，但在这一人群中使用封闭式吸痰是合乎逻辑的。需敦促临床医生采取适当的感染控制措施和安全预防措施，以避免不必要的不良反应，如生理改变和气道黏膜损伤（证据水平为 B 级，中位适宜性评分为 8.3，范围为 7～9）。

（六）结论

人工气道吸痰是人工气道管理的一个重要组成部分。吸痰过程与众所周知的风险和并发症，必须与对患者的潜在好处进行权衡。新生儿、儿童和成人患者人工气道吸痰建议如下：①通过呼吸声音、人工气道分泌物观察、呼吸机波形改变等急性气道阻力增高现象，予以及时吸痰；②只根据需要吸痰，而不是定时吸痰；③封闭和开放

式吸痰可安全有效地清除成人患者人工气道的分泌物；④儿童和成人患者吸痰前应进行预给氧；⑤吸痰时不必要气道内注入生理盐水；⑥吸痰时，应采用无菌技术；⑦选择吸痰管大小时需注意，新生儿吸痰管 <70% 的气管内管腔，儿童和成人患者 <50%，新生儿和儿童的吸痰压力应保持在 –120mmHg 以下，成人患者为 –200mmHg；⑧吸痰时间最多不能超过 15s；⑨不建议使用深吸痰；⑩不建议常规支气管镜清除分泌物；⑪当气管导管内分泌物积聚到一定程度，增加气道阻力时，可使用特殊装置，清除气管内导管内分泌物。

九、振动排痰机使用规范

振动排痰机是利用物理振动原理，使用于肺外，促进肺部痰液排除的一种仪器，是危重急救常用的一种医疗治疗仪器，具有强劲且柔和、容易操作等优点。该仪器临床应用已有 20 多年的历史，大量临床使用证明，振动排痰机对排除和移动分泌物和代谢废物有明显作用。它能同时提供两种力，一种是垂直于身体表面的垂直力，帮助支气管黏膜表面黏液及代谢物起松弛与液化作用；另一种是平行于身体表面的水平力，帮助支气管内已液化的黏液按照选择的方向排出体外。在美国和欧洲国家，该产品已广泛应用于 ICU、呼吸内科、神经外科、外科、CCU、小儿科、老年科、传染科及职业病防治等。

（一）振动排痰机工作原理

气道的表面覆盖有黏液纤毛的结构。它负责清除由鼻腔后部的 2/3、咽、喉到终末细支气管之间的所有吸入性的颗粒及外来的微生物。位于下鼻道前端的颗粒和微生物，被黏液带到前方鼻孔内，然后被呼出或被扫出掉；到达鼻咽部或气管支气管的颗粒和微生物，常被黏液纤毛清洁系统转运到口咽部被咳出或咽下。呼吸道有非常精密清洁系统，从不间断地打扫呼吸道，使其保持清洁（图 15-79）。

黏液纤毛转运系统

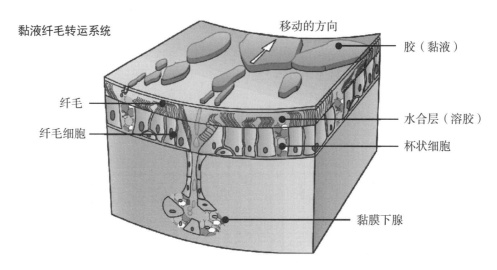

▲ 图 15-79　气道自洁系统立体图

危重患者建立人工气道以后气道热能和水分丢失，使黏膜纤毛运动减弱甚至脱落，以及痰液黏稠；滤过功能丧失，呼吸失去鼻腔的清除尘粒作用，>10μm 颗粒进入气管或支气管及肺泡；本身疾病造成支气管痉挛、气道水肿，可能阻塞呼吸道，黏液分泌过多可导致咳嗽和清除呼吸道困难；昏迷咳嗽能力下降或肺深部痰液，无力咳出（图 15-80），淤积在气管、支气管、肺泡，引起肺不张、肺部感染，通气功能障碍。

振动排痰机是根据临床胸部物理定向叩击原理设计的，在患者身体表面产生特定方向周期变化的治疗力，对排除和移动肺内部支气管等小气道分泌物和代谢废物有明显作用。它同时提供两种力：其中垂直于身体表面治疗力产生的叩击、震颤，可促使呼吸道黏膜表面黏液和代谢物松弛和液化；水平方向治疗力产生的定向挤推、震颤帮助已液化的黏液按照选择的方向排出，如沿着细支气管→支气管→气管方向排出体外（图 15-81）。

振动排痰机每分钟 20～30CPS 的使用频率和人体组织的自然频率相近，能很好地传导到肺深部组织，作用于深部的细小气道，有很好的深穿透性，可以有效排出细小气道中的痰液。

振动排痰机在临床应用过程中会产生振动和叩击两种作用。振动会使支气管扩张，淋巴管扩

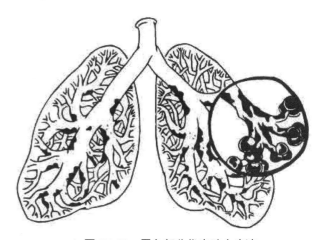

▲ 图 15-80　黑色部分代表肺内痰液

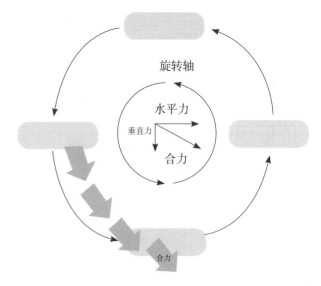

▲ 图 15-81　排痰原理（垂直力→松弛液化；水平力→痰液排出体外）

张，气道通过性增强，分泌物吸收增加。叩击所具有的垂直力可松弛、击碎、脱落黏性分泌物，水平力可推动分泌物定向移动。叩击作用可刺激浆液细胞分泌，稀释痰液，刺激神经末梢，加强纤毛蠕动，排除痰液，刺激咳嗽，咳出痰液。

（二）振动排痰机主要功能

1. 促进分泌物及痰液的排除 振叩作用广泛作用于中小气道，促进浆液细胞分泌，稀释痰液，降低分泌物黏稠度，利于移动，振动还能松弛、击碎、脱落分泌物，加强纤毛摆动，加速分泌物向大气道中移动，排除痰液，改善肺通气。

2. 缓解支气管平滑肌痉挛 低频振动很好地符合人体的固有频率，所以能使支气管平滑肌舒张，支气管舒张，增加呼吸道通过性，改善肺通气状况。

3. 消除水肿，减轻阻塞 振叩作用能够促进局部血液循环，加速淋巴回流，消除水肿，减轻阻塞，减少分泌物，使肺通气阻力减小。

4. 提高血氧浓度 痰液及分泌物的顺畅排除使氧供增加，二氧化碳排出通畅，血氧浓度提高。另外，促进血液循环，消除水肿，气体交换增加，血氧浓度也会提高。

5. 可改善呼吸音 分泌物排除，支气管舒张，肺部的干湿啰音、哮鸣音、痰鸣音可减轻，1 次或多次治疗后即可显现这种效果。

（三）临床适应证和禁忌证

1. 适应证

(1) 外科术后患者：如心外术后、胸外术后、神经外科术后、移植术后、肿瘤术后患者等。手术切口使肌肉软弱无力，导致患者咳嗽能力下降，恢复期限制运动的患者在肺内有大量分泌物积聚，协助手术后或体弱患者增强排痰液能力，并改善淤滞的肺部血液循环。

(2) 慢性支气管炎：因支气管黏膜的炎症和分泌物增多，支气管痉挛或支气管狭窄及黏液、渗出物阻塞引起喘息，急性发作期，出现黏液脓性或脓性痰。

(3) 获得性免疫缺陷综合征：75% 患者存在卡氏肺囊虫肺炎。获得性免疫缺陷综合征是多种引起呼吸系统异常的免疫缺陷之一。

(4) 气管切开术后：咳嗽机制所限制而导致分泌物聚集与呼吸困难，清除气管内分泌物、保持呼吸道通畅，防止窒息。

(5) 慢性肺炎：为各类微生物引起的感染性肺炎，炎症引起组织肿胀，并产生肺部炎症阴影、痰液、胸腔积液。

(6) 昏迷：由于昏迷的患者对外界反应差，抵抗力减弱，肺内分泌物不易排出，极易合并感染，应注意排痰。

(7) 哮喘：外来或内在的过敏原或非过敏原等引起支气管平滑肌痉挛、黏膜水肿及分泌物增加，引起气道狭窄分泌物不能排出。应解除支气管痉挛以扩张支气管。

(8) 职业性肺部疾病：为直接接触化学物质、尘埃和有机物所致的呼吸系统损害，以及其他职业性肺部疾病等所造成的肺功能退化与呼吸不规则。

(9) 烧伤：较严重的烧伤，尤其是伴有呼吸道内烧伤，分泌物增多，较黏稠，不易排出。

(10) 支气管扩张症：支气管及其周围组织因慢性炎症损坏管壁，导致支气管扩张和变形，引起慢性咳嗽、大量脓痰和反复咯血，肺部气道分泌物清除能力下降。

(11) 肺囊性纤维性病变：该隐性遗传性病是儿童肺部疾病和死亡的主要原因。过多的黏性分泌物排出受阻，增加肺部感染的发生。

(12) 呼吸衰竭：保持呼吸道通畅极为重要，在治疗中是首位的。

(13) 老年病：老年人的各种身体功能衰退，肺组织弹性及咳嗽反射降低。

(14) 肺不张：患者手术后或存在异物痰块及炎症等原因，引起的气道堵塞造成肺不张，应及时排出。

(15) 慢性阻塞性肺气肿：各种因素所导致肺组织的永久性损伤，以致肺组织弹性减弱，造成黏液排除障碍。

(16) 术前气道清洁：神经外科及心外科等术前呼吸道清理，帮助排出患者呼吸道中残留的分泌物，保持呼吸道通畅。

(17) 新生儿肺炎：新生儿误吸入羊水及胎粪，造成肺炎。

2. 禁忌证 禁忌证包括：①胸部接触部位皮肤及皮下感染；②肺部肿瘤（包括肋骨及脊柱的肿瘤）及血管畸形；③肺结核、气胸、胸水及胸壁疾病，未局限的肺脓肿；④出血性疾病或凝血机制异常有发生出血倾向的疾病、肺部血栓、肺出血及咯血；⑤不能耐受震动的患者；⑥心脏内有附壁血栓。

（四）基本结构及常用振动排痰机性能

1. 基本结构 不管哪一款振动排痰机，都由底座与立柱、主机、传动系统和动力输出装置 4 个部分组成（图 15-82）。

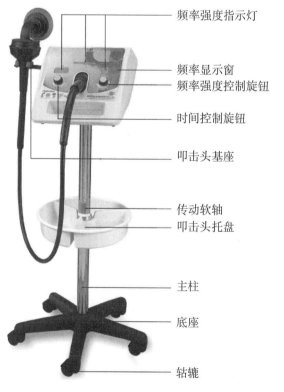

频率强度指示灯
频率显示窗
频率强度控制旋钮
时间控制旋钮
叩击头基座
传动软轴
叩击头托盘
主柱
底座
轱辘

▲ 图 15-82 振动排痰机

(1) 底座与立柱：起支撑和固定作用。

(2) 主机面板：包括时间控制旋钮、频率强度控制旋钮、时间频率显示窗和通电指示灯。

(3) 传动系统：包括传动软轴和叩击头基座。

(4) 动力输出装置：由各类叩击头组成（图 15-83）。

2. 常用振动排痰机性能

(1) 进口 G5 系列振动排痰机（图 15-84）：具体如下。

G5 系列振动排痰机工作特点：①可在患者处于任何平常体位引流的位置时使用；②配有多种接触头，用于不同情况的体位引流；③ 10～60CPS 的可调频率及可调时间，并有自动关闭功能；④由感应电动机驱动，不影响监测设备的运行；⑤数字显示，定位准确，易于操作；⑥它产生的定向力可穿透皮层、肌肉、组织和体液，对于深度的痰液排出效果明显。

G5 振动排痰机技术参数：①发动机为 1/25HP；②输出速度为 10～60Hz/s；③电源为 220V，50～60Hz；④速度控制为电子控制；⑤频率控制为 10～60 周 / 秒，电子数码显示；⑥时间控制为 1～60min，电子数码显示；⑦漏电流 <75μA。

(2) 国产振动排痰机：具体如下。

G 系列振动排痰机系珠海黑马医学仪器有限公司生产，具有以下工作特点：①综合叩击、震

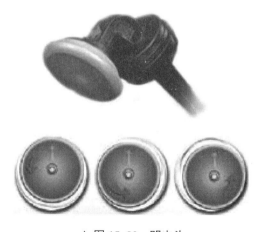

▲ 图 15-83 叩击头

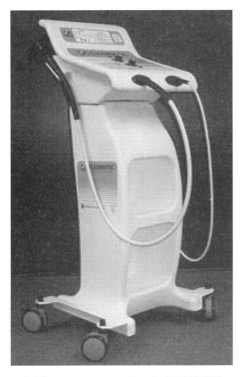

▲ 图 15-84　G5 Fleximatic 振动排痰机

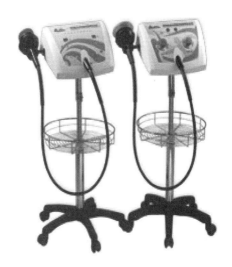

▲ 图 15-85　G2000/G1000 振动排痰机

颤和挤推三种功能进行定向体位引流，提高临床的使用范围和治疗效果；②深穿透性，产生的治疗力可穿透皮层、肌肉、组织和体液，对于深度的痰液排出效果明显；③治疗力持续稳定，可缩短治疗时间，不易受操作人员情绪、疲劳、经验等影响；④治疗力变化较为缓和，患者舒适感增强，尤其是耐受力较差的患者；⑤配有多种叩击头，可满足患者处于任何平常体位时使用；⑥三种适合中国人体型特征的智能工作程序可供选择，治疗效果更理想；⑦使用方便，简单易学，不影响其他监测设备的运行；⑧能减少抗生素临床用量，加快疾病的治愈。

G2000 型技术特性（图 15-85）：①振荡频率为 10~60Hz（600~3000r/min），连续可调；②定时时间为 1~60min，连续可调，数字显示；③配有增强型（治疗用）、标准型（治疗或护理）、柔和型（护理或儿童治疗）、特定型（肋部、肩部等治疗或护理）等 4 种叩击头；④配可变角度换向

器；⑤适合中国人体特征的三种智能工作程序；⑥开关电源、无刷电机、抗电磁干扰；⑦正常工作噪声≤60dB。

G1000 型技术特性（图 15-85）：①振荡频率为 10~60Hz（600~3000r/min），连续可调；②定时时间为 1~60min，连续可调；③配有增强型（治疗用）、标准型（治疗或护理）、柔和型（护理或儿童治疗）、特定型（肋部、肩部等治疗或护理）等 4 种叩击头；④正常工作噪声≤60dB。

（五）振动排痰机使用操作规范

1. 操作前准备

(1) 环境准备：安静，温暖，光线适宜，必要时屏风遮挡。

(2) 用品准备：备好痰杯，对于无力咳嗽的患者，准备吸痰器。

(3) 患者准备：掌握患者病史，熟悉胸部 X 线病变部位，做好患者解释工作。

(4) 仪器准备：振动排痰机装置准备。

2. 操作步骤（图 15-86）

(1) 连接叩击头：叩击接合器的一端旋进缆线装配头的面板，另一端旋入叩击头，将接好的叩击头置于主机支架上。

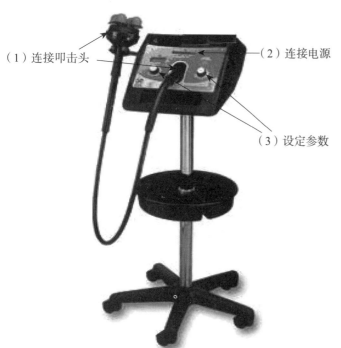

（1）连接叩击头

（2）连接电源

（3）设定参数

▲ 图 15-86　操作步骤

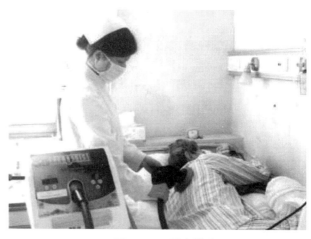

▲ 图 15-87　叩击排痰

（2）接通主机电源：将主机电源线插头插入电源插座，通电后，主机通电指示灯亮，提示电源已接通。

（3）设定频率强度和时间：设置和调整频率强度、时间。

先旋转机器的频率强度控制按钮，滑过暂停位置直至所要的治疗频率速度设定处。建议初始频率设定为 20 周 / 秒。默认时间设置为 00:00，呈现递增趋势。旋转机器定时控制按钮，直至所要求的时间设定值。建议每次治疗时间为 5～20min。要暂停治疗时，向左旋转频率强度控制按钮，直至暂停位置即可。电机和计时器将会停止，时间显示窗呈现"Pause"（暂停）字样，与治疗时间交替出现。继续治疗时，向右旋转频率强度控制按钮，滑过暂停位置直至所要求频率强度设定值即可。电机再次启动，计时器将会继续累计治疗时间。时间自动递减式治疗结束时，时间退到 00:00，仪器自动停止振动，而后仪器自动断电。

3. 扣击排痰（图 15-87）

（1）根据患者具体情况，安置合适体位，一般

采用侧卧体位。

（2）治疗师选择适当的叩击头，接上叩击接合器，直接将叩击头作用于胸廓，一手轻轻握住叩击头手柄，另一手引导叩击头，轻加压力，以便感觉患者的反应。

（3）将叩击头放在患者肺部下叶处，持续 30s 左右，提起叩击头，向上移动，放在另一个部位，进行叩击，从下向上，从外向里，直到整个肺部及肋部，要缓慢、有次序地移动，不要快速、随意移动，以免影响治疗效果。

在下叶部及肺部感染部位，可叩击时间长一些，同时加大一些压力，使积蓄的黏液从毛细支气管振落，流向大的支气管，在大的支气管中，黏痰刺激咳嗽中枢，从而排出痰液。

（4）配合吸痰。对于无力咳嗽、体弱的患者，要用吸痰器进行吸痰，帮助患者排出痰液。使用振动排痰后 5～10min 即可对患者进行吸痰。对于身体极度虚弱、不能移动、不能翻身的患者，可根据具体情况，适当的更换叩击头。

（5）所使用的压力大小将取决于患者的身体状况。一般将 1 磅（453.6g）左右的压力作用于叩击头就可以达到良好效果。当患者处于平卧姿时，叩击头本身的重量就可以产生足够的压力以获得好的引流效果，治疗师只需牵引叩击头即可。

（6）叩击与振动的不同比例的结合可经由叩

击头与身体接触角度不同而达到。角度越大（如将 G5 振动排痰机把柄与患者身体垂直），振动效果越强；角度越小（把柄与患者身体水平），则叩击器效果越大。通过治疗过程中改变叩击头角度，可能会调节患者对治疗反应的微小差别，并在治疗特殊情况时，具有相当特异性。

例如，当使用 230 号叩击头于胸骨两侧或侧身处，先将叩击头平放于身体以获得振动，然后，可缓慢向上移动叩击头而形成角度并产生叩击作用。

4. 治疗频度　每天治疗 2～4 次，每次治疗时间 5～20min，在餐前 1～2h 或餐后 2h 进行治疗，治疗前进行 20min 雾化治疗，治疗后 5～10min 吸痰。

5. 结束步骤

(1) 按照设定治疗时间仪器自动停止振动。

(2) 整理床单位，清理用物。断开电源，卸下

叩击头，仪器及配件清洁消毒。

（六）振动排痰机治疗程序

振动排痰机治疗程序见图 15-88。

（七）注意事项

1. 基本治疗频率为 20～35 周 / 秒，频率不能超过 35 周 / 秒。

2. 使用叩击接合器治疗时，要让叩击接合器上的"红箭头"指向患者的主气道。

3. 避免交叉感染，应尽量使用一次性叩击头罩（图 15-89）。

4. 大部分患者可选用坚固滑面橡皮的叩击头，过于敏感的患者可选用聚氨酯海绵组成的叩击头。

5. 如遇下列情况，考虑停止使用。

(1) 操作部位出现出血点和（或）皮肤瘀斑。

(2) 新出现的血痰。

(3) 使用仪器过程中，患者高度精神紧张。

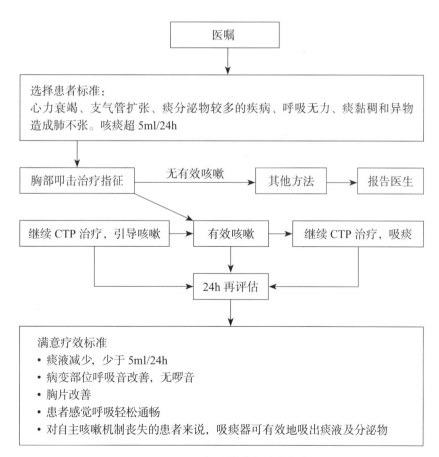

▲ 图 15-88　振动排痰机治疗程序

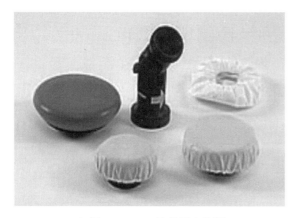

▲ 图 15-89　一次性叩击头罩

(4) 危重患者使用过程中，出现明显的心率、血压等生命体征改变。

（八）故障排除

1. 电源指示灯不亮　检查电源插座与仪器相连接的插座接触是否良好，电源线是否断路。

2. 叩击头无振动　检查叩击接合器是否旋紧。

（九）振动排痰机日常维护

1. 清洁消毒

(1) 清洁。机箱、导线、手把、支架和托盘须用中性肥皂水或中性消毒剂进行清洁，同时确保没有液体渗入马达。

(2) 消毒。用消毒塑料或橡胶的方式对附件进行消毒；聚氨酯海绵头是由结合带固定于塑料架上，不要用酒精清洁，因为它可使塑料或橡胶变质。

(3) 塑料叩击头罩可用常规的方式进行消毒。如果在有可能出现污染的环境下使用，建议配备一次性纸质叩击头罩。

2. 日常维护

(1) 将振动排痰机安置在通风、干燥、避免阳光直射的地方。

(2) 有详尽的工作记录，记录内容包括患者情况、操作时间、操作状况及机器故障情况等。

(3) 定时请专业人员进行维修和保养。

(4) 海绵头不应用酒精清洁。

(5) 不用时仪器用布罩覆盖，以防灰尘。

(6) 不要向马达及其部件添加润滑剂，所有马达、传动缆等都是密闭的且自我润滑的（支架的脚轮除外）。

(7) 振动排痰机的漏电低于 75μA。导电试验的指南是国家防火协会发表的"医院电器的安全使用"的手册。根据这本手册，振动排痰机被归类为电敏感设备，属于 ES-II 级用于患者身上的其他电子设备。

（十）与吸痰器、支气管镜、手工叩背的比较

1. 与吸痰器比较　负压吸痰器的吸管只能伸到主气管及部分支气管中进行操作，所以只能吸出这些部位的痰液，而对细支气管及肺泡中的痰液无能为力。

2. 与支气管镜比较　支气管镜下取痰（或异物），需在麻醉状态下进行，操作复杂，不良反应大。操作过程中，可能会损伤黏膜，产生出血现象，易造成感染，留下永久性创伤。这种操作对患者是痛苦的，难以接受。支气管镜只能单点取痰，不能大面积进行排痰工作。

3. 与手工叩背比较（表 15-4）

表 15-4　振动排痰机与手工叩背排痰效果比较

G5 振动排痰机	手工叩背
低频作用力可透过皮层、肌肉、组织传达到细小支气管	只作用于浅表层
无须体位配合，任何体位均可操作	需要患者体位配合
可保持恒定的节率	节率无法控制
针对不同的患者、病情，频率可调	频率没有准确标准
力量强劲、平稳、持续	力量轻重不易控制，不持久
患者易于接受	易引起患者反感
操作简单省力	手法复杂费力
不易疲劳	易使人疲劳
术后不易引起刀口开裂	术后易引起刀口开裂

十、无创经气道咳痰机使用规范

无创经气道咳痰机应用于临床已有近 20 年的历史。1992 年，美国 J.H.Emerson 公司制造 CoughAssist 无创咳痰机，并应用临床。J.H.Emerson 公司有 85 年历史，在 20 世纪 30—50 年代制造的铁肺广泛用于全世界，并被美国国家博物馆收藏。目前，J.H.Emerson 公司是全世界唯一提供无创咳痰机的厂商。

在操作上，无创经气道咳痰机能避免患者经过繁杂的有创过程，避免炎症和其他并发症的出现，患者耐受性和合作性将增加。在治疗过程中，无创经气道咳痰机能减少更多医护人员接触患者大量痰液的机会，从而减少医护人员再感染的可能。

（一）无创经气道咳痰机原理

无创经气道咳痰机运用模拟人咳嗽生理功能原理，通过无创面罩、咬口器、气管插管或气管切开导管连接的方法完成治疗。

无创经气道咳痰机由于可量化增加咳嗽峰流速（peak cough flow，PCF）功能。首先，经气道应用一定正压和流量的限气流，使气流能到达痰液堵塞的患者肺部，松动各级支气管的痰液，同时形成足够的胸腔压。无创经气道咳痰机快速替换成一定负压的气流，从肺部形成一个高速的气流呼出，即一次主动的呼气，以有效带出分泌物，完成一个咳嗽的生理过程。

无创经气道咳痰机有别于传统的气道抽吸和胸部震荡，它通过提供患者一个深而全的吸气，然后快速替换成一定压力和气流的负压呼气，能替代人的咳嗽生理功能，解决痰液堵塞引发的呼吸衰竭和并发症。

临床已经证明，无创经气道咳痰机能安全有效地去除支气管和肺部的分泌物，消除包括终末细支气管在内的所有痰液堵塞，改善患者呼吸，避免肺部感染和呼吸衰竭。

（二）无创经气道咳痰机适应证和禁忌证

1. 适应证　适应证包括：①脊髓灰质炎；②肌肉萎缩症；③重症肌无力；④重度脊椎损伤；⑤肺气肿；⑥囊肿性纤维病变；⑦支气管性哮喘；⑧支气管炎。

2. 使用指征

(1) PCF＜160LPM。

(2) PCF＜240～270LPM。在急性呼吸系统感染的情况下，PCF＞160LPM 并不能保证足以清除气道分泌物，因为在此状况下，呼吸肌功能可能急剧下降，导致 PCF 降至 160LPM 以下。

(3) 最大呼气压＜45～60cmH$_2$O（40%～50% 的理论）。

(4) 被动肺活量＜1.5～2L（30%～50% 的理论）。

3. 禁忌证　禁忌证包括：①肺大疱、气胸或纵隔气胸、新近有气压伤；②患者血流动力学不稳定而且无合适的监护条件；③急性肺损伤、急性呼吸窘迫综合征、急性肺水肿；④某些情况下，如气管软化等。

（三）基本结构及常用无创经气道咳痰机性能

1. 基本结构与外形　整机外形如图 15-90 所示。CoughAssist 无创经气道咳痰机自动型面板如图 15-91 所示。

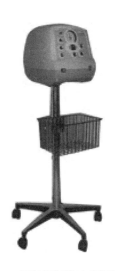

▲ **图 15-90**　无创经气道咳痰机整机外形

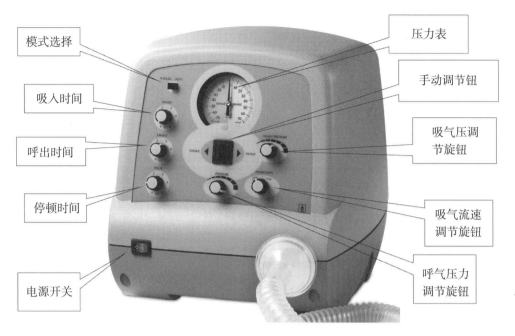

▲ 图 15-91　CoughAssist 无创经气道咳痰机自动型面板

CoughAssist 无创经气道咳痰机自动型背面如图 15-92 所示。

2. CoughAssist 无创经气道咳痰机性能

(1) 产品特性：①高效性，即产生快速排气及高速气流；②多用性，即可用于成人、儿童病患者，在医院及其他医疗机构中使用；③实用性，即在清除呼吸道分泌物栓块时，比体位引流法、胸部震荡法、气管内导管抽吸法更加有效；④舒适性，即一次深大呼吸之后一次快速地呼出气，将分泌物及栓块逐渐推送到口咽或鼻咽部，再用吸痰管清除，其舒适程度被临床大多数患者所接受；⑤易用性，即机械性开关、旋钮、调节参数面板清晰标示，大表盘数据显示，正负压区分色标示，操作简单方便；⑥数据清晰可读；⑦模仿咳嗽时呼吸系统运动的过程和呼出气流的方式；⑧排出气管、支气管分泌物栓块更有效。

(2) 技术参数：①最大正压为 60cmH$_2$O（44mmHg）；②最大负压为 60cmH$_2$O（44mmHg）；③最大吸气流速为 3.3L/s（吸入气阀调至最小），吸入气阀调至最大，吸入气流速等于呼出气流速；④最大呼出气流量为 10L/s；⑤实际流量依赖最大压力和气道阻力；⑥压力表为 –70～+70cmH$_2$O，

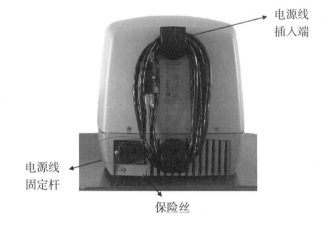

▲ 图 15-92　CoughAssist 无创经气道咳痰机自动型背面

±2% 的精度；⑦吸气、呼气和暂停时间为 0～5s。

（四）无创经气道咳痰机使用操作规范

1. 操作前准备

(1) 环境准备：保持室内安静、温暖（不低于 18℃）。

(2) 用品准备：无创经气道咳痰机、低阻力细菌过滤器、呼吸管路、接头、面罩、口咬器。

(3) 患者准备：对初次接受无创经气道咳痰机治疗者，必须事先做好解释工作，消除紧张心理。

(4) 仪器准备：电源电压应在 220V ± 10% 范围内；须有良好可靠接地。

2. 操作步骤

(1) 接通电源，开机。

(2) 选择吸气流速：低吸气流速（3.3L/s）或高吸气流速（10L/s）。

(3) 压力调节。把手动 / 自动开关设置成手动挡。把患者回路连接到设备，并且堵塞呼吸软管的尾端。把压力手动控制键推至呼气相（推至左边），观测设备上的压力计，使用压力按钮调节最大压力（负压），以使压力计到达正确读数（图 15-93）。把压力手动控制键移动到吸气相（推至右侧），通过旋转吸气压力按钮调整压力读数，以使压力计到达正确读数（顺时针旋转增大压力，逆时针旋转减小压力）。

(4) 时间调节。每个咳嗽周期由吸气阶段、呼气阶段和停顿阶段组成，一个周期完后，接着再从吸气阶段开始。利用前面板左侧的 3 个旋钮设定每个阶段的时间（图 15-94）。通常，吸气时间和呼气时间设定为 1～3s，间歇时间设定为 2～5s，或者通过把间歇时间设定为 0s，消除间歇时间。这些设置取决于患者的舒适度，推荐的时间设置见表 15-5。

(5) 把手动 / 自动开关被置于自动位置，然后观测设备的循环：从正压到负压，然后到零压，一直重复，直至开关被置于手动位置。当开关被置于手动位置时，设备的压力应该返回到 0cmH$_2$O。

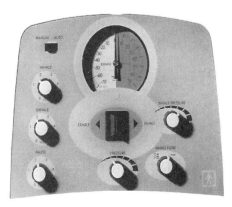

▲ 图 15-93　调节呼气负压

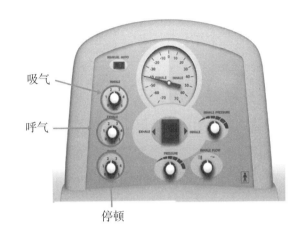

▲ 图 15-94　咳嗽周期时间调节

表 15-5　推荐的时间设置表

周期时相		时间（s）	
		成人	儿童
低吸气流速	吸气	2～4	1～2
	呼气	1～2	≤1
	停顿	1～2	1～2
高吸气流速	吸气	1.5～2.5	0.5～1.5
	呼气	1～2	≤1
	停顿	1～2	1～2

(6) 与患者连接。与患者连接方式有面罩、口咬器、气管插管导管、气管切开气管套管等（图 15-95）。

(7) 治疗原则。治疗通常由 4～5 个连续咳嗽周期组成。可以让患者休息 20～30s（自主呼吸），这样可以避免换气过度。在休息期间，清除在管路中或口咽部可见的分泌物。在整个治疗过程中，可以重复循环 4～6 次，或直至所有的分泌物被清除。尽可能让患者在呼气相胸腹部用力。从较低的压力开始设置（10～15cmH$_2$O）。压力调整逐步升高到治疗压力（+40cmH$_2$O/-40cmH$_2$O），但要注意根据个体需要。使用频率要根据个体需要。最好在餐前与入睡前使用。

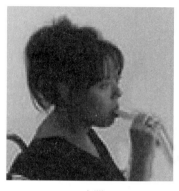
口咬器

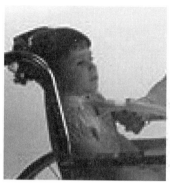
气管套管

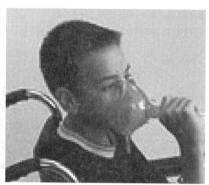
面罩

▲ 图 15-95　与患者连接方式

3. 结束步骤

(1) 记录治疗有关内容，记录痰液颜色、黏稠度、量等。

(2) 整理床单位，清理用物。断开电源，无创经气道咳痰机外壳清洁消毒。

（五）无创经气道咳痰机清洁消毒与日常维护

1. 清洁消毒

(1) 建议管路一次性使用。

(2) 无创经气道咳痰机外壳使用中性洗涤剂擦拭或杀菌洗涤剂，如 70% 酒精消毒。

(3) 不能使用环氧乙烷或蒸气高压消毒。

2. 日常维护

(1) 每次用毕清洁外壳，妥善保存。

(2) 无创经气道咳痰机应避免高温、日晒、受潮、尘土或撞击，盖好防尘罩。

(3) CoughAssist 无创经气道咳痰机设计不需进行周期性的维护。

十一、慢性危重症人工气道拔除规范

慢性危重症患者普遍建立人工气道，长期留置气管导管，常见的并发症是气管狭窄、肉芽形成、气管食管瘘、气胸、气管皮肤瘘、瘢痕和拔管困难，并且会延长住院时间、增加医疗护理费用和减缓康复进程。因此，尽早拔除气管导管是非常有必要的。

在大部分指南中强调需要有足够的意识水平和吞咽功能能预防误吸作为拔管的条件之一，但在临床实际中发现，仍有部分意识障碍的患者可能拔管成功。但是气管切开导管拔管之前行堵管试验，是造成患者死亡以及延迟拔管的主要原因，不少级别偏低的医院或很少外出交流的临床医师仍在堵管，造成患者医源性窒息而引起缺氧死亡。本部分主要阐述计划拔管与非计划拔管等两部分，前者是由于患者病情好转，需要人工气道的病因解除，医护人员进行仔细评估后按照治疗计划或者方案拔除；后者又称意外拔管，是指未经医护人员评估同意自行将人工气道拔出，或其他原因（包括医护人员操作不当）造成的人工气道脱出。人工气道主要包括气管插管和气管切开导管，本部分将详细讨论两种不同人工气道的拔除。

（一）计划拔管

计划拔管就是在拔管之前进行严格评估，以及拔管后进行严密监测与管理，而气管插管和气管切开的导管拔除有所不同。

1. 气管插管导管拔除

(1) 拔管前评估：患者需要建立人工气道的原因往往是需要呼吸支持或者气道保护，在拔除人工气道前需要仔细评估患者自主呼吸能否耐受呼吸负荷、原发病是否好转、生命体征及各脏器功能是否稳定等，进行撤机试验或评估。患者的气道保护能力，主要指自主吞咽能力及气道自净能力，这是保证患者在拔除人工气道后自主呼吸期间避免误吸及自我清洁气道的重要功能；此外，还需要评估患者的气道通畅程度。

① 自主吞咽功能：由于插管的存在影响患者吞咽，主要通过评估患者的意识状态和配合能力来判断患者的吞咽功能；研究发现，如果患者无法遵从指令，拔管失败的风险大为增加。在100 例神经外科患者的研究中，格拉斯哥评分 8 分的患者比 GCS＜8 分的患者拔管的成功率高（75% vs. 37%）。

② 气道自净能力：主要针对患者气道分泌物的量及咳嗽能力进行评估。对分泌物的量研究发现，痰量＞2.5ml/h 是拔管失败的高危因素之一；但由于无法精确测量痰量，通过人为估计量，差异往往较大。因此也有学者提出，采用需要吸痰的频率而非痰量来进行评估，吸痰频率每 2 小时超过 1 次即被认为是拔管失败的高危因素。

相比分泌物的量，患者咳嗽能力评估更为重要。如果患者咳嗽能力较强，即使分泌物量多，患者也能自行排出，需要再次建立人工气道的可能性就不大；反之，即使分泌物量不多，但由于患者咳嗽能力弱，无法将分泌物排出，需要再次建立人工气道的可能性就大大增加。

对于咳嗽能力的评估，目前有两种相对客观的方法。

白纸试验，即将一张白纸置于距离气管插管开口 1～2cm 处，断开呼吸机嘱患者用力咳嗽，如果患者能将分泌物咳出至气管导管外的白纸上，则说明患者具备一定的咳嗽能力，白纸试验通过。针对不能遵嘱配合用力咳嗽或者本身气道无分泌物的患者，有学者采用经气道导管注入 2～5ml 生理盐水和（或）插入吸痰管的方式刺激患者咳嗽，以评估患者的咳嗽能力。

用力呼气峰流速，也称咳嗽峰流速，与白纸试验类似，断开呼吸机将气管插管与峰流速仪连接，嘱患者深吸气后用力呼气，以测量最大呼气峰流速值（peak expiratory flow，PEF），也可以不用断开呼吸机而利用呼吸机进行测量，只是需要调整机械通气模式为自主呼吸模式，将 PEEP 调为 3～5cmH$_2$O，并且下调支持力度至最低值（一般为 5～8cmH$_2$O）；同样，对于无法配合用力呼气的患者，可采用上述注入生理盐水或者插入吸痰管的方法来刺激患者咳嗽。研究发现，PEF≤60L/min 的患者需要再插管的可能性明显高于 PEF＞60L/min 的患者。

③ 上气道的通畅程度：上气道梗阻主要由声门喉头水肿或大气道异物（如痰痂等）所致，其中声门喉头水肿最为常见，其高危因素包括女性、哮喘、插管时间较长（≥36h 至≥6 天）、年龄＞80 岁、气管插管过粗（导管与气管直径的比例＞45%）、困难插管、插管尝试超过 3 次、镇静不足及导管固定不好等。在拔管前对插管患者的上气道通畅程度进行评估，目前比较广泛使用的方法是套囊漏气试验。该方法是在机械通气条件下将套囊完全放气，通过计算呼吸机送气量与监测到的患者实际的呼气量之间的差值，也就是套囊放气后能从上气道"漏掉"的气量，来间接判断上气道是否通畅。具体操作为，充分清除口、鼻腔及套囊上滞留物后，将套囊完全放气，应用容量通气模式观察吸入和呼出的潮气量，取 6 次呼吸中差值最大的 3 个计算平均值，若差值或幅度大于一定数值，则说明上气道通畅。多项研究及Meta 分析均提示，该试验可用作预测拔管后的上气道阻塞及再插管的发生率。然而，这种预测价值与评判标准直接相关。评判标准目前仍有一定的争议，相对公认的标准是吸呼气差值≥110ml 或幅度（差值 / 吸气潮气量）为 12%～24%。因此，目前主张针对具有拔管后上气道梗阻高危因素的患者进行拔管前套囊漏气试验的评估，并非常规应用。

对于漏气试验结果阴性的成人患者，糖皮质激素治疗效果目前仍存在争议，结果的差异可能与激素治疗的时机及剂量有关。对于有上气道梗阻高危因素且漏气试验结果阴性的患者，最新Meta分析结果表明，拔管前给予多剂量的糖皮质激素可降低拔管后的再插管率。至于激素使用的时机，则主张至少在拔管前4h应用。

(2) 拔管程序：准备拔管后有可能应用的再插管设备，针对拔管后发生声门喉头水肿的各种处理装置和药物，以及拔管后的氧疗装置。停止鼻饲至少半小时。应用纯氧吸入至少5min以增加体内氧储备。取平卧位，充分清除气道、口、鼻腔及套囊上滞留物。协助患者坐位，松解开气管插管的固定装置，将一根未连通负压的吸痰管插入气道内，嘱患者深吸气，在患者呼气初助手将套囊完全放气，吸痰管连通负压边吸痰，顺势将气管插管拔出。给予吸氧，辅助患者咳嗽咳痰。

关于拔管时间，虽然ICU有24h医护人员密切监护，但仍然主张在日间进行拔管。目前，尚无前瞻性研究比较日间拔管与夜间拔管的预后差异。一项纳入近10万例患者的回顾性研究发现，对机械通气时间超过12h的患者，夜间拔管较日间拔管的再插管率增加；而对机械通气时间短于12h的患者，则无明显差异。

(3) 拔管后的监测与治疗。

① 拔管后的评估：拔管后应立即判断患者是否发生拔管后喘鸣，严重时在患者身旁即可听到，程度较轻时需用听诊器置于患者喉部判断。如果出现声门喉头水肿所致的喘鸣，若生命体征尚稳定，可考虑使用肾上腺素进行雾化吸入或者无创通气辅助；如果危及生命，应立即考虑重新插管或者建立紧急气道。甚至有学者主张，对于使用糖皮质激素治疗后套囊漏气试验结果仍为阴性的患者，可考虑拔管时在气管导管内放置用于更换气管插管的导芯，以便在拔管后出现上气道梗阻危及生命的情况时可快速再次插管，保证患者生命安全。

② 拔管后的治疗：拔管后根据患者对氧疗的需求，选择合适的氧疗装置。虽然有大规模多中心研究证明与普通氧疗相比，高流量鼻导管吸氧可明显减少拔管后呼吸衰竭的发生率及再插管率；然而，这些作者并不主张对所有患者拔管后进行常规高流量鼻导管氧疗。对于一些再插管的高危患者，如高龄、APACHE Ⅱ评分高、肥胖、慢性肺病、充血性心力衰竭、撤机困难、机械通气时间长及分泌物多，应用高流量鼻导管或无创正压通气较普通氧疗都可明显降低再插管率，但高流量鼻导管与无创通气相比在避免再插管方面并无显著差异。值得注意的是，无论是使用高流量鼻导管还是无创通气，应用的时机至关重要。如果在撤机后再次出现呼吸衰竭时才应用，其失败率和病死率将增高，故应在拔管后立即应用，而不是等到呼吸衰竭明显加重时才给予干预。

同时，拔管后应关注和改善患者的气道自净能力，尤其是气道分泌物多且咳嗽能力弱的患者，应加强气道净化治疗，包括气道温湿化、胸部叩拍、体位引流等，必要时需要经鼻气管内吸痰。另外，患者插管时口腔不易彻底清洁，拔管后应加强口腔清洁和护理，尤其是拔管后应用无创通气的患者。

2. 气管切开导管拔除　气管切开导管在拔除前应对患者气道自我保护能力进行更加仔细地评估，因为气管切开与气管插管不同，一旦拔除套管、伤口愈合后难以再次进行气管切开；因此，气管切开导管的拔除前必须确认患者再无接受气管切开的可能性。

(1) 拔管前评估。

① 意识状态：对于植物状态和微意识状态的患者，有研究显示，昏迷恢复量表评分越高，拔管的可能性越大。MCS较植物状态更容易拔管，但也有部分具有一定反射性保护反应的植物状态患者，也可以拔管，并且拔管对意识障碍患者的预后有积极地影响。

② 拔管成功的条件：①意识水平GCS评分≥8分，当得分始终小于8分时，意识水平被认为不足以保护气道；②CRS-R子量表运动项中，将≥3分患者分为意识较好级别，将<3分患者分为意识

较差级别。CRS-R 子量表言语项中，1 分项是反射性发声运动，具有一定的保护性反射运动，因此将≥1 分患者分较好等级，<1 分患者分为较差等级。

③ 咳嗽能力：拔管的必备条件之一就是咳嗽有力，咳嗽是当食物或分泌物进入喉部时出现保护性的反射活动，可有效地清除痰液和分泌物，减少吸入性肺炎发生。对气管切开患者，同样可进行白纸试验或测量其咳嗽峰流速，以客观评估患者的咳嗽能力。

④ 咽喉水肿：咽喉水肿在长时间气管切开并存在拔管困难的患者中发生率高，目前气管切开后咽喉水肿的机制不明，可能与炎症、局部刺激、循环等有关。咽喉水肿影响通气，拔管后出现呼吸困难，需要再次留置插管或气管切开。

⑤ 气管狭窄：气管切开完全绕开上气道，对上气道不造成任何影响。但需要注意的是，气管切开造瘘口至声门之间的通畅程度，因为有的患者在气管切开瘘口气道内壁有肉芽肿形成，尤其是瘢痕体质患者，应注意评估上气道是否通畅。一个简单易行的办法是将套囊完全放气后堵住气管切开的外口，迫使患者利用上气道进行呼吸，通过患者的呼吸困难程度及发声的情况，即可初步判断上气道的通畅程度。在拔除气管切开导管前，需要进行一段时间的堵管试验，除了观察上气道通畅程度外，还有很重要的作用是观察恢复上气道的通气阻力和无效腔后对患者呼吸功能的影响，患者是否能够耐受。但由于气管切开导管堵管后本身在气道内就会增加阻力，因此堵管试验时间不宜过长。如果堵管试验失败，应考虑更换小一号的气管切开导管或者无气囊的套管，次日再次进行堵管试验，以减少套管本身阻力对呼吸功能的影响。

⑥ 声门麻痹：声门麻痹引起不开放或开放不全，声门开放角度在 40° 以下。出现以上情况，在封堵气管时出现呼吸困难、血氧下降，不能进入拔管流程。

⑦ 分泌物的量：分泌物分泌过多一方面容易导致患者频繁咳嗽，对于咳嗽反射减弱的患者来说，过多的分泌物引起的痰液潴留增加了患者呼吸困难乃至窒息的风险。分泌物增加的原因考虑有口腔的炎症、溃疡、吞咽障碍，另一个原因是唾液腺分泌增加。

⑧ 吞咽功能：气管造口术后误吸加重的机制有五种，包括喉抬高降低、食管阻塞、气流清喉、喉脱敏和喉闭合不协调。需要进行拔管的患者必须有良好的吞咽功能，一方面可以减少进食或呕吐时的误吸风险，另一方面，当患者不能将纤毛－黏液运输系统送至咽喉部的痰液经口咳出时，主动的吞咽动作可减少痰液潴留的风险。对患者的吞咽能力，主要观察患者在自行进食、进水时是否会出现误吸。值得注意的是，气管切开患者在套囊完全充气时，进食往往被认为比较安全，因为即使出现误咽，食物也会被完全阻隔在套囊上方。然而，这种做法需要注意在套囊放气时必须进行套囊上滞留物的清除，否则同样会造成误吸。另外，研究发现，在套囊充气时由于缺乏口咽部正压对食物的推送，就完全依赖口咽部肌肉功能强力推送食物，实际上会大大影响患者的吞咽功能，从而造成误吸。

(2) 拔管指标：Ceriana 等进行了一项前瞻性结果评估，评估脱离呼吸机后，实施方案化气管切开导管拔管，结果显示 3 个月后再插管率仅为 3%。

根据 Ceriana 方案，拔管指标包括：① 良好的精神状态；② 稳定的临床症状，如血流动力学、无发热、脓毒血症或活动性感染，以及 $PaCO_2 < 50mmHg$；③ 有效咳嗽；④ 适当的分泌物（建议痰液分度<Ⅲ度）；⑤ 内镜检查正常或显示狭窄病变占气道的<30%；⑥ 通过呕吐反射、蓝色染料和荧光透视评估吞咽正常；⑦ 最大呼气压力>$40cmH_2O$。符合以上指征，则可以考虑试拔管。然而这是针对普通患者，对于意识障碍的患者来说，临床状态、意识状态、咳嗽反射、吞咽功能是重要的风险指标。

(3) 过渡性导管使用：一旦需要气管切开的病因清除，意识清醒，慢性危重症患者气管切开导管可以不需堵管，评估后立即予以拔管。但有些患者存在拔管不成功的风险，拔管之前，可以应用过渡性导管，使用 1～2 天。如果呼吸正常，予以拔管；如有气道梗阻情况，暂缓拔管。过渡性导管的作用是训练上呼吸道功能，以及测试上呼吸道通畅情况。过渡性导管有窗式气管导管、气管扣及逐渐缩小导管等三种。

① 窗式气管导管：窗式气管切开导管与常规气管切开导管的结构不同，由外、内导管两部分组成，在外导管上有可充盈的高容量低压力套囊，并在外导管的套囊上部有一窗洞，取掉内导管后下气道的气流可经此与套囊上方的气管相通（图 15-96）。

进入拔管程序时，须将患者原来的常规导管更换成同样大小的窗式导管。开始拔管过程后，应排空套囊空气，拿掉内套管，同时堵塞导管外口。此时，近端气管即可借开放的窗口及导管与气管壁间的空间与远端气道交通，绕过上呼吸道的旁道乃告终止，基本恢复正常的气流径路。患者如能耐受开窗导套管，表明其气道功能已恢复正常，恢复自然气道不会有问题，因为导管在气管内所造成的呼吸功消耗要远较正常为大。

而若一旦患者仍不能耐受，或者导致气管切开的原因重新出现，则只需开放外口，置入内导

管，并且充盈导套管气套囊，就可完全重新形成人工气道，对患者提供正压呼吸支持及保护气管免于异物的吸入。

窗式导套管要取得良好的效果，需要窗口正好面向声门方向，最好根据患者气管切开开口附近的解剖测量数据来定制导管。

窗式导管的可能不良反应在于，有时在气管前壁与窗口邻近处会形成肉芽组织而阻塞窗口，或者在导套管移动、更换导管时可能引起出血，也可能导致气管的狭窄。这种肉芽组织形成的原因，可能因为导管位置不正或窗口位置不好，致窗口的边缘摩擦刺激了所接触的气管内膜。

② 气管扣：气管扣为一长度较气管导管窦道稍长的导管，在常规气管切开导管取出以后，用来替代导管而填入窦道之中，以维持气管与外界的通道（图 15-97）。气管扣的内口由气管切口稍大的唇边固定在气管内，外口则开放于皮肤切口，可由扣其上的内芯堵塞。

根据气管扣的设计，在拔掉气管切开导管后仍然可以继续维持窦道，保留开口。经气管扣通气，可以有效地减少死腔气量；因此，常有一些 COPD 患者在拔管过程中采用气管扣，同时在外口上套上发音阀，这样既可增加有效肺泡通气，又可进行语言交流，方便日常生活。此外，在有需要时，也可取下扣在外套管上的内芯，方便地实施气管内负压吸引。当然，万一需要重新进行正压机械通气时，则可取出整个气管扣重新置气管导管。

气管扣的问题是，固定不很可靠，可能仍需在颈部以固定带加固。

③ 无套囊导管：无套囊导管是气管切开导管外无充气套囊，但导管上开有窗口，以便堵管时空气进出，不会造成医源性气道狭窄（图 15-98）。

作为拔管的第一步，通常须先将原导管更换成同样号数的无套囊导管，同时堵住外口，让患者完全恢复上呼吸道的通气径路。如果患者没有异常情况出现，再逐步换成较小号码的无套囊导

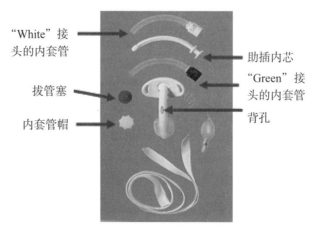

"White" 接头的内套管

拔管塞

内套管帽

助插内芯

"Green" 接头的内套管

背孔

▲ 图 15-96 窗式气管切开导管

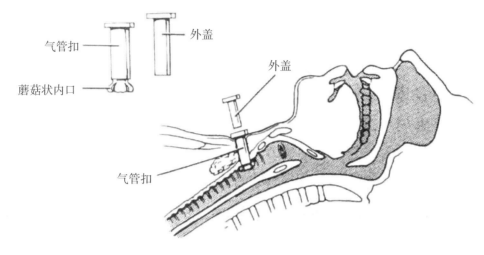

▲ 图 15-97　气管扣

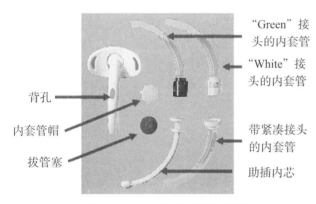

▲ 图 15-98　无套囊气管切开导管

管。患者如能耐受 4 号导管（内径约为 4mm），即可直接最后拔除导管，封闭切开创口。

采用这个方法，随着导管的逐步换小，导管外的气管空间逐步增大，有利于上呼吸道重新担负其功能。随着导管的缩小，窦道及切开开口也逐渐缩小，有利于气管切开创口的愈合。

过渡性气管切开导管使用注意事项：临床上常可见到，即使进入到拔管的阶段，也仍有少数患者会发生痰液或痰栓堵塞气道而需气管内吸引及人工呼吸等抢救。所以，拔管的过程中，在取掉内导管、堵塞外套导管口后，必须仍然在床边备有内导套管，在万一需要紧急人工通气时，可以立即将其放回外导管内而与人工呼吸球囊或呼吸机管道相接，因为外导管本身是并不能与这些器具相接。

作者竭力反对一些神经外科、神经内科、康复科医师并不是采用过渡性气管切开导管，进行堵管试验，而是在常规的气管切开导管上行堵管试验，造成医源性气道梗阻，使得患者血压飙升、呼吸急促、大汗淋漓。

（4）拔管程序：应用纯氧吸入至少 5min 以增加体内氧储备。充分吸出气道、口、鼻腔及套囊上滞留物。清洁消毒气管切开伤口周围的皮肤。松解开固定带，在吸痰同时助手将套囊完全放气，并将气管切开套导管拔出。以无菌纱布覆盖气管切开伤口后，拉紧窦道口两侧皮肤用叠形胶布层层粘贴。需要注意的是，气管切开窦道口无须缝合，一般患者 2～3 天即可愈合，使用大量激素或营养不良患者需 1 周左右方可愈合。

（5）拔管后的治疗：气管切开导管拔除后的氧疗装置，可根据患者需求选择，但应尽量避免使用无创正压通气，以防正压通气影响伤口愈合及造成皮下气肿等。患者咳嗽时也应嘱患者用手摁住窦道口，避免剧咳。

（二）非计划拔管

非计划拔管的发生率约为 10%。当人工气道明显脱出气管或有创通气患者出现下述情况需考虑为非计划拔管：①患者血氧饱和度持续下降；②呼吸机持续气道低压报警；③呼吸机持续气道高压报警，多见于气管切开导管脱出堵在切口处；④在套囊充气足够的状态下，患者可发声。

1. 非计划拔管紧急处理 发现非计划拔管时，需立即给予合适的氧疗维持基本通气及氧合，然后根据患者人工气道的种类及建立时间进行相应处理。

(1) 气管插管：若患者自主呼吸较强，可根据患者吸氧浓度的需求给予鼻导管、Venturl 面罩或储氧面罩等；若患者自主呼吸较弱，可考虑无创通气辅助；若患者自主呼吸无或微弱，则需以球囊面罩加压通气。其次，判断非计划拔管的原因及患者当时的病情，若由医护人员操作不当造成，患者处于病情严重或尚未控制状态，则需立即床旁建立人工气道；若由患者自行拔出，并且病情好转，特别是已准备撤机拔管，密切观察即可。有时可以重新还纳气管插管，若脱出距离≤6cm，导管基本上未脱出气道，此时可在充分清除口鼻腔及套囊上滞留物后将导管插回原深度；若气管插管脱出≥8cm 时，导管一般已脱出气道，需立即松开套囊并拔除气管导管，根据患者病情选择合适氧疗方式。值得注意的是，6～8cm 是大多数成人患者气管导管远端与声门的距离，但患者的实际距离还与其身高、体位及导管远端位置（距气管隆嵴2～3cm）有关，所以临床上不同患者发生非计划拔管时仍需仔细评估判断，以防将导管错误还纳延误抢救时机。

(2) 气管切开：气管切开患者，如果切开时间较长（超过1～2周），窦道基本形成，可立即床旁回纳，回纳时最好使用原来的气管切开导管或同一品牌同一型号的气管切开导管，实在无法回纳时再考虑小一号的气管切开导管。因此，对气管切开患者应常规在床旁准备同一品牌同一型号或小一号的气管切开导管。若气管切开伤口未形成窦道（即术后48h 内），气管切开导管一旦脱出，就不能回纳，此时可参考上述气管插管患者非计划拔管的处理方式。

无论是哪种人工气道，重新还纳后均需仔细判断人工气道的位置。

2. 非计划拔管后观察指标及再插管预测 非计划拔管发生后多数患者需要重新插管，文献报道再插管率为31%～78%，其中85% 再插管在拔管后1h 内完成，故在非计划拔管发生后的1h 内应密切监测，包括心率、血压、呼吸形式和节律、氧合状态、意识、精神状态、有无出汗、分泌物性状、自主咳嗽、咳痰能力等。若出现上述症状、体征，以及血气明显恶化时应及时插管，以免延误抢救时机。

关于再插管的预测，目前尚无统一结论。有学者提出发生非计划拔管前以下 7 项指标中符合4 项即需重新插管，预测的准确率达92%。7 项指标为：①应用辅助 / 控制通气模式（设置呼吸频率≥6次 / 分）；②最近一次动脉血气 pH 值为 7.45；③氧合指数≤250；④ 24h 内最高心率≥120 次 /分；⑤非手术所需插管；⑥意识模糊；⑦并存 3种以上内科疾病，包括 COPD、充血性心力衰竭、肾或肝功能不全、神经系统病史、电解质紊乱等。

3. 非计划拔管的预防

(1) 加强与患者和家属沟通，做好心理护理和宣教。对建立人工气道患者经常提出的问题，如冷、热、呼吸费力、疼痛等，将其做成文字或图案卡片拿给患者看，让患者指出想要表达的意思，可以取得较好的沟通效果。对清醒患者向其解释气管插管的目的、作用及自行拔管的危害性，讲明吸痰的意义以取得患者配合，讲解插管后的不适以减少患者的恐惧。

(2) 导管固定。正确固定气管插管和气管切开导管，尤其对经口气管插管患者，每天检查并及时更换固定胶布或固定带，测量并记录气管插管的外留长度。若外留部分变长，说明导管有部分脱出；若外留部分变短，说明有下滑，要及时复位。另外，应在 Y 形接头处与人工气道间再连接一段长约 10cm 的螺纹管以增加缓冲长度，防止因呼吸机管路固定后患者头部活动所致的意外脱管。

(3) 取切实有效的约束，应在充分评估置管患者耐受程度的基础上，对有拔管倾向或曾有拔管行为的患者在缺乏监管时给予肢体约束，并经常检查其可靠性。变换体位及特殊检查需松脱约束时应扶持双手，以防意外拔管。

(4) 规范医疗、护理操作。在口腔护理、更换体位、调节呼吸机机械臂等操作时，应由专人负责固定人工气道，以避免导管脱出。

(5) 合理使用镇静药。在经过沟通、肢体约束等处理后仍不能排除患者拔管的可能性，恰当地使用镇静药可以减轻患者的不适感，减少人机对抗而有利于治疗。

(6) 加强巡视。非计划拔管多发生于工作忙、人员少的时间段，如夜间和清晨，因此在这些时间段，对于睡眠状态的患者应加强主动巡视。

(7) 积极评估患者撤机的可能性，争取做到早日撤机。

（三）结论

与脱机一样，慢性危重症气管导管拔除需要系统的评估，使用呼吸道内镜可以帮助识别拔管困难，必须避免不恰当堵管。常规的拔管前需要达到：①良好的精神状态；②稳定的临床症状，如血流动力学、无发热、脓毒血症或活动性感染，以及 $PaCO_2<60mmHg$；③有效咳嗽；④适当的分泌物（建议痰液分度<Ⅲ度）；⑤内镜检查正常或显示狭窄病变占气道<30%；⑥通过呕吐反射、蓝色染料和荧光透视评估吞咽正常；⑦最大呼气压力>40cmH_2O。拔管后，需要密切监测，以确定是否有无必要重新插管。

十二、慢性危重症气管切开后气道狭窄诊断与处理

慢性危重症患者气管切开导管放置时间较长，随着病情好转，当机械通气患者需要撤离呼吸机或者拔除气管切开导管时，对患者进行气道通畅度的评估，明确气道是否存在狭窄尤为重要。

（一）气管切开后气管狭窄原因

气管切开后气道梗阻常见于气管导管套囊压迫造成损伤黏膜缺血性损伤、溃疡，进而肉芽组织增生，造成气道瘢痕狭窄。气道瘢痕狭窄是气道黏膜创伤过度修复的结果。管壁压力逐渐升高，导致软骨炎，进而引起软骨膜塌陷或支架破坏导致狭窄。气道瘢痕狭窄形成与胃食管反流、感染、气道外伤、高压、缺血、外科损伤等因素相关。

1. 机械性损伤　气管导管套囊对气道壁机械性损害后致气道管壁黏膜受损，气管管腔内瘢痕组织增生，是导致气道狭窄常见的原因。

2. 机械通气时间　机械通气的时间和方式是气管切开术后出现气管狭窄及闭塞的重要因素。在临床实际工作中，气管切开术后行机械通气时间长的患者发生气管狭窄或闭塞的概率大增，机械通气时间长将导致气管导管对气管壁的压迫时间延长。其中高压力的套囊或过大的低压力套囊对气管壁黏膜的直接压力破坏作用，造成气道管壁黏膜受损，局部血流下降甚至中断，进而使气管壁黏膜坏死、脱落，并在后期的愈合过程中形成肉芽肿，导致创伤性瘢痕的形成致气管狭窄或闭塞。

3. 胃食管反流　在临床上，行气管切开的患者多数病情危重，时常伴有意识障碍，并且为防止患者在行气管切开术后发生不适应、烦躁不安、自行拔除气管导管等情况的发生，多使用麻醉镇静类、肌肉松弛类等药物，使患者处于嗜睡、昏迷等安静状态，而处于神志不清、嗜睡、昏迷等状态下的患者咽和声门关闭的动作不一致，喉的保护性功能下降，加之行气管切开的患者多数因病情需要需安置胃管，从而使患者容易发生胃食管反流，而发生胃食管反流的患者更易出现气管狭窄症状。目前的研究认为这主要有以下两方面原因，一方面是由于胃酸对于气管黏膜有刺激的作用，会使后者发生严重的炎性反应，其结果与气管导管损害后相同。另一方面，胃食管内食物

反流，增大了发生感染的概率，从而使患者气管暴露于感染源的机会增大。

4. 呼吸道反复感染　气管切开后的患者由于呼吸道失去或降低了口、咽、鼻部等上呼吸道对外界细菌、病毒、真菌的防御，使气管、支气管、肺组织直接与外界相通，并且该类患者多需长时间住院，机体抵抗力、免疫力低下，接触外界细菌、病毒等感染性因素的概率大大增高，极易导致呼吸道的感染，并且该类型的感染多为院内获得性、多重耐药、易反复、治疗难度大。有基础研究证实，引起气管狭窄的感染性因素中金黄色葡萄球菌感染密切相关。

5. 既往史及手术史　在行气管切开术之前，患者如果患有糖尿病或存在气管外伤、烧伤、气管切开、环甲膜切开等既往史及手术史，这些都是气管切开术后发生气管狭窄的危险因素。糖尿病影响了患者的代谢能力，创口处的修复细胞得不到糖能量的充分供应，创面处理的成纤维细胞功能减退，上皮细胞增生时胶原纤维沉积减少和伤口抗张强度不足，造成创口的愈合不良，延长愈合时间。

6. 个体特征化因素　有报道显示，瘢痕体质患者在气道损伤后易致气管狭窄。瘢痕体质的人群在受到如外伤、刀割伤、烧伤等损伤后，并在后期的损伤创面愈合过程中成纤维结缔组织大量增生，形成增生性瘢痕或瘢痕疙瘩，并且表面瘢痕呈持续性增大，形成坚硬的呈不规则形状的肿块，甚至造成瘢痕性挛缩，影响外观并造成功能障碍。同理，瘢痕体质者在行气管插管或切开后气管壁损伤后在创面愈合修复过程中极易形成增生性瘢痕或瘢痕疙瘩，并且该型瘢痕或疙瘩持续性增大，在气道创面处形成坚硬的不规则肿物或瘢痕性挛缩，导致气道狭窄甚至闭塞。

（二）气管切开后气管狭窄诊断

1. 套囊漏气试验　常规定量套囊漏气试验（cuff leak test，CLT）方法是将呼吸机调节为容量辅助/控制通气（V-A/C）模式，设置呼吸频率10次/分，吸气流速60L/min，潮气量10ml/kg，呼气末正压0cmH_2O。观察套囊放气前连续3次吸入和呼出潮气量，保证两者大致相同。彻底吸净气道内分泌物，套囊完全放气。待患者呼吸平稳后，再次观察并记录套囊放气后连续3次吸入和呼出潮气量，取其平均值。套囊漏气值＝吸入潮气量－呼出潮气量，套囊漏气率＝吸入潮气量－呼出潮气量/吸入潮气量。漏气值＞110ml或漏气率＞15%，提示CLT阴性。

简单定性CLT的方法为，彻底吸净气管内、声门下和口鼻腔分泌物，使用测压仪/注射器将气管插管的套囊完全放气。将听诊器置于患者气管上方，听诊气管插管周围是否闻及气体漏出声。若在听诊过程中闻及漏气声，则提示CLT阴性，表明气道通畅性良好，可以拔除气管导管。若无法闻及漏气声，则提示CLT阳性，表明气道存在狭窄的可能。

2. 支气管镜检查　使用支气管检查可直观地观察患者气管狭窄或闭塞的部位、大小、形态、范围、程度等。对于长期气管切开者，在拔除气管导管前应常规进行支气管镜检查，以发现潜在的气管狭窄或闭塞，避免盲目拔管引起患者窒息等危及情况发生。

3. 影像学检查　对喉部到主支气管行CT三维重建，是评估气管内及相关并发症的重要手段，有助于发现导管壁与气管壁的位置及气管狭窄的位置、长度和程度，为评估气管壁和气管腔提供一种非侵入性的评估手段，此外还是一种用于气管软化症有效且无创的检查。

4. 肺功能检查　肺功能检查有重要指导意义，流量、容积曲线可用于疾病演变，反映病灶部位及狭窄程度，但曲线异常改变只有在气道狭窄直径小于10mm才能体现。

（三）气管切开后气管狭窄治疗

对于气管切开术后气管狭窄及闭塞的治疗主

要从两方面入手，一方面是防止和治疗气道在治疗过程中的损伤，另一方面是控制感染。主要的手段为：①气道内镜介入技术（气道内硬质支气管镜技术、经支气管针吸活检术、气道内消融术、气道内球囊导管扩张术、气道内支架置入术等）；②微波治疗；③激光治疗；④高频电刀；⑤冷冻治疗；⑥球囊导管扩张；⑦气道内支架术及外科手术治疗。

1. 外科手术治疗 外科手术治疗是气道瘢痕狭窄治疗的金标准，气管切除＋断段吻合是常用的手术方式，也是青年患者最佳治疗方案。行胸部 CT、纤维支气管镜、肺功能等检查排外禁忌证后可择期手术，但严重气道阻塞导致喘鸣时是急诊手术的指针。外科手术禁忌证包括气管树广泛性狭窄、超长气道狭窄（尤其是狭窄≥50% 气管长度者）、声门下狭窄、严重感染、心肺功能不全及神经损害等。影响手术治疗效果的因素有再手术、糖尿病、长度切除（≥4cm）、喉气管切除、年龄≤17 岁及手术前需要气管切开。

2. 内科介入治疗 内科介入治疗相比外科治疗创伤小，对于老年及有严重基础并发症的患者，倾向于内科介入治疗。

内科介入治疗一般适用于气道软骨支撑存在，病变局限于气管，不伴有明显软骨环破坏或气管软化，病变的垂直长度小于 1cm（需要置入支架时小于 3cm），以肉芽肿增生为主的非环形狭窄，并且不应伴有声门或声门下狭窄。

当前内科介入治疗包括球囊扩张、氩等离子凝固（argon plasma coagulation，APC）、电凝、激光、冷冻、支架置入等多种手段，但都存在一定的缺陷。研究指出，热凝固治疗（如电凝、APC、激光等）会严重损伤气道黏膜和软骨，导致气道损伤扩大及再狭窄，而支架置入治疗常伴有较多并发症，如支架移位、肉芽组织增生、溃疡形成

及气道分泌物潴留。动物研究发现，APC 诱导气道损伤明显，导致肉芽组织增生性狭窄发生率高，机械性治疗（如球囊扩张）次之，而冷冻治疗所致损伤最轻。

对于网状狭窄、肉芽组织性狭窄及大多数不伴气道软化与气道塌陷的复杂性气道狭窄，主张尽量避免使用热凝固治疗及支架置入治疗，而推荐机械扩张联合冷冻治疗，必要时联合热凝固治疗先去除瘢痕组织。研究显示，冷冻治疗在 84.9% 病例中安全而有效，而冷冻治疗的次数与严重程度正相关，大多数需要分多阶段治疗。对于伴有气道软化及气道塌陷的复杂性瘢痕狭窄，但外科治疗有禁忌者，支架置入治疗是最佳选择。但需注意，当存在气道外血管压迫时是支架治疗禁忌证。2005 年，美国 FDA 发出对从业人员的警告称，反对金属支架应用于良性气道狭窄的患者，故对需长期支架治疗的患者首选硅酮支架，并且为减少肉芽组织的形成，支架的放置应避免在急性感染期。放置硅酮支架后的肺功能可暂时得到良好改善，然而长期放置后发生肉芽组织增生者可达76%，移位 70%，黏液潴留 17%，但长期耐受性较好，中位耐受时间为 7.9 年，并且并发症容易处理。虽然有 76% 支架植入的患者最终不能去除支架，并需再次植入支架，但再植入后患者仍然具有较好的耐受效果。

（四）结论

综上所述，当慢性危重症患者达到拔管条件，综合分析拔管指征，注意拔管时机选择，对气管切开后引起的气管狭窄要充分认识，及时诊断及处理，减少并发症，掌握气道狭窄的危险因素，早日拔管为后期康复治疗做准备。随着各种气道介入治疗手段的更新及完善，根据患者具体病情及气道狭窄程度，为患者制定个体化治疗计划，使患者早日进入康复阶段，获得全面康复。

参考文献

[1] Davis K Jr, Evans S L, Campbell R S, et al. Prolonged use of heat and moisture exchangers does not affect device efficiency or frequency rate of nosocomial pneumonia[J]. Crit Care Med, 2000, 28: 1412–1418.

[2] Boyer A, Thiery G, Lasry S, Pigne E, et al. long-term mechanical ventilation with hygroscopic heat and moisture exchangers used for 48 hours: a prospective, clinical, hygrometric and bacteriologic study[J]. Crit Care Med, 2003, 31: 823–829.

[3] Thomachot L, Viviand X, Boyadjiev I, et al. The combination of a heat and moisture exchanger and a Booster(TM): a clinic bacteriological evaluation over 96h Intensive[J]. Care Med, 2002, 28: 147–153.

[4] Cook D, Ricard JD, Reeve B, et al. Ventilator circuit and secretion management strategies: a Franco-canadian survey[J]. Crit Care Med, 2000, 28: 3547–3554.

[5] Ricard J D, Cook D, Griffith L, et al. Physicians attitude to use heat and moisture exchangers or heated humidifiers: a Franco-C anadian survey[J]. Intensive Care Med, 2002, 28: 719–725.

[6] Chalon J, Patel C, Ali M, et al. Humidity and the anesthetized patient[J]. Anesthesiology, 1979, 50: 195–198.

[7] 尤荣开. 人工气道建立与维护 [M]. 北京：人民军医出版社，2002.

[8] 慢性气道炎症性疾病气道黏液高分泌管理中国专家共识编写组. 慢性气道炎症性疾病气道黏液高分泌管理中国专家共识 [J]. 中华结核和呼吸杂志，2015，3（10）：723–729.

[9] 中华医学会重症医学分会. 呼吸机相关性肺炎诊断、预防和治疗指南（2013）[J]. 中华内科杂志，2013，52（6）：524–543.

[10] 卢丽华，张立华，申雪琴，等. 气管切开患者应用自制湿化罩的护理 [J]. 中国实用护理杂志，2004，20（3）：21.

[11] Cairo J M. Mosby's Respiratory Care Equipment[M]. 8ed. St. Louis: Mosby, 2010.

[12] Kacmarek R M, Stoller J K, Heuer A J, et al. Egan's fundamentals of respiratory care[M]. St. Louis: Mosby, 2017.

[13] American Association for Respiratory Care, Restrepo RD, Walsh BK. Humidification during invasive and noninvasive mechanical ventilation: 2012[J]. Respir Care, 2012, 57(5): 782–788.

[14] Esquinas, Antonio Matías. Humidification in the intensive care unit[M]. Berlin: Springer, 2012.

[15] Boyer A, Thiery G, Lasry S, et al. Long-term mechanical ventilation with hygroscopic heat and moisture exchangersused for 48 hours prospective clinical, hygrometric, and bacteriologic study[J]. Crit Care Med, 2003, 3l(3): 1823–1829.

[16] Martins D E, Araujo M T, Vieiva S B, et al. Heated humidification or face mask to prevenl upper ainvay dryness durring contjnuous positive airway pressure therapy[J]. Chest, 2000, 117(1): 142–147.

[17] 中华医学会重症医学分会重症呼吸学组. 机械通气患者雾化治疗指南 [J]. 中华重症医学电子杂志，2021，7（3）：11.

[18] 隗强，邵换璋，常薇，等. 机械通气雾化吸入治疗临床路径 [J]. 中华危重病急救医学，2020，32（12）：1409–1413.

[19] 中华医学会呼吸病学分会《雾化吸入疗法在呼吸疾病中的应用专家共识》制定专家组. 雾化吸入疗法在呼吸疾病中的

应用专家共识 [J]. 中华医学杂志，2016，96（34）：2696–2708.

[20] 中国医师协会急诊医师分会，中国人民解放军急救医学专业委员会，北京急诊医学学会，等. 雾化吸入疗法急诊临床应用专家共识 [J]. 中国急救医学，2018，38（7）：565–574.

[21] 中华医学会呼吸病学分会《雾化吸入疗法在呼吸疾病中的应用专家共识》制定专家组. 雾化吸入疗法在呼吸疾病中的应用专家共识 [J]. 中华医学杂志，2016，96（34）：2696–2708.

[22] 支修益，卫生部临床路径专家委员会胸外科专家组. 胸外科围手术期气道管理专家共识（2012 年版）[J]. 中国胸心血管外科临床杂志，2013，20（3）：25l-255.

[23] 多学科围手术期气道管理专家共识（2016 年版）专家组. 多学科围手术期气道管理专家共识（2016 年版）[J]. 中华胸部外科电子杂志，2016，3（3）：129–133.

[24] 成人慢性气道疾病雾化吸入治疗专家组. 成人慢性气道疾病雾化吸入治疗专家共识 [J]. 中国呼吸与危重监护杂志，2012，11（2）：105–110.

[25] Kadrichu N, Daniher D. Improvement of an in vitro model to assess delivered dose and particle size for a vibrating mesh nebulizer during mechanical ventilation[J]. J Aerosol Med Pulm Drug Deliv, 2018, 31(2): 94–102.

[26] Dolovich M B, Dhand R. Aerosol drug delivery: developments in device design and clinical use[J]. Lancet, 2011, 377(9770): 1032–1045.

[27] Santini A, Votta E, Protti A, et al. Driving airway pressure: should we use a static measure to describe a dynamic phenomenon?[J]. Intensive Care Med, 2017, 43(10): 1544–1545.

[28] Guerin C, Fassier T, Bayle F, et al. Inhaled bronchodilator administration during mechanical ventilation: how to optimize it, and for which clinical benefit?[J]. J Aerosol Med Pulm Drug Deliv, 2008, 21(1): 85–96.

[29] Ehrmann S, Roche-Campo F, Bodet-Contentin L, et al. Aerosol therapy in intensive and intermediate care units: prospective observation of 2808 critically ill patients[J]. Intensive Care Med, 2016, 42(2): 192–201.

[30] Liu L, Gao Z, Yang Y, et al. Economic variations in patterns of care and outcomes of patients receiving invasive mechanical ventilation in China: a national cross-sectional survey[J]. J Thorac Dis, 2019, 11(7): 2878–2889.

[31] Du B, An Y, Kang Y, et al. Characteristics of critically ill patients in ICUs in mainland China[J]. Crit Care Med, 2013, 41(1): 84–92.

[32] Stein S W, Thiel C G. The history of therapeutic aerosols: a chronological review[J]. J Aerosol Med Pulm Drug Deliv, 2017, 30(1): 20–41.

[33] Dhanani J, Fraser J F, Chan H K, et al. Fundamentals of aerosol therapy in critical care[J]. Crit Care, 2016, 20(1): 269.

[34] Maller W, Felten K, Sommerer K, et al. Depposition retenton, and translocation of ultrafine particles from the central airways andlung periphery[J]. Am J Respir Crit Care Med, 2008, 177(4): 426–432.

[35] American Association for Respiratory Care. AARC Clinical

Practice Guidelines. Endotracheal suctioning of mechanically ventilated patients with artificial airways 2010[J]. Respir Care, 2010, 55(6): 758–764.

[36] Maggiore S M, Lellouche F, Pignataro C, et al. Decreasing the adverse effects of endotracheal suctioning during mechanical ventilation by changing practice[J]. Respir Care, 2013, 58(10): 1588–1597.

[37] Carroll P. Enhancing the safety of medical suction through innovative technology[J]. Can J Respir Ther, 2010, 46(2): 47–49.

[38] Dexter A M, Scott J B. Airway management and ventilator-associated events[J]. Respir Care, 2019, 64(8): 986–993.

[39] Javadi M, Hejr H, Zolad M, et al. Comparing the effect of endotracheal tube suction using open method with two different size catheters 12 and 14 on discharge secretion, pain, heart rate, blood pressure, and arterial oxygen saturation of patients in the intensive care unit: a randomized clinical trial[J]. Ann Trop Med Public Health, 2017, 10(5): 1312–1317.

[40] Yousefi H, Vahdatnejad J, Yazdannik A R. Comparison of the effects of two levels of negative pressure in open endotracheal tube suction on the physiological indices among patients in intensive care units[J]. Iran J Nurs Midwifery Res, 2014, 19(5): 473–477.

[41] Singh N C, Kissoon N, Frewen T, et al. Physiological responses to endotracheal and oral suctioning in paediatric patients: the influence of endotracheal tube sizes and suction pressures[J]. Clin Intensive Care, 1991, 2(6): 345–350.

[42] Fernandez M D, Piacentini E, Blanch L, et al. Changes in lung volume with three systems of endotracheal suctioning with and without pre-oxygenation in patients with mild-to-moderate lung failure[J]. Intensive Care Med, 2004, 30(12): 2210–2215.

[43] Kerem E, Yatsiv I, Goitein K J. Effect of endotracheal suctioning on arterial blood gases in children[J]. Intensive Care Med, 1990, 16(2): 95–99.

[44] Lookinland S, Appel P L. Hemodynamic and oxygen transport changes following endotracheal suctioning in trauma patients[J]. Nurs Res, 1991, 40(3): 133–139.

[45] Preusser B A, Stone K S, Gonyon D S, et al. Effects of two methods of preoxygenation on mean arterial pressure, cardiac output, peak airway pressure, and postsuctioning hypoxemia[J]. Heart Lung, 1988, 17(3): 290–299.

[46] de Freitas Vianna J R, Pires Di Lorenzo V A, da Silva Simoes M M L, et al. Comparing the effects of two different levels of hyperoxygenation on gas exchange during open endotracheal suctioning: a randomized crossover study[J]. Respir Care, 2017, 62(1): 92–101.

[47] Demir F, Dramali A. Requirement for 100% oxygen before and after closed suction[J]. J Adv Nurs, 2005, 51(3): 245–251.

[48] Ackerman M H. The effect of saline lavage prior to suctioning[J]. Am J Crit Care, 1993, 2(4): 326–330.

[49] Ackerman M H, Mick D J. Instillation of normal saline before suctioning in patients with pulmonary infections: a prospective randomized controlled trial[J]. Am J Crit Care, 1998, 7(4): 261–266.

[50] McKinley D F, Kinney S B, Copnell B, et al. Long-term effects of saline instilled during endotracheal suction in pediatric intensive care: a randomized trial[J]. Am J Crit Care, 2018, 27(6): 486–494.

[51] Owen E B, Woods C R, O'Flynn J A, et al. A bedside decision tree for use of saline with endotracheal tube suctioning in children[J]. Crit Care Nurse, 2016, 36(1): e1–e10.

[52] Caruso P, Denari S, Ruiz S A L, et al. Saline instillation before tracheal suctioning decreases the incidence of ventilator-associated pneumonia[J]. Crit Care Med, 2009, 37(1): 32–38.

[53] Abbasinia M, Irajpour A, Babaii A, et al. Comparison the effects of shallow and deep endotracheal tube suctioning on respiratory rate, arterial blood oxygen saturation and number of suctioning in patients hospitalized in the intensive care unit: a randomized controlled trial[J]. J Caring Sci, 2014, 3(3): 157–164.

[54] Irajpour A, Abbasinia M, Hoseini A, et al. Effects of shallow and deep endotracheal tube suctioning on cardiovascular indices in patients in intensive care units[J]. Iran J Nurs Midwifery Res, 2014, 19(4): 366–370.

[55] Shamali M, Abbasinia M, Østergaard B, et al. Effect of minimally invasive endotracheal tube suctioning on physiological indices in adult intubated patients: an open-labelled randomised controlled trial[J]. Aust Crit Care, 2019, 32(3): 199–204.

[56] Ahn Y, Hwang T. The effects of shallow versus deep endotracheal suctioning on the cytological components of respiratory aspirates in high-risk infants[J]. Respiration, 2003, 70(2): 172–178.

[57] Witmer M T, Hess D, Simmons M. An evaluation of the effectiveness of secretion removal with the Ballard closed-circuit suction catheter[J]. Respir Care, 1991, 36(8): 844–848.

[58] de Paula L C S, Ceccon M E J. Randomized, comparative analysis between two tracheal suction systems in neonates[J]. Rev Assoc Med Bras, (1992)2010, 56(4): 434–439.

[59] Pirr S M, Lange M, Hartmann C, et al. Closed versus open endotracheal suctioning in extremely low-birth-weight neonates: a randomized, crossover trial[J]. Neonatology, 2013, 103(2): 124–130.

[60] Lasocki S, Lu Q, Sartorius A, et al. Open and closed-circuit endotracheal suctioning in acute lung injury: efficiency and effects on gas exchange[J]. Anesthesiology, 2006, 104(1): 39–47.

[61] Johnson K L, Kearney P A, Johnson S B, et al. Closed versus open endotracheal suctioning: costs and physiologic consequences[J]. Crit Care Med, 1994, 22(4): 658–666.

[62] Ugras G A, Aksoy G. The effects of open and closed endotracheal suctioning on intracranial pressure and cerebral perfusion pressure: a crossover, single-blind clinical trial[J]. J Neurosci Nurs, 2012, 44(6): e1–e8.

[63] Akerman E, Larsson C, Ersson A. Clinical experience and incidence of ventilator-associated pneumonia using closed versus open suctionsystem[J]. Nurs Crit Care, 2014, 19(1): 34–41.

[64] Morrow B M, Mowzer R, Pitcher R, et al. Investigation into the effect of closed-system suctioning on the frequency of pediatric ventilator-associated pneumonia in a developing country[J]. Pediatr Crit Care Med, 2012, 13(1): e25–e32.

[65] Thomas C Blakeman, J Brady Scott, Mark A Yoder, et al. AARC Clinical Practice Guidelines: Artificial airway suctioning[J]. Respiratory Care , 2022, 67(2): 258–271.

[66] 王辰，陈荣昌. 呼吸支持技术 [M]. 北京：人民卫生出版社，2018：133–142.

[67] 钱元诚 . 呼吸治疗的基础与临床 [M]. 北京：人民卫生出版社，2003：401-404.

[68] Salam A, Tilluckdhary L, Amoateng-adiepong Y, et al. Neurologic status, cough, secretions and extubation outcomes[J]. Intensive Care Med, 2004, 30: 1334.

[69] Kriner E J, Shafazand S, Colice G L. The endotracheal tube cuff-leak test as a predictor for postextubation stridor[J]. Respir Care, 2005, 50: 1632.

[70] Beuret P, Roux C, Auclair A, et al. Interest of an objective evaluation of cough during weaning from mechanical ventilation[J]. Intensive Care Med, 2009, 35: 1090.

[71] Thille A W, Boissier F, Ben Ghezala H, et al. Risk factors for and prediction by caregivers of extubation failure in ICU patients: a prospective study[J]. Crit Care Med, 2015, 43: 613.

[72] Schmidt G A, Girard T D, Kress J P, et al. Official executive summary of an American Thoracic Society/ American College of Chest physicians clinical practice guideline: Liberation from mechanical ventilation in critically ill adults[J]. Am J Respir Crit Care Med, 2017, 195: 115.

[73] Mina M, Salam A, Khamiees M, et al. Cough peak fows and extubation outcomes[J]. Chest, 2003, 124: 262.

[74] Duan J, Han X, Huang S, et al. Noninvasive ventilation for avoidance of reintubation in patients with various cough strength[J]. Crit Care, 2016, 20(1): 316.

[75] Bai L, Duan J. Use of cough peak flow measured by a ventilator to predict re-intubation when a spirometer is unavailable[J]. Respir Care, 2017, 62(5): 66-571.

[76] Ouellette D R, Patel S, Girard T D, et al. Liberation from mechanical ventilation in critically ill adults: An official American College of Chest physicians/American Thoracic Society clinical practice guideline: Inspiratory pressure augmentation during spontaneous breathing trials, protocols minimizing sedation, and noninvasive ventilation immediately after extubation[J]. Chest, 2017, 151: 166.

[77] 李时悦，苏柱泉 . 插管后气管狭窄的危险因素及其处理 [J]. 中华结核和呼吸杂志，2014，37（8）：561-562.

[78] 陈斌，郭述良 . 良性气道瘢痕狭窄治疗现状及研究进展 [J]. 临床肺科杂志，2017，22（1）：175-177+180.

[79] 单灵敏，刘路明 . 40 例气管切开术后患者拔管及狭窄处理的体会 [J]. 按摩与康复医学，2019，10（12）：10-12.

[80] 李宁，刘春涛，王可等 . 良性气道狭窄病因分析及治疗方式总结 [J]. 中国呼吸与危重监护杂志，2012，11（2）：179-181.

[81] 唐林林，郭汉卫，贾小慧，等 . 电子支气管镜在 PICU 呼吸道梗阻诊断中的价值 [J]. 中国小儿急救医学，2015，22（04）：279-281.

[82] 张杰，王娟，王婷，等 . 经支气管镜治疗良性瘢痕增生性气道狭窄方法的比较 [J]. 中华结核和呼吸杂志，2011，34（5）：334-338.

[83] Stelfox H T, Crimi C, Beta L, et al. Determinants of tracheostomy decannulation: all international survey[J]. Critical Care, 2008, 12(1): 1-9.

[84] Geller D E, Rubin B K. Respiratory care and cystic fibrosis[J]. Respir Care, 2009, 54(6): 796-800.

[85] Halum S L, Ting J Y, Plowman E K, et al. A multi-institutional analysis of tracheotomy complications[J]. Laryngoscope, 2015, 122(1): 38-45.

[86] SPARC(Organization). BMC pulmonary medicine[J]. Bmc Pulmonary Medicine, 2001, 6(4): 25.

[87] Nonraei S A, Singh A, Patel A, et al. Early endoscopic treatment of acute inflammatory airway lesions improves the outcome of postinmbation airway stenesia[J]. Laryngoscope, 2006, 116: 1417-1421.

[88] Fan L L, Flynn J W, Pathak D R. Risk factors predicting laryngeal injury in intubated neonates[J]. Crit Care Med, 1983, 11(6): 431-433.

[89] Goldenberg D, Ari E G, Golz A, et al. Tracheotomy complications: a retrospective study of 1130 cases[J]. Otolaryngol Heck Surg, 2000, 123(4): 495-500.

[90] Jeong B H, Um S W, Suh G Y, et al. Results of interventional bronchoscopy in the management of postoperative tracheobronchial stenosis[J]. J Thorac Cardiovasc Surg, 2012, 144(1): 217-222.

[91] Tsukioka T, Takahama M, Nakajima R, et al. Surgical reconstruction for tuberculous airway stenosis : management for patients with concomitant tracheal malacia[J]. Gen Thorac Cardiovasc Surg, 2015, 63(7): 379-385.

[92] Tsukioka T, Takahama M, Nakajima R, et al. Efficacy of Surgical Airway Plasty for Benign Airway Stenosis[J]. Ann Thorac Cardio-vasc Surg, 2016, 22(1): 27-31.

[93] Nouraei S A, Ghufoor K, Patel A, et al. Outcome of endoscopic treatment of adult postintubation tracheal stenosis[J]. Laryngo-scope, 2007, 117(6): 1073-1079.

[94] Melkane A E, Matar N E, Haddad A C, et al. Management of postintubation tracheal stenosis: appropriate indications make outcome differences[J]. Respiration, 2010, 79(5): 395-401.

第 16 章 慢性危重症吸入性肺炎诊治

吸入性肺炎（aspiration pneumonia，AP）是肺炎的常见类型之一，慢性危重症患者长期卧床、鼻饲、气管切开等因素，出现肺部感染几乎都是AP，并且易反复发作，迁延不愈，最终造成患者死亡。慢性危重症患者继发AP，临床症状不典型，极易发生误诊。因此，本章回顾了近年来的研究进展，对AP的概念、发病特点、病原学、病理生理学、诊断和治疗的最新进展进行了阐述。

一、AP 概念

误吸是指口咽部内容物或胃内容物反流吸入至喉部和下呼吸道的现象。误吸发生后，患者立刻出现刺激性呛咳、气急甚至哮喘，称为显性误吸；患者误吸当时（＞1min）不出现咳嗽等外部体征，没有刺激性呛咳、气急等症状，称为隐性误吸。隐性误吸被认为与多种呼吸系统疾病有关，包括间质性肺疾病、支气管哮喘、支气管扩张症、COPD、慢性咳嗽和肺移植排斥反应等。隐性误吸在慢性危重症患者中尤其多见，但通常无症状，易被忽视，同时难以确诊。

吸入性肺炎指吸入食物、口咽分泌物、胃内容物及其他液体或固体物质引起的非化学性或合并细菌性的炎症。根据误吸物性质的不同，吸入性肺炎通常分为3类，一类为吸入物直接损伤肺组织引起肺的化学性炎症（aspiration pneumonitis），如吸入胃酸之后出现的肺炎（又称Mendelson综合征）；另一类为吸入固体物质引起阻塞性不张和炎症；第三类为误吸含有定植细菌的口咽分泌物引起的细菌性肺炎，此类最为常见。

二、流行病学

（一）发病率和病死率

慢性危重症患者由于镇静、管饲（enteral tube feeding，ETF）、意识障碍及气管插管等因素破坏了气管及食管的防御机制，误吸在临床上具有较高的发病率，是肺炎的主要原因。研究表明，不同人群误吸发病率不同，正常人群睡眠中约45%，意识障碍患者约70%，ETF患者为0%～40%，气管插管患者为50%～75%。误吸在不同人群是否发展成肺炎有宿主因素（患者年龄、免疫状况、潜在疾病及并发症）和吸入物因素（量的多少、酸性或中性pH值、颗粒或非颗粒、是否存在致病菌及致病菌的生物学毒力）决定。误吸发展成肺炎的概率为麻醉患者0.03%，药物中毒致昏迷患者10%，社区性肺炎患者5%～15%，疗养院患有肺炎患者20%。

既往关于AP发病率和病死率的研究大多局限于特定患者群，如脑卒中及术后患者。近期，Wu等采用美国国家住院患者样本数据库分析了2002年和2012年406 798例住院AP患者，其中年龄＜65岁84 200例（20.7%），≥65岁322 598例（79.3%）。AP的总发病率由0.82/10万（2002年）下降至0.71/10万（2012年），住院死亡率由18.6%下降至9.8%；≥65岁患者的发病率由4.07/10万下降至3.09/10万，住院死亡率由20.7%下降至11.3%，高龄、非教学医院诊治为院内死亡的独立预测因子。

Palacios-Ceña等采用西班牙国家医院数据库对2003年1月—2013年12月75岁及以上的老年住院患者进行了一项回顾性观察研究，AP的发病率为0.27%，病死率为32%，AP的再入院风险男性和女性分别为20.95%和16.64%，高龄、男性、并发症多、再入院AP的住院死亡率更高。

Nonaka等利用日本诊断程序组合数据库分析了2010—2015年某医院63 390例住院患者，AP的发病率为0.67%，病死率为13.6%。目前国内尚缺乏普通人群 AP 发病率的数据，2 项研究显示年龄＞60 岁和年龄＞55 岁住院患者中 AP 的发病率分别为 13.36% 和 14.00%。AP 作为一种发病机制独特的肺炎，涵盖在社区获得性肺炎和医院获得性肺炎之内。据估计，AP 约占社区获得性肺炎的 5%～15%，占医院获得性肺炎的比例尚未可知。

以上为总人群 AP 流行病学情况，慢性危重症 AP 发病率、病死率尚无统计数据报道。

（二）病原学

通过使用靶向聚合酶链反应研究、细菌 16S 核糖体 RNA 基因测序和宏基因组学，对人类正常下呼吸道微生物群的理解得到了发展。最近对急性脑卒中患者口腔微生物群的研究发现了 103 种不同的细菌种群，其中 29 种以前未报道过。这些新的微生物是否是病原体尚不确定。

近期一项关于健康人群和动物模型报道指出，在健康状态下，气道和肺泡的免疫似乎有标准的微生物组。致病性的概念已经改变，致病性定义为"微生物对宿主造成伤害的相对能力"。感染不仅是细菌复制或细菌基因产物的结果，也是宿主反应的后果，导致炎症和组织损伤。

近年的研究发现，AP 的病原学发生了巨大的变化。20 世纪 60—80 年代学者们认为厌氧菌是 AP 的主要致病菌，并以拟杆菌属、普氏菌属、梭菌属和胃链球菌属为主。随着实验室检查手段的提高，人们发现革兰阴性菌、金黄色葡萄球菌等需氧菌也是 AP 的常见致病菌，与医院获得性肺炎相似。

三、AP 的危险因素

吸入通常是吞咽功能受损，导致口腔或胃内容物，或两者兼而有之进入肺部，尤其是咳嗽反射降低的患者。早期正确识别危险因素，对疾病的预防和治疗尤为重要。

（一）吞咽困难 / 吞咽功能障碍

神经系统疾病合并吞咽功能障碍病例占 88.7%，显示神经系统疾病与吸入性肺炎具有高度相关性。神经系统疾病，包括痴呆、帕金森病、多发性硬化症、脑卒中后等是吸入性肺炎最重要的危险因素。正常的吞咽和咳嗽功能是气道的保护机制，一旦受到损害，在饮水或进食的过程中就会有寄生菌的口咽分泌物或胃内容物通过声门进入气道，进而感染而形成肺炎。Alexander 等对 161 例痴呆患者、30 例非痴呆患者进行研究发现，痴呆患者更易发生吞咽困难，并且 35.6% 痴呆患者发生了饮水吸入，而对照组为 6.7%（$F<0.01$）。Kikutani 等研究发现，吞咽功能障碍显著增加老年患者发生肺炎的风险（$F<0.05$）。然而，吞咽困难本身并非吸入性肺炎的决定性因素，脑卒中后的患者无论是否具有吞咽困难的症状，都具有较高的肺炎发病率。脑卒中患者合并吸入性肺炎患病率高达 60%～90%。

（二）胃食管反流疾病

慢性危重症患者由于食管解剖结构的改变，下食管括约肌松弛，防止胃食管反流的生理屏障作用减弱，易发生食物反流、胃潴留、呛咳而导致吸入性肺炎的出现。王晓华等对老年吸入性肺炎患者进行相关影响因素调查，发现胃食管反流（OR=5.368，P=0.015）是吸入性肺炎发生的独立危险因素。

（三）口咽细菌定植

微生物学因素同样影响吸入性肺炎发生的风险。病理生理上肺炎发生的风险取决于机体与病原体之间的相互作用，即机体是否能够抵御致病菌到达下呼吸道，正常的宿主防御机制很难清除非常见的或毒力很强的微生物。而慢性危重症患者清除机制常常受损，引起口咽部定植菌发生变化。

口腔卫生状况与吸入性肺炎之间存在重要关联。众多研究证实，在口腔卫生差的人群中会有毒力更强的细菌定植。特别是在重症病房患者中有革兰阴性菌和呼吸道病原体定植。为进一步证实这一关联，有研究针对重症患者牙菌斑中呼吸道病原体进行培养，在进展成为肺炎的患者中，通过基因检测发现支气管肺泡灌洗液中的细菌与牙菌斑细菌相符。Kikutani 等研究发现，口腔唾液中细菌数量为 109CFU/ml，是老年患者发生肺炎的危险因素（95%CI 1.322～10.611）。

（四）意识障碍

意识障碍是吸入性肺炎最常见诱因，吸入性肺炎的发生率与意识障碍程度相关，意识障碍越重，越易产生吸入性肺炎。同时研究也显示，意识障碍是吸入性肺炎发生的独立危险因素。患有神经系统疾病（脑卒中、阿尔茨海默病）的老年患者反应迟钝，吞咽反射降低，并且老年人喉黏膜萎缩，喉的感觉减退，常引起吞咽障碍，容易使口腔内的分泌物及食物倒流入气管内而引起误吸，而且此类患者咳嗽反射减弱，排痰困难，出现误吸后不能及时有效地清除呼吸道的异物，加之老年人呼吸道纤毛运载能力下降，易使下呼吸道被病原微生物侵入和定植，导致吸入性肺炎的发生。

（五）肠道营养

肠内管饲是否会带来吸入性肺炎的风险已被广泛研究，特别是在重症患者中。小孔径和大孔径的鼻胃管管饲、幽门后管饲、胃管管饲、空肠管饲均与有/无气管插管和气管切开患者的吸入性肺炎相关。由于事件报道的多样性，样本量小，是否为吸入性肺炎缺少准确的定义，精确的风险很难评估。虽然流行病学数据有缺陷，吸入性肺炎患者在这类人群中很常见，所有管饲的患者都应考虑。

鼻饲经常会发生误吸，究其原因主要表现为鼻饲时的体位不正确，胃潴留、消化不良、意识功能障碍或吞咽、咳嗽反射功能消失或减弱，其中患者鼻饲体位不正确和胃潴留是其发生误吸的主要原因。误吸是患者鼻饲营养支持或治疗中诱发吸入性肺炎的主要原因，据研究统计，由误吸

导致的吸入性肺炎发生率为 10%～43%。通常患者误吸发生后 48h 会形成吸入性肺炎，其主要的致病物质是食物和胃酸。

（六）其他因素

老年人是吸入性肺炎的易感人群，与自身防御机制下降如免疫系统受损或患有慢性基础疾病有关，外周血淋巴细胞包括 CD3、$CD4^+$ 和 $CD8^+$、T 淋巴细胞的绝对值减少，对抗原的免疫反应减弱，使其对病原体的清除能力下降。

老年人常用的许多药物也可增加误吸的可能，如质子泵抑制药和 β 受体拮抗药的使用。虽然这些药物并未增加吸入的风险，但是它们改变了胃肠道环境，抑制胃酸分泌，增加细菌负荷，如果误吸，则很可能发生感染。研究显示，男性和吸烟也会增加吸入的风险，急性脑卒中的糖尿病患者也与肺炎的发生相关。

不同人群罹患 AP 的危险因素不同。在虚弱的老年人罹患 AP 的危险因素包括 13 项，按照证据级别的高低分别为：高龄、男性、肺部疾病、吞咽困难、糖尿病；严重痴呆、血管紧张素转换酶缺失/缺失基因型、口腔健康不良；营养不良；帕金森病、使用抗精神病药物、质子泵抑制药和血管紧张素转换酶抑制药。脑血管疾病、心力衰竭和吸烟是否为 AP 的危险因素研究证据不一致。吞咽困难作为老年 AP 的危险因素与严重痴呆、帕金森病、脑血管病、营养不良及使用抗精神病药物等因素常混杂在一起。

围术期 AP 的危险因素包括食管下括约肌功能下降、气道保护反射减低和口腔卫生不佳。经内镜治疗术后发生 AP 的危险因素包括高龄、手术时间 >30min、血液透析、脑卒中病史、肺功能异常、麻醉辅助。髋部骨折患者并发 AP 的危险因素主要是营养不良、手术时间长和手术延迟。心血管术后罹患 AP 的独立危险因素为患有脑血管疾病和术后神经功能缺损。一氧化碳中毒患者发生 AP 的独立危险因素为意识障碍、白细胞计数增高和

暴露时长。局部晚期头颈癌最终化疗或生物放疗后发生 AP 的危险因素包括饮酒、服用安眠药、口腔卫生不良、治疗前低蛋白血症和合并其他恶性肿瘤。

四、AP 病理生理

近年来，随着肺部生物地理学孤岛适应模型、环境梯度模型等模型的出现，肺内微生态平衡可能成为 AP 的重要影响因素。目前观点认为，肺微生态平衡可能是通过微生物群迁入和清除及反馈回路来维持，迁入是指口咽部微生物群移动至肺部主要通过微吸入；清除主要通过纤毛清除和咳嗽（图 16-1）。

AP 是吸入内源性菌群负荷超出人体自身防御能力的结果。AP 的严重程度取决于误吸、误吸物的性质、发生误吸的频率、细菌的毒力及宿主防御能力等多种因素。当误吸量较少时，通过启动机体的自然防御功能和免疫反应，可防御吸入所致肺损伤，通常无临床症状。针对 AP 的自然防御屏障主要包括声门闭合、咳嗽反射、黏膜纤毛清除功能和肺泡巨噬细胞吞噬等。而一次大量误吸或反复多次误吸，或宿主防御能力下降，则可发生不同程度、多种形式的 AP。

一次大量误吸口腔内容物，可刺激人体的咳嗽反射，患者如意识清楚，咳嗽反射存在，可出现剧烈的呛咳，吸入物进入下呼吸道，可刺激气

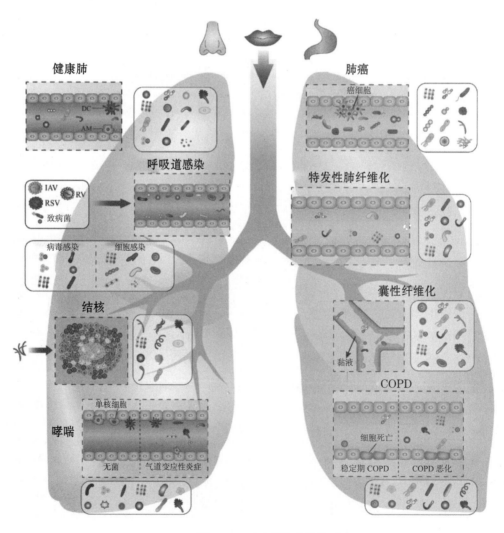

▲ 图 16-1 肺内微生态平衡示意

IAV. 甲型流感病毒；RV. 鼻病毒；RSV. 呼吸道合胞病毒；COPD. 慢性阻塞性肺疾病

道平滑肌收缩，气道痉挛，严重者出现类似于哮喘发作的临床表现，患者可因缺血缺氧而窒息。吸入物进入肺组织，可激活肺部炎症反应，表现为炎细胞浸润，并分泌多种细胞因子和炎性介质，严重者可导致急性肺损伤 /ARDS。吸入物内的细菌等病原微生物可于肺组织定植并繁殖，产生毒素，进一步加重肺部的炎症反应，并可能入血，形成肺脓毒症，继之向其他部位播散。肺部无菌性和感染性炎症如持续发展，可致肺组织结构破坏、液化坏死，形成脓肿，也可形成机化性肺炎，迁延不愈。

反复多次误吸可引起肺内慢性炎症，炎细胞分泌多种血管生成因子、淋巴管生成因子和其他细胞因子引起血管、淋巴管生成，多种类型的白细胞和巨噬细胞参与细胞外基质的蛋白降解重构，血管生成和淋巴管生成进一步促进了免疫细胞的补充，从而增强了慢性炎症。另一方面，炎性细胞因子如 TNF-α、IL-1 和 IL-6 水平升高，可激活呼吸道、骨骼肌和吞咽肌中的 calpains 系统（钙依赖型途径）和凋亡相关蛋白酶 caspase-3，导致肌纤维蛋白降解，并进一步激活泛素 – 蛋白酶体蛋白降解途径，以及自噬通路，诱发肌肉减少症，尤其是吞咽肌肉的减少，与吞咽困难的加重有直接关系，从而加重反复误吸。这是一个恶性循环。

慢性危重症患者通气储备已经减低，AP 时由于肺泡内炎性物质的渗出，肺间质的水肿限制了吸气时肺泡的扩张，故肺活量、功能残气量和肺顺应性均明显降低，肺外因素如疼痛也可间接影响肺力学，导致吸气量减少和浅快呼吸。而感染增加通气需要，从而增加了急性高碳酸血症呼吸衰竭的危险。实验表明，肺组织炎症区域的血流并没有减少（因环氧酶产物的关系）而通气减低，使通气 / 血流（VQ）比值下降，肺内分流增加，加之急性炎症肺组织的氧耗量增加，进一步减少肺静脉血氧合量，致使 AP 患者易发生严重的低氧血症。

慢性危重症患者的心血管改变，心肌收缩松弛的延长，对儿茶酚胺的最大交感神经反应减低和左室排出阻抗的增加。加之患者常患冠心病、高血压和动脉硬化，这使得心脏的应激和储备功能减低。在面对严重感染的应激情况下，加上心排出量的代偿能力受限，导致低血压和循环衰竭的危险增加，需要加强支持措施。

五、临床表现

误吸后可出现一系列肺部症状和体征，包括局限性肺炎、肺部感染、呼吸道阻塞、肺不张、支气管痉挛、支气管炎、支气管扩张、声音嘶哑、肺脓肿、脓胸、肺出血、肺间质纤维化、类脂质肺炎和急性肺损伤、急性呼吸窘迫综合征。

AP 通常发病急，可在吸入事件后的数小时至数日内出现症状。胃内容物的大量吸入可导致化学性肺炎，但仅在大量、低 pH（通常＜2.5）的胃内容物吸入时才会发生。化学性肺炎的特点是突发呼吸困难、低氧血症、呼吸困难，体格检查时闻及弥散哮鸣音或啰音。低 pH 吸入通常无菌，初始细菌感染并不常见，随后可能发生继发性感染。AP 临床表现可从无症状到呼吸衰竭不等，临床结局可以急性、亚急性发展，或者缓慢和逐渐进展。

（一）起病

慢性危重症 AP 发病隐匿，没有明确的误吸时间节点，一旦发现往往病情已经危重，并出现多脏器功能障碍。也有部分患者误吸量少，仅仅表现是患者健康状况的进一步逐渐恶化，包括意识程度恶化、精神萎靡，并无咳嗽、咳痰、胸痛等肺部临床表现，这些表现对诊断肺炎均非特异性。

（二）发热

慢性危重症患者基础体温较低，对感染的发热反应能力较差，约 1/3 以上的患者，尤其是老年患者可不伴有发热。Weinstein 为强调这一点，经常说"越老越冷"。即使肺炎链球菌肺炎也很少有高热。Starczewski 等报道的一组 AP，存活者只有28%，非存活量仅 13% 病程中有发热。Finkelstein

等报道肺炎球菌菌血症患者中,老年患者体温低于37.8℃者占29%,而青年患者是9%(8/85)。部分AP患者体温不高不仅影响早期诊断,有些作者认为,其与患者的不良预后也有相关性。

(三)寒战

和发热一样,慢性危重症患者寒战、肌强直也比一般患者少见,初始不出现发热、畏寒、寒战,出现阻塞性肺炎时可以出现寒战。

(四)咳嗽

咳痰、咳嗽是年轻人肺炎最重要的主诉,慢性危重症AP一般也有咳嗽、咳痰,但发生率较年轻人低。咳嗽咳痰发生率低的原因是慢性危重症患者咳嗽反射减低,或因为体质太弱以致不能产生有效的咳嗽和咳痰。

(五)意识模糊或昏迷

重症医学科医师往往对AP患者以意识状态改变为首要表现有深刻印象。AP在慢性危重症患者可以以畏食、衰弱、嗜睡或意识模糊为突出的临床表现,甚至以意识改变为AP的唯一症状。原有脑血管疾病或痴呆患者罹患肺炎以后更容易引起意识障碍的加重。故如果突然出现意识障碍,应考虑误吸引起肺部感染的可能。

约30%社区获得性吸入性肺炎和19%护理院获得性吸入性肺炎患者出现精神状态改变,社区获得性肺炎、社区获得性吸入性肺炎和医疗保健相关吸入性肺炎患者精神障碍的发生率分别为51%、12.7%和18.6%,提示AP患者较社区获得性肺炎患者更容易出现精神障碍。

(六)呼吸急促

呼吸急促或呼吸频率增加是慢性危重症患者罹患细菌性肺炎的最重要体征之一,十分常见。呼吸频率增加可以在临床诊断之前,而因其他疾病,如泌尿系感染等入院的患者,则罕有呼吸频率超过正常范围的。呼吸急促可能是慢性危重症患者AP早期诊断的重要线索,经常在临床确诊之前

24~48h就已经存在。

(七)啰音和肺实变体征

很多患者呼吸浅快,因为肺胸顺应性减低,每分通气量靠增加呼吸频率而不是增加潮气量来维持。肺底部可听见捻发音或湿啰音。当患者不能深呼吸或发耳语音时,仔细地叩诊以发现浊音,可有助于发现肺实变,但不能区别是肺炎还是肺不张。Osmer等发现,放射影像学诊断肺炎的患者只有1/4(52/200)在相应区域可闻及细湿啰音,49%(98/200)的患者在肺的任何部位都听不到湿啰音。16%(31/200)的患者在相应部位可听到干鸣音、喘鸣音或呼吸音减低,80%~98%可发现呼吸音异常:捻发音、喘鸣音或局限性呼吸音减低。Marrie等研究护理之家获得性老年肺炎(属医院内肺炎)80%有湿啰音,56.7%(42/74)有干鸣音,与社区获得性肺炎相类似。大多数研究报道提示肺实变体征,如支气管呼吸音、羊鸣音和低语音,在年轻人大叶肺炎中是较常见的,但在此类患者中并没有那么常见,发生率为24%~29%。

(八)其他表现胸腹痛

肺炎累及胸膜时可有胸痛,但老年肺炎有胸痛患者并不多,典型的胸膜痛应随呼吸动度的增加而加重。少数下叶肺炎波及横膈时可有上腹痛,并放射到肩部,易误诊为胆囊炎。胃肠道症状为,少数老年肺炎可以以胃肠道症状,如恶心呕吐、腹痛腹泻、畏食、消化不良等为较突出表现,或与呼吸道症状伴随发生。

AP并发症多,大部分与原有的多种慢性基础疾病有关。常见并发症有休克、严重脓毒血症或重症脓毒症、心律失常、水电解质紊乱和酸碱失衡、呼吸衰竭、心力衰竭及多器官功能衰竭,成为AP死亡的重要原因。

六、实验室检查

(一)血常规

白细胞总数高是AP重要的早期线索。60%~

80% 的患者白细胞增加（＞10×10^{10}/L），部分患者虽白细胞总数不高，但周围血涂片分类时中性粒细胞比例增加或出现中毒颗粒，是感染严重的预兆。此外，若白细胞总数＞25×10^{10}/L 也提示细菌性肺炎严重，而白细胞总数＜4×10^{10}/L 则提示病毒感染或严重细菌性肺炎。血小板计数下降也是重症感染的指标。血红蛋白和血清白蛋白降低则提示患有慢性基础疾病或慢性感染，如结核、厌氧菌感染。

（二）血清 CRP 和 PCT

C 反应蛋白（C-reactive protein，CRP）和前降钙素原（procalcitonin，PCT）是感染性指标，常规作为 AP 诊断依据，并指导临床抗菌药物使用。Ramirez 等研究发现，PCT 浓度检测与临床肺部感染计分（Clinical Pulmonary Infection Score，CPIS）联合评价是避免误诊的有效手段，其诊断 AP 的特异性可达 100%。

（三）痰标本检查

正确留取真正来自下呼吸道的痰标本并及时送检对确定老年肺炎的病原和指导治疗颇有价值。痰标本镜检状上皮细胞少于 10 个 / 低倍视野，中性粒细胞多于 25 个 / 低倍视野，常表明标本来自下呼吸道。应用抗生素前送检可提高阳性率。痰涂片和革兰染色检查方法简单而结果快速，可据此初步推测细菌性肺炎的病原。痰常规细菌培养结果阳性未必代表致病菌，一般的倾向性是，革兰阴性菌（尤其是铜绿假单胞菌）、金葡菌较易被检出，但假阳性也较多，而肺炎链球菌和嗜血流感杆菌易于假阴性。但不管留取痰标本的质量如何，如痰中发现分枝杆菌（抗酸染色）、军团菌（特殊培养）、芽生菌、肺吸虫卵、阿米巴滋养体、卡氏肺孢子菌等则具有临床意义。

（四）创伤性气道分泌物取样技术

为避免口咽部寄殖菌对痰标本的污染，可采用经气管吸引，经保护毛刷（protected specimen brush，PSB）的纤维支气管镜采样、经纤维支气管镜支气管肺泡灌洗（bronchoalveolar lavage，BAL），获取的标本进行定量培养，对 AP 的病原学诊断有很高的准确性，对于气管切开患者检查方便，在 AP 致病原常规检查中经常应用。BAL 留取标本指征：①常规抗生素治疗无效，明确病原学对治疗有决定意义；②为了确定条件致病菌微生物（如分枝杆菌、真菌、卡氏肺孢子菌等）感染的诊断；③气道大量脓痰阻塞、肺不张、肺脓肿及需要应用纤维支气管镜冲洗治疗者。

（五）血和胸腔积液细菌培养

虽然阳性率并不很高，但对于任何怀疑细菌性肺炎的老年人，尤其是伴有寒战高热者应常规进行，因为只要阳性，即有很高的病原学诊断价值，并可为选择抗生素提供重要依据，也是感染严重性的指标。血培养的阳性率并非都低，有文献报道，社区获得性链球菌肺炎（老年肺炎的常见病原之一），有 30% 患者经血培养证明有菌血症。Verghese 等报道，一组 B 组链球菌菌血症（均为男性，平均年龄 61 岁），呼吸道为菌血症来源者占 30%。karnad 等的报道显示，老年革兰阴性菌肺炎患病期间的 1/3 时间里有菌血症。因此，血培养对于老年肺炎的诊断是很有价值的。老年肺炎伴胸腔积液者行胸腔穿刺取胸腔积液检查和培养，若结果阳性，也可确定致病原。

（六）生物学标志物

目前 AP 常用的生物学标志物包括胃蛋白酶测定、吞噬脂质的肺泡巨噬细胞计数法、可溶性髓样细胞触发受体 –1 检测法、患者呼出气冷凝液中白细胞三烯检测法及一些潜在的生物学标志物。

1. 胃蛋白酶　胃蛋白酶检测法是由 Anson 提出，Badellino 等建立该方法的家兔模型。实验组将人的胃液 2ml/kg 注入 24 只家兔气管中，10 只对照组注入同等量的生理盐水。注入后 15min、30min 与 60min 收集支气管肺泡灌洗液。实验组 15min、30min、60min 后 BAL 中可检测到胃蛋白酶分别为 8 只、6 只及 5 只，对照组所有时间段均未检测到胃蛋白酶。由于 Anson 的检测方法依赖于胃蛋白酶水解血红蛋白基质的活性，因此不适用于检测肺碱性环境中的胃蛋白酶。这也解释了 30min、60min 后阳性样本量逐渐减少的原因。Metheny 等于 2004 年再次证实了该实验，他们使用 Anson 法对来自危重患者的 102 份气管分泌物样本进行分析，其中 2 份样本含有一定数量的胃蛋白酶（66.2μg/ml、83.1μg/ml）。由于 Anson 法不仅可以检测胃蛋白酶，其他各种蛋白同时也可以检测到，因此该 2 份样本中的胃蛋白酶检测值可能高于实际值。

2. BAL 吞噬脂肪的巨噬细胞计数法 BAL 吞噬脂肪的巨噬细胞（LLAM）计数法即在显微镜下检查 BALF 中 LLAM 数，并根据肺泡巨噬细胞内脂肪含量的多少分 0～4 级不同的等级：0 级，无乳白色；1 级，1/4 乳白色；2 级，1/4～1/2 乳白色；3 级，1/2～3/4；4 级，完全乳白色。将 100 个巨噬细胞的等级总和（即 LLAM 指数：0～400）进行评分。首先对该计数法进行前瞻性研究的是 1985 年 Corwin 和 Irwin，对各种肺实质性疾病患者 BALF 进行油红 O 染色，并检测 LLAM 计数作为误吸标志物。即在一项半定量实验中，49 例肺实质性疾病患者（其中 9 例误吸患者，40 例非误吸患者）及正常对照组纳入试验。结果显示误吸组 LLAM 指数平均数为 207 ± 80，显著高于非误吸组的 121 ± 97（$P<0.02$）及正常对照组的平均数 0.6 ± 1.7（$P<0.001$）。

LLAM 指数≥100 的敏感性和特异性分别是 100% 和 57%，从而得出结论，将 LLAM 计数作为误吸的非特异性标志物，可将该计数方法作为诊断肺实质性疾病误吸的排除性标准。1997 年，Admas 等进行的研究显示 LLAM 指数≥100 的敏感性为 94%，特异性为 89%，阳性预测值为 71%，阴性预测值为 98%。

3. 可溶性髓样细胞触发受体 –1 髓样细胞触发受体（triggering receptor expressed on myeloid cells,

TREM）是 2008 年发现的细胞膜受体，是免疫球蛋白超家族的一个受体家族，包括 3 个激活型受体（TREM-1、TREM-2、TREM-3）和 1 个抑制型受体（TREM like transcript-1，TLT-1）。TREM-1 主要表达于血液中性粒细胞、单核细胞表面，选择性地表达于肺泡液、肠液及其他体液的巨噬细胞表面，能够增强 Toll 样受体介导的炎症反应，具有放大急、慢性炎症反应的作用。

可溶性髓样细胞触发受体 –1（sTREM-1）是其一个亚型，测定体液中 sTREM-1 最先是作为感染特异性标志物。在一些非感染性疾病如多发伤后全身炎症反应、炎症肠病、类风湿关节炎患者滑囊液等，sTREM-1 也有升高的报道。

一项检测血液及肺泡液 sTREM-1 水平鉴别细菌性肺炎及吸入性肺炎的研究发现，sTREM-1 在 250pg/ml 时对吸入细菌性肺炎患者诊断的敏感性和特异性分别是 65.8% 和 91.9%。由于缺乏有效的研究，sTREM-1 在诊断误吸实用性研究受限。虽然有发展可能，但 sTREM-1 临床实践的有效性有待于进一步前瞻性的研究。

4. 呼出气冷凝液中白细胞三烯 白细胞三烯是来源于花生四烯酸的酸类物质，在炎症反应中起炎症介质的作用，尤其是在哮喘患者中。白三烯是一种作用强烈的炎症介质，可强烈地吸引中性粒细胞、嗜酸粒细胞、单核细胞至炎症部位，在呼吸道感染或炎症疾病中可促进白细胞活化并向肺或气管内聚集，白三烯在误吸酸性物质导致肺损伤中也起着重要作用。国外一项实验研究显示，社区获得性肺炎患儿呼出气冷凝液中白细胞三烯的浓度均高于健康对照组。尽管该项技术尚未标准化，由于方法安全、无创，不加重原有的疾病或感染，呼出气冷凝液白细胞三烯在肺部炎症及误吸诊断标志物方面是一项很有前途的技术。

5. α 淀粉酶 α 淀粉酶可以水解复合碳水化合物，存在于胰腺及唾液腺中，由胰型（PAMS）和唾液型（SAMS）两种同工酶组成，正常情况下两者分别占血清检测活性的 40% 和 60% 左右。

SAMS 主要存在于唾液腺，PAMS 主要存在于胰腺及其他器官和分泌物，如输卵管、肺、甲状腺、扁桃体、乳汁、汗液等也含有少量淀粉酶，但因其含量甚微，故对淀粉酶值的影响很小。在肺部感染或肺损伤患者的 BAL 样本中未发现特异性淀粉酶，这表明由于淀粉酶分子量大，不能穿过断裂的肺泡毛细血管屏障。尽管有些细菌可以产淀粉酶，但在人体尚未发现这些细菌。因此假设下呼吸道发现淀粉酶是由于口咽和（或）胃内容物的误吸，淀粉酶越高则误吸越严重。

有研究人员进行一项回顾性研究，将 280 例重症患者的 296 份 BAL 淀粉酶样本纳入研究。分析 BAL 淀粉酶浓度与误吸危险因素（吞咽困难、意识改变、心搏骤停、困难插管与围插管期呕吐）的关系及 BAL 淀粉酶是否可以作为诊断误吸的标准。结果显示，BAL 淀粉酶浓度随误吸危险因素的数量增加而增加（$P<0.001$）。同微生物培养阴性患者相比，细菌性肺炎患者（$\geqslant 10^4 CFU/ml$）中 BAL 淀粉酶浓度增高（$P<0.001$）并随微生物的增加而增加（$P<0.001$）。BAL 淀粉酶浓度诊断阈值为 125.9U/L，即同 BAL 淀粉酶浓度低于 125U/L 患者相比，浓度高于 125U/L 患者细菌性肺炎患病率明显增加（分别是 14.7% 和 33.3%，$P<0.001$），该预测值敏感性为 70%，特异性为 55%，阳性预测值为 33%，阴性预测值为 85%。

6. 潜在的生物标志物

(1) 氨基甲酰磷酸合成酶（carbamyl phosphate synthetase，CPS）-1：是在肝细胞及肠黏膜细胞中表达的线粒体酶，在鸟氨酸循环中催化氨及二氧化碳形成氨基甲酰磷酸。在研究肝脏蛋白质代谢失调时发现，脓毒症患者 CPS-1 释放增加。CPS-1 是否可用于局限性炎症，例如不伴有脓毒症肺炎或鉴别感染性或非感染性误吸尚需进一步探索。

(2) 内皮素 ET-1 及前体：是内皮素系统的一部分，参与许多病理生理调节过程，如脓毒症。测定 281 例社区获得性肺炎患者循环中内皮素 -1 显示，内皮素 -1 的浓度与疾病的严重程度及预测死亡率、入住 ICU 率明显相关。

(3) 和肽素：是由 39 个氨基酸所合成的短肽，是血管加压素的前体。一项纳入 545 例呼吸道感染患者的前瞻性研究显示，和肽素的水平与疾病的严重程度相关，高水平的和肽素预示着预后较差。同样，在呼吸机相关性肺炎患者，和肽素是死亡率的独立预测指标。但这些生物学标志物在吸入性肺炎方面的研究目前十分有限，是否可用于诊断吸入性肺炎仍需进一步的临床研究。

七、影像学检查

AP 影像学表现无特异性，与吸入物成分、吸入量及患者体位等因素有关。发病部位决定于体位、重力依赖原则及人体解剖结构，患者是躺着还是站着吸入，是左侧卧位还是右侧卧位吸入都有影响。一般站着或坐着容易到下叶，躺着容易到上叶。当日常阅片发现双肺上下叶同时对称性出现渗出实变影时，要高度警惕急性误吸的可能性。误吸物较少时，以小叶中央为主。形态学可表现为双肺对称性的广泛病变，亦可为局灶性改变。

（一）X 线表现

早期胸片检查可无阳性发现。最常见表现为两肺纹理增强，双侧肺门区及下肺野多发斑片状、小片状阴影。吸入物被大量吸入时双肺见广泛分布的粗结节和小片状阴影，以中内带肺野较稠密。其他如气道受阻塞，可合并局限性肺不张或肺气肿；并发肺脓肿或脓胸则出现相应的表现。当病情加重发生急性肺水肿时可迅速出现肺实变，部分融合。病程迁延者（1～2 个月）可致间质增厚和较大范围的肺纤维化。

（二）CT 表现

早期可发现阻塞于气道内的吸入物及阻塞性肺气肿、肺不张改变。吸入物的表现与其成分、密度等相关。病变范围可为小叶、肺段或大叶，表现可为斑片状、大片状实变或结节。常见表现为右肺上叶后段、下叶背段或双肺门区实变影，内见"空气支气管征"（图16-2）。并发肺脓肿则表现为含液平面的空洞。

（三）视频透视吞咽功能检查

检查时患者口服泛影葡铵对比剂，高分辨率录像记录下全部吞咽动作。视频透视检查可以对吞咽功能障碍做出病理生理的诊断，被认为是判定吞咽功能障碍的金标准。

（四）B超检查

B超典型征象主要是肺间质改变和肺实变。

1. 肺间质改变 肺间质改变指当肺气和水的声阻抗发生改变时的超声表现，即为B线。B线间距指B线在胸膜处间距，当B线间距≥7mm，

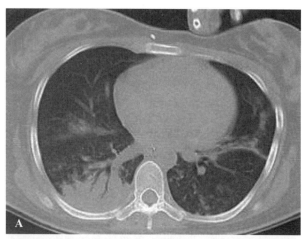

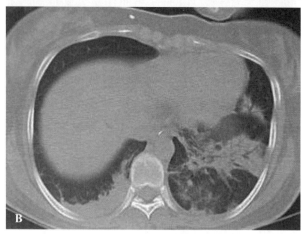

▲ **图16-2 女性，18岁，脑出血后昏迷2个月**
CT显示双肺下叶见片状实变阴影，内见支气管充气征

认为与小叶间隔增厚有关，称为"B7"线；间距≤3mm，则认为肺泡水肿或者实变，称为"B3"线，与X线或CT的肺毛玻璃样变对应。

2. 肺实变 肺实变时病变部位含气量减少、含水量增加，当实变邻近或到达胸膜，超声即可观察到其类似"肝脏样变"改变。通过测量超声图像中不透明区的纵向和横向长度，可评估实变的具体范围。可经常发现实变区域中类似支气管形状的边界模糊不清的高回声信号，即空气支气管征。在超声下空气支气管征分为两种：当支气管阻塞，气体交换障碍时，由阻滞在局部的气体形成的为静态空气支气管征；当支气管通畅时，可以见到随呼吸运动而移动的气体即为动态空气支气管征，相当于胸部X线或CT上的支气管征。在60%的肺部感染的实变中可见动态空气支气管征。AP在卧位患者好发于上叶后段或下叶背段，在半卧位或立位患者好发于下叶基底段。

3. 其他B超征象 除了肺间质改变及肺实变外，AP患者肺部超声还可见其他超声征象，如胸膜碎片征，为胸膜下碎片状实变，病变可侵及胸膜；胸腔积液在病变早期即可被超声探及，并可测量积液量；肺不张多位于近心一侧，成实变状，患侧可减弱膈肌抬高运动，胸膜滑动征减弱或消失，可伴胸腔积液。

八、诊断和鉴别诊断

（一）诊断

迄今，AP的诊断缺乏统一的金标准。吸入物的容积、吸入频率、吸入物的性质、细菌的毒力、获得AP的场所（社区获得或医院获得）及患者的基础疾病不同，其临床表现差异很大，呼吸系统症状可表现为无症状，也可表现为严重的呼吸窘迫。由于临床症状不典型，AP的诊断主要取决于三个方面：存在误吸史（可见的误吸）、危险因素和胸片出现典型的重力依赖性肺段渗出影，仰卧位时见于上叶的下段或后叶的上段，立位时见于下叶的基底段。

1.日本诊断标准　2010 年日本发布了 AP 专家共识，结合危险因素、临床表现、胸部影像学检查、实验室检查和吞咽功能检查诊断 AP。

(1) 确诊：对有发热、咳嗽、咳痰、气短、心动过速等临床表现者，影像学有肺部炎症表现，有明确的误吸现象（直接观察到），可确诊 AP。

(2) 拟诊：对有发热、咳嗽、咳痰、气短、心动过速等临床表现者，影像学有肺部炎症表现，无明确的误吸现象（直接观察到），但同时存在吞咽功能障碍，可拟诊 AP。

(3) 疑诊：对有发热、咳嗽、咳痰、气短、心动过速等临床表现者，影像学有肺部炎症表现，无明确的误吸现象（直接观察到），但可能有吞咽功能障碍，可疑诊 AP。

2.临床诊断标准

(1) 临床基本标准：具体如下。

内容包括有明确误吸依据，并具备以下 2 项或 2 项以上临床表现：①发热，体温≥38℃或较基础体温升高 1℃；体温低于 36℃；②周围血中白细胞>10×10^9/L 或<4×10^9/L；③脓性支气管分泌物，涂片见白细胞>25 个 /LP，鳞状上皮<10

个 /LP；④胸部 X 线检查可见新的或进展性浸润病灶。

(2) 病情程度：根据病情程度，AP 还可分为轻、中、重症。

轻症和中症：一般状况较好，早发性发病（入院≤5 天，机械通气≤4 天），无高危因素（如慢性肺部疾病或其他基础疾病、恶性肿瘤、长期住院尤其是久住 ICU、机械通气等），生命体征稳定，器官功能无明显异常。

重症：意识障碍；呼吸频率>30 次 / 分、PaO_2<60mmHg 和 PaO_2/FiO_2<300，需行机械通气治疗；血压<90/60mmHg；胸片显示双侧或多肺叶受累，或入院 48h 内病变扩大≥50%；少尿：尿量≤20ml/h 或<80ml/4h 或急性肾衰竭需要透析治疗。

3.鉴别化学性肺炎和细菌吸入性肺炎　胃酸吸入性肺炎和细菌吸入性肺炎两者鉴别诊断见表 16–1。

（二）鉴别诊断

诊断 AP 时，还需与可发生肺部阴影的其他疾病，如肺栓塞（或伴肺梗死）、肺肿瘤、肺结核和

表 16–1　细菌吸入性肺炎与胃酸吸入性肺炎鉴别表

	细菌吸入性肺炎	胃酸吸入性肺炎
症状与体征	• 吸入食物或口咽分泌物时可突发喉反射性痉挛和支气管刺激发生喘鸣剧咳 • 继发细菌感染后多表现为咳嗽、发热等肺炎的症状和体征	• 发生在神志不清者，吸入后常无明显症状，但于 1~2h 后可突发呼吸困难，出现发绀，常咳出浆液性泡沫状痰，可带血 • 新生儿可表现为鼻塞、呛咳、气促、面色苍白、发绀、口吐白沫 • 严重者可出现低氧血症，产生急性呼吸窘迫综合征，并可伴二氧化碳潴留和代谢性酸中毒
疾病患者人群分布	• 可发生于任何年龄，但以老年人发病最多 • 常见于脑卒中伴吞咽障碍的老年患者	• 可发生于任何年龄，但以老年人发病最多 • 常发生在禁食后全身麻醉且意识不清时或意识障碍的患者
自然病史及预后	• 常可反复发作，预后亦不佳，死亡率为 20%~65%	• 可出现肺水肿、低氧血症，并可演变成 ARDS，死亡率较高
治疗	• 应选用合适的抗生素	• 发生胃内容物吸入，应立即行上呼吸道吸入物抽吸，必要时行支气管肺泡灌洗治疗

肺不张等相鉴别。

1. 肺栓塞 肺栓塞是老年人常见的急性严重肺疾病，临床上易与肺炎混淆，其鉴别要点在于肺栓塞患者多数有栓子形成的易患因素，突然发生呼吸困难、胸痛、咳嗽、咯血甚至昏厥等症状，胸部 X 线呈楔形或斑片状阴影，盘状肺不张或一侧膈肌抬高，PaO_2 降低，血乳酸脱氢酶和血胆红素升高，而谷草转氨酶和肌酸磷酸激酶正常。肺通气/灌注扫描、肺动脉造影有重要鉴别诊断价值。

2. 肺癌 约有 1/4 肺癌以肺部炎症形式出现，肺癌合并阻塞性肺炎时，可有发热、咳嗽、咳脓性痰、咯血及肺炎相应的体征和 X 线表现，如果肿瘤很小，易被疏漏。关键是提高对肺癌的警惕性，尤其是尽管用了强有力的抗生素，肺炎控制不理想，或迟迟不吸收，或是在同一部位反复多次发生肺炎时，应怀疑存在肺癌的可能，并进行痰细胞学、X 线断层成像、肺 CT 和纤维支气管镜检。

3. 肺结核 急性干酪样肺炎的症状，体征和 X 线表现可类似大叶肺炎，主要鉴别点在于干酪样肺炎患者的一般健康状况差，中毒症状重，一般抗生素治疗无效，X 线复查阴影不消散，并且可出现空洞和支气管播散灶、痰找结核菌阳性率高。浸润性肺结核也易与肺段性肺炎或支气管肺炎混淆，但肺结核的 X 线胸片大多显示新旧不一病灶和播散病，好发于上叶后段或下叶背段，存在时间较长，一般抗生素治疗无效，红细胞沉降率显著增快，反复痰抗酸杆菌和痰结核菌培养可获阳性结果。

4. 肺不张 肺不张的典型 X 线表现为叶间裂移位、肺局部密度增加，肺叶或肺段不张、阴影呈扇形、三角形、带形或线形，并常伴有患侧膈肌抬高、纵隔移位、代偿性过度充气等，与肺炎不难区别。但表现不典型或仅有肺小叶不张者有时鉴别困难。必要时应进行 CT、纤维支气管镜检查以明确肺不张的诊断及寻找病因。

九、AP 治疗

临床医师在治疗慢性危重症 AP 时，应充分考虑以下特点：①基础疾病和伴随的医疗问题显然比普通患者要多，应全面考虑，予以兼顾；②药物的选择和剂量的调整应根据药动学增龄后的改变；③药物不良反应的发生率和严重性增加，用药后应密切观察，并尽力保护已老化的各重要脏器功能。AP 的治疗主要包括一般治疗、抗菌药物、营养支持和免疫治疗等综合治疗。

（一）一般治疗

AP 的初始治疗需要加强监护，密切观察病情转归，保持气道通畅，预防气道水肿，支气管解痉及控制组织损伤最小化。根据严重程度，治疗可包括吸痰、给氧、支气管镜下吸出异物、气管插管、机械通气和重症监护，以及其他对症处理措施。

对于有明显吸入患者，早期使用气管镜吸引，通畅呼吸道是抢救成功的关键。但对于有多种并发症的高龄老年人，气管镜使用受到病情限制。对于化学性吸入患者，如胃酸类，不主张行支气管肺泡灌洗，因为实验发现酸吸入后几分钟内即可在肺内扩散。

慢性危重患者易出现高血糖（糖尿病患者易出现血糖波动，无糖尿病患者可出现应激性高血糖），而高血糖易发生感染且感染不易控制，并成为一种独立危险因素直接影响患者的预后，故宜强化胰岛素治疗，目标血糖应控制在 8.3mmol/L 左右，但应避免低血糖的发生。

（二）抗菌药物治疗

慢性危重症患者生理储备能力差，稍有感染对全身打击大，合理选用抗生素是治疗的关键。

1. 早期 一旦怀疑 AP 则应立即经验性治疗，依据如下：①病原流行病学资料、当地病原学分布和敏感性结果；②患者的临床情况，如用药限制因素（如肝肾功能损害）、免疫状态、病情严重性等；③抗菌药物的药理特性、抗菌活性、药代动力学、药效学、组织穿透性及合理剂量、药物后效应、不良反应、给药途径及间隔时间等。对于 AP 患者，应在 1h 内或感染发生 4h 内即开始正确的经验性抗菌药物治疗。必须注意的是，在抗菌药物应用前应留取病原学标本。

2. 广谱　AP 的病原菌均为耐药性较强的细菌，尤其是铜绿假单胞菌、肺炎克雷伯菌、不动杆菌属、金黄色葡萄球菌等，均为医院感染常见耐药菌。可根据以上病原菌情况和病情程度在治疗初始采用"一步到位，重锤猛击"的原则，选用最佳的广谱抗菌药物，以覆盖革兰阳性和阴性等所有可能引起感染的病原菌，迅速控制感染。待细菌培养及药敏结果回报后，根据具体情况选用相对窄谱的敏感抗生素。

3. 足量　合理、足量的抗菌药物治疗既能有效杀灭病原菌，促进病情好转，又能减少耐药菌的产生。如果患者接受一种最初是恰当的抗菌药物治疗方案，并且病原菌不是铜绿假单胞菌，而患者临床疗效好，感染的表现已缓解，则疗程应当尽可能从传统的 14～21 天缩短到 7 天。延长抗菌药物治疗时间可致耐药菌的定植，最终引起 AP 复发。Chastre 等通过前瞻性随机对照研究发现，在接受早期经验性抗菌药物治疗的患者中，排除由于革兰阴性非发酵菌所致的 AP，疗程分别为 8 天和 15 天的两组患者的临床疗效、病死率、脱机日期及住 ICU 天数差异无统计学意义，然而对于铜绿假单胞菌、不动杆菌接受 8 天抗菌药物治疗，则有易导致复发的风险。

4. 雾化吸入抗菌药物　尽管 2005 年 ATS/IDSA 的指南中曾提及没有证据证明雾化吸入抗菌药物在治疗 AP 中的价值，但已有研究报道抗菌药物的雾化吸入能够杀灭气道病原菌，减少气道分泌量且不增加耐药性。雾化吸入之后，气道分泌物的抗菌药物峰浓度是全身用药后血药浓度的 200 倍，痰液中的药物浓度是血清浓度的 20 倍左右。Palmer 等通过一项双盲随机对照研究表明，

在全身治疗相同的情况下，经过 14 日抗菌药物雾化吸入治疗后，吸入组 AP 的发生率由雾化吸入治疗前的 73.6%（14/19）下降至 35.7%（5/14），而安慰剂组（雾化吸入生理盐水组）反而增加，由雾化吸入前的 75%（18/24）增至 78.6%（11/14）；CPIS、白细胞计数、耐药性及抗菌药物的用量雾化吸入组均下降，并可促进脱机（$P \leq 0.05$）。

结合以上情况，在应用抗菌药物治疗 AP 时应遵循：在获得培养结果之前，早期合理的经验性抗菌药物治疗可改善患者的预后；选择足以覆盖所有可能病原菌，以提高首次用药成功率（即抗菌药物首次用药效应）；同时还应考虑到细菌对先前抗菌药物的耐药问题。

对于大多数社区获得性吸入性肺炎患者，氨苄西林 – 舒巴坦、碳青霉烯或氟喹诺酮类治疗有效；对于严重牙周病、坏死性肺炎或肺脓肿患者，厌氧菌感染的风险较高，可联合克林霉素。多重耐药菌感染风险较低的社区获得性吸入性肺炎患者可选择与社区获得性肺炎类似的治疗方案；多重耐药菌感染风险较高者需要单独或联合使用哌拉西林 – 他唑巴坦、头孢吡肟、左氧氟沙星、亚胺培南或美罗培南，也可联合阿米卡星或多黏菌素。如有证据表明患者鼻腔或呼吸道有耐甲氧西林金黄色葡萄球菌定植，也可联合万古霉素或利奈唑胺。胃瘫、小肠梗阻、使用抗酸药物和长期居住医疗保障机构的患者出现 AP，可选择哌拉西林 – 他唑巴坦或头孢他啶或氟喹诺酮类。

（三）营养支持治疗

慢性危重患者机体代谢明显增高，出现一系列代谢紊乱，体重减少平均 0.5～1.0kg/d，机体营养状况迅速下降及营养不良（体重减少≥10%）是危重患者普遍存在的现象，并成为影响其预后的独立危险因素。故此类患者应予以营养支持。营养支持途径可选择肠内营养和肠外营养。只要胃肠道解剖与功能允许，并能安全使用，应首选肠内营养支持，只有在肠功能障碍的危重患者或应

用肠内营养不足时采用肠外营养或肠内营养＋肠外营养，这样既能补充能量又能维护肠道黏膜屏障、促进肠道运动等生理功能。

（四）免疫治疗

慢性危重症患者往往自身的抵抗力较弱，容易发生内源性感染，可通过主动免疫和被动免疫提高患者的防御机制。对于机械通气患者，可采用能迅速提高机体免疫活性的被动免疫疗法，即输注高免疫性的免疫球蛋白；还可选用胸腺肽、乌司他汀、干扰素 -γ 作为综合治疗的辅助免疫调节药。但目前临床上此类药物的应用尚缺乏经验，故有待进一步探讨。

（五）激素的应用

激素的应用尚存在争议，有主张短时间内应用大剂量糖皮质激素促进肺部化学性炎症的吸收。糖皮质激素可使吸入患者肺损伤迅速改善，但同时也使患者在 ICU 的时间明显延长，并且糖皮质激素并不能减少并发症的发生率，改善疾病转归，也没有显示其对酸性胃内容物吸入的结局有益处。皮质类固醇在 AP 治疗中建议将取决于更大规模随机对照前瞻性试验的结果。目前不建议常规使用激素治疗 AP。

十、预防

积极预防慢性危重症 AP 发病率，主要从以下几个方面入手。

（一）早期吞咽功能康复

随着年龄增长，脑功能开始下降，吞咽功能障碍一般发生在脑功能障碍的较早阶段，以后随着脑功能障碍的进展，就可能发生咳嗽反射受损。因此，应当重点关注如何改善吞咽功能和咳嗽功能障碍，尽量延缓老年人气道保护能力的下降。早期有轻度吞咽功能障碍的老年人，主要是通过食材的改变，增强其黏度、减少每次进入口腔食团的量，使吞咽过程变慢，改善吞咽的安全性。

但这不能改变已经受损的吞咽生物力学，也不能促进已经受损的吞咽神经网络恢复。近年来，一些研究通过采取神经刺激技术，来提升皮层的神经可塑性，恢复吞咽功能：①刺激周围感觉系统，如物理刺激（热的触觉刺激）、化学刺激（辣椒素、柠檬汁）和电刺激（通过咽内电刺激或通过经皮神经肌肉电刺激）；②刺激大脑皮质（经颅直接电刺激或磁刺激）。此外，在喂饭时用勺子增加对舌的压力等来刺激吞咽，但其治疗方面的效果仍有争议。对于已经有严重吸入或吞咽无效者，需在吞咽治疗的基础上给予管饲以避免营养不良。

（二）正确鼻饲

鼻饲首选是鼻胃管途径，其操作简单，维护容易，但鼻胃管的存在使口咽部细菌定植增加。老年人普遍存在缺齿、龋齿、口腔卫生较差等情况，齿龈炎、牙周炎的发生率很高。停止经口进食后，没有食物刺激唾液的产生，口腔黏膜湿度下降，口腔的自我清洁功能也降低，导致老年鼻饲患者口腔及口咽部的细菌负荷增加。此时鼻胃管的存在使得食管下段括约肌功能恶化，胃内容物的反流及微小吸入的机会增加。相关对策包括：改善口腔卫生，降低潜在呼吸道病原菌数量，提高吞咽反射、咳嗽反射的敏感性，减少食物和口腔分泌物的呼吸道吸入，提升口腔舒适度。给予胃肠动力药，胃复安和莫沙必利可以增加食管下段括约肌的紧张性，加速胃排空，减少食物反流风险，从而降低吸入性肺炎的发生。改变鼻饲饮食量和构成，适当增加碳水化合物比例。减少每次注入的食量，关注每次鼻饲前胃内残留食物容积，注食开始前胃内残留食物容积大于 150ml，需停止注食。食物中碳水化合物和蛋白质的胃排空速度较快，脂质排空速度最慢，高脂饮食还与胃食管反流发生高有关。经皮胃镜下胃造瘘（percutaneous endoscopic gastrostomy，PEG），用营养泵来控制滴注速度，可以减少反流和呕吐发生。

正确的鼻饲是减少误吸的重要方法之一。每次管饲前回抽胃液，确保饲管位置正确；并听肠鸣音，判定胃肠蠕动情况；管饲前，将患者的床头 35°～40°，每次管饲 150～300ml，保持床头抬高 1～2h，以防反流；管饲前予以翻身、叩背、彻底吸尽痰液，管饲后 30min 内尽量避免深部吸痰。

经过上述处理后，仍有反流发生，则采取幽门后喂养（如空肠造瘘），可以减少胃食管反流，预防误吸。对于有吞咽困难和吸入危险的进展性痴呆患者，放置 PEG 可以改善长期生存率。

（三）增强咳嗽能力

血管紧张素转换酶抑制药有引起干咳的不良反应，其机制之一是减少从鼻咽部感觉神经末梢释放的 P 物质的降解。老年人特别是有吸入性肺炎的患者，其唾液中的 P 物质水平下降。P 物质可以兴奋咳嗽感受器，使其反射阈值下降，增强咳嗽反射能力。利用它的这一不良反应，改善患者咳嗽反射的敏感性。研究发现，服用 ACEI 后，患者的吞咽功能有改善的趋势，但吸入性肺炎的发生率并没有降低。

增加呼吸肌阻力负荷的方法既不能增强呼吸肌的力量，也不能增加咳嗽呼出气的流速。据报道，采取理疗师的以改善生理功能为主的康复训练，如鼓励早期步行、力量练习、耐力训练，改善老年人的整体生活功能，可以明显降低吸入性肺炎患者的死亡率。提示影响老年人吞咽功能和咳嗽能力的因素是多方面的，单纯影响其中一种因素，可能难以达到理想的效果。

（四）减少镇静类药物使用

大约 50% 的老年人存在联合用药现象（4 种以上），药物可能影响到吞咽功能。多种药物有抗副交感作用，抑制唾液的产生，导致干嘴症，食物下咽困难，增大了食物在喉部的残留机会，使误吸的概率增加。服用安眠药可以改善老年人的睡眠，但却增加了吸入性肺炎的发生率。鸦片类药物会抑制保护性咳嗽反射，安定类会引起继发帕金森病，并损害吞咽。因此，经常检查老年人的用药情况，多关注合并用药及药物的不良反应，以减少药物对吞咽功能等不良影响。

十一、结论

AP 是常见病，尤其多见于慢性危重症患者，易反复发作，较非 AP 患者预后更差，应引起重视。随着人口老龄化进程，慢性危重症患者增多，AP 可能呈现逐年增多的趋势，应持续动态监测其发病率、死亡率，以及影响其发病和死亡的独立危险因素，并加强其发病机制和病理生理变化的研究。AP 所感染的病原菌谱也在不断地变化，可能与非 AP 患者存在差异，应给予动态监测。此外，迄今尚缺乏 AP 诊断的金标准，仅日本发布了 AP 诊治指南，无论是欧美还是我国都缺乏 AP 诊治指南指导临床诊治。关于如何预防 AP，尚未达成共识，也是未来研究的方向。

参考文献

[1] 姜辉，刘丽梅. 老年人气道保护功能的研究进展 [J]. 华南国防医学杂志，2017，31（8）：566-568.

[2] 舒方茂，宋宁，张宇. 吸入性肺炎研究进展 [J]. 国际呼吸杂志，2020，40（3）：215-219.

[3] 孙铁英，马正中，李燕明，等. 老年人肺炎的尸检病理与临床结果对照分析 [J]. 中华医学杂志，2008，88（5）：302-306.

[4] 王洪冰，李佩珍. 老年人吸入性肺炎的诊治难点和对策 [J]. 中华老年医学杂志，2006，25（5）：325-327.

[5] 程真顺，杨炯，林宇辉，等. 老年吸入性肺炎治疗及预后分析 [J]. 武汉大学学报（医学版），2010，31（4）：544-547.

[6] 郭振辉，周娟，邓青南. 老年人吸入性肺炎所致急性呼吸衰竭的临床探讨 [J]. 中华老年医学杂志，2005，24（2）：128.

[7] 王晓华，高燕飞，王秋燕，等. 老年患者发生吸入性肺炎的相关因素分析与对策 [J]. 中华医院感染学杂志，2014，24（5）：1161-1165.

[8] 徐敏. 脑卒中患者鼻饲体位与吸入性肺炎的关系研究 [J]. 临床

合理用药，2014，7（3）：6-8.

[9] 汪静，程真顺. 老年吸入性肺炎危险因素及影像学分析 [J]. 临床肺科杂志，2013，30（4）：270-271.

[10] 蒲纯，钟雪峰，方芳，等. 尸体解剖确诊的 30 例老年吸入性肺炎患者的临床表现及病理特征 [J]. 中华结核和呼吸杂志，2014，37（8）：592-596.

[11] Bartlett J G. Anaerobic bacterial infection of the lung[J]. Anaerobe, 2012, 18(2): 235-239.

[12] Ewig S, Birkner N, Strauss R, et al. New perspectives on communityacquired pneumonia in 388406 patients. Results from anation wide mandatory performance measurementprogramme in healthcare quality[J]. Thorax, 2009, 64(12): 1062-1069.

[13] Taylor J K, Fleming G B, Singanayagam A, et al. Risk factors for aspiration in community-acquired pneumonia: analysis of a hospitalized UK cohort[J]. Am J Med, 2013, 126(11): 995-1001.

[14] Rsler A, Pfeil S, Lessmann H, et al. Dysphagia in dementia: influence of dementia severity and food texture on the prevalence of aspiration and latency to swallow in hospitalized geriatric patients[J]. J Am Med Dir Assoc, 2015, 16(8): 697-701.

[15] Kikutani T, Tamura F, Tashiro H, et al. Relationship between oral bacteria count and pneumoniaonset in elderly nursing home residents[J]. Geriatr Gerontol Int, 2015, 15(4): 417-421.

[16] David M, DiBardino, Richard G, et al. Aspiration pneumonia: a review of modem trends[J]. J Crit Care, 2015, 30(1): 40-48.

[17] Sun T, Sun L, Wang R, et al. Clinical efficacy and safety of moxifloxacin versus levofloxacin plus metronidazole for community-acquired pneumonia with aspiration factorsf[J]. Chin Med J(Engl), 2014, 127(7): 1201-1205.

第17章 慢性危重症多重耐药菌感染

抗菌药物耐药已成为影响重症感染患者预后最重要的决定因素之一。美国每年发生 70 多万例医疗保健相关性感染，很大部分由多重耐药菌（multi-drug resistance organism，MDRO）引起，而其中近半数发生于危重症患者。在欧洲，产碳青霉烯酶肠杆菌科细菌的流行也使得抗菌药物耐药率大幅上升，最终导致了住院患者尤其是重症监护病房（intensive care unit，ICU）患者相关感染的发病率、病死率和治疗费用增加。中国 2018 年细菌耐药监测网（CHINET）数据表明，我国耐碳青霉烯铜绿假单胞菌、肺炎克雷伯菌及鲍曼不动杆菌检出率分别是 23.6%、24.9% 及 66.7%，并且样本多数来源于 ICU 送检标本。

为预防和控制此类 MDRO 在医疗机构内传播，近年来世界卫生组织指南及我国专家共识相继颁布。在 ICU 病区，患者、医护人员及病房环境是 MDRO 传播的潜在源头，而 ICU 患者由于侵入性设备、潜在疾病或药物引起的免疫损害、营养不良、难以控制的血糖增高和脓毒症而极易受到 MRDO 感染的影响。指南指出，手卫生、主动筛查、接触隔离等感染控制措施可阻断 MDRO 的传播。抗菌药物管理项目（antimicrobial stewardship programs，ASP）是提高医疗质量和减少 MDRO 出现及传播的重要工具。尽管 MDRO 感染给现有抗菌药物治疗带来了巨大挑战，但 ICU 的医护人员可通过优化已知有效的基本措施来遏制其传播。

一、多重耐药菌定义

2010 年由美国、瑞典、以色列、希腊、荷兰、瑞士、澳大利亚等国专家共同提出了关于多重耐药（multi-drug resistance，MDR）、泛耐药（extensive drug resistance，XDR）和全耐药（pan-drug resistance，PDR）术语的国际标准化建议。Magiorakos 等和李春辉先后正式发表了 MDR 暂行标准定义。此定义较前者对某些耐药菌判断的代表性抗生素进行了增减，并修改了部分肠杆菌科的固有耐药菌。

（一）多重耐药菌

对在抗菌谱范围内的 3 类或 3 类以上抗菌药物不敏感（包括耐药和中介）。在推荐进行药敏测定的每类抗菌药物中，至少 1 个品种不敏感，即认为此类抗菌药物耐药。MDRO 包括 XDRO 和 PDRO。美国疾病预防控制中心（Centers for Disease Control，CDC）根据严重程度将 MDRO 分为紧急威胁、严重威胁、值得关注的威胁三个等级。临床常见的 MDRO 被称为"ESKAPE"，即耐甲氧西林金黄色葡萄球菌（methicillin-resistant staphylococcus aureus，MRSA）、耐万古霉素肠球菌（vancomycin-resistant enterococcus，VRE）、产超广谱 β- 内酰胺酶（extended-spectrum blactamase，ESBL）- 大肠埃希菌（escherichia coli，ECO）、耐碳青霉烯类肠杆菌属细菌（carbapenem-resistant enterobacteriaceae，CRE）[如肺炎克雷伯菌（Klebsiella pneumoniae，KPN）、多重耐药铜绿假单胞菌（multi-drug resistance pseudomonasaeruginosa，MDR-PA）、多重耐药鲍曼不动杆菌（multi-drug resistance acinetobacter Baumannii，MDR-AB）等]。MDRO 引起的感染常呈现传播性、复杂性和难治性，导致住院时间延长、病死率高及预后差。

（二）泛耐药菌

除 1~2 类抗菌药物（主要指多黏菌素类和替加环素）外，泛耐药菌（extensive drug resistance organism，XDRO）几乎对所有类别抗菌药物不敏感（抗菌药物类别耐药的确定同 MDRO）。

（三）全耐药菌

全耐药菌（pan-drug resistance organism，PDRO）对目前临床应用的所有类别抗菌药物中的所有品种均不敏感。MDR 包括 XDR、PDR，XDR 包括 PDR。

二、慢性危重症多重耐药菌感染流行病学

流行病学不同监测网、地区、医院及同一医院不同科室、不同时期 MRDO 的监测结果均可能存在差异。

2020 年全国细菌耐药监测报告显示，2020 年全国细菌耐药监测网成员单位共 1435 所医院，其中上报数据医院共 1432 所。上报数据的成员单位中二级医院 383 所，三级医院 1049 所。经过数据审核，纳入数据分析的医院共有 1371 所，其中二级医院 352 所，占 25.7%；三级医院 1019 所，占 74.3%。结果显示，碳青霉烯类耐药肺炎克雷伯菌的检出率与 2019 年持平，其他重点监测的耐药细菌大部分呈下降趋势。与 2014 年相比，三代头孢菌素耐药大肠埃希菌和肺炎克雷伯菌的检出率分别下降了 8.1% 和 5.8%，碳青霉烯类耐药铜绿假单胞菌的检出率下降了 7.3%，甲氧西林耐药金黄色葡萄球菌的检出率下降了 6.6%，其他重要耐药细菌的检出率也呈缓慢下降趋势。其原因可能与近年来医疗机构积极落实国家关于抗菌药物临床合理应用政策、加强医院感染控制所取得的成效相关。随着医院内抗菌药物应用的规范化管理及合理应用，实验室与临床沟通能力的加强，以及耐药菌感染预防控制意识的加强，一定程度上遏制了耐药细菌的流行播散。

2020 年碳青霉烯类耐药鲍曼不动杆菌的检出率为 53.7%，较 2019 年的 56% 下降 2.3%，从 2014 始连续 3 年上涨的趋势有所遏制。近年来，碳青霉烯类抗菌药物的临床使用量和强度逐年增加，肺炎克雷伯菌对碳青霉烯类的耐药率也呈现明显上升趋势。碳青霉烯类耐药肺炎克雷伯菌的检出率全国各地区间有一定差异，2020 年河南省、上海市及北京市是全国碳青霉烯类耐药肺炎克雷伯菌检出率最高的地区。北京市及天津市等 13 个地区 2020 年碳青霉烯耐药肺炎克雷伯菌检出率较 2019 年有所增长，其中北京市上升幅度最大（上升 3.1%）；甘肃省、广东省及新疆维吾尔自治区碳青霉烯耐药肺炎克雷伯菌检出率与 2019 年持平；浙江省、河南省及湖南省等 15 个地区碳青霉烯耐药肺炎克雷伯菌检出率较 2019 年有所下降，其中浙江省下降最多，较 2019 年下降了 3.1%。由于碳青霉烯类耐药肺炎克雷伯菌所致感染可选治疗药物有限，对于该类耐药菌株检出率较高及历年检出率呈持续上升趋势的地区，医疗机构应高度重视，需进一步加强抗菌药物合理应用的管理，减少碳青霉烯类等广谱抗菌药物的过度使用，并做好耐药菌医院感染控制工作，以遏制其流行播散。

国外细菌耐药形势亦不乐观。在欧洲，每年耐药菌感染导致的死亡患者超过 2 万例；美国每年的耐药菌感染患者超过 200 万例，并且造成 200 亿美元沉重的经济负担。近年来，WHO 宣布广泛耐多药结核病已在全球 105 个国家出现，并且每年新增患者超 48 万例。2016 年 WHO 指出，在全球每个国家都存在耐药菌问题，多国已证实碳青霉烯类抗菌药物治疗耐药肺炎克雷伯菌感染，氟喹诺酮类药物治疗大肠杆菌所致的尿道感染无效率均高达 50% 以上。鲍曼不动杆菌导致的肺炎及脓毒症患者中，耐药菌占比超过 80%，对其所致的脓毒症或脓毒性休克，应用标准的脓毒症治疗策略无效。超广谱 β- 内酰胺类、碳青霉烯类、氟喹诺酮类抗菌药物对目前脓毒症患者的病原体治疗作用也收效甚微。

三、慢性危重症患者多重耐药菌感染危险因素

慢性危重症患者基础病种广泛、病情复杂、

病程迁延，发生多重耐药菌感染既有患者自身因素，也有医务人员及环境因素。患者危险因素包括存在不同程度的免疫功能障碍，抗感染能力低下，多数患者长期、反复住院，大量使用广谱抗生素，合并多器官功能不全，并伴有慢性心脑血管疾病或合并糖尿病等，涉及介入性治疗较多，留置人工气道、机械通气治疗，留置血管内装置，如中心静脉及动脉导管、监测血流动力学及肾脏替代治疗装置，留置胃肠及体腔引流管、导尿管或膀胱造瘘管，以上属易感人群，极易发生MDRO感染并导致死亡，因此成为医院获得性MDRO感染的易感人群，需重点关注。

（一）患者因素

慢性危重症导致感染MDRO的患者危险因素很多，具体如下。

1. 高龄。

2. 免疫功能低下，包括糖尿病、慢性阻塞性肺疾病、肝硬化、尿毒症患者，长期使用免疫抑制药治疗、接受放疗和（或）化疗的肿瘤患者等。

3. 接受中心静脉插管、机械通气、泌尿道插管等各种侵入性操作，正常生理屏障破坏。

4. 近期（90天内）接受3种及以上抗生素治疗。

5. 既往多次或长期住院。

6. 既往有MDRO定植或感染史。

（二）医务人员因素

1. 手卫生　在正常情况，ICU是临床所有科室中对医护人员手卫生控制最严格的科室之一，但是一旦患者数量突然上升，医护人员疲于应付，洗手规范性不足且依从性下降，极易因手卫生控制不到位而出现医护人员以手为媒介，将耐药菌株传染给易感宿主，导致交叉感染机会增加。

2. 消毒不规范　在ICU住院过程中，床单位不断与患者、医护人员频繁接触，成为培养、贮存及散播细菌的主要污染源之一。梅雪飞等研究指出，多重耐药菌是ICU医院感染的重要病原菌，采取有效综合干预措施前感染率高达52.94%，干预后

可减少患者医院感染发生，感染率仅为30.43%。

3. 床边隔离　在ICU患者中，普遍病情非常严重，并且大部分伴有多种基础疾病，与其他正常人群相比较，自身免疫力低下、抗病能力较弱，在长期接受多种抗菌药物治疗后，极易导致耐药菌株产生而诱发感染。刘先福等研究指出，ICU患者的身体状况往往较差，再加上免疫抑制药、糖皮质激素及抗生素的应用，使多重耐药菌的发生率显著增加。因此，应加强多重耐药菌感染患者隔离措施，以减少交叉感染发生。

4. 抗生素使用不当　抗生素使用不当包括抗生素种类、剂量及疗程等，诱发耐药菌的产生，并且病原菌耐药性不断增强，越发呈现出高度、多重的耐药态势。

5. 感染控制流程不规范或依从性差　医务人员流动性大，部分人员缺乏相应知识及工作经验，识别耐药菌感染的意识及能力不足；临床工作繁重，部分科室紧急情况频发，导致操作流程不规范，手卫生依从性差，医疗环境、设备及用品消毒不利；陪护人员管理不善，使交叉感染机会增加，促进了耐药菌的传播甚至暴发。

（三）医疗机构建筑布局及环境因素

医疗机构建筑布局不合理和设施条件有限，通风及中央空调清理不利；隔离条件受限，MDRO感染患者不能有效隔离；消毒流程不规范等。

四、MDRO感染监测

监测是MDRO医院感染防控措施的重要组成部分，通过监测可发现MDRO感染或定植的患者；环境卫生学监测有助于了解环境MDRO的污染状态；细菌耐药性监测利于相关部门掌握MDRO医院感染的现状及变化趋势，发现新的MDRO，并有效评估针对MDRO医院感染采取的干预措施的效果。研究结果表明，MDRO主动筛查及去定植能降低携带者的后续感染率、有效防止传播，从而降低入室时筛查阴性患者的院内感染率。

（一）日常监测

1. 监测指标 中心导管相关血流感染发生率及中心静脉导管的使用率、导尿管相关尿路感染（catheter-associated urinary tract infection，CAUTI）发生率及导尿管的使用率、呼吸机相关性肺炎/院内获得性肺炎（hospital acquired pneumonia，HAP）的发生率及医疗机构或区域内的菌株流行病学。

2. 临床标本 加强对重点菌种如MRSA、VRE、ESBL-ECO、KPN、耐碳青霉烯类铜绿假单胞菌和不动杆菌属等的专项监测。选择细菌定植率较高且便于采样的2个或以上部位采集标本以提高检出率；MRSA常选择鼻前庭拭子，结合肛拭子或伤口取样；VRE常选择粪便、肛拭子样本；多重耐药革兰阴性菌标本为肛拭子，结合咽喉、会阴、气管内及伤口等部位的标本。可开展对特定MDRO的分子生物学同源性监测，观察流行病学特征。

3. 环境监测 仅当有流行病学证据显示MDRO传播与医疗环境污染相关才进行，无特殊需要不建议常规开展。采集环境标本尤其应注意手频繁接触部位，必要时包括地面、墙面等。

（二）MDRO监测中需注意的影响因素

1. 感染患者标本送检率高低对监测结果有影响。医院感染管理办法明确规定，医院感染患者病原学标本送检率应在50%，提高病原学标本送检率，对提高诊断率、合理使用抗生素、预防二重感染、延缓细菌耐药存在益处。

2. 应用广谱抗生素后采集标本可致目标MDRO检出率降低，建议用药前采集标本，并在30min内送检，最长不超过2h，最大限度保持病原菌活性。怀疑肺炎时在气管插管后24h内留取气管抽吸物，避免细菌定植影响培养结果。

3. 寒战、发热前或初期（24h内）及抗生素使用前采集血标本。Mermel发现采血量每增加1ml阳性率增加3%。Lee等也发现，致血流感染的常见革兰阴性菌首次血培养阳性率不足80%；前3次培养中多可获得阳性结果；同时经2个部位采血（如导管内及外周静脉、对侧肢体外周静脉），成年人每份标本20～30ml，2～3套显著提高阳性率，血量不足先接种需氧瓶，剩余标本接种厌氧瓶。

4. 培养基的种类、质量和培养方法对目标MDRO检出率有影响，不同药敏试验方法及判定标准对药敏检测结果也有影响。

（三）区分定植与感染

对MDRO定植而非感染者盲目使用抗生素，会导致抗生素选择性压力增加；未有效执行接触隔离，亦导致MDRO播散风险增加。因此，识别ICU患者的MDRO是定植还是感染至关重要。定植是指细菌培养阳性但无临床感染症状。

感染是指具有感染的临床表现并符合下列1项才能诊断。

1. 皮肤软组织及手术切口感染，局部分泌物培养阳性。

2. 肺部感染。胸片新发或进展性肺部浸润性改变（排除其他原因），并具有以下1项临床表现：①体温＞38℃；②新出现的咳嗽或原有呼吸道症状加重，并出现脓性痰；③肺实变体征或不伴胸痛；④白细胞计数＞10.0×10^9/L或＜4.0×10^9/L伴或不伴核左移。

3. 血源性感染，即≥1次血培养阳性。

4. 中枢神经系统感染，即脑脊液培养阳性。

5. 骨髓炎，即骨髓培养阳性。

需综合症状与体征、标本的采集部位及方法、采集标本的质量评价、分离细菌种类与耐药特性及抗生素的治疗反应等全面分析。痰液、创面分泌物等易污染标本，采集过程操作不规范将影响培养结果的可靠性。高度重视血、脑脊液等无菌部位培养出的MDRO的阳性结果，并排除污染。为避免高估MDRO感染或定植，分析时间段内同一患者住院期间多次送检多种标本分离出的同种MDRO视为重复菌株，只计算首次培养结果。

五、慢性危重症患者多重耐药菌感染预防

危重症患者存在多种危险因素，是 MDRO 感染的高危人群。近年 MDRO 感染问题日益严峻，病原菌耐药性不断增强。ICU 危重症患者集中，环境相对封闭，是 MDRO 感染的重灾区，而且 MDRO 感染与 ICU 患者病死率密切相关。如何有效减缓 MDRO 的产生并阻断其传播，成为全球关注的热点。2005 年美国 CDC 提出在医疗机构中预防耐药菌感染的 12 项策略：预防感染，包括接种疫苗、控制导致感染发生的临床情况和去除不必要的血管内装置；有效地诊断及治疗感染，包括采用明确标准确定感染诊断和合理利用当地资源；合理使用抗生素，包括避免不必要或不恰当使用抗生素、治疗感染而非定植或污染和及时停用；防止传播，包括隔离传染源、中断传播链、执行手卫生和正确识别 MDRO 感染。2015 年我国讨论出台了多重耐药菌医院感染预防与控制中国专家共识，为提高我国 MDRO 感染的防控水平提供了规范和指导意见。

（一）药物及相关措施

抗生素合理应用与管理抗生素选择性压力是细菌产生耐药性的主要原因，合理、谨慎地使用抗生素可以减轻抗生素选择性压力，延缓和减少 MDRO 的产生，因此应严格掌握抗生素合理应用原则。

1. 严格掌握抗生素使用指征　严格掌握预防性用药指征，根据症状、体征及实验室检查结果初步诊断为细菌性感染及经病原学检查确诊为细菌性感染者才具备用药指征。真菌、分枝杆菌、支原体、衣原体、螺旋体、立克次体及部分原虫等病原微生物所致的感染亦有使用指征，缺乏诊断依据及病毒性感染者无用药指征。

2. 使用抗生素前送检合格标本　获知病原学检测结果前或无法获取标本时，根据临床情况、抗生素应用史，结合当地细菌耐药性监测数据经验性使用抗生素治疗。获取检测结果后，根据治疗反应调整给药方案，进行目标性治疗。Nseir 等发现，重症肺炎患者经验性应用抗生素的正确率可通过早期有效的检测体系得以提高。

3. 检测结果综合分析　综合标本采集部位、方法、菌种、耐药性及抗菌治疗反应等解读微生物检测结果，鉴别感染和定植。细菌耐药监测数据可能高于临床实际情况，必须遵循以循证医学证据为基础的抗生素应用原则，感染无致命威胁时优选窄谱抗生素并减少联合用药。完善抗生素分级管理体系、处方审核制度，特殊类别使用会诊制度。

4. 合理应用抗生素　根据抗菌谱、抗菌活性、药物经济学及药物代谢动力学（pharmaeokineties，PK）/ 药物效应动力学（pharmacodynanfics，PD）特点选择药物品种、剂量、给药间隔、途径及疗程。优先选择窄谱、高效的抗生素，避免无指征联合用药和局部用药，减少不必要的静脉用药。集中使用同种药物易导致选择性压力，遗传学耐药机制相互关系也易导致对其他药物耐药性，故需采取轮换用药策略。

（二）手卫生

根据 WHO 指南的多模式防控策略，预防医院获得性感染及 MDRO 感染最重要措施是手卫生。指南提出需要进行手卫生的五个重要时刻包括：①接触患者前；②无菌操作前；③接触患者体液后；④接触患者后；⑤接触患者周围环境后。指南同时要求快速手卫生实施时间应在 20～30s。手卫生不佳的 ICU 工作人员双手中可能携带 MDRO，尽管携带状态可能是短暂的，但许多微生物可存活足够长时间，足以传播到 ICU 的环境或患者中。提高 ICU 从业者执行手卫生的依从性面临很多挑战。近期德国的一项研究发现，每位 ICU 住院患者所产生的日手卫生数量为 218～271 次，医护人员总体依从性仅为 42.6%，平均每次手卫生时间花

费 6.8s。该研究指出，如果按照 WHO 的指导方针进行手卫生（包括每次 20～30s 的手卫生时间），每名护士在 12h 的轮班期间，针对每例患者的手卫生预计需要 58～70min。因此，ICU 的医护工作强度及工作量是影响手卫生执行依从性的重要因素。

ICU 探视者的手卫生对 MDRO 感染预防也有很大影响。若 ICU 探视者手上携带某些病原体，而进入 ICU 时并未执行手卫生，则导致患者受感染机会大大增加。虽然醇基洗手液在医院及 ICU 病区中触手可及，但来访者对快速手消毒剂的使用却很少被评估或强制执行。因此，有待重视和加强对 ICU 探视者的宣教。此外，MDRO 感染传播知识的普及、医护人员的感染防控意识、手卫生规范培训和定期的考核评估也是手卫生实施中有待加强的环节。

（三）隔离预防措施的实施

切实实施接触隔离预防措施能有效阻断 MDRO 的传播，Watkins 等的研究发现，对 MDRO 感染及定植的创伤患者实行有效隔离预防措施，能明显降低 MDRO 的院内传播。

1. 患者的安置　尽量单间安置 MDRO 感染或定植者，尤其是不能自行控制分泌物或排泄物者；主动筛查发现的 MDRO 定植患者应采取有效隔离措施；无单间时可同种病原同室隔离；无单间隔离条件时考虑床边隔离，增加床单元间距，悬挂警示标识，全科通报；感染患者较多时保护性隔离未感染患者；MDRO 感染或定植患者应与留置各种管道、有开放伤口或免疫功能低下患者安置在不同房间，可与不具备上述危险因素的患者（如感染风险小、住院时间短患者）同房间安置；隔离房间或区域应有隔离标识及注意事项提示。

2. 隔离预防措施　屋内物品不得带出，要按照要求专屋专用，避免交叉使用；医务人员进入病房执行防护，离开病房解除防护，避免裹挟防护进入其他病房，并严格控制家属进入其他病房导致 MDRO 播散。

隔离房间诊疗用品专人专用。医务人员实施诊疗护理操作时应采取标准预防，进出房间、接触患者前后执行手卫生。执行产生飞沫的操作、处于有烧伤创面污染的环境中、接触分泌物、压疮、引流伤口、排泄物及造瘘管或袋时，使用手套和隔离衣。

MDRO 感染或定植患者的隔离期限尚不确定，原则上应隔离至临床症状好转或治愈至少 24h，如为 MRSA 感染，还需连续获取 2 次病原学培养阴性结果。

（四）落实环境和设备清洁消毒

1. 环境和设备清洁消毒原则　清洁擦拭是重要的日常手段，无层流要求。遵循先清洁再消毒原则，加强对 MDRO 感染或定植的诊疗环境尤其是高频接触的物体表面的处理，严格一床一巾，每天 2 次擦拭；医疗器械尽量专用并及时消毒。集中处理擦拭布巾、拖把、地巾，不能集中处置的每天清洗消毒并干燥保存。诊疗过程中产生的医疗废物按医疗废物管理规定处置，患者出院或转往其他科室应执行终末消毒。环境表面一旦检出 MDRO 应增加清洁和消毒频率。

床单位、地面和环境有明显污染（血液、体液等）<10ml 时，应立即使用有效氯 500mg/L 的拖布或毛巾清洁消毒；污染≥10ml 先用吸湿材料（纸巾、废旧毛巾、拖布头及废弃布类）去除可见污染物，然后按照上述方法处理，使用的物料应为一次性，使用后及时丢弃。

2. 对环境的要求　每天开窗通风 2～3 次，每次不少于 30min；保持室温 22～25℃，湿度维持在 50%～60%。

3. 环境和设备清洁消毒考核方法　目测法最为常用。目测环境应干净、干燥、无尘、无污垢、无碎屑；ATP 检测法需记录监测表面的相对光单位值，考核环境表面清洁工作质量；荧光标记法计算有效荧光标记清除率，考核环境清洁工作质量。

4. 暴发医院感染的控制 医疗机构或科室的患者，短时间内分离到 3 株及以上同种 MDRO 且药敏试验结果完全相同，为疑似 MDRO 感染暴发；3 例及以上患者分离的 MDRO 分子生物学检测基因型相同，可认为暴发。

(1) 暴发调查：初步调查步骤包括初步评价及初步调查。明确原因之前可根据临床诊断及初步评价结果，针对可能的传播途径经验性采取措施。提出暴发原因及传播方式的假设后，须采取针对性措施评价效果并检验初步假设的正确性。深入调查方法有病例对照研究、队列研究、干预试验、实验室检测等。

(2) 暴发处置：识别感染和定植至关重要。可通过终末清洁、消毒，使用专用设备和分组医疗护理等减少环境污染。建议在 ICU 将相同 MDRO 感染或定植患者隔离安置于相对独立的空间；护理人员独立轮班，实施分组护理。MDRO 感染暴发且常规措施难以控制时可暂时关闭病房（区），对环境、仪器、设备彻底消毒，对可能污染的设备进行全面清洗、维护。

5. 特殊防控措施 主要包括主动筛查及去定植，但此两项措施的认同性和费效比均不确定，尚有待进一步研究证实是否能有效降低 MDRO 的感染及播散。

(1) 主动筛查：是对无感染症状者的标本（鼻拭子、咽拭子、肛拭子或粪便等）进行病原学检测，筛查出 MDRO 定植者，尽早给予针对性预防及隔离措施的方法，是防范 MDRO 医院内传播、降低易感人群医院感染风险和改善预后的重要预防措施之一。常用方法有标准培养、选择性显色培养、基因表达检测手段、基因芯片技术等。有研究结果表明，采用显色培养法快速、主动筛查 MDRO 及主动监测使医院感染监测敏感度提高 3～7 倍。研究者对内科 ICU 患者行入室 MRSA 快速筛查并隔离阳性患者，结果示交叉感染发生率得以降低。

(2) 去定植：常在主动筛查后进行。

使用含氯己定的制剂（如洗必泰）进行擦浴：Huang 等的研究结果表明，ICU 中对于减少 MRSA 隔离和血流感染，常规洗必泰去定植的效率远高于目标去定植和筛查隔离；证实普遍去定植较针对性去定植对减少 MRSA 感染效果更佳。Chen 等的 Meta 分析结果显示，ICU 中每天洗必泰擦浴能大大降低 VAP 的发生率。Climo 等的研究也获得了每天洗必泰擦浴可降低 MDRO 的获得率及血流感染率的结果。

鼻腔去定植：Nseir 等的研究发现，对 MRSA 定植患者实行莫匹罗星软膏鼻内使用及洗必泰清洗皮肤去定植，结合隔离措施，住院期间和出院后 30 天内的 MRSA 感染率大大降低。

其他部位尚无有效去定植措施。

6. 集束化管理方案

(1) 预防 VAP 的集束化措施：①严格执行手卫生；②加强口咽护理，每天至少 2 次洗必泰口腔护理；③重视气道湿化，采用人工鼻、加温湿化器等；④定时监测套囊压力；⑤声门下分泌物引流；⑥呼吸机管路更换频率；⑦ 30°～45° 半坐卧位，定时翻身；⑧正确有效吸痰。

(2) 导管相关性血流感染的预防：2011 年美国 CDC 提出预防导管相关性血流感染的集束化。

植入集束化包括完善导管植入核查表；执行手卫生；谨慎选择穿刺点，超声引导下进行穿刺；最大化无菌屏障预防，操作过程中严格无菌操作（手消毒、戴帽子、口罩、无菌手套，穿手术衣，使用含氯消毒液，消毒直径≥20cm，大铺巾覆盖全身），避免原位更换导管。

维护集束化包括擦拭接口（洗必泰 - 乙醇或乙醇＞15cm），使用抗生素涂层导管，使用含洗必泰的贴膜，抗生素封管，洗必泰洗澡及尽早拔除不必要的导管。

由经过系统培训、有经验、足够数量的护士看护留置中心静脉导管，尽早使用胃肠或外周静脉代替中心静脉导管。

总之，ICU 的感染控制至今已经取得了许多进展，但鉴于 MDRO 流行病学趋势逐渐恶化，提高对 ICU 中感染规律认识的需要使相关的临床研究迫在眉睫。目前重症感染的主要研究热点在于理想的抗菌药物使用，如剂量优化、治疗持续时间、联合治疗和雾化抗菌药物的使用等。然而，ICU 中 MDRO 防控措施对于后期是否继发相关感染意义重大。ICU 医生一方面应参考指南，落实 MDRO 的防控工作；同时也应结合本病区情况，辩证地使用指南，推动感控工作的更好进行。

六、多重耐药菌感染治疗策略

当培养到 MDRO，应当区分定植或感染。一般来说，临床无菌标本分离到 MDRO，多为致病菌，病死率高，应及时给予有效的抗菌治疗。如为血流感染，应尽力寻找、积极处理感染源。MDRO 治疗策略如下。

（一）抗菌药物老药新用

抗菌药物老药新用是通过采用现代分析手段和药效、药代动力学等方法对旧抗菌药物重新开发并利用，如多黏菌素的老药新用就是该策略较为成功的案例。多黏菌素通过与耐药菌外膜上的脂多糖相互作用，并与 LPS 中带负电荷的磷酸基的脂质 A 竞争性地置换二价阳离子（Ca^{2+} 和 Mg^{2+}），从而破坏外膜的完整性，进而达到杀菌目的。但由于多黏菌素抗菌谱较窄、神经毒性和肾毒性等缺陷，逐渐被新药取代，限制性应用于铜绿假单胞菌等耐药革兰阴性（G-）菌感染及囊性纤维化的治疗中。自 2010 年新德里金属 β- 内酰胺酶 -1（NDM-1）超级细菌首次报道以来，大部分抗菌药物对之无效。有研究报道，多黏菌素在体外具有显著的抗超级细菌的能力。现今，多黏菌素因显著的抗多重耐药 G- 菌作用而被作为危重病患者抗感染治疗的最后防线之一。目前在全球大多数地区，多黏菌素对 G- 菌依旧敏感，耐药检出率处于较低水平。

鉴于老药新用策略中多黏菌素的成功案例，使得磷霉素、夫西地酸等老药也重获关注。磷霉素是 20 世纪 40 年代常用的抗菌药物，独特的作用机制使得交叉耐药性不易发生，至今对许多革兰阳性（G+）和 G- 菌病原体及耐药菌株仍有抗菌活性。夫西地酸自 20 世纪 60 年代以来运用于皮肤相关感染治疗中，最新发现其对耐药菌的杀伤效应与浓度 - 时间曲线下面积 / 最小抑菌浓度（AUC/MIC）密切相关。

Tsuji 等研究发现，每 1 小时给予夫西地酸 600mg 可提高抗耐甲氧西林金黄色葡萄球菌的效果，并延迟抗药性的出现；第二阶段临床研究显示，夫西地酸与利奈唑胺具有相当的功效。老药新用策略的合理使用，将更有效对抗耐药菌，并将可能产生的耐药性最小化。

（二）联合应用抗菌药物

抗菌药物联合应用是指在治疗过程中使用 2 种及以上不同种类的抗菌药物，从而产生协同、拮抗、累加、无关等作用。但目前有关抗菌药物联用的观点仍存在分歧：①抗菌药物联用可扩大抗菌谱，避免覆盖不足的缺陷并获得抗菌药物的协同作用，增加抗菌敏感性，达到治疗耐药菌的目的；②联合用药增加了不必要的抗菌药物暴露和耐药现象发生风险，可能产生拮抗作用，加重药物不良反应。纵观表 17-1 中相关的研究结果可见，尽管联合用药的疗效存在部分差异，但大部分研究肯定了联合用药策略在耐药菌感染治疗中所起的积极作用。

（三）新的抗菌策略

1. 研发新的抗菌药物 新药的开发多是从自然产物中提取或人工合成新化合物，从而研发出具有新型化学结构及作用靶位的新药，杀灭耐药菌。由于新抗菌药物的研发周期较长，所需研发资金庞大，新药产生耐药速度快，目前大型制药公司对新抗菌药物的研发显得滞后。

20 世纪 70 年代以来，仅有 2 种新型抗菌药物上市并投入临床（表 17-2）。尽管对新药的探寻进展缓慢，但研究者并未止步。Zhou 等通过培

表 17-1　联合应用抗菌药物的抗耐药菌疗效

联合用药	抗耐药菌疗效	实验类型
多黏菌素 + 碳青霉烯类	呈协同作用，协同率为 30%～69%，碳青霉烯类药物 MIC 降低 4～16 倍	体外
多黏菌素 + 利福平	有较好的协同作用，对多黏菌素耐药菌株更为有效	体外
多黏菌素 + 氨基糖苷类	协同率为 15.4%，联用可加重药物肾毒性和不良反应	体外
多黏菌素 + 磷霉素	协同率为 36%，但对磷霉素耐药菌株联合作用不强	体外
多黏菌素 + 替加环素	有协同效应，协同率为 38.5%	体内
β- 内酰胺 + 氨基糖苷类	存在争议，部分研究证实两药联用可产生协同作用，部分研究指出联合用药对治疗无优势，还增加了二重感染的发生	体外、体内
β- 内酰胺 + 大环内酯类	存在争议，临床研究表明联用疗效明显；体外实验报道其无协同作用，甚至有拮抗作用	体内、体外
头孢哌酮舒巴坦 + 替加环素	联用后泛耐药鲍曼不动杆菌 ICU 患者血 PCT 水平显著降低，脱机成功率增加，病死率明显下降	体内

表 17-2　20 世纪 70 年代以来上市的抗菌药物

分　类	优　势	疗　效
利奈烷酮类（利奈唑胺）	阻止细胞壁的合成、中断细胞膜生成的双重作用能阻止耐药及交叉耐药的发展	对 MRSA、VRE 等耐药菌有较强抗菌活性
环脂肽类（达托霉素）	亲脂端尾部插入胞膜，形成离子外流通道，抑制 DNA、RNA 合成，致细菌死亡	对 MRSA、VRSA 及 VRE 治疗有效

VRE. 耐万古霉素肠球菌，VRSA. 耐万古霉素金黄色葡萄球菌

养 MDRO 感染的线虫模型对 1300 余种药用植物内生真菌提取物进行了抗耐药菌作用筛查，成功发现 4 种抗耐药菌有效地提取物。2015 年，Ling 等发现一种少见的缩肽类化合物，并将其命名为 Teixobactin。该化合物对耐多药结核分枝杆菌和 MRSA 等多种耐药菌具有很强的抗菌活性，目前全球尚无对该抗菌药物耐药的相关报道，现由美国 NovoBiotic Pharmaceuticals 公司进行研发。综上，新药研发策略将给耐药菌的治疗带来新的选择与希望。

2. 纳米化抗菌药物　纳米化抗菌药物（Nabts）是将纳米技术与抗菌药通过一定的方法和技术制备成具有抗菌功能的纳米药物。与传统药物比较，纳米药物颗粒小、比表面积大，易被人体吸收或降解，它的多孔、中孔等特殊结构为 Nabts 在抗耐药菌中发挥优势效应提供了可能。纵观历史，临床应用的抗菌药物并不具备长期解决耐药菌问题的潜力。而 Nabts 的出现，以抗菌新机制对耐药菌治疗及感染的恢复提供了新方法；但临床运用应密切关注其毒性，防止可能出现的不良反应（表 17-3）。

（四）非抗菌药物策略

1. 免疫调节药　免疫调节药是指能调节免疫功能的药物，它可增强或抑制机体免疫功能。相关研究报道其在耐药菌感染的治疗中可起到辅助作用（表 17-4）。

表 17-3 不同纳米化抗菌药物的抗 MDRO 优势、作用机制及疗效

举　例	优　势	作用机制	疗效及应用
纳米银	不易产生耐药性，耐久性好，100nm 内杀菌活性较强	释放重金属离子与细菌巯基结合，破坏细菌染色体结构	对红霉素耐药链球菌、MRSA、VRSA 等有效
纳米金	生物活性，光热效应	破坏细菌胞膜结构	自身抗菌能力差，作为抗菌药物载体，抗耐药菌能力显著增强
纳米化石墨烯	独特的电子学、力学、热学、光学及自身结构特性	通过物理切割作用穿透过磷脂双分子层，诱导氧化应激发生，其六边形的二维晶体结构可将细菌与周围的环境隔离	生物工程抗菌材料运用于体内，对抗菌及伤口愈合有作用
纳米管	光热光电特性，易于制造	通过内部氧自由基破坏细胞膜	水过滤，涂料，用于创伤治疗
纳米钌（乙酰胆碱修饰）	特定靶向位点，高生物相容性，高抗菌活性，不易发生耐药	靶向定位细菌表面，808nm 光下大量产热，并生成单线态氧杀死多重耐药菌	动物感染模型实验发现，抗 MRSA 多重耐药铜绿假单胞菌效果良好
纳米硒（槲皮素和氯化乙酰胆碱共修饰）	定向靶点，高抗耐药菌活性	特定靶向定位作用，与耐药菌膜受体结合，产生活性氧，破坏细菌胞膜	槲皮素抗菌活性与乙酰胆碱协同具有高抗耐药菌能力，可有效杀死多重耐药菌，如 MRSA

表 17-4 免疫调节药抗耐药菌感染机制及疗效

分　类	机　制	优　势	疗　效
抗菌肽	胞膜物理性损伤，并可选择性调节，宿主免疫系统，从而清除病原菌	广谱抗菌，不易产生耐药	抗菌肽可中和细菌产生的内毒素，从而抑制炎症反应，改善脓毒性休克
克拉霉素	具有免疫调节活性，抑制单核细胞释放 TNF	抗菌与调节免疫力并存	治疗 VAP 及脓毒症有明确疗效
沙利度胺	降低外周血 TNF-α 水平	可发挥原有镇静功能	对 MDRO 所致脓毒症大鼠有保护作用
磷霉素	具有免疫调节功能	可减轻肾毒性	联合用药抗耐药菌效果增强
纳米粒子	被抗原呈递细胞摄取，调节免疫功能	重建自身免疫病的外周免疫耐受	阳离子纳米粒子具有佐剂效应，但有不良反应；阴离子纳米粒子具有抗炎效应，结合抗原后能诱导抗原特异性的免疫耐受
中药	体内抗菌作用机制未明确	多靶点，不良反应轻	黄芩、连翘、黄连等中药对泛耐药鲍曼不动杆菌存在体外抑菌功效

TNF. 肿瘤坏死因子，VAP. 呼吸机相关性肺炎

2. 噬菌体 噬菌体是以细菌为宿主的病毒，具有裂解细菌细胞的能力，并且抗菌效果不随细菌耐药性而改变。噬菌体具有特定的靶向作用，以及抗菌的高效性和专一性。在耐药现象严重的今天，抗菌药物的抗菌疗效不理想，噬菌体疗法就成为治疗 MDRO 感染可行的策略。我们概括了最新的噬菌体与耐药菌相关研究进展（表17-5）。

表 17-5 噬菌体抗感染相关动物实验

实验模型	噬菌体给药途径	抗耐药菌疗效
耐甲氧西林金黄色葡萄球菌所致脓毒症小鼠模型	腹腔注射	抗耐药菌疗效优于万古霉素和达托霉素
多重耐药克雷伯杆菌导致肺炎小鼠模型	鼻腔给药	肺损伤明显改善，对小鼠毒性小
耐抗菌药物的大肠杆菌感染的小鼠模型	肌内注射	有效去除临床耐药大肠杆菌，具有不错的效果
耐甲氧西林金黄色葡萄球菌引起的局部和全身性感染的小鼠模型	皮下和静脉接种	噬菌体鸡尾酒疗法治疗能有效控制局部的金黄葡萄球菌感染
肠源性脓毒症小鼠模型	口服	可清除肠道内铜绿假单胞菌繁殖，减轻全身炎症反应，并能降低动物的死亡率

（五）根据感染部位不同选用抗生素

1. 血流感染　治疗宜选用血浓度较高的药物，包括多黏菌素、头孢他啶 / 阿维巴坦、氨基糖苷类（阿米卡星、异帕米星）及磷霉素等，其中头孢他啶 / 阿维巴坦在疗效与安全性上显示出优势。替加环素限用于治疗方案有限时，应加大剂量，并与其他药物联合。MDRO 引起血流感染除头孢他啶 / 阿维巴坦外，单药治疗失败率较高，常需联合应用。常用抗菌药物联合治疗方案主要包括以多黏菌素为基础的联合、以头孢他啶 / 阿维巴坦为基础的联合（针对产金属酶 CRE 联合氨曲南）和以替加环素为基础的联合（替加环素 MIC ＜ 1mg/L）；对于重症患者，必要时可予三药联合治疗。根据血流感染类型和治疗反应，血流感染疗程通常为 2 周。如存在心内膜炎或血栓性静脉炎，血管内存在人工植入物，初始治疗后 2～4 天血培养仍阳性，存在血源性迁移灶等复杂血流感染，则疗程相应延长。

2. 肺部感染　头孢他啶 / 阿维巴坦在肺泡衬液的浓度可以达到血浓度的 30% 以上，可作为敏感 CRE 所致肺炎的首选治疗。替加环素常规剂量静脉给药后，在肺泡上皮细胞衬液中的 AUC0～12h（2.28mg·h/L）比血清 AUC0～12h 约高 32%。CMS150mg 每 8 小时 1 次静脉给药达稳态浓度情况下肺泡衬液浓度为 1.48～28.90mg/L。多黏菌素

和替加环素一般不建议单独用于 CRE 肺炎的治疗，需要联合治疗或加大给药剂量，多黏菌素需联合局部雾化治疗。

雾化吸入的氨基糖苷类抗生素有妥布霉素、阿米卡星和庆大霉素，雾化吸入阿米卡星 400mg 每天 2 次，肺泡衬液药物浓度中位数为 976.07mg/L。CMS 用于雾化吸入的研究数据较多黏菌素 B 硫酸盐多，吸入多黏菌素 B 硫酸盐也能在肺泡衬液达到较高浓度，并取得良好临床疗效及微生物清除效果。每次雾化吸入 CMS30～60mg 活性单位或多黏菌素 B 硫酸盐 25～50mg，溶于 2～4ml 生理盐水，每天 2 次。雾化吸入时需注意患者气道痉挛的发生。

3. 腹腔感染　既往多推荐以替加环素或多黏菌素为基础的联合治疗方案，联合的药物可根据药敏选择磷霉素、氨基糖苷类、复方磺胺甲噁唑（SMZco）、四环素类。近年来，新的酶抑制药复方制剂（头孢他啶 / 阿维巴坦、美罗培南 / 法硼巴坦、亚胺培南 - 西司他丁 / 雷利巴坦）逐步投入临床应用，治疗 MDRO 引起的腹内感染（complicated intra-abdominal infections，cIAI）均有很好疗效，并且与传统方案相比，不良反应更小。其中头孢他啶 / 阿维巴坦需与硝基咪唑类联合使用，而美罗培南 / 法硼巴坦、亚胺培南 - 西司他丁 / 雷利巴坦可单药使用。

4. 尿路感染　大肠埃希菌和肺炎克雷伯菌是尿路感染最常见病原菌，急性单纯性尿路感染的治疗宜选用口服抗菌药物治疗，可根据药物敏感试验结果选择如磷霉素氨丁三醇、米诺环素/多西环素或SMZco。急性肾盂肾炎可选择头孢他啶/阿维巴坦、CMS、美罗培南/法硼巴坦、亚胺培南–西司他丁/雷利巴坦等；针对大肠埃希菌（考虑产金属酶），可选择CMS、磷霉素钠、阿米卡星等。

5. 皮肤软组织感染　在治疗MDRO皮肤软组织感染时，可选择在皮肤软组织有较高组织浓度的药物，如替加环素、多黏菌素等。头孢他啶/阿维巴坦治疗MDRO所致皮肤软组织感染值得尝试。

七、结论

细菌耐药已成为威胁人类健康的重要问题，慢性危重症患者病程长，免疫力低下，一旦感染MDRO，往往是致命的。因此，预防MDRO感染是慢性危重症患者首要任务，防控措施包括评估患者是否存在MDRO感染风险，做好医务人员手卫生，环境医疗用品消毒，定植菌的清除等。根据不同的高风险因素结合临床特点，进行差异化的经验性抗菌治疗。为了避免MDRO的泛滥，能单药治疗的尽量单药治疗（如产ESBL菌株感染，碳青霉烯类药物单药治疗即可获得较好的临床疗效），单药无法解决问题的，选择有协同效应的药物联合治疗（如对鲍曼不动感染，选择亚胺培南联合舒巴坦治疗）；同时也应考虑药物在患者体内的PK/PD特点，确定最佳给药剂量和给药方案，以获得最佳疗效。

MDRO的高频率出现意味着仅依靠抗微生物药物的时代可能即将结束。对于日益严峻的耐药形势，我们应密切关注现今最新研究进展，更新对抗微生物药物耐药性的认识与理解，认清现状，同时加强监测和研究，优化抗微生物药物的使用，并制定灵活可行的抗耐药菌新策略。随着医学技术和研究方法的不断进步，我们有理由相信耐药菌治疗的不利因素会逐渐被克服，对耐药菌的治疗将取得重大突破。

参考文献

[1] 余跃天，马朋林. 重症监护病房多重耐药菌防控[J]. 指南与实践中华医学杂志，2019，99（25）：1945-1948.
[2] 娄然，姜利. ICU多重耐药菌感染的防治策略[J]. 中国医师进修杂志，2017，40（1）：1-5.
[3] 黄勋，邓子德，倪语星，等. 多重耐药菌医院感染预防与控制中国专家共识[J]. 中国感染控制杂志，2015，14（1）：1-9.
[4] 李春辉. MDR、XDR、PDR多重耐药菌暂行标准定义——国际专家建议[J]. 中国感染控制杂志，2014，13（1）：62-64.
[5] 王友英，王晓荣，李荣，等. ICU多重耐药菌感染的危险因素分析及预防措施[J]. 医学信息，2015，28（14）：232-233.
[6] 刘璐璐，牟作峰，杨会香，等. 重症监护病房多重耐药菌感染的现状及综合干预对策[J]. 护理研究，2015，29（2）：144-147.
[7] 戴丽心. 常见多重耐药菌的耐药机制及防治对策[J]. 医药前沿，2013（7）：119-120.
[8] 杨艳兵，李从荣. 基于显色培养法多重耐药鲍曼不动杆菌快速筛查方法的建立[J]. 中华实验和临床感染病杂志：电子版，2015，9（1）：30-32.
[9] 徐权，陈宗宁，陈桂林，等. 重症监护病房多重耐药菌感染临床分析及护理干预[J]. 全科护理，2016，14（13）：1369-1371.
[10] Lee Y J, Chen J Z, Lin H C, et al. Impact of active screening for methicillin-resistant Staphylococcus aureus(MRSA)and decolonization on MRSA infections, mortality and medical cost: a quasi-experimental study in surgical intensive care unit[J]. Crit Care, 2015, 19: 143.
[11] Kollef M H, Bassetti M, Francois B, et al. The intensive care medicine research agenda on multidrug-resistant bacteria, antibiotics, and stewardship[J]. Intensive Care Med, 2017, 43(9): 1187-1197.
[12] Doernberg S B, Chambers H F. Antimicrobial stewardship approaches in the intensive care unit[J]. Infect Dis Clin North Am, 2017, 31(3): 513-534.
[13] Tabah A, Cotta M O, Garnacho-Montero J, et al. A systematic review of the definitions, determinants, and clinical outcomes of antimicrobial de-escalation in the intensive care unit[J]. Clin Infect Dis, 2016, 62(8): 1009-1017.
[14] Levy M M, Evans L E, Rhodes A. The Surviving Sepsis Campaign Bundle: 2018 update[J]. Intensive Care Medicine, 2018, 44(6): 925-928.
[15] Stahmeyer J T, Lutze B, von Lengerke T, et al. Hand hygiene in intensive care units: a matter of time?[J]. J Hosp Infect, 2017, 95(4): 338-343.

[16] MacVane S H. Antimicrobial resistance in the intensive care unit: a focus on gram-negative bacterial infections[J]. J Intensive Care Med, 2017, 32(1): 25–37.

[17] Strich J R, Palmore T N. Preventing transmission of multidrug-resistant pathogens in the intensive care unit[J]. Infect Dis Clin North Am, 2017, 31(3): 535–550.

[18] Ichikawa S, Hoshina T, Kinjo T, et al. Efficacy of periodic surveillance culture in a neonatal intensive care unit in the presumption of causative pathogens of late-onset bacterial infection[J]. Am J Infect Control, 2017, 45(3): 251–254.

[19] You J, Li H K, Ip M. Surveillance-guided selective digestive decontamination of carbapenem-resistant Enterobacteriaceae in the intensive care unit: a cost-effectiveness analysis[J]. Am J Infect Control, 2018, 46(3): 291–296.

[20] Septimus E J, Schweizer M L. Decolonization in prevention of health care associated infections[J]. Clin Microbiol Rev, 2016, 29(2): 201–222.

第18章 慢性危重症静脉血栓栓塞症预防

深静脉血栓形成和肺栓塞合称为静脉血栓栓塞症，在住院患者中有很高的发病率和病死率，带来严重疾病负担。我国过去对这种疾病的认识不足，易导致疑诊、漏诊。近年来，我国在PTE与DVT领域开展了系列研究工作，包括开展我国PTE的流行病学及预防现状研究、发布系列防治指南、启动全国VTE防治能力建设项目等。我国对于医院内VTE的防治较前显著改善，但仍有提升空间。

慢性危重症患者年龄大、长期卧床、肢体瘫痪僵硬等因素，住院期间发生VTE的概率比其他住院患者更容易发生，发生VTE后为慢性危重症患者后续治疗带来极大的困难，VTE重在预防，本章重点讨论慢性危重症患者VTE的预防。

一、流行病学

VTE在全球范围内每年困扰着近1000万人，是造成全球疾病负担的一个重要因素。急性静脉血栓栓塞症的年发病率为1‰～2‰，男性和女性的发病率均随年龄呈指数式上升，高收入国家的发病率是低收入国家的4倍。VTE的终生风险没有性别差异，但在20—40岁年龄段的女性有更高的风险，这反映出生殖风险因素的暴露，而男性在其他年龄段的风险更高。癌症活跃期患者，首次VTE的年发病率因癌症类型不同而不同，膀胱癌和乳腺癌为3%，结肠癌和前列腺癌为4%～7%，肺癌、胃癌、卵巢癌和脑癌为10%～12%，胰腺癌为15%。

在美国，VTE的年发病率为1.08‰，每年有90万例VTE发生。在欧盟的6个主要国家，症状性VTE的发生例数每年大于100万。随着年龄增加，VTE发病率增加，年龄>40岁的患者较年轻患者风险增高，其风险大约每10年增加1倍。据新近国际注册登记研究显示，PTE的7天全因病死率为1.9%～2.9%，30天全因病死率为4.9%～6.6%。随访研究数据提示，VTE全因病死率高峰期发生于初始治疗6个月内，随后呈明显下降趋势。其中PTE患者病死率显著大于单纯DVT患者。VTE的复发多发生在治疗后6～12个月。近期数据显示，VTE的6个月复发率约4.3%，1年复发率约为7.2%，10年复发率为35.4%。男性10年累积复发率是女性1.3倍，恶性肿瘤人群复发率最高。

VTE是一种经常复发的慢性疾病，它与死亡、抗凝治疗相关的大出血及远期残疾相关。在欧洲，每年与VTE相关的医疗费用在15亿～33亿欧元之间，在美国为70亿～100亿美元。

我国尚无明确的VTE流行病学资料。根据北京朝阳医院和安贞医院的一项前瞻性研究显示，入住ICU患者的DVT发生率为11.9%。入住ICU期间，15%～19%患者新发DVT。ICU患者是DVT的高发人群，Muscedere等报道了ICU患者VTE发生率高达30%，并且远高于普通病房。随着我国对VTE的重视程度逐渐加强，2015年国家卫生健康委员会颁布了重症医学专业医疗质量控制指标，明确将DVT预防率列为重症住院患者15个医疗质量与安全检测指标之一。我国2016—2018年一项对586所医院ICU实施的调查发现，2018年我国DVT预防率（83.27%）较2016年（74.19%）明显提高，而2019年欧洲DVT预防率高达94%。因此，我国DVT预防率还存在很大的提高空间。另外，来自国家卫生健康委员会的报道显示，我国30个省市3000多家医院对ICU患者的DVT预防率存在很大差异，为25.01%～70.27%。

二、DVT 危险因素

DVT 的危险因素一般分为获得性和遗传性两大类。获得性危险因素多是暂时性的，可以预防，而遗传性因素无法预防。

（一）DVT 的获得性危险因素

1. 外科手术　外科手术的致病危险性可根据手术患者的年龄、手术类型及有无恶性肿瘤进行细分。术后出现 DVT 多见于 65 岁以上的患者。高风险性手术包括神经外科手术、下肢部位的大型骨科手术、胸科手术、腹部或盆腔的恶性肿瘤手术、肾移植及心脏手术等。

2. 恶性肿瘤　高风险的恶性肿瘤患者包括胰腺癌、淋巴瘤、恶性脑肿瘤、肝癌、白血病和大肠癌等消化系统癌症。接受免疫抑制药或细胞毒药物、L- 门冬酰胺、反应停及他莫昔芬等药物治疗的恶性肿瘤患者，发生 DVT 的风险更高。

3. 创伤　国外研究指出，严重创伤后，50% 的伤者行静脉造影检查可发现深静脉血栓形成。临床常见的高致病性创伤有脊髓损伤（62%）、骨盆骨折（61%）和腿骨骨折（80%）。而下肢石膏固定的人群中，只有 19% 会出现 DVT。严重创伤后的患者多有血液成分的改变，并且要卧床制动，均促使血液凝固形成血栓。

4. 静脉置管或损伤　在美国，中心静脉置管或心脏起搏器导线留置导致了 9% 的社区获得性深静脉血栓早期有浅静脉血栓，是随后出现的 DVT 或 PE 的独立危险因素。

5. 妊娠　妊娠期间，血栓形成的风险在刚开始妊娠时就存在。产后出现静脉血栓的风险最高。妊娠时血液处于高凝状态是进化时为了防止产后大出血的需要。

6. 制动　长期卧床制动，可使下肢静脉血流减慢，有利于血栓形成。外科手术、严重创伤等均可导致患者长期卧床。

7. 其他　此外，年龄、肥胖、吸烟史、内科疾病、抗磷脂抗体综合征等也是常见的 DVT 致病危险因素。

（二）DVT 的遗传性危险因素

凝血系统的几种特殊变异情况可增加深静脉血栓形成的风险。这些遗传变异广泛存在，有50% 的无明显诱因初发 DVT 患者能发现这些变异。许多患者同时存在有一种以上的危险因素，如果包含有这些变异因素，会大大增加患病风险性。有血栓形成倾向的患者，在合并外科手术或创伤等暂时性危险因素时，发生 DVT 的风险进一步增大。常见的遗传变异（缺陷）有以下几种。

1. 凝血因子Ⅴ Leiden 变异　该变异是凝血因子Ⅴ基因上的一个点突变形成的，可使活化蛋白 C 对凝血因子Ⅴ的降解作用减弱。Ⅴ因子 Leiden 变异杂合子在白种人中占 5%～8%。据报道，12%～30% 的无明显病因的 DVT 患者中可以找到 Leiden 变异，Leiden 变异杂合子的人群发生血栓的风险增加了 7 倍，而纯合子则增加了 8 倍。该变异不是 DVT 复发的危险因素。

2. 凝血因子Ⅱ G20210A　该变异是凝血素基因的 3 非复制区第 20210 位核苷酸转变为腺嘌呤核苷酸，其增加血栓形成风险的机制尚不明确。该变异携带者较非携带者有较高的凝血酶原浓度。据报道，在无明显病因的 DVT 患者中，该变异的检出率是 7%～18%，杂合子基因携带者发生 DVT 的风险提高了 2.8 倍。

3. 天然抑制物缺陷　抗凝血酶是几种凝血酶的强效抑制药。抗凝血酶缺陷在普通人群中的发生率很低（1/250～1/500），在未筛选的 DVT 患者中其检出率小于 1%。抗凝血酶缺陷的人在其一生中发生 DVT 的风险提高了 8 倍，并且在有暂时性 DVT 危险因素时可使发病风险增加。蛋白 C 是一种维生素 K 依赖性糖蛋白，在体内以蛋白酶原形式存在，由血栓调节素激活后抑制凝血因子Ⅴ和Ⅷ。一般人群蛋白 C 缺陷的发生率是 1/200～1/500，在未筛选的 VTE 患者的检出率是

3.2%。其杂合子基因携带者发生 DVT 的风险增加了 7 倍。蛋白 S 一种维生素 K 依赖性糖蛋白，是蛋白 C 的辅基。携带者一生中血栓发生的风险增加了 8 倍以上。

4. 凝血因子增多 凝血因子增多包括Ⅷ因子＞150U/dl，因子Ⅸ＞129U/dl，Ⅺ因子＞121U/dl，是初发 DVT 患者的独立危险因素，经调整后的发病风险分别增加 4.8、2.8 和 2.2 倍。凝血因子增多的机制不明，是否是基因作用还不清楚。Ⅷ因子＞234U/dl 是血栓复发的高危因素。Ⅸ因子和Ⅺ因子增多是血栓复发的中等危险因素。

5. 中等程度的同型半胱氨酸增多 同型半胱氨酸增多一些是基因缺陷引起的，大多数典型的纯合子是亚甲基还原酶耐热突变型。该病的病因还包括维生素辅基缺乏及药物。中等程度的同型半胱氨酸增多可在 25% 的 DVT 患者中发现。其使血栓形成的风险增加 2～3 倍，也是血栓复发的危险因素。

三、DVT 发病机制

（一）DVT 发病机制

Virchow 提出 DVT 的发生与血流缓慢、血管内皮损伤和血液高凝状态有关，称为 Virchow 三角，三者相互促进，相互影响，形成恶性循环。

1. 静脉壁损伤 完整的静脉内膜是防止 DVT 形成的前提。静脉壁因手术、创伤、外伤、缺氧、静脉注射刺激性药物（如高渗药物、化疗药物）等使内膜遭到破坏，内膜下胶原裸露，导致血小板黏附，并进一步发生聚集和释放，释放的生物活性物质可使血小板进一步聚集，形成血小板血栓。

2. 血流缓慢 血流缓慢是造成下肢 DVT 的首要因素。静脉血流淤滞增加了激活的血小板和凝血因子与静脉壁接触的时间，容易引起血栓形成。另一个解剖因素是，左髂总静脉被夹在右髂总静脉和骶骨峡之间，容易使左髂总静脉长期处于前后壁接触状态，不但使左髂静脉回流受阻，还可以形成静脉腔内粘连，造成远侧静脉回流障碍而发生血栓，因此左侧髂 - 股静脉血栓形成率远较

右侧为高。慢性危重症患者长期卧床、骨折固定患者、手术后卧床患者，血流缓慢，易发生 DVT。

3. 高凝状态 手术后、创伤患者、肾病综合征、红细胞增多症、感染、脓毒血症、易栓症、炎性肠道疾病、口服避孕药、激素治疗、化疗、免疫抑制治疗、恶性肿瘤患者及妊娠女性，由于血液处于高凝状态，也易发生 DVT。

（二）慢性危重症患者发生 DVT 病理生理

慢性危重症患者中，血流缓慢起主要作用，这是由于创伤、长期制动、使用镇静药和神经肌肉阻滞等因素明显降低了患者肢体静脉血流速度。机械通气和腹部高血压会减少静脉血回流到心脏，从而进一步导致下肢静脉血的回流缓慢。另外，机械通气、中央 / 周围静脉置管和（或）外科手术等操作会导致血管内损伤。研究表明，静脉置管患者发生血栓栓塞的风险比未置管的患者高 3 倍；同样，机械通气的持续时间也会增加血栓栓塞的发生率。血液高凝状态可能是由于脓毒症、肾衰竭或使用血管活性药物而导致血流动力学障碍。此外，慢重症患者多合并糖尿病、脂质代谢紊乱、原发性高血压病、冠心病等，易发生血管粥样硬化。在这样的病理生理情况下，加上慢性危重症患者基础条件和影响因素繁杂、在住院期间发生其他 DVT 危险因素多交叉存在，会加速血栓形成。因此，应充分重视并及时甄别每项因素在患者 DVT 发生和发展中的重要性。

四、临床表现

（一）DVT 临床表现

DVT 的临床症状和体征包括腿部疼痛（80%～90%）、肿胀（80%）、红肿（25%）、肢端局部压痛（75%～85%）和明显的浅静脉侧支代偿（30%）。有症状的近端深静脉血栓形成患者中 30%～60% 有静止性肺栓塞。

1. 症状

(1) 全身反应：全身反应轻，体温升高，大多

不超过 38.5℃。

(2) 疼痛和压痛：由于血栓在静脉内激发炎症反应，产生局部持续性疼痛，如大腿部或腹股沟等区域出现疼痛，并且有压痛。同时由于血液回流障碍，血液淤积，引起胀痛，站立时加重，而卧床休息或抬高患肢时症状可减轻或消失。

2. 体征

(1) 肿胀：是最常见的临床表现。由于下肢静脉回流受阻，表现为患侧下肢肿胀，特点为非凹陷性，一侧肢体肿胀，直立后症状加重。双下肢周长的测量有助于判断肿胀的程度。

(2) 浅静脉曲张：是继发性代偿反应。深静脉阻塞可引起浅静脉压升高，继而引起浅静脉扩张，在体表就能清晰地看到浅静脉处于曲张状态。如果血栓累及深静脉主干，特别是髂 – 股静脉段，可造成明显的下腹部和下肢浅静脉曲张。

(3) 股青肿：是临床上 DVT 最严重的类型，主要因为广泛性髂 – 股静脉闭塞，整个下肢静脉系统几乎全部处于阻塞状态，静脉压极高，淤血严重，下肢出现高度水肿，继而出现动脉痉挛，肢体供血不足，即形成股青肿。临床上表现为疼痛剧烈，下肢广泛性明显肿胀，患肢皮肤紧张、发亮而呈发绀色，起疱，皮温明显下降，足背、胫后动脉搏动消失。全身反应重，体温多超过39.0℃，易出现休克（大量体液迅速流入肿胀的肢体引起）及下肢湿性坏疽（静脉性坏疽）。

（二）肺栓塞症临床表现

肺栓塞（pulmonary embolism，PE）是 DVT 最危险的并发症。DVT 内的血栓在形成和演变过程中，有一部分未与血管壁粘着者，随时都可能脱落，有酿成肺栓塞的危险。若是来自主干静脉脱落的血栓，往往较大，容易造成骤然死亡。大多数肺栓塞患者表现为呼吸困难（80%）、胸膜胸痛（60%~70%）。但也可出现严重的血流动力学损害（10%~20%），包括猝死、休克、低血压、晕厥或昏迷。约 40% 的症状性肺栓塞患者有近端深静脉血栓形成，25% 的患者只有远端深静脉血栓形成。然而，经影像学检查证实的深静脉血栓形成患者中，仅 50% 的患者有腿部症状。

（三）血栓形成后综合征

血栓形成后综合征是最常见、最重要的并发症，在血栓的机化过程中静脉瓣膜遭受破坏，甚至消失或者黏附于管壁，导致继发性深静脉瓣膜功能不全，即静脉血栓形成后综合征。血栓形成后综合征如发生在下肢静脉血栓形成后数月至数年，主要表现为下肢慢性水肿、疼痛、肌肉疲劳、静脉曲张色素沉着、皮下组织纤维变化，重者形成局部溃疡，影响患者生活质量。肺动脉血栓栓塞后，则引起肺动脉高压，导致右心心功能不全。

五、VTE 风险评估

VTE 是高发病率、高致死率、高漏诊率的第二大医院内获得性疾病，已成为临床医务工作者面临的严峻考验，但同时 VTE 也被认为是"院内可预防的首要死因"。VTE 可疑患者的诊断方法包括一系列检查，结合临床评估（如 Caprini 评分表和 Wells 评分等）、D- 二聚体检测和影像学检查。评估工作的目的是确定哪些患者应该开始抗凝治疗（即确认 DVT），哪些患者可以安全地停止影像学检查和抗凝治疗（即排除 VTE），理想情况下，应在就诊后 24h 内完成这项诊断工作。

（一）临床概率评估

诊断可疑 VTE 的第一步称为临床试验前概率评估，并指导后续诊断试验的选择。虽然临床试验前概率可以通过格式塔（类似流程图）进行评估，但使用临床评分的标准化评估更为可取。VTE 风险评估量表有多种，适用于各种门诊以及住院患者，Caprini 评分表、Padua 评分表和 RAPT（静脉血栓形成危险度评分）评分表等三种量表较适用于慢性危重症住院患者 VTE 评估。Wells 评分用于 DVT 的临床试验前概率评估。肺栓塞临床试验前概率评估包括 Wells 肺栓塞评分和修订版 Geneva 评分。

1. Caprini 评分表 Caprini 评分表（表 18-1）的评分项目涵盖了内科、外科患者特征，危险因素较全面，实施方案更细致，比较能体现个体化预防的特点，除适用于外科手术患者 VTE 风险评估外，也是可用于综合医院所有住院患者的 VTE 风险评估。风险等级：低危 =0～2 分，中危 =3～4 分，高危≥5 分。对于 VTE 中、高危患者，如果没有出血风险，应考虑给予药物预防（如低分子肝素）。如果出血风险较高，可给予物理预防。一旦出血风险降低或消失，应尽快启动药物预防。

2. Padua 评分表 Padua 风险评估模型根据患者临床症状、病史对其进行量化评分（表 18-2）并评估其 VTE 风险，可以有效地筛选出内科住院患者 VTE 的高危人群。但有国内研究显示其特异度较低，多项危险因素在 VTE 与非 VTE 患者间并无显著差异，对内科住院患者 VTE 风险分层的价值有限。风险等级：低危 =0～3 分，高危≥4 分。

对于 VTE 高危患者，如果没有出血风险，应考虑给予药物预防（如低分子肝素）。如果出血风险较高，可给予物理预防。一旦出血风险降低或消失，应尽快启动药物预防。

3. RAPT 评分表 RAPT 评分表（表 18-3）是针对创伤患者提出的静脉血栓形成危险度评分法，用于预测 VTE 发生风险的标准化评估模型，其包括病史、创伤程度、医源性损伤及年龄 4 个方面因素，能够有效预警创伤患者发生 VTE 的风险。风险等级：低度<5 分，中度 =5～14 分，高危>14 分。建议所有住院的创伤骨科患者进行 RAPT 评估。对于未发生 VTE 的创伤骨科患者，根据创伤的类型及患者的 VTE 危险因素，综合考虑，选择恰当的预防措施。

4. Wells 评分 Wells 评分（表 18-4）被最广泛地用于 DVT 的临床试验前概率评估，并将患者发生深静脉血栓的可能性分类为可能或不可能。临床可能性：低度≤0 分，中度 1～2 分，高度≥3 分；若双侧下肢均有症状，以症状严重的一侧为准。

表 18-1 Caprini 评分表

1 分	2 分	3 分	5 分
• 年龄 41—60 岁 • 小手术 • 体质指数>25kg/m² • 下肢肿胀 • 静脉曲张 • 妊娠或产后 • 有不明原因或者习惯性流产史 • 口服避孕药或激素替代疗法 • 脓毒症（<1 个月） • 严重肺病，包括肺炎（<1 个月） • 肺功能异常 • 急性心肌梗死 • 充血性心力衰竭（<1 个月） • 炎性肠病史 • 卧床患者	• 年龄 61—74 岁 • 关节镜手术 • 大型开放手术（>45min） • 腹腔镜手术（>45min） • 恶性肿瘤 • 卧床（>72h） • 石膏固定 • 中央静脉通路	• 年龄≥75 岁 • VTE 史 • VTE 家族史 • 凝血因子 V Leiden 突变 • 凝血酶原 G20210A 突变 • 狼疮抗凝物阳性 • 抗心磷脂抗体阳性 • 血清同型半胱氨酸升高 • 肝素诱导的血小板减少症 • 其他先天性或获得性血栓形成倾向	• 脑卒中（<1 个月） • 择期关节置换术 • 髋、骨盆或下肢骨折 • 急性脊髓损伤（<1 个月）

0～2 分为低危；3～4 分为中危；≥5 分为高危

VTE. 静脉血栓栓塞

表 18-2　Padua 评分表

危险因素	评 分
活动性恶性肿瘤，患者先前有局部或远端转移和（或）6 个月内接受过化疗和放疗	3
既往静脉血栓栓塞症	3
制动，患者身体原因或遵医嘱需卧床休息至少 3 天	3
已有血栓形成倾向，抗凝血酶缺陷症，蛋白 C 或 S 缺乏 Leiden V 因子、凝血酶原 G20210A 突变、抗磷脂抗体综合征	3
近期（≤1 个月）创伤或外科手术	2
年龄≥70 岁	1
心脏和（或）呼吸衰竭	1
急性心肌梗死和（或）缺血性脑卒中	1
急性感染和（或）风湿性疾病	1
肥胖（体重指数≥30kg/m²）	1
正在进行激素治疗	1

5. 肺栓塞 Wells 评分量表和修订版 Geneva 评分量表　肺栓塞临床试验前概率评估包括：肺栓塞 Wells 评分（表 18-5）和修订版 Geneva 评分（表 18-6），这两种量表将患者发生肺栓塞的可能性分成可能和不可能，或者低度、中度和高度可能三类。该评分标准适用于符合所有肺栓塞排除标准且临床试验前概率较低的患者（以格式塔形式进行评估），或在肺栓塞患病率较低（＜5%）的临床环境中（如美国的急诊科）。

（二）D- 二聚体检测评估

D- 二聚体是交联纤维蛋白的降解产物，在急性血栓形成的情况下会升高，但生理上也会随着年龄、癌症、感染或其他炎症状态而升高。因此，对于 D- 二聚体正常的患者，D- 二聚体检测有助于排除 VTE，但 D- 二聚体升高时，并不能仅凭

表 18-3　RAPT 评分表

项 目	得 分
病史	
肥胖	2
恶性肿瘤	2
凝血异常	2
VTE 病史	3
医源性损伤	
中心静脉导管＞24h	2
24h 内输血＞4U	2
手术时间＞2h	2
修复或结扎大血管	3
创伤程度	
胸部 AIS＞2 分	2
腹部 AIS＞2 分	2
头部 AIS＞2 分	2
脊柱骨折	3
GCS＜8 分持续 4h 以上	3
下肢复杂骨折	4
骨盆骨折	4
脊髓损伤（截瘫、四肢瘫等）	4
年龄	
40—60 岁	2
61—75 岁	3
＞75 岁	4

AIS. 简明损伤分级；GCS. 格斯拉哥昏迷评分

此项诊断 VTE。值得注意的是，在抗凝治疗开始后可能会出现假阴性结果。建议 D- 二聚体检测用于评估临床试验前概率为不太可能或可能性不高（即低 - 中等）的患者，而经评估后临床试验前概率具有较高可能的患者则应直接进行医学影像学检查，而无须进行 D- 二聚体检测。

表 18-4　Wells 评分表

病史及临床表现	评　分
肿瘤	1
瘫痪或近期下肢石膏固定	1
近期卧床＞3 天或近 12 周内大手术	1
沿深静脉走行的局部压痛	1
全下肢水肿	1
与健侧相比，小腿肿胀周径＞3cm	1
既往有下肢深静脉血栓形成病史	1
凹陷性水肿（症状测下肢）	1
有浅静脉的侧支循环（非静脉曲张）	1
类似或与下肢深静脉血栓形成相近的诊断	-2

表 18-5　肺栓塞简化 Wells 评分量表

评分项目	计　分
PTE 或 DVE 病史	1
4 周内制动或手术	1
活动性肿瘤	1
心率≥100 次 / 分	1
咯血	1
DVT 症状或体征	1
其他鉴别诊断的可能性低于 PTE	1
临床可能性	
低度可能	0～1
高度可能	≥2

D- 二聚体在检测方法、对 VTE 的敏感性及其界定阳性或阴性结果的阈值方面有所不同。定量、酶联、免疫吸附法对静脉血栓栓塞有较高的敏感度（＞95%），但特异性较低。因此，使用高敏感度 D- 二聚体分析的阴性结果（标准阈值＜500μg/L）可以排除那些经过临床试验前概率评估为不太可能或可能性不太高患者的 VTE。

表 18-6　Geneva 评分量表

评分项目	计　分
PIE 或 DVT 病史	1
1 个月内手术或骨折	1
活动性肿瘤	1
心率（次 / 分）	
75～94	1
≥95	2
咯血	1
单侧下肢疼痛	1
下肢深静脉触痛及单侧下肢水肿	1
年龄＞65 岁	1
临床可能性	
低度可能	0～2
高度可能	≥3

（三）B 超检查评估

对 DVT 的疑似患者，无论是通过临床试验前概率评估结果为可能的，还是 D- 二聚体结果阳性的，这些患者都应当接受影像学检查。而加压超声探头是这些患者首次检查的一线检查，也是应用最广泛的影像检查手段。临床上有两种等效的超声检查方法：①对下肢近端进行超声扫描，其扫描区域包括股总静脉和腘静脉，或腹股沟至腓静脉三叉（腓静脉汇入腘静脉的连接处）之间的全部深静脉系统；②全腿超声扫描，包括对小腿深静脉检查。当超声探头未能完全压迫静脉腔（即塌陷）时，则证明了深静脉血栓形成。

对于全腿超声正常的，或临床试验前概率评估结果为不可能，同时下肢近端超声正常的所有患者，均可考虑排除深静脉血栓形成。对于临床试验前概率评估结果为可能，但下肢近端超声正常的患者，应在首次超声扫描后 1 周接受下肢近端超声系列检查，以排除下肢远端深静脉血栓形成后导致的向下肢近端延伸，但应在系列超声检查之间暂停抗凝治疗。建议将全腿超声检查用于以下两种情况之一者：① 被临床试验前概率评估为可能的患者；② D- 二聚体结果阳性的患者。因为这种检查方案可以安全、及时和更方便地对患者进行管理，而无须连续超声扫描。对复发的同侧深静脉血栓的诊断更具挑战性，尤其是在抗凝治疗至少 3 个月后无法进行基线影像比较的情况下。对于没有诊断结果的患者（即通过加压超声探头检查不能排除深静脉血栓形成），若有 MRI 检查条件，则可直接考虑进行 MRI 血栓检查。

（四）疑似肺栓塞的影像学检查

评估结果为肺栓塞有可能或概率较高或 D- 二聚体结果阳性的患者均需要影像学检查。通气 - 灌注扫描和 CT 肺血管造影（CTPA）是诊断肺栓塞最有效的影像学方法，两者的诊断准确性相似。因此，医生可以考虑使用任何它们中的任何一种，但由于在很多中心没有局部通气 - 灌注扫描成像，CTPA 往往是唯一的选择。

临床试验前概率评估结果为较高，但又无条件诊断性通气 - 灌注扫描的患者应进行 CTPA。对所有无条件进行诊断性 CTPA 的患者，或一些临床试验前概率评估结果不高同时又不能诊断性通气 - 灌注扫描的患者，都应该接受下肢近端超声检查。对一些临床试验前概率评估结果较高同时不能进行诊断性 CTPA 的患者，应在首次超声检

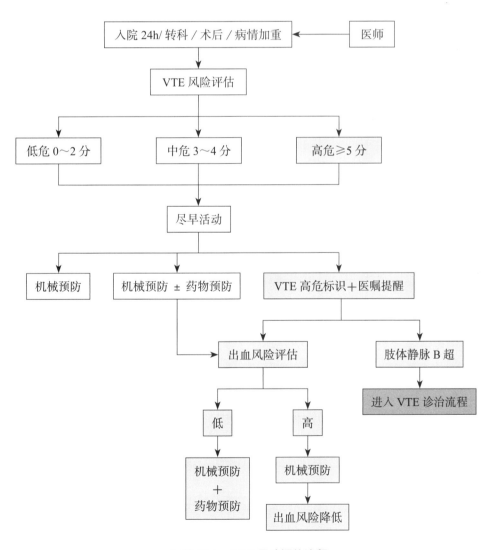

▲ 图 18-1 VTE 风险评估流程

查后 1 周再次进行下肢近端超声检查。当医生坚持这个方法时，通过一个正常（连续）的下肢超声可以排除那些没有诊断性胸部影像学检查的肺栓塞患者。

尽管对其他的诊断性影像学模式进行了研究，但对肺栓塞疑似患者只有超声可以被考虑作为一个替代的初始检查。下肢近端深静脉血栓形成得到确认并伴有肺栓塞的体征和症状的患者可考虑为肺栓塞。相反，仅有下肢超声正常者却并不能排除肺栓塞。

（五）VTE 风险评估流程

VTE 风险评估流程见图 18-1。

六、VTE 预防

（一）VTE 预防之前的全面评估和风险控制

1. 全面评估 在进行 VTE 预防之前，要对患者进行全面评估，包括凝血功能、血常规、肝功能、肾功能等情况，需要特别关注肥胖、低体重、高龄、肝功能不全、肾功能不全的患者，以及创伤、烧烫伤及长期卧床的患者。

2. 基础疾病治疗 控制患者的基础疾病，包括控制活动性出血（如消化性溃疡）、出血性疾病或出血素质等；有颅内出血史或其他大出血史的患者需要稳定 1 个月；控制高血压，收缩压<130mmHg 或舒张压<90mmHg；关注可能导致严重出血的颅内疾病，如急性脑卒中等；关注严重颅脑或急性脊髓损伤等。

3. 了解合并用药情况 对于同时使用抗凝药物、抗血小板药物、溶栓药物等可能增加出血风险的患者，应酌情减量，或尽早启动桥接治疗。

4. 关注侵入性治疗 对于需要接受手术、腰穿、硬膜外麻醉的患者，应注意在操作前及时停用抗凝药物。

（二）VTE 预防相关的知情同意

鉴于 VTE 的严重性及预防本身可能带来的风险，应对患者和（或）家属进行相关知识教育与病情告知，包括 VTE 的危险和可能后果、VTE 预防的重要性和可能的不良反应、VTE 预防措施的正确使用（如肢体活动、抗血栓弹力袜或者间歇充气加压泵等）。告知患者以及家属以下内容。

1. 住院患者常存在发生 DVT-PTE 甚至死亡的风险，也可能由此引起血栓栓塞后综合征（post thrombotic syndrome，PTS）、慢性血栓栓塞性肺动脉高压（chronic thromboembolic pulmonary hypertension，CTEPH）或复发性 VTE 而致残。

2. 进行有效预防可以明显降低上述风险，对大多数 VTE 高危者是安全的。

3. VTE 的预防措施存在着一些不可预期的风险，包括皮下出血和淤血；手术部位和切口出血；肝素诱导的血小板减少（heparin-induced thrombocytopenia，HIT）；脑出血和消化道出血，甚至导致死亡。

4. 即使采取有效的药物和物理预防措施，仍不能完全杜绝 VTE 的发生。

（三）VTE 预防的具体措施

1. 基本预防 对患者加强健康教育，制动时尽早开始下肢主动或被动活动；尽早下床活动；避免脱水；保证有效循环血量；有创操作动作轻柔精细，尽量微创。

2. 药物预防 对出血风险低的 VTE 高危患者，可根据患者 VTE 风险分级、病因、体重、肾功能状况选择药物，包括低分子肝素（low molecular weight heparin，LMWH）、磺达肝癸钠、普通肝素（尤其可用于肾功能不全患者）、华法林和新型口服抗凝药（如利伐沙班、阿哌沙班、达比加群等）。需针对患者情况确定药物剂量、预防开始时间和持续时间；对长期接受药物预防的患者，应动态评估预防的收益和潜在的出血风险，并征求患者和（或）家属的意见。

3. 机械预防 对于 ICU 患者，若无抗凝禁忌证，可单用药物预防；不能应用药物预防的，可以采用机械预防，包括间歇充气加压装置（intermittent pneumatic compression，IPC）、抗栓弹力袜（AES）和足底静脉泵（VFP）等。建议从患者入院后开始应用预防措施，直到可以正常活动。当出血或出血风险已降低而发生 VTE 风险仍持续存在时，可进行药物预防或药物预防联合机械预防。

机械预防影响疗效因素包括医务人员的相关知识不足，操作不规范，使用时间过短（IPC 和 VFP 每天需要时间达 16h 以上才有预防 VTE 作用）等。对于抗栓弹力袜，虽然小型的研究表明血栓后综合征最多可减少 50%，但大型安慰剂对照的 SOX 试验显示，2 年内穿戴弹力袜并无益处。因此，目前的实践指南不建议常规使用弹力袜来预防深静脉血栓患者的血栓后综合征。然而，弹力袜可用于缓解腿部肿胀和不适，并治疗血栓后综合征。

4. 腔静脉滤器 下腔静脉滤器旨在防止近期急性静脉血栓栓塞症患者发生潜在致命的肺栓塞。尽管腔静脉滤器在很多适应证中仍被广泛使用，但其最佳适应证为近期（＜1 个月）确诊的急性静脉血栓栓塞症和治疗性抗凝具有绝对禁忌证的患者。然而，有关这些患者使用滤器的疗效和安全性数据很少。可回收滤器优于永久过滤器，一旦患者可以抗凝治疗，应及时将其移除。

5. 医院内 VTE 预防结果评估及相关不良事件的处理 VTE 预防结果或效果的评估至关重要。预防依从性评估包括预防实施的时机、方案、方法、剂量、疗程等。预防安全性监测包括预防过程中的出血、过敏反应、肝功能、肾功能、血红蛋白、血小板、肢体变化等。预防效果评估包括症状性 VTE 的发生率、致死性 PTE 的发生率等。一旦出现预防相关（或不相关）的不良事件，应进行全面评价和相应处理。

(1) 出血：临床上需要关注出血事件的发生。

出现下列一种或以上情况为大出血事件：血红蛋白下降至少 20g/L，为纠正失血需要输血至少

2U（红细胞悬液或全血），腹膜后、颅内、椎管内、心包内或眼底出血，导致严重或致命临床后果（如脏器衰竭、休克或死亡），需内科抢救或外科止血。

有关出血并发症的处理为，明确出血原因与部位以及患者的出凝血状态；延迟抗凝药物的给药时间或终止药物治疗；选用相应的拮抗药物，如鱼精蛋白、维生素 K；选用一般止血药物；输注新鲜血浆、凝血酶原浓缩物或进行血浆置换；局部加压包扎或外科干预等。

(2) 其他不良事件的处理：除了出血之外，药物预防过程中还可能出现过敏反应、肝功能不全、血小板减少等并发症，应进行评价并做出相应的处理。

机械预防过程中可能会出现肢体的变化，应该关注肢体的颜色、温度、供血等情况。

七、结论

慢性危重症患者基础疾病多、年龄大、长期卧床、肢体瘫痪僵硬以及制动等因素，造成血流缓慢，血管壁受损，住院期间发生 VTE 的概率比其他住院患者更容易发生，发生 VTE 后为慢性危重症患者后续治疗带来极大的困难。预防措施包括基础预防、机械预防和药物预防。建议患者早期主动或被动进行功能锻炼；患者在住院期间尽量避免静脉输液；手术患者术后应抬高患肢，防止深静脉回流障碍；建议患者适当补液，多饮水，避免脱水。目前针对慢性危重症患者的 VTE 预防仍存在诸多不足：①目前尚无适用于慢性危重症患者 VTE 风险评估筛查量表；② VTE 床边诊断手段亟需普及与规范（包括超声等）；③预防 VTE 措施有待规范。由于慢性危重症患者病情的复杂性，无论采取何种预防措施，均需结合每例患者的具体情况，遵循指南，权衡风险获益，个体化选择合理的预防方案。

附：重症医学科静脉血栓栓塞症预防核查单

姓名 ＿＿＿＿ 性别 ＿＿ 年龄 ＿＿＿＿ 科别 ＿＿＿＿＿＿ 床号 ＿＿＿＿ 住院号 ＿＿＿＿＿＿＿

1. 核查人员确认

VTE 防治资质： □有 □无

半年内接受过 VTE 防治的相关培训和考核： □是 □否

熟悉 VTE 评估和预防流程： □是 □否

2. VTE 风险评估

评估时间：□入院 24h 内 □转科 □术后 □病情加重

血栓风险评估：□ Caprini 风险表，＿＿＿＿＿＿分（≥5 分，高危）

□ Padua 评分表，＿＿＿＿＿＿分（≥4 分，高风险）

出血风险评估：□高危 □低危

静脉血栓评估：肌间静脉血栓 □有 部位＿＿＿＿＿＿＿＿＿＿＿＿＿＿ □无

肢体深静脉血栓 □有 部位＿＿＿＿＿＿＿＿＿＿＿＿＿＿ □无

肺栓塞 □有 □无 危险程度 □低危 □中危 □高危

中心静脉置管血栓 □有 □无

静脉血栓栓塞症知情谈话：□是 □否

病程记录：□有 □无

3. VTE 临床预防

预防措施知情谈话： □是 □否

医嘱： □已开 □未开

高危标识： □有 □无

血栓预防教育： □是 □否

物理预防

评估禁忌证：□有 □无

预防方式：□抗栓弹力袜 □足底静脉泵 □间歇充气加压装置 □其他＿＿＿＿＿＿

预防部位：□左下肢 □右下肢 □左上肢 □右上肢

前 24h 预防时间≥18h：□是 □否 □初次评定

设备是否符合院感要求：□是 □否

药物预防

药物：□肝素 □低分子肝素 □华法林 □其他＿＿＿＿＿＿＿

前 1 周内抗凝 / 抗血小板药物应用：□是 □否

监测：□PT □APTT □INR □ACT □血小板 □大便隐血试验 □胃液隐血试验

□其他＿＿＿＿＿

病程记录：□有 □无

核查者签名 ＿＿＿＿＿＿ **时间：** ＿＿ 年 ＿＿ 月 ＿＿ 日 ＿＿ 时 ＿＿ 分

参考文献

[1] 徐晓峰，杨媛华，翟振国，等 . 内科重症监护病房中深静脉血栓的发病情况及危险因素分析 [J]. 中华流行病学杂志，2008，29（10）：1034-1037.

[2] 中华医学会重症医学分会 . ICU 患者深静脉血栓形成预防指南 2009[J]. 中华内科杂志，2009，48（9）：788-792.

[3] 中华医学会骨科学分会 . 中国骨科大手术静脉血栓栓塞症预防指南 [J]. 中华骨科杂志，2009，29（6）：602-604.

[4] 中华医学会外科学分会血管外科学组 . 中国普通外科围手术期血栓预防与管理指南 [J]. 中华外科杂志，2016，54（5）：321-327.

[5] 中国临床肿瘤学会肿瘤与血栓专家共识委员会 . 肿瘤相关静脉血栓栓塞症的预防与治疗中国专家指南（2015 版）[J]. 中国肿瘤临床，2015，42（20）：979-991.

[6] 中华医学会外科学分会血管外科学组 . 深静脉血栓形成的诊断和治疗指南（第三版）[J]. 中华普通外科杂志，2017，23（9）：807-812.

[7] 中国健康促进基金会血栓与血管专项基金专家委员会 . 静脉血栓栓塞症机械预防中国专家共识 [J]. 中华医学杂志，2020，100（7）：484-492.

[8] 中日医院 . 规范管理，推进实施——中国 VTE 防大会暨全国肺栓塞和深静脉血栓形成防治能力建设项目年度进展工作会议在北京召开 [J]. 医师报，2019.

[9] 周佳，严静，李莉 . 重症医学科患者深静脉血栓形成预防现状的研究进展 [J]. 中华重症医学电子杂志，2020，06（03）：314-317.

[10] 中国健康促进基金会血栓与血管专项基金专家委员会 . 静脉血栓栓塞症机械预防中国专家共识 [J]. 中华医学杂志，2020，100（7）：484-492.

[11] Robert-Ebadi H, Righini M. Management of distal deep vein thrombosis[J]. Thromb Res, 2017, 149: 48-55.

[12] Muscedere J G, Roberts L, Trpkovski J, et al. The incidence and prophylaxis of venous thrombo-embolism in a community intensive care unit[J]. Chest, 2004, 126(4): 876Sa-1-876Sa-2.

[13] He H W, Ma X D, Su L X, et al. Effects of a national quality improvement program on ICUs in China: a controlled pre-post cohort study in 586 hospitals[J]. Crit Care, 2020, 24(1): 73.

[14] Miranda A R, Hassouna H I. Mechanims of thrombosis in spinal cord injury[J]. Hematol/oncol Clin North Am, 2000, 14(2): 401-416.

[15] Ibrahim E H, Iregui M, Prentice D, et al. Deep vein thrombosis during prolonged mechanical ventilation despite prophylaxis[J]. Crit Care Med, 2002, 30(4): 771-774.

[16] CLOTS(Clots in Legs Or sTockings after Stroke). Trials Collaboration. Effect of intermittent pneumatic compression on disability, living circumstances, quality of life, and hospital costs after stroke: secondary analyses from CLOTS 3, a randomised trial[J]. Lancet Neurol, 2014, 13(12): 1186-1192.

[17] Yan J, Zhou J, Zhen J H. Knowledge and awareness of venous thromboembolism in intensive care units in Zhejiang Province, China: a cross-sectional survey[J]. Med Sci Monit, 2020, 26: 1643-3750.

[18] Greene M T, Flanders S A, Woller S C, et al. The association between PICC use and venous thromboembolism in upper and lower extremities[J]. Am J Med, 2015, 128(9): 986-993.

[19] Paz Rios L H, Fuentes H E, Oramas D M, et al. Validation of a patient-completed caprini risk assessment tool for Spanish, Arabic, and Polish Speakers[J]. Clin Appl Thromb Hemost, 2018, 24(3): 502-512.

[20] Kaplan D, Casper T C, Elliott C G, et al. VTE incidence and risk factors in patients with severe sepsis and septic shock[J]. Chest, 2015, 148(5): 1224-1230.

[21] Zhou H X, Hu Y H, Li X Q, et al. Assessment of the risk of venous thromboembolism in medical inpatients using the padua prediction score and caprini risk assessment model[J]. J Atheroscler Thromb, 2018, 25(11): 1091-1104.

[22] Maria B, Adriano P. Deep vein thrombosis in intensive care[J]. Adv Exp Med Biol, 2017, 906: 167-181.

[23] Zhai Z G, Kan Q C, Li W M, et al. VTE risk profiles and prophylaxis in medical and surgical inpatients: the identification of Chinese hospitalized patients' risk profile for venous thromboembolism(DissolVE-2)-a cross-sectional study[J]. Chest, 2019, 155(1): 114-122.

[24] A-Lai G H, Zhu Y K, Li G, et al. Preoperative thromboprophylactic administration of low-molecular-weight-heparin significantly decreased the risk of intraoperative bleeding compared with heparin in patients undergoing video-assisted lobectomy for lung cancer[J]. Ann Transl Med, 2019, 7(5): 90.

[25] Leonardi M, Mcgory M L, Ko C Y. The rate of bleeding complications after pharmacologic deep venous thrombosis prophylaxis: a systematic review of 33 randomized controlled trials[J]. Arch Surg, 2006, 141(8): 790-797.

第19章 慢性危重症胃肠道功能维护

作为机体内外环境的分水岭，胃肠道黏膜的完整性具有重要的生理屏障作用。慢性危重症患者从急性危重症的初次炎症打击中幸存下来，因持续的慢性炎症存在，易导致胃肠屏障受损及胃肠功能障碍，一方面引起肠道菌群失调，肠源性感染明显增多，可引发再次多脏器功能障碍；另一方面，容易引起吸收功能障碍，而致患者营养不良、恶病质等，而使机体的生理耐受力下降。因此，维护慢性危重症患者的胃肠功能尤显重要，已成为慢性危重症医学重点和焦点问题。积极治疗原发疾病基础上，进行以改善内脏器官血流灌注为目标的复苏、选择适当的营养方式修复胃肠黏膜、保护肠道正常微生态环境及补充益生菌等措施，将有助于更好地维护胃肠黏膜屏障的解剖与功能的完整性。

一、胃肠道功能障碍概念

胃肠功能障碍是指致病因素通过损害胃肠道结构和调节机制，引起胃肠道的消化、吸收、排泄、屏障和分泌功能中的一种或多种功能异常。胃肠功能障碍/衰竭概念的提出，得益于危重病医学、感染免疫学及临床营养支持等学科的发展和研究，得益于现代外科技术的发展和新的研究手段的应用，是临床医学尤其是胃肠道疾病理论的一大进展，对于胃肠外科乃至所有专业的临床医生，充分认识到疾病状态下胃肠道的重要作用，在疾病治疗过程中不要忽视胃肠道功能的支持，都有着实际的指导意义。

（一）胃功能障碍概念

慢性危重症胃功能障碍主要表现为胃瘫和急性胃黏膜病变。急性胃黏膜病变是以胃黏膜发生不同程度糜烂、浅溃疡和出血为特征的病变，以急性黏膜糜烂病变为主者称急性糜烂性胃炎；以黏膜出血改变为主可称为急性出血性胃炎，发生于应激状态，以多发性溃疡为主者可称为应激性溃疡。

（二）肠功能障碍概念

1956年，Irving首次提出肠衰竭（intestinal failure，IF）的概念，并将其定义为"功能性肠道总体的减少，以致不能满足对食物的消化和吸收"。1981年，Fleming和Remington将其深化为"肠道功能下降至难以维持消化、吸收营养的最低需要量"。2001年，Nightingale指出，IF是指"由于肠吸收减少，需要补充营养和水、电解质，以维持健康和生长"。这些研究均将肠功能局限于消化和吸收营养方面，而忽视了肠黏膜屏障的功能。

20世纪80年代后，随着人们对肠道微结构认识的深入和免疫学的进步，发现人体除了存在血-脑屏障和胎盘屏障外，还存在着肠黏膜屏障。90年代后，人们在临床工作中逐渐认识到以肠功能障碍（intestinal dysfunction，ID）替代IF更能反映出肠损伤后逐渐发生的病理变化，更符合临床的情况和需要。ID应是肠实质和（或）功能的损害，导致消化、吸收和（或）黏膜屏障功能产生障碍。

ABI/AIDS的基本概念为，由IAH/ACS到急性肠损伤（acute bowel injury，ABI）和急性肠伤害综合征（acute intestinal distress syndrome，AIDS）。Malbrain等通过临床观察指出，ACS患者的预后与IAP的持续升高相关，IAH是影响预后的独立因素。随着IAP的升高，肠黏膜和浆膜面血流下降，黏膜面更明显，继而发生水肿，渗透性增加。他认为，创伤和严重感染时，类似急性肾损伤和急性呼吸窘迫综合征一样，以缺血和血管渗透性增加为基础的病理改变同样发生在肠道，并建议将肠道的这种改变命名为ABI或AIDS。

ABI/AIDS 的概念大多数综合征都是由一个前驱阶段逐渐发展所致，在此过程中出现一系列特异性的症状、体征和病理生理改变。ABI/AIDS 也不例外。

ABI 是指多种因素引起的（包括外伤、休克、严重感染、脓毒症和过度体液复苏等），以肠壁缺血水肿、肠黏膜通透性增加为病理基础，伴或不伴 IAH 的综合征。若缺血水肿得不到及时纠正，肠黏膜通透性进一步增加，将发生肠道细菌易位、SIRS，最终导致发生 AIDS。临床上主要表现为肠功能障碍，包括消化、吸收障碍，腹胀、腹泻、腹痛、肠鸣音减弱和肠源性感染等。

二、胃肠道屏障功能（表 19-1）

胃肠道不仅具有消化吸收功能，还具有重要的屏障功能，包括四部分：机械屏障、生物屏障、免疫屏障、化学屏障等。

机体在遭受任何有害刺激作用下，都会对上述屏障产生影响，导致其发生改变；如超过了机体所能适应代偿的程度，胃肠道将会发生一系列的病理生理变化，出现胃肠道功能障碍和全身症状。严重者，将发生严重的肠功能障碍，即肠衰竭。慢性危重症患者均存在不同程度的胃肠道屏障功能障碍，严重影响患者康复，增加死亡率。

（一）上皮屏障（机械屏障）

机械屏障是由封闭的肠上皮细胞和黏膜下层的毛细血管内皮细胞组成。肠上皮细胞间的连接包括紧密连接、黏附连接、桥粒等，其中最重要的是紧密连接。紧密连接的特殊结构与侧细胞膜最顶端的细胞接触，从而形成"吻合点"，确保细胞相互连接，限制离子、分子漏出。细胞间的紧密连接结构具有高度的动态稳定性，其通透性决定着整个肠上皮细胞的屏障功能，既受胞内外信号的调节，也会受到饮食、疾病、应激等的影响。细胞之间的通透性受到主动和被动通道的双重调控。正常情况下，水、电解质、小分子等物质可以通过调节来完成细胞间的运动，而细菌代谢产物、微生物及食物抗原被限制在肠腔中。黏膜下血管内皮细胞也存在类似的细胞间连接，进一步限制细菌代谢产物进入血液循环。除了紧密连接在调节细胞旁通透性方面的关键作用外，肠上皮内膜的完整性和连续性还依赖于上皮细胞凋亡和增殖之间的稳定性。

（二）微生物屏障（细菌屏障）

胃肠道是人体四大菌库之首（其他为呼吸道、阴道、皮肤），肠道含有 $10^{12}\sim10^{13}$ 个的细菌，每克粪便含细菌 $10^{10}\sim10^{12}$ 个，一般而言，上消化道及空肠上部细菌数少于或等于 10^3，被认为是无菌的。肠腔内菌群与肠黏膜上皮、机体总体状态处于动态平衡中。一般情况下，细菌每 20 分钟分裂 1 次，但在肠道的细菌每天仅分裂 4~5 次，一旦致病因素打破这一平衡，将会导致肠道菌群紊乱，

表 19-1　胃肠道屏障功能

类　别	组　成	功　能
机械屏障	肠黏膜上皮细胞、上皮细胞侧面的细胞连接、上皮基膜及上皮表面的菌膜	防止肠腔的大分子物质向肠壁渗透、肠壁固有层的物质进入肠腔
生物屏障	厌氧菌、需氧菌与兼性厌氧菌，绝大多数都是厌氧菌	具有定植性、繁殖性、排他性等，以防止外籍菌侵入和定植；增强免疫；营养作用
化学屏障	胃酸、胆汁、溶菌酶、黏多糖、水解酶等	灭活病原微生物，润滑作用以保护肠黏膜免受物理化学损伤
免疫屏障	肠相关淋巴组织及肠黏膜表面的主要体液免疫成分，即分泌型免疫球蛋白	对黏膜表面的抗原具有摄取、处理、呈递作用

就可能发生细菌易位，导致疾病。健康机体肠腔内的细菌、肠黏膜和整个机体之间构成了一个微生态平衡（经阴道生产的婴儿出生后数日肠道菌群即达到正常定植），三者任何一个环节的改变将破坏这一平衡，即造成疾病状态，如整体健康状况的损害（表现为生物屏障的破坏）。微生物屏障深层由双歧杆菌、乳酸杆菌等组成，表层菌群由大肠杆菌、肠球菌等组成。

（三）免疫屏障

肠道拥有机体最大的淋巴系统，即肠道相关淋巴组织（GALT）、效应细胞和调节性 T 细胞、产生 sIgA 的 B 细胞、固有层淋巴细胞、巨噬细胞和树突状细胞组成。肠道固有免疫和适应性免疫系统与肠道菌群处于持续的"联络"状态，驱动肠道菌群对共生菌的耐受性及对潜在微生物有效的免疫应答。

肠道菌群和黏膜免疫系统之间存在动态和复杂的相互作用。肠道黏膜的固有免疫细胞（巨噬细胞、树突状细胞）具有识别致病菌和确保机体健康状态的作用。危重症和相关的医疗干预可导致肠道菌群组成和黏膜免疫反应，甚至会发生快速和极端的变化。基于危重症患者系统免疫缺陷或免疫抑制，肠道固有免疫也会因为存在功能失调，甚至不能有效根除致病菌。在这种病理状态下激活的中性粒细胞再次影响到肠上皮细胞，进而加重了固有免疫功能的失调及绒毛的损伤，活化的中性粒细胞被过度的募集到肠内，进一步促进了先天免疫功能的失调，造成黏膜损伤。肠道微环境的改变，伴有医疗原因导致致病菌过度生长。菌群失调反过来加重了黏膜免疫功能紊乱，导致了肠源性感染、脓毒症及多脏器功能衰竭。急性坏死性胰腺炎的大鼠潘氏细胞的受损，提示系统炎症反应明显增加了小肠黏膜损伤。失血性休克复苏后 12h 的小鼠，肠黏膜潘氏细胞分泌溶菌酶和杯状细胞分泌黏液蛋白的能力下降，提示失血性休克小鼠即便复苏后肠黏膜固有免疫仍会发生明显的变化。

肠黏膜适应性免疫系统由上皮内淋巴细胞和固有层淋巴细胞组成。当适应性免疫系统被破坏时，会引起全身炎症反应和脓毒症。γδ-T 细胞是一个独特的 T 淋巴细胞亚群，具有独特 T 细胞受体。作为关键的控制器，肠上皮内的 γδ-T 细胞在黏膜损伤时，可以通过分泌细胞因子和抗菌分子来阻止细菌的播散。在上皮细胞之间缺乏 γδ-T 细胞的情况下，宿主对入侵性细菌的控制力下降，侵入性细菌的数量增加。此外，肠道黏膜的 γδ-T 细胞的减少可诱发非侵袭性肠道细菌向侵袭性转变，导致病理性感染。脓毒症患者中，外周血中的 γδ-T 细胞显著减少，并发现与感染性并发症导致的高病死率密切相关。

（四）黏液屏障（化学屏障）

由大量的糖基化蛋白、水、电解质及宿主防御细胞（如淋巴细胞分泌的分泌型 IgA、隐窝潘氏细胞分泌的防御素）构成的黏液屏障，通过改变肠道微生物的位点，防止其与宿主肠道组织细胞的直接接触。此外，肠道中产生的一些物质，如胆汁酸盐、黏多糖、溶菌酶和糖蛋白等也可起到一定的化学屏障作用。肠道相关淋巴组织含有大量淋巴细胞、抗原提呈细胞及肠黏膜基底干细胞分化而来的杯状细胞，其中杯状细胞内含有大量以黏蛋白为主要成分的黏液颗粒。

脓毒症的相关研究显示，肠屏障通透性增高可以在发病后的 1h 出现，并持续存在至少 48h。其发生机制为缺血 – 再灌注导致黏液层疏水性的丧失、黏液减少、绒毛长度缩短、上皮细胞凋亡及渗透性增强等现象。值得注意的是，H_2 阻滞药减少肠黏液产生，可能会参与屏障功能障碍的发生。

三、慢性危重症胃肠道功能衰竭病因与机制

慢性危重症患者常存在营养不良，并且多是

老年患者，基础状态差，免疫力低下。若长时间使用肠外营养，肠黏膜因缺少食物和胃肠道激素的刺激而发生萎缩、通透性下降；若合并感染等各种应激，胃酸分泌增多、黏膜内酸中毒加重，会引起肠黏膜损伤；长时间住院期间，大量抗生素的使用致使肠内菌群失调，导致肠道菌群易位和内毒素血症，加重了肠道损伤，形成恶性循环，最终可能导致 MODS。

（一）应激性溃疡的病因和发病机制

应激性溃疡又称急性胃黏膜病变、急性出血性胃炎，是指机体在应激状态下胃和十二指肠出现急性糜烂和溃疡。应激性溃疡是在患者遭受各类重伤（包括手术）、烧伤和重病的应激情况下，特别是并发休克、出血、感染或肾、肺、肝等脏器功能严重受损时，胃黏膜所表现的急性病变，它的主要临床表现是上消化道出血，可危及患者生命。

1. 应激性溃疡的病因　引起应激性溃疡的病因很多，归纳起来主要有以下方面。

(1) 严重烧伤可引起应激性溃疡：1842 年国外学者 Curling 首先报道了大面积烧伤患者出现胃和十二指肠溃疡出血，故这种严重烧伤引起的急性应激性溃疡又称为 Curling 溃疡。

(2) 颅脑疾病可引起应激性溃疡：1932 年国外学者 Cllshiflg 报道了颅脑肿瘤患者发生胃溃疡合并出血、穿孔，因此对颅脑外伤、脑肿瘤或颅内神经外科手术后发生的应激性溃疡称为 Cllshiflg 溃疡。

(3) 一些严重疾病可导致应激性溃疡：如呼吸衰竭、肝衰竭、肾衰竭、严重感染、低血容量休克、重度营养不良等，均可引起应激性溃疡。

(4) 药物：损伤胃黏膜的药物可引起应激性溃疡。这些药物主要有水杨酸类、肾上腺皮质激素、非甾体抗炎药。

(5) 强烈的精神刺激：也可引起应激性溃疡发生。

2. 应激性溃疡发病机制　关于发病机制，目前尚未能完全了解，但多数学者已有较一致的看法，一般认为与神经（迷走神经、交感神经）、体液（促肾上腺皮质激素、肾上腺皮质激素、组织胺、乙酰胆碱等物质）作用于胃黏膜有关，各类应激性溃疡的发生也可能不尽一致，如在烧伤、出血性休克、败血症时，由于有效循环血量的减少，可引起胃壁，特别是黏膜血液的减少，从而导致黏膜缺血，黏膜能量代谢降低，黏膜细胞迅速死亡而发生应激性溃疡，阿司匹林和胆汁反流入胃，可以导致胃黏膜屏障损害，氢离子逆向弥散，以致黏膜发生糜烂、出血，脑外伤患者则有明显的胃酸分泌过多。

由于各种应激因素作用于中枢神经和胃肠道，通过神经、内分泌系统与消化系统相互作用，产生胃黏膜病变，主要表现为胃黏膜保护因子和攻击因子的平衡失调，导致应激性溃疡形成。

(1) 胃酸分泌增加：应激状态时胃酸分泌增加。动物实验和临床观察均证实，颅脑损伤和烧伤后胃液中氢离子浓度增加，应用抗酸剂及抑酸剂可预防和治疗应激性溃疡。胃酸增加可与神经中枢和下视丘损伤引起的神经内分泌失调、血清胃泌素增高、颅内高压刺激迷走神经兴奋通过壁细胞和 G 细胞释放胃泌素产生大量胃酸有关。

(2) 胃黏膜屏障破坏：有些患者在低胃酸状态下也可发生应激性溃疡，因此胃黏膜屏障的破坏是形成应激性溃疡的又一重要机制。导致胃黏膜屏障破坏的因素主要有以下方面。

胃黏膜血流改变：应激状态时，交感 - 肾上腺系统兴奋，儿茶酚胺分泌增加，使胃黏膜血管痉挛，并可使黏膜下层动静脉短路，流经黏膜表面的血液减少。胃黏膜缺血可造成黏膜坏死，黏膜损害程度与缺血程度有很大关系。

黏液与碳酸氢盐减少：应激状态时，交感神经兴奋，胃运动减弱，幽门功能紊乱，胆汁反流入胃。胆盐有抑制碳酸氢盐分泌作用，并能溶解胃黏液，还间接抑制黏液合成。

前列腺素水平降低：前列腺素对胃黏膜有保护作用，可刺激表层细胞腺苷环化酶受体而使环磷酸腺酸（cyclic adenylic acid，cAMP）升高，促进胃黏液和碳酸氢盐的分泌，还能增加胃黏膜血流量，抑制胃酸分泌及促进上皮细胞更新。应激状态时，可导致前列腺素水平下降。

超氧离子的作用：应激状态时机体可产生大量超氧离子，其可使细胞完整性受到破坏，核酸合成减少，上皮细胞更新速率减慢，某些流基的活性减低，损伤胃黏膜。

胃黏膜上皮细胞更新减慢：应激因素可通过多种途径使胃黏膜上皮细胞增生减慢，削弱黏膜的屏障作用。

（二）肠功能障碍/衰竭的病理生理

主要包括菌群易位（肠道细胞紧密连接功能的丢失、肠道细胞间通透性的增加、肠道表面覆盖层的衰弱、黏膜免疫功能的下降）及肠道淋巴结假说。

1. 肠道的缺血、缺氧、微循环障碍 危重症发生时机体常伴有低灌流状态，在这种情况下，机体出现全身血流重新分布，通过减少四肢、肠道的血流来保护心脑等重要器官，同时肠道血流灌注相对减少，胃肠组织氧供（DO_2）下降。当组织 DO_2 下降超出机体代偿能力时，产生无氧代谢、黏膜酸中毒，导致肠黏膜上皮损伤。近来研究发现，即使小肠绒毛处的血流并未减少，但是由于小肠黏膜血管构成逆流交换系统，在脓毒性休克时，血管床横断面积增加，血流通过血管的平均时间增加导致逆流交换效率提高而引起黏膜表面的缺氧。Foitzik T 等在鼠的重症胰腺炎的研究中发现，微循环功能障碍不仅在鼠的肝肺发现，而且在胰、结肠中也出现，并且随着病程加重而加重，这种微循环障碍不仅增加了毛细血管的通透性，而且改变了白细胞和内皮细胞的反应，促进了全身多器官功能障碍的发生，并且发现即使治疗被延迟和胰腺坏死不能被影响，改善微循环

同样能提高胰腺炎的预后。Casali R 等研究提示，输血比林格液及高渗盐水更有改善微循环的作用。肠黏膜屏障功能的维护损害肠黏膜屏障的最主要因素是，肠黏膜的供血与供氧不足，导致肠黏膜细胞萎缩、凋亡，细胞间紧密部松弛，通透性增加，为肠内细菌、内毒素提供了通道，同时免疫屏障也遭到破坏。

2. 肠道通透性升高 许多研究证实，脓毒败血症和重症患者的肠黏膜的通透性升高，而且这种通透性增加与感染的严重程度是一致的。Wang Q 等发现，肠黏膜完整性的失去导致 MODS 发生，这种肠黏膜通透性的升高可以通过热休克反应降低。它的机制可能是升高 IL-10 的水平来实现的。

3. 肠道细胞的凋亡和 DNA 断裂 Guan J 等研究发现，在多处创伤伴休克时，肠道隐窝的细胞大多数凋亡，而且肠道细胞的断裂增加，并且与创伤的严重性成正比，而凋亡可能在 MODS 的发展中起着重要作用。

4. 细菌移位、内毒素血症 许多研究证实，休克、创伤等重症状态下，肠源性细菌和内毒素移位是确实存在的。正常情况下，胃肠中的微生物占人体总微生物量的 78%，肠道的优势菌群是专性厌氧菌，约占肠道细菌总数的 99%，需氧菌和兼性厌氧菌占 1%。陈海龙等研究证实，MODS 状态下肠道细菌微生态发生明显变化，肠杆菌和肠球菌等肠道需氧菌明显增多，双歧杆菌和乳酸杆菌等肠道专性厌氧菌的数量明显减少，革兰阴性肠杆菌和双歧杆菌的比例倒置，肠腔中游离内毒素含量增加，肠道内毒素池扩大，导致门静脉和外周静脉血中内毒素含量增高。一些其他研究也发现，失血性休克后，动物的肠系膜淋巴结、肝脏、脾脏、血液中培养出细菌，全身性细菌移位的程度与死亡率、休克持续时间相关。目前认为，循环和组织中的革兰阴性细菌和内毒素是通过脂多糖成分触发宿主的脓毒血症发生。因此认为，内源性内毒素是导致全身性组织损伤

中 MODS 发展的诱因之一，而抗脂多糖结合蛋白（lipopolysaccharide binding protein，LBP）抗体治疗能提高休克动物的存活率。

5.细胞因子　肠道在缺血/再灌注损伤后，可产生 TNF-α、IL-6、IL-2 等细胞因子。全竹富等研究发现，对兔的盲肠结扎加穿孔（cecum ligation and puncture，CLF）的实验中，应用抗 TNF 抗体后，直肠温度降低，血清 TNF 和 IL-6 水平下降，器官病理改变减轻，生存率显著提高。张希洲等研究发现，脓毒血症和脓毒性休克的大鼠肠黏膜组织中 ET-1 和内皮素 A 受体（ETAR）基因表达产物较正常及对照组均明显增加，提示 ET-1 和 ETAR 参与了脓毒血症和脓毒性休克的病理生理过程，可能是 MODS 启动因子之一。细胞间黏附因子（ICAM-1）广泛存在于各种上皮细胞、血管内皮细胞、网状细胞、成纤维细胞、单核巨噬细胞和淋巴细胞中，正常情况下以低水平表达，在炎症情况下炎症介质如 TNF-α、IL-1 或内毒素可增加 ICAM-1 的表达。在炎症初期，中性粒细胞在炎症区域的局限化是一个重要的步骤。许多黏附因子参与了这一过程，其中 ICAM-1 在将中性粒细胞黏附至上皮细胞起重要作用。Olanders K 等在实验中发现，肠道的缺血再灌注损伤可导致全身的 ICAM-1 表达明显升高，并且在不同器官升高程度不同，其中早期以肺最明显，以后出现肠道等其他脏器的 ICAM-1 增加，而 ICAM-1 在激活血细胞的黏附和位移过程中起着重要作用，对加重组织损伤有潜在作用。IL-10 的作用一直有争议，Kalechman Y 等发现，在脓毒血症中抑制 IL-10 的 AS101 可增加腹腔和血液中的细菌清除率，降低多器官功能的损害，同时降低死亡率。持续性血液净化技术可以清除多种炎性介质（如 TNF-α、IL-1、IL-6、IL-8 和 PAF）等。Moriguchi T 等使用持续性血液透析来除去体液中的高细胞因子和选择性肠道去污染，成功救治了 1 例重症胰腺炎的患者。

四、慢性危重症患者胃肠道功能障碍

（一）胃功能障碍

胃功能不全是危重症的常见伴随症。它的特点是胃蠕动减少，尤其是胃窦部的蠕动，幽门的张力和收缩增加及蠕动的不同步，所有这些改变都使得营养物质排空到小肠缓慢，这可能是由胆囊收缩素（cholecystokinin，CCK）浓度异常增高所致。临床上 GRV 明显增加显示胃排空缓慢，特别是在肠内喂养期间，并且根据 GRV 的容量作为观察标准，30%～50% 的肠内喂养患者会发生胃排空缓慢。胃排空缓慢发生在 ICU 的早期，例如在严重烧伤的患者中，在 ICU 入院后 32h 内发生胃肠动力障碍。ICU 出院后 3 个月，幸存者的胃排空率与健康对照组相似。胃排空恢复时间，包括在 ICU 后病房，现在有一项从 ICU 入院时开始的前瞻性研究正在进行。

（二）肠功能障碍

尽管胃排空延迟和营养物质向小肠的输送延迟仍然是营养吸收受损的主要决定因素，但即使利用幽门后管饲途径控制小肠输送，常量营养素吸收不良仍然存在。例如，使用标记示踪剂技术，葡萄糖（一种单糖）和蔗糖（一种二糖）的吸收已被证明在直接注入小肠时明显受损。

对吸收不良的机制了解有限。它似乎与小肠运动无关，因为小肠转运的发生率与健康相似，尽管具有显著的变异性；也不认为它继发于小肠结构的微观异常或黏膜改变。禁食期间，血流动力学稳定的重症患者的小肠血流量似乎比健康患者大；然而重要的是，响应小肠营养的血流量增加减弱与碳水化合物吸收相关。因此，需求介导的血流不足可能导致吸收减少。最后，小肠肠细胞上的顶端和基底外侧膜葡萄糖转运蛋白减少了大约 50%，这可能是导致碳水化合物吸收不良的主要机制。

脂质的吸收比碳水化合物更复杂，需要胆汁的存在、协调的胆囊运动、乳糜的形成和完整的胰腺外分泌功能，所有这些都可能在危重病中受损。利用 ^{13}C 呼气测试技术，与 16 名健康对照者相比，29 名重症患者的幽门后输注放射性标记脂质的吸收减少了 50%。此外，在那些患有腹泻的危重患者中，吸收减少最多。在一项对 563 名重症患者的前瞻性观察研究中，根据粪便弹性蛋白酶和血清淀粉酶和脂肪酶化验结果，超过 50% 的患者有胰腺功能不全的证据。胰腺功能不全的危险因素包括机械通气、休克、脓毒血症、糖尿病、心脏骤停和血液透析。

国际指南建议提供 $1.2 \sim 2.0g/(kg \cdot d)$ 的蛋白质剂量，最多是健康建议的 2 倍。尽管有此建议，以及对脂肪和碳水化合物吸收不良的充分描述，但蛋白质吸收很少被量化。

（三）胆囊功能障碍

在健康方面，将脂质输送到小肠会刺激胆囊收缩素的分泌，这是胆囊收缩的主要效应物。营养刺激的胆囊排空在危重患者中明显受损，易患胆泥、胆管炎、胰腺炎和非结石性胆囊炎。最近在 24 名危重患者和 12 名健康对照者中进行了胆囊胆汁排出量量化，这些患者在最大生理刺激和幽门后输注脂肪乳后，空腹胆囊体积大约是健康时的 3 倍，营养刺激后胆囊胆汁排出量降低，21% 的危重患者胆囊完全麻痹。在这项工作的扩展中，胆囊运动障碍与远端小肠中胆盐调节的肠因子产生紊乱有关。胆囊运动障碍和胆汁盐向小肠的输送受损会削弱脂质乳化和随后的吸收，这是直观的。

（四）结肠功能

腹泻和便秘经常发生，而且经常发生在同一患者的不同时间。研究有限且难以解释，因为没有一致的方法来量化严重程度。

五、慢性危重症患者胃肠道功能障碍临床表现

由于以往胃肠道损伤的定义不统一，针对重症者胃肠道功能治疗策略的研究缺乏可比性，

达不到循证医学的基本要求，相对于肺、肝、肾等脏器，胃肠道的基础与临床研究受到很大限制。欧洲危重病学会制定的重症患者肠道功能障碍推荐意见，在某种程度上解决了上述难题。其对胃肠功能障碍相关的专业术语给出了较明确的定义，旨在统一临床医师的认识，为规范重症患者肠道功能障碍研究迈出重要一步。

（一）食物不耐受综合征

食物不耐受综合征的诊断常基于复杂的临床评估，没有单独明确的症状或指标来定义。当经过 72h，$20kcal/(kg \cdot d)$ 的能量供给目标不能由肠内营养途径实现，或者因任何临床原因停止肠内营养的，需考虑食物不耐受综合征。

（二）腹腔内高压

腹腔内高压指 6h 内至少 2 次测量 IAP≥12mmHg。

（三）腹腔间室综合征

腹腔间室综合征（abdominal compartment syndrome，ACS）指腹内压持续增高，6h 内至少 2 次腹内压测量均超过 20mmHg，并出现新的器官功能障碍。

（四）胃潴留

单次胃液回抽超过 200ml 定义为大量胃潴留。暂没有足够的科学证据或生理学依据来定义大量胃潴留的确切值，也没有标准的测量胃残留方法。当胃残留超过 200ml 时，需进行仔细的临床评估，但是仅仅单次残留量在 200～500ml 时不应该擅自停止肠内营养。尽管缺乏科学依据，欧洲危重病学会腹部疾病工作组将 24h 残留量超过 1000ml 作为异常胃排空的一项指征，需要给予特殊的关注。

（五）腹泻

每天 3 次以上稀水样便，并且量大于 200g/d（或超过 250ml/d）。腹泻常分为分泌性、渗透性、动力性和渗出性。而在 ICU，建议将腹泻分为疾

病相关性、食物 / 喂养相关性和药物相关性腹泻。

（六）胃肠道出血

胃肠道出血指任何进入胃肠道内腔的出血，并经呕吐液、胃内容物或粪便等标本隐血试验证实。处理意见为，对于明显的胃肠道出血，血流动力学状态决定了治疗策略。伴有血流动力学障碍的出血，内镜检查可以明确诊断。但活动性和大量出血时，除了内镜检查，血管造影术是合适的选择。推荐早期（24h 之内）上消化道内镜检查，而急性静脉曲张出血需要更紧急（12h 之内）的干预。

（七）下消化道麻痹（麻痹性肠梗阻）

下消化道麻痹（麻痹性肠梗阻）指肠蠕动功能受损，导致粪便不能排出体外。临床症状包括至少 3 天肛门停止排便，肠鸣音存在或消失，同时需排除机械性肠梗阻。在 ICU 之外的科室，便秘和顽固性便秘还包括不舒服的肠道蠕动、排便困难和疼痛等症状。而 ICU 患者无法表达上述症状，故建议使用"下消化道麻痹"这个概念。

（八）肠管扩张

当腹部平片或 CT 显示结肠直径超过 6cm（盲肠超过 9cm）或小肠直径超过 3cm，即可诊断肠管扩张。

六、慢性危重症胃肠道功能评估

危重疾病评分是根据疾病的一些重要症状、体征、影像学和生理参数等进行加权或赋值，量化评价疾病的严重程度或预测结局的方法。影响胃肠功能的因素主要包括胃肠动力、消化吸收和屏障功能三方面，其中胃肠动力、屏障功能最能反映胃肠功能障碍。

（一）胃肠动力评价

1. 临床症状评价　胃肠功能障碍的典型临床表现为腹泻、腹胀、便秘、积气、张力减弱及肛门停止排便排气等。但是临床症状多依赖于患者的主观感觉和描述，在疾病的影响下，其准确性下降，作为客观性的指标不够可靠。在重症疾病，患者丧失意识的情况下，依赖症状进行诊断，则更容易漏诊。如有研究报道，重症脑出血消化道功能衰竭发生率为 19.4%～48.2%，提示脑出血患者更易出现胃肠衰竭，但这些患者很少能清楚描述自身消化系统症状。

2. 体征评价　胃肠功能障碍的消化道体征为肠鸣音异常，肠鸣音检查一般靠临床听诊。由于肠鸣音的非周期性和随机性强，人耳听诊受非定量化和主观化的限制，使听诊结论不尽相同。

通过数字化技术获取肠鸣音的研究得到重视和发展，但肠鸣音信号弱、背景噪声强等，导致信号的去噪、特征提取及分类识别难，临床应用受到一定限制。有研究者研发了一套基于声卡的肠鸣音采集系统，并已用于医院重症医学科的患者的肠鸣音采集检测试验中，但尚未见应用效果的报道，临床应用效果尚待观察。

3. 胃液检查　临床可通过检查胃液指标来评价胃肠动力，包括胃液量、颜色、气味、黏液等。空腹胃液，正常为 10～70ml，胃液量增多若超过 100ml 提示分泌过多或胃排空障碍。正常胃液为无色半透明或微浑的液体，红色、棕色、咖啡色见于黏膜损伤、上消化道出血、胃炎、胃溃疡、胃癌等。正常胃液略带酸味，出现腐败臭味为消化不良或胃液潴留，粪臭常为小肠低位梗阻。正常胃液含少量黏液，大量黏液见于慢性胃炎。

4. 胃电图的描记　研究表明，胃电节律异常和胃排空障碍密切相关，所以胃电图也是检查胃肠运动的重要手段。从胃电图记录上可获得胃电慢波频率、振幅、规律性。但是，这种体外检测方法干扰因素太多，如胃肠电信号弱、信噪比小、易受心电等其他生物电干扰和呼吸伪差影响等，结果分析比较困难，临床尚未广泛应用。

5. 胃肠激素的检测　危重症患者发生胃肠功能障碍时胃肠激素水平会发生相应的变化，同样，与胃肠动力功能密切相关的胃肠激素也会改变。胃动素（motilin，MTL）、胃泌素（gastrin，

GAS）、生长抑素（somatostatin，SST）、胆囊收缩素等是调节人类胃肠动力功能的重要胃肠激素，可较直接反映胃肠动力状况。MTL 是促进胃肠运动的激素，促使胃肠平滑肌收缩。GAS 促进胃酸分泌、消化道黏膜生长等。SST 可以抑制大多数的胃肠激素分泌，并抑制胃酸分泌、胃肠运动和胆囊收缩。目前，此类研究报道较少，尚处于动物实验研究阶段，但它在临床上的重要性却日益凸显。有研究发现，危重症患儿血液 GAS、MTL、SST 水平与病情危重程度有关，病情越重，GAS、MTL 水平越高，SST 水平越低。这说明 GAS、MTL、SST 水平可用于评估病情的严重程度、判断预后。胃肠道病症（gastrointestinal disorders，GID）时血液 GAS、MTL 水平升高，SST 水平降低。这说明 GAS、MTL、SST 水平可作为检测胃肠功能损害的实验室指标。

6. 影像学检查 对胃肠动力的检查目前主要有不透 X 线标记物法、核素扫描法、氢呼实验法、超声、胃肠测压法、胶囊内镜等检查。

(1) X 线检查方法简单，符合生理条件并能定量评估胃肠排空，可为指导临床诊治胃肠运动障碍提供依据。但是检测时间比较长，不适合对危重患者进行反复的动态监测。

(2) 核素扫描法常用于评价肠功能药物疗效，虽然准确、可靠，但检查测量时间长，花费昂贵，难以被患者接受。

(3) B 超检查具有非侵入性、无放射线、直观等特点，但对胃肠壁超声图像的正确识读非常关键，其准确度受技能水平限制，有一定难度。

(4) 氢呼实验法简便、无创伤，研究显示 ^{13}C-辛酸和 ^{13}C- 醋酸盐呼吸试验用于胃排空检查得到与核素检查较一致的结果，其准确性较可靠。但危重患者的配合性较差，同时还受药物，机器（呼吸机）等的影响。

(5) 测压法需将测压导管插入胃，技术复杂，临床应用困难，小肠或结肠事件记录长，甚至 24h 连续测压，应用于临床检查可能性不大。

(6) 胶囊内镜操作简单，对小肠黏膜、血管、黏膜下病变的检出能力高于小肠钡灌及血管造影检查，但胶囊式内镜是有观察盲区的，如皱襞处和弯曲处等。此外，检查费用昂贵限制了其临床应用。

（二）胃肠道黏膜屏障功能评价

1. 胃肠黏膜 pH 值 用胃肠压力测定法检测胃肠黏膜 pH 是反映胃肠血流灌注和氧合的敏感指标，可以早期预测胃肠缺血、缺氧状况。它是一种简单微创的实验室检测方法，比其他实验室指标（如动脉血气）在检测胃肠道缺血更为敏感、更有价值。研究发现，胃黏膜 pH 降低和胃血流减少明显相关，监测胃 pH 具有指导治疗、改善预后的作用。有报道显示，胃肠功能障碍患儿的胃 pH 较对照组明显降低，提示胃肠功能障碍组患儿胃黏膜内有严重酸中毒，胃黏膜处于严重灌注不足，表明胃 pH 的降低与新生儿胃肠功能障碍的发生密切相关。pH 直接反映组织的氧合及代谢情况，对患者进行 pH 监测可及时了解病情的危重程度及其预后。

2. 肠道菌群 在危重患者中，肠缺血后的菌群与内毒素移位机制被认为是多器官功能衰竭的一个主要发病机制，但目前尚无足够的、直接的临床和实验证据表明菌群失衡可导致肠道机械屏障黏膜绒毛结构受损，肠黏膜免疫水平下降，sIgA 分泌量随菌群失衡程度呈下降趋势，同时引起黏液层中黏液素和防御素分泌量增加。肠道菌群的检查方法有直接涂片法、平板活菌计数法、16S rRNA 基因探针法和生物芯片法等。其中平板活菌计数法方法规范，可比性强，直接涂片法操作简单，能较快了解菌群的变化。

3. 黏膜通透性测定 肠黏膜通透性及其变化在一定程度上可以反映肠屏障功能损害及其程度，用于判断黏膜屏障完整性，其方法如下。

(1) 血浆瓜氨酸：也称为"肠道 V 因子"，即一种非蛋白质氨基酸，具有肽键形成能力，但不参与蛋白质的合成，瓜氨酸主要来源于人体成熟的肠道上皮细胞。血浆瓜氨酸浓度被认为是肠细胞质量的一个指标，在危重疾病中血浆中瓜氨酸的浓度小于 20mmol/L 时，代表肠道细胞分泌功能下降，低水平与疾病严重程度和死亡率增加相关。最近研究发现，与肠外营养相比，肠内营养水平随着肠内营养的增加而增加，这进一步证明了肠内营养对肠道功能的益处。然而，瓜氨酸浓度与吸收功能无关。

（2）血浆或尿液肠脂肪酸结合蛋白：也称为"肠道的 TNI"，肠脂肪酸结合蛋白（I-FABP，即 FABP2）作为脂肪酸结合蛋白中超家族的重要成员，主要参与机体对脂肪酸的吸收、转运及在细胞器内的再分布及利用。在危重患者中，肠细胞破坏的血浆生物标志物（肠脂肪酸结合蛋白）升高，可能反映了吸收表面积的减少，但其与吸收能力的相关性尚未测量，也还没有在常规临床实践中使用。

（3）丁酸盐：丁酸盐作为结肠上皮最佳的氧化底物，直接为肠上皮提供能量。虽然不是直接来源于肠上皮细胞，但是通过监测血丁酸盐的浓度可以反映肠道黏膜在 PN 状态下的改变。

（4）分子探针：Alberda C 等用分子探针观察危重患者的肠通透性。测定肠黏膜通透性的分子探针主要有糖分子探针、同位素探针和聚乙二醇类分子探针。以糖分子探针中乳果糖 / 甘露醇比值（L/M）最为常用。液相色谱 - 串联质谱法测定尿中乳果糖、甘露醇和乳糖含量，样品处理简单快速、检测灵敏、准确可靠，使临床检测肠通透性成为可能。但是肠黏膜通透性的细胞和分子基础尚不清楚，有关肠通透性的检测仍然存在不少问题，需要进一步研究。

分子探针（糖分子探针、同位素探针、聚乙烯二醇分子探针）通过受损的肠黏膜入血，通过肾脏排出而从尿液中测得。肠道细菌代谢产物二胺氧化酶（diamine oxidase，DAO）血浓度测定，其含量反应黏膜受损与通透性增加的程度。肠黏膜细胞凋亡分子 -1（apoptotic protease activating factor-1，Apaf-1）表达变化与凋亡细胞指数比例。

必须强调的是，上述标志物因存在诸多局限，如测量时耗时、不能实时获得数据、尚未确定决定预后的阈值、缺乏准确的动力学相关数据（半衰期、代谢和清除）等，未被临床医生广泛应用。ICU 患者肠道细胞受损及肠屏障功能衰竭的标志物及其界值如图 19-1 所示。

肠功能损伤是在 ICU 患者中较常见的并发症，肠黏膜作为机体一道重要的生物屏障，其结构与功能的完整性不仅影响肠道本身，也关系到肠道以外的 MODS。因此，重症科医生应认识肠功能损伤的病理、生理特点，更深入地理解肠道与全身之间的相互影响，合理进行目标指导下的复苏治疗，以降低或减轻急性疾病导致的肠损伤与 MODS 发生。

七、慢性危重症胃肠功能评分与分级

危重症病情评价系统的研究是当今危重症医学研究的新领域。1981 年，Knaus WA 首次建立了急性生理及慢性健康状况评分系统（acute physiology and chronic health evaluation，APACHE）；1984 年，Le Gall 又提出了简化的急性生理评分（simplified acute physiology score，SAPS）；1985 年，Lemeshow S 等提出了死亡概率预测模型（mortality probability model，MPM）。这 3 个重要的危重症评分预测系统的建立，为临床和科研提供了有价值的手段和科学评价方法。虽然国内外学者经过 40 年的深入研究，经过不断完善，已经推出包括 APACHEⅣ、SAPSDI 及 MPM1B 更新的病情评价系统，大多学者认为新一代病情评价系统更能准确地预测病死概率，但由于各种因素的影响，研究结果也有差异。目前，新一代病情评价系统都是以其评分来间接评估危重症患者胃肠道功能状况，对于这些病情评价系统是否适用于判断危重症患者的胃肠功能，国内外尚无报道。关于危重症患者的胃肠功能障碍评价，目前国内外还缺乏统一的标准。

（一）危重症胃肠道功能障碍评分

1. 胃肠功能障碍与衰竭评分 国内研究者为了便于对胃肠功能障碍与衰竭（GIDF）进行早期发现、动态观测和疗效评价，按照循证医学 Meta 分析的基本步骤，对各种胃肠功能诊断方法进行了系统评价，筛选出诊断 GIDF 的指标并进行等级量化。2002 年，首次建立了以临床表现、肠鸣音、黏膜病变、肠吸收面积、细菌易位等 5 项指标 4 级评分的 GIDF 的诊断评分方案（表 19-2）。细菌易位目前主要依靠血培养、腹水检查、淋巴结活

检等方法判断，临床诊断比较复杂，并且难以得到准确的结果。国内对胃肠功能评价也有比较简单的方法，如以肠鸣音和消化道出血为标准来评价胃肠道功能，但是消化道出血量较少时，则容易被漏诊。

2. 胃肠衰竭评分 2008 年，Reintam A 等提出了第一个胃肠衰竭的评分，并且证明了胃肠衰竭与预后不良相关，在研究中尝试将是否存在肠内营养不耐受（food intolerance，FI）和腹腔内高压（intra-abdominal hypertension，IAH）结合，以评价胃肠功能障碍和预测病死率（表 19-3）。此研究

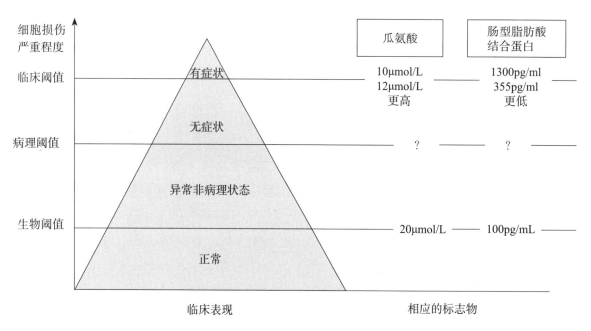

▲ 图 19-1 危重症患者肠道细胞受损及屏障功能衰竭标志物的变化及阈值

表 19-2 GIDF 评分

项　目	1（轻度）	2（中度）	3（重度）	4（衰竭）
临床表现	轻度腹胀腹泻（或 X 线、B 超发现肠积气增多）	中重度腹胀或腹泻（5～8 次 / 天以上，不能耐受食物）	胃肠道出血，梗阻或由胃肠道病变引起的体液紊乱	大量胃肠道出血和 24h 输血在 400ml 以上
肠鸣音	亢进或减弱	明显减弱	偶有或消失	消失（麻醉或药物除外）
黏膜病变	充血或水肿	糜烂或出血	应激性溃疡或灶性坏死	多处或广泛坏死、穿孔
有效吸收面积	>70%	50%～70%	30%～50%	<30%
细菌易位	黏膜感染	淋巴结或肠系膜感染	邻近器官肠源性感染	

表明，在 ICU 病死率预测方面，GIF 的平均得分在最初 3 天具有很高的价值。GIF 评分对于胃肠系统信息分类是很有用的。

但该评分有两个缺陷：①肠内营养耐受性评估具有主观性，会影响临床的判断；②腹内高压没有严格的衡量标准，而是增加腹内压和降低腹部顺应性的组合，并且还和临床所用液体有关。此外，IAP 不能被证明对胃肠道功能的充分衡量，也有一些证据表明，并不是所有伴有腹腔高压的患者都会有胃肠道障碍，反之亦然。

3. 洛桑肠衰竭评分（LIFE） Berger 也对 Reintam A 的评分标准提出了质疑，认为该研究提出的标准在不同诊断范畴的适用性不具有一般重症监护患者的代表性，应该包含更多的症状、体征。随

后他提出了自己的评分标准，并且此评分应用于临床，但是没有发表相关研究数据（表 19-4）。

总之，尽管国内外研究者提出了一系列不同的肠道功能评分系统或标准，但每一种评分方法都有其局限性和不足，未能为大多数研究者和临床医生认可。因此，在临床工作中，我们更需要寻找其他更为可靠、直接和客观的指标。

（二）急性胃肠损伤分级

"胃肠道功能障碍"是描述发生在 ICU 之外的大部分胃肠道症状（腹泻、呕吐等）和诊断（胃肠炎等），对于危重症患者，应用"急性胃肠损伤"这一概念。急性胃肠损伤（acute gastrointestinal injury，AGI）严重程度分级如下。

1. 急性胃肠损伤 I 级（存在胃肠道功能障碍或衰竭的危险因素） 有明确病因且暂时的胃肠道功能部分受损，如腹部术后恶心呕吐及肠鸣音消失、休克早期肠动力减弱。

2. 急性胃肠损伤 II 级（胃肠功能障碍） 胃肠道不具备完整的消化和吸收功能，无法满足机体对营养物质和水的需求。胃肠功能障碍未影响患者一般状况，如胃轻瘫伴有大量胃潴留或反流、下消化道麻痹、腹泻、腹腔内高压 I 级（腹腔内压力 IAP12～15mmHg）、胃内容物或粪便中可见出血、食物不耐受（尝试肠内营养途径 72h 未达到每天 20kcal/kg 目标）。

表 19-3 急性胃肠道损伤评分

要 点	临床症状
0	正常胃肠功能
1	肠道喂养<计算需求量的 50%，或腹部手术后 3 天内不进食
2	喂养不耐受（胃内潴留、呕吐、肠胀气或者严重腹泻）或腹内高压
3	喂养不耐受（胃内潴留、呕吐、肠胀气或者严重腹泻）和腹内高压
4	腹腔间室综合征

表 19-4 洛桑肠衰竭评分模型

变 量	0 级	1 级	2 级	3 级	4 级
IAH（mmHg）	<12	12～15	15～20	20～25	>25
乳酸和 pH 值<7.25	<2	2.0～3.0	3.0～4.0	4.0～5.0	>5.0
每 6 小时胃残留量（ml）	<100	200～300	>300	>400 或呕吐反流	—
每天 EN 进程	正常	—	第 3 天<60% 需要量	—	第 4 天<60% 需要量
便秘（随着时间的推移）	1 次 /1～3 天	0 次 /4 天	0 次 /5 天胃胀气	腹胀	Ogilvie 综合征
腹泻（每天次数）	—	—	4～6	6～10	>10
肠鸣音	正常	消失	—	亢进	

EN. 肠内营养；IAH. 腹腔内高压

3. 急性胃肠损伤Ⅲ级（胃肠衰竭） 给予干预处理后，胃肠功能仍不能恢复，患者一般状况没有改善，如大量胃潴留（持续食物不耐受）、持续胃肠道麻痹、肠管扩张、腹腔内高压进展至Ⅱ级（腹腔内压 15～20mmHg）、腹腔灌注压（abdominal perfusion pressure，APP）下降（＜60mmHg）。

4. 急性胃肠损伤Ⅳ级（胃肠衰竭伴有远隔器官功能障碍） 急性胃肠损伤逐步进展，多器官功能障碍综合征和休克进行性恶化，随时有生命危险，如肠道缺血坏死、导致失血性休克的胃肠道出血、Ogilvie 综合征、需要积极减压的腹腔间室综合征。

（三）胃肠道黏膜屏障功能障碍的诊断要点

1. 进行性腹部胀气，肠鸣音减弱，不能耐受饮料和食物超过 5 天。

2. 胃肠蠕动消失。

3. 肠鸣音近于消失，出现中毒性肠麻痹，有高度腹胀者。

4. 应激性溃疡，无结石性胆囊炎等。

（四）胃肠道黏膜屏障功能衰竭的诊断要点

1. 有引起胃肠道功能衰竭的前提，如重症感染、休克、黄疸、烧伤、脑血管意外，大手术后，以及有肺、心、脑、肾、肝等器官功能衰竭的患者，出现上消化道出血，应高度警惕胃肠衰竭的发生。

2. 疑有应激性出血者，24h 内失血超过 800ml。

3. 经内镜检查确定胃黏膜有糜烂、溃疡、出血者。

4. 胃肠道本身的疾病和一些全身性疾病也可引起胃肠道功能衰竭，如胃肠道炎症、急性出血坏死性胰腺炎、高位肠瘘、短肠及中枢神经系统疾病，严重创伤，某些药物因素等。

另外胃肠道黏膜屏障功能衰竭，需要有以下 1 种或 3 种病理与生理的改变：①正常生长在肠道内的细菌平衡失调，发生革兰阴性大肠杆菌菌群的扩增；②宿主自身的防卫功能发生障碍；③黏膜屏障在结构与功能上发生变化等。任何一个诊断要点都是随着科学的进步，通过不断深入的基础研究及临床实践，再通过大量临床病例进行验证，使原有的诊断要点不断得到充实、完善。

八、慢性危重症胃肠道功能维护

输送到胃肠道的营养物质的消化和吸收受许多因素的影响。迄今为止，肠道功能障碍（胃排空延迟和肠道蠕动受损）的临床管理是多模式的，包括原发病治疗、胃肠动力药物治疗和营养策略等。

（一）综合治疗

综合治疗至关重要，胃肠道黏膜是抵御细菌入侵的极其重要又极易受损伤的屏障，广大医学工作者在不断的实践中总结出了对其保护的一系列措施。

1. 及时有效的复苏 危重患者因失血性休克或感染性休克可导致肠道缺血、缺氧，肠黏膜屏障明显受损，及时行液体复苏至关重要。充分的液体治疗以维持机体内环境稳定，能促进各器官功能恢复，降低并发症发生率及病死率，也是保护肠道屏障功能、预防或减少肠道细菌易位的关键之一。

液体复苏常致患者发生不同程度的液体正平衡，该类患者预后较差，因此，控制液体正平衡是复苏的一大目标。在复苏过程中应贯彻损伤控制性液体复苏的理念，控制液体出入平衡，预防复苏过程中机体损害加重特别是凝血机制受损。2022 年，脓毒症拯救指南中推荐，脓毒症休克患者初始液体复苏的目标平均动脉压至少维持在 65mmHg。但合并腹腔感染或腹部创伤等致腹高压情况的脓毒症休克常伴随腹腔高压，若按此标准就可能忽略了对腹腔脏器的保护。纠正血压并不是液体复苏的最终目的，而只是一种手段，治疗的目标应该是改善组织灌注。为此，对肠屏障受损患者的复苏还可以反映腹腔脏器血流灌注的腹腔灌注压为复苏目标。APP 是平均动脉压与腹内压的差值，正常值在 60mmHg 以上，临床最常用的方法是通过测量腹腔内压来间接计算 APP。APP 已被众多研究证实可反映腹腔器官和组织的血液灌注，具有良好的预后判断价值，可作为评估内脏器官血流动力学变化的参数。

应用血管活性药物可改善血流动力学状态，逆转器官功能损害，是休克重要的循环支持手段。多巴胺、多巴酚丁胺、肾上腺素、去甲肾上腺素和去氧肾上腺素是常用的血管活性药物。近年来，血管活性药物的应用不仅为了升高动脉压，更重要的是改善了内脏器官的血流灌注。去甲肾上腺素可改善感染性休克患者的全身血流动力学，改善肠道等内脏器官的缺血缺氧，优于多巴胺、肾上腺素等，被广泛用于感染性休克的复苏。

2. 原发病治疗 用胃管抽吸胃内容物以防止胃扩张及洗胃等；设法降低胃酸的浓度，用甲氰米胍对应激性溃疡及出血有预防作用。用抗酸剂保持胃液的 pH 值在 3.5 以上。保护胃黏膜常用的药物包括抗酸药类和抗组织胺。抗酸药类如氧化铝凝胶 10～15ml，每天 3～4 次，必要时可适当增加次数；镁乳 4ml/ 次，每天 3 次；乌贝散 3g，每天 3 次；乐得胃 2 片，每天 3～4 次；吉福士凝胶 3.2g，每天 3 次。抗组织胺常用药物如雷尼替丁 150mg，每天 2 次口服，或 100mg 静脉滴注，每天 2～3 次；甲氰咪胍 200mg，每天 3 次，或 400mg 静脉滴注，每天 4 次；法莫替丁 20mg 静脉滴注，每天 2 次。

3. 抑制 H^+/K^+ 泵 目前临床主要使用奥美拉唑，可通过抑制胃壁细胞的 H^+/K^+-ATP 酶达到抑酸分泌作用。常用剂量 40mg 静脉滴注，4～6mg/h。

4. 拮抗氧自由基 SOD、别嘌呤醇均能减少应激性溃疡发生率并阻止肠道细菌移位，还可提高生存率。在严重烧伤患者休克期，给予别嘌呤醇 50mg，口服，每天 3 次。维生素 E 及多种中草药，如小红参酮、复方丹参、大黄等，也有明显拮抗自由基作用。

5. 出血治疗

(1) 药物止血：酌情选用以下止血药。云南白药，每次 1 克，每天 3 次。止血芳酸，每次 0.2～0.4g，静脉滴注，每天 2 次。止血敏，0.5～1.0g，静脉滴注，每天 2～4 次。垂体后叶加压素，20U 加入 50ml 生理盐水中静脉微泵注入，每天 1 次。立止血 1KU，静脉滴注，每天 4 次。

(2) 经选择性插管灌注药物：经选择性插管，可灌注血管加压素等血管收缩药物，可用于消化道大出血。可灌注加压素，速度为 0.2U/min，20～30min 后，可做治疗后血管造影，以确定止血效果。也可改用栓塞治疗，这是目前食管下段、胃及十二指肠溃疡出血首选治疗方法，尤其胃左动脉分支出血治疗效果更佳。用对比剂稀释成混悬液推注，此法可避免因灌注治疗中留置导管时间较长或血管加压素引起的不良反应。

(3) 经纤维内镜下止血：局部喷洒止血药，如 80mg/L 去甲肾上腺素或孟氏溶液；电凝止血，使用电流为 100 万 r/s，但需操作得当；激光止血；最近有人试用向出血灶喷涂组织黏合剂，如 α- 氰基丙烯酸脂等，亦可达到止血目的。

(4) 手术治疗：出血治疗无效时，则需手术治疗。一般情况下手术治疗可有效地控制出血。其效果可达 85%～90%。

6. 采用选择性肠道去污染 通过给予非肠道吸收药物杀灭肠道内机会致病菌，以减少细菌移位而引起的肠源性感染的发生率等。

（二）选择适当营养策略

解决喂养不耐受症的一种常见策略是用能量密集型配方（即 2kcal/ml）代替标准的肠内配方（1kcal/ml），期望这将改善能量输送，但是鉴于我们对缓慢胃排空的潜在机制的理解（即小肠对营养物质存在的反馈增强），这种方法可能缺乏逻辑性。

1. 热量密度和常量营养素组成 TARGET 试验随机选择 3957 名危重患者接受能量密集型或标

准肠内营养治疗。尽管肠内配方以相同速率（即患者接受相同的体积）给予，并且蛋白质和纤维含量均得到控制，但能量密集组记录的最大 GRV 中位数（四分位间距）较高［250（100～441）vs. 180（65～360）ml，95%CI 40（30～50）ml］。这些患者也有较高的反流或呕吐发生率，并且接受治疗促动力治疗的可能性更大。这可能是由能量密集型配方中热量或脂肪含量增加所致（58g/L vs. 27g/L）。同时，两组之间的肠功能没有差异。

这是得到了两个不同危重患者队列的事后分析得出的数据的支持，这些数据显示，与标准肠内配方的等容剂量相比，采用能量密集型（2kcal/ml）配方的大剂量减慢了胃排空的速度。我们最近完成了对危重患者的交叉随机对照试验，以评估 200ml 标准剂量配方（1kcal/ml）输注是否与等热量 100ml 能量密度（2kcal/ml）的肠内配方以相似的速率从胃排空。这将确定本身的热量含量（与大量营养素组成相反）是否会导致胃排空。

2. 血脂　尽管据我们所知，还没有研究探讨等热量高脂配方对危重病患者胃排空的影响，但在健康人群和其他临床人群中，脂肪已被证明能减缓胃排空。SPIRIT 试点试验在 90 名危重患者中评估了一种改良的肠内营养配方［含"肠道友好型"脂肪酸（Peptamen AF）］对腹泻的疗效，并与标准治疗进行了比较。作者报道两组之间腹泻的发生率或频率没有差异，可能表明和其他因素更相关。

3. 蛋白质　虽然增加热量或脂肪含量会减缓胃排空，但似乎不受蛋白质含量的影响。在一项针对严重超重成人的随机对照试验中，比较了两种不同蛋白质剂量的等热量肠内配方营养。结果显示，两种配方营养在胃肠道不耐受方面没有差异。这将在澳大利亚和新西兰的一个更大的试验中进一步研究。

4. 间歇性与持续性喂养　最近的一项研究将 121 例机械通气的危重患者随机分为间歇性和连续性肠内喂养，以评估其对肌肉质量变化的影响。对于完成试验的 63 位患者，腹泻、呕吐、促动力药或 GRV 超过 300ml 的天数没有差异。然而，该试验并未控制既往存在的糖尿病，这是不平衡的，也没有提供具体营养量，因此将在一项前瞻性试验中进一步探讨胃肠内分泌对间歇性和持续性喂养的反应。

5. 促动力药物　红霉素和甲氧氯普胺被广泛用于（超适应证）加速胃排空，但都有其局限性。胃排空缓慢可能由许多因素介导，其中之一可能是生长激素释放肽水平降低。除了加速胃排空外，生长激素释放肽还具有额外的潜在优势（抗代谢、抗炎）。促动力治疗可以是对喂养不耐受的反应（通常由大的 GRV 确定），也可以是对所有接受喂养的患者的预防性治疗。预防性治疗从来没有被证明能改善热量的传递，而对大的 GRV 的治疗已经被证明能减少 GRV，因此可能在这类病例中加速胃排空，以及改善热量的传递。在最近的一项随机对照试验中，对 120 名患者进行了静脉注射合成生长激素释放肽激动药（乌里莫林）与预防性给予胃复安的比较。在接受蛋白质处方的中位日平均百分比的主要结果中没有发现差异。由于乌里莫林是一种有效的促胃动力学药物，因此可能是研究方法而非治疗失败导致了这种中性结果，因此应考虑在不同人群中使用可变性较小的主要终点对该药物进行进一步研究。

6. 泻药　最近的 Meta 分析检查了预防性泻药的使用。只有三个随机对照试验被包括在内，所有这些试验都使用不同的方法来量化肠功能及不同类型的泻药。预防性泻药合计（$n=\frac{1}{4}496$），可减少便秘的发生率（点估计 0.39，95%CI 0.14～1.05），但增加了腹泻的风险（1.58，95%CI 1.22～2.04，基于一项研究）。预防性泻药似乎并未影响临床结果，如机械通气时间、ICU 入院时间或死亡率，尽管这些试验对这些结果的支持可能不足，并且这些数据可靠性差。有必要在这方面进行更多的临床试验。

（三）免疫营养支持治疗

近期一系列相关研究表明，某些营养物质不仅能防治营养缺乏，而且能以特定方式刺激免疫细胞增强应答功能，维持正常、适度的免疫反应，调控细胞因子的产生和释放，减轻有害或过度的炎症反应，维护肠屏障功能等，人们将这一新概念称之为免疫营养。

具有免疫药理作用的营养素已开始应用于临床，包括谷氨酰胺、精氨酸、ω-3 脂肪酸、核苷和核苷酸、膳食纤维等，有预防小肠黏膜萎缩、维护肠屏障功能和免疫调节作用，可以减少细菌和内毒素移位。谷氨酰胺是常用且有效的一种药物。目前认为谷氨酰胺是危重患者基本的必需氨基酸，在严重创伤、大手术、脓毒症和应激状况下肌肉和内脏（小肠）所含谷氨酰胺的消耗明显增加，血浆及组织内谷氨酰胺降低。早期应用谷氨酰胺的营养支持对严重创伤和高分解代谢的患者有特殊效益，输入谷氨酰胺可增加其在血浆中的浓度，改善氮的平衡和维护小肠的完整性，缩短住院时间，并能明显降低院内感染率。谷氨酰胺保护肠黏膜屏障功能的作用机制，提供肠黏膜所必需的营养底物，调节免疫功能，调节炎症反应，减轻氧自由基对机体及肠黏膜的损害。

（四）EN 或 PN 对肠道屏障功能的影响

1. EN 的优势　肠道细胞需要以特定的营养方式（肠内营养）来维持其正常的结构和功能，肠内营养（enteral nutrition，EN）可以增强肠道的紧密连接功能及微生态平衡。动物实验和临床研究表明，机体肠道完全剥夺食物营养素及其相关的胃和胰胆的分泌物，会导致肠黏膜萎缩和肠道屏障完整性受损，从而增加 BT 的风险。与 PN 相比，EN 绝对可以降低急性重症胰腺炎患者的感染并发症、SIRS、MODS 及死亡的发生率。一项来自 18 个 RCT 研究纳入 3347 例危重症患者的 Meta 分析显示，EN 虽然没有降低病死率，但是在感染并发症发生率和 ICU 住院时间明显优于 PN。

2. PN 的劣势　动物实验研究证实，全肠外营养（total parenteral nutrition，TPN）导致肠道菌群发生改变（以变形杆菌为优势菌群）及肠壁通透性增加（肠杆菌科主要利用营养物质向小肠管腔的渗透增加），面临着 PN 相关的肝病危险，包括肠非特异性炎症、肠道通透性受损致 BT 增加、原发性和继发性胆管炎、肝胆循环障碍、EN 缺乏，部分营养素（如蛋白质、必需脂肪酸、胆碱、甘氨酸、牛磺酸、肉碱）等的缺乏。肠外营养会导致的血丁酸盐明显下降，动物实验研究发现，静脉补充丁酸盐可以正向调节肠道防御机制、对抗 PN 诱导的菌群失调、调节肠系膜淋巴结的 T 细胞亚群、增加 PN 诱导肠组织 RegⅢg 的表达量。

3. 目标剂量　40% 的 EN 为逆转 PN 诱导的肠黏膜损伤的理想剂量。危重症患者即便 EN 不能达到目标剂量，也不能随意放弃 EN。积极 EN 不仅仅是避免 PN 相关的肝脏疾病，更重要的是 PN72h 后黏膜地址素细胞黏附分子 –1（MAdCAM-1）和淋巴细胞水平明显下降，在恢复 EN 后上述免疫指标均有不同程度上升，并在 48h 后恢复初始水平。剥夺膳食纤维饮食后降低大鼠的免疫功能，表现在增加了大鼠对隐球菌敏感性的增加。动物实验证实，与 PN 相比，EN 可以通过提高抗菌肽（如分泌磷脂酶 A_2）提高肠道固有免疫，保留 GALT 功能。禁食 48h 可以明显降低代表机体固有免疫能力的潘氏细胞水平，并发现隐窝内溶菌酶含量明显降低。有意思的是，PN 导致的肠黏膜溶菌酶和肠黏膜黏蛋白水平下降，均可以通过目标剂量的 40%EN 来纠正；同时，目标剂量的 20%EN 可以恢复 PN 所致的肠黏膜碱性磷酸酶下降。基于此，目前认为目标剂量的 40%EN 为逆转 PN 诱导的肠黏膜损伤的理想剂量，考虑与提高 sIgA 水平和激活 JAK1–STAT6 途径有关。改良 EN 成为逆转急性胰腺炎病情恶化的相关因素，早期 EN 可以防止肥胖患者胰腺炎恶化、预防肥胖相关患者胰腺坏死的进展，考虑与抑制炎症反应、调节炎症反应失衡和缓解黏膜缺血等因素有关。

（五）维持肠道微生态

肠道内菌群的数目在 100 万亿个以上，肠道微生物参与肠道免疫系统的调控，因此是维持肠屏障的关键。肠道菌群一旦失调，则可导致肠道本身和肠道外器官的疾病。以烧伤导致的危重症为例，烧伤后肠道菌群失调，革兰阴性需氧菌大量增殖，肠上皮屏障遭到破坏，细菌或其产物从肠腔进入循环，加重了危重患者发生感染的风险。如何维护肠道微生态成为 ICU 医生关心的问题。

1. 避免长时间使用广谱抗生素以免发生菌群失调。当长期大剂量应用广谱抗生素时，正常菌群被抑制或杀灭，耐药菌株不仅生存下来，而且由于失去了正常菌群拮抗或制约，得以大量繁殖，出现严重的菌群失调症状。使用抗生素时，应注意：①根据药敏试验结果选择敏感的抗生素；②不要随意增加药量；③感染控制后及时停药；④身体抵抗力低下时，慎用广谱抗生素。一旦发生了菌群失调，首先停用原来的抗生素，然后根据病原菌种类改用敏感抗生素控制感染。

2. 注意保护构成主要定植抗力的专性厌氧菌，不滥用抗厌氧菌药物，如甲硝唑、替硝唑。

3. 补充益生菌。益生菌是一类对宿主有益的活性微生物，主要包括酪酸梭菌、乳酸菌、双歧杆菌、嗜酸乳杆菌、放线菌和酵母菌等。体外实验和动物实验发现，经益生菌预处理的肠上皮单层细胞应对侵袭性肠道致病菌感染时，肠道应对感染出现的跨上皮电阻下降和肠上皮通透性增加均减少，肠屏障得以维持。益生菌可维持紧密连接蛋白的结构和功能，例如嗜热链球菌和嗜酸乳杆菌可减少感染所致的 Occludin 和 ZO-1 表达下降，从而预防 ZO-1 异位。

益生菌可能降低危重患者感染性并发症的发生，有研究发现，接受益生菌治疗的患者鼻胃管抽吸液中致病性病原菌分离率低，但是并未发现其肠屏障通透性的改变。然而，益生菌在危重症患者的应用还存在争议。一项纳入 298 例重症急性胰腺炎病例的多中心随机对照试验，对比了在 EN 中添加益生菌或安慰剂对预后的影响，发现益生菌组感染性并发症发生率并未降低，而病死率反而升高；推测益生菌可能增加了血流灌注已经减少的局部肠黏膜对氧气的需求，加重了局部炎性反应。

4. 选择性消化道制菌（seleetive digestive decontamination，SDD）由于肠道储存大量细菌和微生物，故有利用抗菌药物抑制或杀灭细菌防止医院内感染，药物包括口服多黏菌素 E、妥布霉素、两性霉素 B，以及静脉应用头孢菌素或万古霉素。临床资料证明，SDD 可以降低危重患者医院内感染性肺炎及其他感染性疾病的发病率，但对 MODS 的发生率和死亡率并未发现有利的证据。

（六）抗内毒素治疗

近年来对多种抗内毒素治疗的方法进行了研究，包括抗毒血清、高免疫多克隆抗体，有用单克隆抗体直接对抗内毒素分子和抗脂质 A 单克隆 IgM 抗体，但没有证明能够降低死亡率。直接对抗 TFN-α、IL-1 和血小板激活因子虽已用于 SIRS 和脓毒症患者，但效果不满意。抗黏附分子治疗中，单克隆直接对抗中性粒细胞抗体黏附分子（如抗 -CD18、抗 CD-11b），实验表明对缺血再灌注损伤和出血性休克动物有益。血管紧张素转化酶抑制因子能缓解肠系膜血管痉挛，以及多种药物阻断氧自由基的活性。

（七）其他措施

重组人生长激素对肠屏障可起到保护作用，增强宿主全身或肠道局部免疫力，危重症患者应用后可促进肠黏膜的再生，维持肠屏障的结构和功能。脱苷脱氨酶抑制药、维生素 C 及维生素 E 等抗自由基的治疗，可防止或减轻肠壁应激造成的过氧化损伤。另外，中药制剂对肠黏膜的保护作用也逐渐被认可。

九、结论

在危重症患者中，肠道功能障碍与慢性危重症和死亡率有关，但这是否是疾病严重程度的标志，而不是导致不良预后的直接因素仍不确定。由于缺乏对肠道功能障碍严重程度的定义或量化的共识，这使情况变得复杂。GRV 测量可能与误吸风险无关，但它仍然是胃动力和肠道功能的方便量化指标。肠道功能的其他测量是主观的或技术上具有挑战性的；吸收能力不可能在临床上评估，生物标志物的效用还有待证明。结肠功能仍

未得到充分研究，预防性使用泻药的益处需要进一步研究。以前治疗肠道功能障碍的目的是改善营养输送，但是由于尚未显示早期热量输送会影响结果，因此测量和解释 GRV 的方法及 ICU 早期促动力药或幽门后喂养的处方应相应改变。尽管如此，应继续研究促动力药等治疗效果的试验，着眼于临床相关结果。最后，已经考虑了一些改善危重症康复的营养策略（如高蛋白配方奶粉、间歇喂养），并且应该考虑它们对肠道功能的影响。

参考文献

[1] 吴秀文，任建安，黎介寿 . 慢重症患者肠屏障功能的维护 [J]. 中华胃肠外科杂志，2016，19（07）：734-736.

[2] 赵平，凌亦凌 . 胃肠激素与危重症胃肠功能障碍的研究进展 [J]. 中国危重病急救医学，2006，18（10）：634-636.

[3] 许媛 . 急性胃肠黏膜损伤：病理生理与治疗 [J]. 中华重症医学电子杂志，2016，2（1）：16-20.

[4] 李继昌，柯楠 . 肠功能障碍与肠衰竭 [J]. 河南医学研究，2005，14（4）：372-375.

[5] 屠伟峰，肖光夏 . 胃肠道功能障碍的研究现状 [J]. 消化外科，2002，1（1）：66-69.

[6] 李幼生 . 肠道内分泌功能障碍——肠功能障碍重要组成 [J]. 肠外与肠内营养，2014，21（1）：1-3.

[7] 李刚，李幼生，黎介寿 . 肠功能障碍的新概念：急性肠损伤与急性肠伤害综合征 [J]. 肠外与肠内营养，2010，17（5）：302-305.

[8] 陈雪萍，肖敏，曾跃红，等 . 危重症患者胃肠功能障碍评价研究进展 [J]. 湖北医药学院学报，2012，31（6）：439-443.

[9] 杨彤，林希平，黄献文 . 胃动素、胃泌素水平及胃黏膜 pH 值的变化与新生儿胃肠功能障碍的关系 [J]. 中国小儿急救医学，2008，15（1）：46-48.

[10] 熊德鑫，伍丽萍 . 注意菌群失调检测的方法 [J]. 中华医学杂志，2005，85（39）：2746-2748.

[11] 王超，苏强，张淑文，等 . 多器官功能障碍综合征病情严重度评分系统 [J]. 中国医学科学院学报，2007，29（4）：497-500.

[12] 马晓春 . 欧洲危重病学会（2012）急性胃肠损伤 [J]. 临床外科杂志，2013，31（3）：159-161.

[13] Sierp E L, Kurmis R, Lange K, et al. Nutrition and gastrointestinal dysmotility in critically ill burn patients: a retrospective observational study[J]. JPEN J Parenter Enteral Nutr, 2020.

[14] Reintam Blaser A, Malbrain M L, Starkopf J, et al. Gastrointestinal function in intensive care patients: terminology, definitions and management. Recommendations of the ESICM Working Group on

Abdominal Problems[J]. Intensive Care Med, 2012, 38(3): 384-394.

[15] Chapple L S, Weinel L M, Abdelhamid Y A, et al. Observed appetite and nutrient intake three months after icu discharge[J]. Clin Nutr, 2019, 38: 1215-1220.

[16] Koelfat K V K, Plummer M P, Schaap F G, et al. Gallbladder dyskinesia is associated with an impaired postprandial fibroblast growth factor 19 response in critically ill patients[J]. Hepatology, 2019, 70: 308-318.

[17] Poole D, Rossi C, Latronico N, et al. Comparison between SAPS II and SAPS 3 in predicting hospital mortality in a cohort of 103 Italian ICUs. Is new always better?[J]. Intensive Care Med, 2012, 38(8): 1280-1288.

[18] Keegan M T, Gajic 0, Afessa B. Comparison of APACHE IH and IV, SAPS 3 and MPM0IH and Influence of Resuscitation Status on Model Performance[J]. Chest, 2012, 142(4): 851-858.

[19] Costae Silva V T, de Castro I, Liano F, et al. Performance of the third-generation models of severity scoring systems(APACHE IV, SAPS 3 and MPM-ffl)in acute kidney injury critically ill patients[J]. Nephrol Dial Transplant, 2011, 26(12): 3894-3901.

[20] Reintam A, Parm P, Kitus R, et al. Gastrointestinal failure score in critically ill patients: a prospective observational study[J]. Critl Care, 2008, 12: R90.

[21] Singer P, Blaser A R, Berger M M, et al. ESPEN guideline on clinical nutrition in the intensive care unit[J]. Clin Nutr, 2019, 38: 48-79.

[22] Hay T, Bellomo R, Rechnitzer T, et al. Constipation, diarrhea, and prophylactic laxative bowel regimens in the critically ill: a systematic review and meta-analysis[J]. J Crit Care, 2019, 52: 242-250.

[23] Zhang D, Li Y, Ding L, et al. Prevalence and outcome of acute gastrointestinal injury in critically ill patients: a systematic review and meta-analysis[J]. Medicine, 2018, 97: e12970.

第20章　慢性危重症营养支持

慢性危重症患者存在持续炎症反应、免疫抑制和高分解代谢状态，营养支持是慢性危重症患者综合治疗的重要措施之一，在患者处于这种特殊状态下，如何进行有效的营养支持，直接影响患者的预后。经过长期科研与实践，营养支持在理论认知和临床应用上已经取得较大进展，衍生出新的理念与治疗方法，如渐进式营养管理、滋养性喂养与允许性低热量等。这些理念和治疗方法与慢性危重状态特殊的代谢特点密切相关，只有充分了解后才能制定更加合理的个体化营养支持治疗方案，使患者生存下来，并且得到最大限度地康复。

一、慢性危重症代谢变化

慢性危重症主要机制是持续炎症反应－免疫抑制－分解代谢综合征，临床表现为持续性的炎症反应（如粒细胞增多和高C反应蛋白水平）、免疫抑制（如淋巴细胞减少）和分解代谢（如低白蛋白和前白蛋白水平）等，并且患者容易反复发生院内感染、伤口愈合延迟及压疮等情况，可逐渐发展为恶病质状态，影响患者的认知功能，长期预后不良，是导致慢性重症患者死亡的重要原因。

为保证慢性危重症患者得到精准的营养支持治疗，首先我们要了解这些患者的代谢特点。与普通住院患者比较，慢性危重症患者机体受到持续应激打击，人体代谢对应激的反应包括能量来源途径及消耗的改变，应激性高血糖，身体及心理、行为改变等。

（一）慢性危重状态下的代谢改变与适应性反应

慢性危重状态相关的代谢反应通过增加交感神经系统兴奋度，释放垂体激素，产生炎症因子、脂肪因子等，使合成代谢受抑、能量产生途径改变并消耗底物，导致分解代谢占优势及肌肉质量丢失。

1. 碳水化合物代谢异常　高血糖和胰岛素抵抗是慢性危重状态的常见特征。促炎细胞因子增强分解代谢激素（胰高血糖素、儿茶酚胺和皮质醇）释放，进而刺激肝糖原分解和糖异生动员葡萄糖，满足以葡萄糖作为主要能量来源的组织和细胞，包括中枢神经系统和炎症细胞。由于糖原会在几小时内耗尽，因此内源性脂肪和蛋白质成为主要能量来源。蛋白质可以通过糖异生作用转化为葡萄糖。三酰甘油中的甘油可以形成葡萄糖，但三酰基侧链不能转化为葡萄糖，慢性危重状态下缺乏外源性葡萄糖供应时，会发生大规模蛋白质降解。

2. 蛋白质代谢异常　人体没有"蛋白质储备库"，所有蛋白质均发挥结构或功能作用。在慢性危重状态分解代谢期，蛋白质是能量的主要来源。此时机体应用来源于骨骼肌、结缔组织和胃肠道的"不稳定"氨基酸参与代谢。在损伤或急性炎症后，骨骼肌中的蛋白质会随着需求的增加而迅速分解。蛋白质分解在危重症患者入院后数天内可达每天12～16g氮，特殊情况下可增加至每天30g氮。糖异生过程中蛋白质的降解导致氮的排泄增加，危重状态下，患者处于净负氮平衡；即使在原发病解除后，负氮平衡依旧存在，时间可达数月，甚至数年。

3. 脂肪代谢异常　慢性危重状态早期应激激素（肾上腺素、去甲肾上腺素和胰高血糖素）直接激活脂肪酶，使储存在脂肪组织中的甘油三酯水解，然后以游离脂肪酸和甘油的形式释放到血液中。由于创伤应激造成组织缺氧和线粒体功能异常，使游离脂肪酸不能完全氧化供能，同时长链游离脂肪酸从细胞质转运到线粒体的过程受损，导致细胞内游离脂肪酸积聚，抑制丙酮酸脱氢酶的功能，使丙酮酸、乳酸盐堆积，引起细胞内酸中毒，导致有氧呼吸和细胞利用三羧酸循环产能下降。

（二）危重症患者机体代谢的阶段性特点

机体在应激下的碳水化合物、蛋白质、脂肪代谢异常具有时间阶段性特点，应激后数分钟内激活交感神经 – 肾上腺髓质系统；数小时内激活下丘脑 – 垂体轴；数天内出现炎症反应与免疫系统改变，并释放细胞因子；数周内出现行为改变。机体在危重状态下的生物反应阶段性特点可分为损伤后的"退潮期"和"涨潮期"两个阶段。"退潮期"的生理特点为心输出量减少、氧耗下降、血糖升高、游离脂肪酸水平升高、急性时相反应蛋白水平升高、免疫激活。"涨潮期"的生理特点为心输出量增加、氧耗增加、血糖正常或降低、脂肪分解、蛋白分解代谢、免疫抑制。

"退潮期"通常在发病后 24～48h，持续时间可因损伤类型、复苏及干预措施而不同，其特征是血流动力学不稳定，心输出量减少、耗氧量减少、低体温、胰高血糖素、儿茶酚胺和游离脂肪酸的水平升高；随后出现较长时间的"涨潮期"，其特征是身体总耗氧量、代谢率、心输出量和能源物质（碳水化合物、氨基酸和脂肪）氧化增加。这种"退潮 – 涨潮"的促炎反应，使机体为抵抗感染和愈合提供底物，但严重而失控的促炎反应对机体有害。机体产生的 IL-4、IL-10 等抗炎因子可抵消促炎反应，但当促炎和抗炎失衡、宿主的免疫功能逐渐减弱到无法根除病原体并启动修复过程时，机体会出现持续的炎症分解代谢导致不良预后。

2018 年欧洲肠外肠内营养学会将危重症代谢改变重新分期："退潮期"为血流动力学不稳定的急性期早期，此为危重症患者常见入院的原因之一；"涨潮期"为代谢不稳定、分解代谢为主，可

或多或少存在合成代谢的急性期后期。急性期早期以代谢不稳定和分解代谢严重增加为特征，急性期后期由明显的肌肉萎缩和代谢紊乱逐渐稳定为特征。晚期和（或）慢性期为恢复期，随着原发疾病得到控制、内环境稳定及全身炎症反应的改善，合成代谢逐渐占主导地位，葡萄糖利用率升高、蛋白质与脂肪合成增加；相反，如果患者在晚期和（或）慢性期不能完全恢复，则可能形成持续数周的慢性危重症期，出现 PICS，表现为长期免疫与代谢紊乱，静息能量消耗增加和严重分解代谢，导致营养不良、反复感染、瘦体重下降、伤口不愈合等。

（三）厌食与自噬

感染期间免疫激活、抗体生成和发热反应给宿主造成持续代谢压力，为危重症患者的营养支持提供理论基础。而已有的临床研究结果却显示，积极的营养支持并不总是有利，有时可能有害。脊椎动物和无脊椎动物在感染期间都表现为食欲下降，而厌食也是危重状态常见表现，这提示疾病相关厌食症（sicknessassociated anorexia，SAA）可能是进化过程中被保留下来的特征，并在感染过程中发挥重要作用。厌食症由促炎因子（如 IL-1β 和 TNF-α）产生、脂肪组织瘦素分泌增加、胃分泌饥饿素减少等引起，是宿主的适应性反应之一。

学者普遍认为饥饿会抑制免疫功能，进而认为 SAA 会阻碍有效的免疫反应。事实上在感染期间，免疫反应主要由周围分解代谢供能，部分适应性改变可确保在喂养减少时免疫系统不会缺乏营养，促炎因子（TNF 和 IL-1）可诱导胰岛素抵抗，从而升高血糖水平。动物实验和体内体外研究结果显示，饥饿可促进巨噬细胞对细菌的活性，在感染期间强行喂食会导致小鼠的病死率升高。

感染期间导致的厌食同时上调另一种生理过程：自噬。自噬是指真核细胞将大的细胞成分降解成底物，用以合成关键的细胞成分，如蛋白质、

细胞器等过程。自噬还参与病原体的抑制，包括病毒、细菌及寄生虫、凋亡小体的清除，炎性体复合物和发热诱导的错误折叠蛋白聚集物的降解等。饥饿、营养限制、细胞因子介导的胰岛素抵抗等均可上调自噬反应，提示 SAA 可能上调自噬增强免疫细胞活性，提高细胞自主防御，从而阻止感染传播。相反，危重症患者急性期早期过多输注营养物质，尤其是氨基酸、胰岛素和其他生长因子等，则会抑制自噬。细胞内过多的氨基酸会激活 mTOR 抑制自噬，导致细胞内受损伤的细胞器及病原体清除能力受损。一项医院获得性肺炎的动物实验研究结果显示，患病后接受喂养的小鼠与饥饿小鼠比较，自噬反应明显受抑制。肺组织病理学检查结果显示，喂养组肺泡上皮增生、炎性浸润更明显；而喂养组中，以接受氨基酸喂养的小鼠最为严重。

二、慢性危重症患者营养评估

营养支持是慢性危重症临床救治极为重要的一环。对 CCI 患者实施营养支持前，必须进行营养评估。

（一）营养评估

传统的营养评估包括基础病史（如体重、饮食变化等）、身体组分（如皮下脂肪含量、水肿情况等）、实验室检查（如白蛋白、前白蛋白等）。但对于 CCI 患者，以上评价指标均存在一定的局限性或干扰因素，难以准确反映患者的实际营养情况。肌肉的数量与质量有望用来定义营养不良并将其分层，但目前尚处于起步阶段，其有效性、可靠性、实用性有待进一步的验证。

2016 年美国肠内与肠外营养学会（American Society for Pareneral and Eneral Nutrition，ASPEN）指南推荐应用营养风险筛查 2002 量表（nutritional risk screening 2002 scale，NRS2002）评分、危重症营养风险（the nutrition risk in the critically ill，NUTRIC）评分等来识别高营养风险的危重症患者，NUTRIC 评分≥5 分的危重症患者与临床不良预后（即病死率增加、机械通气时间延长）相关，对这类高风险患者早期积极营养干预可改善预后。有研究显示，对于 CCI 患者，当暴露于喂养不足时，入院时的 NRS2002 评分同样可识别预后不良的高风险患者，即高营养风险与高死亡风险相关。尽管如此，目前关于 CCI 的营养评估及营养风险评估尚缺乏行之有效、推而广之的筛查工具。NRS2002 评分、NUTRIC 评分在 CCI 患者中的应用前景有待进一步的研究。

（二）热量评估

经历了急性危重症打击之后，营养不良是 CCI 患者共有的特征之一。促进合成代谢以恢复肌肉功能、改善营养状况、提高生存质量是 CCI 患者营养干预的目标。当然，实现这一目标的首要前提就是保证摄入充足的热量。

关于 CCI 患者的能量摄入目前尚没有明确的建议。但研究表明，危重症患者在恢复阶段的代谢需求显著增加，应用间接测热法得到的总能量消耗（total energy expenditure，TEE）比静息能量消耗（resting energy expenditure，REE）增加了约 1.7 倍。对于脓毒症患者，在发病后的第 2 周 TEE 为 13598kJ/d 或 196.6kJ/(kg·d)。而在年轻的创伤患者中，损伤后 2 周的 TEE 甚至更高，达到 17238kJ/d 或 246.9kJ/(kg·d)。2019 年的欧洲营养实践指南推荐，危重症患者后 ICU 阶段的能量摄入应为公式预测值的 125%，或间接测热法测定的 125%，或 30kJ/(kg·d)。

（三）蛋白评估

在热量摄入充足的情况下，CCI 患者促进合成代谢的重要手段就是保证足量的蛋白质摄入。有研究表明，分解代谢的增加导致多器官功能障碍综合征患者在 ICU 住院的前 10 天内肌肉含量以 1kg/d 的速度下降。而低水平的肌肉含量是机械通气危重症患者死亡的危险因素。危重症患者入住 ICU 时较高水平的肌肉含量与良好预后呈正相关。

通过摄入较大剂量的蛋白质可减少肌肉含量的丢失，促进机体肌肉蛋白的合成。观察性研究显示，大剂量蛋白质摄入较小剂量蛋白质摄入可明显降低危重症患者病死率，改善预后。最新的一项回顾性研究亦证实，ICU 住院期间蛋白质摄入量增加 1g/(kg·d)，出院后 90 天病死率将降低 17%。

关于 CCI 患者的蛋白质摄入量目前尚无确定的标准。但考虑到 CCI 患者一般年龄较大，并且处于重度衰弱状态，欧洲营养实践指南推荐，危重症患者在后 ICU 阶段的蛋白质摄入量应为 1.5～2.5g/(kg·d)。然而临床实践显示，后 ICU 阶段危重症患者蛋白质摄入严重不足。2019 年的一项队列研究评估了后 ICU 阶段危重症患者的代谢状态与营养摄入情况，这些患者理应摄入 8368kJ/d 的热量与 112g/d 的蛋白质，但实际热量摄入量仅为目标的 62%，蛋白质摄入则更低，仅为目标的 52%。关于如何实现蛋白质的高摄入而又不过度喂养呢，欧洲营养实践指南提出了相关的实施规程，具体包括：首先计算热量摄入量；明确过度喂养的界限；在能量达标的情况下蛋白质往往难以达标，因此建议选择蛋白质 / 热量比例高的营养制剂；监测每天实际摄入量，可适当提高喂养速度以补偿喂养中断或应用基于容量喂养的方式，实现喂养目标；增加摄入存在过度喂养时可选择肠内途径单独补充蛋白质，若肠内无法实现，可选择肠外补充氨基酸以达到目标蛋白质摄入量。

三、慢性危重症患者营养支持策略

CCI 患者在慢性疾病进展过程中给予积极的、足量的营养支持治疗，以促进合成代谢，并恢复机体内稳态和器官功能，对于改善患者的预后至关重要。与急性期危重症患者营养治疗所提倡的"滋养型喂养"理念不同，CCI 患者的营养治疗更强调"足量喂养"，但也遵循"允许性低热量"原则，以保证机体能够进行合成代谢并促进康复。在 CCI 患者的足量喂养中，临床医师需要重点关注的是热量、蛋白质和特殊营养素的供给。

（一）营养支持途径和总体原则

在患者能进食的情况下，经口进食优于肠内营养或肠外营养（parenteral nutrition，PN）支持治疗。但实际临床中，很多 CCI 患者无法经口进食，此时 EN 是营养支持的首选途径，在条件允许情况下应尽早启动，并且宜选择连续性输注而非间断性输注。无法实施 EN 时，暂时性或过渡性使用 PN，并适时开始渐进性添加 EN，同时逐渐减少 PN 用量，当 EN 可满足患者 60% 以上能量和蛋白质需求时，可考虑停止 PN。为避免过度喂养，EN 和 PN 均应逐渐(3～7 天)实现供给目标量。

1. EN　EN 主要分为经胃和经空肠途径，可通过鼻胃（肠）管、经皮内镜下胃（空肠）造口术、术中胃（空肠）造口术或肠造口等方式实施，对于反流误吸风险较低、耐受性好的患者可选择经胃途径，而反流误吸风险高、耐受性差的患者应选择经空肠途径。由于 CCI 患者通常需要较长时间的营养支持治疗，更适宜选择空肠置管途径，例如外科患者可于术中行空肠造口术放置肠内营养管，内科患者可行经皮内镜下空肠造口术。EN 可通过促进肠道黏膜灌注、恢复肠道蠕动和改善肠黏膜通透性等方式，有效维护肠黏膜屏障结构和功能的完整性。免疫屏障是肠黏膜屏障中的重要组成部分，EN 还可调节肠道免疫功能，有助于改善 CCI 患者免疫抑制状态。人体肠道黏膜中富含的大量淋巴组织，机体内 70% 的免疫球蛋白 A 由其分泌产生，EN 有助于维护肠道黏膜内淋巴组织的正常免疫功能。因此，早期 EN 在减轻 CCI 患者高分解代谢、免疫抑制、炎性反应乃至防止继发感染方面发挥重要作用。

2. PN　PN 实施途径有经中心静脉和经外周静脉两种，CCI 患者通常需要提供完整、充分且时间较长的营养供给，故宜选前者。经中心静脉途径分为从经锁骨下静脉、经颈内静脉、经股静脉和经外周中心静脉导管径路，其中锁骨下静脉感染和血栓并发症发生率最低，适宜首选。另外，

CCI 患者通常全身存在多种供给性、监测性、排出性管道，进行营养支持治疗时，需要充分优化各个导管的置管、固定和摆放位置，确保各个导管之间互不干扰，并最大限度为后续救治操作提供便利。

3. 营养供给原则 CCI 患者的碳水化合物供给在应激期应遵循"允许性低热量"原则，降低非蛋白质热量中葡萄糖的补充，葡萄糖与脂肪比例保持在 60:40～50:50 之间；重视非糖尿病 CCI 患者应激性高血糖的强化胰岛素治疗，可能有助于改善此类患者预后；在应激与代谢状态稳定后，能量供给量适当增加至 125.5～146.4kJ/(kg·d)。脂肪补充量一般为非蛋白质热量的 40%～50%，宜选择结构脂肪乳剂，以减少对肝功能的影响。蛋白质供给量一般建议＞1.5g/(kg·d)，必需氨基酸和非必需氨基酸比例 1:1～1:3 之间。

对于不同疾病类型患者，营养支持治疗时应注意以下几点。

(1) 肾衰竭和肾脏替代治疗患者：透析治疗可导致营养素丢失，另外含糖透析液增加额外糖负荷，因此应额外补充丢失的营养素，尤其蛋白质供给量应更高，最高可达 2.5g/(kg·d)，并强化血糖监测和控制。

(2) 肝衰竭患者：适当增加支链氨基酸供给，降低芳香族氨基酸的比例，以改善肝脏蛋白合成，减少分解代谢，减轻肝性脑病。

(3) 呼吸衰竭患者：EN 过程中应采取充分措施避免反流和误吸，避免过度喂养，使用低容量、高能量的配方，添加鱼油和抗氧化剂降低肺血管阻力与通透性，改善肺功能。尤其应严密监测血磷水平，适时补充。

(4) 心功能不全患者：宜选择热量密度高的营养配方，适当增加碳水化合物比例，密切监测心脏功能。

（二）补充高蛋白纠正负氮平衡和抑制分解代谢

以往国际上各大营养指南推荐，危重症患者早期蛋白质摄入量应≥1.2g/(kg·d)，但近年来对危重症患者蛋白质供给量较前有所增加。尽管目前尚无专门针对 CCI 患者最佳蛋白质供给量的研究报道。但是恶病质、肌少症、慢性消耗性疾病患者的代谢改变与 CCI 尤其伴有 PICS 的患者相似，临床上可参照恶病质等患者蛋白质供给量。研究发现，晚期癌症患者蛋白质摄入量与合成代谢之间存在线性正相关，即蛋白质摄入量越高，患者合成代谢越旺盛，因此支持癌症患者蛋白质摄入量应至少在 1.2g/(kg·d)。慢性炎性相关恶病质导致肌萎缩患者，有研究证据推荐其蛋白质摄入量应达到 1.5g/(kg·d)。关于存在持续性分解代谢的烧伤患者的研究数据显示，早期高蛋白供给可降低病死率和脓毒血症发生率，提高存活率。基于此，有学者提出，应予严重烧伤患者提供 2.0g/(kg·d) 蛋白质，以补偿机体严重应激状态下以骨骼肌为主的大量蛋白质分解丢失。而在肌少症、恶病质和慢性消耗性疾病中，其蛋白质供给量通常建议超过 1.5g/(kg·d)，并结合抗阻运动、补充亮氨酸和肌酸以提高合成代谢。由于 CCI 患者同样处于高分解代谢状态，一般认为应给予蛋白质供给量至少 1.5g/(kg·d)，以纠正负氮平衡和对抗高分解代谢状态。

（三）使用支链氨基酸促进合成代谢

促合成代谢和抗分解代谢药物（如生长激素、强化胰岛素治疗、氧甲氢龙、普萘洛尔等）及抗阻运动已被证实可以缓解 PICS 患者持续高分解代谢状态，增加瘦肌肉质量和强度，并促进康复。

一些研究显示，补充支链氨基酸具有抑制分解代谢、促进合成代谢的作用。有研究表明，外科患者使用 BCAA 强化的 PN 可以提高血浆中 BCAA 和精氨酸水平，改善内脏蛋白水平指标（血清前白蛋白），促进氮平衡和增加淋巴细胞计数，显著增强患者营养状况，但未见病死率方面的改善。

众所周知，哺乳动物雷帕霉素靶蛋白信号通

路在物质代谢和蛋白质合成中发挥重要作用。现已证实，亮氨酸可以通过与mTOR受体结合进而发挥增强蛋白合成、抑制蛋白分解的作用。然而，对于严重感染和脓毒症患者，体内mTOR水平下调，补充支链氨基酸可能将无法通过mTOR途径发挥促合成代谢作用。但是，目前补充BCAA来促进合成代谢的研究主要集中于肌少症、恶病质等患者，基于PICS患者代谢改变与之相似，不少学者推测使用BCAA有望使CCI患者的蛋白合成代谢增强。

（四）渐进式热量管理

慢性危重症患者的分解代谢状态常不能通过进食来抑制。早期内源性能量产生也不会因为营养治疗而停止，持续的分解代谢最终导致严重肌肉消耗影响预后。在感染或损伤的急性期维持高水平自噬可能有利，而在疾病后期营养支持则成为维持合成代谢和机体修复的关键。临床研究结果显示，在危重症患者中，与滋养喂养或允许性低热量比较，危重状态早期阶段以能量消耗为目标的肠内喂养并不能提高生存率或任何其他临床结局。相反，摄入更多的能量会导致胰岛素需求量增加、胃肠道并发症发生率和感染发生率升高。高血糖是危重症患者不良预后的独立危险因素，允许性低热量可减轻高血糖水平及胰岛素用量，并减少后者抑制自噬能力。

目前提倡渐进性增加营养，可防止过度喂养，诱发再喂养综合征。Zusman等和Weijs等针对U型关系的研究结果显示，70%~80%的能量摄入最佳，而较低和较高的能量摄入都与较高的病死率相关。当蛋白质摄入相似时，低热量或正常热量的饮食并不会带来重大的结局差异。当前各项指南均不建议早期肠外营养或添加补充性肠外营养。这也符合渐进式热量管理的原则。

目前对于进入恢复期的危重症患者还没有关于能量和蛋白质摄入的正式建议或指导方针。但可能需要较大的热量和蛋白质摄入，以加强恢复

功能肌肉质量，防止进一步丢失。间接测热法的研究结果显示，恢复期的总热量消耗可达静息消耗的1.7倍，第2周的总能量消耗约为每天47kcal/kg，创伤患者甚至需要每天59kcal/kg。

然而目前并没有合适的分解代谢向合成代谢过渡的标志物。3-甲基组氨酸检测过程繁琐且超出日常工作，精确检测氮丢失和氮平衡也具有很大难度。由于分解代谢可能会增加尿素生成，而肌肉质量减少导致肌酐生成减少，尿素和肌酐在分解代谢状态下的轨迹预计会朝着相反方向发展，因此尿素与肌酐的比值升高可能是一种生理合理地持续分解代谢指标。肌少症指数，即血清肌酐与胱抑素C的比值，也可作为危重症患者肌肉质量下降的生物标志物。但上述指标受诸多因素影响导致其应用受限，如外源性氨基酸的给予、使用利尿药、有效血容量下降、急性肾损伤等。

四、慢性危重症患者常用肠内外营养制剂

CCI患者需较长时间营养支持，一般选择肠内营养，疾病急性加重时，选择肠外营养作为能量不足的补充。肠内营养剂成分均包括碳水化合物、蛋白质、脂肪及其分解产物，也含有生理需要量的电解质、维生素和微量元素等。营养因子经门静脉进入肝脏，符合生理，局部营养和促进肠上皮修复的作用，促进肠蠕动，增进门静脉系统的血流，促进释放胃肠道激素，保护肠道生物和免疫屏障，减少肠道细菌移位和肠道炎性介质的合成。肠外营养剂包括葡萄糖、脂肪乳剂、氨基酸、电解质、维生素、微量元素和生长激素。

（一）肠内营养制剂

1. 完全型肠内营养制剂

(1) 氨基酸单体制剂：氮源为左旋氨基酸，主要特点是无须消化即可直接吸收，成分明确，无残渣。缺点是口感较差，浓度过高或输注速度过快易导致腹泻，刺激肠功能代偿的作用较弱。主

要用于肠功能严重障碍、不能耐受整蛋白和短肽类 EN 制剂的患者。代表产品为维沃（Vivonex TEN）、高能要素和爱伦多（Elental）。

(2) 短肽类制剂：氮源为乳清蛋白水解后形成的短肽。代表产品为百普素（Pepti-2000），其脂肪来源为中链甘油三酯和长链甘油三酯的 1∶1 混合物。主要特点是稍加消化即可完全吸收，无残渣。缺点是口感较差，浓度过高易引起腹泻，部分患者用后腹胀。主要用于肠道吸收功能较差的患者，如短肠综合征。

(3) 整蛋白制剂：氮源为完整的蛋白质，低渣。蛋白质结构完整，口感较好，渗透压较低。对肠道的代偿有较强的刺激作用，但需要有健全的消化吸收功能。适用于消化吸收功能正常或接近正常的患者。此类产品较多（表 20-1），如瑞能、瑞素（Fresubin）、瑞高（Fresubin750MCT）、安素（Ensure）、能全力（混悬液）、能全素（粉剂）、赫力广等。瑞素和瑞高均含中链甘油三酯，容易被肠道吸收，能够快速供能，不需要肉毒碱参与，并且为乳剂，稳定性好，不易沉淀。但其中含钠略少（75mg/100kcal），低钠或长期使用时应额外补充钠盐。瑞高的特点是能量密度大（1.5kcal/ml），适用于需要限制入液量（如心肾功能不全和烧伤）的患者。安素和能全素均为不含乳糖的粉剂配方，尤其适用于乳糖不耐受的患者，由于两者均为粉剂，配制时应充分搅拌，以免堵塞喂养管。安素口味较好，适合口服。

(4) 含膳食纤维制剂：膳食纤维是结肠黏膜的营养物质，能够刺激结肠黏膜增殖，避免肠黏膜萎缩，增加粪便容积，预防便秘和腹泻，并提供大约 5% 的热量。膳食纤维能够增加肠内营养制剂的黏稠度，管饲时应采用大口径导管，以免堵管。目前常用产品有瑞先（Fresubin Energy Fiber）和能全力（Nutrison Multi Fibre），两者均为整蛋白制剂。瑞先每毫升提供 1.5kcal 能量，每 100 毫升营养液中含 2g 膳食纤维，更适用于消化吸收功能正常或接近正常、需要保护肠黏膜屏障的危重患者

和长期肠内营养支持的患者。

2. 特殊型肠内营养制剂

(1) 免疫增强型：精氨酸、核糖核酸和 ω-3 脂肪酸等物质能从不同角度提高机体的免疫功能，肠内营养制剂（如茚沛）中添加上述物质可能降低手术和创伤后感染的发病率。

(2) 糖尿病专用型：控制糖尿病的关键是降低肠内营养液中碳水化合物的含量，并减少血糖的剧烈波动。因此糖尿病专用产品中碳水化合物含量低，并且用支链淀粉、果糖和膳食纤维等物质代替支链淀粉和糊精，以减慢葡萄糖的释放和吸收速度，减少对胰岛素的依赖。膳食纤维能够延缓胃排空，进入结肠后可分解为短链脂肪酸，提供部分能量。添加脂肪可以减少葡萄糖的用量，并减慢胃肠道排空速度。医学教育网搜集整理部分产品使用单不饱和脂肪酸代替部分多不饱和脂肪酸，以减轻高脂血症。常用产品有瑞代（Fresubin Diabetes）和伊力佳（Glucema）。瑞代的碳水化合物∶蛋白质∶脂肪的比例为 53∶15∶32，碳水化合物中含有较高比例的支链淀粉和果糖。伊力佳的碳水化合物∶蛋白质∶脂肪的比例为 34.3∶16.7∶49，脂肪含量高，并含有单不饱和脂肪酸。

(3) 肺病专用型：肺病专用的营养产品应能提供充足的能量和蛋白质，而且需氧量和 CO_2 产量少。因此肺病专用肠内营养制剂中碳水化合物含量均较低，脂肪含量高。常用产品是益菲佳（Pulmocare），其碳水化合物∶蛋白质∶脂肪的比例为 28.2∶16.7∶55.1，中链脂肪酸占脂肪总量的 20%，容易为机体所利用。长链脂肪酸中 ω-6 与 ω-3 的比例为 4∶1，具有扩张肺血管和支气管的功效，能量密度为 1.5kcal/ml，能够避免肺水肿。

(4) 肿瘤专用型：肿瘤组织缺乏降解脂肪的关键酶，很少利用脂肪供能，而是依赖葡萄糖的酵解而获得能量。减少葡萄糖供给可能减少肿瘤的能量来源。医学教育网搜集整理同时，肿瘤机体对葡萄糖的耐受性较差，因此不宜大量使用葡萄

表 20-1 几种肠内营养制剂成分对照表

成 分	单 位	瑞 先	瑞 能	瑞 代	瑞 素	瑞 高
能量	kcal/100ml	150	130	90	100	150
蛋白质	g	5.6	5.86	3.4	3.8	7.5
水解乳清蛋白	g	—	—	—	—	—
RNA	g	—	1.78	—	—	—
氮	g	0.896	0.9376	0.544	0.608	1.2
NPC：N	—	—	—	—	—	100/1
脂肪	g	5.8	7.2	3.2	3.4	5.8
饱和脂肪酸	g	2.2	2.9	0.5	1.6	3.51
LCT	g	0.5	0	0	0.4	0.2
MCT	g	1.9	2.3	0	1.2	3.3
必需脂肪酸	g	0	0.9	1.9	1.3	0
单不饱和脂肪酸	g	1.94	0	0	0.5	0.5
多不饱和脂肪酸	g	1.66	0	0	1.3	1.6
亚油酸	g	1.32	0	0	1.1	1.3
亚麻酸	g	0.27	0	0	0.17	0.17
ω-3	g	0	0.3	0	0	0
ω-6：ω-3	—	4.9	0	0	6.5	8
胆固醇	g	5	0	0	0.8	1.7
碳水化合物	g	18.8	10.4	12	13.8	17
糖	g	0	0.5	3.5	0.5	1
乳糖	g	0.04	0.1	0	0.01	0.06
膳食纤维	g	2	1.3	1.5	0	0
菊粉（可溶性）	g	1.1	0	0	0	0
抗性淀粉（可溶性）	g	0.23	0	0	0	0
燕麦纤维（不溶性）	g	0.67	0	0	0	0
水	ml	78	80	89	84	79
渗透压	mOsm/L	310	390	320	250	300
能量分布	—	15：35：50	18：50：32	15：32：53	15：30：55	20：35：45

糖。瑞能（Supportan）的脂肪含量占 50%，碳水化合物为 32%，并含有膳食纤维、ω-3 脂肪酸、核苷酸和中链脂肪酸，能量密度为 1.3kcal/ml，是肿瘤专用的肠内营养制剂。

3. 组件膳食 营养素组件亦称不完全膳食，是仅以某种或某类营养素为主的经肠营养膳食，它可以对完全膳食进行补充或强化，以弥补完全膳食在适应个体差异方面的不足。亦可采用两种或两种以上的组件膳食构成组件配方，以适合患者的特殊需要。组件膳食主要包括蛋白质组件、脂肪组件、糖类组件、维生素组件和矿物质组件，但目前国内临床上尚未见到商品化的组件膳食。

（二）肠外营养剂

1. 氨基酸制剂 根据氨基酸成分和含量的不同，分为平衡氨基酸和专用氨基酸。平衡氨基酸含有人体所需的大多数氨基酸，包括必需氨基酸和非必需氨基酸，生物利用度高，适用于肝肾功能正常的患者，如 8.5% 和 11.4% 乐凡命（Novamin）和格拉命（Glamin）、5% 复方氨基酸（NutrisoI-S）等。医学教育网搜集整理其中 8.5% 和 11.4% 的乐凡命含 18 种必需和非必需氨基酸，包括酪氨酸和胱氨酸。醋酸根取代了盐酸根，避免了高氯性酸中毒。格拉命含有 17 种氨基酸，其主要特点是含有 L- 甘氨酰 - 谷氨酰胺，能在血浆中迅速分解出谷氨酰胺。

疾病专用氨基酸主要指肝病、肾病、创伤和婴幼儿用的氨基酸。肝病氨基酸富含支链氨基酸，能够调节血浆支链氨基酸 / 芳香族氨基酸的比例，用于肝硬化、重症肝炎和肝昏迷的治疗。肾病氨基酸由 8 种必需氨基酸和组氨酸构成，用于纠正因肾病引起的必需氨基酸不足。医学教育网搜集整理创伤型氨基酸富含支链氨基酸，用于手术前后、严重创伤、烧伤和骨折等。幼儿用氨基酸能提供足量的必需氨基酸（约占氨基酸总量的 40%），同时富含婴幼儿体内不能合成的酪氨酸、胱氨酸（或半胱氨酸）、精氨酸和组氨酸。

目前国内唯一的静脉用谷氨酰胺制剂是丙氨酰谷氨酰胺（力太，Dipeptiven），输入体内后分解为谷氨酰胺。由于渗透压高（921mOsm/L），不能单独输注，需加入全营养混合液或其他液体中使用。

2. 脂肪乳剂 常用产品为 20% 和 30% 英脱利匹特（Intralipid）、力能中 - 长链脂肪乳（Lipovenoesb MCT）、力保肪宁（Lipofundin MCT/LCT）和 10%、20% 力基（Intralipos）。此外还有含鱼油脂肪乳剂（Omegaven）和结构脂肪乳剂（Structolipid）。在 20% 和 30% 英脱利匹特中，大约 60% 的脂肪酸为必需脂肪酸，并且磷脂含量低，对血脂影响小。医学教育网搜集整理力能、力保肪宁和结构脂肪乳含有中链脂肪酸，能够减轻因为肉毒碱缺乏导致的脂肪代谢异常，快速提供能量，改善免疫功能，适用于肝功能不全患者。鱼油的主要成分是 ω-3 脂肪酸，具有调节免疫功能、减轻炎症反应和血小板聚集等功能。

3. 维生素制剂 水溶性维生素制剂的代表产品是水乐维他（Soluvit N），含 9 种水溶性维生素。常用的脂溶性维生素制剂为维他利匹特（Vitalipid N），含 4 种脂溶性维生素，上述产品均可溶于全营养混合液或脂肪乳剂中使用。

4. 微量元素 代表产品是安达美（addamel N），含 9 种微量元素。由于溶液为高渗（1900mmol/L）和低 pH 值（2.2），需加入其他液体中输入。

5. 磷制剂 代表产品是格利福斯（Glycophos），主要成分是甘油磷酸钠，每支含磷 10mmol，可加入全营养混合液或其他液体中静脉滴注。

6. 双腔袋和三腔袋 脂肪乳剂的物理性质不稳定，在电解质、不适当的 pH 值及高渗环境下，脂滴融合，甚至破乳。碳水化合物与某些氨基酸混合后可以分解（Maillard 反应）。存放时间过久、温度过高、光线照射及微量元素和维生素等也会降低全营养混合液的稳定性。为简化操作，部分药厂已采用批量化生产的办法制造出双腔袋或三腔袋，分别盛有含微量元素和维生素的碳水化合物溶液、氨基酸和脂肪乳剂，中间有隔膜，互不接触。使用时只要稍加挤压，即可推开隔膜而混合成"全合一"营养液。配制方便，使用简单，保存时间延长，如华瑞公司的三腔袋卡文（Kabiven），产品配方能满足多数稳定患者的需要，对于少数危重患者配方则需考虑其个体化问题。

五、慢性危重症其他补充营养制剂

（一）促进合成代谢制剂

CCI 患者面对持续分解代谢的挑战，促进 CCI 患者的合成代谢除了提供充足的热量与蛋白质摄入外，从药理学角度，可考虑补充促进合成代谢的相关制剂。这些制剂的补充可能是 CCI 患者恢复生存质量和提高生存率的必要举措。研究表明，有针对性的营养支持包括适当的蛋白质输送及以"肌肉恢复为靶向"的合成代谢药物的应用，并结合阻抗运动可能会对改善生活质量有益，相关制剂有 β 受体拮抗药、睾酮和甲基双氢睾酮等。

1. β 受体拮抗药　β 受体拮抗药在慢性危重疾病中具有潜在保护作用。研究表明，普萘洛尔可降低 REE，逆转危重症烧伤患者的分解代谢，帮助其提高合成代谢，促进骨骼肌蛋白合成。但最新的研究显示，小剂量 β 受体拮抗药（相当于 50mg 的美托洛尔）对能量消耗没有影响，不足以逆转危重症患者的分解代谢。普萘洛尔在后 ICU 患者中的作用需要更多研究来评估。

2. 睾酮和甲基双氢睾酮　甲基双氢睾酮已被证实可降低烧伤患者的病死率，有效拮抗分解代谢，促进蛋白质的合成。一项 Meta 分析表明，睾酮可提高心力衰竭患者的运动耐力。而关于睾酮潜在的心血管风险和血栓风险近年来已被大型的临床研究所否定。一项纳入 44335 名成年男性的研究显示，口服补充睾酮可降低 33% 的心血管事件和 28% 的脑卒中风险；住院时间≥7 天的危重症患者推荐检测睾酮，因为其含量常严重不足，替代治疗可采用睾酮 200mg 静脉注射连续 3 天，

或口服睾酮 4mg 或甲基双氢睾酮 10mg，每天 2 次。

（二）免疫营养

CCI 患者除了营养不良，免疫抑制或低下亦是其重要的特征。因此，具有营养与免疫双重作用的物质有其应用的理论基础。

1. 精氨酸　精氨酸是一种条件性必需氨基酸，对维持 T 细胞功能和促进伤口愈合具有重要作用。在严重应激（脓毒血症、创伤等）情况下，内源性精氨酸因消耗而不足，需要外源性补充以恢复免疫系统功能。精氨酸也是一氧化氮的主要前体，可以增强蛋白质合成代谢、促进伤口愈合。由于 PICS 患者处于低度炎性反应和免疫抑制状态，机体很难对致病病原体产生强烈的免疫炎性反应（脓毒血症），因此无须担忧使用精氨酸可能会加重 PICS 患者的脓毒血症。相反，CCI 患者体内 MDSC 蓄积将促进精氨酸酶 1 分泌，消耗 T 细胞成熟所必需的 L- 精氨酸，必然影响 T 细胞的数量和质量，引起免疫功能紊乱，还会增加院内感染的风险。

但 CCI 应用精氨酸也有不同意见，2016 年 ASPEN 成人危重症营养支持指南中不推荐将含有精氨酸的营养制剂常规应用于内科危重症患者，但外科危重症患者术后可使用。而 2017 年欧洲临床营养和代谢学会（European Society for Parenteraland Enteral Nutrition，ESPEN）发布的临床营养指南不推荐手术患者肠内或肠外营养制剂中单独补充精氨酸。

2. ω-3 多不饱和脂肪酸　ω-3 多不饱和脂肪酸（又称为鱼油），具有减轻炎症反应、调节免疫功能的重要作用。特异性促炎反应消退介质（specialized pro-resolving mediator，SPM）作为纯净的鱼油，在防治 CCI 中有较好的前景，其中消退素最有潜力。不论是肠内选择富含多不饱和脂肪酸（polyunsaturated fatty acid，PUFA）的营养制剂，还是肠外补充富含 PUFA 的鱼油脂肪乳，均有 Meta 分析显示，其可缩短 ICU 患者住院时间和

机械通气时间，但不能改善患者的生存情况。莫嫣娉等的 Meta 分析结果显示，肠外营养中添加 PUFA 能改善脓毒症患者临床预后，但由于纳入文献质量大多较低，须谨慎看待此分析结果。基于现有的证据，2016 年 ASPEN 指南推荐术后危重症患者肠外营养制剂中可添加鱼油，但对于内科危重症、急性呼吸窘迫综合征和急性肺损伤患者，不常规推荐应用鱼油在内的肠内免疫营养制剂。2019 年 ESPEN 指南则建议危重症患者可使用含鱼油的肠内营养制剂，但不建议常规大剂量应用。

3. 谷氨酰胺 谷氨酰胺是小肠黏膜上皮细胞的营养底物，在人体中含量丰富，主要储存于骨骼肌和肝脏中。多项研究结果显示，谷氨酰胺可改善患者机体负氮平衡和蛋白质代谢，减少胰岛素抵抗，降低感染发生率，减轻器官损伤，缩短机械通气时间和住院时间。基于现有的临床研究证据，尽管 2016 年 ASPEN 危重症营养不推荐内科危重症患者常规应用含有谷氨酰胺等免疫调节制剂的肠内营养，但对于围术期外科危重症患者推荐应用，与 2017 年 ESPEN 指南建议一致。

4. 特异性促炎反应消退介质 是 CCI 治疗和预防方面具有较好前景的一类脂类介质，其中消退素最有潜力。SPM 是一种纯净的鱼油，能抑制炎性级联反应，通过阻断白细胞浸润和激活来抑制炎性反应，通过增强巨噬细胞清除碎片、细菌和凋亡细胞的能力来促进炎性反应的消退，甚至有助于减轻全身炎性反应综合征和脓毒性反应，促进 CCI 患者康复。

目前危重症患者的免疫营养治疗尚存争议，可能需要在人群、时机、剂量的选择方面进一步改进。若从理论基础来看，对于 CCI 患者有其治疗的空间，有待高质量的临床研究进一步验证。

（三）维生素

1. 维生素 C 维生素 C 是合成胶原所必需的物质，可能对促进伤口愈合有帮助，但目前尚缺乏证据支持。目前对于伤口愈合不良的 CCI 患者，除了目标营养支持和代谢控制，常规补充维生素 C500mg（每天 2 次），然后 2 周后重新评估。

2. 维生素 A 维生素 A 缺乏亦与伤口愈合障碍有关，其可能的机制包括维 A 酸对成纤维细胞分化、胶原形成和巨噬细胞炎症的影响。

3. 维生素 D 对于 CCI 患者来说，危重症期间的骨丢失可能难以逆转，容易导致骨质疏松、骨折和生活质量下降。维生素 D 在肌肉骨骼系统中起重要作用，其缺乏将影响骨骼健康。适当的维生素 D、钙和二磷酸盐的联合补充可减少骨的过度吸收，并且 90% 的 CCI 患者存在维生素 D 含量不足的情况。常规补充钙（1000～1500mg/d）、25- 羟维生素 D（2000U/d），若在肾脏 1α- 羟化酶受损情况下应补充骨化三醇（0.25g/d），除非患者检测存在高钙血症。

维生素 D 还可协同刺激肌肉蛋白质的合成。研究表明，维持血中 25- 羟维生素 D＞50nmol/L 和蛋白质摄入量＞1g/(kg·d)，可使肌少症患者获益。因此，建议肌少症患者的营养干预措施应重点关注足量蛋白质和维生素 D 的摄入，并结合体育锻炼，以提高肌肉质量。

4. 硫胺素 钛胺是硫胺素焦磷酸（thiamine pyrophosphate，TPP）的前体，TPP 是葡萄糖代谢、Krebe 循环、ATP 生成、磷酸戊糖途径和 NADPH 生成所需的几种脱羧酶的必需辅酶。硫胺素缺乏除了引起由于丙酮酸未能进入 Krebe 循环而引起的乳酸性酸中毒外，还有两种已知的可能致命的疾病：心脏（或湿性）脚气病和 Gayet-Wernicke 脑病。钛胺在危重患者中治疗作用在 20 世纪 80 年代被描述，并被认为与死亡率相关。高代谢状态和无微量营养素的肠外营养易导致硫胺素的急性缺乏。20%～70% 的脓毒性休克患者存在钛胺缺乏。与炎症中 TPP 测定相关的分析问题使硫胺素缺乏的诊断复杂化。全血结合红细胞高效液相色谱法（high performance liquid chromatography，HPLC）测定是最可靠的方法（ESM）。预防性干预措施已经显示出了有争议的结果。一项随机试验表明，在选择性心脏手术前使用单剂量 300mg 硫胺素与安慰剂，使血浆硫胺素正常化，而不影响术后乳酸浓度。

相反，脓毒症硫胺素的代谢作用值得进行进一步的研究。一项对 88 例脓毒性休克患者进行的随机试验（2×200mg 硫胺素 / 天，连续 7 天）显示乳酸水平下降。硫胺素的死亡时间明显不同（$P=0.047$），在亚组中死亡率较低（对照组 13% vs. 46%）。事后分析显示，与安慰剂组相比，硫胺素组的肌酐水平较低，向肾脏替代治疗的进展较小。

（四）微量营养素

CCI 患者长期禁食或摄入受限，并且处于持续炎性反应、高分解代谢状态，容易出现微量元素摄入不足或消耗增加。CCI 患者接受 PN 过程中，应常规补充和添加静脉用多种微量元素制剂。同时注意监测血锌、硒和铜等微量元素水平，必要时适当增加补充量。目前对于伤口愈合不良的 CCI 患者，除了目标营养支持和代谢控制，常规补充硫酸锌 220mg（每天 2 次），然后 2 周后重新评估。

（五）益生菌

CCI 患者营养支持治疗可考虑添加益生菌以维护肠道微生态平衡。现有证据表明，益生菌可能有助于降低某些危重症患者并发症，缩短 ICU 住院时间。但是，目前益生菌对 CCI 患者的临床效果尚缺乏有效评价。而且，临床上益生菌的种类繁多，使用剂量也无统一的参考标准，亟待加强研究并建立相关规范。

六、慢性危重症肠内营养支持并发症及处理

对于危重症患者，若胃肠道功能良好，推荐早期肠内营养支持，这不仅能改善患者的营养状况，也能保持患者肠黏膜结构和功能的完整性，促进疾病的康复。CCI 患者开始实施肠内营养时，极易发生腹泻、误吸、高水平胃残余量（gastric residual volume，GRV）和腹胀等并发症，并发症的出现会导致肠内营养的中断，而不合理的喂养中断会导致肠黏膜由于缺乏食物和胃泌素的刺激，引起胃酸、胆汁等消化液的分泌减少，肠道的杀菌能力减弱，肠道毒素繁殖增多并移位，进而引起肠道乃至全身的炎症反应。

（一）腹泻

1. 定义　排便次数每天超过 3 次，含水量在 80% 以上且不成形。

2. 评估

(1) 当患者使用肠内营养并发腹泻时，推荐采用 Hart 腹泻计分法来进行腹泻评估。

(2) 对可能导致腹泻的感染性或其他疾病进行评估，评估内容包括腹部检查、排便量、粪便性状、粪便细菌培养、电解质检查、药物治疗的使用等。

3. 腹泻危险因素

(1) 一般情况下，肠内营养相关腹泻并发症由多因素造成，包括患者的病情、营养液的种类、供给营养液的技术、肠道对营养液刺激而发生的分泌反应、低蛋白血症、使用抗菌药物的时间、禁食等。

(2) 应减少抗菌药物的不合理应用，以减少抗菌药物相关性腹泻。

(3) 对于行肠内营养的危重症患者，应尽早纠正低蛋白血症，减少抑酸药和口服钾制剂的应用。

(4) 肠内营养性腹泻，需考虑患者的药物使用情况，如甘露醇、乳果糖口服液等异山梨糖醇、碳水化合物作为辅料的药物。

4. 营养配方 / 制剂选择

(1) 根据患者的营养风险筛查评估、疾病状况、胃肠道功能状况和危重症患者液体管理要求，选择合适热量和剂量的肠内营养制剂。

(2) 针对肠内营养并发腹泻的患者，可通过改变营养配方或方案，如肠内营养制剂增加可溶性纤维素（20g/L）来减轻腹泻。

(3) 避免在营养制剂里添加水或有色物质。

5. 药物干预

(1) 建议使用酵母菌或益生菌来预防由肠道菌群移位引起的腹泻。

(2) 通过实施肠内营养联合持续胰岛素泵入注射，可改善血糖控制不佳的糖尿病患者的腹泻问题。

6. 肠内营养安全输注

(1) 患者腹泻时，ICU 护士应报告医师，并与医师共同做出是否需要停止肠内营养支持的临床决策，不能习惯性地停止肠内营养。如果肠内营养作为腹泻的原始原因，可以改变肠内营养输入速度、调整肠内营养液配方或调整肠内营养液温度。

(2) 推荐对于危重症患者，应采用肠内营养输注泵匀速输送的方式进行营养制剂喂养。

(3) 建议对危重症患者以低剂量起始喂养 [41.8～83.7kJ/h（10～20kcal/h）或 2092kJ/d（500kcal/d）]，5～7 天逐渐达到目标喂养量；对于因喂养不耐受导致入住 ICU7～10 天仍未达 60% 目标喂养量者，建议补充肠外营养。

(4) 对于危重症患者，尤其喂养相关性腹泻者，实施肠内营养时推荐将营养液温度调节至接近体温；对于老年腹泻患者，营养液的温度应维持于 38～42℃为宜。

(5) 推荐实施肠内营养的整个操作过程中，包括肠内营养制剂、输注肠内营养的管道及操作台面等，均要保持清洁。

(6) 肠内营养给药护理。鼻饲给药时，应查看药物使用说明书或与管床医师共同核对药物的使用方式，并对药物的性状、能否碾碎等进行评估；鼻饲给药前后，使用至少 30ml 的温水冲洗营养管，防止药物与制剂发生混合。

(7) 肠内营养制剂储存。记录肠内营养制剂开启的日期与时间；打开但未使用的营养制剂，放入冰箱 2～6℃储存，有效期为 24h；正在使用的营养液，有效期不超过 24h；营养制剂的储存需提供合适的温度；勿用过期的营养制剂。

（二）误吸

1. 定义 误吸是指进食或非进食时，在吞咽过程中有数量不等的液体或固体的食物、分泌物、血液等进入声门以下呼吸道的过程。

2. 误吸危险因素

(1) 建议临床医务人员应早期识别高风险误吸的因素 / 患者，以便采取预防策略。

(2) 高风险误吸的因素包括高龄（＞70 岁）、鼻胃管肠内营养喂养期间、机械通气期间、吞咽功能障碍、意识丧失 / 下降、声门或贲门关闭功能遭到破坏、合并神经系统疾病或精神类疾病、使用镇静或肌松药物、院内外转运等。

3. 评估 推荐采用 ICU 误吸风险评估量表对住院的肠内营养患者进行评估。不建议将蓝色食用色素和任何染色剂及葡萄糖氧化酶条作为判断肠内营养误吸的标志。

4. 人工气道管理

(1) 建议医务人员在建立人工气道时，采用带锥形或圆锥形套囊的气管导管来预防微误吸。

(2) 推荐临床医务人员应将气管导管的囊内压维持 25～30cmH$_2$O。可采用自动充气泵维持套囊压力，无该装置时每 6～8 小时重新手动测量套囊压力，每次测量时充气压力宜高于理想值 2cmH$_2$O，并及时清理测压管内的积水。

(3) 当患者的气道压较低或自主呼吸较弱及吸痰时，宜适当增加套囊压；当患者体位改变后，宜重新测量套囊压。

(4) 推荐临床医务人员对气管插管患者常规执行声门下分泌物引流技术，以预防误吸，进而降低 VAP 的发生率。

5. 体位管理 推荐临床医务人员对 ICU 机械通气患者和（或）肠内营养支持患者采取半卧位（床头抬高 30°～45°）来预防误吸。

6. 肠内营养支持护理

(1) 建议改变临床误吸高风险患者肠内营养

管道的位置或食物输送的方式，如幽门后 / 小肠喂养。

(2) 对于机械通气患者，推荐根据患者的胃肠耐受性动态调整肠内营养的量及速率来避免胃扩张，进而减少误吸的风险。

(3) 对于误吸高风险患者，推荐每 4 小时监测 1 次 GRV（胃残余量），有条件的情况下，可采用床边胃超声监测评估 GRV。

7. 药物干预

(1) 对于误吸高风险患者，建议使用促胃肠动力药，如甲氧氯普胺、红霉素；或止吐药，如甲氧氯普胺；或抗反流药物，如枸橼酸莫沙必利片，来防止误吸。

(2) 对于误吸高风险的脑卒中患者，建议使用血管紧张素转化酶抑制药促进咳嗽和吞咽反射，进而减少误吸。

8. 镇静与镇痛　推荐在病情允许的情况下尽可能降低患者的镇静 / 镇痛水平，并尽量减少 ICU 患者外出诊断检查的程序。

（三）高水平 GRV

1. 定义　当患者连续 2 次监测 GRV＞250ml 或 GRV 监测值超过 2h 喂养量的 50% 时，即可视为高水平的 GRV。

2. 评估　推荐每 4 小时使用注射器抽吸法或胃超声监测法，对误吸高风险的危重症患者进行 GRV 监测。

3. 干预方法　对于高水平 GRV 的危重症肠内营养支持患者，推荐使用胃肠动力药物，必要时更换喂养途径，可选择幽门后喂养。促动力药物包括多巴胺受体拮抗药（甲氧氯普胺、多潘立酮）、运动激动药（红霉素）、血清素 –3 与血清素 –4 受体激动药的混合物（西沙必利），其中红霉素通过鼻饲或者静脉注射方式可以有效改善动力问题。ESPEN 指南纳入 6 项 RCT 研究探讨促胃肠动力药物的效果，结果显示，经胃喂养不耐受的危重患者，应优先考虑静脉注射红霉素，通常剂量为

100～250mg，每天 3 次，持续 2～4 天；若使用甲氧氯普胺，通常剂量为 10mg，每天 2～3 次。

（四）腹胀

1. 定义　患者主诉腹部有胀气感，体格检查可见腹部膨隆，叩诊呈鼓音或腹围较鼻饲前增加且腹部触诊较硬、移动速度降低、紧张度增高。

2. 评估　患者胃肠道功能（如胃胀、呕吐、腹泻）和体格检查（如胃残余体积、听肠音、观察腹胀）。

3. 体位及胃肠动力药干预

(1) 患者出现呕吐或是腹胀，推荐使用胃复安及床头抬高 30°～45°。

(2) 益生菌能够改善 ICU 肠内营养患者的胃肠功能和营养状况，减少腹泻、腹胀、呕吐、便秘的发生率，缩短达目标喂养量的时间，改善患者白蛋白、血红蛋白水平。

(3) 患者腹胀、便秘或顽固性便秘，可使用比沙可啶等刺激性缓泻药；胃排空延迟时，可使用胃复安，以预防或治疗腹胀。

4. 肠内营养干预

(1) 采用缓慢加温鼻饲法可以有效控制鼻饲液的温度及注入量，可预防腹胀的发生。

(2) 对于慢性阻塞性肺疾病急性发作期机械通气患者和 ICU 机械通气患者进行肠内营养支持时，推荐早期滋养型喂养，以减少腹胀的发生。

(3) 当危重症胰腺炎患者早期肠内营养期间出现腹胀时，应减慢输注递增速度，给予腹部按摩、肛管排气等干预措施。

(4) 其他预防胃肠道胀气的方法有向胃肠道提供额外的水分或补充纤维素。额外的水分可以通过使用浓度较低的肠内营养制剂或通过鼻饲管间断给予温水等方式实现补给，纤维素可促进正常排便。

5. IAP 监测

(1) 腹腔内高压被定义为持续的或反复出现病理性 IAP＞12mmHg。

（2）膀胱测压法。患者取平卧位，排空膀胱，注入无菌生理盐水 25ml，30～60s 后保持尿管与测压管相通，以腋中线髂嵴水平为零点，用标尺测量水柱高度，在患者呼气末读数，测量结果以 mmHg 为单位。

（3）腹部有病理症状、低灌注或液体过负荷的危重症患者，在接受肠内营养支持期间应监测 IAP。

（4）危重症胰腺炎患者肠内营养支持过程中，推荐监测 IAP。

（5）对于存在 IAP 增高的患者，推荐采用间接测量法监测膀胱内压力和根据 IAP 调整肠内营养喂养方案：至少每 4 小时监测 1 次 IAP。IAP 12～15mmHg 时，可以继续进行常规肠内营养；IAP 16～20mmHg 时，应采用滋养型喂养；当 IAP ＞20mmHg 时，则应暂停肠内营养。

七、结论

CCI 患者逐渐成为重症医学科医师需要关注的一类患者，而恰当的营养支持是 CCI 患者治疗与维护策略中关键一环。针对 CCI 患者持续炎性反应、免疫抑制和高分解代谢的病理生理特征，制定合理的营养支持治疗方案，不但可以改善 CCI 患者营养不良，而且有助于减少并发症，进而加快康复、改善预后，缩短 ICU 住院时间，甚至降低病死率。然而，目前关于 CCI 营养支持治疗方面尚缺乏高等级的证据支持，大多数是参考借鉴与之具有相似代谢改变的恶病质、肌少症等病症的研究结果，有些内容可能还有待进一步商榷。相信随着研究的不断深入，营养支持治疗必将在 CCI 治疗中发挥越来越重要的作用。

参考文献

[1] 米元元，黄海燕，尚游，等. 中国危重症患者肠内营养支持常见并发症预防管理专家共识（2021 版）[J]. 中华危重病急救医学，2021，33（8）：897-912.

[2] 王玲玲，陈蕊，董家辉，等. 慢重症患者的营养支持策略 [J]. 中华危重症急救医学，2021，33（3）：381-384.

[3] 肖春红，张再重，宋京翔，等. 营养支持治疗在慢性危重症治疗中的作用 [J]. 中华胃肠外科杂志，2019，22（11）：1016-1020.

[4] 王烁，郭树彬，何新华. 急危重症患者与营养治疗 [J]. 中华急诊医学杂志，2020，29（10）：1265-1272.

[5] Gardner A K, Ghita G L, Wang Z, et al. The development of chronic critical illness determines physical function, quality of life, and long-term survival among early survivors of sepsis in surgical ICUs[J]. Crit Care Med, 2019, 47(4): 566-573.

[6] Mira J C, Brakenridge S C, Moldawer L L, et al. Persistent Inflammation, Immunosuppression and catabolism syndrome[J]. Crit Care Clin, 2017, 33(2): 245-258.

[7] Marchioni A, Fantini R, Antenora F, et al. Chronic critical illness: the price of survival[J]. Eur J Clin Invest, 2015, 45(12): 1341-1349.

[8] Singer P, Blaser A R, Berger M M, et al. ESPEN guideline on clinical nutrition in the intensive care unit[J]. Clin Nutr, 2019, 38(1): 48-79.

[9] Viana M V, Pantet O, Bagnoud G, et al. Metabolic and nutritional characteristics of long-stay critically ill patients[J]. J Clin Med, 2019, 8(7): 985.

[10] Van Zanten A R H, De Waele E, Wischmeyer P E. Nutrition therapy and critical illness: practical guidance for the ICU, post-ICU, and long-term convalescence phases[J]. Crit Care, 2019, 23(1): 368.

[11] Weijs P J M, Mogensen K M, Rawn J D, et al. Protein intake, nutritional status and outcomes in icu survivors: a single center cohort study[J]. J Clin Med, 2019, 8(1): 43.

[12] Ridley E J, Parke R L, Davies A R, et al. What happens to nutrition intake in the post-intensive care unit hospitalization period?an observational cohort study in critically ill adults[J]. JPEN J Parenter Enteral Nutr, 2019, 43(1): 88-95.

[13] van Herpen C H, van Blokland D A, van Zanten A R H. Metabolic effects of beta-blockers in critically ill patients: a retrospective cohort study[J]. Heart Lung, 2019, 48(4): 278-286.

[14] Cheetham T C, An J, Jacobsen S J, et al. Association of testosterone replacement with cardiovascular outcomes among men with androgen deficiency[J]. JAMA Intern Med, 2017, 177(4): 491-499.

[15] Rosenthal M D, Kamel A Y, Rosenthal C M, et al. Chronic critical illness: application of what we know[J]. Nutr Clin Pract, 2018, 33(1): 39-45.

[16] Kristine Koekkoek W, Panteleon V, van Zanten A R. Current evidence on ω-3 fatty acids in enteral nutrition in the critically ill: a systematic review and meta-analysis[J]. Nutrition, 2019, 59: 56-68.

[17] Kamwa V, Hassan-Smith Z K. The inter-relationship between marginal vitamin D deficiency and muscle[J]. Curr Opin Endocrinol Diabetes Obes, 2019, 26(6): 322-328.

[18] Verlaan S, Maier A B, Bauer J M, et al. Sufficient levels of 25-hydroxyvitamin D and protein intake required to increase muscle mass in sarcopenic older adults-The PROVIDE study[J]. Clin Nutr, 2018, 37(2): 551–557.

[19] Rosenthal M D, Kamel A Y, Rosenthal C M, et al. Chronic Critical Illness: Application of What We Know[J]. Nutr Clin Pract, 2018, 33(1): 39–45.

[20] Singer P, Blaser A R, Berger M M, et al. ESPEN guideline on clinical nutrition in the intensive care unit[J]. Clin Nutr, 2019, 38(1): 48–79.

[21] J Rattanachaiwong S, Singer P. Should we calculate or measure energy expenditure?[J]. Practical aspects in the ICU Nutrition, 2018, 55–56: 71–75.

[22] Peterson S, Mckeever L, Lateef O B, et al. Combination of Hligh-calorie Delivery and Organ Failure Increases Mortality Among Patients With Acute Respiratory Distress Syndrome[J]. Crit Care Med, 2019, 47(1): 69–75.

第21章 危重症维生素 D 缺乏症

维生素 D（vitamin D，Vit D）是一种脂溶性维生素，在钙稳态和免疫调节中起着重要作用，是肌肉、骨骼、心血管和中枢神经系统等重要脏器的正常功能所必需的，是维持机体生命和保持机体健康所必需的营养素。近 20 年来，越来越多的研究发现维生素 D 对机体免疫系统有着重要的免疫调节作用，还具有抗增殖、诱导分化和促进凋亡的作用。然而，维生素 D 缺乏普遍存在，尤其在危重症患者维生素 D 缺乏发生率更高。Jeng L 等统计报道显示，95% 以上的危重症或脓毒症患者存在维生素 D 缺乏。有研究显示，与白种人比较，美国黑人血清 25(OH)D 的水平更低，患脓毒症的概率更高，患脓毒症时有更高的器官功能损害发生率。因此，补充维生素 D 可能为危重症患者提供一种新的辅助治疗手段。

一、维生素 D 合成与调节

维生素 D 是一种脂溶性的开环固醇类物质，包括动物来源的维生素 D$_3$［胆骨化醇，9, 10- 开环胆甾 -5, 7, 10(19)- 三烯 -3β- 醇］和植物来源的维生素 D$_2$［麦角固醇，9, 10- 开环麦角甾 -5, 7, 10(19), 22- 四烯 -3β- 醇］，化学结构见图 21-1。维生素 D 在体内经 25- 羟化酶的催化合成 25(OH)D，是体内的主要贮存形式，反映体内维生素 D 的营养状态。25(OH)D 经过 1α 位羟化成为 1, 25-(OH)$_2$D，是体内维生素 D 的主要活性代谢物，与组织中广泛存在的维生素 D 受体结合，发挥激素样作用，又称 D 激素。因此，维生素 D 亦被看作是激素原。

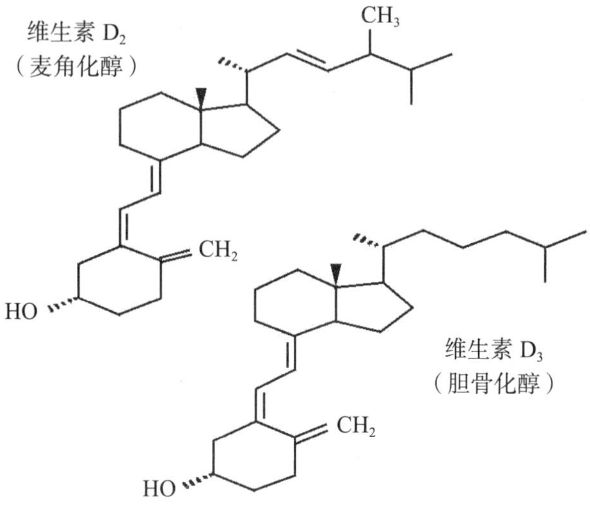

（一）维生素 D$_3$ 合成与调节

人体表皮角质形成细胞内储存的 7- 脱氢胆固醇经阳光中的紫外线（波长 290～315nm）照射后产生维生素 D$_3$ 前体，在紫外线的照射下，维生素

维生素 D$_2$（麦角化醇）

维生素 D$_3$（胆骨化醇）

▲ 图 21-1 维生素 D 的化学结构

D$_3$ 前体的合成在 1h 内达到高峰。紫外线照射同时可将维生素 D$_3$ 前体转换为无生物活性的光甾醇和速甾醇。表皮中的色素和紫外线的强度对维生素 D$_3$ 前体的合成有很大影响，随着紫外线照射时间的延长，光甾醇的合成不断增加，并且该反应是可逆的。在维生素 D$_3$ 前体水平下降时，光甾醇又可逆转为维生素 D$_3$ 前体。维生素 D$_3$ 前体经过温促反应转换转变为维生素 D$_3$。这样，短时间的阳光照射因光甾醇向维生素 D$_3$ 前体的转化及维生素 D$_3$ 前体向维生素 D$_3$ 的转化，使维生素 D$_3$ 在表皮中持续生成，又由于维生素 D$_3$ 前体向光甾醇和速甾醇的转化，避免了长时间阳光照射所致的维生素 D$_3$ 过度生成。

（二）25- 羟维生素 D 合成与调节

表皮中产生的维生素 D$_3$ 和食物中摄入的维生素 D$_2$ 或 D$_3$ 统称为维生素 D，它们需经生物转化才能变成具有较高生物学活性的代谢产物，而维生素 D$_2$ 和维生素 D$_3$ 之间不能互相转换。维生素 D 首先在肝脏的 25- 羟化酶催化下生成 25- 羟维生素 D［25-hydroxyvitamin D，25(OH)D］，虽然其他组织也有 25- 羟化酶，但体内的 25- 羟化主要在肝脏进行，25(OH)D 是维生素 D 在血液循环中的主要存在形式，可作为身体维生素 D 营养状况的指标，通常所说的维生素 D 的营养状况是指血 25(OH)D 水平。25- 羟化酶存在于肝细胞的线粒体和微粒体内，分别由微粒体内的 CYP2R1 和线粒体内的 CYP27A1 基因所编码。

线粒体中的 25- 羟化酶为 CYP27A1，它具有高效能、低亲和力的特点，属于非限速酶。CYP27A1 在体内组织分布广泛，在肝脏和肌肉组织中浓度最高，在肾脏、肠道、肺、皮肤和骨骼等组织也有一定程度的表达。CYP27A1 可以对维生素 D 的 24 和 25 位进行羟化，相比之下，维生素 D₂ 更倾向于 24 位羟化，而维生素 D₃ 更倾向于 25 位羟化。而微粒体中的 25- 羟化酶为 CYP2R1，也是非限速酶，与 CYP27A1 不同，CYP2R1 对维生素 D₂ 和维生素 D₃ 的 25- 羟化效率是相同的。CYP2R1 敲除的小鼠表现出佝偻病和 25(OH)D 水平降低，而 CYP27A1 和 CYP2R1 联合敲除小鼠的 25(OH)D 水平与 CYP27A1 单敲除小鼠的 25(OH)D 水平相近，说明 CYP2R1 是主要的 25- 羟化酶。

肝脏的 25- 羟化酶不受 25(OH)D 的调节，25(OH)D 的生成主要受其底物也就是维生素 D 的直接影响，而肠道和肾脏的 25- 羟化酶可能受到 1, 25-(OH)₂D 的负反馈调节。

（三）1, 25- 二羟维生素 D 的合成、灭活及其调节（图 21-2）

1, 25-(OH)₂D 是维生素 D 活性最强的代谢产物，能发挥最大的生理效应。1, 25-(OH)₂D 由 25(OH)D 通过 25(OH)D-1α- 羟化酶（CYP27B1）催化合成，该酶的基因突变可导致罕见常染色体遗传疾病，称为 I 型维生素 D 缺乏性佝偻病，其临床表现为生长延迟、佝偻病、低钙血症、继发性甲状旁腺功能亢进。血 1, 25-(OH)₂D 与维生素 D 受体基因突变的表型不同，不会出现秃头，这是因为毛囊分化需要 VDR 的作用，而不需要 1, 25-(OH)₂D 起作用，属于不依赖于配体的作用。

CYP27B1 是位于线粒体的多功能氧化酶。CYP27B1 不仅在肾小管表达，还在表皮、大脑、胎盘、睾丸、肠道、肺、乳腺、巨噬细胞、淋巴细胞、甲状旁腺、成骨细胞和软骨细胞表达。肾小管细胞内合成的 1, 25-(OH)₂D 为血液循环中 1, 25-(OH)₂D 的主要来源，主要调节钙和磷的代谢，而其他组织细胞合成的 1, 25-(OH)₂D 被认为主要供给局部组织细胞所用，主要调节细胞的增

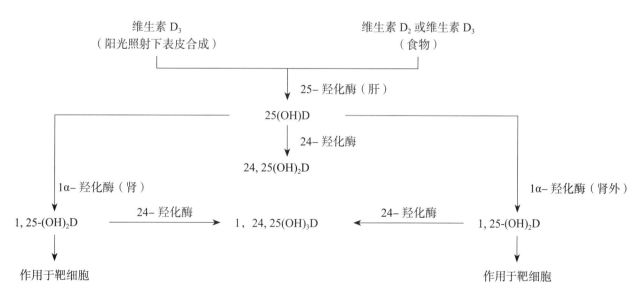

▲ 图 21-2　维生素 D 代谢途径

生、分化和多种功能。

肾小管细胞内的CYP27B1的活性受甲状旁腺素刺激，受FGF-23、钙、磷和1, 25-(OH)$_2$D抑制。肾外组织的CYP27B1活性主要受IFN-γ和TNF-α等细胞因子激活，而受PTH影响很小，也不被1, 25-(OH)$_2$D所抑制。在肾脏1, 25-(OH)$_2$D对CYP27B1抑制的机制还不十分清楚，因在CYP27B1启动子区并没有发现维生素D反应元件。除此之外，肾脏也是维生素D代谢产物24, 25-二羟维生素D［24, 25(OH)$_2$D］的主要合成场所，催化酶为25(OH)D-24-羟化酶（CYP24A1）。CYP24A1和CYP27B1为同源酶，共同存在于肾小管组织线粒体中。

CYP24A1还对1, 25-(OH)$_2$D进行24-羟化。虽然CYP24A1在肾小管高表达，但它在体内广泛分布，所有VDR表达的靶组织均有CYP24A1表达。唯一发现例外的是巨噬细胞，巨噬细胞不表达或表达有缺陷的CYP24A1，不能灭活1, 25-(OH)$_2$D。该酶对1, 25-(OH)$_2$D的亲和力大于25(OH)D，使1, 25-(OH)$_2$D灭活，对防止细胞内1, 25-(OH)$_2$D水平过高起重要作用。CYP24A1失活性突变的婴儿出现特发性高钙血症，CYP24A1敲除的小鼠表现出补充维生素D后，血1, 25-(OH)$_2$D水平升高和24, 25(OH)$_2$D水平降低，并出现膜内骨矿化障碍，这种异常不能被外源性24, 25-二羟维生素D的补充所纠正，说明CYP24A1是灭活1, 25-(OH)$_2$D的关键酶，并且说明过高水平的1, 25-(OH)$_2$D对膜内骨矿化过程有抑制作用，而24, 25(OH)$_2$D对骨骼的发育似乎显得并不十分重要。

CYP24A1在肾脏的调控几乎是CYP27B1的镜像，PTH和1, 25-(OH)$_2$D是CYP24A1的主要的调节因子，而钙、磷、胰岛素、FGF-23、IGF-1、GH及性激素CYP24A1也有一定调节作用。1, 25-(OH)$_2$D促进CYP24A1的合成，PTH抑制肾脏CYP24A1的合成。其他许多组织都没有或表达很低水平的PTH受体，故PTH对肾脏以外的

CYP24A1几乎无调节作用。因此，当25(OH)D或1, 25-(OH)$_2$D水平降低时，PTH水平会反应性升高，此时只有肾脏CYP24A1的合成受到抑制，而肾外CYP24A1不会受到抑制，结果只有肾脏产生1, 25-(OH)$_2$D会增加，而肾外1, 25-(OH)$_2$D的产量保持不变。在骨组织中，PTH与1, 25-(OH)$_2$D协同促进CYP24A1的合成，这种协同作用在胰岛素的作用下进一步增强。FGF-23也诱导CYP24A1的表达，限制磷的摄入能降低CYP24A1表达，GH和IGF-1对CYP24A1的表达也有一定的抑制作用，但其生理意义并不十分明确。

（四）维生素D代谢物的运输

血液循环中的25(OH)D和1, 25-(OH)$_2$D有85%～88%与维生素D结合蛋白（DBP）结合，12%～15%与白蛋白相结合，大约不到1%为游离形式。DBP为一个相对分子质量为58 000的蛋白，由458氨基酸组成，与球蛋白和α-甲胎蛋白具有同源性（核酸水平同源性为40%，氨基酸水平同源性为23%）。

DBP主要由肝脏合成，在其他组织器官如肾脏、睾丸和脂肪中也有产生。在调节方面与其他性激素结合蛋白相似，口服避孕药和妊娠会增加DBP的合成。在体外，糖皮质激素和一些细胞因子如表皮生长因子、IL-6、TGF-β等刺激DBP的合成，而TGF-β则抑制DBP的合成。

DBP血浆浓度正常为4～8mmol/L，远远高于维生素D代谢物的浓度，所以DBP往往只有大约2%的饱和度。DBP与维生素D代谢物有较高的亲和力，尤其对25(OH)D，在正常情况下，仅约0.03%的25(OH)D和24, 25(OH)$_2$D及大约0.4%的1, 25-(OH)$_2$D呈游离状态。某些疾病状态如肝病和肾病综合征引起DBP和球蛋白水平下降会导致总25(OH)D和总1, 25-(OH)$_2$D水平降低，但不一定会影响其游离水平。另外，DBP水平可能存在种族差异，如美国黑人的DBP水平比白人要低，但由于所用的DBP检测方法可能存在一些问题，该

结果有待进一步证实。

（五）1, 25- 二羟维生素 D 作用的分子机制

维生素 D 的活性代谢产物 1, 25-(OH)$_2$D 在体内通过其受体 VDR 完成生物学效应。VDR 失活性突变导致遗传性维生素 D 抵抗性佝偻病。VDR 基因敲除的动物模型具有严重维生素 D 缺乏的所有特征，说明维生素 D 主要通过 VDR 起作用。VDR 在体内广泛存在，几乎所有的有核细胞均表达 VDR，说明维生素 D 的作用非常广泛，VDR 是一种核转录因子，与视黄醇 X 受体（retinoid X receptor，RXR）形成的二聚体与配体特异性结合，作用于各靶基因的维生素 D 反应元素，刺激或抑制靶基因转录，以调控多种基因的表达。VDR 的作用还受一些转录辅助因子的调控。此外，1, 25-(OH)$_2$D 也可以通过非基因组机制产生快速效应，但这种作用机制有待进一步阐明。

二、维生素 D 与危重症关系

维生素 D 缺乏在危重症患者中普遍存在，而导致高维生素 D 缺乏率的原因可能是多方面的。危重症患者年龄大、长期入住 ICU 缺乏阳光照射、管饲维生素 D 摄入的减少、维生素 D 结合蛋白合成的减少、炎症等，造成维生素 D 合成不足、摄入过少、排泄过多；同时，流体载荷引起间质外渗、血液稀释也可能是重症患者维生素 D 缺乏的重要原因。大量回顾性的研究表明，在入住 ICU 之前 1 年内存在低血清 25(OH)D 水平的患者，与更高的脓毒症发生率、血流感染及死亡率有关。另外对 81 名怀疑有感染的急诊患者进行研究显示，血清 25(OH)D 水平低于 30ng/ml 的患者在入院时或入院 24h 内出现严重脓毒症和器官功能损害的发生率更高。有研究显示，维生素 D 缺乏可延长入住 PICU 的时间、增加多器官功能障碍的发生率及增加病死率，并且维生素 D 缺乏为其独立的危险因素。由此可见，维生素 D 缺乏与危重症及其器官损害有着密切的关系。因此，维生素 D 在危重患者中维持多器官功能正常具有重要意义。

（一）维生素 D 与免疫系统关系

1986 年，Rook 在体外分离小鼠原代巨噬细胞，通过与结核杆菌共培养，发现 1, 25-(OH)$_2$D$_3$ 有增加巨噬细胞抵抗结核杆菌的作用。与之结果相一致的研究是 2006 年 Liu 等的研究，不仅证实了 Rook 的理论，同时发现结核杆菌是通过刺激巨噬细胞表面模式识别受体 TLR2，诱导巨噬细胞上调 CYP27B1（维生素 D 合成酶）及 VDR，增加抗菌肽和防御素的表达，从而增加巨噬细胞抵抗结核杆菌作用。同年，学者进一步研究发现维生素 D 的上述作用是直接上调免疫细胞抗菌肽及防御素的基因，使两者合成增加，从而增加免疫细胞杀灭细菌、病毒及真菌的能力。维生素 D 与结核病的研究较为明确，目前已有多中心随机对照研究发现，在治疗结核病中维生素 D 体现了显著作用。文章指出，与安慰剂对照组比较，2.5mg/d 的维生素 D 实验组可缩短结核病的治疗疗程（36 天 vs. 43 天）。

1. 维生素 D 对固有免疫系统调节作用 维生素 D 对固有免疫系统的作用主要集中在对上皮细胞、单核巨噬细胞及树突状细胞的调节方面，其中研究最多的是对单核巨噬细胞的调节。

(1) 维生素 D 对上皮细胞的调节作用：上皮细胞是天然免疫系统抵抗病原微生物的首要防线。2008 年，Hansdottir 等通过体外实验首次证实人支气管上皮细胞天然表达 CYP27B1，并可在没有任何刺激的情况下将 25(OH)D 转化成 1, 25-(OH)$_2$D，局部合成的 1, 25-(OH)$_2$D，进而通过 VDR 促进支气管上皮细胞内 CD14 的表达，这种自分泌调节参与了气道上皮细胞的初始免疫防御功能。

Zhao 等通过动物模型发现，对于炎症性肠病，1, 25-(OH)$_2$D 通过增加肠黏膜上皮细胞表达紧密连接蛋白和减弱炎症反应（减少炎症因子 TNF-α、IFN-γ 分泌）来增强肠黏膜上皮细胞的机械屏障，对炎症性肠病具有治疗作用。肺泡上皮细胞天然

高表达维生素 D 活化酶（1α- 羟化酶），低表达维生素 D 钝化酶（24- 羟化酶），上述酶的表达不同，使得上皮细胞将 25(OH)D 合成活化状态的 1, 25-(OH)$_2$D 的量亦不同［24- 羟化酶抑制 25(OH)D 转化为活化状态的 1, 25-(OH)$_2$D］。与上述机制一致，合成较多的活化状态的 1, 25-(OH)$_2$D 对机体免疫状态起到重要的调节作用，如增加抗菌肽、TLR 及 CD14 的表达。Hansdottir 等的研究显示，1, 25-(OH)$_2$D 是通过核转录因子 -κB 信号通路减少 IL-8 的产生。

(2) 维生素 D 对单核巨噬细胞的调节作用：维生素 D 对单核巨噬细胞的调节是维生素 D 调节免疫系统的核心，因其在细胞介导的免疫反应中起核心作用，它不仅可识别、吞噬、消化病原微生物，还可将抗原提呈给 T 细胞，参与免疫反应。Sadeghi 等通过体外培养单核细胞分别从 mRNA 及蛋白水平证实：1, 25-(OH)$_2$D 可通过时间及剂量依赖性下调 TLR2 和 TLR4 的表达（与对照组相比，TLR2 下调 2.6 倍，TLR4 下调 4.8 倍），而上调 CD14 表达（比对照组上调 4 倍），炎症因子 TNF-α 在 LPS/LTA 刺激下通过 1, 25-(OH)$_2$D 干预分别与对照组相比也是时间及剂量依赖性减少的。作者进一步通过阻断性抗体分别阻断 TLR2 和 TLR4，结果显示两者均可减少 TNF-α 的分泌。关于 1, 25-(OH)$_2$D 下调 TLR2、TLR4 及上调 CD14 表达是否通过 VDR 来发挥作用，作者通过 VDR 阻滞药 ZK159222 将 VDR 功能阻断后发现，不仅 TLR2 和 TLR4 下调现象消失，CD14 表达上调亦消失，说明 1, 25-(OH)$_2$D 干预 TLR2、TLR4 及 CD14 表达均通过 VDR 实现的。研究还发现单核细胞产生活化的 1, 25-(OH)$_2$D 需要 IFN-γ、TNF-α、IL-1、IL-2 刺激。

1, 25-(OH)$_2$D 增加单核巨噬细胞抵抗病原微生物机制与上皮细胞一致，它可增加抗菌肽表达，从而增加单核巨噬细胞杀灭病原微生物的作用。抗菌肽不仅可增加吞噬细胞的吞噬能力，而且可促使吞噬细胞杀灭病原微生物。维生素 D 不仅在巨噬细胞吞噬及杀灭中有调节作用，学者通过观察 VDR 及 1α- 羟化酶，指出维生素 D 对巨噬细胞的作用还包括其可加快单核细胞分化为巨噬细胞，增加机体巨噬细胞的数目。Liu 等从蛋白及基因水平通过体外培养单核细胞得出与上皮细胞机制一致的结论，单核细胞通过表面的 TLR1/TLR2 识别结核杆菌，识别后可上调单核细胞体内的 VDR 及 CYP27B1，使其合成较多的 1, 25-(OH)$_2$D，进一步合成较多的抗菌肽，从而起到增加单核细胞抵抗结核杆菌的作用。亦有学者研究发现 1, 25-(OH)$_2$D 的前体 25(OH)D。也可通过单核细胞表面的 TLR1/TLR2 来促使抗菌肽的合成。后期的进一步研究证实，病原微生物与 TLR1/TLR2 结合促使 VDR 及 CYP27B1 的合成并非直接作用，而是通过炎症因子介导实现的（病原微生物先与 TLR1/TLR2 结合，促使炎症因子 IL-15 合成，合成的 IL-15 促使 VDR 及 CYP27B1 的进一步合成增加）。同样有研究发现，在抗菌肽合成过程中，IL-17 的间接作用也可促使 1, 25-(OH)$_2$D 合成较多的抗菌肽。

(3) 维生素 D 对树突状细胞的调节作用：树突状细胞按照其起源可分为骨髓来源的树突状细胞（mDC）和类浆细胞的树突状细胞（pDC）。mDC 主要参与抗原提呈作用，pDC 主要起免疫调节、分泌细胞因子、趋化因子等作用。早在 1987 年时，有学者就在树突状细胞内发现了 VDR，后又陆续证明了 1, 25-(OH)$_2$D 可减弱树突状细胞的抗原提呈作用，同时，研究发现，1, 25-(OH)$_2$D 还可减弱单核细胞向树突状细胞分化这一现象，从而减弱树突状细胞将抗原提呈给 T 细胞的作用。进一步使用小鼠模型证实，通过增加 1, 25-(OH)$_2$D，可增加机体耐受性，减弱机体对移植物的抵抗，1, 25-(OH)$_2$D 的这一作用被广泛用来治疗自身免疫性疾病和移植排斥。针对 pDC，目前的研究仍未发现 1, 25-(OH)$_2$D 对 pDC 有调节作用。

2. 维生素 D 对获得性免疫系统的调节作用

(1) 维生素 D 对 T 细胞的调节作用：静止状态的 T 细胞不表达 VDR，只有活化状态的 T 细胞可表达 VDR。早在 1995 年，Lemire 等研究发现 1, 25-(OH)₂D 在调节 T 细胞表型方面起重要作用。研究显示，1, 25-(OH)₂D 可促使 Th1 转变为 Th2，从而抑制了机体因 Th1 介导的过度免疫反应所造成的损伤。但不同的研究发现，上述现象在体内却出现了相反的结果。动物实验结果显示，通过增加体内 1, 25-(OH)₂D，Th1（IFN-7）及 Th2（IL-4）分泌反而均减少；有学者通过 VDR 敲除小鼠发现，Th1 也是减少的。总之，在体外，1, 25-(OH)₂D 可使 CD4⁺T 细胞从 Th1 转变为 Th2，但许多体内实验却与体外实验结果不一致。推测可能体内与体外相比，体内 T 细胞的功能更为复杂，具体机制还需进一步研究。不同于 Th1 和 Th2，T 细胞家族还有另一类重要的细胞系 Th17，此类 T 细胞可分泌 IL-17。IL-17 在杀灭病原微生物中起重要作用，但同时因其可引起严重的炎症反应而损伤机体，在动物体内，通过 1, 25-(OH)₂D 干预，可使 Th17 分泌减少，从而减少机体的过度炎症反应。

Urry 等研究发现，1, 25-(OH)₂D 联合糖皮质激素在 IL-10 的介导下可促使 CD4⁺/CD25⁺ 调节 T 细胞的合成。Barrat 等的研究发现，单独的 1, 25-(OH)₂D 有诱导调节 T 细胞产生的作用，这一作用与自身免疫性疾病及移植物抗宿主病相关。

与 CD4⁺T 细胞相比，1, 25-(OH)₂D 对 CD8⁺T 细胞的抗增殖能力低于 CD4⁺T 细胞，然而，VDR 在 CD8⁺T 细胞的高表达体现了 1, 25-(OH)₂D 对 CD8⁺T 细胞有着潜在的作用。1, 25-(OH)₂D 在调节 CD8⁺T 细胞分泌炎症因子方面作用很活跃，在一些特殊刺激物的作用下可调节 CD8⁺T 细胞的增殖，但令人疑惑的是在一些与 CD8⁺T 细胞密切相关的疾病（如脑脊髓炎）动物模型上尚未发现 1, 25-(OH)₂D 对 CD8⁺T 细胞有此功能。虽然目前许多研究 1, 25-(OH)₂D 对获得性免疫的调节作用主要集中在对 T 细胞的增殖与免疫表型的改变，但 1, 25-(OH)₂D 在 T 细胞的其他功能的影响也应不容忽视，如 1, 25-(OH)₂D 可阻止 T 细胞向淋巴结及特殊组织的聚集等。在调节 T 细胞迁移方面，最新研究显示，1, 25-(OH)₂D 通过上调趋化因子受体 10 促使 T 细胞迁移至皮肤，其中，25(OH)D 和 1, 25-(OH)₂D 均可使 T 细胞趋化，与调节皮肤 T 细胞聚集相比，1, 25-(OH)₂D 在调节细胞因子分泌及化学因子受体方面并未起作用。在 VDR 基因敲除小鼠动物模型中发现，此种作用与 CD8⁺T 细胞密切相关；同时，该作用在基因敲除的小鼠肠炎模型中也被证实。

(2) 维生素 D 对 B 细胞的调节作用：与 T 细胞一致，只有活化状态的 B 细胞表达 VDR，最初的研究显示，1, 25-(OH)₂D 直接调节 B 细胞的产生及免疫球蛋白产生。但之后学者研究指出，1, 25-(OH)₂D 抑制 B 细胞增殖及免疫球蛋白产生是通过 Th 细胞介导的，并非直接作用于 B 细胞。然而，最新研究指出，1, 25-(OH)₂D 对 B 细胞的调节功能的确是通过 VDR 介导的。同时，1, 25-(OH)₂D 可抑制浆细胞经典途径产生记忆细胞。B 细胞也可以表达 CYP27B1，但 1, 25-(OH)₂D 对 B 细胞的调节作用是通过自分泌还是旁分泌途径，目前尚未清楚。

（二）维生素 D 与呼吸系统疾病关系

维生素 D 对宫内胎儿及其生后的肺部发育及功能成熟均有重要影响。Zosky 等进行的小鼠动物实验显示，维生素 D 缺乏小鼠的子代肺容量明显减少。在对 763 对母婴的研究发现，孕期高维生素 D 摄入母亲所生的孩子，在 16—24 月龄的婴儿中，湿疹及哮喘的发生明显减低。充足的维生素 D 补充在儿童时期可通过产生抗菌肽（LL-37）和 β 防御素等抗菌蛋白，减少呼吸道感染的发生，抑制呼吸道病毒感染的炎症反应，降低病毒感染的并发症；还能阻止呼吸道平滑肌增殖，抑制气道重塑。

（三）维生素 D 与心血管系统疾病关系

心脏及血管平滑肌中表达 VDR 及 1α- 羟化酶和 24- 羟化酶，维生素 D 可能通过影响或调节炎性反应细胞因子、血管钙化、肾素－血管紧张素－醛固酮系统参与心血管保护作用。维生素 D 可通过抑制 PTH 的分泌（PTH 可降低脂肪分解）和增加血钙水平（钙会降低肝脏三酰甘油的形成和分泌）等途径改善血脂代谢。

低维生素 D 水平与动脉粥样硬化、冠状动脉疾病、心肌梗死、心力衰竭、脑卒中、心血管病死率和全因病死率等相关，是心血管疾病的独立危险因素。而补充维生素 D 对于血压、人群总体的全因病死率及心血管病发病率和病死率的影响存在争议；少量随机对照临床试验表明，补充维生素 D 可以改善心力衰竭患者的预后，但需要进一步确定维生素 D 缺乏与冠心病、心肌梗死之间是否存在因果联系。

（四）维生素 D 与 2 型糖尿病关系

人群研究表明维生素 D 不足与 2 型糖尿病（type 2 diabetes mellitus，T_2DM）发生率增加有关，维生素 D 缺乏是 T_2DM 患病的潜在危险因素。横断面研究提示在 T_2DM 和代谢综合征人群中，维生素 D 水平与胰岛素敏感性及胰岛 B 细胞功能具有独立相关性。具有较高 25(OH)D 浓度者，空腹及糖负荷后 2h 血糖水平均较低。纵向队列研究和 Meta 分析均显示，较高维生素 D 摄入与 T_2DM 发生风险降低存在关联性。观察性研究也揭示维生素 D 缺乏与糖尿病慢性并发症，如糖尿病性视网膜病变的发生有关。

然而，目前对于补充维生素 D 是否能降低或预防 T_2DM 的发生并无肯定结果。多项双盲随机对照药物试验研究表明，维生素 D 缺乏的糖尿病前期患者，短期或长期补充甚至是大剂量维生素 D 均不能降低其进展为 T_2DM 的风险。

有关维生素 D 糖调节作用的机制包括：通过直接激活 VDR 或通过干扰胰岛素受体启动基因区域的维生素 D 反应元件影响胰岛 B 细胞的功能；通过增强胰岛素受体与胰岛素反应，改善胰岛素敏感性和葡萄糖转运；诱导胰岛素原向胰

岛素转换增加。此外，维生素 D 也可通过间接调节钙稳态影响疾病的进展。最新研究表明，活性维生素 D 通过下丘脑室旁核 VDR，起到减少摄食、降低体重、改善糖耐量和胰岛素敏感性的作用。

（五）维生素 D 与肌少症和跌倒关系

肌力下降是跌倒的诱因之一，已有研究发现补充维生素 D 可以改善肌力、降低跌倒风险。维生素 D 既可通过 VDR 调节靶基因的转录，直接促进肌细胞发育，又可通过快速跨膜通路促进钙离子内流，增强肌肉收缩功能，也可调节血钙和磷水平间接影响肌肉的功能。观察性研究提示，严重维生素 D 缺乏者肌力下降，跌倒风险增加。随机对照试验结果表明，适量补充维生素 D 可以改善肌力、降低跌倒风险，尤其是对基础维生素 D 水平较低的人群，若同时补充钙剂效果更显著，但具体剂量和疗程尚无定论。老年人群跌倒发生率高且后果严重，因此对老年人群补充适量的维生素 D 对改善肌力和减少跌倒更具价值。

（六）维生素 D 与泌尿系统疾病关系

在慢性肾脏病（chronic kidney disease，CKD）早期 FGF-23 水平即可升高，血浆 Klotho 蛋白水平下降，而 Klotho 又是 FGF-23 发挥正常信号传导的重要因子。肾脏是生理上的 FGF-23 主要靶器官，FGF-23 在肾脏抑制磷的重吸收和 1, 25-(OH)$_2$D 的产生。已证实，FGF-23 可通过直接抑制肾内的 1α– 羟化酶，并激活 24– 羟化酶来降低 1, 25-(OH)$_2$D 的水平，前者活化 1, 25-(OH)$_2$D，后者参与 1, 25-(OH)$_2$D 的分解代谢。血浆 25(OH)D 水平减少与继发性甲状旁腺功能亢进的发生、骨软化和骨质疏松的风险相关。有研究显示，采用合适剂量的活性维生素 D，有利于明显降低甲状旁腺素，提高患者生活质量。研究表明，Klotho 蛋白水平与血清 FGF-23 和血磷呈负相关。Lau 等在小鼠模型中发现，在使用相当于 CKD 患者所用

的活性维生素 D 剂量水平时，血清分泌型 Klotho 水平明显升高，并抑制血管钙化的发生。也有动物实验表明，给予小剂量的活性维生素 D 可显著减轻足细胞的凋亡，降低尿蛋白。因此，维生素 D 对 CKD 患者的蛋白尿、钙磷代谢、FGF-23 及 Klotho 蛋白水平等均有调节作用。

（七）维生素 D 与骨质疏松症

1, 25-(OH)$_2$D 是重要的钙调节激素之一，增加肠道及肾脏钙吸收，促进正钙平衡。维生素 D 可通过升高血钙水平或直接作用于甲状旁腺，抑制甲状旁腺素分泌，减少继发性甲状旁腺功能亢进症的发生，进而减轻后者引起的过度骨吸收。此外，维生素 D 通过结合于成骨细胞和骨细胞核的 VDR，作用于维生素 D 反应元件，能够调节多种基因的表达，包括骨钙素、骨形态发生蛋白、成纤维细胞生长因子 –23、同源 X 染色体连锁的磷酸盐调节内肽酶（phosphate regulating endopeptidase homolog X-linked，PHEX）、低密度脂蛋白相关蛋白 –5（LDL receptor related protein 5，LRP-5）等，影响骨构建、重建和矿化。此外，维生素 D 还调节骨骼肌细胞的增生、分化、肌管的大小，对肌肉量与肌功能发挥重要影响。

三、危重症维生素 D 缺乏易患因素

维生素 D 缺乏在危重症患者中普遍存在，50%～90% 的危重症患者患有维生素 D 缺乏症，危重症维生素 D 缺乏的原因可能是多方面的。来自美国田纳西州大学健康科学中心的 Roland Dickerson 博士等监测了 158 例严重多发伤患者进入 ICU1 周后血液维生素 D 的浓度，发现 76% 的患者出现维生素 D 缺乏［血清 25(OH)D 浓度 13.1～19.9ng/ml］或重度缺乏［血清 25(OH)D 浓度＜13ng/ml］，20% 患者维生素 D 不足，仅 4% 患者血清 25(OH)D 浓度处于正常水平（30～80ng/ml）。

（一）合成不足

慢性危重症患者年龄大、长期入住 ICU，长年见不到阳光，表皮角质形成细胞内储存的 7- 脱氢胆固醇无法转为维生素 D$_3$ 前体。老年人皮肤维生素 D 合成量显著减少，同等程度日照合成维生素 D 的能力只有年轻人的 30%，老年女性合成维生素 D 的能力更低。肝肾功能障碍影响维生素 D 羟化。

（二）摄入量不足

慢性危重症患者长期管饲，肠内营养液中维生素 D 含量较少，不能满足需要。肠胃吸收功能差，经常腹泻，影响维生素 D 吸收。未及时添加维生素 D 制剂、鱼肝油或蛋黄、肝泥等富含维生素 D 的辅食等，易造成体内维生素 D 缺乏。

（三）需要量增大

在危重疾病期间，组织对维生素 D 的需求也可能增加。

（四）其他因素

其他因素包括：使用某些药物会影响维生素 D 的含量和作用，如抗癫痫类药物；终末器官对维生素 D 的抵抗；维生素 D 结合蛋白合成的减少；同时，流体载荷引起间质外渗、血液稀释也可能是重症患者维生素 D 缺乏的重要原因。

四、危重症维生素 D 缺乏诊断

（一）维生素 D 缺乏的诊断标准

体内可检测到的维生素 D 代谢物约有 40 多种，其中 25(OH)D 是循环中存在最多的代谢物，可反映机体维生素 D 的营养水平。血清 25(OH)D 水平检测已被公认为反映维生素 D 状态的最合理指标。目前国际、国内多数机构和专家认为：血清 25(OH)D＜10μg/L（＜25nmol/L）为严重缺乏；10～20μg/L（50nmol/L）为维生素 D 缺乏；20～30μg/L（50～75nmol/L）为维生素 D 不足；＞30μg/L（＞75nmol/L）为维生素 D 充足。

（二）血清 25(OH)D 测定方法

1. 化学发光法　化学发光法（chemiluminescentimmunoassay，CL）本质上也属于竞争性蛋白结合分析，无放射性污染，并且仪器可自动化分析，避免了手工操作误差，节约成本，目前临床常用的血 25(OH)D 测定方法为该方法。化学发光法检测的成分不仅包括 25(OH)D$_3$，也包括 25(OH)D$_2$ 及其他 25(OH)D 代谢产物，但不包括 1, 25-(OH)$_2$D，所检测的成分能够代表体内维生素 D 营养状态。

2. 液相色谱与质谱串联分析 液相色谱与质谱串联分析（liquid chromatography-mass spectrometry/mass spec-trometry，LC-MS/MS）能够区分 25(OH)D$_3$、25(OH)D$_2$ 及其他与 25(OH)D 分子结构相似的物质，该检测方法的特异性最高，并且灵敏度也极高，可以认为是 25(OH)D 检测的"金"标准，但是检测耗费较大。

3. 免疫层析法及酶联免疫法 免疫层析法及酶联免疫法都是使用 25(OH)D 的特异性抗体进行分析，前者步骤简单，可以用于快速筛查；后者所获得的抗原 - 抗体复合物的信号经过酶联信号放大作用，比前者提高了灵敏度。

4. 氚标记法 血清 25(OH)D 浓度测定最早使用氚（^{3}H）标记的 25(OH)D 进行竞争性蛋白结合分析（competi-tive proteinbinding assay，CPBA），但 ^{3}H 标记繁杂，并且需要处理放射性废物（^{3}H 的半衰期很长），故该方法已被放弃。

五、危重症维生素 D 缺乏预防与治疗

（一）维生素 D 缺乏预防

入住 ICU 患者均为维生素 D 缺乏高危人群，常规补充维生素 D，维生素 D$_2$ 或维生素 D$_3$ 均可，两者在疗效和安全性方面无显著差别，剂量见表 21-1。

维生素 D 缺乏预防使用剂量上限是 10 000U/d；肥胖儿童和成人及用抗惊厥药、糖皮质激素、抗真菌药和抗 HIV 病药物的儿童和成人至少需要同年龄段 2～3 倍的维生素 D 方能满足需要。

表 21-1 危重症患者维生素 D 补充推荐表

年龄（岁）	建议补充剂量（U/d）
0—1	400～1000
1—18	600～1000
19—50	1500～2000
51—70	1600～2000
70 以上	1600～2000

（二）维生素 D 缺乏治疗

危重症维生素 D 缺乏治疗推荐用活性维生素 D 或其类似物，肝肾功能正常者也可服用普通维生素 D$_2$ 或维生素 D$_3$ 制剂，不建议单次超大剂量补充维生素 D 的用法。

1. 普通维生素 D$_2$ 或 D$_3$ 制剂 对危重症维生素 D 缺乏的成年人，维生素 D$_2$ 或维生素 D$_3$50 000U/ 周或 6000U/d，疗程 8 周，以使血清 25(OH)D 水平达 30μg/L（75nmol/L）以上，继而以 1500～2000U/d 维持；对肥胖患者、小肠吸收不良综合征患者和正在使用影响维生素 D 代谢药物的患者，常规剂量的 2～3 倍，6000～10 000U/d，以达到血清 25(OH)D 水平在 30μg/L（75nmol/L）以上，继而以 3000～6000U/d 维持。

2. 骨化三醇〔1, 25-(OH)$_2$D〕 常用剂量为 0.25～0.5μg/d，但也有患者需要更大的剂量。由于半衰期短，剂量超过 0.75μg/d 时建议分次服用；停药后作用消失也较快（2～3 天）。

3. 阿法骨化醇〔1α(OH)D$_3$〕 常用剂量为 0.25～1.0μg/d，其升高血钙的作用弱于骨化三醇，剂量为骨化三醇的 1～2 倍，半衰期长于骨化三醇，可每天 1 次服用。阿法骨化醇需要经 25- 羟化酶羟化为 1, 25-(OH)$_2$D 而具活性效应，所以适合老年人、肾功能不全、1- 羟化酶缺乏的患者。停药后作用消失约需 1 周。

4. 帕立骨化醇 帕立骨化醇是一种化学物质，

分子式是 $C_{27}H_{44}O_3$。帕立骨化醇是一种人工合成的具有生物活性的维生素 D 类似物，对骨化三醇侧链（D_2）和 A 环（19-nor）进行修饰。临床前研究及体外试验研究显示，帕立骨化醇需通过与维生素 D 受体结合，引发维生素 D 反应通路的选择活化产生生物学作用。帕立骨化醇 1.0～2.0μg/d，并根据 PTH、钙、磷水平调整剂量（增加或减少原剂量的 25%～50%）。适用于 CKD3～5 期非透析患者，使用后每个月监测血钙磷水平连续 3 个月，以后每 3 个月 1 次；每 3 个月监测 1 次 PTH 水平。CKD 5D 期初始使用，第 1 个月每 2 周监测 1 次血钙、磷水平，以后每个月 1 次；全段 PTH 水平在开始 3 个月每个月监测 1 次，以后每 3 个月 1 次。如 PTH 水平低于正常上限的一半，或出现高钙、高磷血症时，减量或停用。

5. 双氢速变固醇　口服，每次 0.8～2.4mg，每天 1 次；维持量为，每次 0.25～1.75mg，每天或数日 1 次。危急患者可自每天 8mg 开始，每 2 天减少 1/2 量，1 周后用维持量，每次 0.25～1.75mg，每周 1 次。停用后作用消失时间为 1～3 周。

6. 艾地骨化醇　艾地骨化醇（eldecalcitol，ED-71）是新型维生素 D 类似物，其与 1, 25-(OH)$_2$D 相比，血清半衰期更长，抑制破骨细胞的活性更强，使骨密度增加的幅度更明显，已在国外上市用于骨质疏松症防治。

7. 卡泊三醇　卡泊三醇是一种选择性维生素 D 受体激动药（vitamin D receptor agonist，VDRA），与 VDR 结合发挥一系列生物学效应，如控制炎性反应、调节免疫应答、抑制角质形成细胞过度增生、诱导表皮正常分化成熟等。其外用制剂被广泛应用于银屑病、鱼鳞病、掌跖角化病等皮肤病的治疗。卡泊三醇软膏一般用于头皮、面部、皮肤皱褶处以外部位的皮损，搽剂则主要用于头皮部位病灶。卡泊三醇治疗银屑病的使用方法是取软膏/搽剂少量涂于患处皮肤，早晚各 1 次。一般用药 2 周起效，6～8 周疗效最佳，可使半数以上寻常型银屑病患者皮损完全消退或显著改善。若患者单用卡泊三醇搽剂，则每周用量应少于 60ml。当患者单用软膏，或同时使用软膏和搽剂时，每周卡泊三醇总量不应超过 5mg，按 0.005% 浓度计算，即 100g 卡泊三醇软膏（1ml 卡泊三醇搽剂相当于 1g 软膏）。

（三）维生素 D 制剂的安全性

普通维生素 D 安全剂量范围宽，人群中极少会长期使用超过最大耐受剂量的维生素 D，少有因普通维生素 D 摄入过量导致中毒的报道。生理剂量补充普通维生素 D 导致高钙血症的风险非常小，不需常规监测血钙及尿钙。尿钙升高可能是监测维生素 D 过量较为敏感的指标，一般认为 24h 尿钙大于 7.5mmol（300mg）为高钙尿症。尿钙受多种因素的影响，在服用维生素 D 的人群中，不能简单地认为尿钙升高就是维生素 D 中毒，典型的维生素 D 中毒通常表现为高血钙及其相关症状，如烦渴、多尿、呕吐、食欲下降、肾结石等。

通常可通过检测血清 25(OH)D 浓度判断是否存在维生素 D 中毒。尽管不同研究间差异很大，导致维生素 D 中毒的血 25(OH)D 水平常在 224μg/L（560nmol/L）以上，其对应的维生素 D 补充剂量多超过每天 30 000U，并且应用时间较长。对于健康人群，25(OH)D 水平不宜超过 150μg/L（375nmol/L），否则中毒风险增加。

过量补充维生素 D 可能导致尿钙升高，尿钙持续超过 10mmol/d（400mg/d）可能增加肾结石和肾脏钙盐沉着的风险。然而，由于普通维生素 D 的安全剂量范围很广，常规剂量补充普通维生素 D 一般不增加肾结石和肾钙盐沉着而损害肾功能的风险。同时常规剂量补充维生素 D 也不增加心脑血管事件风险，甚至可能有保护作用。维生素 D 缺乏和过量都可能与血管钙化的发生相关。

活性维生素 D 及其类似物（骨化三醇、阿法骨化醇和帕立骨化醇等）导致高尿钙的风险明显高于普通维生素 D，特别是联合补充钙剂时。活性维生素 D 剂量越大，发生高钙血症的风险越高。

活性维生素 D 的半衰期短，一旦发现用药期间出现高尿钙或高血钙，应立即减量或停药，特别需要注意同时减少钙剂和含钙食物的摄入，血钙水平多数能很快恢复。对于需要长期使用活性维生素 D 治疗的患者，建议在启动治疗后的 1 个月、3 个月及 6 个月分别监测尿钙磷及血钙磷水平，此后建议每年监测 2 次血钙磷、尿钙磷及肾功能，以确定长期治疗方案的安全性。慢性肾功能不全需持续透析的患者，无法测定尿钙磷，使用活性维生素 D 期间需动态监测血 PTH、血钙、血磷是否控制达标，并每年监测异位钙化情况，根据结果及时调整药物剂量。

维生素 D 总体安全性好。使用常规剂量普通维生素 D 一般不需要监测血钙和尿钙；在长期使用活性维生素 D、维生素 D 联合钙剂及其用于CKD 患者时，则需要更加关注其安全性。

六、结论

危重症维生素 D 缺乏现象非常普遍而严重，而维生素 D 对机体又有着极其广泛的作用，尤其是在对免疫系统的调节方面。一项随机对照试验进行了危重症高剂量维生素 D 补充与安慰剂对比，发现严重维生素 D 缺乏（<25nmol/L）的危重患者在接受补充维生素 D 后的生存获益。目前研究结果来看，针对所有的危重症患者补充维生素 D 制剂，是有理论依据和临床疗效的。但是尽管维生素 D 对钙、磷代谢调节和骨骼以外的作用被不断发现，但其在糖尿病、肿瘤、免疫疾病和感染性疾病防治中所需的剂量和效果尚不确定，也不清楚脓毒症和脓毒症休克时维生素 D 补充是如何起作用的，有待进一步研究。

参考文献

[1] 谢忠建，程群，丁悦 . 维生素 D 代谢和作用 [J]. 中华骨质疏松和骨矿盐疾病杂志，2018，11（1）：26–33.

[2] 杜学柯，潘灵辉 . 维生素 D 与危重症关系的研究进展 [J]. 医学综述，2016，22（13）：2520–2523.

[3] 高卫卫，李培，施毅 . 维生素 D 对免疫系统的调节作用 [J]. 国际呼吸杂志，2013，33（6）：457–460.

[4] 辛星，万献尧，毕丽岩 . 维生素 D_3 及其受体的临床意义 [J]. 医学与哲学 . 2010，31（4）：44–45.

[5] 孙乐科，吴俭 . 维生素 D 与危重症的关系 [J]. 江西医药，2016，51（4）：379–381.

[6] 刘蕾，李景辉，刘芙蓉 . 维生素 D 调节脓毒症疾病的机制研究进展 [J]. 海南医学，2018，29（13）：1870–1873.

[7] 杨家来，徐俊，张泓 . 维生素 D 水平与脓毒症发生机制及临床诊治的研究进展 [J]. 中国急救医学，2016，36（5）：393–396.

[8] 中华医学会骨质疏松和骨矿盐疾病分会 . 维生素 D 及其类似物临床应用共识 [J]. 协和医学杂志，2018，9（2）：127–143.

[9] Dickerson R N, Van Cleve J R, Swanson JM , et al. Vitamin D deficiency in critically ill patients with traumatic injuries[J]. Burns & Trauma, 2016, 4: 28.

[10] Liu P T, Stenger S, Li H, et al. Toll-like receptor triggering of a vitamin D-mediated human antimicrobial response[J]. Science, 2006, 311: 1770–1773.

[11] Urry Z, Chambers E S, Xystrakis E, et al. The role of 1 α 25-dihydroxyvitamin Da and cytokines in the promotion of distinct Foxp3+ and IL-10+ CD4+ T cells[J]. Eur J Immunol, 2012, 42: 2697–2708.

[12] Holick M F. Vitamin D deficiency[J]. N Engl J Med, 2007, 357: 266–81.

[13] Christopher K B. Vitamin D supplementation in the ICU patient[J]. Curr Opin Clin Nutr Metab Care, 2015, 18: 187–92.

[14] DeLuca H F. Overview of general physiologic features and functions of vitamin D[J]. Am J Clin Nutr, 2004, 80: 1689S-96S.

[15] Lips P, van Schoor N M. The effect of vitamin D on bone and osteoporosis[J]. Best Pract Res Clin Endocrinol Metab, 2011, 25: 585–91.

[16] Amrein K, Christopher K B, McNally J D. Understanding vitamin D deficiency in intensive care patients[J]. Intensive Care Med, 2015, 41: 1961–4.

[17] Ross A C, Manson J E, Abrams S A, et al. The 2011 report on dietary reference intakes for calcium and vitamin D from the Institute of Medicine: what clinicians need to know[J]. J Clin Endocrinol Metab, 2011, 96: 53–8.

[18] Holick M F, Binkley N C, Bischoff-Ferrari H A, et al. Evaluation, treatment, and prevention of vitamin D deficiency: an Endocrine Society clinical practice guideline[J]. J Clin Endocrinol Metab, 2011, 96: 1911–30.

[19] Binkley N, Sempos C T. Standardizing vitamin D assays: the

way forward[J]. J Bone Miner Res, 2014, 29: 1709–14.

[20] Institute of Medicine Food and Nutrition Board. Dietary reference intakes for calcium and vitamin D[M]. Washington, DC: National Academies Press, 2011.

[21] Cashman K D, Dowling K G, Skrabakova Z, et al. Vitamin D deficiency in Europe: pandemic?[J]. Am J Clin Nutr, 2016.

[22] Zittermann A, Iodice S, Pilz S, et al. Vitamin D deficiency and mortality risk in the general population: a meta-analysis of prospective cohort studies[J]. Am J Clin Nutr, 2012, 95: 91–100.

[23] Schottker B, Jorde R, Peasey A. Vitamin D and mortality: meta-analysis of individual participant data from a large consortium of cohort studies from Europe and the United States[J]. BMJ, 2014, 348: g3656.

第 22 章　重症康复

重症康复是围绕危重症期的全程康复治疗，包括急性危重症和慢性危重症期的康复治疗，套用"外科加速康复"术语，也可以称为重症加速康复。重症康复可在患者尚处于危重症早期，就对其进行康复干预，并可防治并发症，预防功能退化和功能障碍，改善功能性活动能力和生活质量；同时缩短机械通气时间、ICU 住院时长和总住院时长，降低医疗支出。目前已有国内外专家共识认为重症患者的早期康复治疗是安全而有效的，故康复可以且应当尽早介入重症患者。但重症康复的推广目前仍受限于治疗安全参数的设定、ICU 文化、重症康复专业人员的匮乏及患者的生理和精神认知状态等。目前国内外都在不断实践 ICU 中的康复治疗。

一、重症康复定义

重症患者常伴有危及生命或潜在的高危因素，一般合并一个或多个器官或系统的衰竭，需要在重症监护环境中接受治疗并处于生命监护之中。重症治疗病房包括 ICU、高依赖病房（high-dependency unit，HDU）、烧伤重症病房（burn intensive care unit，BICU）、外科重症病房（surgical intensive care unit，SICU）和内科重症病房（medical intensive unit，MICU）等所有重症病房的统称。在以上重症病房环境下开展的由重症医学科医师、护士、康复医师、康复技师等组成的多学科团队协作的康复治疗为重症康复，可为患者提供 24h 密切生命参数监测和护理，同时可开展积极床旁康复训练，在治疗原发疾病的基础上预防并发症，改善功能结局并缩短 ICU 停留时间和住院时间。

国际功能、残疾和健康分类基于"生物 - 心理 - 社会"理论模式，强调健康是个人身体功能与身体结构、活动、参与和背景性因素交互作

用的结果。基于此理念，对重症患者的重症医学救治更侧重于个体的结构和功能水平，维持和恢复解剖结构以及生理指标的稳定，包括急危重患者的抢救和延续性生命支持，发生多器官功能障碍患者的治疗和器官功能支持，防治多脏器功能障碍综合征等。而重症的康复干预在改善个体结构和功能外，更关注于他们的活动与参与能力，考虑患者的个人、家庭和职业等背景性因素，为其制定个性化康复服务，以早日转出 ICU 或 HDU。

重症康复的概念常易与急性期康复及早期康复混淆。急性期康复是指在损伤、炎症等疾病或其并发症的急性期间，由物理医学与康复医学专家负责、以康复目标为导向的多学科参与的康复过程。相比重症康复，急性期康复的对象生命体征平稳，不一定需要加强监护和生命支持，更侧重于由急性期治疗过渡到普通康复治疗。而早期康复则是在患者生命体征平稳的基础上，住院后 1～2 天立即开展康复治疗，如物理治疗、作业治疗等，并持续整个住院期间。早期康复强调在损伤或疾病发生的早期介入，而重症的状态可出现在疾病发生发展的任一阶段。

二、重症康复发展简史

不仅在中国，国际上重症康复与医学分支相比也起步较晚。在过去 20 余年里，重症治疗更注重器官功能支持及内环境的稳态，而治疗过程中由于药物应用及客观病情所导致的不可避免的机体制动状态和功能受损并没有受到重视。随着对重症患者早期活动重要性的认识，ICU 中进行临床干预的康复相关随机对照试验也随之进行，并取得一定成就。目前国际上对重症患者常规进行评估及康复治疗已经成为共识，重症康复已经渗

透到重症治疗每一个环节中。

（一）国内重症康复开展情况

我国康复医学经历了3个发展阶段：第一阶段是1980—2000年，以偏瘫、截瘫、脑瘫及截肢作为康复的研究方向；第二阶段是2000—2010年，老年康复与心肺康复成为研究重点；第三阶段是2010年以后，重症康复及外科加速康复逐渐走进了人们的视野。随着重症医学科的迅速发展，重症患者的病死率显著下降，重症生存患者的功能状态和生存质量开始成为人们关注的焦点，康复医学可以参与的工作范围也在不断扩展，重症医学的发展催生了重症康复。

近些年，国内学者逐渐开始重视重症康复领域工作，包括2017年中国康复医学会重症康复委员会的成立，重症康复相关翻译书籍的出版，以及近期很多医院逐渐开展的一系列重症康复研究。目前国内重症医学开展得较好的单位是奥克斯医疗集团旗下的明州系列康复医院，医院以"重症康复-高压氧治疗"为特色，并取得一系列临床经验及临床疗效，这其中浙江明州康复医院副院长兼首席专家刘长文教授做了大量研究与探索，建立一套完善的重症康复体系。

综合医院重症康复开展得较好的医院有以下几家：南方医科大学南方医院自2010年开设重症康复，目前该医院的重症康复模式除ICU床旁康复外，还将神经内外科ICU无须生命支持但仍留置气管插管及其他支持管道的重症患者进行集中管理，提供康复治疗服务。四川大学华西医院康复医学中心则通过前移康复为神经外科、神经内科、重症医学科、心脏内科、心脏外科、烧伤科及肺癌中心等科室的重症患者提供康复服务。西南医院积极开展重症烧伤康复，并进行了回顾性队列研究，BICU中的重症烧伤患者（≥50%全身体表面积）分别分为主动活动组和被动训练组，前者的干预内包括主动关节活动度训练、体位适应性训练、转移训练、步行训练等；后者的训练包括抗挛缩体位、支具和被动关节活动度训练等。研究显示，相比BICU被动训练组，主动训练可显著缩短BICU停留时间（$P=0.002$）、住院时间（$P=0.010$）、强制卧床时间（$P<0.001$）和BICU康复时长（$P=0.026$），并可改善受累关节的关节活动度。

此外，国内和睦家、顾连等康复医院也在积极开展初级的、零星的重症康复项目，为曾经无法接受康复治疗的ICU重症患者，提供康复治疗服务。

（二）国外重症康复开展情况

早在20世纪60年代，美国巴尔的摩大学康复医学部Douglas Carroll博士就撰文指出开展早期心脏康复的重要性。研究显示，对严重神经疾病亚急性期的重症患者康复干预，可以明显提高日常生活能力。

2008年，Morris等发表了1项对机械通气患者进行早期活动的前瞻性研究。该研究的运动策略采用循序渐进的运动方式，并且基于患者的意识状态、耐受性和运动执行能力等，从床边静坐、扶着椅子移动逐步进展到坐在椅子上，最后实现独立行走。该研究结果显示，早期活动组比对照组下床活动更快，并且平均住院日缩短。

2009年，Schweickert等进行了具有里程碑意义的前瞻性的随机双盲试验，认为与常规治疗相比，在ICU中对机械通气患者进行早期物理治疗和作业疗法（occupational therapy，OT）安全且耐受性良好，并且在出院时可以获得更好的功能结局、谵妄持续时间更短、无机械通气天数更多。

Morris和Schweickert的开创性研究引发了更多重症康复临床试验的开展。Walsh等在*JAMA*上发表的一项针对ICU后住院患者的前瞻性平行随机对照研究表明，与常规做法相比，增加ICU后患者的活动、锻炼、饮食及相关疗法的频率和强度并不能改善身体功能指标或健康相关生活质量。但是，这些干预措施提高了患者对康复后许多方面的满意度，包括信息、物理治疗及营养建议的获取。

英国国家健康与临床优化研究所发表的重症康复指南强调了重症康复的重要性及原则。在该指南的指导下，美国、英国、德国、澳大利亚等国家开展了多项多中心国际随机对照重症康复临床试验。澳大利亚和新西兰的一项研究调查了 38 家 ICU 的 49 例重症患者，结果表明，超过 1/2 的患者住院期间是没有活动的，86% 的患者未进行步行训练，机械通气患者最大移动程度为坐到床边。一项对华盛顿州 47 家 ICU 的调查研究调查了 ICU 患者接受物理治疗的情况，结果表明，46.8% 的 ICU 曾对机械性通气的患者进行过物理康复（如床旁康复、坐位平衡训练、早期移动性康复等），6.4% 的 ICU 对机械通气患者常规进行站立训练。加拿大的 3 所附属教学医院开展的 138 例 ICU 医生的调查研究中，调查对象包括 ICU 的临床医生、护士、物理治疗师、作业治疗师、呼吸治疗师，只有 11.6% 的临床医生认为早期 ICU 移动性康复是必要的。

三、重症康复适应证与禁忌证

重症康复治疗适用于循环稳定的重症患者，不适用于循环不稳定、不稳定性心绞痛、不稳定性心律失常、急性心肌梗死、全身多发严重伤、不稳定脊柱损伤患者。

（一）适应证

适应证（表 22-1）包括：①对治疗刺激有反应非昏迷状态患者；②不需要使用血管加压药物维持血压循环稳定患者；③吸入氧浓度≤60%，呼气末正压≤10cmH₂O 和（或）患者准备撤机，血氧饱和度达 85% 以上呼吸稳定患者。

（二）不宜开展康复治疗指标（表 22-1）

1. 心率：超过年龄允许的最高心率的 70%；在静息心率的基础上下降 >20%；<40 次 / 分，>130 次 / 分；出现新的心律失常；应用新的抗心律失常药物；出现新的心肌梗死。

2. 血氧饱和度：<88%。

3. 血压：收缩压 >180mmHg 或有直立性低血压；平均动脉压 <65mmHg 或 >110mmHg；新加了血管升压药物种类或计量。

4. 呼吸频率：<5 次 / 分或 >40 次 / 分。

5. 机械通气：吸入氧浓度 $FiO_2 \geq 60\%$，$PEEP \geq 10cmH_2O$；人机对抗；通气模式为控制通气。

6. 其他情况：镇静或昏迷（RASS≤3）；患者明显躁动，需要加强镇静剂量，RASS>2 分；患者不能耐受活动方案；患者拒绝活动。

Yosef-Brauner O 等则推荐血流动力学不稳定（收缩压 >200mmHg 或 <80mmHg，心率 <40 次 / 分或 >130 次 / 分）、心律失常、心肌梗死、呼吸不稳定（血氧饱和度 <88%）的患者也不宜进行康复治疗。

（三）终止治疗指标

康复治疗过程中出现有以下情况时则需要终止治疗。

1. 循环系统方面

(1) 收缩压 <90mmHg 或 >200mmHg，平均动脉压 <65mmHg。

(2) 不稳定的心律或需要用抗心律失常药物。

(3) 需要使用血管活性药物。

(4) 使用主动脉球囊反搏。

(5) 出现急性心肌梗死。

2. 呼吸系统方面

(1) 吸入氧浓度 >60%，呼气末正压通气 >10cmH₂O，<5 次 / 分或 >40 次 / 分。

(2) 血氧饱和度 <90%。

(3) 需压力控制通气或使用神经肌肉阻滞药。

3. 神经系统方面

(1) 急性颅内或蛛网膜下腔出血。

(2) 颅内损伤。

(3) 缺血性脑卒中。

(4) 不稳定的颈椎骨折和脊髓损伤。

(5) 神经功能恶化，需颅内压监测及脑室引流。

表 22-1　早期重症康复开始和终止的标准

系　统	开始标准	终止标准
心血管系统	• 收缩压 90～180mmHg • 平均动脉压（MAP）：65～110mmHg • 心率：40～130 次 / 分 • 没有新发的心律失常和心肌缺血 • 没有伴随血乳酸≥4mmol/L 的休克征象 • 没有新发的不稳定性深静脉血栓和肺动脉栓塞 • 没有可疑的主动脉狭窄	• 收缩压：<90mmHg 或>180mmHg • 平均动脉压（MAP）<65mmHg 或>110mmHg，或较基线值变化超过 20% • 心率<40 次 / 分或>130 次 / 分 • 新发的心律失常和心肌缺血
呼吸系统	• 吸入氧浓度≤0.6 • 血氧饱和度≥90% • 呼吸频率：≤40 次 / 分 • 呼气末正压≤10cmH$_2$O • 没有呼吸机人机对抗 • 没有不安全的气道隐患	• 血氧饱和度：≤90% 或较基线值变化下降>4% • 呼吸频率：<5 次 / 分或>40 次 / 分 • 出现呼吸机人机对抗 • 人工气道脱离或者移位
神经系统	• RASS 躁动 – 镇静评分 –2～+2 • 颅内压<20cmH$_2$O	• 意识状态变差 • 烦躁不安
其他	• 没有不稳定的四肢和脊柱骨折 • 没有严重的肝肾基础疾病或新发的进行性加重的肝肾功能损害 • 没有活动性出血 • 体温≤38.5℃	• 连接患者身上的任何治疗和监测管线的脱离 • 患者自觉心悸，呼吸困难或气短加重，疲劳乏力不能耐受 • 患者跌落或跌倒

本表根据澳大利亚对重症患者进行早期康复安全标准的专家共识推荐进行归纳

4. 其他指标　需停止的情况还包括患者感到费力，出现胸痛、眩晕、出汗、疲乏及严重呼吸困难等。

四、重症康复技术

重症康复技术包括以下几个方面。

（一）运动

长期静止不动是重症患者肌无力的一个易患因素。因此，被动和主动的运动有助于患者肌力康复（图 22-1）。运动通常是逐步进行的，逐步增加运动的强度和持续时间。

1. 运动训练方案

(1) 运动训练开始时间：运动训练在重症患者的治疗中并没有标准治疗方案。Pohlman 等的研究中，干预组从 1.5d（1.0～2.1d）开始运动康复，而对照组从 7.4d（6.0～10.9d）开始。部分研究开始运动康复的时间在 7d（5～11d）～10d（7～12d）不等。从研究结果看，应从重症的早期就应该开始进行运动康复训练。

(2) 运动训练频次：总体来说，应采取循序渐进的方式，早期被动锻炼，后期主动锻炼。大部分研究都是从每天 1 次运动训练开始，待患者可耐受后逐渐增加次数。刚开始运动训练时持续时间和间隔时间比较短，建议每天 2 次，每次 15min，每周进行 6 次，待患者耐受后可增加至每次 30～45min。

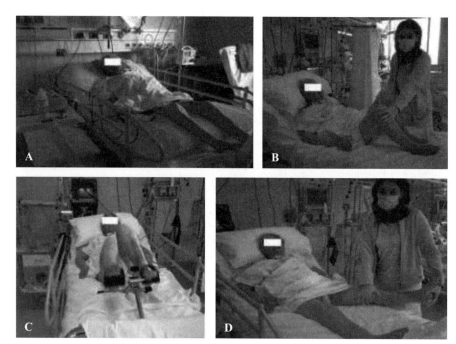

▲ 图 22-1 卧床危重症患者主动与被动运动

A. 主动运动；B 至 D. 被动辅助运动

2. 运动训练的方法

(1) 上肢运动训练：上肢运动训练可增加前臂运动能力，通过手臂及肩部肌肉的运动牵动胸部呼吸肌肉群运动，使胸部呼吸肌肉群参与呼吸过程，促进胸廓扩张，增加通气量，改善呼吸效率，并提高胸部呼吸肌肉群的运动耐力，从而减少通气需求。常用的上肢训练方法包括无负重举臂和负重举臂、握力计、上肢拉力器、转圈运动、手摇车训练及重物阻力训练等。

(2) 下肢运动训练：下肢有氧训练能延缓骨骼肌萎缩，可部分重建正常肌肉的代谢作用及其形态，使慢性阻塞性肺疾病患者的症状、生活质量及运动能力得到改善。下肢训练主要是与行走相关的肌肉运动训练，常用的方法包括无负重抬腿、步行、爬楼梯、固定式自行车、慢跑或跑步机训练等。下肢训练同样要根据患者的意识状态和体力采取循序渐进的方式。机械通气早期，多在护士帮助下进行被动关节运动；后期则进行主动运动，包括足背屈、双下肢屈曲 90°，直腿抬高 30°，两腿交替练习，每次 5～10min，每天

3～4 次。Bailey 等和 Pohlman 等对慢重症患者的运动训练提出了逐步渐进的程序，即从病床上坐起至坐在床沿，再至不坐床上，直至最终能行走。而上下楼梯的运动训练即患者开始可手扶楼梯或在他人搀扶下，上下一级台阶，上下两级台阶，由每次 2min 逐渐延长至 15min，并逐步过渡到自己独立完成上述动作。研究结果显示，下肢运动训练能使机械通气患者双腿抬高时间延长，改善运动耐力，平稳心肺功能，防止深静脉血栓形成。

（二）体位

1. 排痰体位训练　不同体位下，患者的功能残留气量及外周血液流速是不一样的，没有任何一种体位适合所有的患者，患者的体位摆放必须以临床治疗为前提，以减少体液对于呼吸道的影响，体位训练配合胸部物理治疗（胸部叩拍和震动）有利于中重度慢性阻塞性肺疾病患者病情稳定。

2. 预防深静脉血栓形成的体位训练　直立体位是最有效、最常用的预防 DVT 的体位，因为

直立姿势可以减少静脉回流，从而降低心脏前负荷，维持或降低心脏后负荷，此外，直立体位也有利于横膈的下移、降低吸气阻力、维持合理的通气/灌流比例，有助于咳嗽动作。重症患者可以采用在心电监护下电动起立床站立或摇高床头靠坐在床上的方式来进行训练，以起到降低心脏负担、预防DVT、改善呼吸功能的作用，尤其适用于心力衰竭患者和慢性阻塞性肺部疾病、肺气肿患者。

3. 特殊体位训练 重症患者病情重，卧床时间长，易发生各种并发症。康复治疗方法中特殊体位的训练亦是功能性训练的一种。治疗师通过对姿势和运动模式的评估，早期应用反射性抑制模式可预防及减轻肌挛缩，改善运动控制能力，或者治疗师通过诱发姿势性反射，促进患者的体位转移，对患者的后期康复有着重要意义。

（三）呼吸功能训练

重症患者由于长期机械通气，常会出现呼吸肌力的下降，从而出现呼吸机依赖。因此，呼吸功能训练是重症患者康复的关键环节之一。呼吸功能的锻炼主要是通过对特异性及非特异性呼吸肌的锻炼来达到。所谓特异性，是指锻炼应根据肌肉的功能属性而进行特异性的锻炼，并针对某一特定的肌肉或肌群；而特异性呼吸肌锻炼，主要是通过增加呼吸负荷的方法来达到。呼吸肌锻炼同样应循序渐进，持之以恒的原则。呼吸功能训练的方法如下。

1. 肺复张治疗 肺复张治疗是通过复张塌陷的肺泡来纠正低氧血症和保证呼气末正压效应的一种干预措施。这种治疗对急性呼吸窘迫征的患者尤为重要。它能有效增加肺容积、改善肺的顺应性、优化通气血流比值和减轻肺水肿。肺复张治疗包括呼吸机过度通气技术（ventilator hyperinflation，VHI）、复张手法（recruitment maneuvers，RM）和深呼吸训练。

2. 胸部物理治疗 胸部物理治疗是帮助患者进行气道分泌物清除的所有治疗的统称，它也是早期重症康复干预措施中使用最频繁的技术之一，其使用的目的在于帮助患者恢复气道纤毛功能，改善肺容量和通气血流比，减少肺内分流和肺炎进展风险。虽然胸部物理治疗的方法多样，但是基于感染防控和合并低氧血症的限制，对重症患者的早期康复治疗选择需要更加谨慎，因此推荐的胸部物理治疗技术包括体位引流、高频胸壁振动、正压呼气治疗/震荡正压呼气治疗、VHI和活动。

3. 缩唇呼吸训练 患者调整呼吸后闭口经鼻吸气，之后收缩双唇成鱼嘴状或吹笛状，尽量延长呼气时间，使吸气呼气时间比例维持在1∶2左右，每天锻炼次数以能耐受为止，每次时间5～10min。

4. 腹式呼吸训练 患者双手掌轻按上腹部，放松身心，经鼻吸气，经口呼气，深长缓慢呼吸，吸气时腹部逐渐膨出，稍憋气后缓慢呼出。呼气时腹肌收缩，腹部逐渐下陷。呼气时间比吸气时间长1～2倍，每次10～15min，每天练习2～3次。

5. 有效咳嗽训练 患者取半卧位或坐位，胸带固定胸部，深吸气之后屏气，尽可能延长屏气时间以抬高膈肌增加胸内压，之后用力咳嗽，将深部痰液咳出，反复数次。

6. 呼吸阻力训练 患者取坐位，胸带固定胸部，深吸气后，用力吹气球，每分钟吹3～5次，每天训练3～4次。

（四）神经肌肉电刺激

神经肌肉电刺激其原理是通过表面电极把低功率电脉冲传导至皮肤、肌肉，主要针对不能进行有效锻炼的患者，它能够促进骨骼肌生长，增强肌肉力量和耐力。临床研究证实它能很好地被耐受，不需要患者的配合，短期内改善重症患者骨骼肌代谢，保持肌肉，尤其是适用于COPD和充血性心力衰竭患者。然而，迄今为止，没有临床研究完全证明与传统训练相比，NMES对运动耐量的额外影响。慢性阻塞性肺疾病或充血性心力衰竭患者更有可能受益；此外，NMES 也被认为是预防 ICU 神经肌病的一种手段。虽然 NMES 可能有作用，但干预时间尚未确定。在危重症早期的 NMES 可能没有什么好处，如在脓毒症休克患者研究中，结果显示 NMES 无效。然而，急性疾病的严重程度似乎也有重要的作用，因为 NMES 的益处已在无休克性的脓毒症患者中得到证明，这一点也得到了基础科学文献的支持。也就是说，危重症早期存在肌肉细胞线粒体功能障碍，这时 NMES 刺激可能无效。

（五）吞咽训练

重症患者由于各种原因常常昏迷不醒，需要进行气管切开或气管插管、鼻饲饮食。长期鼻饲饮食、胃造瘘管饮食，或者中枢神经损伤引起的吞咽肌痉挛等，会导致吞咽功能障碍、咽部肌肉萎缩。吞咽训练则是通过各种运动、物理治疗预防吞咽肌群的失用性萎缩，以达到治疗吞咽障碍的目的。具体的治疗包括舌肌训练、喉上提训练、咽收缩练习、面部肌群收缩训练、物理电刺激、被动面肌按摩、Mendelsohn 法等。

（六）针灸疗法

针灸治疗，如头针疗法可以改善脑的氧代谢和脑血流量，使脑血管阻力降低，脑血流量增加，血糖及葡萄糖供应增加。根据大脑皮质的可塑性研究，改变外周刺激的输入可导致大脑皮质功能代表区的重组，即脑内固定神经通路的激活。有研究表明，针灸对重症患者早期昏迷和植物状态有促醒作用。

五、重症康复目标及流程

（一）重症康复目标

重症康复旨在防治并发症，预防功能退化和功能障碍，改善功能性活动能力和生活质量，同时缩短机械通气时间、ICU 停留时间和住院时间，降低医疗支出。

ICU 环境中长期制动可引起神经肌肉无力，如 ICU 获得性肌无力。ICU-AW 的临床表现为脱机困难、反射减退和肌肉萎缩无力，常出现在无明确原因的非特异性炎症的重症患者中。其实质是神经肌肉功能障碍，包括危重多发性神经病、危重症肌病及两者共存的危重症多神经肌病，三者均为有电生理学和（或）组织学证据的 ICU-AW。约有 40% 的重症患者发生 ICU-AW，其中有 25% 发生在机械通气患者中。此外，2010 年 Salluh 等对 11 个国家的 104 个 ICU 的研究发现，重症患者的谵妄发病率为 32.3%。谵妄会延长重症患者的机械通气时间，增加重症患者病死率，延长 ICU 停留时间和住院时间，并可引起患者认知障碍。而认知障碍包括持续、严重的记忆力下降、注意力不集中和执行功能障碍，将影响重症患者的功能状态和健康相关生存质量。重症患者长期残存的躯体功能障碍也对其家属及社会造成较大压力，降低整个家庭的生活质量，增加社会成本。

（二）重症康复干预流程

重症康复的流程与其他病种的康复流程一样，是基于康复循环的一个系统工程，包括康复评估、确定康复问题、设立康复目标、制定康复方案（适应证、禁忌证、注意事项及对治疗技术改良的考虑）、落实康复方案直到患者社会角色再塑造等内容。而与一般康复流程不同的是，重症康复的评估要求实时开展，反复核对，在治疗时密切关注患者状态，根据患者功能水平变化，及时更新目标，调整治疗方案。重症康复需要多学科团队协作进行综合康复治疗。

1. 组建重症康复团队 重症康复的团队成员，包括重症医生、康复医生、相关临床医生、ICU 护士、康复治疗师（物理治疗师、作业治疗师、言语治疗师、假肢矫形师）、呼吸治疗师、营养师及心理治疗师等，在整个过程中进行沟通治疗。

团队成员要进行教育、培训，保持工作协调一致，强调安全和实用技能，以提高团队的信心和能力。

2. 治疗前康复评估 重症康复治疗前要对患者进行综合评估，内容包括意识和认知、镇静、谵妄、疼痛、主/被动关节活动度、肌力、肌张力、感觉、平衡、转移、步行、呼吸情况等。

3. 了解患者需求与选择 重症患者早期活动和康复的体验是可改变的。刚开始患者会觉得很累，带来不适和感到艰难，随着时间的改变，对患者来说这也会变成激励和奖赏。随着认知状态的改善，患者可能会对其肌肉无力的严重程度感到震惊。在危重疾病的早期阶段，患者可能更倾向于关注由多学科团队设定的短期目标（如坐在椅子上）。随着患者病情的改善，他们可能会更积极地参与目标设定和长期康复计划（如走得更远，坐在户外等）。在康复治疗过程中，了解患者的体验，尊重患者的选择，不予强求和强制运动。

4. 制定康复方案 根据评估情况制定适合患者病情的康复方案，并与家属和患者进行沟通，取得患者与家属的配合。确定康复类型，包括主动功能活动、床上定期肌力测试、肌肉电刺激（有或没有被动/主动锻炼）、倾斜工作台和各种康复设备的使用。此外，每种干预类型的强度、持续时间和频率都是重要的考虑因素。必须根据患者个体和危重疾病的动态特性进行调整。

5. 采用安全标准 Meta 分析表明，床上和床下的 ICU 活动都是安全的，严重事件很少发生。评估安全的一种方法是"交通灯系统"，它提供了特定的标准，涵盖呼吸、血流动力学、神经系统和其他身体系统，在患者活动时加以考虑。在该系统中，"红灯"表示在活动过程中需要经验决策的严重安全事件的可能性增加；"黄灯"表示潜在的风险，应根据效益与风险进行评估；"绿灯"表示活动一般是安全的。

6. 实施集束化疼痛、镇静、谵妄和睡眠管理 患者的镇静和谵妄状态是早期活动和康复的常见障碍。更广泛地说，疼痛、镇静、谵妄、睡眠与早期活动和康复是密切相关的，正如临床指南所考虑的那样。通过现有的循证实践（如指南中所综合的）评估和管理这些问题，对于最大限度地提高患者参与康复的能力至关重要。

7. 准备必要的设备 早期活动和康复的障碍可能包括 ICUAW、身体功能受损、创伤和肥胖。设备可以扩大治疗选择，增加患者的行动能力和活动水平，并减少对工作人员的伤害风险。选择康复设备可能具有挑战性，需要考虑的重要因素包括设备成本/可用性、床单元或患者之间共享设备的能力（包括感染控制方面的考虑），以及用于调动患者和方便存储设备的可用物理空间。支持使用特定设备的证据仍在不断发展，包括神经肌肉电刺激评估、床上肌力测试、倾斜工作台和其他设备。

8. 评估康复治疗疗效 需要将康复措施与 ICU 环境相适应，并整合到临床治疗中，设定患者目标并跟踪其进展，将稀缺的康复资源分配给可能受益最多的患者，并对结构化质量改善计划进行评估。了解患者在重病前的功能，以及他们自己的目标，也是重要的考虑因素。

六、重症康复治疗时常见问题及对策

（一）镇静

ICU 中镇静药物的广泛应用对患者进行康复治疗有一定影响，康复治疗师可与 ICU 医护人员一同对镇静中的患者实施 ABCDE 集束化管理，即每天镇静中的唤醒（awakening）、呼吸机撤离试验中的呼吸同步（breathing）、镇痛和镇静药的选择（choice）、谵妄（delirium）的监测和处理、早期（early）活动等。

治疗师每天在对患者进行康复治疗前可建议 ICU 医师适量减少镇静药剂量，以便在治疗前和治疗过程中唤醒患者。一项 296 例患者前瞻性研究显示，在 ICU 中实施 ABCDE 集束化管理可以减少患者谵妄的发生并增加下床活动的次数。

（二）气管插管

机械通气患者常被认为其血流动力学和呼吸功能状态不适合做活动训练，然而研究中不良事件的报告率很低，而且大多数情况为不需要特殊处理的生理状态短暂改变。多学科专家已经取得共识，机械通气患者进行早期康复治疗是安全的。每次对患者进行治疗前应先排除禁忌证，确保气管插管在位，去除不必要的无创设备并暂停肠内营养。

（三）股动脉或股静脉置管

股动脉或股静脉置管因为存在移位、出血、感染的风险而成为早期活动的障碍之一。一项观察性研究显示，10 例股动脉或股静脉置管的重症患者（静脉置管 81%，动脉置管 29%，血液透析 6%）在 210 天内完成了 253 项康复治疗项目，其中床上运动 50%，站立和步行 23%，但并无一例发生与之相关的不良事件。总之，在治疗过程中需注意保护导管，避免其移位或脱落。

（四）持续肾脏替代治疗

接受持续肾脏替代治疗的患者也被认为不宜进行活动。一项前瞻性研究中显示，57 例接受持续肾脏替代治疗的重症患者进行康复治疗时并没有发生相关的不良事件。因此，在 ICU 中对此类患者进行康复治疗是安全可行的。治疗应根据线路长短控制在安全距离内进行。

七、重症康复安全性和有效性研究

（一）重症康复安全性研究

重症康复的对象生命体征常常是依赖于特别的支持下相对稳定，保证其治疗的安全性是治疗开始的前提。多篇临床试验报道了重症康复试验中出现的不良反应事件，包括气管插管移位、低血压、心率增加、心律失常、血氧饱和度下降等。但这些不良反应事件发生率极低，并且不会对患者在 ICU 中的疾病发展产生负面影响，也不需要进行特别的干预。目前已有专家共识认为重症患者的早期康复治疗是安全的，密切监控下的康复不会将机械通气患者暴露至额外风险中。

（二）重症康复有效性研究

Morris 等的非随机对照研究显示，与传统照护组相比，插管 48h 内的重症患者进行早期活动后，患者首次下床所需的时间减少（5 天 vs. 11 天，$P<0.001$），ICU 停留时间（6 天 vs. 7 天，$P=0.025$）和住院时间（11 天 vs. 15 天，$P<0.001$）均有减少。Schweickert 等进行了一项双中心临床随机对照试验，其对插管后 $1\sim2d$ 尚在机械通气的患者中断镇静并进行早期物理治疗和作业治疗，与标准化物理治疗 / 作业治疗相比，患者出院时功能结局更佳（59% vs. 35%，$P=0.02$），谵妄时间更短（2 天 vs. 4 天，$P=0.02$），呼吸支持时间更短（3.4 天 vs. 6.1 天，$P=0.02$），结果显示重症患者早期进行物理和作业治疗是安全有效的。Schaller 等的一项多中心国际随机对照试验中，试验组根据每天功能评估结果进行多学科讨论，对 SICU 中的重症患者进行早期目标导向性训练。结果显示，与实施常规康复治疗的对照组相比，在 SICU 住院早期实施学科交叉所制定的目标导向的康复治疗可减少 SICU 的停留时间（7 天 vs. 10 天，$P=0.0054$），改善 SICU 患者出院时的功能结局（出院时改良功能独立性量表 8 分 vs. 5 分，$P=0.000\ 2$），并增加患者的治疗价值。Burtin 等和 Routsi 等对重症环境中康复治疗仪器进行了探究，分别发现 ICU 环境中床旁功率自行车和神经肌肉电刺激仪对重症患者的功能改善均有效。

而 Denehy 等对 ICU 中住院时间≥5 天的患者进行研究，1 年后的随访结果发现，在 ICU 中进行康复训练的患者其功能状态与常规护理组相比差异无统计学意义。Moss 等的 5 个中心的随机对照试验研究中，对气管插管 8 天后的患者进行密集的物理治疗干预，结果发现在干预后第 1 个月、第 3 个月、第 6 个月患者的身体功能状态并未改善。

此外，目前已有多篇关于重症康复安全性和有效性的系统评价。Calvo-Ayala 等对 14 篇文献进行系统评价，发现仅物理治疗或运动可有效改善重症患者长期身体功能，并且干预开始越早，效果越好。Kress 等认为目前对重症康复的研究还相对较少，但基于这些研究可得出，重症康复可预防谵妄发生，并且对患者短期的功能状态和长期的生活质量均有改善作用。重症监护病房成人患者疼痛、躁动及谵妄临床实践指南指出，循证证据支持以改善重症、机械通气患者功能状态为目标的多学科康复方法。故康复可以且应当尽早介入重症患者。

八、结论

重症康复治疗是医学发展的必然，重症康复规范治疗的开展应用是安全、有效的，能减少 ICU 相关并发症的发生，能够显著缩短重症患者的机械通气时间，在缩短重症患者 ICU 住院时间、改善患者功能状态、生活质量、降低死亡率等方面效果是明显的。因此我们建议重症康复治疗应像程序化镇静、营养支持等成为 ICU 和 HDU 重症患者常规治疗手段之一，在 ICU 和 HDU 中推广应用。当然，如何规范应用，如什么时机进行、采用何种锻炼方法、何时终止等，目前尚无统一标准，需要重症及康复医学同道们进一步探讨商榷，治疗效果有待更大样本的研究进一步明确。重症康复时代已经来临，我们需要不断挖掘更简便、有效、适合中国国情的特色重症康复治疗方法。

参考文献

[1] 邵换璋，叶岭，秦秉玉．重症患者早期康复的研究进展 [J]．中华重症医学电子杂志，2020, 6(2): 206–210.

[2] 顾国胜，任建安．运动训练在慢重症康复中的作用 [J]．中华胃肠外科杂志，2016, 19(7): 743–745.

[3] 龙佳佳，庄小强，谭树生，等．重症康复治疗的研究进展 [J]．广西中医药大学学报，2018, 21(2): 105–108.

[4] 余佳丹，喻鹏铭，魏清川，等．重症康复研究进展 [J]．华西医学，2018, 33(10): 1207–1212.

[5] 李大亮，唐国生．ICU 早期康复治疗的研究进展 [J]．医学与哲学，2015, 36(24): 54–57.

[6] 胡细玲，陈妙霞，吴本权，等．早期康复活动对重症监护病房呼吸衰竭患者康复的影响 [J]．现代临床护理，2015, 14(3): 26–28.

[7] 李建华，许志生，边仁秀，等．重症监护病房的康复医学治疗进展 [J]．中国康复医学杂志，2011, 26(11): 1084–1087.

[8] 孙强三，崔宝娟．重症康复发展 [J]．加速康复外科杂志，2019, 2(3): 100–102.

[9] 喻鹏铭，何成奇，魏全，等．重症监护室中早期重症康复方案初探 [J]．中国康复医学杂志，2021, 36(2): 223–226.

[10] Wang T, Wu C, Wang L, et al. Chest physiotherapy with early mobilization may improve extubation outcome in critically ill patients in the intensive care units[J]. Clin Respir J, 2018, 12(11): 2613—2621.

[11] Fuest K, Schaller S J. Recent evidence on early mobilization in critical-Ill patients[J]. Curr Opin Anaesthesiol, 2018, 31: 144—150.

[12] Yosefbrauner O, Adi N, Ben S T, et al. Effect of physical therapy on muscle strength, respiratory muscles and functional parameters in patients with intensive care unit-acquired weakness[J]. Clinical Respiratory Journal, 2015, 9(1): 1–6.

[13] Ana Cristina Castro-Avila, Pamela Serón, Eddy Fan, et al. Effect of Early Rehabilitation during Intensive Care Unit Stay on Functional Status: Systematic Review and Meta-Analysis[J]. PloS One, 2015, 10(7): 1–20.

[14] Kahn J M, Benson N M, Appleby D, et al. Long-term acute care hospital utilization after critical illness[J]. JAMA, 2010；303: 2253–2259.

[15] Herridge M S, Tansey C M, Matte A, et al. Functional disability 5 years after acute respiratory distress syndrome[J]. N Engl J Med, 2011, 364: 1293–1304.

[16] Hanekom S, Gosselink R, Dean E, et al. The development of a clinical management algorithm for early physical activity and mobilization of critically ill patients: synthesis of evidence and expert opinion and its translation into practice[J]. Clin Rehabil, 2011, 25: 771–787.

[17] Scala R, Corrado A, Confalonieri M, et al. Increased number and expertise of Italian respiratory high-dependency care units: the second national survey[J]. Respir Care 2011, 56: 1100–1107.

[18] Novoa N, Ballesteros E, Jiménez M F, et al. Chest physiotherapy revisited: evaluation of its influence on the pulmonary morbidity after pulmonary resection[J]. Eur J Cardiothorac Surg, 2011, 40: 130–134.

[19] Ambrosino N, Gabbrielli L. Physiotherapy in the perioperative period[J]. Best Pract Res Clin Anaesthesiol, 2010, 24: 283–289.

[20] Ambrosino N, Janah N, Vagheggini G. Fisioterapia en pacientes

gravemente doentes[Physiotherapy in critically ill patients[J]. Rev Port Pneumol, 2011, 17: 283–288.

[21] Pohlman M C, Schweickert W D, Pohlman A S, et al. Feasibility of physical and occupational therapy beginning from initiation of mechanical ventilation[J]. Crit Care Med, 2010, 38: 2089–2094.

[22] Thomas A J. Physiotherapy led early rehabilitation of the patient with critical illness[J]. Phys Ther Rev, 2011, 16: 46–57.

[23] Clini E M, Crisafulli E, Antoni F D, et al. Functional recovery following physical training in tracheotomized and chronically ventilated patients[J]. Respir Care, 2011, 56: 306–313.

[24] Nava S. Rehabilitation of patients admitted to a respiratory intensive care unit[J]. Arch Phys Med Rehabil, 1998, 79: 849–854.

[25] Poulsen J B, Møller K, Jensen C V, et al. Effect of transcutaneous electrical muscle stimulation on muscle volume in patients with septic shock[J]. Crit Care Med, 2011, 39: 456–461.

[26] Gosselink R, De Vos J, van den Heuvel S P, et al. Impact of inspiratory muscle training in patients with COPD: what is the evidence?[J]. Eur Respir J, 2011, 37: 416–425.

[27] Ambrosino N, Venturelli E, Vagheggini G, et al . Rehabilitation, weaning and physical therapy strategies in chronic critically ill patients[J]. European Respiratory Journal, 2012, 39: 487–492.

第 23 章　重症康复病房设置与管理

国外慢性危重病患者收治的医疗场所主要为急症护理医院、长期急症护理机构、熟练护理机构、高依赖病房、康复医疗机构和慢性呼吸机支持医疗机构等，这些医疗机构具有各种资源，可满足慢性危重病患者的复杂需求和依赖性，只有部分患者短期滞留在 ICU。国内大多数慢性危重症患者长期滞留在 ICU，占用了大量的 ICU 稀缺资源，并且许多需要康复的患者，得不到早期康复治疗，错过康复最佳时机。

随着我国重症医学专家对重症康复认识的进步，一些医院建立了介于 ICU 与普通病房之间的病区，称之为重症康复病房（intensive rehabilitation unit，IRU），国内也有专家称为高依赖病房，目前国内习惯称为 HDU。HDU 旨在为已从 ICU 转出，但却仍高度依赖医疗监测、康复和护理的患者提供医疗服务，从监测、康复、护理等多方面支持患者的全面恢复（提供二级监护）。

由于 HDU 是间于 ICU 和普通病房的"缓冲带"，因而在物力和人力配备上不如 ICU。这样既可以给这类患者提供适当的治疗，也不会占用 ICU 为危重患者准备的宝贵医疗资源。目前我国 HDU 已经起步，但尚不规范，本章借鉴国外成熟经验，介绍重症康复病房规范化建设与管理，以便于大家参考。

一、病房建设

HDU 的建设旨在为重症康复医疗行为提供规范、标准、严谨、科学的医疗场所。国内还没有 HDU 的建设标准及规范要求，只有奥克斯医疗集团明州系列康复医院等少数医疗机构设置了 HDU，如浙江明州康复医院、杭州脑康康复医院、南京明州康复医院、武汉明州康复医院、扬州明州康复医院、余姚明州康复医院、温州明州康复医院

和长沙明州康复医院等。

（一）建设规模与构成

HDU 的建设规模应在对当地城市总体规划、区域卫生规划、医疗机构设置规划、服务人口数量、经济发展水平、疾病谱和发病率、卫生资源和医疗保健服务的需求状况等进行综合考虑后确定。一个 HDU 单元由医护区、病房治疗区、附属用房、医疗设备和建筑设备组成。建筑设备包括电梯、物流系统、暖通空调设备、给排水设备、电气设备、通信设备、智能化设备、动力设备、燃气设备等。

1. 医护区构成　HDU 的医护区包括医师办公室、主任办公室、护长办公室、工作人员休息室、就餐室、男女更衣室、清洁室、值班室、淋浴卫生间、会议会诊室等。

2. 治疗病区构成　HDU 的治疗病区包括中央工作站、治疗室、配药室、仪器室、隔离病房、单人病房、治疗大厅、器械室和库房等。

3. 附属用房　HDU 的附属用房包括家属等候区、谈话间、清洁间、污物处置室、清洗打包间、卫生间等。

4. HDU 规模与面积　在确定 HDU 病区的床位数时，重点考虑医院功能、等级和实际收治患者的需要，一般一个 HDU 单元为 20～30 张床。每个床位的占地面积为 12～18m²，每个单元至少配置一个单间，单间的面积为 20m² 左右，多人间病房应保证床间距不少于 2.5m。为减少交叉感染的风险和隐私保护，建议尽可能设置单间病房或分隔式病床，严禁设置为大通间。病区内的流程应符合洁污分流、医患分流的原则，病区内不设置层流净化设备。

（二）HDU 环境建设

良好的环境是顺利开展医疗诊治的前提。

HDU 中的患者病情相对较重，保证及时抢救和减少感染尤为重要，因此 HDU 对环境的建设及其设备配置也有相应的要求。

1. 建筑材料　HDU 所采用的建筑材料应以环保、美观、无毒害为原则，符合防尘、防霉、防静电、防火、易清洁等条件，室内以宁静的浅蓝色为主色调，营造温馨的氛围，缓解患者焦虑、压抑的情绪。

2. 空调系统　HDU 的患者病情较重、免疫力低下，对空调净化系统要求高，应采用 10 万级的净化级别。温湿度是 HDU 空调系统的重要指标，大量研究表明，当室内相对湿度控制在 40%～60% 时，室内人员感染的可能较小；而超过 60% 时，则会大大加快细菌的繁殖速度，容易造成感染。温度会直接影响患者以及医护人员的舒适度，室温宜控制在人体感受的最佳温度：24～26℃之间。使用新风机组和排风机组保持房间内的正压，使空气由洁净度高的房间向洁净度低的房间流动，防止倒流。

噪声对患者的影响也不容忽视，通常通过在空调上设置消声器来降低噪声，防止噪声过高影响患者睡眠与情绪，不利于患者的康复训练及身体的复原。

3. 病房电源　医疗用电和生活照明用电线路应分开，病房内需备有不间断电力系统（uninterruptible power supply，UPS）、漏电保护装置及发电机供电的电源插座，保证线路故障时医疗工作的正常持续开展。

4. 门禁系统与探视制度　HDU 应增设门禁系统，医护人员进出需要刷卡，可保护病房的秩序与清洁的环境，避免治疗期间其他人进入。制定规范的探视制度，统一探视的时间，探视通道与医护人员通道分开，每次探视最多两位家属，严格更衣换鞋。研究表明，规范的探视制度可以明显降低院内感染的发生率。

5. 卫生消毒设施　医务人员做好手卫生是降低院内感染率的关键因素，及时、正确的洗手可以清除手上 99% 以上的各种暂住菌，切断通过手传播感染的途径。因此，每个病房、治疗室、走廊及处置室等都要配有红外线感应自动出水的洗手装置，每个床边、治疗车及走廊每间隔一段距离都要配备速干手消毒剂，方便医护人员在接触患者前后及各种操作前后及时洗手和消毒，做好手卫生。

（三）病房位置

HDU 应尽可能邻近 ICU、高压氧舱、医学影像科、检验科、手术室和输血科（血库）等区域，方便患者的检查和治疗。

（四）信息系统

HDU 必须配备功能齐全的医疗信息系统，能够收集 HDU 床旁各种诊疗和护理信息，并连接医院信息系统。HDU 的医疗信息系统应能满足临床医疗护理、教学、科研、科室行政管理和远程医疗等综合功能需求，并具备升级功能。

二、HDU 设备配置

（一）固定类设备

床单位应设有具有干湿分离功能的吊塔，将部分仪器放于吊塔之上，充分利用床位周围的立体空间紧凑摆放，美观且使用方便。每床需配备中心供氧、吸引装置、输液瓶悬吊装置、微量输液泵及电源点，设置 6～8 个插座，以便在抢救患者时能够保证多种医疗设备同时使用；配备心电监护仪，实时监测患者的生命体征；配备 1 个简易呼吸器。

（二）移动类设备

HDU 病房的移动设备和物品包括便携式监护仪、人工呼吸机、除颤仪、心电图机、肠内营养输注泵、冰帽、血糖测定仪、抢救车及药品等。

（三）康复设备

与普通 ICU 不同，HDU 需要接入大型康复设备，包括电动起立康复床、床上踏车、机器人康复仪、轮椅转移设备、吞咽障碍治疗仪、神经肌肉电刺激治疗仪、气压治疗仪等。

三、HDU 收治适应证和非适应证

（一）适应证

适应证包括：①经 ICU 抢救后生命体征稳定 48h，住院天数≥8 天，但仍需呼吸机支持的患者；②气管切开术后；③呼吸衰竭需长期使用呼吸机或需进行序贯进行脱机患者；④颅脑损伤伴有意识障碍；⑤脑卒中伴有意识障碍；⑥慢性心功能衰竭终末期需呼吸机支持的患者；⑦脊髓损伤伴呼吸、循环不稳定的气管切开患者；⑧心肺骤停后缺血缺氧性脑病急性期伴有意识障碍的患者；⑨缺血缺氧性脑病的非急性期、各种中毒、血流感染及大出血等伴有血流动力学不稳定患者。

（二）非适应证

非适应证包括：①脑死亡；②急性传染病；③无急性症状的慢性疾病、无望或因某种原因放弃治疗的患者；④恶性肿瘤晚期；⑤老龄自然死亡过程。

四、HDU 管理

（一）HDU 工作模式

一般采用多科协同工作模式（multi disciplinary teamwork，MDT），除 HDU 本科医务人员参加外，ICU、HBO 科和康复科共同参与治疗方案，其总体方案由 HDU 医师最终决定，科室相关人员熟知重症康复理论和专业培训，有讲课计划。重症康复过程应加强对家属的教育，提高家属参与度，并有具体执行指南或有系统的教育和规范化管理，并注重远期疗效评估。

（二）HDU 人员配置

HDU 较 ICU 治疗强度低，人床配比为医生 0.15∶1、护士 1.2∶1 较为合适，应根据医院具体情况决定。

（三）重症康复科医师基本理论与技能

重症康复科医师除应掌握 ICU 基本理论与知识外，应重点掌握以下临床理论知识与技能。

1. 重症康复知识与技能。
2. 膨肺技术与肺康复。
3. 气管切开患者堵管 / 拔管。
4. 困难脱机。
5. 呼吸道管理 / 痰液引流。
6. 内镜下气道灌洗。
7. 吞咽促进与营养支持。
8. 肌肉关节功能促进。
9. 血栓预防与干预。
10. 尿失禁 / 便秘治疗。

（四）HDU 管理制度

HDU 必须建立健全各项规章制度，完善各类人员工作职责和诊疗常规。

1. 患者转入、转出制度。
2. MDT 会诊制度。
3. 三级查房制度。
4. 交接班制度。
5. 临床用血制度。
6. 抗生素使用制度。
7. 消毒隔离制度。
8. 各项技术操作规程规范。
9. 抢救设备操作、管理制度。
10. 院内感染控制制度。
11. 不良医疗事件防范与报告制度。
12. 疑难病例讨论制度。
13. 突发事件的应急预案、人员紧急召集制度。

五、设置 HDU 获益

（一）HDU 特点

1. 具有 ICU 一样的专门人员和设备。
2. 提供介于普通病房和 ICU 之间的中等程度的临床护理。
3. 为患有急性（或急性慢性）单器官衰竭或

有发展风险的患者提供侵入性监测和支持（相关共病可能会将对 HDU 的需要转变为对重症监护的需要，多器官功能衰竭应在 ICU 中进行管理）。

4. 在普通病房和 ICU 的护理水平之间充当缓冲病房。

5. 收治预测临床恶化风险高或未知的患者。

6. 长期机械通气患者。

7. 重在康复与护理。

（二）提供最佳康复时机

ICU 患者虽生命体征平稳，但因无法脱离呼吸机，病情相对较重，无法直接转入普通康复病房。ICU 患者长期卧床、制动，无法进行任何活动，器官、关节、肌肉等都会出现功能障碍，有的患者会出现谵妄症状。HDU 病房给患者提供密切的医疗监测和护理，并同步对患者进行全面的康复治疗，患者即便带着呼吸机，也可以在病房里进行相关的康复训练，如床上踏车、床边站立；呼吸机携带下高压氧治疗等，为患者抓住早期康复治疗的时机。医师、护士、治疗师、护工、家属的全程参与，各司其职，使得患者能合理有效地接受康复、诊治。

（三）降低患者医疗费用

入住 HDU 病房，缩短患者 ICU 的住院天数，使得住院消费大幅度降低；同时由于患者多数自理能力差或者不能自理，需请护工照顾，家属经济负担很重。HDU 病房实行 24h 开放式陪护，医护人员可指导陪护的家属参与患者的基础护理和生活照顾，节省其雇佣陪护的费用，减轻家属的负担。

（四）节约医院经营成本

HDU 病房介于 ICU 和普通病房的医护人数配比，比 ICU 较少仪器设备要求，相比 ICU 节省很多设备和人员的开支，同时也减轻 ICU 工作人员的工作负荷，大幅度节约医院的经营成本，加快 ICU 床位的周转率。

六、结论

重症康复病房是重症医学发展的产物，是收治慢性危重症患者的一个良好的医疗场所，能为重症患者提供一个全方位重病后康复。重症康复病房要突出团队合作，以重症医师为主导，康复医师进行评估、制定康复方案，康复治疗师为康复技术具体落实者，护士负责日常监护、进食、各种管路维护。团队人员需要能熟知监测指标的解读，熟悉相关药物或医疗手段与物理治疗技术的相互影响、紧急情况的处理等。

参考文献

[1] 崔博森，张茜. HDU 的设计与实践 [J]. 规划设计，2020，21：68-69.

[2] 祁琴，金国荣，荆边，等. 高依赖病房的建立 [J]. 解放军医院管理杂志，2018，25（12）：1107-1109.

[3] Bristow P J, Hillman K M, Chey T, et al. Rates of in hospital arrests, deaths and intensive care admissions: the effect of a medical emergency team[J]. Med J Aust, 2000, 173: 236-240.

[4] Plate J, Leenen L, Houwert M, et al. Utilisation of Intermediate Care Units: A Systematic Review[J]. Crit Care Res Pract, 2017: 803-846.

[5] Ivy M, Angood P, Kirton O, et al. Critical care medicine education for surgeons: recommendations from the Surgical Section of the Society of Critical Care Medicine[J]. Crit Care Med, 2000, 28:

879-880.

[6] Scala R. Respiratory High-Dependency Care Units for the burden of acute respiratory failure[J]. Eur J Intern Med, 2012, 23(4): 302-308.

[7] Datt C, Robinson K. Improving paediatric high dependency provision at a district general hospital[J]. Paediatr Nurs, 2007, 19(7): 23-27.

[8] Prin M, Harrison D, Rowan K, et al. Epidemiology of admissions to 11 stand-alone high-dependency care units in the UK[J]. Intensive Care Med, 2015, 41(11): 1903-1910.

[9] Boots R, Lipman J. High dependency units: issues to consider in their planning[J]. Anaesth Intensive Care, 2002, 30(3): 348-354.

[10] Morton B, Banda N P, Nsomba E, et al. Establishment of a high-

dependency unit in Malawi[J]. BMJ Glob Health, 2020, 5(11): e004041.

[11] Saravanakumar K, Davies L, Lewis M, et al. High dependency care in an obstetric setting in the UK[J]. Anaesthesia, 2008, 63(10): 1081–1086.

[12] Richardson LY. High-dependency care: developing a joint surgical recovery unit[J]. Br J Nurs, 2002, 11(2): 129–134.

[13] Coggins R P. Delivery of surgical care in a district general hospital without high dependency facilities[J]. Postgrad Med J, 2000, 76: 223–226.

[14] Ghosh S, Steyn R S, Marzouk J F, et al. The effectiveness of high dependency unit in the management of high risk thoracic surgical cases[J]. Eur J Cardiothorac Surg, 2004, 25(1): 123–126.

第24章 重症康复常用器材

重症康复集监护、治疗、护理和康复为一体，适合生命体征及病情趋于平稳，但仍需在监护下进行医疗护理和康复治疗的患者。以往，危重患者通常需待生命体征稳定转出 ICU 后才能开始进行康复治疗。然而研究显示，ICU-AW 可以在危重症患者机械通气几小时后开始出现，康复治疗太迟则会严重影响患者的预后。目前有学者提出早期康复治疗应与疾病治疗同时进行，患者进入 ICU24h 后即开始评估患者能否进行康复治疗，生理功能稳定后即开始实施早期康复治疗，不需要等到准备撤除呼吸机或转出 ICU 后才开始进行。

ICU 和 HDU 对患者的救治过程中，康复的介入可以及时评估救治过程对患者各方面功能的影响，进而考虑采取措施，尽可能使患者机体功能不发生退变及患者从 ICU 和 HDU 出来后，肢体功能及生活能力都能尽快达到较好的水平。重症康复的一个重要内容就是预防性康复，因此，在疾病急性期即介入，预防功能退化及功能障碍。

重症康复常备康复器材主要包括以下几个方面（图 24-1）：①排痰设备，如震荡排痰机、咳痰机等；②预防深静脉血栓形成设备，如抗栓泵、超短波治疗仪、生物信息反馈红外治疗仪、空气压力波等；③特殊体位训练仪器，如站立床、电动起立病床；④呼吸运动训练设备，如心肺运动器、膈肌起搏器等；⑤吞咽功能训练仪器，如吞咽功能障碍治疗仪等；⑥肌肉功能与关节活动度训练，如 VR 智能运动训练系统、床边型上下肢主被动仪、站立床、CPM、干扰电治疗仪、痉挛肌肉电刺激仪、脑循环治疗仪、神经肌肉电刺激仪等；⑦康复护理方面设备，如翻身治疗护理床、膀胱扫描仪、电动起立康复床等。以上有些设备已经在有关章节介绍，这里不再重复，本章主要介绍起立康复床、心肺运动器、膈肌起搏器、吞咽功能障碍治疗仪、VR 智能运动训练系统、床边型上下肢主被动仪、CPM、干扰电治疗仪、痉挛肌肉电刺激仪、脑循环治疗仪、神经肌肉电刺激仪、膀胱扫描仪等。

一、电动起立康复床

康复训练用倾斜床又称起立床、倾斜台，是一张电动或手动的平板床，患者卧于床上，固定好身体，启动开关，患者可由平卧位逐步转动立起，达到站立位，倾斜床可固定于 0°～90° 之间的任一倾斜位置。

重症康复的电动起立康复床是集病床和起立床为一体，如图 24-2 所示，方便重症患者早期康复工作的开展。通过不同的摆放，可进行下肢负重训练、呼吸肌训练、排痰、血管舒缩训练等。

（一）适应证

适用于中枢神经系统疾病或损伤所致的瘫痪者（截瘫、偏瘫、脑瘫），长期卧床或长期使用轮椅需要辅助站立者，以及中老年人腿部行动不便需要辅助站立者。

（二）主要作用

长期不站立会导致身体各系统出现问题，站立床最主要的功能是使用者维持被动直立状态，帮助使用者各个系统处于正常生理状态。电动起立康复床主要有以下几个方面作用。

1. 预防体位性低血压。

2. 牵拉软组织，保持关节的正常活动度。

3. 使身体负重，防治长期卧床导致的骨折和骨质疏松。

4. 矫治尖足、足内翻等异常模式，牵拉跟腱。

5. 对神志不清状态者，通过电动直立床进行训练。

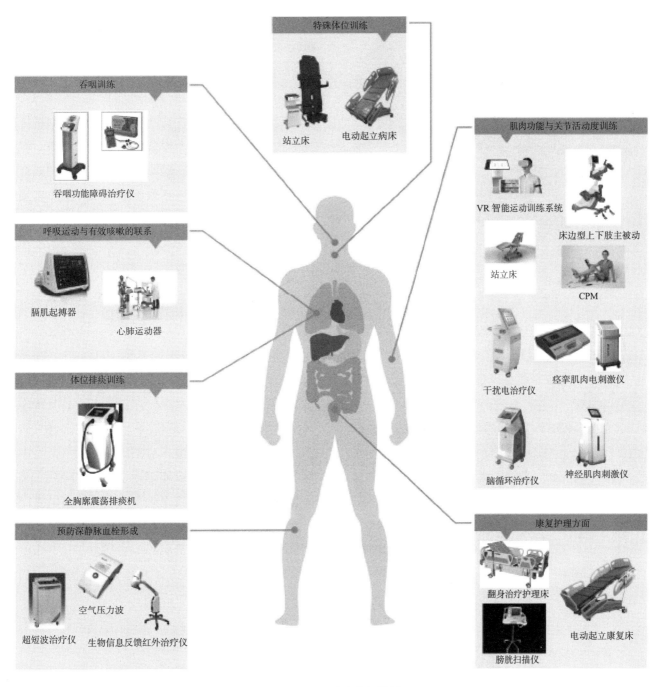

特殊体位训练
站立床　　电动起立病床

吞咽训练
吞咽功能障碍治疗仪

呼吸运动与有效咳嗽的联系
膈肌起搏器　　心肺运动器

体位排痰训练
全胸廓震荡排痰机

预防深静脉血栓形成
超短波治疗仪　　空气压力波　　生物信息反馈红外治疗仪

肌肉功能与关节活动度训练
VR 智能运动训练系统　　床边型上下肢主被动
站立床　　CPM
干扰电治疗仪　　痉挛肌肉电刺激仪
脑循环治疗仪　　神经肌肉刺激仪

康复护理方面
翻身治疗护理床　　电动起立康复床
膀胱扫描仪

▲ 图 24-1　重症康复器材

6. 刺激内脏功能如肠蠕动和膀胱排空，预防泌尿系感染。

7. 改善通气，预防肺部感染及坠积性肺炎。

8. 头低脚高位有利于肺部分泌物引流，十二指肠引流术、下肢骨折牵引等。

9. 增加患者信心，使患者保持直立状态，从而增加视野和活动范围，参加一些基本的日常活动。让患者更多地参与家庭和社交活动，预防抑郁，达到心理的良好感受。

（三）操作流程

1. 固定床体（将床体滑动轮对应部位上的固定旋块向外旋出到与地面接触牢固），接通电源。

2. 将控制台电缆连接到床体接头上，然后扭紧。

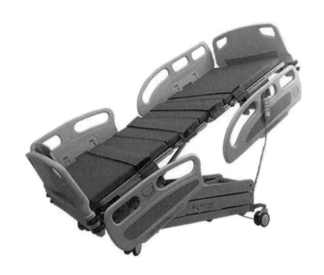

▲ 图 24-2　电动起立康复床

3. 接通电源，床体自动复位到 0° 角，显示 0 号处方最后 1 次治疗参数。

4. 用固定绑带将患者固定好，并把桌板调到合适的位置。

5. 选择处方，用户根据需要设置参数（处方、角度、时间）。

6. 按"开始"按键，床体上升到设定的角度，开始治疗。

7. 上升过程中，可随时按"停止"按键，让床体停止上升，再次按"停止"按键，则床体复位回到 0° 角。如需床体继续上升，则再次按"开始"按键。

（四）注意事项

1. 使用前应确保床体与地面的牢固接触，确保安全。

2. 治疗中如果患者如有不适感觉，应立即终止康复治疗，并由康复治疗师对患者进行相关检查，酌情处理。

3. 不能超载使用。

二、体外膈肌起搏器

膈肌为向上膨隆呈穹窿形的扁薄阔肌，成为胸腔的底和腹腔的顶，是最主要的呼吸肌，是完成呼吸泵功能的主要动力来源，在呼吸运动中起很重要的作用。膈神经支配膈肌运动，是维持呼吸功能的主要神经，主要是维持正常通气功能。体外膈肌起搏器（external implanted diaphragm pacemaker，EDP）是通过体表电极刺激膈神经，引起膈肌收缩，从而改善呼吸功能，并影响机体其他功能。EDP 操作简单方便、安全无创伤、治疗有效等，易于接受。但其也存在不足，例如电极难以精确定位，个体疗效差异较大，操作不当易引起膈肌疲劳，长期巩固性疗效更有待进一步深入探讨。

（一）膈肌起搏器的发展历程

早在 1786 年，Caldani 就发现膈神经电刺激可引发膈肌收缩，模拟正常生理状态下的呼吸运动。1948 年 Sarnoff 等用膈神经电刺激技术治疗脊髓灰质炎患者并发的呼吸障碍，证实至少可以维持 52h 充足的肺泡通气。1972 年，Glenn 等首次报道使用植入式膈肌起搏器治疗四肢瘫痪者的通气功能障碍。膈肌起搏器植入主要用于脊髓损伤、中枢性低通气综合征、肌萎缩侧索硬化等疾病，帮助患者撤离呼吸机，其安全性、有效性在国外已得到证实，但其手术费用昂贵，并且存在膈神经损伤、颈部运动导致膈肌起搏器移位扭转、瘢痕收缩压迫膈神经等风险，此项技术开展仍以欧美、日韩等为主，在中国尚未用于临床。

体外膈肌起搏器是中山医科大学陈家良教授于 1987 年发明研制并申请了专利，其后大量研究报道了体外膈肌起搏器对慢性呼吸系统疾病的影响，包括慢性阻塞性肺疾病、尘肺、支气管哮喘、肺动脉高压等，均获得良好效果，并且未见相关不良反应的报道。2014 年第二代体外膈肌起搏器问世，体积小、便携、操作简单，并且对参数进一步优化和调整以最大程度地减少膈肌疲劳的风险。

（二）体外膈肌起搏原理（图 24-3）

EDP 即由起搏器（脉冲电流发射装置）、导线和体表电极组成。根据一定射电参数发出脉冲电

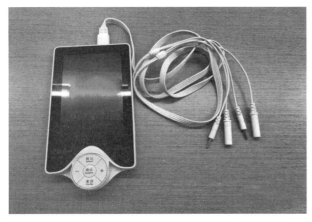

▲ 图 24-3　体外膈肌起搏器

流经过导线输送到体表电极，经皮肤外表刺激膈神经（胸锁乳突肌的外缘下 1/3）使膈肌收缩及舒张、膈肌移动度增加，从而增加肺通气量，促进 CO_2 排出，逐步恢复膈肌功能。

膈肌负担人体 60%～75% 的通气需要，在维持正常通气和肺功能方面起重要作用。膈肌每下降 1cm 可增加肺通气量 250～300ml。膈肌属于骨骼肌，按其肌原纤维 ATP 酶反应、肌肉的氧化酶、磷酸化酶含量和肌收缩性，其肌纤维分为 3 种类型即快速强氧化酵解型（fast, high oxidative and glycolytic activities，FOG）、快缩强酵解型（fast, high glycolytic activity，FG）和慢缩强氧化型（slow, high oxidative activity，SO），按耐力角度可分为不易疲劳（SO,FOG 为 I 型）和易疲劳（FG 为 II 型）两种类型肌纤维。

膈神经是由 $C_{3\sim5}$ 脊髓前角发出的神经纤维汇集而成，组成后下行支配膈肌运动，并且属于混合神经，其在胸锁乳突肌外缘下 1/3 处是体表最表浅部位，恰为电极刺激膈神经的最佳部位，随膈神经放电频率的变化进而影响其所支配的骨骼肌运动单位收缩。目前临床上所用的治疗频率为生理频率（40Hz）。近期有研究发现，生理频率电刺激慢性阻塞性肺疾病患者，膈肌纤维类型的转化不是临床所需求的最佳肌纤维重构。由此推测，40Hz 慢性电刺激并不是 COPD 膈肌康复治疗的最佳频率。李香彭等和李军梅等采用不同频率慢性

电刺激肺气肿兔膈肌后，发现超低频复合生理频率慢性电刺激［（2.5+40）Hz］可显著提高肺气肿兔的膈肌收缩力，较生理频率慢性电刺激（40Hz）能使肺气肿兔膈肌抗疲劳能力得到更明显的提高。进而对其进行更深一步研究发现，超低频复合生理频率慢性电刺激后肺气肿兔的膈肌肌浆网 Ca^{2+}-ATP 酶活性增加，提高肺气肿兔膈肌 SR Ca^{2+} 摄取和释放能力，这可能是 EDP 对 COPD 患者膈肌康复治疗有效的实验基础。

EDP 的两块主电极片分别置于两侧胸锁乳突肌外缘下 1/3 处，另外两块辅助电极片置于两锁骨中线与第 2 肋相交处，以便形成回路。电刺激后兴奋胸锁乳突肌外下的神经纤维，产生神经冲动，向下传至神经末梢，引起膈肌收缩。

电刺激膈神经后对呼吸系统产生两种效应：①离心性膈神经兴奋，即电刺激膈神经，兴奋运动神经纤维，产生神经冲动，向下传至神经末梢，经电－化学－电的传递，接兴奋膈神经，表现为深吸气；②向心性膈神经兴奋，即膈神经运动纤维受刺激兴奋时，其感觉纤维也会受到刺激兴奋，形成神经冲动向上传导到脊髓，使呼气中枢兴奋，吸气中枢抑制，促使吸气转为呼气，从而加速吸气与呼气活动交替，表现为补呼气增加。

（三）适应证

适应证包括：①慢性阻塞性肺疾病；②低通气综合征；③肺动脉高压；④肺炎；⑤间质性肺病；⑥支气管哮喘；⑦顽固性呃逆；⑧咳嗽排痰能力下降；⑨脱机、拔管、脱氧困难；⑩胃食管反流等。

（四）禁忌证

禁忌证包括：①气胸；②胸膜粘连增厚；③活动性肺结核；④使用植入式电子装备（如心脏起搏器）的患者除在医生指导下外禁止使用本起搏器；⑤靠近胸部使用电极会增加心脏纤颤的危险，电极贴片应注意避开心区。电极片严禁贴在两侧颈动脉窦处（图 24-4）。

361

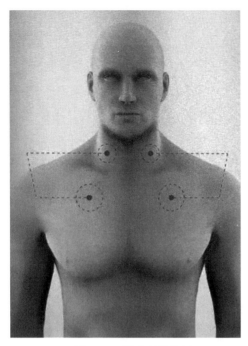

▲ 图 24-4　贴电极片位置

（五）使用方法

1. 操作前评估

（1）高碳酸血症或低氧血症诱发试验，以判断呼吸中枢的反应能力。

（2）膈神经与膈肌的功能测定：①膈神经传导时间；②膈肌肌电图；③跨膈压力阶差（Pdi）及透视下膈肌自主运动的观察；④肺功能检测，包括动脉血气分析等。

2. 操作前患者准备　操作者解释治疗目的、注意事项等，取得患者配合；患者取半卧位或平卧位，充分暴露胸锁乳突肌，解开上衣颈部、胸部的扣子。

3. 操作流程

（1）清洁皮肤。用清水或酒精清洁贴片处的皮肤，等待风干后贴理疗电极片。

（2）贴电极片。电极片共有 4 个，2 个小电极片和 2 个大的电极片。

2 个小电极片位置：放置于双侧胸锁乳突肌外缘下 1/3 处（平环状软骨水平）（图 24-5）。

平视前方，转头，确定胸锁乳突肌，应用三分法将胸锁乳突肌分为三等分，取肌肉外缘的中 1/3 和下 1/3 交界点为核心作用点。

头部转正，沿着胸锁乳突肌的走行，将小电极片内侧中点与核心作用点重叠，贴于肌肉外缘。

注意，如出现转头或抬头动作，说明胸锁乳突肌明显收缩，建议重新贴片；严禁将小电极片贴在颈动脉窦上（胸锁乳突肌内侧，甲状软骨上缘的水平）。

2 个大的电极片位置：放置于双侧锁骨中线第 2 肋间处。

注意，第 2 肋间平胸骨角，亦可通过锁骨下三横指的方法简单定位第 2 肋间；如患者有心脏疾病，建议将左侧大理疗电极片稍外移（向腋窝方向）；建议大、小理疗电极片之间的距离 >1cm（图 24-6）。

（3）开机，连接导线和电极片。

（4）调节参数，开始治疗。

旋转拨轮至各参数模块，进行调节。

一般情况下仅需调节"刺激强度"和"治疗时间"。

刺激强度为从低至高，逐渐增加强度；在患者能耐受的情况下尽可能上调，以实现更佳的治疗效果。

治疗时间为 15～30min，根据患者的膈肌功能而设定。

其他参数建议为应用默认值（起搏次数：9 次/分；刺激频率：40Hz）。当患者为儿童时，起搏次数可调整为 10～12 次/分。

首次治疗时，将直接进入默认参数，此后开机时将进入上一次的治疗参数，可按需调整，或按"默认"键进入默认参数后调整。

按"确认"键后进入倒计时。治疗过程中如需调整参数，按"重设"键→调整参数→按"确认"键。

（5）当剩余时间变为"0"，治疗结束。

4. 注意事项

（1）使用过程中的正常感觉包括但不限于贴片部位发麻、震动感、蚁行感或压迫感、手臂内收、

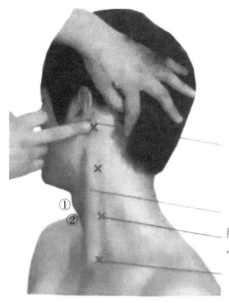

乳突（胸锁乳突肌的起点）

胸锁乳突肌

胸锁乳突肌外缘中、下 1/3 交界点（核心作用点）

胸骨（胸锁乳突肌胸骨头的止点）

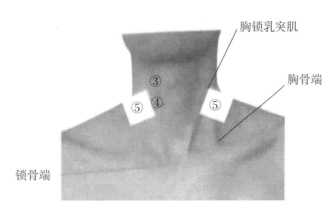

胸锁乳突肌

胸骨端

锁骨端

▲ 图 24-5　小的电极片位置

①甲状软骨；②环状软骨；③甲状软骨；④环状软骨；⑤小电极片贴片位置

咳嗽次数增加、排痰冲动、呼吸较轻松等；但如果感觉疼痛、头晕等不适，请下调至可接受的刺激强度。

(2) 治疗过程中应保持放松，尽量减少言语、大笑、转头和剧烈运动等动作，以免小电极片松动导致治疗无效，以及因局部放电而疼痛。

(3) 请按照指示贴电极片。严禁将电极片贴在颈动脉窦处。颈动脉窦位于胸锁乳突肌内侧、甲状软骨上缘的水平（甲状软骨为喉部最突出的软骨，吞咽时可感受到其移动）。如果将电极片贴在了颈动脉窦处，可能出现头晕、头痛、视物模糊、全身软弱等不适症状，在这种情况下请迅速移除电极片并平卧，一般很快就能恢复。

5. 用量与疗程

开始使用时，每天 1～3 次，每次 15～30min；15 天为 1 个疗程。第一 / 二个疗程使用生理频率（40Hz），第三疗程根据患者具体情况使用低频（40Hz+10Hz）或超低频（40Hz+2.5Hz）进行复合频率治疗。建议至少完成 2 个疗程的治疗，连续治疗 6 个月以上最佳。

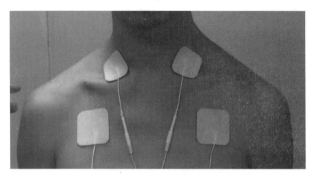

▲ 图 24-6　大小电极片位置

（六）体外膈肌起搏对机体的影响

1. EDP 对膈肌的影响　荷兰 Hazenberg 等的研究显示，膈肌起搏治疗短期内可提高患者膈肌移动度。蔡映云等观察到 EDP 可使正常人膈肌即时的移动度增加，同时对 COPD 患者即时移动度及连续治疗 20～30 天后膈肌运动幅度均有增加。EDP 主要通过改变膈肌的移动度来改善患者的通气功能及血气情况。研究显示 COPD 患者在轻、中度时其膈肌 I 、II 型纤维均萎缩；重度时表现为 I 型纤维比例增加，膈肌收缩功能减退，蛋白降解率增加，对 Ca^{2+} 敏感性降低，并且横桥周期性的运动减慢。而膈肌起搏可以使萎缩的膈肌运动单位重新募集，各类型纤维功能增强，同时保持肌纤维比例的相对正常，并且增加膈肌的血供和能量。使得膈肌的耐受力和强度增加，改善膈肌疲劳。然而蔡映云等认为，气道阻塞或肺顺应性明显减退的患者，EDP 虽可改善通气，但同时也增加呼吸肌做功和氧耗量，可加重呼吸肌负荷，诱发呼吸肌疲劳。这也解释了部分 COPD 患者在接受 EDP 治疗时，为何会出现 PaO_2 比治疗前下降。因此膈肌起搏的强度应循序渐进，同时可提高氧流量避免其引起膈肌疲劳。张巧俊等研究发现，COPD 患者膈肌肌电图与肺功能密切相关，其改变程度与肺功能损害程度呈线性关系。具体表现为，COPD 患者肺功能越差，膈神经传导越慢，膈肌动作电位幅度越低；反之，肺功能越好，膈神经传导越快，膈肌动作电位幅度越高。从而也显示 COPD 患者呼吸衰竭与膈肌无力、疲劳密切

相关。曾有国外学者对 COPD 患者于膈肌起搏治疗前后进行膈肌肌电图及肺功能检查，结果显示膈神经传导时间缩短及动作电位（action potential, AP）振幅上升，同时肺功能也得到明显的改善。

2. EDP 对肺动脉压的影响　在临床应用过程中，不论是体内还是体外膈肌起搏，均发现肺动脉压降低，这也为肺动脉高压在临床的治疗中提供了一种新的方案。EDP 降低肺动脉高压有重要临床意义：重症肺部疾病（如急性呼吸窘迫综合征 / 急性肺损伤）的病理生理过程都存在肺循环阻力增加，用呼吸机正压通气治疗，将加重肺循环阻力，对病情有不利影响，然而 EDP 却可以降低患者肺循环阻力，有利于 ICU 危重患者的救治。肺动脉高压性疾病发病率较高，临床治疗效果欠佳，严重影响患者的生活质量，而 EDP 可降低肺动脉压力，为此类疾病提供了一种新而简便的治疗方法。

（七）体外膈肌起搏在临床中的应用

1. EDP 对 COPD 肺康复的治疗评价　COPD 是一种常见的可以预防和治疗的呼吸系统疾病，与气道和肺对有毒颗粒或气体的慢性气道炎症反应增强相关，其发病率、致残率及病死率均较高，对 COPD 肺康复和阻止其病情加重的治疗研究尤为重要。COPD 患者膈肌厚度低平、变薄、活动幅度减小并肺泡通气量下降，导致缺氧或 CO_2 潴留；而长期缺氧再次加重膈肌萎缩、膈肌肌力和耐力降低，同时气道阻力增加，使膈肌储备能力下降，进一步加重缺氧和 CO_2 潴留，形成恶性循环。因此，缓解膈肌疲劳，增强膈肌肌力，才能有效地改善肺通气功能。刘刚等观察 40 例严重程度不同（轻、中、重）的 COPD 缓解期患者，EDP 前后及治疗结束后 1 个月的吸气肌强度和吸气肌耐力的测定，每天 1 次，每次 1h，连续治疗 20 天。结果显示，吸气肌强度和吸气肌耐力较治疗前均有提高。EDP 治疗前，程度不同的三组 COPD 患者在 60% 最大口腔吸气压负荷时均发生吸气肌疲劳。治疗 20 天后，尽管三组在 60% 最大口腔吸气压

负荷时亦发生吸气肌疲劳，但较EDP同样的负荷条件下，吸气肌强度和吸气肌耐力仍有改善。余秉翔等报道EDP与肺气肿的临床康复，患者使用EDP30min/d，20天为1个疗程。治疗结束后胸闷气短均有不同程度改善。患者生活质量提高，例如上楼后气短症状减轻，步行距离延长，夜间憋醒次数减少，呼吸频率减慢。血气在EDP后PaO_2虽上升但无统计学意义，但$PaCO_2$显著下降。因此EDP可以提高患者膈肌的强度和耐力，改善患者肺功能及其临床症状，提高患者生活质量，促进COPD患者肺康复。除有文献报道EDP的近期疗效显著外，国内仍有EDP远期疗效观察的研究报道。王丽华等对30例COPD作EDP长程治疗的观察，其方法为EDP每天1h，连续14天，之后停止治疗组15例不再作EDP治疗。另外15例治疗组，每14天仍上门EDP治疗。两组分别于第6周和第16周复查肺功能，其结果发现，经EDP治疗后两组患者最大吸气压、负荷呼吸时间、6min行走距离和膈肌移动度均有明显提高；家庭继续治疗组6周后上述肺功能指标有进一步改善。而停止治疗组呼吸肌力和运动能力逐渐减退。该研究表明，16周的EDP疗效优于6周和2周治疗的效果。张世叶等的研究表明，COPD患者在EDP治疗停止2.5～4个月，其膈肌肌力减退。可见COPD患者的EDP治疗需要维持较长时间，其肺康复是一项长期坚持的工作。

2. EDP对重症COPD的治疗 EDP的治疗通过依靠刺激膈神经引起膈肌收缩完成，其能否有效地改善COPD患者的$PaCO_2$，取决于膈肌有效收缩、气道阻力对吸气流速的负向影响、通气量改善所伴随的呼吸变化等相关。当COPD急性加重期时，气道出现严重充血、水肿及分泌物排出不畅等，更加加重气道阻力，使气流进入受限加剧，肺泡过度充气膨胀，膈肌收缩力下降。因此，呼吸肌疲劳是导致COPD患者出现呼吸衰竭的重要原因，所以临床治疗方法也因以改善呼吸肌疲劳为主。EDP对重症COPD患者的治疗，相对于COPD稳定期者其疗效会有所降低，但效果因人

而异，应合理使用，注意膈肌疲劳的发生。仍有许多研究报道EDP对COPD肺源性心脏病并发Ⅱ型呼吸衰竭患者治疗有效。周黎明等报道20例肺源性心脏病应用EDP，对照为未经EDP治疗的20例肺源性心脏病。治疗后发现患者呼吸困难、胸闷、口唇发绀症状减轻，PaO_2提高非常明显，$PaCO_2$也明显下降，而对照组症状及血气参数缓解不明显，认为EDP治疗肺源性心脏病合并呼吸衰竭患者能有效提高PaO_2和降低$PaCO_2$。林挺岩研究22例肺源性心脏病应用EDP，治疗后肌红蛋白、血清磷酸肌酸激酶明显下降，肌红蛋白及CPK改善不明显，肺功能较治疗前亦有明显改善，因此肌红蛋白、CPK可作为呼吸肌康复的参考指标。熊维军探讨无创通气联合体外膈肌起搏治疗COPD急性加重的疗效，结果显示治疗前后第1秒用力呼气容积（forced expiratory volume in 1 second，FEV_1），FEV_1/用力肺活量（forced vital capacity，FVC）、肺活量及最大通气量均有上升，临床疗效非常显著。因此，EDP辅助治疗肺源性心脏病有利于改善患者症状、呼吸肌疲劳的康复，降低肺动脉压力及改善通气功能，值得长期推广应用。但当COPD患者处于急性加重期时，如何改善已存在的低氧血症和高碳酸血症仍是个难题。因高流量O_2吸入虽可提高PaO_2，但可导致$PaCO_2$升高，加重CO_2潴留。然而，若应用常规机械通气（conventional mechanical ventilation，CMV），具有创伤性、易膈肌疲劳及对肺气肿有损伤的可能。而EDP是一种无创伤性膈肌起搏通气方法，其优点是无创伤性地增加膈肌血流及能量，有助于减轻膈肌疲劳、增强膈肌收缩力、增加潮气量及改善肺通气功能，促使CO_2排出降低高碳酸血症的危险。也就是说，EDP可降低重症COPD患者氧疗的危险。同时，由于EDP无创伤性，相比CMV无须气管切开或气管插管，避免感染机会，提高患者的生活质量。

3. EDP对顽固性呃逆的治疗 呃逆是某些疾病的临床症状，膈肌不自主的间歇性收缩运动，空气突然被吸入呼吸道内，并伴有吸气期声门突

然关闭发出的短促声响，其发作频率在 4~60 次 / 分。发生机制目前亦尚未明确，常见于神经官能症、中枢神经系统、心血管系统、呼吸系统、消化道疾病、传染病和尿毒症等。顽固性呃逆的治疗方法诸多，有一般疗法、药物治疗、经穴疗法、电刺激疗法等，但疗效有限。而有临床研究证明应用 EDP 治疗顽固性呃逆可取得显著的治疗效果，数据显示有效率高达 92%。其机制考虑主要是体表电刺激膈神经增强膈肌收缩力，使得辅助呼吸康复膈肌功能，达到治疗效果。因此 EDP 可为顽固性呃逆患者提供一种安全有效的治疗方案。

4. EDP 与高频通气联合装置的研究 高频喷射通气（high frequency jet ventilation，HFJV）作为一种简易而有效的机械通气新技术已在国内广泛应用，其治疗呼吸衰竭对提高 PaO_2 具有确定的疗效。但是，HFJV 有一定的缺陷，它在提高氧合水平和 PaO_2 的同时，由于小潮气量伴随通气频率的增加，容易发生 CO_2 潴留及高碳酸血症加重。而 EDP 具有增加潮气量、改善通气和促进 CO_2 排出的特点，因此若将 EDP 技术与 HFJV 相结合，上述问题便可相应而解。1990 年，谢秉煦等研制成功高频通气膈肌起搏器（high-frequency ventilation diaphragm pacemaker，HDP）。HDP 是一组综合性多功能性装置，具有简易无创伤、小潮气量、低气道内压、开放性通气、具有保护性通气等特点。谢秉煦等对 COPD 患者应用 HDP 治疗，无论是中、重度患者均能在改善低氧血症的同时防止 CO_2 潴留，为 HFJV 治疗 COPD 的呼吸衰竭提高安全性，又避免 EDP 引起 PaO_2 降低的不足。国内应用 HDP 治疗 COPD 肺康复和肺源性心脏病 II 型呼吸衰竭已有多篇报道。有研究显示，HDP 治疗 COPD 时，患者 PaO_2 和 SaO_2 明显增加，$PaCO_2$ 明显下降，肺功能中潮气量、肺活量、FVC、补吸气量、深吸气量明显改善，膈肌活动度明显增强，血清过氧化物歧化酶升高，红细胞滤过指数下降。表明 HDP 治疗 COPD 有较好疗效。万里等研究表明，在治疗慢性肺源性心脏病 II 型呼吸衰竭中，从患者

血气分析及临床症状来看，HDP 效果显著，优于单独应用高频通气治疗，值得临床推广。

5. EDP 在其他方面的应用 EDP 除上述治疗外，它还有在以下方面的应用。

（1）EDP 可以控制哮喘发作和缓解症状。因重症哮喘通气衰竭，实际上是吸气肌疲劳，EDP 可以改善膈肌疲劳，增加通气量，改善呼吸困难，缓解哮喘症状。哮喘急性发作时，用 EDP 电极放置患者喘息穴 – 膈俞穴治疗时，患者呼吸困难缓解甚至消失，胸闷感较前好转，讲话大声且连贯性加强，有的患者在治疗中就可大声谈笑，听诊时双肺哮鸣音不同程度减少乃至消失。

（2）EDP 治疗肺源性心脏病。心力衰竭时，因其可促进 CO_2 排出，改善机体缺氧，使肺动脉压降低；同时可以增加胸腔内负压，心排出量增多，降低心脏后负荷，改善肺源性心脏病患者的右心功能。朱光复等研究发现，EDP 改善肺源性心脏病患者的肺通气功能时，亦可增加心肌收缩力，降低平均肺动脉压，增加心排出量。故 EDP 能改善肺源性心脏病患者的左右心功能。

（3）EDP 可作为一种新的排痰治疗方法。它通过刺激膈神经反射性地诱发咳嗽、刺激排痰。已有临床研究证实 EDP 治疗肺部感染时，患者痰鸣音消除时间及持续发热的时间均有缩短。

（4）EDP 治疗周围性面神经炎。其原理主要是通过电刺激兴奋面神经，使已瘫痪的面肌有节律地收缩和舒张，从而使面肌得到有效的功能锻炼，达到康复治疗的目的。临床应用中 EDP 疗效明显高于单纯性药物治疗组，表明 EDP 用于治疗周围性面瘫具有疗效高、疗程短、无痛苦、无不良反应的特点。另外，EDP 比传统针灸治疗痛苦小，患者易于接受，可为周围性面神经较好的辅助治疗方法。

（5）在小儿重症肺炎及新生儿窒息中，HDP 亦能明显改善症状，成功抢救患儿。

（八）结论

EDP 经过几十年的临床实践和探索，技术已

较成熟并大量应用于临床，有诸多治疗优点，治疗效果亦显著，适用范围也逐渐扩展，但仍需进一步行技术方面改进。由单一仪器研制和应用发展到多功能、多结构的综合系统，把 EDP 技术与高频通气的供氧装置相互结合取长补短，是 EDP 技术在解决呼吸功能不全方面前进的一大步，因此可进一步加强 HDP 的临床研究。随着技术进一步提高，研制出带微电脑程控的 EDP，通过膈肌起搏微秒级刺激信号，对刺激信号波形、频率及根据患者血气进行选择，编制微电脑程控程序，观察 EDP 对膈肌及血气的影响，确定膈肌起搏最佳参数。同时，通过设备的改进，研发出简洁的 EDP 家庭版本，将其推广至广大社区中，协助患者长期康复治疗。相信随着科技的不断进步，新开发仪器及更加精密的起搏器问世，将会大大推广 EDP 在临床上的应用，为处于疾病痛苦中的患者提供安全有效的救治方法，提高患者生活质量，减轻社会经济负担。

三、吞咽功能障碍治疗仪

吞咽过程有多组神经及肌肉参与，包括三叉神经支配的下颌舌骨肌、颞肌、咬肌、翼内肌、翼外肌、二腹肌前腹、颊舌肌，副神经支配的腭舌肌，脊髓颈段支配的肩胛舌骨肌、胸骨舌骨肌，舌下神经支配的甲状舌骨肌、舌骨舌肌、大部分舌内肌，面神经支配的茎突舌骨肌、二腹肌后腹、口轮匝肌，迷走神经支配的喉内肌、腭帆提肌、腭舌肌、咽肌。近年来，应用神经肌肉电刺激作为治疗吞咽障碍手段，安全方便，容易操作，已广泛应用于临床，并且取得了不错的治疗效果。

（一）吞咽功能障碍治疗仪原理

吞咽功能障碍治疗仪是利用电刺激方式来解决患者吞咽障碍的一种重要方法。将电极放置于患者的喉颈部，通过特定的治疗电流对喉返神经、舌下神经、舌咽神经等与吞咽功能相关的神经进行电刺激，刺激电流会在神经进入肌腹的细胞膜上产生动作电位，并沿着轴突进行传导，当传导至吞咽肌群及构音肌群时，这些肌群将依次被触发并收缩，从而加强吞咽、构音肌群的收缩运动功能，缓解神经元麻痹，促进麻痹受损的神经复苏，实现吞咽反射弧的恢复与重建，进而提高患者的吞咽及构音的活动能力。

（二）吞咽功能障碍治疗仪临床适应证和禁忌证

1. 适应证 主要用于脑卒中、闭合性颅脑损伤、颈椎损伤、前颈椎融合术、神经退行性病变、失智症、脊髓侧索硬化症、帕金森病、阿尔茨海默症、小儿麻痹后遗症、多发性硬化症、重症肌无力症、肌营养症、肌张力不全、皮肌炎、先天性神经损伤、脊髓灰质炎等引起以下症状。

(1) 饮水呛咳。

(2) 吞咽时或吞咽后咳嗽。

(3) 食物黏着于咽喉内的感觉。

(4) 进食时发生哽咽。

(5) 在吞咽时可能会有疼痛症状。

(6) 有口、鼻反流，进食后呕吐。

(7) 原因不明的肺炎，并且反复发生。

(8) 隐形误吸。

2. 禁忌证 禁忌证包括：①使用植入式电子装置（如心脏起搏器）的患者；②治疗部位开放性创口、感染者；③严重的精神病患者、癫痫患者；④由于使用鼻饲管而严重反流的患者，应慎用；⑤严禁在颈动脉窦处放置电极进行治疗；⑥孕妇；⑦治疗时出现血压、心率、呼吸明显变化者（较基础值改变≥20%）；⑧未明确诊断病因的疼痛综合征；⑨对电流不耐受者。

（三）吞咽功能障碍治疗仪基本结构及常用吞咽功能障碍治疗仪性能

1. 吞咽功能障碍治疗仪基本结构 吞咽神经和肌肉电刺激仪由主机、输出线、电源线、手持控制器、电极组成。按输出通道数不同分为单通道和双通道输出两型，按结构不同分为便携式、台面式（图 24-7）、台车式、柜式（图 24-8）四种。

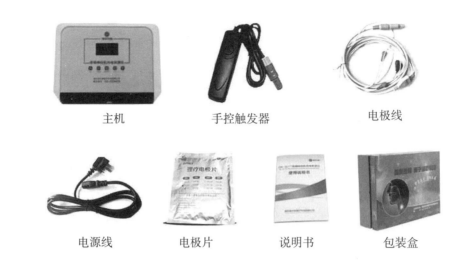

主机　　　　　　手控触发器　　　　　　电极线

电源线　　　电极片　　　说明书　　　包装盒

▲ 图 24-7　吞咽障碍治疗仪（台式）

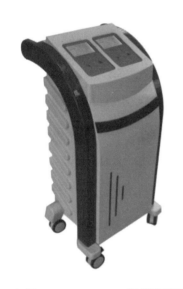

▲ 图 24-8　HB6200D 柜式吞咽障碍治疗仪

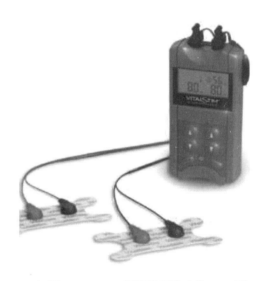

▲ 图 24-9　DJO 吞咽障碍治疗仪 5900 型

2. 常用吞咽功能障碍治疗仪性能

(1) DJO 吞咽障碍治疗仪 5900 型（图 24-9）：具体如下。

仪器特点：Vital Stim 装置是一种便携式刺激装置，它是唯一获得 FDA 许可的对咽喉肌肉进行电刺激治疗的临床便携式系统。

技术参数：①输出设置为双频道，微型安全电接头；②输出波形为 AC 模式，矩形对称双相位零直流净值；③电压为最大 100V，无负载；④强度控制为双重强度电位计：0～25mA 峰值电流输出，可调电流。连续电流调节 0～4000Ω；⑤脉冲比率为固定值，300μs；⑥脉冲负荷为正常启动最大 8μC；⑦输出保护为任何单一组件短路时每个脉冲 15μC 电量时；⑧工作频率为 3.58MHz；⑨电源为两节 AA（1.5V）碱性电池，ANSI 类型 NEDA 1604A，镍氢或镍铬充电电池；⑩内部电源为 BF；⑪电池寿命为 24h，直到低压显示指示闪烁表明电池电量不足；⑫电路设计为无内部调节的微型电子计。

(2) 吞咽障碍治疗仪（图 24-10）：具体如下。

仪器特点：①人机互动，实现真正的自主训练，减轻治疗时的劳动强度；②将物理治疗与主动训练相结合，优于传统的物理治疗；③满足神经性、失神经性状态下的吞咽障碍问题解决，临床不再受限；④治疗模式为成人治疗模式、儿童治疗模式、手动训练模式和自动训练模式；⑤机器特色为使用7寸触摸屏，分辨率达到800×480。

技术参数：①输出电流为0～25mA，开路输出电压≤150V；②定时范围1～99min；③共有四种治疗模式，即成人连续模式、儿童交替模式、手控触发脉冲模式、自动触发脉冲模式；④成人连续模式脉冲宽度100～300μs可调，脉冲间隔100μs，脉冲频率50～100Hz可调；⑤儿童交替模式脉冲宽度100～300μs可调，脉冲间隔100μs，脉冲频率50～100。

（四）吞咽功能障碍治疗仪使用操作规范

1. 操作前准备

(1) 患者准备：制订具体治疗方案之前，对患

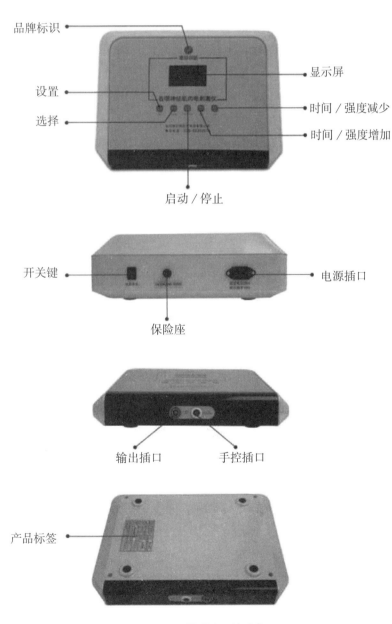

▲ 图 24-10　吞咽障碍治疗仪

者的基本情况获得初步判断或对患者治疗后恢复情况，进行等级评定。解释治疗作用、治疗过程感觉，取得患者配合。签署知情同意书。

(2) 物品准备：准备粘贴电极片。

(3) 仪器准备：检查主机、插头、连线是否良好。

2. 操作步骤

(1) 正确连接电源线，请将电源线插头用力插进主机插座底部。把插头上凸起部分水平对准插座上的凹槽轻轻插入，听到"咔哒"一声即为安装完成。

(2) 打开主机开关，粘贴电极片，如图 24-11 所示；根据治疗目的不同，粘贴电极片有 6 种不同粘贴部位，如图 24-12 所示。

(3) 按"设置"键选择成人或儿童模式，按"选择"键先调整合适时间。"时间"需在按下"启动"键前设置。

(4) 按"启动"键后，按"设置"键选择"A"或"B"，按"增加"键或"减少"键调节强度。

(5) 治疗结束后，取下电极线，关机。

(6) 每天治疗 1～2 次，每次 20min，12 天为一个疗程，疗程之间应间隔 2 天。

3. 使用模式

(1) 成人连续模式：为一种治疗波形，它能使咽喉部肌群兴奋，恢复肌群的系统协调。适用于无自控能力的重度吞咽障碍患者。

(2) 儿童交替模式：为一种治疗波形，它能使咽喉部肌群兴奋，恢复肌群的系统协调。适用于儿童、无自控能力的重度吞咽障碍患儿。

(3) 自动触发脉冲模式：为一种训练波形，它可以帮助患者完成一个完整的吞咽动作，适用于有自控能力的重度吞咽障碍者。患者配合电刺激仪的自动脉冲输出做出节律性地快速空咽动作，以达到训练吞咽肌动作同步性的目的。

(4) 手动触发脉冲模式：为一种训练波形，它可以帮助患者完成一个完整的吞咽动作，适用于有自控能力的中度吞咽障碍患者。在口腔中含入食物或液体，患者自主触发脉冲输出，同步配合强力吞咽动作，以达到训练吞咽肌肌力的目的。

4. 结束步骤

(1) 从患者身上取下粘贴电极片，放置在预定地方，关闭电源，结束治疗。

(2) 整理床单位，清理用物。

(3) 仪器及配件清洁消毒。

5. 注意事项

(1) 在治疗过程中应注意观察患者有无不良反应，如有不适，应立即关闭仪器停止治疗。

(2) 仪器输出线应避免拉扯。

(3) 仪器使用完毕后应将电源关闭。

(4) 电极片与人体应接触良好，皮肤对电极片过敏者慎用。

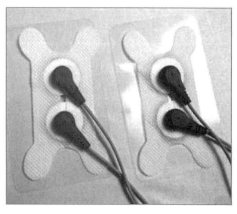
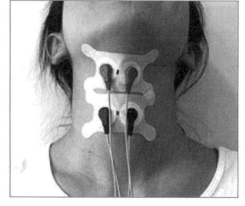

▲ 图 24-11　粘贴电极片

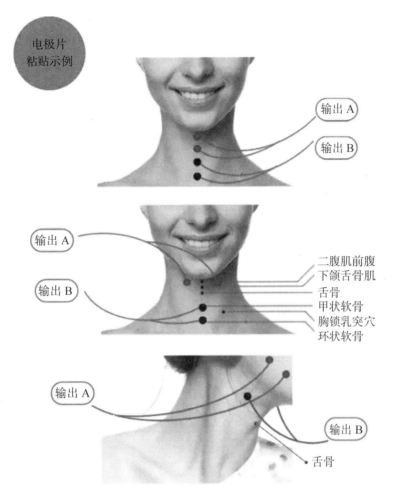

电极片粘贴示例

输出 A
输出 B

输出 A
输出 B
二腹肌前腹
下颌舌骨肌
舌骨
甲状软骨
胸锁乳突穴
环状软骨

输出 A
输出 B
舌骨

▲ 图 24-12　粘贴电极片六个部位

（五）吞咽功能障碍治疗仪清洁消毒与日常维护

1. 清洁消毒　用湿布蘸少许普通洗洁精擦去外壳物污渍，后用干净的湿布蘸少许水将洗洁精擦去，最后用干布将水渍擦干。

2. 日常维护

(1) 保持仪器清洁干燥，定期进行保养。清洁仪器时，用柔软的干布蘸一点水擦拭，清洗吞咽障碍治疗仪之前，必须关掉电源开关并断开电源线。

(2) 长时间（1 年）使用需清洁仪器内部灰渍时，应由专业维修人员进行。

(3) 仪器不用时，应放在通风干燥的地方，仪器上面应用布盖住。

(4) 避免震动、灰尘、腐蚀性或易爆气体、极

端的温度、潮湿等。

四、智能运动训练仪使用与维护

智能运动训练仪是一款电动的运动治疗系统，可提供电动的被动训练；在电动的辅助下，进行主动的肌力训练；进行主动的肌力训练，可调的阻力水平。特点为智能探测各种痉挛，并加以处理；量化功能；训练数据对比性。该产品已广泛应用于重症康复。

（一）智能运动训练仪治疗目的

1. 增强身体灵活性。

2. 保持身体行动能力。

3. 加强肌肉剩余力量。

4. 增强康复信心。

5. 减少痉挛发生。

6. 促进新陈代谢，血液循环，改善消化功能。

7. 对下肢进行对称性训练。

8. 使下肢变得温暖。

（二）临床适应证和禁忌证

1. 适应证 适应证包括：①痉挛；②脑卒中；③多发性硬化；④三瘫一截；⑤肌肉萎缩；⑥脑部损伤；⑦脊髓损伤；⑧帕金森综合征；⑨骨质疏松症。

2. 禁忌证 禁忌证包括：①不稳定骨关节损伤；②严重骨质疏松；③严重痉挛；④恶性肿瘤；⑤血栓性静脉炎；⑥破伤风。

（三）基本结构及常用智能运动训练仪性能

1. 基本结构（图 24-13） 不管哪一款智能运动训练仪，都有仪器移动机架、定制电脑主机、无线键鼠、加密狗、显示器、插排一个等组成。

2. 智能上下肢运动训练系统性能

(1) 智能探测各种痉挛，并加以处理。

(2) 训练结果量化功能。

(3) 训练数据对比性。

(4) 安全可靠、高品质、高平稳性。

(5) 机器运转柔和、协调、无噪音。

(6) 全金属设计，大屏幕显示。

(7) 适龄度广。

（四）智能运动训练仪操作规范

1. 操作前准备

(1) 环境准备：安静，温暖，光线适宜，必要时屏风遮挡。

(2) 患者准备：掌握患者病史；做好患者解释工作；做好患者隐私保护。

(3) 仪器准备：首先进行外观检查，配件是否齐全，硬件有无损坏、磨损等情况。插上电源，系统自动初始化，面板上的信号灯会闪烁。待信号灯停止闪烁后即进入待机状态。此时按下开关，进入系统。

2. 操作步骤

(1) 核对患者基本信息、核对医嘱、排除患者禁忌证；非初次治疗患者的临床症状等患者情况。

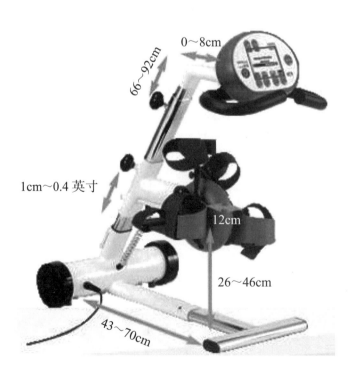

▲ 图 24-13 智能运动训练仪

(2) 患者选择稳定舒适体位，将运动肢体固定在踏板中（图 24-14）。根据病情选择合适训练模块：点击程序按钮，可以看到很多模块，包括标准程序、个性化程序、各个适应证模块。医生可以根据患者的情况选择相应的模块进行训练（图 24-15）。

(3) 在标准程序中，时间、阻力大小、方向等都是可以设置并且为开始参数。通常情况下医生无须调整，可以直接用标准程序对患者进行训练。

(4) 个性化程序中，医生可以针对不同患者或者特殊患者进行个性化设置。训练结束后，参数不会保存。

(5) 新的软件中增加了适应证程序包、治疗目标程序包和特殊区域程序包，在专家模式中可以进行程序包下载。各个程序包中针对不同的病症和区域等都有自己的模块，医生可以根据患者的情况选择。

(6) 对于行动能力较差的患者，需要专门的医护人员或操作人员看护。

(7) 训练结束后拆下绷带。待患者离开后，关闭系统，拔下电源，整理设备。

(8) 参数设定参考如下。

速度：快和慢，设定被动训练时机器每分钟的转数。范围在 0～60 之间。

电机助力训练（ServoCycling）：设定主动训练的阻力。可通过 light/heavy 来增减。如果不调节挡位，它始终都在 0 挡。每挡阻力约为 1N/m。

定时：设定训练的时间。可通过 +/- 来增减，范围在 2～120min，设定好后按确认键返回，时间显示方式为倒计时。若要做不限时训练可选择连续训练，如果要停止，按开始 / 结束键即可。

方向：设定训练的运动方向。按下此键机器速度会减慢至停止，然后踏板向反方向运动。

痉挛控制：一般情况下应开启这个开关，这样可以保护训练者在训练时的安全性。

(9) 参数设定参考方案 1（图 24-16）如下。

目标：提高灵活性，缓解痉挛，控制小便，增加下肢血液循环。

适用人群：肌肉力量完全丧失或极弱的患者。

进行被动训练：时间为 5～20min，当出现痉挛等问题时，训练 10min 或由理疗师视情况决定。如果有条件，在进行 5～10min 被动训练后，可以进行助力训练，结束前请再进行 5min 的被动训练。

(10) 参数设定参考方案 2（图 24-17）如下。

目标：促进行走能力，促进血液循环，改善消化功能，加强肌肉力量。

适用人群：有一定肌力与耐力的患者。

被动和主动训练交替进行：阻力根据患者剩余力量的强度来调节，每天 2～3 次，每次 5～30min，开始做 3～5min 被动训练，然后用剩余力量做主动训练，结束前，做 3～5min 被动训

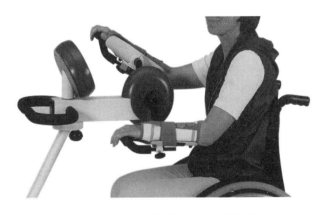

▲ 图 24-14　固定运动肢体于舒适位

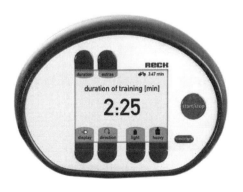

▲ 图 24-15　智能上下肢运动训练系统显示界面

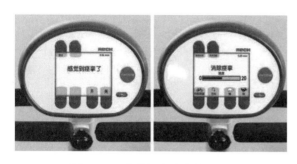

▲ 图 24-16 参数设定参考方案 1 示意

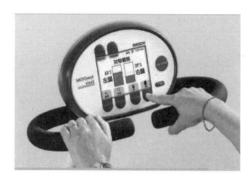

▲ 图 24-17 参数设定参考方案 2 示意

练。以小阻力长期训练比以大阻力短期训练效果好（剩余力量较弱者，阻力设定为 1～2，速度为 7；剩余力量中等者，阻力设定从 3 开始或者更高，速度为 7）。

(11) 存在三种运动方式，即被动运动、助力运动、主动运动。

助力运动：在患者不能充分运用肌肉剩余力量进行站、走、抬起腿等活动，助力运动训练设定阻力为 1N，患者用很小的力量就可以踩动踏板，但患者的力量并不能够做一个完整的循环运动，而是有发动机协助患者完成踩踏循环。它不仅能发现患者肌肉剩余力量，并可通过经常训练来加强肌肉剩余力量（耐力），激活患者潜力，增强患者信心。

痉挛控制：这种控制会感应到痉挛状态的发生，然后通过转动方向改变来缓解痉挛，这样就可以继续进行运动。所以当患者发生痉挛时，肌肉关节就不会有任何伤害，设备也不会翻倒。该功能符合缓解痉挛的要求，通过关节的屈伸活动

来减轻消除痉挛。

对称性训练作用：患者在主动运动时可进行左右两侧的对称训练检测，并以数据显示，提高双侧的对称性运动。

3. 治疗频度 开始时，每天训练 2～3 次，每次 5～10min，1 周后慢慢增加训练强度。一般 15 天为 1 个疗程，间隔 3～5 天后再进行下一个疗程。

（五）注意事项

1. 训练者必须在医师或理疗师的监督下训练。如果发生疼痛、反胃等征兆，请立即中断训练，并向医生或理疗师咨询。

2. 只有在坐着或躺着的时候才允许把脚放入踏板，禁止站着放入。另外，任何一个踏板不允许放入超过 25kg 的重量，也不允许把手放进踏板里。

3. 当训练者出现痉挛时，机器会立即探测出来并加以处理，机器运行速度逐渐减慢至停止，然后再由慢恢复至原速进行反方向运动，使训练者痉挛得到缓解。

4. 功能参数的设置必须根据患者的年龄、身高、身体条件及患者总体健康状况来调整。

5. 开始先进行被动训练（让电机带动四肢，进行热身活动）。

6. 开始训练之前，务必将支撑杆上的螺丝和上肢训练器下的螺丝上紧，腿或手臂绑好，安全牢靠。

7. 当踏板正转着的时候，使用者或任何人都不能对设备进行机械方面的调整和改动。

8. 为达到稳定的 CFU 水平，LAF 系统要从正常水平的 $2000m^3/h$ 增高几倍以维持稳定的 $0.5CFU/m^3$ 洁净水平，因而引致高能量消耗及高运作成本。

（六）智能运动训练仪日常维护

1. 清洁消毒

(1) 清洁：每周应对治疗仪进行 1 次清洁工作，用微湿的洁净绒布对外表面进行擦拭清洁。

(2) 消毒：与患者接触的绑带，建议每次用完后应用清水清洗干净。与患者接触的手柄用浓度

为 75% 的酒精消毒。

2. 日常维护

(1) 将智能运动训练仪安置在通风、干燥、避免阳光直射的地方。

(2) 有详尽的工作记录，记录内容包括患者情况、操作时间、操作状况及机器故障情况等。

(3) 定时请专业人员进行维修和保养。

(4) 每次进行常规保养时，应切断电源，确保安全。

(5) 长时间不使用训练仪，应拔掉电源线插头，用布罩覆盖，以防灰尘。

(6) 电源线、电极线和电极板如出现破损，应立即停止使用。

五、上下肢主被动训练仪使用与维护

上下肢主被动训练仪是为卧床患者的下肢康复而设计，采用可移动的康复终端理念，实现床边康复的可能。其具有被动、助力、主被动、主动、痉挛缓解等模式，有效地诱发患者主动运动产生。把握康复最佳恢复期，为步行期做准备。该产品已广泛应用于重症康复。

（一）上下肢主被动训练仪工作原理

上下肢主被动训练仪是通过电机带动患者四肢进行主被动训练，通过正确的运动模式刺激肌肉运动，刺激神经组织，改善患肢血液循环，促进新陈代谢，增加关节活动度，促进四肢功能的恢复。具有以下疗效。

1. 发现患者残存肌力，并给予辅助力量，帮助患者完成运动。

2. 改善关节活动度，防止关节僵硬。

3. 改善血液循环、肌肉萎缩、消化、骨质疏松等问题。

4. 预防下肢水肿、压疮、静脉血栓。

5. 促进大小便通畅。

6. 改善心肺功能，提高体能，减少并发症。

7. 改善透析患者的血液循环，增加血氧饱和度。

（二）临床适应证和禁忌证

1. 适应证　适应证包括：①脑卒中偏瘫；②外伤截瘫；③四肢痉挛；④关节多样性硬化；⑤术后和长期卧床；⑥四肢瘫痪；⑦脑瘫、肌肉萎缩；⑧脑部损伤；⑨帕金森综合征；⑩其他需要进行上下肢主被动康复训练的患者。

2. 禁忌证　禁忌证包括：①韧带破裂；②膝关节和髋关节置换；③严重膝关节强直；④严重的骨质疏松症；⑤肢体严重畸形；⑥髋、肩关节脱臼；⑦动、静脉急性血栓。

（三）基本结构及常用上下肢主被动训练仪性能

1. 基本结构　上下肢主被动训练仪由机架部分、患肢支撑部分（把手、固定带、脚踏板）、身体支撑部分［训练床和（或）座椅］、动力部分（电机、传动轴）、控制部分（控制器、软件）、显示部分组成（图 24-18）。

2. 常用上下肢主被动训练仪性能

(1) ZEPU-K2000E 上下肢主被动训练仪性能

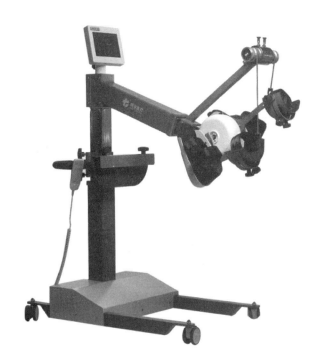

▲ 图 24-18　上下肢主被动训练仪

（图 24-19）：①规格为 1350mm×650mm×1470mm；②重量为 67kg；③5 种模式为被动模式、助力模式、主被动模式、主动模式、痉挛模式；④训练臂长度可调节；⑤阻力为 0～20N，步进调节；⑥被动运动速度为 0～60r/min，步进调节；⑦液晶触摸显示；⑧可选配 10 寸患者屏，VR 显示系统。

（2）XY-ZBD-IC 上下肢主被动训练仪性能（图 24-20）：①有专用的床头固定装置，不需要移动患者；②内有痉挛管理系统；③声音提示设备的启动，停止和痉挛控制；④痉挛灵敏度为 Low（低）、Medium（中）、High（高），根据患者的痉挛程度自由设定；⑤痉挛控制后要根据训练的方向来选择旋转的方向；⑥电机用于维持和上肢或者下肢相符的扭力，由 3 挡组成［weak（弱），medium（中），strong（强）］；⑦训练模式为被动模式、主动模式；⑧配有手臂托，患者在训练时，便于患者手臂的固定；⑨训练结束后屏幕显示训练时间、主动时间、被动时间、距离、痉挛次数、热量等。

（四）上下肢主被动训练仪使用操作规范

1. 操作前准备

（1）环境准备：安静，温暖，光线适宜，必要时屏风遮挡。

（2）患者准备：掌握患者病史，做好患者解释工作，做好患者隐私保护。

2. 操作步骤

（1）操作流程如下。

开机准备→调节仪器→界面操作和参数设置→启动→治疗→治疗结束。

（2）开机准备。

确认训练器放在平稳的地方。连接电源线，将训练器配备的电源线一端插入仪器电源接口中，另一端插入标准的良好接地的电源插座中。打开电源开关，仪器开始工作，系统进入欢迎界面。系统自检后，进入默认状态界面。

（3）调节仪器（图 24-21）。

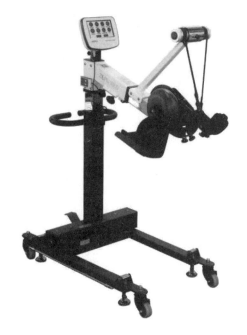

▲ 图 24-19　上下肢主被动训练仪

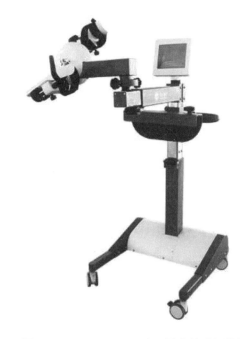

▲ 图 24-20　XY-ZBD-IC 上下肢主被动训练仪

调节支架：使用者根据需要，通过调节仪器支架的高度和长度，达到所需要的位置之后，松开开关，然后放下固定脚固定仪器。

调节小腿支架：小腿支架有助于患者保护双腿。通过旋钮调节小腿支架的位置以便能够适合小腿。

脚部及小腿固定：通过绑带使双脚快速安全

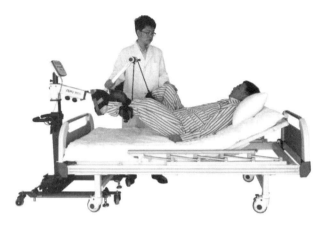

▲ 图 24–21　XY-ZBD-IC 上下肢主被动训练仪

地固定在脚踏板及小腿支架上。在训练界面中点击放脚帮助按键，调节踏板到适当的位置后，再点击按键，脚踏板暂停动作，将双脚放在脚踏板上将腿部固定，调整绑带长度能够安全握住脚而无须太紧。小腿支架的固定与脚部固定一致。

(4) 界面操作和参数设置。

系统设置：点击设置按键，设置训练参数，医生须根据患者的实际情况，设定合适的训练参数。当所有参数都已经设定好之后，点击返回按键返回主界面。

选择"默认治疗时间"按键，可点击上下键进行设置，1～120min 范围内可调。

选择"声音"按键，调节音量，分高 / 中 / 低三级。

选择"对比度"按键点击上下键，可调节屏幕对比亮度。

选择"最大速度"按键点击上下键，可调节电机最大转速，5～60r/min 范围内可调。

选择"上肢痉挛等级"按键，点击上下键，可设定下肢痉挛等级，1～10 范围内可调。

选择"下肢助力等级"按键，点击上下键，可设定下肢阻力等级，1～10 范围内可调。

训练界面：点击进入键，训练器进入被动训练界面。

被动训练模式：进入该界面，只限于设置速度、时间。设置各参数后，点击右下角的按键，

训练开始倒计时。训练过程中，训练器根据患者训练情况，会出现被动训练模式、电机助力训练模式、主动训练模式。训练过检中需暂停，请点击暂停按键；在使用过程中需终止训练，请点击停止按键。

时间：在 1～120min 范围内，步长 1min。

速度：在 5～60r/min 范围内可调，步长 1r/min。

肌张力：根据患者的实际张力显示实时值。

点击图标：转向，可以进行训练下肢的转向。

点击图标等速训练：可以进行等速训练。根据患者的实际肌力显示肌力数值。

电机助力训练模式：点击助力训练按键，可以进行助力训练，训练器跳转至助力训练。可设置阻力大小在 0～24 挡范围内可调。当检测到残余肌力消失时，训练器则自动转换到被动训练模式。

主动训练模式：在被动训练中，若电机实际转速大于设定转速一定值时，训练器将自动转换为主动训练模式。

阻力：此界面仅限阻力可设，在 0～24 挡范围内可调。

点击图标探索，出现对称性的条形显示界面。

点击图标对称性游戏，出现对称性的游戏显示界面。

(5) 治疗结束。

训练结束有蜂鸣提示声，响三声后提示声自动停止，训练器则会自动停止训练。停止后训练器进入数据分析结果界面。请点击返回按键，界面返回初始界面。此时请注意，点击返回按键，数据将被清除。

关闭电源，拔下电源线。

松开脚部绑带，将双脚从脚踏板上移出。

3. 治疗频度　治疗时间：每次 30～60min，每天 1～2 次。一般 15 天为一个疗程，间隔 3～5 天后再进行下一个疗程。

（五）注意事项

1. 使用手控板操作训练器时，禁止人员站在

训练器上，禁止在训练器上放置或悬挂车物。

2. 移动或搬运机器时，需先将横向支臂、竖向支臂调至 0 刻度，否则易造成训练器（电机）损坏。

（六）上下肢主被动训练仪日常维护

1. 清洁消毒

(1) 清洁：每周应对治疗仪进行 1 次清洁工作，用微湿的洁净绒布对外表面进行擦拭清洁。

(2) 消毒：与患者接触的绑带，定时清洗消毒。

2. 日常维护

(1) 将上下肢主被动训练仪安置在通风、干燥、避免阳光直射的地方。

(2) 有详尽的工作记录，记录内容包括患者情况、操作时间、操作状况及机器故障情况等。

(3) 定时请专业人员进行维修和保养。

(4) 每次进行常规保养时，应切断电源，确保安全。

(5) 长时间不使用治疗仪，应拔掉电源线插头，用布罩覆盖，以防灰尘。

(6) 电源线、电极线和电极板如出现破损，应立即停止使用。

六、脑电仿生电刺激仪使用与维护

脑电仿生电刺激仪是采用生物信息模拟技术及计算机软件技术合成脉冲组合波形，对脑部进行电、磁刺激治疗，改善脑微循环，提高脑部血流量，促进神经功能恢复，同时引导患者脑电、脑磁活动趋向正常化、秩序化。缩短了患者住院疗程，有效地提高了慢性危重症患者的神经运动功能及生活质量，为患者重返家庭和社会提供了保证。脑电仿生电刺激仪具有安全性高、操作简便、清洁卫生、低价高质等优点，方便临床应用，节省人力。该产品已广泛应用于重症康复。

（一）脑电仿生电刺激仪工作原理

脑电仿生电刺激是一种采用生物信息模拟技术及计算机软件技术合成脉冲组合波形，通过粘贴于两耳侧乳突的电极片和辅助电极，利用仿生

电刺激小脑顶核技术和仿生电刺激患肢肌肉神经技术，采用脑部及肢体同步电疗的组合疗法，以起到促进脑功能恢复的作用，改善及逐步恢复神经系统的传导功能、迟缓及防止肌肉萎缩。小脑顶核电刺激可增加血管舒张物质释放和抑制血管收缩物质释放，保护脑毛细血管内皮细胞，激活脑内固有神经通路，扩张大脑血管，增加局部脑血流量，改善脑血管微循环，减少半暗带坏死神经元数量，抑制神经细胞凋亡、抑制免疫和炎性反应，促进神经功能恢复。

1. 小脑顶核电刺激（fastigial nucleus stimulation，FNS） 设备通过主极（脑电）输出脑电仿真生物电流，经粘贴于两耳侧乳突等部位表皮的电极，仿生物电流自颅外无创伤地穿透颅骨屏障刺激小脑顶核区，通过脑干网状结构和纹状体作用大脑的血管舒张中枢，脑血管扩张从而使脑血流量增加，改善缺血脑损害；另外，FNS 后可降低具有强烈缩血管作用的多肽类物质，即血浆内皮素（endothelin，ET），如加压素、肾上腺素和儿茶酚胺等，这样使血管扩张、毛细血管通畅，缓解脑组织缺血、缺氧，减轻炎性反应及水肿，减轻血管内皮细胞的损伤，使 ET 合成与释放减少，从而显著降低血浆 ET 水平。

2. 肢体神经肌肉电刺激 辅极（躯体）输出10 种不同仿生电流，刺激肢体肌肉组织，帮助患者进行肢体的功能锻炼，预防失神经肌肉萎缩，利于神经通路重建及功能恢复。

3. 磁疗 – 重复经颅磁刺激 设备的治疗帽由磁感线圈等组成，治疗时产生一定频率和强度的磁场，根据法拉第定律和生物组织磁导率基本一致的特点，磁场可无创透过颅脑屏障到达颅内组织，并在脑组织内产生感应电流，刺激脑细胞及脑血管平滑肌，形成相应的生理效应，从而达到调节脑功能、促进神经元再连接的目的。

（二）临床适应证和禁忌证

1. 适应证 适应证包括：①脑卒中，如脑梗

死各期、脑出血恢复期；②脑外伤及恢复期偏头痛；③脑供血不足（颈椎病导致椎动脉供血不足等）、偏头痛；④认知功能障碍、老年性痴呆、抑郁症；⑤眼底动脉缺血、眼疲劳；⑥小儿脑瘫等；⑦失眠。

2. 禁忌证 禁忌证包括：①带有心脏起搏器患者；②有出血倾向；③脑肿瘤；④脑出血1个月内；⑤癫痫；⑥颅骨修补术后；⑦病情不稳定期慎用。

（三）基本结构及常用脑电仿生电刺激仪性能

1. 基本结构 脑电仿生电刺激仪由主机、治疗帽、输出线、电源线和电极组成（图24-22）。

2. 常用脑电仿生电刺激仪性能

(1) HB520D 脑电仿生电刺激仪性能。

工作条件：①环境温度为 +10～+40℃；②环境湿度为 30%～75%；③供电电源为额定电压 220V（交流电），额定频率 50Hz；④大气压力范围为 700～1060hPa；⑤额定输入功率为 25VA。

输出通道：一组两路脉冲输出。

显示方式：数码显示。

输出波形：矩形波。

主机外形尺寸：长 420mm，宽 360mm，高 232mm，允差 ±50mm。

电极线：1850mm，允差 ±50mm。

硅胶电极尺寸：圆形电极直径 40mm，方形电极长 80mm，宽 40mm，允差 ±5mm。

输出脉冲周期为 1～2s，连续可调，允差 ±20%。

输出脉冲宽度为 0.1～0.5ms 连续可调，允差 ±30%。

治疗仪在 500Ω 的负载电阻下，每路输出电流的有效值不大于 50mA。

延时时间：一组输出的第二路输出比第一路输出延时时间为 0.1～1.5s 可调，允差 ±20%。

治疗定时时间为 5min、10min、15min、20min、25min、30min 六挡可调，每挡时间允差 ±10%，治疗时间结束有蜂鸣器提示声，输出停止。

输出端开路时，输出电压峰值应不大于 500V。

单个脉冲最大输出能量不超过 300mJ。

运行：输出设定到最大值时，将输出端开路运行 10min 后再短路运行 5min，治疗仪应能正常工作。

额定负载阻抗：5000。当额定负载阳抗变化 ±10% 以内时，对技术指标的影角可以忽略不计。

(2) CVFT-MG201 脑电仿生电刺激仪性能（图24-23）。

生物电输出特性，由 α、β、θ 等脑电成分数字频率合成仿脑电波生物电自颅外无创电刺激。

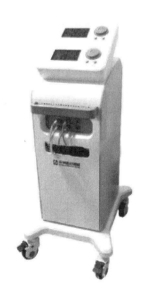

▲ 图 24-22 脑电仿生电刺激仪

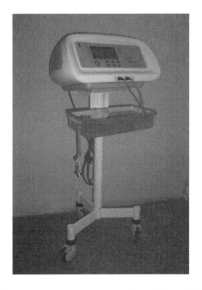

▲ 图 24-23 CVFT-MG201 脑电仿生电刺激仪

刺激电流（仿脑电波）具有超慢波及智能诱导波成份。

恒流输出特性，输出电流均方根值≤15mA。

标准输出最大输出电流峰 – 峰值：14.5～18.2mA。

增强输出最大输出电流峰 – 峰值：23.6～28.4mA。

输出开路最大电压峰 – 峰值不大于 100V。

频谱范围：0～10kHz。

液晶显示屏、数字显字、中文界面、即时输出频段同步显示。

双路独立输出能同时治疗两个人。

强度显示按实际强度增强等分表示，采用 LCD 图腾柱显示，强度调节分 32 级。

具有软硬件升级功能，可在本机上直接升级。

生物仿真波，具生物电巨涨落，巨导流吸引子仿真特性。

三种治疗方式（定时、连续、睡眠），四种治疗模式。

治疗时间在 1～120min 内可随意调节，步长 1min。

（四）脑电仿生电刺激仪使用操作规范

1. 操作前准备

(1) 环境准备：安静，温暖，光线适宜，必要时屏风遮挡。

(2) 用品准备：电极板、生理盐水或酒精棉球。

(3) 患者准备：掌握患者病史，做好患者解释工作，做好患者隐私保护，暴露并清洁治疗部位。

2. 操作步骤（以 HB520D 脑电仿生电刺激仪为例）

(1) 操作流程如下。

开机准备→电极连接／戴治疗帽→治疗模式、治疗时间、处方设置→启动→电疗强度设置／磁疗设置（磁场强度、振动强度及频率）→治疗→治疗结束。

(2) 开机准备如下。

先将电疗输出线／治疗帽连接至主机，然后接上电源，开启电源开关，设备处于准备状态；操作各按钮，功能正常，准备完毕。

(3) 电极连接／佩戴治疗帽。

输出线与电极连接：带红色按扣的输出线为主极（脑电）输出，与月牙形电极相连；带黑色和灰色插头的输出线为辅极（躯体）输出，插入圆形吸水电极中。圆形吸水电极可用方形自黏式电极代替。

皮肤处理：用生理盐水或酒精棉球对治疗部位进行清洁处理，盐水或酒精干后安放电极，用绑带固定。

电极安放位置：主极电极放在两侧耳后乳突或太阳穴处，辅极电极放在肌肉组织的运动神经点或阿是穴位置（图 24-24）。

根据治疗需要，可单独使用主极或辅极进行治疗，也可以选择主辅极联合治疗。注意，严禁主极用于肢体躯干治疗、辅极用于头部治疗，否则影响治疗效果。

佩戴治疗帽：佩戴治疗帽时，将治疗帽中带插头的连接线一侧放置在头部右侧位置，两个最长连接线的电磁感应治疗头放置在后枕部，其余治疗头平均分布在太阳穴、颞侧耳上方及头顶部，调整绑带以固定治疗头，以患者无紧迫不适感为宜（图 24-25）。

(4) 根据患者具体状况，设置参数。

治疗状态：治疗／停止。

治疗模式设定：默认治疗模式为"常规模式"，总共有常规、夜间、脉冲、连续 4 种模式可供选择。

治疗时间设定：默认时间为 20min，可在 1～30min 之间设置，步长 1min。只有在停止状态下才能设置治疗时间。启动后不能设置。

处方选择：待机状态下，调节光标至躯体 1 处方／躯体 2 处方，按确认键使系统处于"处方选择"设置状态。转动旋转器可调节处方。

默认处方选择为 01，总共有 10 个处方可供选择。

处方 01：约 1s 产生 1 次脉冲电流，用于轻度

主极（红色）治疗

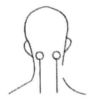 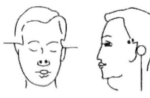 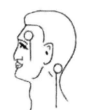

颈后枕颈椎两侧　　　　乳突、太阳穴治疗部位　　　　头部治疗部位

辅极（黑色灰色）治疗

手腕和手指收缩、屈伸治疗简介

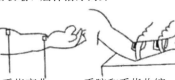 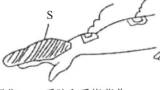

手指弯曲　　手腕和手指收缩、屈曲　　手腕和手指背曲　　手腕及手指背曲

肘部收缩、屈伸、收肩治疗简介

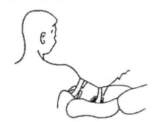 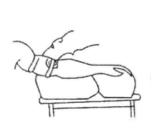 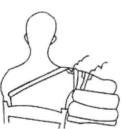

肘部收缩肱三头肌电刺激　　肘部收缩肱二头肌电刺激　　收肩三角肌电刺激

足背收缩、屈伸治疗简介

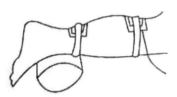 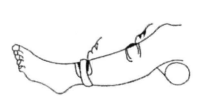 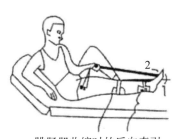

腓肠肌电刺激　　胫前肌或伸趾肌电刺激　　腓肠肌收缩时的反向牵引

股四头肌锻炼简介

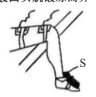 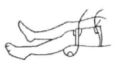

侧伸肌群的治疗简介

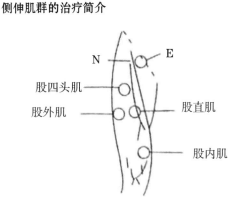

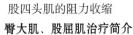

股四头肌的阻力收缩　　股四头肌电刺激

股四头肌

股外肌

股直肌

股内肌

臀大肌、股屈肌治疗简介

 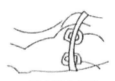

股屈肌电刺激　　臀大肌电刺激

▲ 图 24-24　电极安放位置示意

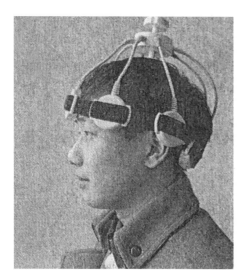

▲ 图 24-25 治疗帽佩戴示意

失神经、肌无力、软瘫的治疗。

处方 02：用于轻度失神经、肌无力的治疗。

处方 03：用于轻度或中度失神经的治疗。

处方 04：用于中度失神经的治疗。

处方 05：用于重度失神经的治疗。

处方 06：用于重度或极重度失神经及高肌张力的治疗（高肌张力患者，治疗初期应用低治疗强度为宜）。

处方 07：其每个脉冲周期中有 1 次较强的电刺激，与处方 03 适应证相同，治疗中后期与处方 03 交替使用。

处方 08：其每个脉冲周期中有 1 次较强的电刺激，与处方 04 适应证相同，治疗中后期与处方 04 交替使用。

处方 09：其每个脉冲周期中有 1 次较强的电刺激，与处方 05 适应证相同，治疗中后期与处方 05 交替使用。

处方 10：其每个脉冲周期中有 1 次较强的电刺激，与处方 06 适应证相同，治疗中后期与处方 06 交替使用。

(5) 电疗强度 / 磁疗设置。

电疗强度设置：主极（脑电）强度设置，治疗状态下，调节旋转编码器至脑电强度，按确认键选择，转动旋转器调节脑电输出强度。默认脑

电强度为 0，脑电强度可以在 0~80 之间设置。设置为 0 时，没有输出。

辅极（躯体）强度设置：治疗状态下，调节旋转编码器至躯体强度 1/ 躯体强度 2，按确认键选择，转动旋转器调节相应输出强度。默认躯体强度为 0，躯体强度可在 0~90 之间设置。设置为 0 时，无输出。

注意，只有在治疗状态下才能设置主、辅极强度，根据患者的耐受度调节设定治疗的强度大小，初次治疗应用小强度电流。强度过大，可能会灼伤患者皮肤。通常情况下，主极强度不超过 55，辅极强度不超过 60。

磁疗设置如下。

磁场强度设置：治疗状态下，调节旋转编码器至磁场强度，按确认键选择，转动旋转器调节磁场强度。默认磁场强度为关，磁场强度可以在关、弱、强挡之间设置。注意首次治疗用弱挡，无不适反应后方可改用强挡进行治疗。

振动强度设置：治疗状态下，调节旋转编码器至振动强度，按确认键选择，转动旋转器调节振动强度。默认振动强度为关，振动强度可以在关、弱、中、强之间设置。

振动频率设置：治疗状态下，调节旋转编码器至振动频率，按确认键选择，转动旋转器调节振动频率。默认振动频率为关，振动频率可以在关、弱、中、强之间设置。

(6) 治疗结束：治疗倒计时结束，主机蜂鸣器会发出"哔哔哔"提示音，主机自动回复到准备状态，此时取下电疗输出线的夹持器，取下粘贴电极，按电源开关关机，治疗结束。

3. 治疗频度 治疗时间：每次 20~30min，每天 1~2 次。一般 15 天为 1 个疗程，间隔 3~5 天后再进行下一个疗程。

（五）注意事项

1. 必须熟悉仪器说明书后方能开始操作。

2. 高龄、体质较弱患者慎用电疗部分，血栓

性栓塞者及白细胞低下者慎用磁疗部分。

3. 治疗电极贴于靠近胸部心脏区域进行治疗会增加心脏纤颤的危险。

4. 使用中如有不适，应立即告知医生并停止治疗。

5. 贴电极前需用生理盐水或酒精棉签对皮肤进行清洁处理，必要时用松紧绑带对电极进行固定，以保证电极与皮肤接触良好。对可重复使用的电极，每次使用完毕后，电极与人接触部分应进行清洗消毒。

6. 设备电极输出电流最大可达82mA（以负载电阻500Ω为参考）。使用时，首先应按照5.5的要求进行电极的安置，然后根据患者的感受，逐步加大电极输出电流，不可快速地增大输出电流，以免造成患者不适。

7. 应避免高频手术设备和本设备同时连接到一个患者使用，此两种设备同时使用可能引起电极处烧伤，并可能损坏本设备。

8. 应避免本设备在有发射电磁干扰的设备（如短波、微波、射频等高频设备）附近（例如1m）使用，防止干扰的影响及输出不稳定。

（六）故障排除

设备工作状态不正常时请勿使用。需排除故障，确认工作状态正常后方可使用。用户请勿擅自拆机修理。常见故障及排除见表24-1。

（七）脑电仿生电刺激仪日常维护

1. 清洁消毒

(1) 清洁：每周应对治疗仪进行1次清洁工作，用微湿的洁净绒布对外表面进行擦拭清洁。

(2) 消毒：与患者接触的电极板、治疗帽，建议每次用完后应用浓度为75%的酒精消毒。

2. 日常维护

(1) 将脑电仿生电刺激仪安置在通风、干燥、避免阳光直射的地方。

(2) 有详尽的工作记录，记录内容包括患者情况、操作时间、操作状况及机器故障情况等。

(3) 定时请专业人员进行维修和保养。

(4) 每次进行常规保养时，应切断电源，确保安全。

(5) 长时间不使用治疗仪，应拔掉电源线插头，用布罩覆盖，以防灰尘。

(6) 电源线、电极线和电极板如出现破损，应立即停止使用。

七、低频脉冲痉挛肌治疗仪使用与维护

低频脉冲痉挛肌治疗仪是两路低频脉冲电流，分别刺激患者的痉挛肌和对抗肌，使两者交替收缩，通过交互抑制使痉挛肌松弛，并提高拮抗肌的肌力和肢体功能。主要用于放松痉挛肌肉，预防和治疗肌肉挛缩，对脑瘫、脑卒中、颅脑损伤、脊髓损伤、神经元退行性疾病和多发性硬化等疾病引起的肌肉痉挛均有较好的治疗作用，能够有效促进血液淋巴回流，改善肌肉的代谢和营养，降低肌肉纤维变性，防止肌肉结缔组织的变厚、变短、硬化，防止和治疗软组织挛缩。该产品已广泛应用于重症康复。

（一）低频脉冲痉挛肌治疗仪工作原理

低频脉冲痉挛肌治疗仪采用低频脉冲电流交替输出，对痉挛肌及其对抗肌的交替电刺激来治疗痉挛性瘫痪。这种方法是将先后出现的两组低频脉冲，分别刺激痉挛肌和其对抗肌，波宽与频率可调，使两者交替收缩。原理是先刺激痉挛肌强烈收缩，神经肌梭兴奋，通过反射使痉挛肌本身受到抑制；再刺激对抗肌收缩，通过两组电流交互抑制使痉挛肌松弛，从而改善肢体功能。

（二）临床适应证和禁忌证

1. 适应证 主要用于放松痉挛肌肉，预防和治疗肌肉挛缩，有效促进血液淋巴回流，改善肌

表 24-1 脑电仿生电刺激仪故障及排除表

故障现象	原因分析		排除方法
开机后无显示	熔断器熔断		更换熔断器，应先切断电源，用螺丝刀逆时针旋开熔断器座，然后放入相应型号规格熔断器旋紧即可。熔断器型号分别为：T160mAL250V（单通道），T315mAL250V（双通道）
	供电电源故障		检查是否接好电源，例如电源插座松动，电源线头未插可靠等故障。可插紧插头将电源连接可靠
	网电源电压过高		如更换熔断器后又烧毁，应检查网电源电压是否过高。若网电源电压大于 242V 持续工作，出现熔断器烧断属正常现象。此时可待网电源电压稳定在 220V±10% 之间使用，或购置交流稳压器
	电源线断线		用万能表检测，若电源线断线，请更换电源线（1.5 平方为 10A）
	设备故障		排除上述故障后，仍无任何显示，应视为主机故障，需报修
无电流输出	输出线断线		输出线连接器内的四个芯针应与四个夹持器分别相通，取下输出线，用万能表电阻挡检验是否导通，不通或电阻大于 1Ω，则应视为异常。处理方法为修复或更换输出线
	设备故障		输出线经检查后无故障，仍无输出应视为主机故障，需报修
按钮故障	短路故障		排除方法：有时是按钮被卡住未能正常复位，可尝试反复按动该钮至按钮弹回。如反复按动无法使该按钮弹回，需报修
	开路故障		现象为无法使指示灯或数显参数移动，需报修更换按钮
电流输出故障	电流输出太强或太弱		当患者主诉输出电流太强或太弱时，首先应判断是患者感觉功能的问题，还是设备的问题。本设备采用仿生物电流电刺激技术，特征之一就是能较好避开患者的感觉痛阈点，将适量电流送入头颅内，输出电流强度在时间上有变化，是生物电的涨落仿真，本身有电疗作用，这种强弱感觉与模式、频率、强度均有关系，另外与患者感觉功能障碍也会主诉刺激感觉的变化与不同，以上诸点应与设备有无故障正确区别 • 判断方法 1：通过正常人使用来区分 • 判断方法 2：调节模式、频率与强度，是否有改善上述情况 如通过上述两种判断方法排除了患者感觉功能的问题，仍继续出现类似现象则应怀疑有设备故障需报修或做专业检查
	电流输出两侧不对称	使用者感觉异常	当患者输出电流两侧明显不对称，即一侧强一侧弱时，也应判断是患者感觉功能的问题还是设备上的问题。例如当病变发生在某一侧，该侧有可能会发生感觉迟钝，故可能造成感觉不对称情况 • 判断方法 1：将配对的夹持器互换，如发生相同的情况，则应视为患者感觉功能的问题，通过一段时间的刺激，这种情况会有所改善 • 判断方法 2：通过正常人使用来区分 如通过上述两种判断方法排除了患者感觉功能的问题，仍出现类似现象，应视为设备故障，需报修
		电极与皮肤接触不紧密或电极导电性差	1. 贴电极前作皮肤处理（用酒精棉球擦拭皮肤） 2. 更换新电极并贴紧密，使用绑带固定
		设备故障	如排除患者皮肤感觉障碍及电极方面的原因，仍出现类似现象，应视为设备故障，需报修
治疗帽不工作，无振动输出			检查治疗帽与主机是否接通，连接电线是否断裂
其他故障			除上述故障外，其他不能正常工作现象请及时报修

肉的代谢和营养，降低肌肉纤维变性，防止肌肉结缔组织的变厚、变短、硬化，防止和治疗软组织挛缩。

适应证包括：①痉挛性瘫痪；②脑血管意外后遗症轻度瘫痪；③儿童脑性瘫痪；④产后引起的痉挛性瘫痪；⑤多发硬化性瘫痪；⑥脑脊髓外伤引起的痉挛性瘫痪；⑦其他疾病造成的肌张力高的患者。

2. 禁忌证 禁忌证包括：①肌萎缩侧索硬化症；②多发性硬化症的病理进展恶化期；③带有心脏起搏器者；④恶性肿瘤；⑤结核病；⑥血栓性静脉炎；⑦破伤风。

（三）基本结构及常用低频脉冲痉挛肌治疗仪性能

1. 基本结构 不管哪一款低频脉冲痉挛肌治疗仪，都由主机、电极线、电极板组成。

2. 常用低频脉冲痉挛肌治疗仪性能

(1) 低频脉冲痉挛肌治疗仪（图 24-26）性能

工作条件：①环境温度为 +10～+40℃；②环境湿度为 30%～75%；③供电电源为额定电压 220V（交流电），额定频率 50Hz；④大气压力范围为 700～1060hPa；⑤额定输入功率为 25VA。

输出通道：一组两路脉冲输出。

显示方式：数码显示。

输出波形：矩形波。

主机外形尺寸：长 420mm，宽 360mm，高

232mm，允差 ±50mm。

电极线：1850mm，允差 ±50mm。

硅胶电极尺寸：圆形电极直径 40mm，方形电极长 80mm，宽 40mm，允差 ±5mm。

输出脉冲周期为 1～2s，连续可调，允差 ±20%。

输出脉冲宽度为 0.1～0.5ms 连续可调，允差 ±30%。

治疗仪在 500Ω 的负载电阻下，每路输出电流的有效值不大于 50mA。

延时时间：一组输出的第二路输出比第一路输出延时时间为 0.1～1.5s 可调，允差 ±20%。

治疗定时时间为 5min、10min、15min、20min、25min、30min 六挡可调，每挡时间允差 ±10%，治疗时间结束有蜂鸣器提示声，输出停止。

输出端开路时，输出电压峰值应不大于 500V。

单个脉冲最大输出能量不超过 300mJ。

运行：输出设定到最大值时，将输出端开路运行 10min 后再短路运行 5min，治疗仪应能正常工作。

额定负载阻抗 5000。当额定负载阳抗变化 ±10% 以内时，对技术指标的影角可以忽略不计。

(2) 痉挛肌治疗仪（图 24-27）性能

输出波形：A、B 两组输出均为无极性双向不对称脉冲。

脉冲周期：输出脉冲周期从 1～2s 连续可调，

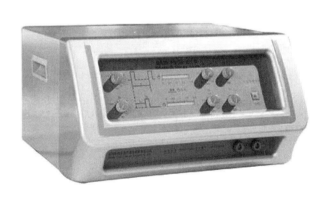

▲ 图 24-26 低频脉冲痉挛肌治疗仪

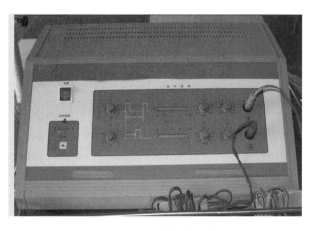

▲ 图 24-27 痉挛肌治疗仪

允差 ±15%。

脉冲宽度：输出脉冲宽度从 0.1～0.5ms 连续可调，允差 ±30%。

输出幅度最大时单脉冲电量：应大于 7μC。

延时时间：B 组输出脉冲比 A 组输出脉冲延时出现，延时时间 T_1 从 0.1～1.5s 连续可调，允差 ±15%。

输出强度：A、B 两组输出脉冲电流峰值 I_p 从 0～99mA 连续可调。最大输出值允差 ±10%。

定时时间：定时设置分为 5min、10min、12min、20min、25min、30min 六挡，允许偏差 ±5%。

误调指示功能：当调节不当，使得脉冲周期小于或等于延时时间情况下，治疗仪上有误调指示。

最大输出电压：输出端开路时，输出电压峰值应不大于 500W。

抗输出短路和开路能力：治疗仪应能承受输出端开路和短路的影响，其性能不能削弱。

断电后复通时的输出：当治疗仪在 1kΩ 负载上输出幅度超过 10mA（有效值）或 10V（有效值）时，除非输出幅度预置在最小位置，否则当电源中断后再恢复时，治疗仪不得有输出。

输出调节和最小输出：输出幅度的调节应连续均匀，或以每个增量不大于 1mA 或 1V 的变化离散的增加，最小输出不大于最大输出的 2%。

输出直流分量：输出的直流分量应为零。

（四）低频脉冲痉挛肌治疗仪使用操作规范

1. 操作前准备

(1) 环境准备：安静，温暖，光线适宜，必要时屏风遮挡。

(2) 用品准备：电极板、绒布套。

(3) 患者准备：掌握患者病史，做好患者解释工作，做好患者隐私保护。

(4) 仪器准备：建议每次使用前对治疗仪进行预防性检查，确认电极线、电极板是否妥善连接。

2. 操作步骤

(1) 连接电源：确认电网电压符合本治疗仪使用条件的规定，选择带有接地保护的电源插座，然后将随机配备的电源线插入治疗仪后面板的电源插座中，再将电源线插头插入交流 220V 电源（注意供电电源插座要有良好接地线）。

(2) 接通电源：将各路输出调节旋钮逆时针方向调回零位后打开电源开关，电源开关上的符号"0"表示关，"丨"表示开。此时电源开关应发光，定时指示灯亮、周期 T 由上排浅绿色条形屏显示、延时时间 T_1 由下排浅绿色条形屏显示。

(3) 固定电极板：在摆放电极板前，将电极线主插头插在输出插口上，插入前，插头凸部一定要对准插口的槽，然后再将其推入槽中。

按治疗部位面积大小选择适合的电极板，插在电极线的电极插头上，将相配的绒布套先浸湿在温水中。取出后，布套上的水不宜拧得过干，套在电极板上（绒布面贴在黑色导电面上）。将 A 路输出的两个电极板安放在痉挛肌两端的肌腱处，再将 B 路的两片电极板安放在其对抗肌的肌腹两端（绒布面贴近皮肤）。确保电极板与皮肤接触好后，可用绑带固定（图 24-28）。

(4) 选择 T、T_1、T_A、T_B（图 24-29）：具体如下。

脉冲周期 T：2 次刺激间隔的时间为脉冲周期，通常病情越严重或较大肌肉或肌群，所需的周期越长。

脉冲宽度 T_A、T_B：脉宽数值高，意味着电流在人体的持续时间也长。原则上，脉宽的增加以不引起患者疼痛为限。

延时时间 T_1：是 B 组脉冲比 A 组脉冲晚出现的时间，对于小肌肉延迟时间可以取得短一些，对于较大肌肉或肌群，引起收缩需要的时间较长，延迟时间就要取长一些，让第一组脉冲刺激的肌肉充分收缩后，第二组脉冲再刺激。

必须遵守延时时间必须小于脉冲周期，即

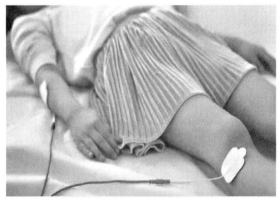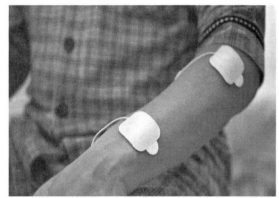

▲ 图 24-28　电极板固定示意

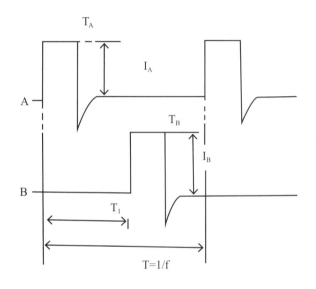

▲ 图 24-29　A 组和 B 组的 T、T_1、T_A、T_B 关系

$T_1 < T$，否则仪器不能正常工作，同时误调指示灯闪烁。

　　定时时间：治疗时间要依患者的耐受能力和是否出现疲劳而定。

　　(5) 选择治疗时间：轻轻按动定时选择键，便可选择治疗时间。开机时，定时指示灯全亮，选择的治疗时间为 30min。第 1 次按键，"30" 灯灭，表示选择的治疗时间为 25min。第 2 次按键，"25" 灯灭，表示选择的治疗时间为 20min……以此类推，可选择 30min 到 5min 六挡任一时间。

　　(6) 输出电流调节：按顺时针方向分别缓慢调节 I_A、I_B 调节旋钮，使输出电流 A 和 B 上升，要边调节边询问患者的感受，输出电流调到患者肌肉明显收缩为准（图 24-30）。由于人体对电流开始时比较敏感，所以电流调好后，再过 12min 需做微调，使输出电流尽量增大些。若患者出现不适，则可将输出电流减小些。

　　"T" 指示：治疗脉冲周期调节旋钮。

　　"条形屏" 指示：治疗周期长短显示窗口。

　　"T_A" 指示：A 路脉冲宽度调节旋钮。

　　"I_A" 指示：A 路输出调节旋钮（顺时针调节至 Max 位置时强度最大）。

　　"输出" 指示：仪器有输出时指示灯闪烁。

　　"T_1" 指示：延时时间调节旋钮。

　　"条形屏" 指示：治疗延时长短显示窗口。

　　"误调" 指示灯：延时时间不小于脉冲周期时误调指示灯闪烁。

　　"T_B" 指示：B 路脉冲宽度调节旋钮。

　　"I_B" 指示：B 路输出调节旋钮（顺时针调节至 MAx 位置时强度最大）。

　　"定时选择" 指示：按键选择治疗时间。

　　(7) 治疗结束：治疗时间到，定时灯灭，蜂鸣器提示。

　　3. 治疗频度　一般 10 天为 1 个疗程，间隔 3~5 天后再进行下一个疗程。

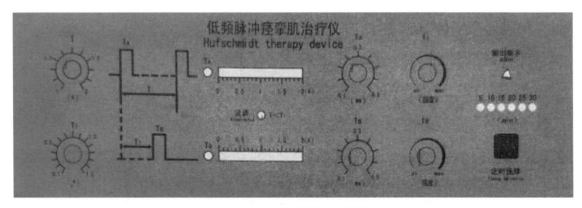

▲ 图 24-30　操作面板示意

（五）注意事项

1. 使用前请仔细阅读仪器说明书。

2. 电极板放置在人体上以后，不要开关治疗仪电源，可能会产生瞬间电击感。故应在打开电源开关后固定电极板，在关闭电源开关之前取下电极板。

3. 儿童、老人、急症患者及无自理能力患者应在医生监护下使用。

4. 在治疗前后与患者接触的电极板，应先用清水清洗，然后使用医用棉球蘸浓度为 75% 的医用酒精擦拭消毒。

5. 因每个人的阻抗值有差异，阻抗值的过大或过小有可能会对产品参数造成影响。因此建议治疗时，强度应遵循由小到大的原则，循序渐进，强度以患者耐受力为准。

6. 治疗中患者产生任何不适，均应立即停止治疗。

7. 在正常使用过程中出现意外时，操作者应及时摘除使用者身上电极板，并关闭治疗仪电源。

8. 电极线要与电极板接触完好，治疗中若使用绒布套，不要拧太干，套入电极板时，严防反置。套好绒布套的电极板导电面要与人体紧密接触，否则有灼伤危险。

9. 治疗仪无直流分量。

10. 在治疗过程时，不得任意挪动治疗仪和体位及拉动摇拽电极线，以免造成接触不良及输出不稳定。

11. 治疗中遇到停电，请及时关闭电源并摘除患者身上电极板。以确保不会因为瞬间来电给患者带来不适。

12. 两电极板不可置于心脏前后。

13. 靠近胸部使用电极板会增加心脏纤颤的危险。

14. 如果没有获得医生的医嘱，使用植入式电子装置（如心脏起搏器）的患者不应使用本治疗仪。

15. 高频手术设备和治疗仪同时连接到一个患者时，在治疗仪电极板处可能引起烧伤并可能损坏治疗仪。

16. 靠近短波或微波治疗设备使用治疗仪，可能引起治疗仪的输出不稳定。

17. 请使用治疗仪所配置的电极板，要特别注意当电流密度超过（均方根）2mA/cm^2 时，患者有可能发生灼伤，因此调节强度时要格外小心，不可调节过大，避免过量刺激。

18. 治疗时两电极板切勿相碰，以免引起短路而损坏治疗仪，从而严重降低了治疗效果。

（六）故障排除

常见故障的表现、原因及排除方法见表 24-2。

表 24-2　常见故障原因及排除

故障现象	原因分析	排除方法
开机后无显示	电源插座接触不良	检查插座
	熔断器击穿	更换熔断器
	电源线不通	更换电源线
无输出	电极板插口处接触不良	检查插口是否牢固
	电极板已离开人体	电极板接触好治疗区域
输出值不稳定	电极线连接不良	重新连接电极线
	绒布套过于干燥	浸湿绒布套

（七）低频脉冲痉挛肌治疗仪日常维护

1. 清洁消毒

(1) 清洁：每周应对治疗仪进行 1 次清洁工作，用微湿的洁净绒布对外表面进行擦拭清洁。

(2) 消毒：与患者接触的绒布套，建议每次用完后应用清水清洗干净，并用浓度为 75% 的酒精消毒。

2. 日常维护

(1) 将低频脉冲痉挛肌治疗仪安置在通风、干燥、避免阳光直射的地方。

(2) 有详尽的工作记录，记录内容包括患者情况、操作时间、操作状况及机器故障情况等。

(3) 定时请专业人员进行维修和保养。

(4) 每次进行常规保养时，应切断电源，确保安全。

(5) 长时间不使用治疗仪，应拔掉电源线插头，用布罩覆盖，以防灰尘。

(6) 电源线、电极线和电极板如出现破损，应立即停止使用。

八、膀胱扫描仪使用与维护

便携式膀胱扫描仪能无创、准确测定膀胱容量，为医生及时掌握准确的膀胱尿量数据，提供处置方案抉择依据。能有效地提高诊疗和护理的服务技术水平，规范诊疗和护理管理，是保护膀胱功能的必要手段和及时诊疗、护理的必备条件。

（一）膀胱扫描仪原理

膀胱扫描仪由主机和探头组成，通过超声 3D 探头中内置双微型角度步进电机，对膀胱进行三维立体高速连续扫描，自动获取膀胱 12 幅截面图像，并将探测的信号处理后传送给嵌入式计算机系统，由计算机系统进行膀胱边界的识别、容积的计算，以实现对患者的膀胱尿液数据的测定。

（二）膀胱扫描仪临床意义

1. 科学地制定导尿方案，降低尿路感染发生率：间歇性导尿术，使用膀胱扫描仪测量膀胱尿量，避免过早或过晚导尿，减少插管次数，降低感染风险。

2. 为决定前列腺手术时机提供依据：前列腺疾病引起的尿道狭窄，导致排尿困难等症状。通过测定排尿前后的尿量，评估排尿功能状况，为决定手术治疗的时机提供依据，免去对患者使用导尿手术诊断带来的痛苦。

3. 为评估膀胱功能提供依据：高顺应性与低顺应性膀胱都存在病变，通过测量膀胱尿量，可为临床提供膀胱顺应性的判断依据。

4. 为选择膀胱再训练时机提供依据：对于膀胱排尿功能有问题，需要训练膀胱从人工导尿到自己排尿过程的患者，利用膀胱扫描仪进行尿量监测，制订训练计划，如神经源性膀胱再训练、脑卒中患者的膀胱再训练、宫颈癌手术后膀胱再训练。

5. 对膀胱的监护：如慢性尿潴留的监测、极度尿潴留的放尿量监测、重症患者肾功能代谢监护。

6. 监视导尿插管过程：使用膀胱扫描仪，可显示膀胱形态以及尿量的实时变化，使导尿术由过去的盲插变为可视化操作。

7. 测定膀胱尿量和残余尿量：作为尿动力、尿流率测试辅助工具，也是循证医学、循证护理的重要工具。

（三）膀胱扫描仪性能

1. PBSV5.1 膀胱扫描仪（图 24-31）性能

(1) 产品参数：① 12/24 切面扫描；②扫描模式、专家/简易模式；③测量模式，男/女/儿科/体模；④ 8.4 寸 TFT LCD 彩色液晶触摸屏；⑤膀胱智能定位功能；⑥ 18650 可充锂电池；⑦膀胱轮廓手动校正功能；⑧屏幕角度可自由调节；⑨内置热敏打印机；⑩无线传输接口；⑪膀胱扫描仪检测结果信息管理系统（扩展）；⑫ A4 打印机（扩展）。

(2) 标准配置：主机 1 台，探头 1 只，移动推车 1 台，便携式手提箱 1 个。

(3) 选择配置：训练仿生模 1 个。

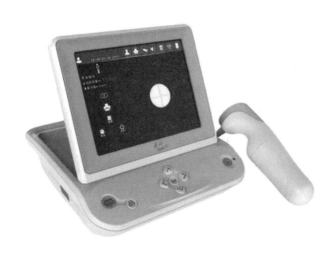

▲ 图 24-31 PBSV5.1 膀胱扫描仪整机外形

2. CareScan-1 膀胱扫描仪（图 24-32）性能

(1) 产品特点：①更先进的计测算法，更强大的膀胱壁识别技术，更准确地勾边技术，以及精确度更高的探头，使得扫查计测结果准确度更高；②全新算法，计测结果不受膀胱形状、大小影响，使用时无须考虑和选择性别、年龄段，也无须考虑子宫切除等特殊情况对膀胱形状的影响，对不同膀胱兼容性更好，不会发生检测小容积膀胱、

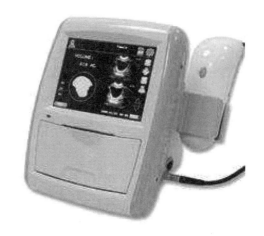

▲ 图 24-32 CareScan-1 膀胱扫描仪

特殊形状膀胱时计测结果误差很大的现象，并且使用操作也更加方便；③对附着有空气的膀胱壁识别率也比较高，即使膀胱未蓄满尿液时，也能准确计测出尿量；④具有手动勾边功能，对于自动勾边实在困难的，可通过触摸屏操作进行手动快速勾边，确保膀胱边界异常时也能获得准确计测结果；⑤扫描过程中图像实时性好，能更好地用于导尿管插拔的实时可视化监测，更好防止盲插给患者带来的痛苦；⑥ 10～2000ml 超大的测量范围；⑦探头采用全新三维步进电机，能长期保持高精确度地扫描，不需定期校准；⑧探头内带识别参数，可快速更换探头，无须二次标定；⑨内置 24Wh 大容量电池，持续工作>4h，并且电池可快速更换；⑩触摸屏操作、简洁菜单，使用方便快捷；⑪小巧轻便，易于携带。

(2) 技术指标：①超声探头频率为 2.6MHz，宽频带；②屏幕为 5.6 寸触摸液晶屏，640×480 分辨率；③测量范围为 10～2000ml；④自动测量误差<15%；⑤扫描时间<2s；⑥体积计测时间<2s；⑦扫描图像显示帧频为 4 帧/秒；⑧病例存储为最大支持 32G SD 卡数据存储，可存储病例>40 000 个；⑨内置热敏打印机；⑩探头放置装置，自带带探头搁置架和探头线缠绕架；⑪接口为探头接口 1 个、SD 卡插槽 1 个、电源输入口 1 个；⑫电池为内置 24Wh、持续工作>4h 的大容量电池，也可外接输出 12V/2A 的外置电池，内置电池内置于仪器内充电，充电时间 3h；⑬输入电源由 100～260V 的交流电源给仪器的电源适配器供电，适配器输出 12V 的直流电给仪器；⑭整机尺寸为 200mm（高）×160mm（宽）×140mm（厚）。

（四）膀胱扫描仪使用操作规范（以 PBSV5.1 膀胱扫描仪为例）

1. 操作前准备

(1) 病情评估：患者病情、意识、皮肤、合作程度及心理状况评估。

(2) 检查解释：向患者及家属解释操作目的、方法、注意事项及配合要点。

(3) 环境准备：是否安全，床距及床旁用物放置情况。酌情关闭门窗，屏风遮挡患者。保持合适的室温。

(4) 护士准备：穿戴整齐，修剪指甲，洗手戴口罩。

(5) 用物准备：膀胱扫描仪、超声耦合剂、手套、洗手液、卫生纸等。

2. 操作步骤

(1) 协助患者取平卧位。

(2) 开机，指示灯呈绿色，进入 ready 界面；按"性别"键模式选择男性（成年男性充盈时）、女性（成年女性充盈时）、Paediatric（100ml 以内的残余尿量）。

(3) 均匀涂抹耦合剂在患者耻骨联合上方 2cm 处。

(4) 探头消毒。

(5) 探头初步定位：探头笑脸标识朝人体头部方向，放置在人体耻骨联合上方 2cm 处；探头手柄向患者头部方向倾斜 10°～30°。

(6) 按 SCAN 键进行预扫描。显示膀胱图像，缓慢地移动探头，微调角度，寻找膀胱液性暗区的最大面，同时使膀胱液性暗区在扇的中心区域（图 24-33）。

(7) 保持探头不动，再次按 SCAN 键进行测量。

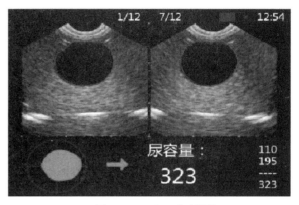

▲ 图 24-33　显示膀胱图像

进入计算界面（Calculating.l2）后，扫描结束。

(8) 按"▲"键进入扫描结果查看，01～12 幅图，逐一查看红色包络线与灰度图中液性暗区的边缘是否重合：若重合，则测试结果正确，数据有效；若重合度较差，须按"SCAN"键重新预扫描。

(9) 确定图像有效后，按左键，进入 ID 编辑界面；输入患者住院号，按保存键（print）进行保存；系统自动返回 ready 界面，继续下次测试。

(10) 历史浏览，在 ready 界面下按左键查看前面的测试结果，按上、下键选择不同的记录；按打印键（print）可进行打印，按右键返 ready 界面。

3. 结束步骤

(1) 按电源开关机键关机，清洁消毒探头。

(2) 擦净患者腹部耦合剂。

(3) 洗手，记录结果。

（五）膀胱扫描仪清洁消毒与日常维护

1. 清洁消毒

(1) 使用蘸有温水或无色化学清洁剂的棉布擦拭扫描仪表面的污渍。

(2) 使用软棉布擦除探头外表面的污迹。

(3) 避免使用挥发性溶剂擦拭设备，如稀释液（天拿水）。

(4) 避免使用肥皂或酒精、氨水或氯化铵清洁剂、挥发性溶剂清洁设备。

(5) 避免在设备上溅洒液体，如水。设备不具有防水性，液体溅洒会导致不可修复的损坏。

2. 日常维护

（1）每 2 个月进行 1 次测量特性的定期维护。

（2）应该将设备存放在不受大气压、温湿度、空气流通、阳光直射、灰尘、盐分或硫化物影响的地点，同时也应避免对设备产生振动和挤压。

（3）不应将设备储藏在存放有化学品，或可以产生气体的地点。

（4）长期储藏设备时，应取下电池避免漏液。

参考文献

[1] 曾娟利，胡瑞成 . 体外膈肌起搏的临床应用及研究进展 [J]. 临床与病理杂志，2017，37（9）：1978-1983.

[2] 王志威，黄怀 . 体外膈肌起搏器在脑卒中后肺康复中的应用进展 [J]. 中华生物医学工程杂志，2017，23（1）：80-83.

[3] 毛衣理，伍于添，谢秉煦，等 . 体外膈肌起搏器研制及其临床应用 [J]. 中国康复医学杂志，1988，3（6）：241-244.

[4] 邓义军，嵇友林，陈兰平，等 . 正压机械通气与膈肌起搏联合通气对呼吸衰竭患者呼吸力学的影响 [J]. 中国危重症急救医学，2011，23（4）：213-215.

[5] 张世民，侯春林，顾玉东，等 . 神经假体与脊髓损伤 [J]. 中国临床康复，2003，7（8）：1300-1316.

[6] 谢秉煦 . 体外膈肌起搏对慢性阻塞性肺病膈肌康复的研究 [J].中华结核和呼吸杂志，1988，3：156-159.

[7] 李永勤，王胜军，蔡瑞军，等 . 自主式植入膈肌起搏器的实验研究 [J]. 中国医疗器械杂志，2004，28（1）：16-18.

[8] Stephens R E, Addington W R, Miller S P, et al. Videofluoroscopy of the diaphragm during voluntary and reflex cough in humans[J]. Am J Phys Med Rehabil, 2003, 82(5): 384.

[9] Noh D K, Lee J J, You J H. Diaphragm breathing movement measurement using ultrasound and radiographic imaging: a concurrent validity[J]. Biomed Mater Eng, 2014, 24(1): 947-952.

[10] Greising S M, Mantilla C B, Sieck G C. Functional measurement of respiratory muscle motor behaviors using transdiaphragmatic pressure[J]. Methods Mol Biol, 2016, 1460: 309-319.

第 25 章　经颅磁刺激治疗

经颅磁刺激（transcranial magnetic stimulation，TMS）于 1985 年由英国谢菲尔德大学的 Barker 和他的助手等创立，通过头皮刺激大脑皮质运动区、脊髓神经根或周围神经，在相应的肌肉上记录复合肌肉动作电位。因为该技术具有功能方面的独特性和无创、无痛、操作简便及安全可靠等优点，因此很快被推广到临床和科研的各个领域。

目前国内市场上的磁刺激器几乎都是国外产品，主要有英国 Magstim、丹麦 Dantec、美国 Cadwell、芬兰 Nexstim 和日本 Nihon Kohden。其中国际上有关 Magstim 产品的报道比较多。目前 TMS 已经成为基础和临床研究热点，是一种有广泛应用前景的治疗技术，但其治疗参数如频率、强度等仍需进一步临床研究。

一、经颅磁刺激仪结构与工作原理

经颅磁刺激基本工作原理为在患者头皮特定部位放置绝缘线圈，对于线圈接通电容器进行快速关断及导通等方式，可使高强度脉冲电流于线圈中产生，并且线圈周围可产生一个短暂有力的脉冲磁场，穿过皮肤及软组织和颅骨即可于患者脑组织中生成感应电流。若感应电流超出神经组织兴奋阈值，则可使得神经细胞去极化，诱发电位及生理效应随之产生，既能够引发暂时性的大脑功能抑制和兴奋，同时也可引发长时程的皮质可塑性调节。

经颅磁刺激仪主要组成部分包括产生时变磁场的刺激线圈，以及产生快速变化电流的主电路。磁场以磁力线的形式，无创伤地透过皮肤、颅骨而刺激到大脑神经（图 25-1）。而其工作电路（图 25-2）主要由变压器（T）、二极管组合而成的桥式整流电路（B）、绝缘栅双极型晶体管（IGBT 共 8 个）（Q）、大电容（C）、固态继电器（SSR）、电感（L）、可控硅组合而成的控制电路组成。外接的交流电首先通过变压器（T）的升压，再通过桥式整流电路（B）变成直流电，然后通过绝缘栅双

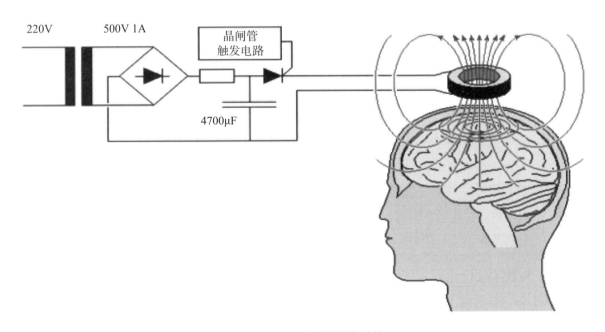

▲ 图 25-1　经颅磁刺激仪结构

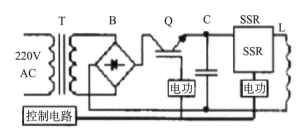

▲ 图 25-2 经颅磁刺激仪工作电路

极型晶体管（Q）的控制对大电容（C）进行充电。充电结束后，绝缘栅双极型晶体管（Q）断开，控制电路中的可控硅导通，使固态继电器（SSR）导通，大电容（C）瞬时快速放电和电感（L）形成 LC 振荡电路，从而产生强大的时变磁场。

经颅磁刺激仪器工作电路模块组成部分包括刺激线圈、主电源模块（主机模块）、软件控制系统、人机交互模块。经颅磁刺激仪的关键部件为刺激线圈，主要作用是发送磁场，由导电铜管线、触发按钮、温度传感器、液体散热管道等组成。根据形状差异可分成锥形、帽形、圆形、椭圆形、长方形、多叶形、V 字形及 8 字形等。在磁刺激治疗时线圈可产生大量热量，因此需要配备冷却模式以使线圈温度得到控制，冷却模式包括液冷、风冷及自然冷却等。其中，液冷包括线圈内冷、外冷及油冷和水冷等。主电源模块（主机模块）包括高压储能电容、可控硅组件、保险丝、绝缘栅双极型晶体管、主模块控制板、水泥电阻、状态指示灯等。主要功能为高压储能电容充放电，包括电源滤波、功率因素调节、主电源升压、高压控制、液体散热。软件控制系统包含患者信息管理系统，可查看患者的基础信息和就诊信息。主要功能为对主机的启动自检，对主机重要部件运行状态的监控和保护、自动待机。人机交互模块可显示仪器工作状态，如工作模式、输出强度、频率、间歇时间、输出时间，刺激序列编程。

二、TMS 仪分类

（一）以刺激模式分类

目前主要有单脉冲经颅磁刺激（sinde transcranial magnetic stimulation，sTMS）、双脉冲经颅磁刺激（paired transcranial magnetic stimulation，pTMS）和重复经颅磁刺激 3 种。rTMS 是在 TMS 基础上发展起来的，对大脑某一特定的部位采取重复刺激，rTMS 在神经元的不应期也可以刺激，所以能兴奋更多水平方向的神经元，影响大脑皮质的兴奋性，低频 rTMS 对皮质产生抑制作用，而高频 rTMS 则产生兴奋作用，并且 rTMS 对皮质兴奋性的影响在刺激结束后仍有后续效果。

（二）以仪器本身分类

目前常用的 TMS 仪的刺激线圈有椭圆形和 8 字形 2 种，后者能够产生更精准的定向刺激。对于皮质代表区域有更详细的定位。

三、TMS 作用机制

（一）调节突触可塑性

突触可塑性是指突触在应对外界环境变化的作用下突触活动变化的能力，被认为是学习记忆的机制，在认知中有重要作用。大多数研究结果认为，经典的重复 TMS 通过长时程抑制和长时程易化等方式调节突触兴奋性，引起局部大脑皮质兴奋性改变，并且这种改变在刺激结束后可以持续一段时间。低频 rTMS（≤1Hz）可降低皮质兴奋性，而高频 rTMS（>1Hz）可增加皮质兴奋性。

目前的研究认为，产生长时程抑制和长时程易化的分子机制可能与以下因素等有关。

1. 离子型谷氨酸受体 NMDA 受体 /α 氨基羟甲基恶唑丙酸（AMPA）受体活化。NMDA 及 AMPA 受体参与调节神经元的树突、轴突结构的完整及突触可塑性的形成，是中枢学习和记忆过程中的重要受体，其活化与细胞内钙离子浓度有关。Grehl 等在一项体外研究中发现，10Hz 低强度 rTMS 可以快速增加细胞内钙离子水平，表明 rTMS 可能通过改变 NMDA 受体活性调节突触可塑性，从而改善认知功能。而 AMPA 受体磷酸化后，通过影响受体的通道特性、神经细胞突触的长时程抑制和长时程易化等过程，可能对学习记忆功能进行调节。

2. 调节多巴胺能系统。多巴胺属于儿茶酚胺家族的神经递质，在中枢神经系统中起重要作用。多巴胺调节海马功能，包括突触可塑性和记忆。Koch 等研究结果亦表明，多巴胺受体激动药可以调节 AD 患者长时程易化样皮质可塑性的改变，从而为基于多巴胺能刺激的治疗提供新的意义，但其对认知功能的临床改善仍有待进一步研究。

3. 调节神经营养因子和突触蛋白。有研究发现，5Hz rTMS 可以使正常健康的 Wistar 大鼠显著增加脑源性神经营养因子、突触后蛋白 NMDA 受体 2B 亚基和突触前蛋白突触素的表达，从而增强正常动物的突触可塑性和空间认知能力。另外一项基于正常衰老小鼠的研究发现，1Hz 低强度 rTMS 可以通过调节突触素、生长相关蛋白 43 和突触后密度蛋白 95 等蛋白的转录和表达，激活脑源性神经营养因子、酪氨酸蛋白激酶受体 B，使衰老的海马结构可塑性的改变，进而改善小鼠的空间认知功能；而连续的高强度刺激可能会降低突触可塑性，甚至可能引起神经元凋亡。

（二）改善脑灌注

rTMS 可以引起脑皮质局部区域血流量的改变。Shang 等以高频（20Hz）rTMS 刺激健康受试者的左侧前额叶背外侧皮质区，发现刺激后左颞内皮质海马区的相对脑血流量增加，而海马结构是与学习、记忆及感觉信息加工密切相关的脑区。这些结果表明，rTMS 可能通过提高脑血流量改善认知功能，但相关研究仍较少。

（三）调节基因或蛋白的表达

B 淋巴细胞瘤 2 基因（Bcl-2）和 Bax 蛋白参与凋亡性细胞死亡，其中，Bcl-2 蛋白促进细胞存活，而 Bax 蛋白促进细胞死亡。低频和高频 rTMS 可以使血管性痴呆大鼠动物模型海马区细胞凋亡相关的 Bcl-2 免疫阳性细胞数增多，Bax 免疫阳性细胞数减少，使大鼠认知功能得到改善。有研究探讨不同 rTMS 方案诱导急性缺血再灌注脑损伤后大鼠皮质基因表达的变化，发现 2 周的间歇性 0 脉冲磁刺激可以诱导 52 个基因表达显著增加，并伴有神经功能缺陷的改善。低频 rTMS 可以减少淀粉样前体蛋白 23、早老素 45 小鼠中的神经炎斑块、G 淀粉样蛋白前体蛋白及其 C 端片段和 B 位点（B 淀粉样蛋白前体蛋白切割酶 1）。这些研究表明，rTMS 可能通过调节基因或蛋白的表达改善认知功能。

四、TMS 适应证和禁忌证

TMS 治疗仪以脑生理学、磁生物学、生物物理为基础，结合临床脑血管病治疗为背景，通过输出特定的负极性交变电磁对脑功能进行生理调节，改善脑组织的供血和供氧，改善神经细胞膜的通透性及代谢环境，修复脑细胞，来达到治疗和预防脑疾病，调整脑功能状态的目的。

（一）适应证

适应证包括：①缺血性脑血管病，包括脑血栓形成和梗死、脑供血不足、脑萎缩、脑动脉硬化、腔隙性梗死、脑椎底供血不足；②脑脊髓损伤性疾病，包括颅脑损伤、中毒性损伤、脊髓损伤、小儿脑瘫；③脑功能性疾病，包括帕金森症、抑郁症、阿尔茨海默病、精神障碍、神经衰弱、失眠、眩晕、神经性头痛、焦虑症、强迫症、恐惧症。

（二）禁忌证

禁忌证包括：①带有心脏起搏器者；②心脑血管疾病急性出血期；③颅内感染和肿瘤的患者；④高热患者，重度动脉硬化者；⑤孕妇；⑥癫痫患者慎用。

五、经颅磁治疗仪的使用与维护

经颅磁治疗仪是一种无创性的、作用于中枢和外周神经组织的磁刺激设备。根据设备能够输出刺激的最大频率，将磁刺激仪分为 Magneuro100、Magneuro60、Magneuro30 和 Magneuro10 四个型号。每个型号的磁刺激仪都采用智能风冷系统，使系统能够连续、长时间安全工作。经颅磁治疗仪具有安全性高、操作简便、清洁卫生、低价高质等优点，方便临床应用，节省人力。该产品已广泛应用于重症康复。

（一）基本结构及常用经颅磁治疗仪性能

经颅磁治疗仪由主机模块、运动诱发电位监测模块、刺激线圈和 Magneuro 经颅磁治疗仪软件 V1.0 组成。

1. 主机模块（图 25-3） 主机模块主要由经颅磁治疗仪主机以及脚踏开关、同步线等配件组成。经颅磁治疗仪主机由电源滤波模块、功率因数校正模块、主电源升压模块、高压整流模块、充电控制模块、保护泄放模块、自检模块及控制面板组成，主要功能为高压储能电容充电后向刺激线圈放电。

2. 运动诱发电位监测模块（图 25-4） 当刺激线圈以适当的刺激强度作用于大脑皮质运动皮质时，在对侧肢体靶肌表面会记录到肌电信号，该信号由磁刺激大脑皮质的运动区而产生，称之为运动诱发电位（motor evoked potential，MEP）。使用运动诱发电位监测模块能够记录患者的 MEP 潜伏期、波形及波幅，帮助寻找最佳刺激位置，进

行神经传导功能的检测，也能够在诊疗过程中对患者进行有效的生理安全监测。

为降低外界因素对肌电信号的干扰，运动诱发电位监测模块采用无线传输方式将采集到的肌电信号传回到上位机进行分析。

3. 刺激线圈（图 25-5） 刺激线圈用于产生感应磁场，由导电铜线、触发按钮、温度传感器、风冷管道组成。磁刺激的强度、作用深度、刺激范围及聚焦特性都与刺激线圈的几何形状、大小、电流方向和冷却方式等有很大关系。

4. 经颅磁治疗仪软件 通过软件可以对刺激强度、刺激频率、脉冲个数、间歇时间和串数等方案参数进行编辑，监控并保护主机重要部件的正常运行。软件中还包含信息管理系统，可以登录、存储和查看患者基本信息和诊疗信息，能够自动生成诊疗报告等。

（二）经颅磁治疗仪使用操作规范

1. 操作前准备

(1) 环境准备：安静，温暖，光线适宜，必要时屏风遮挡。

(2) 患者准备：操作人员事先需详细了解患者病情、病史，告知患者磁刺激的原理、过程和可能的反应，介绍注意事项，消除患者的紧张心理。

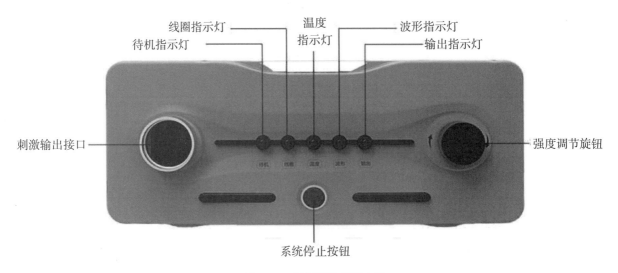

▲ 图 25-3 经颅磁治疗仪主机

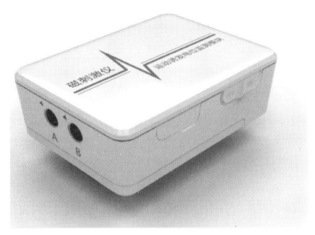

▲ 图 25-4　运动诱发电位监测模块

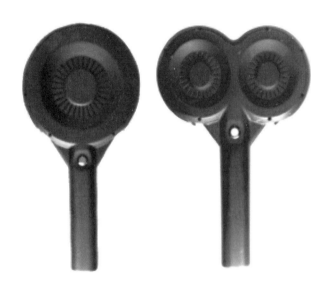

▲ 图 25-5　刺激线圈

2. 操作步骤

(1) 仪器连接（图 25-6）：将刺激线圈与磁刺激仪主机正确连接。连接电源线、串口线和数据传输线。依次打开磁刺激仪主机、上位机开关。打开 Magneuro 磁刺激仪软件。

(2) 首次治疗需根据测定患者大脑皮质运动阈值（motor threshold，MT），确定患者刺激强度。患者取坐位或仰卧位。手部肌肉放松，使用表面电极记录利手靶肌群。使用单脉冲模式刺激大脑利手侧拇指运动皮层区（初级运动区，也称 M_1 区）。10 次刺激中，至少有 5 次诱发拇指外展肌运动（运动诱发电位达到 50μV 以上）的最低刺激强

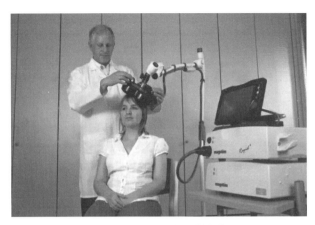

▲ 图 25-6　经颅磁治疗仪使用

度量即为 MT。

(3) 常用的刺激强度为 80%～120%MT。

(4) 根据治疗目的选定刺激强度、刺激方案，避免诱发癫痫风险（表 25-1）。

(5) 选择和调整刺激线圈在头颅表面的刺激部位、方向、角度。在整个治疗过程中，保持刺激线圈和患者头部的相对位置不变。

线圈的定位方位有以下几种：①参照脑电图 10～20 系统电极放置法；②根据功能反应定位。对于功能明确、易于检测到靶区刺激效果的刺激部位定位，如刺激不同部位的运动皮质，在上、下肢或面部等很容易患侧到肌肉抽动；③结合功能与解剖结构定位。如常用 M_1 区向前移动 5cm，来定位背外侧前额叶；④借助脑影像导航技术定位；⑤机器人无框架导航系统。

3. 治疗频度　治疗时间：每次 20～30min，每天 1～2 次。一般 15 天为 1 个疗程，间隔 3～5 天后再进行下一个疗程。

（三）注意事项

1. 必须熟悉仪器说明书后方能开始操作。

2. 高龄、体质较弱患者慎用电疗部分，血栓性栓塞者及白细胞低下者慎用。

3. 刺激部位附近的肌肉也同时受到刺激，长时间的刺激会引起肌肉疲劳，通常一个患者的治疗时间应小于 30min。操作者应经常询问患者的感觉和反应。

表 25-1 不同疾病治疗处方

临床病症	处方编号	治疗处方	证据等级
抑郁症	临床推荐 1	rTMS 高频刺激左背外侧前额叶（l-DLPFC）或低频刺激右背外侧前额叶（r-DLPFC）用于抑郁症急性期疗效肯定，连续 4~6 周，必要时可延长治疗时间	Ⅰ级
	临床推荐 2	先前急性期 rTMS 治疗受益，目前复发的患者	Ⅰ级
	临床推荐 3	急性期治疗获益患者的后续或维持治疗	Ⅰ级
	临床推荐 4	rTMS 可以单独或联合抗抑郁药或其他精神类药物	Ⅱ级
慢性神经性或非神经性疼痛	临床推荐 1	rTMS 高频刺激疼痛区域对侧皮层运动区（M₁）用于治疗慢性神经痛	Ⅰ级
	临床推荐 2	rTMS 低频刺激枕叶用于治疗偏头痛	Ⅰ级
	临床推荐 3	rTMS 高频刺激 l-DLPFC 或运动皮层用于治疗非神经性疼痛，如纤维肌痛、复杂区域疼痛综合征 Ⅰ型	Ⅱ、Ⅲ、Ⅳ级
运动障碍	临床推荐 1	rTMS 高频或低频刺激辅助运动皮层或运动皮层改善帕金森病运动症状	Ⅰ、Ⅱ、Ⅲ级
	临床推荐 2	rTMS 高频刺激或低频刺激运动区（M₁）或辅助运动区，用于治疗药物诱发震颤	Ⅲ级
	临床推荐 3	rTMS 高频刺激 l-DLPFC 治疗帕金森病合并抑郁症	Ⅱ、Ⅲ级
	临床推荐 4	rTMS 低频刺激运动区治疗肌张力障碍	Ⅲ级
脑卒中	临床推荐 1	rTMS 高频刺激受累侧皮层运动区或低频刺激健侧皮层运动区，用于治疗运动区脑卒中	Ⅱ、Ⅲ级
	临床推荐 2	rTMS 高频或低频刺激布洛卡区，治疗运动性失语症	Ⅲ、Ⅳ级
	临床推荐 3	暴发模式 cTBS 序列刺激左侧后顶叶皮层治疗偏侧忽略	Ⅲ级
癫痫	临床推荐 1	rTMS 低频刺激皮层癫痫灶治疗癫痫发作	Ⅱ、Ⅲ级
耳鸣	临床推荐 1	rTMS 低频刺激颞叶或颞顶叶皮层，高频刺激 l-DLPFC 治疗耳鸣	Ⅱ、Ⅲ级
焦虑障碍	临床推荐 1	rTMS 高频刺激 r-DLPFC 或低频刺激 l-DLPFC 治疗创伤后应激障碍	Ⅲ级
	临床推荐 2	rTMS 低频刺激 r-DLPFC 和颞顶区治疗惊恐发作和广泛性焦虑	Ⅲ级
强迫症	临床推荐 1	rTMS 高频或低频刺激双侧 DLPFC 治疗强迫症	Ⅱ、Ⅲ级
精神分裂症	临床推荐 1	rTMS 低频刺激颞顶叶皮层治疗幻听	Ⅱ、Ⅲ级
	临床推荐 2	rTMS 高频刺激 l-DLPFC 或双侧 DLPFC 改善精神分裂症阴性症状	Ⅱ、Ⅲ级
物质成瘾	临床推荐 1	rTMS 高频刺激 l-DLPFC 降低毒品渴求（心瘾），目前证据提示没有长期效果	Ⅱ、Ⅲ级
睡眠障碍	临床推荐 1	rTMS 低频 1Hz 刺激双侧 DLPFC 和顶枕区域治疗睡眠障碍	Ⅱ、Ⅲ级

4.刺激线圈要远离对磁场敏感的物体，如信用卡、银行卡、磁卡钥匙、磁盘、硬盘、手机及笔记本电脑等。

5.为防止诱发癫痫和减少其他不良反应，根据国际经颅磁刺激协会制定的重复经颅磁刺激安全指南，仪器对刺激参数进行了限制，临床治疗或科研过程中，使用超出安全指南范围的参数时需密切观察。

6.高强度高频刺激通常用于外周神经刺激，在对中枢神经尤其是大脑刺激时应慎重选择刺激方案，缩短刺激时间和延长间歇时间可提高安全性。

7.靠近短波和微波治疗设备时，可能引起刺激器的输出不稳定。

（四）故障排除

设备工作状态不正常时请勿使用。需排除故障，确认工作状态正常后方可使用。用户请勿擅自拆机修理。常见故障及排除见表25-2。

表 25-2　经颅磁治疗仪故障及排除表

故　障	原因分析	处理措施
强度减小	• 储能电容老化 • 充电电路故障 • 刺激线圈寿命达到极限	• 通知厂家维修
线圈发热	• 环境温度过高 • 刺激线圈连接管道漏气 • 散热系统故障 • 进风通道阻塞	• 降低环境温度 • 检查连接管是否漏气 • 检查风扇是否工作正常 • 检查进风口是否阻塞 • 通知厂家维修
突然死机	• 受到强干扰 • 控制电路出现故障	• 重启机器 • 通知厂家维修
无输出	• 方案正常结束 • 强度过小 • 出现其他自检问题	• 开始新的刺激方案 • 调大强度 • 查看其他问题提示
刺激线圈噪声增大	• 线圈老化松动 • 线圈寿命达到极限	• 通知厂家更新线圈
风扇噪声增大	• 风扇固定问题	• 通知厂家维修
通讯异常	• 串口线脱落 • 串口受到干扰	• 关闭磁刺激仪主机、上位机，检查串口线连接有无异常，依次重新启动磁刺激仪主机、上位机，然后打开软件，通知厂家维修
MEP 波形异常	• 外界干扰 • 电极片粘贴问题 • 电极线问题 • MEP 模块损坏	• 排除干扰 • 选用新的电极片 • 检查电极线 • 通知厂家维修
软件无法打开	• 软件损坏 • 系统故障	• 通知厂家维修

（五）经颅磁治疗仪日常维护

1. 清洁消毒

(1) 清洁：仪器和线圈表面灰尘或脏物可用中性清洁剂或异丙醇，用潮湿抹布轻轻擦除，线圈表面在使用前一定要擦干。

(2) 消毒：不直接接触人体，无须进行灭菌处理。

2. 日常维护

(1) 机器内没有用户可以自行维修的部件，用户不得擅自开机检查和维修。设备如有故障，用户无法排除时，应通知厂家派专业工程师，携带专用检测设备和原厂模块、零配件维修设备。

(2) 使用前都必须检查电源线是否完好无损、插头插座接触是否紧固。

(3) 使用前检查刺激线圈的完整性。

(4) 刺激线圈绝对不能用高温高压消毒处理。

(5) 运动诱发电位监测模块内部有碱性电池，长期不使用设备时，请将电池取出，防止对设备造成损坏。

六、TMS 的临床应用及疗效

（一）作为评估手段

多用于脑卒中患者发病后大脑皮质兴奋性及神经传导系统完整性的检测，以预测患者的预后情况。临床与之结合应用最多的是运动诱发电位及其潜伏期和中枢运动传导时间（central motor conduction time，CMCT）。

MEP 是检查运动神经系统功能的神经电生理方法，其潜伏期包括大脑皮质兴奋所需时间、皮质脊髓束冲动传导时间、脊髓前角细胞兴奋和传导冲动所需时间。MEP 是反映中枢运动传导通路功能的客观指标，可反映锥体束受损的严重程度。目前普遍认为，如果脑卒中患者早期患肢能够引出 MEP，提示预后良好。而发生脑卒中时，主要表现为运动皮层兴奋所需时间和皮质脊髓束冲动传导时间的延长。这两部分时间的微小变化不能明显地体现于 MEP 的改变中。

与 MEP 比，CMCT 少了脊髓到肌肉冲动传导所需要的时间，因此，可以更好地反映中枢神经系统的完整性及功能状态。

Pizzi 等观察了 52 例脑卒中 1 个月后的患者，其中的 38 例追踪观察到脑卒中发病后 12 个月。评估及检查数据表明，能检测到 MEP 的患者肌力方面有显著提高，更主要的是肢体功能能够良好恢复。此外，推测小指展肌 MEP 的存在与否是功能能否恢复的最重要的预测因子，这可能是由于其在人体执行功能任务活动的远端肌肉中起到核心作用。Lyseniuk 等通过 TMS 对 112 例脑卒中患者进行运动障碍的功能性诊断，并评价其治疗潜力。结果证明，TMS 结合 MEP 振幅参数，能够敏感地对缺血性脑卒中患者运动障碍的功能状态进行定量评估。Stulin 等通过研究证实，缺血性脑卒中患者受损半球 MEP 潜伏期和 CMCT 均有所延长，并且与神经功能缺损的严重程度呈正相关。Bembenek 等通过分析论证一系列相关科研报道，证实 MEP 是预测脑卒中患者运动功能恢复及功能预后的一种可靠工具。

（二）作为治疗手段

1. 昏迷促醒 rTMS 按照固定频率连续发放多个脉冲的经颅磁刺激，微观作用可体现为细胞膜电位、动作电位、神经递质、受体、突触、神经可塑性的变化，通常用于临床康复治疗，以及暂时兴奋或抑制特定皮层功能区域。一般认为，频率＞1Hz 属于高频 rTMS 常作用于患侧的大脑半球，直接提高该侧大脑半球兴奋性。既往有研究推测，高频 rTMS 的促醒作用可能是促进患侧半球神经元的轴突修复，从而重新激活处于休眠状态的神经元，或重新连接处于孤立状态的脑区；也有研究认为，rTMS 可以激活或抑制皮质 – 皮质、皮质 – 皮质下神经网络的活动，以及调节皮质的可塑性，从而实现知觉的重塑。Piccione 等报道了 1 例发病 5 年的微意识状态患者，给予高频率、10

个序列共 100 次的 rTMS 刺激后，特定的有意义的行为频率增多，并且脑电图也有改善。结果提示，高频 rTMS 可改善微意识状态患者的注意力及反应能力。在 Theresa 等的研究中，对重症颅脑损伤持续植物状态患者给予 6 周的 rTMS 治疗后，脑干听诱发 V 波潜伏期及 I-V 潜伏期波间差均有改善。但这些研究多数为病例报道，缺少随机对照试验，其促醒及对知觉重塑的作用机制尚未明确，另外对于精准研究 TBI 后 VS/UWS 期能否通过临床治疗进入 MCS 期，目前研究甚少。沈龙彬等 rTMS 治疗 28 例昏迷患者，治疗后全部脱离昏迷状态，相比对照组只有 5 例进入中度意识障碍状态，$P<0.05$，治疗有效。

2. rTMS 改善认知功能

(1) rTMS 改善 AD 患者的认知功能：近年来，rTMS 已经成为一种改善老年患者认知功能障碍的辅助治疗手段。Cheng 等分析显示，高频 rTMS 前额叶背外侧皮质区对轻中度 AD 患者及轻度认知功能障碍患者的认知功能，如语言、记忆力、注意力、定向力等具有显著的治疗效果。与 Liao 等研究认为，高频 rTMS 右侧或双侧前额叶背外侧皮质区对改善轻中度 AD 患者认知功能有显著的治疗效果的结论不同。Cheng 等认为，目前判断 rTMS 对左侧、右侧或双侧前额叶背外侧皮质区是否具有更好的效果还为时尚早，而且有研究认为，右额下回、右颞上回也可以成为改善 AD 患者认知功能的有效靶点。

(2) rTMS 改善帕金森病患者的认知功能：近年来，rTMS 亦应用于研究能否改善帕金森病认知功能。不同研究显示的结果差异较大，大部分研究的靶点定位在前额叶背外侧皮质区，但使用的参数在各个研究中差异较大，这使不同研究的疗效直接变得比较困难；并且大多数研究将认知领域评估作为 rTMS 治疗帕金森病的次要疗效指标（主要疗效指标大多为焦虑、抑郁、运动功能等），而不是主要针对 rTMS 改善帕金森病认知功能而设计，使得在评估 rTMS 在改善帕金森病认知

功能损害的疗效方面尚无统一评价。但一项随机对照研究发现，间歇性 0 脉冲磁刺激可能改善帕金森病伴轻度认知障碍患者的整体认知功能，而且这种影响可以持续长达 1 个月。另有研究认为，与刺激的频率和强度可能相关，低强度低频 rTMS（1Hz）刺激双侧前额叶背外侧皮质区及脑干 7 天，可短时间改善帕金森病患者的执行功能。

(3) rTMS 改善额颞叶痴呆患者的认知功能：目前只有一项研究应用 rTMS 改善额颞叶痴呆患者认知功能，该开放性研究纳入 9 位患者，发现在高频 rTMS 刺激双侧前额叶背外侧皮质区（10Hz）可以改善患者的蒙特利尔认知评估量表评分、数字删除试验、Stroop 试验等表现，认为高频 rTMS 可以改善额颞叶痴呆患者认知功能。

(4) rTMS 改善精神疾病患者的认知功能：rTMS 作为一种神经精神疾病的治疗干预措施，常用于治疗重度抑郁。近年来，rTMS 是否能改善精神分裂症患者的认知功能也开始成为研究热点。在随机、双盲、假性对照研究设计中发现，高频（20Hz）rTMS 精神分裂症患者的双侧前额叶背外侧皮质区可显著提高患者的工作记忆。然而，高频 rTMS（10Hz）左侧前额叶背外侧皮质区并不能改善阴性症状为主的精神分裂症患者的认知功能。这些相悖的结论表明，高频 rTMS 对精神分裂症患者的认知功能的影响仍需进一步探讨。亦有研究 rTMS 对双向情感障碍患者认知功能的作用，为期 4 周的随机双盲对照试验使用高频（18Hz）刺激左侧前额叶背外侧皮质区，未发现有明确改善认知的效果。2016 年 Jahangard 等发现，高频 rTMS 双侧前额叶背外侧皮质区（20Hz）可以改善难治性强迫症患者的症状，并改善其听觉感知、视觉感知、短期记忆和处理速度，但不能明显改善其执行功能。

(5) rTMS 改善脑卒中患者的认知功能：动物研究证明，rTMS 可以增强大脑中动脉闭塞大鼠模型海马的神经发生，并增强局部缺血区域的抗凋亡机制，促进认知功能的恢复比。国外研究发现，

低频（0.5Hz）rTMS 非脑卒中半球顶叶皮质能改善患者的半侧空间忽视，1Hz rTMS 右侧额下回后部结合语言治疗可以改善脑卒中后患者的语言功能比。芦海涛等以低频（1Hz）rTMS 脑卒中患者右侧前额叶背外侧皮质区后，蒙特利尔认知评估量表评分、洛文斯顿作业疗法认知评估及行为记忆量表均有显著升高，表明低频 rTMS 可以改善脑卒中后认知及记忆功能障碍。然而，近期 Meta 分析显示，目前 rTMS 对改善脑卒中后患者整体认知功能的证据仍不足。

3. 对脑卒中后运动功能障碍的治疗 Chieffo 等对 10 例脑卒中患者进行了随机双盲的对照研究，接收真 rTMS 和假 rTMS 的患者分别为一组，先分别进行为期 3 周的治疗，频率 20Hz，4 周急性期过后再接受相反的治疗方法。数据表明，3 周的高频 rTMS 可改善脑卒中后慢性期患者的下肢功能，并且治疗作用在治疗结束后至少可持续 1 个月。Barros Galvao 等用 rTMS 结合物理治疗方法对 20 名脑卒中后伴有上肢功能障碍的患者进行治疗，结果发现，物理治疗只有与 rTMS 结合时才能有效地降低肌肉张力，改善上肢运动功能状态。Emara 等研究结果显示，使用 rTMS 治疗 10 天，脑卒中患者手指捏力有明显改善，活动指数及患手敲击测试均有显著提高，治疗后 12 周效果趋于稳定。

并不是所有的临床试验均为阳性结果。Seniow 等研究显示，脑卒中患者接受 3 周的 rTMS 治疗后。Wolf 运动功能测试、美国国立卫生院神经功能缺损评分的结果与假刺激组相比并无明显改变，随访 3 个月时得到相似结论。Theilig 等的研究也出现类似结果，研究并未证明 rTMS 能够显著改善患者的上肢运动功能。尽管存在阴性试验结果，但总体来说，rTMS 对于改善脑卒中后患者的功能状态是有积极作用的。

关于 TMS 治疗脑卒中患者运动功能障碍的机制，研究认为，正常机体大脑双侧半球皮质功能处于一种平衡状态，包括兴奋平衡和抑制平衡，表现为半球间的联络和联合纤维的相互协同及相互抑制作用，其中相互抑制作用又称为经胼胝体抑制作用（transcauosal inhibition，TCI）。单侧脑卒中后，大脑半球相互抑制失去平衡，患侧大脑被健侧大脑过度抑制。研究证实，低频 rTMS 可降低健侧大脑皮质兴奋性，而高频 rTMS 则可提高患侧大脑皮质兴奋性。因此可用低频刺激健侧大脑，引出长时程压抑（long-term depression，LTD）样改变。降低健侧大脑的兴奋性，减少对患侧大脑的抑制；也可用高频刺激患侧大脑，引出长时程增强（long-term potentiation，LTP）样改变，促进刺激部位血流量增加、突触功能增强及神经营养因子合成，使受损的神经细胞修复、再生、重建，恢复神经功能。此外，研究表明，rTMS 能够改变皮质代谢及脑血流，通过促进突触调整影响多种神经递质的传递及基因表达水平等，促进神经功能恢复。

4. 对帕金森的治疗 帕金森是常见的神经系统变性疾病，临床上主要应用药物缓解帕金森的运动障碍，但长期服用抗帕金森药物可能会出现一系列不良反应，影响其临床应用及药效。近年来，由于高安全性，rTMS 已成为临床上潜在的帕金森治疗方法，并且逐渐进行推广使用。

Spaagnolo 等对 27 名年龄在 60 岁左右，平均患病时间 6 年的帕金森患者进行了为期 4 周的 rTMS 治疗，作用主要区域限于运动 M_1 区和前额叶部分，并在治疗前后分别采用帕金森综合评定量表（motor-UPDRS）对疗效进行评定。结果显示，患者的得分有明显降低，并且整个治疗过程中没有任何不良反应和影响。

5. 对抑郁、焦虑等精神疾病的治疗 临床治疗抑郁症主要为药物治疗，如盐酸氟西汀（百忧解）、帕罗西汀等，虽能得到良好的治疗效果，但有不良反应的风险。因此近年来有人探索使用 TMS 对抑郁症患者进行治疗，效果显著。美国食品药品管理局也于 2008 年通过，对临床药物治疗无效的抑郁症患者，准许使用 TMS 进行治疗。有关临床使用 TMS 治疗抑郁症的研究，不局限于观察其治疗效果，进行了更深一步的探索。Fox 研究了不同地区的抑郁症患者对于 TMS 作用于左侧背外侧前额叶皮层的治疗效果的差异性，探究了脑内神经互联机制，并且确定了 TMS 的作用焦点，优化了多项参数。

焦虑症的临床治疗与抑郁症类似，多为药物治疗与心理疏导相结合。研究报道，rIMS 治疗焦虑症，其作用区域和治疗抑郁症相同，都为左侧背外侧前额叶皮层，并且证明了刺激左侧背侧前额叶皮层能够激活支持积极情感的记忆提取，使患者减轻焦虑症状。

6. 对脊髓损伤患者的康复治疗 现阶段临床治疗急性脊髓损伤为外科手术结合内固定技术的方式，术后的继发性损伤、神经细胞的再生及患者的运动功能康复依旧是研究的重点和难点。

TMS 主要改善脊髓损伤后的运动功能。研究认为，脊髓的可塑性变化是脊髓损伤患者功能恢复的重要机制之一，TMS 可通过刺激大脑运动皮质，使运动区 M_1 的神经元去极化，促进中枢神经系统的可塑性变化，从而增强皮质脊髓束的传导作用，促进轴突生长，以改善运动功能。频率是 rTMS 的一个重要参数，但高频率或低频率对脊髓损伤运动功能的改善是否具有显著差异，还需要进一步探讨。吴卫卫对脊髓损伤大鼠的运动功能进行了研究，发现 rTMS 可以促进大鼠的运动功能恢复，高频刺激较低频刺激对脊髓损伤的运动功能改善更为明显。Awad 对近些年有关临床应用 TMS 对脊髓损伤患者康复治疗的文献进行综述，认为 TMS 对脊髓损伤患者的肌肉痉挛、神经疼痛及躯体神经障碍都有明显的临床效果。

七、TMS 优点及安全性评价

TMS 可以刺激大脑皮质，直接刺激、诱发神经系统活动，并可通过对其频率、强度、刺激间歇及持续时间等的调节，来影响中枢神经系统的兴奋性，为临床运动神经疾病的诊断及治疗提供了一种新的工具。TMS 在疾病的早期诊断方面作

用明确，可以更好地预测疾病的进展及预后，为后续的干预方法提供更好的支持。此外，TMS 本身就可以作为一种临床治疗手段。

TMS 是无创、无痛的新型神经电生理技术，操作简便，很少引起不适感，不会造成交叉感染，没有明显不良反应。TMS 的安全性一直是临床争论热点，许多相关研究证实适当频率、强度的 rIMS 是安全的。Vonloh 等对 rTMS 治疗帕金森患者的相关临床报告进行了综合分析，发现目前临床治疗使用 TMS 及 rTMS 的频率和强度等参数值对帕金森患者不构成严重风险，不需要额外预防措施。Kim 等对急性小脑后循环卒中的共济失调患者进行了研究，将 32 例患者进行随机双盲分组治疗，其中 22 例患者进行 1Hz 的 rTMS 治疗，10 例患者进行假 rTMS 治疗，并用 10m 步行试验和 Berg 平衡试验作为疗效评定方法。结果表明，1Hz 的 rTMS 对小脑后循环卒中的共济失调患者的治疗安全、可行、有益。

八、结论

自 1985 年 Barker 创立 TMS 技术以来，这种非侵入式的治疗方法极大的吸引了脑科学研究者的兴趣。目前将 TMS 应用于认知功能障碍的治疗是国内外临床研究的热点，但 TMS 技术仍处于发展阶段。该技术从最初应用单脉冲刺激发展到不同频率的重复性刺激，刺激周期也逐渐加长（一般为 4～6 周）。在认知功能障碍的临床治疗中，常常将 TMS 与认知康复训练等手段相结合，效果更佳。TMS 技术安全系数高、疗效显著，有广阔的应用前景。在相关报道中可总结以下观点：① TMS 对不同疾病导致的认知功能障碍均有改善作用；② TMS 参数的设置是疗效的关键，普遍认为高频 rTMS 疗效更理想；③ TMS 与其他治疗方式（药物、头皮针刺、计算机辅助等）叠加使用，更能显著改善患者认知功能障碍。

目前研究仍存在一些问题需要进一步解决：①不同参数 TMS 对认知功能障碍改善效果存在

差异，需要进一步通过大量实验找出最优参数；②TMS 对认知功能障碍改善状况的评价指标不一，不利于效果评定与深入研究；③多数研究只关注了 TMS 作用后的短期效应，未做长期追踪评价关注其持久效应；④患者自身的差异性，对实验结果有影响，不利于 TMS 作用效果的评定。

参考文献

[1] 胡洁，宋为群. 经颅磁刺激应用于运动功能障碍的研究进展 [J]. 中国康复医学杂志，2009，24（6）：570-572.

[2] 张晓莉，唐朝正，贾杰. 经颅磁刺激临床应用研究现况 [J]. 中国运动医学杂志，2015，34（7）：710-713.

[3] 杨健. 经颅磁刺激仪的维护与检修探讨 [J]. 医学食疗与健康，2021，19（4）：190-192.

[4] 沈龙彬，欧阳辉，杨承佑，等. 高频重复经颅磁刺激对重症颅脑损伤后意识障碍的促醒疗效 [J]. 中国康复医学杂志，2019，34（12）：1411-1417.

[5] 王婉怡，邱轶慧，高玉元，等. 经颅磁刺激在认知功能障碍诊疗中的研究进展 [J]. 中华老年心脑血管病杂志，2020，22（7）：774-776.

[6] 芦海涛，孙莉，郭华珍，等. 低频重复经颅磁刺激对脑卒中后记忆及认知功能的影响 [J]. 中国康复理论与实践，2015，21（9）：1074-1077.

[7] 王勇，白洋，夏小雨，等. 经颅磁刺激在意识障碍中的应用综述 [J]. 中国医疗设备，2018，33（2）：117-122.

[8] Barker A, Jalinous R, Freeston I. Noninvasive magnetic stimulation of the human motor cortex[J]. Lancet, 1985, 325(8347): 1106-1112.

[9] Padovani A, Benussi A, cantoni V, et al. Diagnosis of mild cognitiVe impairment due to Alzheimer's disease with transcranial magnetic stimulation[J]. J Alzheimers Dis, 2018, 65(1): 221-230.

[10] Martin-Rodriguez J F, Mir P. Short-afferent inhibition and cognitive jmpajrment jn Parkjnson's djsease: a quantjta vereview and challenges[J]. Neurosci Lett, 2018, 28: 133-679.

[11] Motta C, Di Lorenzo F, Ponzo V, et al. Transcranial magnetic stimulation predicts cognitive decline in patients with Alzheimer's disease[J]. J Neurol Neurosurg Psychiatry, 2018, 89(12): 1237-1242.

[12] Shang Y, Wang X, Shang X, et al. Repetitive transcranial magnetic stimulation effectively facilitates spatial cognition and synaptic plasticity associated with increasing the levels of BDNF and synaptic proteins in wistar rats[J]. Neurobiology of Learning & Memory, 2016, 134: 369-378.

[13] Ma J, Zhang Z, Kang L, et al. Repetitive transcranjaJ magnetic stimulation(rTMS)influences spatial cognition and modulates hippocampal structural synaptic plasticity in aging mice[J]. Exp Gerontol, 2014, 58: 256-268.

[14] Shang Y Q, Xie J, Peng W, et al. Network-wise cerebral bl00d flow redistrbution after 20Hz rTMS on left dors0-lateral Drefrontal cortex[J]. Eur J Radiol, 2018, 101: 144-148.

[15] Yang H Y, Liu Y, Xie J C, et al. Effects of repetitive transcranial magnetic stimulation on synaptic plasticity and apoptosis in vascular dementia rats[J]. BehavBrainRes, 2015, 28l: 149-155.

[16] Zebhauser P T, Vemet M, Unterburger E, et aI. Visuospatial neglect—a theory—informed overview of current and emerging strategies and a systematic review on the therapeutic use of non—invasive brain stimulation[J]. Neuropsychol Rev, 2019, 29(4): 397-420.

[17] Malhi G, Outhred T, Irwin L. Do we need to know more about repetitive transcranial magnetic stimulation in the treatment of depression?[J]. Australian and New Zealand Journal of Psychiatry, 2019, 53: 505-508.

[18] Hunter A M, Minzenberg M J, Cook I A, et al. Concomitant medication use and clinical outcome of repetitive transcranial magnetic stimulation(rTMS)treatment of major depressive disorder[J]. Brain and Behavior, 2019, 9: e01275.

[19] Clarke E, Clarke P, Gill S, et al. Efficacy of repetitive transcranial magnetic stimulation in the treatment of depression with comorbid anxiety disorders[J]. Journal of Affective Disorders, 2019, 252: 435-439.

第 26 章　慢性危重症高压氧治疗

高压氧医学是一门较新且发展较快的学科，高压氧治疗在多领域具有独到功效，尤其在慢性危重症治疗方面具有一定的疗效。具备危重症患者救治能力的高压氧科必须配备呼吸机、监护仪等医疗设备和相应资质的医护人员，开展慢性危重症高压氧治疗。

高压氧舱还应靠近医院内 ICU 和 HDU 等重要的临床科室，以便便于危重症患者运送，以及及时有效的监护治疗。在我国，慢性危重症患者的高压氧治疗尚在起步，缺少舱内专用的为高气压环境而设计制造的医疗设备。

一、基本概念

（一）高气压医学

高气压医学（hyperbaric medicine，HBM）是医学科学中研究高气压对机体生理病理性作用及其医学应用等问题的一个分支学科，所研究的主要内容是高气压对机体功能活动及结构的影响和引起的各种变化规律，高气压作业人员的卫生保健和医疗保障，与高气压暴露有关的疾病诊治和预防，高气压、高压氧对疾病治疗机制和方案，高压下气体在组织内运动规律及其合理应用，与高气压有关的"人－机－环"生物医学工程等问题。

（二）高压氧医学

高压氧医学（hyperbaric oxygen medicine，HBOM）是高气压医学的一个分支，是一门新兴的临床边缘性交叉学科，它是研究机体在高气压的特殊环境下吸入高压氧时，组织器官所产生的各种反应的机制、性质，以及对机体各种生理功能和病理变化的影响。它也是临床医学中一个独立的专科。

（三）高压氧治疗学

高压氧治疗学（hyperbaric oxygen therapeutics，HBOT）是研究吸入高压氧后机体功能、结构变化的规律、特征、相互作用调控、良性作用和毒性反应机制，对疾病和创伤效用的基本原理和选择高压氧治疗的适应证，以及为制定最佳的加压治疗方案提供理论依据。高压氧疗法的定义有以下三种：①利用吸入高压氧治疗疾病的方法称为高压氧疗法；②将患者置身于高压氧舱内，进行加压、吸氧，以达到治疗疾病目的，这种方法称高压氧疗法；③应用高压氧治疗多种疾病的方法称高压氧疗法。

高压氧治疗是将患者置于高压氧舱内进行加压（用空气加压，或用氧气加压），使舱内的气压超过 1 个大气压，同时让患者吸入纯氧或高浓度氧，使机体得到较高分压的氧气，以达到治疗疾病的目的。

（四）高压氧定义

美国高压氧医学协会定义高压氧（hyperbaric oxygen，HBO）为，人体处于≥1.4 绝对大气压（142kPa）或海平面压力的 1.4 倍而吸入纯氧。国内高压氧医学几本权威的教科书和参考书有如下 3 种定义：①机体处于高气压环境中所呼吸的与环境等压的纯氧，称高压氧；②人们把超过 1 个大气压的压力称高气压，在高气压环境中呼吸氧气称高压氧；③凡是气体压力超过，1 个大气压时叫做高气压，在高气压环境下吸纯氧称高压氧。为了临床应用的准确性对高压氧的定义应根据氧分压大小分类定义（表 26-1）。

高压氧与常压氧不仅有量的不同，更重要的是有质的差异。其不同点有：①高压氧可增加血及组织中的物理溶解氧，实现无血生命，即将动物体内红细胞去掉，在高压氧下动物的生命平稳，但常压氧不能做到这一点；②高压氧可增加氧的穿透力，由此可治疗因为血管阻塞、血管痉挛或细胞水肿所致的局部组织细胞缺氧；③高压氧可增加组织中氧的储备，可使机体对缺氧的耐受力提高，机体度过危险期赢得时间，高压氧下可在无体外循环下做心脏手术；④高压氧可杀灭厌氧菌，对气性坏疽有很好的治疗效果；⑤高压氧可压缩体内禁锢的气体，对治疗刺激性毒气中毒时的气泡阻塞呼吸道、治疗减压病、肠胀气有独特

的效果。单人纯氧舱高压氧治疗与常压氧疗的比较见表 26-2。

二、高压氧治疗慢性危重症机制

（一）氧输送方式发生变化

HBO 可迅速增加体内物理溶解的氧含量，促进氧气与血红蛋白的化学结合，提高血氧分压，促进有氧代谢，纠正组织缺氧。亨利定律指出，气体在溶液中的溶解量与压力成正比，即血液中物理溶解氧随氧分压的升高而升高。研究表明，

表 26-1 医学氧分类、标准及定义

分 类	环境压力	吸入气体氧浓度	氧分压（mmHg）	定 义
高压氧	>1ATA	高浓度氧或纯氧	>750	氧压或氧分压大于常压纯氧水平的氧
富氧	>1ATA	高浓度氧	165～750	氧压相当于常压纯氧或氧分压相当于常压高氧浓度水平的氧
常压纯氧	=1ATA	纯氧		常压纯氧
常压高浓度氧	=1ATA	高浓度氧		常压高浓度氧
常压常氧	=1ATA	=20（空气）	150～157.5	常压空气中氧
低压氧	不定	低浓度氧	≤142.5	氧分压低于常压空气氧

表 26-2 高压氧与常压氧治疗疗效的比较

吸氧方式	高压氧纯氧舱	常压氧疗	
		密闭面罩吸氧头罩	氧吧疗法
治疗吸入气氧浓度	1.4ATA、1.6ATA、2.0ATA 82.42%、84.62%、87.70%	85%～93%（实测）	30%～40%（实测）
肺泡氧分压 PO_2	789.95mmHg、941.98mmHg、1246.04mmHg	559～619.8mmHg	141～217mmHg
治疗氧耗量	2624L/ 次、2936L/ 次、3560L/ 次	儿童 120～240L/h，成人 420～480L/h	成人约 300L/h
氧在体内弥散距离	远	近	近
组织及细胞增加氧储量	多	一般	少或无增加
因治疗引致气压伤	有可能	无	无
因治疗引致氧中毒	有	极少见	未见
因治疗引致减压病	有可能	无	无
疗效	好	某些疾病尚好，某些疾病一般	差

HBO 环境下动脉血氧分压将成数倍甚至数十倍地增长，从而能有效地增加血氧含量，扩大氧气弥散距离。

（二）CO_2 局部滞留作用

高压氧下 CO_2 滞留的局部作用，可使局部血管扩张、脑血管扩张。这将增加该地区的血流量，对机体有利。从生理角度分析，CO_2 一方面维持血管化学感受器的兴奋性，另一方面可使局部血管产生一定程度的舒张反应。

（三）改善微循环

HBO 治疗能改善微循环和血流动力学指标，激活纤溶系统，降低血液黏度，促进新生血管的形成。大量基础和临床试验已经证实，HBO 治疗可促进血管内皮生长因子的释放，改善脑卒中患者"缺血半影区"的血流状况，促进功能恢复。在微循环有足够灌注量时应用高压氧可提高血液溶解氧量，以改善对组织的氧供，偿清氧债，恢复正常代谢，消除缺氧。

（四）抗菌作用

高压氧本身就是一种广谱抗生素，它不仅抗厌氧菌，也抗需氧菌。厌氧菌需在无氧或氧分压较低的环境中才能生长，氧分压增高时其生长便受到抑制（表 26-3）。

表 26-3　氧分压变化与几种厌氧菌生长情况

细菌种类	氧分压（mmHg）		
	生长	生长不好	不能生长
肉毒杆菌	0～1	1～2	2～2.3
破伤风杆菌	0～1	1～2	2～4
厌氧性链球菌	0～2	2～10	12.7～14.6
产气荚膜杆菌	0～3	3～78	87.8

高压氧的抗厌氧菌的机制如下。厌氧菌缺乏细胞色素和细胞色素氧化酶，在富氧情况下不能进行有氧代谢，以获得能量，生长受阻，甚至死亡。厌氧菌缺乏过氧化氢酶和过氧化物酶，不能处理代谢过程中产生的过氧化氢，代谢发生障碍，甚至死亡。产气梭状芽孢杆菌产生的外毒素对氧较稳定，不易被破坏，但氧分压在 250mmHg 时，毒素的产生也受抑制。0.25MPa 的高压氧可明显抑制结核菌生长。高压氧促进白细胞的杀菌作用。白细胞的抗菌作用依赖于过氧化氢、过氧化物、超氧化物及由分子氧衍生的其他还原氧。白细胞在吞噬细菌后耗氧速度明显增加，在吞噬后的前几秒钟耗氧速度比基础速度提高 15～20 倍。高压氧增加某些抗生素的抗菌作用。高压氧可增加血 - 脑屏障的通透性，高压氧与某些抗生素合用，可增强对颅内感染的疗效。

（五）高压氧对体内气泡或其锢于体内气体引起的疾病的治疗作用

其机制是，加压治疗时压力作用使体内已形成的气泡体积缩小和使气泡内气体压强升高，加快其融入体液速度的过程。另外，以氧取代氮，使体内氮张力迅速降低，气泡内的氮分压与体液中氮张力间的压差梯度加大，促使氮气溶解于血液或体液，并经肺脏或皮肤等排出，从而改善受压组织的供血、供氧，消除症状，使受损组织得以恢复。

（六）高压氧作用下氧的有效弥散半径加大，弥散深度和范围增加

人脑灰质毛细血管静脉端，于常压空气条件下氧的有效弥散半径约为 30μm，通常脑细胞距毛细血管最远处亦约为 30μm，毛细血管间距约为 60μm。在 3ATA 氧压下的弥散半径可达 100μm 左右，这就使得在一般常压下无法深达的组织细胞，可获得足够的氧的供应，增加组织储氧量，纠正缺氧。

（七）提高肿瘤放化疗疗效

高压氧对放射能和化学药物治疗肿瘤敏感性的促进作用。有人认为，缺氧可以降低癌细胞对

放射治疗敏感性，在临床上把高压氧用于提高照射对癌细胞和敏感程度。Becker 等报道，高压氧可以使肿瘤组织 PO_2 增高，并且与高压氧暴露时间相关。Takiguchi 等报道，化疗联合高压氧及单调化疗对肿瘤的治疗可以提高化疗疗效。

（八）其他作用

HBO 能通过多种信号通路抑制炎症反应和凋亡，抑制细菌生长，减轻脑水肿，降低颅内压，从而维持血脑屏障的完整性。Zhang 等研究表明，HBO 通过下调低氧诱导因子（hypoxia inducible factor 1，HIF1）及其下游的靶基因表达，从而减轻缺血性伤口处的细胞凋亡和炎症反应。Niu 等在人类椎间盘的研究中发现，HBO 治疗通过抑制 MAPK 信号通路和线粒体凋亡通路能延缓椎间盘细胞的退行性改变。

HBO 治疗还能刺激内外源性干细胞的动员、增殖和分化，进而促进多种神经营养因子的分泌，改善神经功能。有研究发现，人体在 HBO 环境中更能促进自身干细胞数量的增长，这种调节机制与 HBO 刺激一氧化氮合成，进而促进干细胞的动员有关。Lin 等提出了 HBO 通过 Wnt3α/β-catenin 信号通路促进骨髓间充质干细胞向成骨分化的假设，并且分别通过体外实验与体内移植进一步论证了这一假设，为临床诱导骨髓间充质干细胞分化为骨组织提供了一种安全有效的干预方法。

三、高压氧治疗临床应用

高压氧治疗的迅猛发展，其在临床上的独特疗效已为临床医师所公认。高压氧治疗近百种疾病，涉及临床各科，尤其在心肺脑复苏、神经、心血管、感染、中毒、减压病、气栓症等临床疾病治疗。如对脑梗死、脑及脊髓损伤、小儿脑性瘫痪、急性心肌梗死、植物状态、阿尔茨海默病、一氧化碳中毒、自缢、溺水、气性坏疽、顽固性心绞痛等重症的治疗，均获良好的疗效。中华医学会高压氧医学分会发布的 2018 年医用高压氧舱管理与应用规范推荐的适应证和禁忌证介绍如下。

（一）适应证

高压氧的临床适应证分为 I 类适应证和 II 类适应证。I 类适应证为，依据现有临床证据认为，实施高压氧治疗具有医学必要性。II 类适应证为，依据现有临床证据认为，高压氧治疗是否显著优于传统疗法仍存在一定争议。但是高压氧治疗本身不会对疾病带来不利影响，并且全面禁止高压氧治疗会使患者丧失从高压氧治疗中获益的可能。因此，对于 II 类适应证还是建议积极实施高压氧治疗。高压氧对于 I 类适应证各疾病的牛津循证医学中心临床证据水平分级和推荐级别在各疾病后标注。

1. I 类适应证

(1) 气泡导致的疾病：①减压病（A 类推荐，1a 级证据）；②气栓症（潜水、医源性、意外）（A 类推荐，1b 级证据）。

(2) 中毒：①急性一氧化碳中毒（A 类推荐，1a 级证据），有并发症的高危人群包括失去意识，伴有神经、心血管、呼吸等系统症状，妊娠妇女，任何时间测得 HBCO 水平高于 25%，高龄（大于 60 岁）或有糖尿病等基础病变；②氰化物中毒（B 类推荐，3b 级证据）。

(3) 急性缺血状态：①危兆皮瓣（A 类推荐，1b 级证据）［并不是所有皮瓣均需要接受高压氧治疗，濒危皮瓣分为 5 类，即局部缺氧皮瓣，低动脉灌注皮瓣，动脉闭塞皮瓣，静脉淤血皮瓣，静脉闭塞皮瓣。高压氧挽救危兆皮瓣需要遵守如下 5 点：确定皮瓣是否危兆；有皮瓣仍存在灌注的证据；高压氧治疗有病理生理学依据；高压氧治疗应放在必须的外科治疗之后；若给予高压氧治疗，应尽早开始］；②骨筋膜间室综合征（B 类推荐，3a 级证据）；③挤压伤（B 类推荐，3b 级证据）；④断肢（指、趾）术后血供障碍（C 类推荐，4 级证据）；⑤不能用输血解决的失血性休克，如无血液供应或宗教不允许输血（D 类推荐，5 级证据）。

（4）感染性疾病：①坏死性软组织感染（坏死性蜂窝织炎、坏死性筋膜炎、坏死性肌炎等）（B类推荐，2a级证据）。厌氧菌、非厌氧菌、混合性均包括在内；②气性坏疽（B类推荐，2b级证据）；③难治性骨髓炎（B类推荐，2b级证据）；④颅内脓肿（C类推荐，4级证据）；⑤难治性真菌感染（D类推荐，5级证据）；⑥肠壁囊样积气症（C类推荐，4级证据）；⑦坏死性外耳道炎（C类推荐，4级证据）。

（5）放射性组织损伤：①放射性骨坏死（确诊的、预防性的）（B类推荐，2b级证据）；②软组织放射性坏死（确诊的、预防性的）（B类推荐，2b级证据），脑、肌肉及其他软组织的放射性坏死；③放射性出血性膀胱炎（B类推荐，2b级证据）；④放射性直肠炎（B类推荐，2b级证据）；⑤放射性下颌损伤的口腔科术前、术后预防性治疗（C类推荐，4级证据）。

（6）创面：①糖尿病感染性溃疡（A类推荐，1b级证据）［糖尿病患者难以愈合的深部（深达骨或肌腱）感染性溃疡，1月伤口护理未见好转。标准糖尿病伤口护理：评估血管状态，修复血管；调整饮食；控制血糖；对于威胁生命的感染行清创术；适当的应用辅料保证肉芽组织处于干净、潮湿的状态；创面加压；对于潜在感染的必要处理。经过30天上述标准化治疗，仍未见创面愈合迹象，可以给予高压氧治疗。高压氧治疗时至少每30天评估1次创面情况。经过30天周期的高压氧治疗，如果创面未显示出可测量出的愈合迹象，那么不建议继续行高压氧治疗］；②坏疽性脓皮病（B类推荐，3b级证据）；③压疮（C类推荐，4级证据）；④烧伤（C类推荐，4级证据），二度及三度烧伤推荐给予高压氧辅助治疗；⑤慢性静脉溃疡（D类推荐，5级证据）。

（7）其他方面：①突发性聋（B类推荐，2b级证据）；②视网膜中央动脉阻塞（B类推荐，3b级证据）；③脑外伤（C类推荐，4级证据）；④声损性、噪声性耳聋（D类推荐，5级证据）；⑤急性中心性视网膜脉络膜炎（D类推荐，5级证据）；⑥急性眼底供血障碍（D类推荐，5级证据）。

2. Ⅱ类适应证　Ⅱ类适应证为高压氧治疗可能获益的适应证。目前研究显示，对于下述疾病附加高压氧治疗与传统治疗相比是否具有更好疗效，仍未得出准确结论。因此，高压氧治疗Ⅱ类适应证未给出临床证据级别及推荐级别。

（1）神经系统：①缺氧性脑损害；②急慢性脑供血不足；③脑卒中恢复期；④精神发育迟滞；⑤脑膜炎；⑥脑水肿；⑦急性感染性多发性神经根炎；⑧病毒性脑炎；⑨多发性硬化；⑩脊髓损伤；⑪周围神经损伤；⑫孤独症；⑬非血管因素的慢性脑病（如阿尔兹海默病、Korsakoff综合／Wernicke脑病、尼曼 – 匹克病／鞘磷脂沉积病）；⑭认知功能障碍（如老年性痴呆）；⑮其他因素（中毒、缺血等）导致的神经脱髓鞘疾病，如一氧化碳中毒迟发性脑病。

（2）心脏：①急性冠脉综合征；②心肌梗死；③心源性休克。

（3）血管系统：①慢性外周血管功能不全；②无菌性股骨头坏死；③肝动脉血栓。

（4）创面：①直肠阴道瘘；②外科创面开裂；③蜘蛛咬伤；④冻伤；⑤复发性口腔溃疡；⑥化学皮肤损害；⑦常规整形术后、移植术后。

（5）中毒：①四氯化碳、硫化氢、氨气、农药中毒（百草枯中毒禁用高压氧治疗）；②中毒性脑病；③急性热、化学性因素造成的肺损伤，吸入性烟雾造成的肺损伤。

（6）其他：①高原适应不全症；②牙周病；③消化性溃疡；④溃疡性结肠炎；⑤克罗恩病；⑥肝坏死；⑦运动性损伤及训练恢复；⑧疲劳综合征；⑨骨质疏松；⑩骨折后骨愈合不良；⑪偏头痛或丛集性头痛；⑫恶性肿瘤辅助治疗（与放疗或化疗并用）；⑬麻痹性肠梗阻；⑭破伤风；⑮耳鸣；⑯糖尿病视网膜病变、青光眼、视网膜脱离术后；⑰翼状胬肉眼科手术前后；⑱银屑病、玫瑰糠疹。

（二）禁忌证

1. 未处理的气胸。

2. 同时服用双硫伦类药物。双硫伦类药物影响氧化歧化酶的产生，因此服用双硫伦类药物会使机体抗氧化损伤的作用明显减弱，此时给予高压氧治疗会使机体产生氧化损伤。

3. 同时服用抗肿瘤药物，如博来霉素、顺铂、阿霉素。博来霉素本身由导致限制性肺疾病的不良反应，高压氧治疗会加重此种不良反应的产生；高压氧会增强顺铂在组织中的毒性作用，顺铂也会延迟创面愈合；高压氧治疗会使得阿霉素的药物毒性增加。

4. 早产和（或）低体重的新生儿。

（三）相对禁忌证

下列疾病存在高压氧治疗相对不安全因素和状况，需高压氧科医师与相关专科医师共同评估与处理后方可进舱治疗。

1. 胸部外科手术围术期。

2. 呼吸道传染性病毒感染。

3. 中耳手术围术期。

4. 未控制的癫痫。

5. 高热。

6. 先天球形红细胞症。

7. 幽闭恐惧症。

8. 颅底骨折伴脑脊液漏。

9. 妊娠 3 个月以内不建议多次高压氧治疗，必须需要高压氧治疗除外。

10. 未控制的高血压。

11. 糖尿病患者，如果血糖控制不稳定时，高压氧治疗时要警惕发生低血糖。高压氧治疗可能使机体血糖下降，因此患者糖尿病且使用降糖药物的患者，建议在高压氧治疗前行血糖监测。若血糖过低，高压氧治疗可能存在低血糖脑病风险。

12. 青光眼（闭角型）。

13. 肺大疱。

14. 心动过缓（小于 50 次 / 分）。

15. 未处理的活动性出血。

16. 结核空洞。

17. 严重肺气肿。

18. 新生儿支气管肺发育不良（bronchopulmonary dysplasia，BPD）。

四、治疗慢性危重症高压氧设施要求和设备选择

在高压氧舱内抢救危重症患者时，需要具备与 ICU 相似或相同的设备。理想情况下，需要呼吸机、心电监护仪、无创血压仪、脉氧仪和潮气末二氧化碳监测仪。脉氧仪主要用来监护高压氧治疗前后危重症患者的动脉血氧饱和度。其他仪器包括除颤仪、抢救车、插管设备和不同型号的气管插管、插管设备、吸引器、中心静脉导管和动脉置管、手术衣、消毒手套等（图 26-1 至图 26-3）。

（一）呼吸机

ICU 常用呼吸机一般设计用于正常大气压下，不允许在高压氧舱内使用。高压氧环境下呼吸生理的改变使目前 ICU 常规使用的呼吸机不能满足高压下的使用需要。20 世纪 70—80 年代，国外已有舱内使用呼吸机的报道，如美国 Sechrist 公司生产的 Sechrist 500A 型呼吸机、1978 年 Mark 2 Bird 呼吸机和 Urgency Bird 呼吸机等在高压环境下开

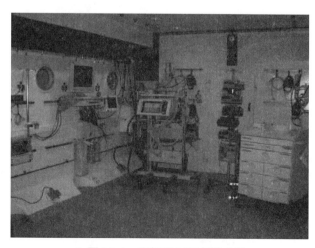

▲ 图 26-1 高气压 ICU 氧舱内景

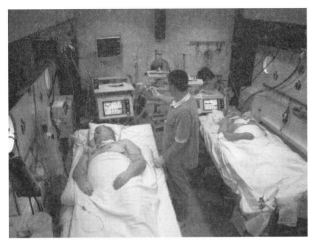

▲ 图 26-2 高气压 ICU 氧舱内景

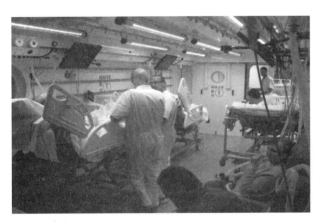

▲ 图 26-3 高气压 ICU 氧舱内景

始应用。临床使用发现，IMV Bird 和 Urgency Bird 呼吸机在 0.3MPa 时潮气量不恒定，改进的 Mark 2 Bird 呼吸机在 0.4MPa 时潮气量不恒定，气动 Emerson 呼吸机在 0.6MPa 以下潮气量保持不变。

意大利生产的高压舱内专用 Siaretron 1000 型呼吸机具备间歇正压通气、同步间歇指令通气、气道持续正压通气、压力支持等 4 种通气模式。低压电池驱动，潮气量可随环境压力改变相应补偿，最高可耐 0.6MPa 环境压力。Siaretron 1000 型呼吸机为气动电控式氧舱专用型呼吸机，可以根据周围环境的压力增减自动调节潮气量。Ross 等应用模拟肺检测 3 种高压氧舱内呼吸机的使用情况，结果显示，Pneupac 呼吸机和 Motivus 呼吸机为了维持恒定的吸 / 呼比，不断增加呼吸频率，导致吸气时间缩短，潮气量下降，在 0.3MPa 环

境下只能提供常压时潮气量的 25%；Stephenson Minutman 呼吸机因为是压力切换，吸气时间随舱压升高而增加，从而保证了压力升高时潮气量保持不变。目前认为理想的舱内呼吸机应能持续提供一种不随舱压变化的固定的呼吸模式。

法国 LAMA Ventilator 呼吸机能在容量控制的通风模式下运行，对高压条件下的潮气量变化能自动补偿。实际上，在高压氧治疗期间，由于压缩气体的密度改变，如果没有这种补偿模式，当压力增加空气被压缩时，用户将不得不自行调整流量。

国外近期推出了一种先进的高压氧专用呼吸机（Maquet Servo-iHBO），有三种通气模式，不需要对压力进行任何重大的调整，在许多方面满足了高压氧舱内重症抢救的需要。该呼吸机使用空气 / 氦氧混合气或氧气，可以满足 0.4MPa 以下的高压氧治疗，具有完备的 ICU 通气性能和监测能力，适用于成人、儿童和新生儿。即使在加压和减压期间，也能自动调整容量、吸气压力和其他参数。

（二）简易呼吸器

慢性危重症患者治疗时高压氧舱内应常规配备简易呼吸器，并且两端能与供氧管及吸氧装具良好连接，根据患者病情按照常规进行操作。

（三）舱内监护系统（图 26-4）

舱内监护系统常为穿舱体的外置监护仪，近年来高压氧舱专用无线遥测监护仪使用日益广泛，对危重患者应进行舱内生命体征监护。

1. 生命监护仪 高压氧舱内的监护系统应尽可能与医院内 ICU 应用的监护设备一致。否则，需要将医院 ICU 的监护系统与高压舱内的监护系统适当改进，便于患者数据的采集。医院医学工程科应将舱内与位于舱外的监护仪连接起来，在舱内并联 1 台显示屏，便于陪舱人员观察患者的各项生理参数。

2. 呼气末二氧化碳监测 高压氧治疗过程中

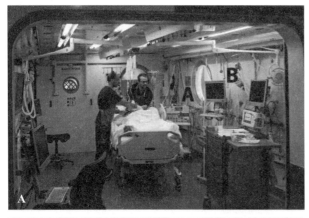

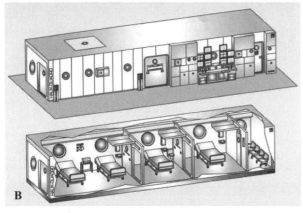

▲ 图 26-4　高压氧舱内呼吸机、监护仪

A. 为重症监护而设计和配置的多舱高压氧舱（Quadro3500；Haux-Life-Support, Karlsbad-Ittersbach, Germany），是一种改良的 Servo 900c 呼吸机（Siemens, Erlangen, Germany）；B. 生命监护仪位，瑞典斯德哥尔摩卡罗林斯卡学院的 Quadro3500 高压氧舱的示意图。这个舱内有四个独立的矩形房间，允许同时治疗多个高压氧和不同的高压氧压力重叠的危重患者（图片由瑞典斯德哥尔摩卡罗林斯卡学院 Folke Lind, MD, PhD 提供）

可监测呼气末二氧化碳水平。在单人舱，呼出气可通过舱壁的管道连接至舱外的呼气末二氧化碳分析仪。由于患者处于高气压环境中，而二氧化碳分析仪置于舱外常压环境中进行监测，因此，测得的呼气末二氧化碳分压值必须重新校正。例如，当患者被加压到 0.20MPa（绝对压），但呼气末二氧化碳水平可能为 36mmHg。理想情况下，该值海平面应为 18mmHg。

（四）除颤仪

文献报道有 2 种除颤仪被德国 Germanisher Lloyd 批准可用于高压氧舱内，即 Physiocontrol Life Pak 1000 与 Corplus 3（GS Elektromed, Gerfite G.Stemple GmbH，德国），但这两种除颤仪的安全认证均基于仅使用自黏电击垫且为双相波低电流模式下进行。但须注意，即使在正常压力条件下，除颤时也可能见到火花。美国 FDA 曾有在救护车上电除颤时烧伤患者的报道。在高压氧舱内进行除颤仍被视为高危，需谨慎选择，即使是可用于高压氧舱内的除颤仪，建议使用电击垫、双相波除颤。

国外报道应将除颤仪放置在舱外，除颤电极板通过电缆穿过舱壁使用。最安全的方法是一边进行心肺复苏，一边将舱压减压至常压，然后进行除颤。因为当患者处于过氧合状态时，即使稍有耽搁，也不会对患者造成太大的问题。对单人纯氧舱需要除颤或心电转复的患者而言，这些程序必须在舱外进行。减压过程中，将氧气源转换为空气源对加速消散单人舱舱门附近的氧气是恰当的。打开舱门将患者推出氧舱后，再进行心电转复或除颤。

（五）起搏器、心内除颤器和神经、脊髓刺激器

对植入起搏器、心内除颤器（ICD）或神经、脊髓刺激器的患者，如果在单人舱或多人舱内进行治疗应引起关注。如果患者有植入心脏起搏器，制造商需要注明能否耐受高压及标明耐受的最大压力。为慎重起见，除非 ICD 制造商标明在高压下使用是安全的，否则就应该在每次高压氧治疗前关闭 ICD，并对患者进行严密监护，高压氧治疗后重新激活 ICD。在 ICD 关闭的过程中，医护人员必须准备好相应医疗措施，以防可能出现的心律失常。植入式装置和神经、脊髓刺激器需要由制造商确认在高压氧治疗压力是安全的，否则这些装置应暂时关闭。常用的心脏除颤器和起搏器安全性见表 26-4。

（六）舱内有关护理操作

依据 2018 年中华医学会高压氧医学分会颁布

表 26-4　高压氧舱内植入心脏除颤器和起搏器的安全性

制造商	设 备	最大设定压力（大气层绝对的压力）	说 明
St.Jude Medical 24h 支持：1-800-722-3774	所有的 ICD 所有的起搏器	7	1999 年后植入，安全性只有在设备中才知道
Boston Scientific/Guidant 24h 支持：1-800-227-3422	所有的 ICD 所有的起搏器	5	老型号的安全性不一，而且测试正在进行中；热线电话可告知
美敦力 24h 支持：1-800-328-2518	所有的 ICD 所有的起搏器	2.5	—
Biotronik 24h 支持：1-800-547-0394	所有的 ICD 所有的起搏器	2.96	—

的医用高压氧舱管理与应用规范进行舱内有关护理操作。

1. 气管导管套囊维护　气管导管套囊在加压前需要用消毒生理盐水充满，因为在单人舱接受高压氧治疗的危重患者，护理人员不能进入舱内对套囊进行处理，套囊充满消毒生理盐水能防止气管内导管漏气。高压氧治疗后，患者的口咽部应进行吸引并吸出套囊内所有的盐水，套囊重新用空气充满，以保证气管插管套囊的安全。在多人舱中，在加压过程中由于陪舱人员可向气管导管的套囊内注入空气，因此这一点不像单人舱那样关键。如果用空气充满气管导管套囊，在减压过程中应注意对套囊进行相应抽气减压。

2. 静脉输液泵和微量注射泵　高气压设备工作人员应该仔细评价各种注射泵、输液泵的准确性、稳定性和安全性。在欧美，可供单人舱使用的输液泵有 3 种：IVAC 530、Abbot Life Care 和 Baxter Flo-Guard。Abbot Life Care 输液泵证明可用于单人舱；Baxter Flo-Guard 在单人舱内使用效果也很好；Baxter Flo-Guard 输液泵能对抗单人舱内压力，但对下游调节塞必须做一些调节。

许多输液泵已在多人舱内应用和检测。有报道表明，ALARIS Medley IV 输液泵（ALARIS Medieal Systems，Inc.San Diego，Calif）在多人舱内表现良好。对浙江大学医疗仪器有限公司生产的 WZ-50C6 型微量注射泵在高压舱内进行了应用研究，结果也令人满意。

3. 吸引　吸引可应用于单人舱和多人舱。临床常需要吸引的医疗装置是胃肠减压管、伤口引流管和负压辅助闭合（vacuum assisted closure，VAC）装置。VAC 装置常应用于危重患者中，如患坏死性筋膜炎或开放腹腔的患者。高压氧治疗过程中提供吸引对预防负压密封的丧失非常重要。VAC 治疗清洁了伤口，减轻了局部水肿，减轻了炎症和疼痛，并促进了局部氧合和对伤口的营养供应。VAC 治疗也会提高肉芽组织形成的速率和减少敷料的用量。

放置胸管而没有气胸可以被动引流，如果有一个胸膜漏气活瓣，一个单向 Heimlich 阀（Bard-Parker Heimlich Chest Drain Valve；Beckton，Dickinson and Company，Franklin Lakes，NJ）可以放置在胸导管上，以防止意外暴露在高压力环境下发生气胸。胸腔闭式膜应在加压前进行测试，因为一些闭式的引流系统在高压压力下会损坏，在舱内压缩期间可能会产生高的胸腔内负压，这些压力可以通过胸腔闭式减压阀来缓解。

4. 束缚　接受高压氧治疗的危重症患者需要仔细考虑束缚的应用。在多人舱中，决定病情和进行处理较容易，因为床旁护理可随时进行；但在单人舱内，由于气管内插管、动脉或静脉管道或其他装置的脱出可能导致严重问题，因此应用束缚是合理的。

5. 镇静药 对单人舱，每一种药物必须经由不同的输液泵和静脉管道通过舱壁插口加压进行输注。多人舱则需要使用舱内微量注射泵或输液泵完成。在丙泊酚诱导前，危重患者经常需要使用肌松药来辅助单人舱内的机械通气，但由于肌松药能促进神经肌肉无力时间的延长，故应尽量避免肌松药的应用。如存在脱管或气道闭陷可能时，肌肉松弛对患者与呼吸机的同步仍然是必要的。

6. 静脉输液 软质输液袋，夹闭排气管，不需做其他特殊处理；硬质材料密封输液瓶宜采用长针头排气，将长针头插到液平面之上，调节瓶内外压力平衡，同时夹闭排气管。

7. 患者所带导管管理 各种导管应妥善牢固地固定，防止移位、脱落或掉落患者体内。加压时夹闭引流管，减压时开放所有导管，保持引流通畅。

8. 鼓膜切开术 在高压氧加压过程中，对中耳的压力和容积的变化可导致中耳和内耳的气压创伤。专家们争论插管、镇静的患者在高压氧治疗前是否需要预防性行鼓膜切开术或鼓室造口，尚不清楚预防性鼓膜切开术对气管插管、镇静患者预防内耳气压伤的远期结果。如果进行鼓膜切开术，热烧灼或激光鼓膜切开术可能对中耳通气是有利的，而鼓膜穿刺置管对高压氧治疗患者可能是多余的。

五、高压氧治疗慢性危重症方案

（一）治疗压力的选择

高压氧治疗慢性危重症选择的治疗方案（压力、持续时间和疗程数）取决于正在治疗的疾病，使用的压力为1.6～2.5ATA不等，婴幼儿一般不超过1.6ATA，成人应根据具体情况而定。例如，一氧化碳中毒可以在3ATA（304kPa）的舱内压力下进行治疗，在24h内最多3次治疗，而受损的皮瓣可以每天用2ATA治疗2次，连续几天。应以既能迅速产生"高氧效应"，又不因为过高压力给

机体带来超负荷影响。如对心肺复苏病情稳定者，高压氧治疗的初期压力2.5ATA为好；在维持治疗时，可以用2.0ATA或2.2ATA。对失血性休克引起者，高压氧治疗的压力用2.8ATA为好；但对颅脑外伤和高血压脑出血，只能在1.6～2.0ATA之间选择，压力不宜过高，否则容易引起再出血或脑疝。

（二）吸氧方案选择

1. 在空气加压舱内，对心肺复苏、一氧化碳中毒、失血性休克患者初期大多数加压的同时给以吸氧。在维持治疗时待升到设定压力后再吸氧。脑外伤和高血压脑出血者待升到设定压力后再吸氧，对有气管切开的患者采取一级供氧。以上情况吸氧过程中都必须间歇给氧。Lambertsem报道，2.0ATA吸氧2.5h肺活量减少2%。若间歇5～10min，则可延长吸氧时间，保护肺组织，防止肺型氧中毒的发生。3.0ATA吸氧必须警惕神经型氧中毒的发生。

2. 单人纯氧舱不存在间歇吸氧问题。但有一点必须先洗舱，使舱内氧浓度在85%以上。国外也有单人纯氧舱内安装交换气阀，在吸纯氧中间歇吸空气5～10min，亦可延长吸氧时间，保护肺组织，防止氧中毒的发生。对已作气管切开的患者应选取专用接头连接，不宜将氧气面罩直接置于气管切开处。连接前务必首先清除气管内分泌物，以保持呼吸道通畅，保证有效地吸入氧气。

对一般治疗患者，需要间歇性吸入空气，以减少氧中毒的风险。危重患者高压环境下吸入空气，仍会表现为低氧血症，需要吸入氧浓度>0.4的气体，以维持足够的PaO_2。因此在这些危重患者中，呼吸空气时间可能需要省略。

（三）减压方案

高压氧治疗有多种减压方案，一种是直接减压法；另外一种是高压下停留减压法；还有一种是等速吸氧减压法，即减压的同时，给予吸氧，直到减压出舱。这样可以预防颅压"反跳"，以使

机体从高压氧环境到常压环境的平稳过渡。对陪舱的医护人员，有预防减压病的作用。

（四）疗程

1.通常 10～12 次为 1 个疗程。其疗程安排是根据患者情况而定。视引起昏迷、持续性植物状态等病因、患者年龄大小、病程、身体状况和预后不同，高压氧治疗的疗程也不同。

2.对急诊抢救治疗更须视病因、病情、疗程等考虑，从 1 个疗程到 4～6 个疗程，即 40～60 次以上的长程高氧治疗。

3.持续性植物状态需长疗程高压氧治疗和多阶段的长疗程高压氧治疗。有较多持续性植物状态患者在 120 次左右高压氧治疗后才清醒。另外，长疗程高压氧治疗对于儿童，尤其是 6 个月以内的婴幼儿，在加减压、吸氧、疗程安排等方面都要更加从严掌握，防止眼型氧中毒和其他不良反应发生。

治疗特点

(1) 治疗要早：一般认为治疗开始越早，预后越好。治疗在脑水肿还未消失之时开始疗效较好，待病情已经稳定；尤其是 12 个月以后疗效较差。

(2) 疗程要长：王培东等认为，对于持续性植物状态患者高压氧治疗次数越多，预后越好。治疗时间以 3 个月为周期，一般需要 1～2 周期。

(3) 压力要适中：一般压力为 1.8～2.0ATA 高压氧治疗的压力应以"高氧"对脑细胞的影响而定。脑细胞是有氧代谢，当吸氧时，脑细胞氧化磷酸化水平升高，加压吸氧，其水平更高。但是，当吸氧压力超过 2.0ATA 时，脑细胞氧化磷酸化水平却不再升高。如果压力太高过氧化产物增多，脑细胞氧化磷酸化水平不再提高，脑细胞抵御过氧化损伤的能力随之降低容易加重脑细胞损伤。因此，吸氧压力不宜太高。

六、高压氧治疗慢性危重症实施与护理

高压氧治疗慢性危重症脑损伤，越早疗效越好，但该类患者多数病情危重，常伴有气管插管或气管切开、胃肠道出血、痰多、心律失常等并发症，并且由于高压氧舱内环境的特殊性，做好入舱前患者、设备、医护人员全面准备尤为重要。

（一）高压氧治疗前准备

1.物品准备　需要转运床、急救箱。吸氧装置包括氧气袋（瓶）、普通吸氧管和大胶管、呼吸机管道和螺纹接头。吸痰用物有便携式吸痰机、吸痰管、无菌手套、生理盐水。输液准备足够 2h 内的液体，最好带软包装的液体，必要时带镇静药。监测物品有包括便携式监护仪、听诊器、台式血压计。另备注射器、毛毯。

2.患者准备　尊重患者的知情权，给患者或家属解释治疗的全过程，签署知情同意书。护士和医生共同评估病情，选择最佳外出时机，严格掌握进舱适应证和禁忌证，血压超过 160/100mmHg、高热未控制者，应推迟高压氧治疗。为防止误吸，胃肠内营养者提前 1h 停止肠内营养，并回抽胃内容物。需观察每小时尿量的患者，应将精密尿袋更换为普通尿袋，防止高压破裂。离开病室前，认真检查气管套管固定是否牢固，松紧度以固定带与皮肤间能伸进一指为宜，调整好气囊压力，为了维持最小封闭压力，需向气囊内注入 4～5ml 生理盐水，使气管外套管与周围气管壁间无缝隙。充分吸痰清理呼吸道，转运过程中持续心电监护。

3.医护人员准备　陪护人员身体健康，不能有感冒、鼻窦炎、腹泻等疾病。练习吞咽和捏鼻鼓气的动作。在舱内压力变化时，咽鼓管开张，防止气压伤。准备口香糖或话梅，刺激口水分泌的食物。不携带手表、手机和未开封的饮料罐。

（二）转运中病情监护

1.开舱前护理　我国 HBO 舱发生的恶性事故中，绝大多数与火灾有关，故严禁易燃易爆品进舱是保障氧舱人员及设备安全的必要条件，普通交流电坚决不能进舱，便携式监护仪、氧气筒和

便携式吸痰机、手机、手表和密封的饮料严禁带入舱内。可带入高压氧舱内的物品有转运床、急救箱、吸痰管、手套、吸痰用生理盐水、听诊器、血压计、口香糖、笔等，但是玻璃瓶装生理盐水应在升压前打开橡皮盖子。为保证患者的安全需再次评估病情，各管道固定，烦躁者用镇静药。抬高床头，给予舒适体位。昏迷者予1%麻黄碱滴鼻或鼓膜穿刺，协助开张咽鼓管，平衡鼓膜内外压力，防止气压伤。正确连接吸氧装置。

2. 舱内升压时的护理 协助患者做好促进咽鼓管口开张的动作，如给患者喂少许温开水，或移动其下颌骨等，并严密观察患者的呼吸情况。陪护人员咀嚼口香糖、多讲话，做吞咽、捏鼻鼓气等动作。如患者出现呼吸困难，陪护人员出现严重耳鸣、耳痛等症状，按急救灯通知操作人员，减慢升压的速度。采用手工测量法密切监测生命体征。加压时液面升高，输液速度减慢，观察输液的滴速，将墨菲滴管液面调低，保证输液通畅。未进行鼓膜穿刺患者，给予1%麻黄碱滴鼻和刺激患者产生吞咽动作，未出现耳膜破裂。

3. 舱内稳压时护理 用手工测量法，密切监测生命体征和吸氧的情况。听诊呼吸音，加强吸痰，保持呼吸道通畅。高分压氧和高浓度氧对呼吸道和肺部有强刺激作用，使呼吸道分泌物增多。有报道表明，为避免高压氧刺激呼吸道引起分泌物增多，可肌内注射阿托品0.5mg。正确调整输液滴速，输液与舱外相同。

4. 舱内减压时的护理 正常呼吸，不要屏气，防止肺气压伤。开放各种引流管，保持通畅，由于气体排出不畅，管内空气膨胀造成软组织损伤。注意患者的保暖，防止着凉，减压时空气吸收热量，舱内温度会下降，故应为患者加盖衣被以保暖。液体瓶内和墨菲滴管气体膨胀，压力高于瓶外，输液速度会加快，故应密切观察液滴速，保证输液通畅，防止空气栓塞。舱内动脉抽血进行血气分析检查时，应在抽好动脉血的注射器针头上插入橡皮塞，用胶布把针头与针管

连接处缠住，向上缠到针管内外套管的连接处固定，以防气体进入注射器动脉血内形成气泡而影响检查结果。本组在舱内减压开始行2次动脉抽血，结果与普通中流量吸氧进行对比，血氧分压有明显的改变，高压氧治疗568mmHg，中流量吸氧89mmHg，相差479mmHg。

5. 出舱后的护理 连接便携式监护仪和氧气筒，监测生命体征，保证输液和引流通畅、固定稳妥。抽出气管导管套囊生理盐水，重新注入气体，测量套囊压力25～30cmH$_2$O，保证呼吸道通畅。再次评估病情，回病房，安置好患者，做好记录。

（三）转运后物品处理

便携式监护仪用健之素液擦拭、充电、备用。氧气筒检查氧量是否充足。便携式吸痰机表面用健之素液擦拭，储痰罐浸泡消毒、充电、备用。

七、高压氧治疗慢性危重症几个常见问题

（一）肺功能与高压氧治疗

不同的高压氧治疗方案已应用于危重症患者的治疗中。美国海洋与高气压医学会的高压氧治疗委员会提供了高压氧治疗的压力与时程方案。对某些疾病使用了不止1种方案，但目前尚不知道哪一种方案最好。危重症患者经常表现为肺功能异常，因此肺功能是评价高压氧治疗效果的一项重要指标。对气管插管患者而言，吸入不同氧浓度的高压氧治疗中可能具有不同的动脉血氧分压。在高压氧治疗期间，由于较重的肺功能异常，患者的动脉血氧分压可能远比预期的要低。

对气管插管患者，通过预置动脉导管可常规测定动脉血氧分压。氧分压的持续监测可以帮助调整高压氧剂量（压力、时程）、呼气末正压、镇痛药或肌松药的剂量。心肺功能正常的患者，在高压氧治疗中动脉氧分压理想值是1000～1400mmHg。如果动脉氧分压达不到800mmHg，应谨慎应用高压氧治疗，直至患者的

肺功能恢复。当患者接受高压氧治疗时，动脉氧分压可用仪器在常压下测定。例如，有报道应用 ABL 330（Radiometer，Copenhagen，Denmark）血气分析仪进行了测定。遗憾的是，这种仪器不再生产，生产商也不再对其维护。一种新的仪器，即 ABL 525（Radiometer），虽然没有 ABL 330 完成得出色，但可测定 1500mmHg 以下的动脉血气，因此可满足临床高压氧治疗测定需要。

（二）经皮氧和二氧化碳测定

高压氧治疗过程中经皮氧分压应常规测定，并且美国 FDA 批准的供单人舱和多人舱使用的相应仪器（Tina，Radiometer）也已生产。伤口缺血患者的氧分压可预测治疗结果，这种仪器的测定值是否可作为动脉血气测定值的替代已有研究。对 10 名健康人的研究提示，胸部经皮氧分压测定与动脉血氧分压呈正相关（$r^2=0.99$）；当暴露于 0.112～0.300MPa 高压氧下，经皮氧分压值小于动脉氧分压 10%；经皮二氧化碳分压比动脉血二氧化碳分压高 2～6mmHg（0.3～0.8kPa），中度相关（$r^2=0.21$）。

在对进行高压氧治疗的 17 例危重症患者研究中，对胸部经皮氧分压和经皮二氧化碳分压进行了测定，高压氧治疗前患者平均动脉氧合指数 PaO_2/FiO_2 为 237 ± 141，每分通气量（K）为（9.1 ± 2.0）L/rain，PEEP 为（0.64 ± 0.24）kPa，提示胸部经皮氧分压与动脉氧分压相关（r=0.66）。提示某些危重症患者胸部经皮氧分压和二氧化碳分压测定结果可以为临床提供参考。

（三）高压氧治疗后的低氧

有报道表明，高压氧治疗后的短时间内气管插管机械通气患者通常比高压氧治疗前需要更高的 FiO_2，因此需对这些患者加以注意以确保他们不发生低氧情况。肺功能的短暂恶化现象可能是由患者在吸入 100% 氧气时（氮气被冲洗出肺）导致的肺不张所致。通常在减压出舱后数小时内，肺功能就会恢复到高压氧治疗前水平。许多高压氧治疗方案都含有间歇性吸入空气阶段以减少氧中毒的发生。对于需要吸入高浓度氧气以维持足够动脉氧分压的危重患者，当呼吸高压空气时会出现低氧血症，经皮氧分压测定可以检测呼吸空气期间的低氧，因此呼吸空气期间测定动脉氧分压预防低氧血症很有必要，应对策略为省略呼吸空气阶段，但必须将氧中毒的风险降到最低。

（四）高压氧治疗期间血糖的控制

有证据表明，危重症患者诊疗过程中血糖的正常与否与预后有关，高压氧有降低血糖的作用。因此，危重病患者进舱应注意监测血糖水平。某些患者高压氧治疗过程中会停止肠内或胃肠外营养，但在 ICU 内又恢复营养和胰岛素供给，这会引起血糖波动。因此，如果可能，危重患者在高压氧治疗期间肠道或胃肠外营养应当继续，高压氧治疗时可输注胰岛素维持糖尿病患者血糖在正常范围。

八、重症高压氧治疗疗效

1981—2003 年，在加州的 Loma Linda 医院，199 名插管危重患者接受了高压氧治疗，疾病为坏死性感染、一氧化碳中毒、手术皮瓣 / 移植物损伤和急性动脉缺血等，这组患者没有因高压氧治疗相关死亡。

1986—2006 年，犹他州盐湖城的 LDS 医院，182 例插管危重患者接受了高压氧治疗，在单人舱中（进行 1281 次高压氧治疗，其中 61 名女性和 121 名男性；年龄为 44 ± 19 岁；年龄范围为 2—83 岁）。患者患有坏死性筋膜炎、一氧化碳中毒、挤压损伤、坏疽、动脉气体栓塞、毛霉病、动脉功能不全、皮瓣衰竭、骨髓炎或放射性坏死。对 66 例患者进行了鼓膜切开术（直到 1992 年），自 1992 年以来，有 116 例患者没有进行鼓膜切开术。该组中，108 例患者（59%）急性生理和慢性健康评估 II 得分为 17.6 ± 7.5 分（6～44 分）。每位患者单人舱静脉注射的平均次数为 3.8 ± 1.8 次（1～11次）。在 154 名患者（85%）中，27 人死于原发疾病或放弃治疗。1281 次舱内加压时有 35 例（2.7%）出现需要舱内减压的并发症，包括室性心动过速/颤动（$n=1$）、呼吸低氧血症（$n=2$）、动脉导管问题（$n=5$）、呼吸机回路问题（$n=8$）、呼吸机故障（$n=2$）、癫痫发作（$n=3$）、漏气和低血压（$n=4$）、镇静不足（$n=4$）和心律失常（$n=4$）。一名患者正在接受医源性气体栓塞的治疗，这导致了急性肺和心脏损伤和随后的严重低氧血症。该患者在离开舱时出现了缺氧的心脏骤停。如果患者在多位舱内接受治疗，其中一些问题可以在高压力下得到处理。

在 32 年的时间里，有 20 万患者在加州 Long Beach 纪念医疗中心接受高压氧治疗。其中，有 10 000 次为重症患者提供高压氧治疗，这些患者包括需要吸入氧浓度＞0.5、需要血管升压药的低血压、需要静脉血管扩张药治疗的高血压、热疗、癫痫持续状态、张力性气胸、病态肥胖、终末期恶性肿瘤，以及同时行脂肪乳输注。10 000 次高压氧治疗过程并没有出现严重的并发症。

急性严重创伤性脑损伤患者已接受高压氧治疗，在单人舱和多人舱内均有安全。在一项前瞻性试验 69 例严重创伤性脑损伤患者的高压氧治疗，脑组织 PO_2 是 30kPa 和 11kPa。此外，高压氧治疗患者的脑血流量和脑代谢氧量较大时，支气管肺泡灌洗液样本未显示氧毒性。

九、结论

高压氧是治疗慢性危重症有效措施之一，也为慢性危重症开辟了一条有效治疗的途径。慢性危重症患者可在单人舱和多人舱中进行高压氧治疗。为向慢性危重症患者提供安全的高压氧治疗，多人舱环境需要特殊设计，并且具备重症治疗功能的设备，包括特殊的呼吸机、监护仪、除颤仪、微泵等，医护人员也需要接受重症加强治疗培训并具有相应高气压治疗经验。其中，最重要的是权衡高压氧治疗风险和收益，特别是从 ICU 转运到高压舱间的风险。许多没有重症治疗能力高压氧治疗中心，要限制其进行重症患者高压氧治疗。

参考文献

[1] 李宁. 高压氧治疗学在临床治疗中的地位与展望[J]. 重庆医学，2004，33（3）：321-323.
[2] 高光凯. 高压氧治疗危重症进展[J]. 中华航海医学和高压氧医学杂志，2013，20（5）：350-353.
[3] 吴镝，高光凯，杨鹰，等. 高压舱内机械通气在脑功能衰竭患者抢救中的应用[J]. 重庆医学，2004，33（3）：336-337.
[4] 潘树义，吕艳，李航，等. 中、美、欧高压氧治疗临床策略解读[J]. 转化医学杂志，2014，3（5）：269-273.
[5] 高压氧在脑复苏中的应用专家共识组. 高压氧在脑复苏中的应用专家共识[J]. 中华急诊医学杂志，2019，28（6）：682-686.
[6] 梁恒，刘长文. 高压氧舱内专用呼吸机应用进展[J]. 中华航海医学与高气压医学杂志，2021，28（5）：667-668.
[7] Wilkinson D, Chapman I M, Heilbronn L K. Hyperbaric oxygen therapy improves peripheral insulin sensitivity in humans[J]. Diabet Med, 2012, 29(8): 986-989.
[8] Gesell L B(Ed). Hyperbaric oxygen therapy indications: The Hyperbaric Oxygen Therapy Committee report[M]. Twelfth Edition. Durham, NC, Undersea and Hyperbaric Medical Society, 2008.
[9] Gossett W A, Rockswold G L, Rockswold S B, et al. The safe treatment, monitoring and management of severe traumatic brain injury patients in a monoplace chamber[J]. Undersea Hyperb Med, 2010, 37: 35-48.
[10] Weaver L K, Churchill S C, Bell J E. Taking the chamber to the critically ill patient[J]. Undersea Hyperb Med, 2010, 37: 347.
[11] Weaver L K. Monoplace hyperbaric chambers. In: The Physiology and Medicine of Hyperbaric Oxygen Therapy[M]. Philadelphia, Saunders/Elsevier, 2008: 27-35.
[12] Weaver L K. Critical care of patients needing hyperbaric oxygen. In: The Physiology and Medicine of Hyperbaric Oxygen Therapy[M]. Philadelphia, Saunders/Elsevier, 2008: 117-129.
[13] Weaver L K, Christoffersen P B, Churchill S K, et al. Accuracy of the Radiometer ABL 800 measuring hyperbaric blood gases at atmospheric pressure[J]. Undersea Hyperb Med, 2008, 35: 283.
[14] Rockswold S B, Rockswold G L, Zaun D A, et al. A prospective, randomized clinical trial to compare the effect of hyperbaric

to normobaric hyperoxia on cerebral metabolism, intracranial pressure, and oxygen toxicity in severe traumatic brain injury[J]. J Neurosurg, 2010, 112: 1080–1094.

[15]　Fife C E, Smart D R, Sheffield P J, et al. Transcutaneous oximetry in clinical practice: Consensus statements from an expert panel based on evidence[J]. Undersea Hyperb Med, 2009, 36: 43–53.

[16]　Weaver L K. Transcutaneous oxygen and carbon dioxide tensions compared to arterial blood gases in normals[J]. Respir Care, 2007, 52: 1490–1496.

[17]　Schmitz S, Churchill S, Weaver L K. Hyperbaric oxygen in patients with implanted cardiac defibrillators and pacemakers[J]. Undersea Hyperb Med, 2006, 33: 349–350.

[18]　Weaver L K, Churchill S, Deru K. Critical care of patients treated in monoplace hyperbaric chambers, past 20 years[J]. Undersea Hyperb Med, 2006, 33: 350–351.

第27章 慢性危重症护理

三分治疗，七分护理。在慢性危重症维护与治疗中，护理尤其重要。慢性危重症病因虽然复杂，但已经度过急性危重症期，生命体征趋向平稳，康复和护理是管理慢性危重症患者的重点。在临床护理中，应该根据不同病因及病情轻重，做到特级护理执行专人护理，24h 监护；一级护理 30min～1h 巡视 1 次；二级护理 1 时巡视 1 次；三级护理每天巡视 2～3 次。护理重点为，维护患者各种管道通畅；保护患者皮肤完整性；吃得进，拉得出；及时发现患者危重情况等。在巡视过程中，对患者的每一细小病情都要重视，以便及时发现问题、报告问题。

一、慢性危重症病情观察

观察是指有目的地使用感官得到资料。病情观察是指护理人员通过视觉、听觉、嗅觉及触觉去收集患者的病情与资料。在慢性危重症临床护理中，对患者的病情观察是一项非常重要的任务。观察病情变化是协助诊断和提高疗效的重要环节之一。及时的病情观察可供医生参考，提出诊断和治疗计划可以为医生争取抢救的时机，挽救生命。相反，如不及时观察病情，就会耽误诊断和治疗。慢性危重症病情观察主要内容如下。

（一）生命体征

生命体征包括体温、脉搏、呼吸、血压。当病情发生变化时，生命体征也就随之相应的改变。观察的重点应放在动态变化方面，因为它们反映了患者整体的情况，常是病情变化的主要信号、信息。

1.体温 正常人体温以口腔温度为标准时，波动范围在 36～37.2℃之间。体温低于 35℃以下，多见于休克及极度衰竭的患者；体温持续不升，是病情危重的征兆；体温升高见于感染（如肺部感染、尿路感染、呼吸道感染等）和中枢性高热（脑炎、脑部肿瘤等导致体温调节中枢失常）。根据发热的类型可分为：稽留热、弛张热、间歇热和不规则热。

(1) 稽留热：体温持续在 39～40℃左右，达数日或数周，24h 波动范围不超过 1℃。

(2) 弛张热：体温在 39℃以上，但波动幅度大，24h 体温差在 1℃以上，最低体温仍高于正常水平。

(3) 间歇热：高热与正常体温交替有规律也反复出现，间隔为数小时、1 天、2 天等。

(4) 不规则热：体温在 1 天中变化不规则，持续时间不定。

高热患者应每 4 小时测体温 1 次，待体温恢复正常 3 天后，递减为每天 2 次，同时应观察患者的面色、脉搏、呼吸、血压。用退热药物或物理降温时，在实施措施 30min 后测体温 1 次。警惕患者在退热时因大量出汗、大量丢失液体而出现虚脱或休克现象。

2.脉搏 正常成人脉搏波动在 60～100 次/分。测脉搏时应注意脉搏的快慢、强弱和节律，如脉搏少于 60 次/分或高于 100 次/分，出现脉搏短促、二联律、三联律及间歇脉等，都提示有病情变化。

(1) 速脉：成人脉搏超过 100 次/分，如发热的患者。

(2) 缓脉：成人脉率低于 60 次/分，如颅内压增高、房室传导阻滞等疾病。

(3) 间脉：在一系列正常均匀的脉搏中出现 1 次提前而较弱的脉搏，其后有一较正常延长的间歇，亦称期前收缩。间歇脉可见于各种心脏病或洋地黄中毒等患者。

(4) 二联律、三联律：每一个或两个正常搏动后出现 1 次期前收缩。

(5) 脉搏短促：在同一单位时间内脉率少于心率，脉搏细数、极不规则，听诊时心率完全不规则，心率快慢不一，心音强弱不等。

3. 呼吸　正常人呼吸频率 10～20 次 / 分。呼吸的改变是危重症独立的信号，主要观察呼吸的频率、深浅、节律和呼吸的声音。各种原因引起的肺内气体障碍，均可发生呼吸改变。呼吸严重抑制时，可出现点头样或潮式呼吸；濒死期患者有叹息样呼吸；颅内疾病患者因呼吸中枢受增高的颅内压和供血量减少的刺激，使呼吸变慢而深，并伴有呼吸节律的异常；高热患者呼吸会增快；深昏迷患者因气管或支气管内有较多的分泌物蓄积，使呼吸时发生粗糙的鼻鼾。当患者发生急性呼吸困难时，主要表现为呼吸费力、烦躁、张口耸肩、口唇指甲发绀及鼻翼煽动等体征。根据临床表现如下。

(1) 吸气性呼吸困难：当误吸引起上呼吸道梗阻时，气流进入肺部不畅，肺内负压极度增高，患者吸气费力，吸气时间大于呼气时间，并出现三凹征。可见于迸发喉头水肿或气管、喉头有异物等疾病。

(2) 呼气性呼吸困难：当下呼吸道部分梗阻时，气流呼出不畅，患者呼气费力，呼气时间大于吸气时间。常见于并发哮喘等疾病。

(3) 混合性呼吸困难：呼气和吸气均感费力，呼吸频率快而表浅。常见于并发肺部感染等疾病。

4. 血压　观察血压对高血压和休克患者具有特殊意义。正常成人收缩压在 90～140mmHg 之间波动，舒张压在 60～90mmHg 之间波动。低于此范围或高于此范围都属异常范围。

及时监测血压非常重要。当颅内压升高时，收缩压显著升高，而舒张压不增高或增高不明显。血压过低时会引起供血不足，加重脑部的病情；血压下降、脉搏细弱、面色苍白，常提示低血容量性休克；血压时高时低，表示病情危重。

（二）意识变化

意识变化是脑部损伤患者最常见的体征之一。它能反映大脑皮质和脑干网状结构的功能状态及损伤程度，表现为对自身及外界环境的认识及记忆、思维、定向力、幻觉、情感等精神波动的不同程度的异常改变。意识状态分为七种：清醒、嗜睡、昏睡、浅度昏迷、中度昏迷、深度昏迷、谵妄状态。使用安眠药的患者，记录为镇静状态。几种常见意识障碍的特点。

1. 嗜睡　能唤醒，唤醒后又能勉强配合检查及回答问题，停止刺激后又入睡。

2. 昏睡　比嗜睡深，对外界反应迟缓，给较重的痛觉刺激和较响语言刺激方可唤醒，能做简单模糊的答话，刺激停止后又入睡。

3. 浅昏迷　随意运动缺失，仅有较少的无意识自发动作，对疼痛刺激（如压上眶），有反应和痛苦表情，但不能回答问题或执行简单的命令。咽反射、角膜反射及瞳孔对光反射、肌腱反射依然存在，生命体征无明显改变。

4. 中度昏迷　剧烈刺激有防御反应，角膜反射减弱，瞳孔对光反射迟钝，部分浅反射消失，部分生命体征不稳定。介于浅昏迷与深昏迷之间。

5. 深昏迷　自发性动作完全消失，肌肉松弛，对外界刺激均无反应，角膜反射、吞咽反射及肌腱反射均消失，呼吸不规则，血压下降。

6. 谵妄　兴奋性增高为主的高级神经中枢活动失调状态，躁动不安，胡言乱语，定向力缺失，有错和幻觉。

（三）瞳孔

瞳孔变化是颅内疾病、药物中毒等病情变化的一个重要指征。正常人瞳孔呈圆形，边缘整齐，两侧对等，对光反射灵敏，在自然光线下直径为 2.5～4mm 之间。当有病情变化时，瞳孔也有不同变化。

1. 瞳孔对光反射观察　方法以拇指和示指分开上下眼，露出眼球，用聚光手电筒直接照射瞳孔以观察瞳孔对光反应。正常人对光反应灵敏，当光线照射瞳孔时，瞳孔立即缩小，移去光线闭合眼睑后又可增大，此现象称为对光反射灵敏。当用手电筒直接照射瞳孔时，瞳孔大小随光线刺激变化很小，称为瞳孔对光反应迟钝；当瞳孔对光反射毫无反应时，称为对光反应消失。清醒时夜间瞳孔增大，夜间睡眠时迷走神经兴奋，瞳孔缩小。

2. 异常瞳孔的观察

(1) 瞳孔扩大：直径大于 5mm，例如脑外的慢性危重症患者提示可能有颅内压增高、脑疝发生。

(2) 两侧瞳孔大小不等：提示慢性危重症患者有脑疝的先兆及脑出血发生。

(3) 瞳孔忽大忽小：提示患者可能有脑水肿发生。

(4) 瞳孔缩小：孔直径小于 2mm，提示有脑干出血、氯丙嗪等药物中毒。

(5) 瞳孔对光反射迟钝、消失：常见深度昏迷、脑干损伤及临终患者等。

3. 瞳孔观察记录 以解学位置的方向为准，大小用数字记录，单位用"mm"，记录于瞳孔标识的正下方。对光反射存在用"+"表示，对光反射退用"±"表示，对光反射消失"-"用表示。记录于瞳孔标识的正上方。瞳孔记录：O=O；瞳孔右大于左，记录为"O＞O"；左眼球摘除记录为"O-O"。

（四）出入量观察与记录

1. 记录出入量目的和意义 慢性危重症患者出入量平衡对维持生命是非常重要的一项措施，临床工作中通过对患者出入液量的观察及正确记录，及时了解病情动态变化，并根据患者的病情变化制定相应的治疗措施，有效控制了因液体量过多或过少对患者治疗造成的不良后果，减少了并发症的发生，如外伤患者、脱水酸中毒患者、各种休克患者、心力衰竭患者、肾衰竭患者等，准确计 24h 出入量，可以指导医生为患者制定合理的补液方案，同时观察患者病情的发展状况和

病情改善情况。

2. 记录出入量内容（越准确越能反映病情）

(1) 入量：即进入患者体内的所有液体、固体的量。包括饮食、饮水、输液量、输血量等。

(2) 出量：包括尿量、呕吐量、大便、胃肠引流液、胸腔积液、腹水等。

3. 记录出入量方法 液态出量：用有刻度的量杯或量筒准确计量后，及时记录在护理记录单上。单位用 ml 表示。如液态大便用 ml 表示，纳入出水量汇总计算。

固态出量：单位用 g 表示。如固态大便用克表示，另计为多少克。

每天 19:00 做日间小结，出入量小结数字下，画红色双横线，做醒目提示，由晚班总结并记录。

每天早上 7:00 做小时总结，出入是总结数字下画红色双横线，做醒目提示，由夜班总结并记录（由于各种原因正在入的液体停用时，其丢弃的液体量，要在入量栏内减去，总结入量时，减去丢弃量）。

入院当天或开记录 24h 出入量医嘱时间，至 19:00 小结时不满 12h，按照实际记录时间计算。例如，中午 12 点入院开始记录，至晚上 19:00 小结时，记做 7h 小结。早上 7:00 的 24h 总结也是同样按照实际入院时间计算。如总结时入院仅 12h 即记录成 12h 总结。

每天 24h 出入量总结数值记录于三测单上，记录方法为今天 7:00 出入量总结记录在三测单昨天的日相应栏内。由夜班记录。

（五）排泄物的观察与记录

排泄物包括汗、尿、便、痰、呕吐物、引流液等。

1. 汗液 当患者在退热期及某些病情变化时，如慢性危重症患者并发癫痫大发作时，患者会大量出汗，应注意观察患者有无虚脱症状等。

2. 尿液 主要观察尿液的量、颜色、透明度、气味、比重、酸碱度。正常人尿液呈淡黄色、澄

清、透明，比重为 1.015～1.025 之间，pH 为 5～7，呈弱酸性。如对慢性危重症患者要记录 24h 尿量；对并发尿崩症的患者不但要观察 24h 尿量，还要观察尿的比重，以便了解病情；并发糖尿病酮症酸中毒时，会有烂苹果气味。

3. 大便　正常人每天排便 1～2 次，平均量 150～200g，呈黄褐色，含极少量黏液。在观察中，要注意大便的性状、颜色、量等。因慢性危重症患者长期卧床，无自主活动，容易引起胃肠功能紊乱，部分存在便秘或腹泻，应随时观察，保持每天 1 次大便；因脑损伤患者很容易并发应激性胃肠黏膜病变，要观察大便的颜色与性状，如有柏油样便，说明有消化道出血。

4. 痰液　正常痰液无特殊的气味，一般呈无色和灰白色。在给患者吸痰时，要注意观察痰液的颜色、量、气味、性状。如痰多，提示肺部有感染；黄色的黏稠痰，提示肺部严重感染；黄绿色痰液伴有恶臭味，提示有厌氧菌感染；肺水肿患者痰液呈粉红色泡沫状。

5. 呕吐物　呕吐是许多病情在肠胃系统中的一种症状，它表现为胃内容物不自主地经口喷涌而出。应注意观察患者呕吐的次数及呕吐物的性

质、量、色、味及有关诱因和伴随症状。一般呕吐物为消化液和食物，如有大量胆汁时呈黄绿色；混有滞留在胃内时间较长的血液时呈咖啡色；混有在胃内时间较短的血液呈鲜红色。一般呕吐物呈酸味，滞留在胃内时间较久时呈腐臭味；含大量胆汁时呈苦味；低位性肠梗阻时呕吐物可呈粪臭味。呕吐物超过上次的进食量，提示有胃潴留现象，应考虑有无幽门梗阻，颅内高压患者呕吐时呈喷射状。

当慢性危重症患者发生呕吐时，应密切观察患者面色、有无呛咳及呼吸道畅通情况，防止窒息或吸入性肺炎。

6. 引流液

(1) 观察引流管道通畅情况：管道通畅属正常，管道堵塞属异常。如果管道堵塞，则需要报告医生，及时处理。处理之后病情改善情况要有记录。

(2) 观察引流液的量、颜色及性状：引流液的色及性状可以客观反映病程进展情况。

二、慢性危重症患者约束带使用规范

约束带（图 27-1）的使用对一些慢性危重症脑功能障碍患者重要且必要。虽然约束带是保护

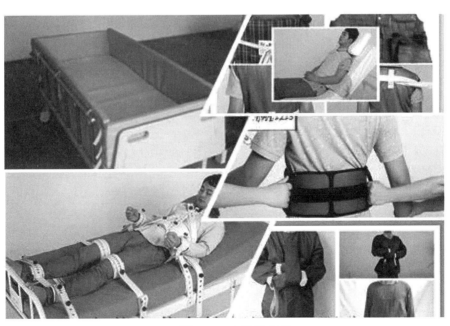

▲ 图 27-1　各种约束带

性约束装置，但是一把"双刃剑"，使用不好可能给患者带来不适，甚至严重后果。如何正确使用约束带，一直是一个值得大家关注和讨论的问题。

（一）约束带使用目的

1.控制患者危险行为的发生（如自杀、自伤、极度兴奋冲动、有明显攻击行为），避免伤害他人或自伤。

2.防止高热、谵妄、昏迷、躁动及危重患者因虚弱、意识不清或其他原因而发生坠床、撞伤、抓伤等意外，确保患者安全。

3.确保治疗、护理的顺利进行。

（二）适应证

适应证包括：①凡伴有严重消极自杀之念及行为者；②极度的兴奋躁动及行为紊乱者；③有强烈出走意图并有行为者；④意识障碍不配合治疗的患者。

（三）约束用具的种类（图 27-2 和图 27-3）

身体约束在患者护理中的使用很普遍，主要包括床上约束和椅上约束。床上约束常采用床栏，可保护患者不坠床。其次为约束带，是临床较常用的约束用具，其种类较多。

1. 约束带

(1) 手腕和踝部约束带：宽绷带用于固定手腕

和老年人踝部，使用时先用棉垫包裹患者的手腕或踝部，再用绷带打成双套结，套在棉垫上使肢体不易脱出，又不影响血液循环，而后将带子系于床缘（图 27-4）。

(2) 肩部约束带（图 27-5）：用于固定双肩，限制患者坐起或防止头部引流管牵拉过长脱出，以及其他意外事件发生。

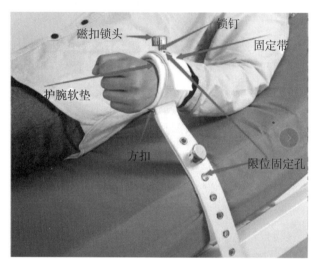

▲ 图 27-3　约束带名称

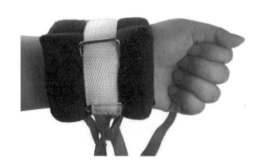

▲ 图 27-4　腕部约束带

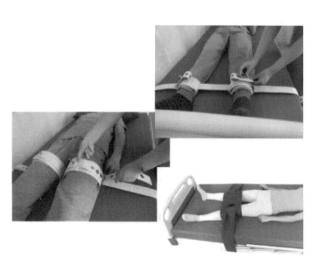

▲ 图 27-2　约束用具

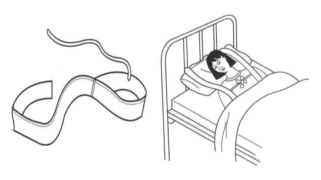

▲ 图 27-5　肩部约束带

（3）膝部约束带（图 27-6）：固定患者下肢，限制其下肢活动。

（4）各种改良的约束带：如一次性肢体外固定带、水枕约束带、多头约束带、躯体约束带和新型约束带等。不同形式的约束可单独使用，也可联合使用。

2.其他的约束用具　如约束手套、约束衣裤毛毯和床单等。

（四）约束带使用规范

1.评估。护士应根据患者病情，对躁动患者进行护理评估，评估内容及方法具体详见文中其他部分。

2.沟通签字。经护理评估确定患者存在躁动情况时，护士应向其家属做好宣教告知，并请家属在"使用保护性约束告知书"上签字。全身麻醉择期手术患者，在术前宣教时一并告知，急诊手术后回病房的患者使用前告知。经反复说明家属不同意使用保护性约束者，须在护理记录单上签字，由此发生的意外后果自负。

3.躁动患者床尾挂"躁动"黄色标记牌，以警示医护人员加强巡视观察。

4.正确使用保护性约束工具，确保患者安全。

（1）将专制约束带按需要约束部位约束患者的四肢或胸部。

（2）一般躁动的患者，为了防止患者自行拔管，

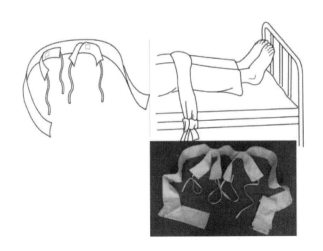

▲ 图 27-6　膝部约束带

应将约束带系于两侧的床栏上。

（3）极度躁动患者将约束带系于床沿，打结系于床旁。

（4）约束带松紧为肢体与带之间能放进 1～2 指为宜，约束时肢体到打结处留有余地，一般 10～15cm，原则以不能拔导管为宜。

（5）架床栏：在病床两边各架 2 个床栏，实施床边保护，防止坠床。

5.护士应加强巡视，应观察约束带的约束情况、皮肤和肢体血液循环情况，在翻身卡上记录约束带使用情况。

6.对于中重度躁动患者，可遵医嘱适量应用镇静药物或抗精神病药物，如安定、冬眠灵、奋乃静等。用药期间应注意观察患者呼吸情况及使用药物后的效果。

7.为患者翻身时，严禁同时松开全部约束带。应先松一侧由护士用手固定，避免患者的手触及导管，确保翻身时安全，翻身结束应重新固定约束带。

8.每班及时记录患者使用约束工具的情况、目前躁动程度等。开始和终止使用约束用具时在护理记录单上注明。

9.严格执行床旁交接班制度，交班内容包括患者目前的主要病情、意识情况、躁动改善情况、皮肤摩擦情况、保护性约束用具使用效果、各种置管、输液情况等。

10.约束患者要谨慎，符合约束患者的适应证。使用时必须得到主管医生、护士长或主班护士的同意方可执行。

11.保护性约束属制动措施，故使用时间不宜过长，病情稳定或治疗结束后，应及时解除约束。需较长时间约束者应定时更换约束肢体或每 2 小时活动肢体 1 次。

12.约束时，患者平卧，四肢舒展，卧位舒适。约束带的打结处及约束带的另一端不得让患者的双手触及，也不能只约束单侧上肢或下肢，以免患者解开套结发生意外。

13. 使用保护性约束用具期间，应做好与患者及家属的沟通。

14. 重复使用的约束带，使用后需清洗，必要时消毒浸泡。特殊患者（传染者）按传染病消毒方法处理。

（五）使用不当的后果

1. 身体方面

(1) 局部血供受阻：因局部约束时间较长、过紧或在患者不配合使用约束带时，频繁扭动或撕扯，导致患者出现肿胀、皮温发凉、颜色异常，严重时出现缺血后组织坏死表现。

(2) 局部疼痛：一般与约束带系得过紧或固定位置不正确有关。

(3) 关节脱位或骨折：当使用约束带过程中配合度较差，出现极力挣脱约束的现象时、过度牵拉肢体时，或患者伴有骨质疏松问题时，使用中容易发生关节脱位或骨折。所以在决定要使用约束装置前，一定考虑使用的必须性及了解其正确的使用方法。

2. 心理方面 使老年人有羞愧、没有自尊、焦虑、退缩、老年人绝望及敌对心理危机。有些患者日后脑海里还会经常浮现被约束时的情景，担心随时被约束等，这些均增加了患者的恐惧，使其对治疗更加不合作，对工作人员的态度更加抵触和怨恨。对曾经历过身体约束的患者进行研究中，有些老年人感觉使用床档很安全，但大部分患者都表示了不良的感受，如不舒服和不被关心。

（六）约束带使用时注意要点

1. 约束患者要非常谨慎，符合约束患者的适应证。使用时必须得到主管医生、护士长的同意方可进行。

2. 正确使用约束带是防止患者发生意外，确保患者生命安全而采取的必要手段，不论患者是否接受约束，使用前都应耐心向患者或家属解释清楚。

3. 保护性约束属于制动措施，故使用时间不宜过长，病情稳定或治疗结束后应及时解除约束，需较长时间约束者应每 15～30 分钟观察约束部位的末梢循环情况及约束带的松紧程度，定时更换约束肢体呈每 2 小时活动肢体或放松 1 次，发现异常及时处理，必要时进行局部按摩，促进血液循环。

4. 约束时注意患者卧位、保持肢体及关节处于功能位，并协助患者经常更换体位，约束带的打结处及约束带的另一端不得让患者的双手触及；也不能只约束单侧上肢或下肢，以免患者解开套结发生意外。

5. 做好被约束患者的生活护理，保证入量，协助患者大小便，保持床单位的清洁干燥。要经常检查约束部位的松紧程度，并随时调整。

6. 约束带的使用一定要在护士的观察之下，保证被约束患者不受其他患者的伤害，防止患者挣脱约束带而发生危险。

（七）结论

约束带是行为、意识有障碍难以配合治疗，存在坠床风险的住院患者不得已而应用的身体约束工具。患者本人及家属都可能或多或少存在着心理抵触情绪，并且存在各式各样的约束带如何选择、有的医护人员对约束带的认识不够等问题，只有科学合理地选择运用，把个性化的护理模式运用于临床中，才能加强护理人员的工作责任心，减轻患者的不舒适感，减少护患纠纷，更有效地体现出人性化护理模式，提高护理质量。

三、气管切开导管更换操作规范

（一）目的

长期留置气管切开导管患者，原则上 30 天左右要更换气管切开导管。更换目的是确保导管通畅及套囊充气功能。

（二）气管切开导管更换操作规范

1. 物品准备 选择相同型号气管导管、石蜡油、固定带、无菌手套、2% 利多卡因。如气管切开不到 1 周，需备气管切开包。床旁常备吸痰器、20ml 注射器、气管切开护理包、75% 酒精。

2. 患者准备 患者取平卧，头与身体平行，如颈部暴露不充分可将枕头去掉，肩部垫以小枕头。吸净气管内分泌物。清醒及浅昏迷的患者气管内滴入几滴 2% 利多卡因。

3. 操作步骤

(1) 操作者戴无菌手套，检查备用的气管导管，用注射器将气管导管套囊内注入空气，检查套管及套囊的完整性，如无漏气，再将套囊内空气抽尽。

(2) 用石蜡油均匀涂于气管导管外壁。

(3) 将管芯放入气管套管内。

(4) 取掉连接患者气管套管的呼吸机接头，一边吸痰，一边用注射器将套囊抽空，将切口纱布取掉，用碘伏消毒气管切开瘘口皮肤。

(5) 拔除气管导管，不可过猛，迅速放入备用气管套管，拔除管芯。

(6) 置入吸痰管，插入通畅，说明已经置入到气管内，套囊内注入适量空气，保持套囊压力为 25cmH$_2$O。

(7) 将固定带固定于颈部，松紧度以能放进一指为准。

(8) 如接检查呼吸机，观察呼吸机各项指标是否正常，尤其注意气道阻力。

(9) 做好更换气管导管记录。

（三）气管切开导管更换流程

明确目的→物品准备→更换前患者准备→更换气管导管→检查气管导管位置是否正确→书写操作记录。

（四）注意事项

1. 换管过程中密切关注患者呼吸形式、脉搏血氧饱和度监测。

2. 注意局部出血、气管切开导管插入假道等情况发生。

3. 对于气管切开时间少于 7 天、窦道未形成患者或肥胖等，更换时置入吸痰管作为引导便于更换。

4. 长期带管患者每月更换气管切开导管，更换后须标明日期。加强型气管切开导管需记录置放位置。

四、气管切开内套管更换操作规范

（一）目的

一些清醒患者留置金属气管导管，金属气管导管有内套管和外套管，为保持内套管通畅，内套管需要每天更换。

（二）气管切开内套管更换前准备

1. 患者评估

(1) 了解患者的生命体征、意识、心理状况，是否合作。

(2) 观察呼吸道是否通畅。

(3) 了解套管的类型。

2. 患者准备

(1) 使患者和家属了解操作的目的、注意事项及配合方法，减少恐惧心理。

(2) 患者取平卧位或半卧位。

3. 环境准备 空气清洁，温度为 22～24℃，相对湿度在 60%～70%。

4. 护士准备 衣帽整洁，洗手，戴口罩。

5. 用物准备 治疗盘：治疗碗、弯盘、镊子 3 把、同型号的内套管、纱布 / 一次性温湿交换器（人工鼻）。

（三）气管切开内套管更换操作规范

1. 携用物至患者床旁，做好解释，协助患者适宜卧位。

2. 撤下覆盖于患者气管导管口处的纱布，一手固定外套管，另一手持无菌镊子取出内套管放入治疗碗内。

3. 用另外一把无菌镊子夹住已消毒的内套管，沿外管的弯曲度缓慢插入固定。

4. 用 1～2 层无菌生理盐水纱布覆盖气管切开导管口处，轻放入系带内或使用人工鼻直接安放在气管切开导管口处。

5. 协助患者取舒适卧位，整理用物。做好记录，如伤口局部情况、痰液性质等。

6. 处理用物：换下的内套管清洗干净后，煮沸消毒 20min 或高压灭菌备用。

（四）注意事项

1. 严格执行无菌技术操作。

2. 动作应轻柔、熟练，减少对患者气道的刺激。

3. 患者不合作或有意识障碍时，适当约束肢体，防止自行拔管造成窒息或大出血。

4. 在取出内套管时，另一手应固定好外套管，以防脱出。

5. 每天更换清洗内套管 1 次，必须彻底清除内套管内壁的痰痂。

（五）患者教育

1. 告知患者更换气管套管的目的，缓解其紧张情绪，取得合作。

2. 嘱患者翻身时动作要轻，以免套管脱出、移位。

3. 向患者及家属做好气管套管的安全教育，切勿自行拔管。

五、经口气管插管患者口腔护理规范

经口气管插管机械通气患者往往病情危重，并发症多，治疗及护理难度大。其中呼吸机相关肺炎为最常见的并发症，发生率为 9%～68%，病死率高达 25%。目前普遍认为，口腔卫生状况与 VAP 发生有直接关系，故保持良好口腔卫生状况是预防 VAP 发生的重要措施之一。

（一）目的

1. 保持口腔清洁、湿润，预防口腔感染等并发症。

2. 去除口臭、牙垢，增进食欲，保证患者舒适。

3. 观察口腔内的变化，提供病情变化的信息。

（二）评估

1. 评估患者的病情、生命体征、意识和合作程度。

2. 评估操作环境和用物准备情况。

3. 观察口腔黏膜有无出血点、溃疡、异味及口腔内卫生情况。

（三）准备

1. 个人准备 衣帽整洁，洗手，戴口罩。

2. 用物准备 生理盐水、无菌口护包（弯盘、治疗碗内 16 个棉球、镊子）、治疗巾、棉签、液体石蜡油、手电筒、压舌板、胶布。

3. 环境准备 环境安静、整洁，光线充足。

（四）口腔护理溶液选择

1. 经验性溶液 国内多数学者倾向于根据感染病原菌的种类或口腔 pH 值来选择合适的漱口液或口腔护理溶液。对于人工气道的患者，国内学者大多主张根据 pH 值来选择合适的口腔护理溶液，即口腔内 pH 值呈中性时选用生理盐水或 1%～3% 过氧化氢溶液；pH 值＞7 选用 2%～3% 硼酸溶液；pH 值＜7 则使用 2% 碳酸氢钠溶液。

2. 生理盐水 0.9% 氯化钠溶液不改变口腔 pH 值，不会引发菌群失调，是临床常用的口腔护理液。

3. 复方氯己定含漱液 复方氯己定含漱液（口泰）主要成分为葡萄糖酸氯己定、甲硝唑、薄荷水等，可减轻疼痛与不适，还有促进血液循环、消炎、止痒的作用。口泰液进行口腔擦拭、冲洗，可直接减少经口鼻咽部至下呼吸道的分泌物下漏和定植菌移行，从而减少和延迟 VAP 的发生。

4. 含碘溶液 0.5% 聚维酮碘溶液（碘伏）为碘与表面活性剂结合而成的不稳定络合物。

5. 中药漱口液 国内目前使用中药予以口腔

护理，对减少 VAP 的发生有一定的作用。

（五）操作程序

口腔护理建议采用经口气管插管患者口腔护理集束化策略。

1. 查对医嘱，备齐用物，携至患者床旁，核对床号、姓名、腕带，进行解释。

2. 协助患者头偏向右侧，患者体位舒适。

3. 保证套囊压力在适宜范围，吸净气管及口腔内的分泌物。

4. 铺治疗巾于患者颌下及枕上，弯盘置于患者口角旁，清点棉球数。

5. 湿棉球湿润口唇，协助者去除固定带和胶布，核对口插管距离门齿的距离，固定气管插管与患者的右侧口角。

6. 取出牙垫，用压舌板轻轻撑开左侧颊部，用血管钳夹棉球擦洗上下齿左外侧面，由内向门齿纵向擦洗。

7. 嘱患者张开上下齿，擦洗牙左上内侧面、左上咬合面、左下内侧面、左下咬合面、左侧颊部、气管插管左侧。

8. 协助者将气管插管安全移致左侧口角并妥善固定，操作者用压舌板轻轻撑开右侧颊部，擦洗上下齿左外侧面，由内向门齿纵向擦洗。

9. 同法擦洗右侧。

10. 擦洗（横向，由内向外）硬腭、舌面（边做边口述勿触及咽喉，以免引起恶心）、舌下。

11. 擦洗完毕，清点棉球数，检查口腔黏膜。有溃疡时，遵医嘱给适当药物；口唇干裂者涂石蜡油。

12. 用胶布固定气管插管与适当位置。再次测量气管导管外露长度和套囊压力，观察两侧胸部起伏是否对称，听诊双肺呼吸音是否一致。

13. 撤去弯盘，擦净口腔周围，撤去治疗巾。

14. 协助患者取舒适卧位，整理床单位。

15. 再次核对，交代注意事项。

16. 整理用物，洗手，签字，记录。

（六）注意事项

1. 告知患者及家属口腔护理的目的、方法及可能造成的不适，以取得配合。

2. 指导清醒患者充分暴露口腔以利于操作。

3. 操作前测量套囊压力。

4. 操作前后认真清点棉球数量，禁止漱口，可采取口鼻腔冲洗。

5. 检查气管导管深度和外露长度，避免移位和脱出。

6. 躁动者适当约束或应用镇静药。

7. 擦洗时必须用止血钳夹紧棉球，每次 1 个，钳端不暴露在棉球外面，棉球以不滴水为宜。

六、气管切开切口换药规范

由于气管切开术后气管套管的刺激、痰液及分泌物的污染、咳嗽的刺激，切口发生感染的机会较多，故应加强切口换药。

（一）换药目的

1. 检查、观察伤口恢复情况。

2. 保持气管切开处清洁干燥，清除造瘘口周围的分泌物，减少细菌及分泌物的刺激。

3. 预防切口感染。

4. 保持患者气道通畅和舒适。

5. 促进创面愈合，使患者舒适。

（二）换药操作规范

1. 患者评估

(1) 观察患者气管切开处伤口是否有渗血及痰液。

(2) 了解套管系带是否需要更换。

(3) 了解气管套管的类型及材质，如单管或双管、塑料或金属材质。

2. 患者准备

(1) 让患者和家属了解操作的目的、注意事项及配合方法。

(2) 患者取平卧位或半卧位，头略后仰。

(3) 空气清洁，温度为 22～24℃，相对湿度在

60%～70%。

3.护士准备 衣帽整洁，洗手，戴口罩。

4.用物准备 无菌治疗盘、治疗碗、弯盘、生理盐水棉球、消毒液棉球、纱布、镊子两把、气管切开垫。必要时备套管系带及人工鼻。

5.操作步骤

(1) 核对医嘱，携用物至患者床旁。

(2) 做好解释协助患者摆放体位。

(3) 用镊子撤去覆盖在气管切开导管口的湿纱布和人工鼻及气管切开垫。

(4) 用消毒液棉球消毒气管切口处及周围皮肤，由内至外直径不小于 5cm。

(5) 用生理盐水棉球清洁套管上端的痰液。

(6) 夹取气管切开垫放在套管下面，开口处重叠，应平整舒适。

(7) 视套管系带污染程度予以更换，并检查其松紧度，以能伸进一指为宜，并系死结。

(8) 套管口处覆盖 1～2 层无菌生理盐水纱布或使用人工鼻。

(9) 协助患者舒适卧位，处理用物并记录，如患者的生命体征、气管切开处伤口情况、痰液的性状等。

(10) 检查套囊充气情况。

(11) 整理用物，取下治疗巾，协助患者摆好体位，整理床单位。

(12) 洗手，清理用物，进行垃圾分类。

（三）注意事项

1. 严格执行无菌操作技术，接触患者的镊子不可直接夹取消毒棉球，每个消毒棉球只用于消毒 1 次，不可反复消毒。

2. 根据切口分泌物的多少，适当地增减换药次数，气管切开垫每天更换 2～3 次。覆盖在气管切开导管口的纱布如有污染，应及时更换。

3. 操作过程中密切观察患者病情，咳嗽明显时停止操作。必要时给予吸痰，待症状缓解后实施换药。

4. 观察污染纱布及伤口分泌物的颜色、性质，若有异常，应及时送检做分泌物培养及药敏试验。

5. 操作时动作要轻柔，减少对患者呼吸道的刺激。

6. 患者不合作或有意识障碍时，适当约束肢体，防止自行拔管造成窒息或大出血。

7. 随时检查套管系带的松紧度，如需要调整和更换应由二人共同完成。

8. 初次气管切开后的 1～2 天，床边备气管切开包。如气管套管脱出，应立即报告医生，不得擅自将导管送入。

9. 变换体位时注意套管位置，换药动作要轻柔避免牵拉刺激呼吸道或使套管脱出。

10. 上呼吸机的患者及时添加蒸馏水和清除呼吸机管路的冷凝水，防止污水倒流入气道，加重感染，烦躁患者注意约束。

（四）拔除气管套管后的切口护理

拔除后，切口可用凡士林纱布换药，使其自内向外生长，切口皮肤处可用蝶形胶布固定，数日后切口即可愈合；平时还要注意切口处皮肤的清洁和干燥，洗澡时应避免浸湿伤口，增加感染机会。

头颈部及全身应保持同一水平线上，动作不要过猛，不过分扭转头部或剧烈咳嗽，避免影响切口的愈合。

（五）患者教育

1. 告知患者更换气管套管的目的，缓解其紧张情绪，取得合作。

2. 告知患者保持气管切口清洁，不要随意用手触摸；翻身活动时要轻，以免套管脱出、移位。

（六）评价

1. 是否严格执行无菌换药技术。

2. 患者气管切开伤口是否清洁干燥，有无感染迹象。

3. 操作过程对患者有无呼吸道刺激，是否及时处理。

4. 套管系带松紧度是否适宜，有无污染等。

七、慢性危重症患者会阴护理规范

会阴护理是预防尿路感染的重要护理措施，现将会阴护理介绍如下。

（一）会阴护理的方法

1. 会阴冲洗　会阴冲洗是将冲洗液放于冲洗壶中对会阴部进行冲洗操作。操作步骤如下。

(1) 患者臀下垫一次性防水布或便盆。

(2) 一手执壶，使冲洗液缓慢流出，按照由上至下、由内向外的原则冲洗外阴。

(3) 取棉签 6～8 支用冲洗液湿润，按预防与控制导尿管相关尿路感染技术文件中要求的消毒步骤进行操作。男性患者一手取纱布固定阴茎，将包皮向下拉，用棉棒先洗净包皮及冠状沟，然后自尿道口、龟头向外旋转擦洗，并擦洗阴茎、阴囊；女性患者用食中指分开大小阴唇，然后擦洗尿道口、前庭、两侧大小阴唇，最后会阴、肛门。将导尿管擦洗到离插入处 8～10cm。要求每擦洗一个部位更换一个棉棒。

(4) 再次冲洗会阴部后用纱布吸干水分，并移除便盆及防水布。

2. 会阴擦拭　会阴擦拭是将棉球用护理液浸润，使用止血钳夹住棉球进行会阴擦拭。

操作步骤：①患者臀下垫一次性防水布或便盆；②男性患者一手取纱布固定阴茎，将包皮向下拉，用棉球先洗净包皮及冠状沟，然后自尿道口、龟头向外旋转擦洗阴茎体，并擦洗阴茎、阴囊；③女性患者用食中指分开大小阴唇，然后擦洗尿道口、前庭、两侧大小阴唇，最后会阴、肛门；④将导尿管擦洗到离插入处 8～10cm。要求每擦洗一个部位更换一个棉球。

（二）会阴护理的护理液种类

1. 温开水　对自然分娩的产妇用温开水来取代常规消毒药水擦洗会阴并不增加伤口不良结局的发生。适宜的温开水不仅能最大限度地清除会阴部污渍和细菌，减少逆行感染的机会，而且可以促进局部血液循环，避免消毒剂对人体的化学刺激、冷刺激和皮肤过敏反应，增加了舒适度，适应"以患者为中心"的优质护理模式。

2. 生理盐水　生理盐水会阴清洁的优点。

(1) 生理盐水清洗液取材、配制方便，易于掌握。

(2) 溶液温和舒适，刺激性小，加强清洁次数能保证会阴部的清洁和维持正常的生理平衡。

(3) 生理盐水会阴清洁中溶液的舒适感觉度与人们日常生活的清洁方式较接近，易于接受。

(4) 生理盐水会阴清洁方法成本低。

(5) 生理盐水会阴清洁方法用时较少，可缩短护士的工作时间，提高工作效率，一定程度上减轻护理工作者的负担。

3. 碘伏　利用 0.5% 的碘伏，对尿道口和导尿管进行擦拭。碘伏在患者尿道口处形成碘伏环境，能够减少尿道口细菌数量。

4. 洗必泰　洗必泰是一种毒性、腐蚀性和刺激性较低的安全消毒剂，是一种阳离子活性物质。洗必泰阳离子分子为氯己定分子，容易将细胞膜上的磷脂分子相互作用并吸附在一起，破坏微生物的细胞膜，将细菌杀死。另外，洗必泰还可以与细菌胞外多糖结合，形成一层保护膜，使细菌不易吸附到膜上，干扰菌斑形成，减少细菌定植生长，减少感染。

5. 苯扎溴铵　使用前应稀释，即配即用。皮肤消毒使用 0.1% 溶液，创面黏膜消毒用 0.01% 溶液。本品为外用消毒防腐剂，切忌内服。不得与肥皂或其他合成洗涤剂并用。局部消毒时勿与碘酊、高锰酸钾、过氧化氢溶液（双氧水）、磺胺粉并用。

6. 呋喃西林　呋喃西林能干扰细菌的糖代谢过程和氧化酶系统而发挥抑菌或杀菌作用，主要干扰细菌糖代谢的早期阶段，导致细菌代谢紊乱而死亡。其抗菌谱广，对多种革兰阳性菌和阴性菌有抗菌作用，主要用于局部炎症，起到消炎、减轻局部水肿作用。

显然，用冲洗的方法执行会阴护理，可冲走会阴部污物，防止细菌定植，保持局部的清洁干燥；增加局部的湿润度，减少会阴护理时反复用力擦拭对尿道口的摩擦，也降低因反复擦拭会阴导致皮损的发生。会阴护理的溶液种类很多，在选取上也存在很大的争议。有报道，短期留置导尿患者应用非消毒液与消毒液进行会阴护理，菌尿发生率比较差异无统计学意义。综上所述，对于长期卧床的患者，排除有留置尿管、泌尿道感染、阴道出血、会阴伤口、意识障碍者，会阴护理使用生理盐水或温开水的清洁效果和舒适度更好，降低医疗护理费用，节约成本。

八、慢性危重症患者营养支持护理

慢性危重症因意识障碍不能自行进食可导致一系列营养并发症，影响疾病的治疗和预后。为保证患者的营养摄取与消化吸收维持，改善患者的营养状态，通过周密细致的营养护理，有助于减少并发症和降低死亡率，护理成败一定程度上决定着患者的疾病转归。本部分主要介绍肠内营养与肠外营养的护理。

（一）肠内营养护理

1.肠内营养途径及管路维护

(1) 经鼻喂养管：①宜采取弹性胶布固定喂养管；②应每天检查管道及其固定装置是否在位、管道是否通畅、喂养管固定处皮肤和黏膜受压情况；③长期置管时，应每4~6周更换导管至另一侧鼻腔。

(2) 胃造瘘/空肠造瘘管：①应对造瘘周围皮肤定期进行消毒和更换敷料，保持周围皮肤清洁干燥；②置管后48h，可轻柔旋转导管90°再回位，每天1次，逐步旋转增加180°~360°再回位；③外固定装置应与腹壁皮肤保持0.5cm间距。

2.肠内营养常规护理

(1) 预防误吸。

妥善固定营养管：若经鼻胃管喂养时，应将营养管妥善固定于面颊部，防止脱出。

取合适的体位：根据营养管位置及病情，置患者于合适的体位。伴有意识障碍、胃排空迟缓、经鼻胃管或胃造瘘管输注营养液的患者应取半卧位，以防营养液反流和误吸。

加强观察：若患者突然出现呛咳、呼吸急促或咳出类似营养液的痰液，应怀疑有营养管移位并致误吸的可能，鼓励和刺激患者咳嗽，以排除吸入物和分泌物，必要时经鼻导管或气管镜清除误吸物。

(2) 维持患者的正常排便形态。

控制营养液的浓度：从低浓度开始滴注营养液，再根据患者胃肠道适应程度逐步递增，以避免营养液浓度和渗透压过高引起的胃肠道不适、肠痉挛、腹胀和腹泻。

控制输注量和速度：营养液宜从少量开始，250~500ml/d，在5~7天内逐渐达到全量。输注速度以20ml/h起，视适应程度逐步加速并维持滴速为100~120ml/h。以营养泵控制滴速为佳。

保持营养液的适宜滴注温度：营养液的滴注温度以接近正常体温为宜，过烫可能灼伤胃肠道黏膜；过冷则刺激胃肠道，引起肠痉挛、腹痛或腹泻。可在输注近端自外加热营养液，但需防止烫伤患者。

用药护理：某些药物，如含镁的抗酸剂、电解质等可致肠痉挛和渗透性腹泻，须经稀释后再经营养管注入。对严重低蛋白血症者，遵医嘱先输注人体清蛋白或血浆，以提高血浆胶体渗透压。

避免营养液污染、变质：营养液现用现配；保持调配容器的清洁、无菌；悬挂的营养液在较凉快的室温下放置时间小于8h，若营养液含有牛奶及易腐败成分，放置时间应更短；每天更换输注管道、袋或瓶。

(3) 定时冲洗营养管，保持通畅。

为避免营养管阻塞，于输注营养液前、后及连续管饲过程中每4小时及特殊用药前后，都应用20~30ml温开水或生理盐水冲洗营养管。药丸经研碎、溶解后直接注入营养管，避免因加入营养液后与之不相容而凝结成块黏附于管壁或堵塞管腔。对免疫功能受损或危重患者，宜用灭菌注射用水冲管。应避免将 pH≤5 的液体药物与营养液混合。

3. 肠内营养并发症护理

(1) 胃潴留：①可使用≥50ml 的营养液注射器、床旁超声仪等方法评估胃残留量；②胃残留量＞200ml 时，应评估患者有无恶心呕吐、腹胀、肠鸣音异常等不适症状，如有不适，应减慢或暂停喂养，遵医嘱调整喂养方案或使用促胃肠动力药物；③胃残留量＞500ml，宜结合患者主诉和体征考虑暂停喂养。

(2) 腹泻：①观察患者腹泻频次，排便的色、质、量，及时与医生沟通；②对于营养液输注过快引起的腹泻，应减慢输注速度，可使用输注泵控制输注速度；③对于营养液温度过低引起的低温型腹泻，可使用加温器。

(3) 恶心呕吐：①应查找造成恶心呕吐的原因；②应降低输注速度，可协助患者取右侧卧位。

(4) 喂养管堵塞：①用 20～30ml 温开水通过抽吸和脉冲式推注的方式冲洗喂养管；②若无效，可使用 5% 碳酸氢钠溶液 20～30ml 冲洗喂养管；③以上操作均无效时，应告知医师。

(5) 误吸：①应立即暂停喂养，查找造成误吸的原因；②应鼓励患者咳嗽，协助取半卧位，昏迷患者应头偏向一侧；③若患者出现气道梗阻或窒息症状，应立即给予负压吸引；④应观察患者的生命体征，遵医嘱用药。

4. 肠内营养健康教育

(1) 告知患者及家属肠内营养的重要性及喂养管路的维护方法。

(2) 告知患者及家属肠内营养制剂的主要成分、作用和营养支持中可能存在的不适反应。

(3) 告知患者及家属营养剂的保存方法及使用方法。

(4) 告知患者及家属肠内营养液输注过程中的注意事项和配合要点。

(5) 告知患者及家属喂养管路固定及造口皮肤保护的方法。

(6) 告知患者及家属并发症的预防及处理措施。

（二）肠外营养

肠外营养是从静脉补充营养的治疗措施，在 20 世纪 70 年代引进我国。其适用于普外科，尤其手术前后、长期昏迷患者的营养支持，包括各年龄的患者，提供其所需的热量、维生素、电解质、氨基酸及微量元素。使患者在不能进食的情况下保持良好的营养状态。本部分主要介绍持续性植物状态患者的肠外营养护理。

1. 肠外营养液的输注途径　包括周围静脉和中心静脉途径，其选择需视病情、营养支持时间、营养液组成、输液量及护理条件等而定。当短期（＜2 周）、部分补充营养或中心静脉置管和护理有困难时，可经周围静脉输注；但当长期、全量补充时，则以选择中心静脉途径为宜。

(1) 中心静脉：使用中心静脉可以使浓度较高的营养素得到快速稀释而减少对周围血管的刺激，包括以下几种方法。

经皮非隧道式导管：常规选择锁骨下静脉、颈内静脉、颈外静脉、股静脉。临床广泛选用锁骨下静脉。

隧道式导管：导管的后半部分在胸壁皮下滑行，可放置数月至数年。

经周围静脉插入静脉导管（peripherally inserted central venous catheter, PICC）：临床多从头臂静脉、贵要静脉将导管插入中心静脉。

植入输液管：导管完全埋入皮下。

(2) 外周静脉：俗称浅静脉留置针，只适用于部分短期的肠外营养治疗。

2. 输注方式

(1) 全营养混合液（totalnutrientadmixture, TNA）。

(2) 单瓶。

3. 护理评估

(1) 局部：患者周围静脉显露是否良好，颈部和锁骨上区皮肤有无破损,有无气管切开或其他影响静脉穿刺(置管)的因素。

(2) 全身:患者的生命体征是否平稳,有无脱水或休克等征象。

(3) 辅助检查:根据患者的体重、电解质、生化和细胞免疫功能等检查结果,评估患者的营养状况及其对肠外营养支持的耐受程度。

(4) 心理和社会支持状况:患者及家属对肠外营养支持重要性和必要性的认知程度,对相关知识的了解程度,以及对肠外营养支持费用的承受能力。

4. 护理

(1) 体位:在妥善固定静脉穿刺针或深静脉导管的前提下,协助患者选择舒适体位。

(2) 控制输液速度:合理控制输液速度,以免快速输注时导致患者因脸部潮红、出汗、高热和心率加快等而感觉不舒适。

(3) 高热患者的护理:营养液输注过程中出现的发热,多因输液过快引起;在输液结束后数小时、不经特殊处理可自行消退。对部分高热患者,可根据医嘱予以物理降温或服用退热药。

(4) 注意 TNA 液的输注温度和保存时间:① TNA 液配制后若暂时不输注,应以 4℃保存于冰箱内,在输注前 0.5～1h 取出,置于室温下复温后再输;② TNA 液应在配制后 24h 内输完。

5. 并发症的预防和护理

(1) 静脉炎。

原因:①置管过程中没有严格执行无菌操作;②穿刺包过期或消毒不严、生产不合格等;③穿刺点无菌敷料更换不及时,消毒不彻底;④输液接头消毒不严格,输液用物不及时更换;⑤穿刺部位被分泌物、排泄物污染;⑥长期输注刺激性的药物或药物渗漏;⑦患者重度营养不良,机体抵抗力下降。

预防和护理:操作时严格执行无菌操作,对穿刺点皮肤严格消毒。使用正规厂家生产的合格穿刺包,检查效期是否在正常范围内。为防止细菌从穿刺点皮肤侵入,应每天用酒精、碘酒、碘伏消毒,穿刺点更换料或贴膜。导管视情况采取不同的封管方法,凝血机制差的患者、小儿不采取肝素封管法。一般情况可采用肝素封管(生理盐水＋肝素 12 500U 取 3～5ml 加压封管)。封管液体配制现配现用,不超过 24h。用肝素帽连接导管末端,需输注液体时常规消毒肝素帽,输液针头可直接插入肝素帽,用无菌敷料包扎固定,防止针头脱落。输液结束后同样封管后用无菌敷料包扎固定,肝素帽应每周更换 1 次。置管时间视病情而定,PICC 保留数月至数年,外周静脉保留 7～10 天,中心静脉保留 1 个月左右。发生静脉炎后,局部采用热敷、红外线理疗等。患肢避免剧烈运动,停止输液,如情况仍不见好转,应考虑拔管。

(2) 静脉血栓。

原因:①长期卧床患者或运动量减少,血流缓慢;②血黏稠度增高;③长期连续输注高浓度刺激性强的大量液体;④在导管内血块凝集,在有压力输注的情况下,血块脱落流入血管内造成栓塞。

预防及护理:血栓多发生于左下肢,应注意防止血栓脱落流入肺动脉。绝对卧床休息,抬高患侧肢体 20～30cm,高于心脏水平。应用抗凝药物,如肝素、速避凝、低分子右旋糖酐、低分子肝素钠等。注意出血情况,在应用抗凝药物时,护士应经常观察患者的大小便、黏膜、肌内注射后针孔处有无渗血。不要在患侧输液或做治疗。

(3) 导管阻塞。

原因:①机械性;②药物的沉淀、脂肪乳剂的沉淀;③连输注较黏稠的药物;④回血凝固;⑤封管不当;⑥血液稠度增加。

预防及护理:选择优质导管应具有抗凝性,质地柔软,组织反应性弱,长时间使用不会变质的管道。每次输液结束后,抽取含 12 500U 的肝素 3～5ml 加压封管。发生导管阻塞后绝对不可加压推注,防止血块脱落造成血栓。使用肝素帽封管。有报道建议，中断输液不超过 24h，采用加快液体滴速直接封管；堵管后疏通无效，则应重新选择穿刺部位并更换导管。

九、慢性危重症气管切开患者高压氧治疗的护理

（一）进舱前准备及护理

1. 医护人员必须熟练掌握高压氧舱主要设备装置、配备的医疗器械功能及操作使用方法。

2. 备齐舱内护理所必需的物品及药品，如血压计、听诊器、压舌板、吸痰器、注射器等各种器械和急救药品。

3. 配合医生做好进舱前的各种医疗辅助检查，如测血压、脉搏、呼吸，观察神志、瞳孔大小和对光反射，并作记录，准确了解患者进舱前的病情。

4. 凡是带有输液瓶的患者，应在液瓶内插入长的血浆分离针至液面以上，以保持排气，随时调整输液速度。

5. 做好家属的心理护理，对首次进行高压氧治疗的患者家属，医护人员要热情接待，告知氧舱设备的安全性、可靠性及高压氧治疗的积极意义，使其解除顾虑消除紧张恐惧心理，更好地配合高压氧治疗。

6. 向家属、陪舱人员交代进舱前的注意事项，入舱前排空大小便，教会他们在加压的过程中正确做好咽鼓管调节动作，鼻塞者加压前给予 1% 滴鼻液滴鼻。

7. 舱内严禁火种，进舱人员禁止携带各种易燃易爆物品，不穿易产生静电火花的衣服。

（二）加压期间的护理

1. 加压开始时，通知家属及医护人员做好相应准备，辅导家属做捏鼻、闭口、鼓气吞咽等动作，使咽鼓管张开。若加压过程中出现耳痛，必须立即停止加压，经调压后症状仍未减轻时，适当减压，待家属耳咽管通气调整成功疼痛消失后

再进行缓慢加压。患者采取头后仰，口腔滴水时，其产生吞咽动作。

2. 密切观察并记录病情及生命体征变化，注意患者意识状态，保持呼吸道通畅，及时消除口鼻、气管切开处分泌物。

3. 指导陪舱人员及家属正确连接吸氧装置，如通过面罩吸氧的患者必须将口鼻处封堵，通过气管套管吸氧者应将侧孔封堵。

（三）稳压阶段的护理

1. 密切观察并记录病情变化，特别注意生命体征变化，消除痰液保持呼吸道通畅。

2. 指导吸氧工作，正确佩戴面罩式导管连接，吸氧时观察供氧是否充足，观察面罩及接氧管是否有漏气现象，发现异常及时处理。

3. 密切观察患者是否有面肌肉抽搐、烦躁不安、刺激性咳嗽等早期氧中毒症状，一旦发现立即停止吸氧，改善舱内空气，并给予有效的对症处理。

4. 保持舱内空气新鲜加强通风换气，氧浓度有效地控制在 23% 以下。

（四）减压过程中的护理

1. 当完成吸氧治疗后，必须认真执行常规减压操作方案，防止减压病的发生，可采取等速减压和阶段减压。

2. 减压开始前，凡带有输液瓶者注意保持排气，随时调整输液速度，防止在减压过程中气体膨胀造成气栓的危险，并注意开放所有引流管。

3. 在减压过程中同样需要密切观察病情变化及生命体征，保持呼吸道通畅及呼吸平稳，绝对避免屏气动作防止肺组织撕裂伤的发生。同时，要注意舱内空气调节，以减少舱内出现雾气现象。

（五）出舱后的继续护理

1. 患者出舱后，必须询问家属及检查患者并与入舱前作比较，以掌握每次的治疗效果。

2. 对患者家属及陪舱人员做好心理护理，以

取得家属的配合和支持，每次交代高压氧治疗的注意事项。

十、慢性危重症患者压疮的预防与护理

压疮又称压力性溃疡，是由于身体局部组织长期受压，血液循环障碍，以致局部组织持续缺血、缺氧、营养不良而导致组织溃烂坏死。

（一）慢性危重症患者压疮形成的原因

1.局部组织长期受压 慢性危重症患者因意识丧失，无自主运动而不能改变体位，导致局部皮肤组织长期受压，血液循环障碍而发生组织营养不良导致压疮形成。

2.皮肤经常受潮湿及摩擦等物理因素刺激 如慢性危重症患者因大小便失禁，大量汗液、呕吐物不及时处理而浸泡皮肤组织，衣服床单不平整、床上有碎屑、翻身时拖拉、使用破损的便盆等，都可以使皮肤受损导致压疮发生。

3.营养缺乏 因慢性危重症患者长期卧床，各种营养的摄入、吸收减少或障碍，加上并发症使患者能量消耗增加，机体免疫力降低，从而导致皮肤抵抗力下降。

4.并发症 慢性危重症患者合并骨折使用石膏绷带、夹板时衬垫不当，松紧不适，导致局部组织血液循环障碍，极易产生压疮。

（二）慢性危重症患者压疮的易发部位

慢性危重症患者因长期卧床、意识丧失、自主活动受限，所以压疮多发生在无肌肉包裹或肌层较薄、缺乏脂肪组织保护且经常受压的骨骼隆突处。据了解，压疮的易发部位与患者卧位有关。如仰卧位时，好发于骶尾部、肩胛部、枕部、足跟部；侧卧位时，好发于髋部、肘部、耳郭、膝关节内外侧等。

（三）慢性危重症患者压疮的预防

预防压疮主要在于消除其发生的原因，因此要严格做到五勤，即勤翻身、勤擦洗、勤按摩、勤整理、勤更换。同时在交接班时，要严格仔细地交接患者局部皮肤状况，进行有效的护理等。

1.减轻局部压力

(1) 经常更换体位。慢性危重症患者因长期卧床、无自主运动。因此要根据患者的皮肤情况给予每天定时更换体位。一般每2小时翻身1次，必要时每小时翻身1次。定时检查受压部位，建立床边翻身记录卡。在协助患者翻身时，应将双手伸入肩下和臀下抬起患者再动位置，避免拖、拉、推，以免擦破患者皮肤。

(2) 慢性危重症患者合并骨折使用石膏绷带、夹板时，衬垫应松紧适宜，要及时观察局部组织和肢体皮肤末端血液循环状况。

(3) 保护骨隆突处和身体空隙。患者的卧位安置妥当后，在骨隆突处可垫各种规格的软枕、海绵垫及凉液枕；垫于枕部、肩部及臀部等骨隆突处，减轻局部压力。另外，也可用气垫床，其经充气后可以支持患者身体、分散体重，减轻对局部表面的压迫；气垫床表面有许多小孔，能自动喷出微风，使患者皮肤保持干燥，起到防止发生压疮的作用。

(4) 对于病情不允许定时翻身的慢性危重症患者，可采用15°～30°的仰卧体位改变着力点，以缓解受压部位的压力；也可用交替气式床垫来缓解。

2.避免局部组织受刺激

(1) 保持床单清洁、平整、无皱褶，干燥、无碎屑，尿布要及时更换。

(2) 保持患者皮肤清洁、干燥。PS患者大小便失禁，应及时处理。男性患者用男式接器；女性患者在床下垫尿布，保持会阴部、肛周清洁、干燥。对于呕吐、出汗者要及时擦洗，更换衣服、被服等，以免浸润皮肤。

(3) 使用便盆时，动作要轻巧。应抬起患者身体，不要强硬塞、拉。经常给患者修剪指甲，以免抓伤皮肤。慢性危重症患者无意识活动，应尽量不使用热水袋，以免烫伤。

3. 促进血液循环 经常检查患者皮肤状况，每天用温水擦身及按摩早晚各 1 次，以促进血液循环。按摩时动作要轻，可在患者擦身时进行，分为全背按摩和局部按摩。

(1) 全背按摩：帮助患者行侧卧位，露出背部，用拇指肌贴近患者皮肤，由患者骶尾部开始，沿脊柱两侧边缘向上按摩至肩部，再向下至腰部，再由骶尾部沿脊柱按摩至第 7 颈椎处。如此有节奏地按摩数次。

(2) 局部按摩：以手掌紧贴患者皮肤，压力均匀向心方向按摩，由轻至重，由重至轻。每次 3~5min，如受压部位出现反应性充血，则不主张按摩。因为按摩能使局部皮肤的温度上升。皮肤持续发红，软组织更容易受到损伤或加重皮肤受压部位的损伤，降低了局部组织的抗压能力。

4. 加强营养 PS 患者因长期卧床，各种营养的摄入、吸收减少。根据病情及患者营养状况，可经口或鼻饲给予一些高热量、高蛋白、高维生素、高纤维素等易消化的食物。必要时可按医嘱给予静脉点滴营养液，如白蛋白、新鲜血、丙种球蛋白、氨基酸、脂肪乳等，以改善全身营养，可降低压疮发生率。

（四）慢性危重症患者压疮的治疗与护理

1. 全身治疗 改善全身营养状况通过计算每天正常需要及消耗量，适当加入一些优质蛋白、高热量易消化饮食，或经静脉补充白蛋白、氨基酸、新鲜血、脂肪乳等营养液，提高机体抵抗力，促进伤口愈合。

2. 高压氧治疗 缺血性病变组织通过直接的物理作用，使组织氧分压提高或使长期受压而缺血的组织恢复血流，加速慢性危重症患者压疮伤口的愈合。

3. 抗生素治疗 定期做压疮分泌物培养。根据细菌种类，遵医嘱给予敏感抗生素使用，预防和治疗压疮伤口感染。

4. 局部治疗与护理 根据压疮的分期不同（图 27-7），分别采取相应的治疗与护理。

(1) 一期压疮：局部皮肤完好，出现压之不变白的红斑，深色皮肤表现可能不同，指压不变的白红斑或感觉、皮温、硬度的改变可能比观察到皮肤改变更早出现。此期的颜色改变不包括紫色或栗色变化，因为这些颜色变化提示可能存在深部组织损伤（图 27-8）。

此期护理治疗主要是消除病因，加强预防措施，防止局部组织继续受压，增强翻身次数。根据皮肤受压的情况，一般每 2 小时翻身 1 次，消瘦或皮肤弹性差的慢性危重症患者主张每小时翻身 1 次。可使用气垫床减轻局部压力，床铺保持清洁、干燥、无碎屑。对于压疮部位，应每天常规消毒 1~2 次，创面不用包扎，可应用水胶体敷料、泡沫敷料、透明薄膜保护皮肤完整性。

(2) 二期压疮：在一期压疮的基础上继续受压，血液循环仍得不到改善，静脉回流受阻，皮下产生硬结，皮面有小水疱形成。若小水疱破溃，可露出潮湿红润的创面。部分皮层缺失伴随真皮层暴露，伤口呈粉红色或红色、湿润，或表现为完整或破损的浆液性水疱，脂肪及深部组织未暴露，无肉芽组织、腐肉、焦痂（图 27-9）。

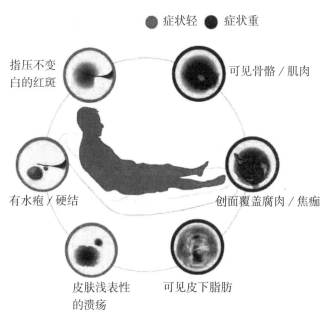

▲ 图 27-7　压疮分期

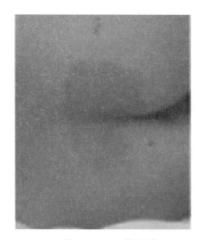

▲ 图 27-8　一期压疮

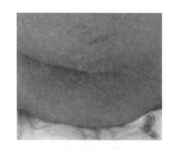

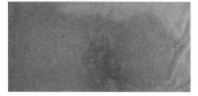

▲ 图 27-9　二期压疮

此期除了继续增强预防措施，防止皮肤组织继续受压而加强翻身次数以外，如有水疱时，对未破的小水疱要减少摩擦，防止破裂感染；每天常规消毒以后，用红外线灯照射 30min，每天 12 次，用无菌敷料包扎，让其自行吸收。如有大水疱时，应在无菌操作下常规消毒以后，用无菌注射器抽出疱内液体（但不必剪去水疱表皮），抽出液体后，再次常规消毒，最后用无菌敷料包扎，敷料可每 1～2 天更换 1 次（一旦敷料潮湿或污染应立即更换）。如皮肤破损，露出创面，可用生理盐水清洗伤口。创面表浅者，可用新鲜鸡蛋内膜平整紧贴创面（鸡蛋内膜覆盖创面防止水分和热量丧失，避免细菌感染，促进伤口愈合）。用红外线灯照射 30min（每天 2～3 次），以促进血液循环

和伤口愈合，最后用无菌敷料包扎。敷料应每天更换 1 次，如敷料受污染，应及时更换。同时避免创面与床面接触，勿使其受压。如创面在足跟、内外踝等处，可使用小棉圈垫起，使局部悬空，防止压伤部位再损伤及压迫创面，缺血、缺氧加重，影响创面愈合。

（3）三期压疮：在二期压疮的基础上，静脉血液回流受到严重障碍，局部淤血至血栓形成，组织缺血、缺氧。轻者浅层组织有严重感染，脓液流出，溃疡形成；重者坏死组织发黑，脓性分泌物多，有臭味，继续向周围组织扩展，可达到骨骼，甚至引起脓毒血症（图 27-10）。

对此期压疮，局部处理原则是解除压迫、清除坏死组织、清洁创面，用生理盐水或 3% 过氧化氢冲洗伤口。清创后可用以下方法治疗。

物理疗法：可用红外线灯照射 30min，每天 2～3 次。照射时应充分暴露创面，起到消炎、创面干燥、促进血液循环的作用，有利于肉芽组织增生，加速伤口愈合。

局部氧疗：用纯氧抑制创面厌氧菌的生长，提高创面组织中氧的供应量，改善局部组织代谢，达到清创去腐和生肌的目的。用塑料袋罩住创面，通过一小孔向袋内灌入纯氧，氧流量为 4～5L/min，每次 15～20min，每天 1 次。对分泌物较多的创面，可在湿化瓶内放置 75% 的酒精，使氧气通过湿化的作用带出酒精，起到抑制细菌生长、减少分泌物、加速创面愈合的作用。

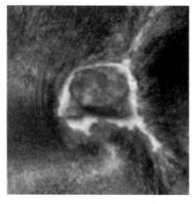

▲ 图 27-10　三期压疮

气垫床治疗：气垫床表面有许多微孔，可喷出少量空气，保持皮肤干燥，同时气垫床又可支撑患者身体，减轻局部压力，避免局部缺血、缺氧，促进伤口愈合。

局部用药：创面处可涂碘伏，每天 2～3 次。碘伏具有杀菌和消除炎性渗出、保持创面干燥、加速伤口愈合的作用。

创面用无菌敷料包扎，根据伤口情况，应每天更换敷料 2～3 次。严格控制感染，因为慢性危重症患者二便失禁，骶尾部创面更容易感染，故在粘贴敷料时更应注意紧密。敷料四周可用胶布贴紧，保证创面不受污染，一旦发现敷料松脱或污染，需要立即更换。

(4) 四期压疮：四期压力性损伤全层皮肤和组织缺失（图 27-11）。

去除坏死组织，预防感染，促进愈合。一般是开放性伤口合并感染、有恶臭、分泌物多，只能采用外科清创，或者用药物自溶性清创，去除坏死组织。根据伤口的渗出和感染情况选择敷料和药物，护理方法同三期。

(5) 不可分期压疮：全层皮肤和组织缺失，损伤程度被掩盖此期伤口床被焦痂覆盖，无法直接判断伤口分期。首先必须用外科清创去除焦痂，根据不同分期采用药物辅助自溶性清创，清创后护理方法同三期、四期。

创面清创必须结合患者的情况，患者年龄偏大、晚期肿瘤、糖尿病、心脑血管疾病、重要器官功能衰竭等疾病，最好采取保守治疗。如焦痂干燥无积液，暂不清创，可行痂下愈合保守治疗。

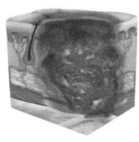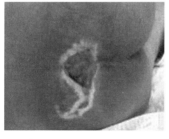

▲ 图 27-11 四期压疮

十一、慢性危重症患者及家属的沟通

慢性危重症住院时间长，病情迁移，家属及患者情绪多焦虑和担忧，甚至恐惧。需做好患者及家属的心理护理，做到护患 / 家属间的有效沟通，可以防止矛盾产生，加强治疗效果，促进医患关系。与此同时，沟通并非是简单的语言交流，而应体现在每一个护理细节当中，坚持以患者为中心，要把人文关怀融入整个护理的过程中，做好微笑服务。

（一）新患者沟通

第一步：做好迎接新患者的准备（床单位、治疗等用物）。

第二步：患者到达病房，热情主动上前迎接，安置患者，嘱家属在接待室等候。

第三步：安置新患者，对于新患者，告知其医院、科室情况。安慰患者的躁动不安的情绪（焦虑、恐惧），表示接下来将会好好对其进行照顾。

第四步：向转运医务人员做好交接班工作。

第五步：告知家属及患者科室相关制度，安慰患者及家属。

（二）对患者的约束沟通

第一步：评估患者认知及配合程度、病情、引流管情况、约束部位皮肤、血供情况。

第二步：向患者及家属解释约束的目的及必要性，告知在约束过程中医护人员如何对患者进行约束管理及观察（包括何时松解、如何观察、最终何时解除）。

第三步：实施。

（三）实施各项操作沟通

第一步：评估患者认知及配合能力（无论是否清醒，都要在操作前告知患者），解释操作的目的、大致的操作过程。

第二步：实施操作（注意人文关怀，如对疼

痛、焦虑等情绪的安抚，注意保暖和隐私）。

第三步：告知患者操作检查结束，整理床单位，询问患者需要。

第四步：告知检查结果。

（四）探视

第一步：探视前整理床单位，告知患者探视时间开始。

第二步：探视时主动起身到患者床边（禁止坐在记录桌前埋头记录，尽量避免在此时段进行各项护理操作），热情招呼家属，了解探视者与患者的关系。向探视者一一交代患者的基本情况（生命体征、精神状态、睡眠情况等）。如果探视者有带药及食物，做好登记及交接班。

第三步：探视时间结束，嘱探视者离开，并要告知患者，再次强调科室探视制度的目的。

（五）外出检查

第一步：接到医生通知，确定联系好检查时间及陪伴家属，评估患者基本情况及室外的天气情况。

第二步：告知患者检查项目及目的、注意事项，安慰患者恐惧、焦虑不安的情绪，备好心电监护仪及急救物品。再次确认检查已联系好，确定陪伴家属已在门外，在医生陪同下外出检查。与患者家属进行沟通，注意患者生命体征的变化和保暖。

第三步：检查结束，与家属交代相关事宜（报告结果的领取，同时告知将要护送患者回ICU病房），护送患者返回病房，整理床单位。告知患者检查结果出来的时间，医生将会告知其结果。询问患者的需要。

（六）特殊情况沟通

需与患者进行有效沟通，避免矛盾的发生（及加深）。特殊情绪/情况的发生都是有其原因的，为了使沟通有效，达到沟通的目的，首先要找出其产生的原因，收集资料，进行全面评估。

1. 拒绝翻身、咳痰

第一步：找其原因，如疼痛、打扰睡眠（疲倦）。

第二步：解释翻身、咳痰的目的及必要性，找出可以减轻以上操作痛苦的操作方法，并告知患者，给患者给予鼓励，对患者的配合给予肯定和表扬。

第三步：整理床单位。

2. 非探视时间，家属强行进入

第一步：对于此类行为，应在给予理解的同时进行制止，重申探视制度的必要性。探其原因，无非是关心患者的情况、担扰患者病情变化、想念患者、担心患者得不到周全照顾、担心患者孤单与恐惧。

第二步：针对以上原因给家属以解释和安抚，告知家属患者此刻的情况及相应的护理措施。

第三步：对家属的配合表示感谢。

3. 如何面对家属/患者的质疑

第一步：对于家属及患者的质疑，首先应给予理解，不应产生对抗情绪。分析原因并进行处理：对治疗进展不满意，对医护人员操作不相信、不满意。

第二步：真诚表示理解，告知家属及患者目前已做的措施、疾病转归的过程、接下来的计划措施，并诚恳请患者/家属提出意见，予以改正。

第三步：对患者和家属对我们的工作的理解和支持表示感谢。

4. 如何应对患者/家属的愤怒

第一步：评估患者/家属的愤怒程度，采取相应的保护措施。

第二步：找出愤怒的原因，保持平和的心态，不要急于与其辩白和争论，对此刻的事不急于否认，等待其愤怒情绪的宣泄，寻找好的介入时机；要勇于承认错误。

第三步：针对原因，做好解释工作，平抚怒火，提出改进方法。

参考文献

[1] 卢玉林，李莉，郭凤丽，等.经口气管插管患者口腔护理频次的研究 [J].护士进修杂志，2015，30（1）：7-9.

[2] 黄萍，赵晶.骨科术后患者下肢深静脉血栓的危险因素及预防进展 [J].护理学杂志，2015，30（4）：110-114.

[3] 朱维铭.肠内营养的规范化问题 [J].肠外与肠内营养，2013，20（4）：193-195.

[4] 曾真，崔俊，龚德华.腹腔感染患者行早期肠内营养联合血液净化治疗的护理 [J].医学研究生学报，2012，25（3）：295-297.

[5] 徐二喜，顾丽嫦，梁霞英，等.慢重症患者的反刍思维水平及其影响因素研究 [J].临床与病理杂志，2016，36（12）：126-132.

[6] 吴骎.慢重症：危重症的一种特殊类型 [J].中国实用外科杂志，2015，35（1）：3.

[7] 杨静，申艳玲，李杰红.护理结局分类系统在机械通气 [J].患者口腔护理中的应用研究.护士进修杂志，2016，31（15）：1354-1356.

[8] 汪海源，李国福，臧彬.重症医学科机械通气患者肺内感染病原菌分析 [J].中国现代医学杂志，2015，25（24）：38-41.

[9] 春晓，邓雪映，万丽红，等.ICU 机械通气患者感染鲍曼不动杆菌危险因素调查分析 [J].齐鲁护理杂志，2016，22（9）：64-66.

[10] 白璐.中老年外伤性人工髋关节置换术后合并下肢深静脉血栓危险因素分析 [M].唐山：华北理工大学，2016.

[11] 杨娜，李维勤.慢重症新诊断标准及治疗进展 [J].中华危重症医学杂志：电子版，2016，9（3）：197-200.

[12] 叶彤，何月，董丽.ICU 患者专用压力性损伤风险评估表的研究进展 [J].中国护理管理，2017，12（17）：1699-1703.

[13] 李喜元，尹吉东，李灯凯.ICU 机械通气患者合并张力性气胸成因以及诊治体会 [J].医学信息，2011，24（4）：1400-1401.

[14] 中华医学会重症医学分会.机械通气临床应用指南 [J].中国危重症急救医学，2007，19（2）：65-72.

[15] 邓少军，熊小玲，何绍敏，等.机械通气患者不同黏稠度分泌物持续声门下吸引负压值的选择 [J].现代临床护理，2016，15（7）：15-18.

[16] 龙佳佳，庄小强，谭树生，等.重症康复治疗的研究进展 [J].广西中医药大学学报，2018，21（2）：105-108.

[17] 徐金中，江方正，叶向红.严重腹腔感染腹腔开放患者机械通气期间 VAP 的预防 [J].实用临床医药杂志，2011，15（12）：48-50.

[18] 刘立君，廖美莉.持续热湿敷对长期留置尿管者拔除尿管后尿潴留的影响 [J].全科护理，2014，12（12）：1086-1087.

[19] 汪涛，陈莉.术前排尿训练对心血管介入患者术后排尿的影响探究 [J].中国医药指南，2017，15（35）：179-180.

[20] 黄桂香，秦志强.机械通气护理研究进展 [J].护士进修杂志，2014，29（1）：32-35.

[21] 蓝惠兰，邓旭萍，陈瀚熙，等.机械通气呼吸湿化器湿化研究进展 [J].护理学杂志，2013，28（13）：94-97.

[22] 李俊玲，孟醒，申娟茹，等.呼吸机获得性肺炎病因分析及防治建议 [J].护理研究，2015，29（10）：3799-3800.

[23] 田培，齐碧蓉，张晓云.一例 ICU 机械通气患者开展每天中断镇静的循证护理实践 [J].护士进修杂志，2015，30（11）：1047-1048.

[24] 钟耀区，吴思仿，林传焕.持续声门下吸引对预防呼吸机相关性肺炎的研究 [J].航空航天医药，2010，21（3）：287-288.

[25] 顾国胜，任建安.运动训练在慢重症康复中的作用 [J].中华胃肠外科杂志，2016，19（7）：743-745.

[26] 陈军，范朝刚.慢重症患者再灌食综合征的防治 [J].中华胃肠外科杂志，2016，19（7）：737-739.

[27] 吴秀文，任建安，黎介寿.慢重症患者肠屏障功能的维护 [J].中华胃肠外科杂志，2016，19（7）：740-742.

[28] 饶思琪.胃肠道手术后肠内营养支持与肠外营养支持应用效果比较 [J].现代医药卫生，2018，34（17）：2707-2709.

[29] 赵宏军，张晓萍，王黎萍，等.早期肠内营养联合质子泵抑制药对脑卒中应激性溃疡的防治作用研究 [J].中国全科医学，2011，14（11）：3585.

[30] 陈英，朱明丽，娄秀芳.程序化镇痛镇静护理在气管插管患者中的应用 [J].中华护理教育，2016，13（3）：222-224.

[31] Kahn J M, Le T, Angus D C, et al. The epidemiology of chronic critical illness in the United States[J]. Crit Care Med, 2015, 43(2): 282–287.

[32] Winterman G B, Brunkhorst F M, Petrowskik, et al. Stress disorders following prolonged critical illness in survivors of severe sepsis[J]. Crit Care Med, 2015, 43(6): 1213–1222.

[33] Girard K, Raffin T A. The chronically critically ill: to save or let die?[J]. Respir Care, 1985, 30(5): 339–347.

[34] Nelson J E, Cox C E, Hope A A, et al. Chronic critical illness[J]. Am J RespirCrit Care Med, 2010, 182(4): 446–454.

[35] Macintyre N R. Chronic critical illness: the growing challenge to health care[J]. Respir Care, 2012, 57(6): 1021–1027.

[36] Via M A, Gallagher E J, Mechanick J I. Bone physiologyand therapeutics in chronic critical illness[J]. Ann NY Acad Sci, 2010(1211): 85–94.

[37] Lahmann N A, Kottner J, Dassen T, et al. Higher pressure ulcer risk on intensive care? comparison between general wards and intensive care units[J]. Journal of Clinical Nursing, 2012, 21(3–4): 354–361.

[38] Secke M. Implementing evidence-based practice guidelines to minimize ventilator-associated pneumonia[J]. AACN News, 2007, 19(7): 8–10.

[39] Akerman E, Larsson C, Ersson A. Clinical experience and incidence of ventilator-associated pneumonia Using closed versus open suction-system[J]. Nurs Crit Care, 2014, 19(1): 34–41.

[40] Ross A, Crumpler J. The impact of an evidencebased practice education program on the role of oral care in the prevention of ventilator-associated pneumonia[J]. Intensive Crit Care Nurs, 2007, 23(3): 132–136.

[41] Schweickert W D, Pohlman M C, Pohlman A S, et al. Early physical and occupational therapy in mechanically ventilated, critically ill patients: a randomised controlled trial[J]. Lancet, 2009, 373(9678): 1874–1882.

[42] Chen Y H, Lin H L, Hsiao H F, et al. Effects of exercise training on pulmonary mechanics and functional status in patients with prolonged mechanical ventilation[J]. Respir Care, 2012, 57(5): 727-734.

[43] Pohlman M C, Schweickert W D, Pohlman AS, et al. Feasibility of physical and occupational therapy beginning from initiation of mechanical ventilation[J]. Crit Care Med, 2010, 38(11): 2089-2094.

[44] Zanni J M, Korupolu R, Fan E, et al. Rehabilitation therapy and outcomes in acute respiratory failure: an observational pilot project[J]. J Crit Care, 2010, 25(2): 254-262.

[45] Bailey P, Thomsen G E, Spuhler V J, et al. Early activity is feasible and safe in respiratory failure patient[J]. Crit Care Med, 2007, 35(1): 139-145.

[46] Chang A T, Boots R J, Henderson R, et al. Case report: inspiratory muscle training in chronic critically ill patients report of two cases[J]. Physiother Res Int, 2005, 10(4): 222-226.

[47] Mentec H, Dupont H, Bocchetti M, et al. Upper digestive intolerance during entera/nutrition in critically patients frequency risk factors and complications[J]. Crit Care Med, 2001, 29(10): 1955-1961.

[48] Nolen-Hoeksema S, Wisco B E, Lyubomirskys. Rething rumination perspect psychol[J]. Sci, 2008, 3(s): 400-424.

[49] Mendez M P, Lazar M H, Diginvine B, et al. Dedicated multidlsciplinary ventilator bundle team and compliance with sedation vocation[J]. American Journal of Critical Care, 2013, 22(1): 54-60.

[50] Bai J B, Hsu L H. Pain status and striation level in Chinese children cardiac surgery: all observational study[J]. Journal of Clinical Nursing, 2013, 22(1-2): 137-147.

[51] Grap M J, Munro C L, Wetzel P A, et al. Sedation in adults receiving mechanical ventilation: psychological and comfort outcomes[J]. American Journal of Critical Care, 2012, 21(3): 53-64.

第 28 章　慢性危重症患者伦理学

医学的基本目标在于通过一切治疗手段，恢复患者的身心健康。随着医疗技术的进步及近年来重症医学的飞速发展，急性危重症患者的抢救成功率明显提高，但一些患者迁延不愈，进入慢性危重症阶段，只能通过现代生命支持手段，延长生存时间，故其生活质量低下。一些患者并不希望依靠机器和药物延续其生命，期望有尊严地死去。由此可以看出，ICU 中持续、积极的治疗并不完全出于患者自身的意愿，使用大量医疗资源换来的可能是一些患者在痛苦中等待死亡，以及一些生命终末期患者维持着毫无生活质量的生命。本章主要介绍慢性危重症生命终末期医疗的国内外现状及伦理学、法律、生命终末期医疗问题。

一、生命终末期定义与判断

全球范围内，尚缺乏生命终末期的统一定义。中国台湾的安宁缓和条例提出如下定义：患者病情严重，经包括 1 名专科医师在内的 2 位以上医师诊断为不可治愈，并且有医学证据表明近期内病程进展，死亡已不可避免。

缺乏统一定义的现实给生命终末期治疗的判断带来诸多难题。首先，由于缺乏公认的客观指标，临床上医务人员需要依靠自身的专业知识与经验进行判断，因此不可避免地存在误判的可能。不言而喻，若对生命终末期的判断过于宽松，常意味着过早放弃救治；而若过于严格，则可能增加患者痛苦，造成资源浪费，加重家属精神及经济负担。研究表明，在对生命终末期进行判定时，缺乏临床经验的年轻医师常更加延迟，甚至避免做出此类决策。因此，即使无任何证据表明治疗有效，年轻医师常会继续现有治疗。究其原因，年轻医师经常承受较大的精神压力，担心因缺乏经验造成判断错误，从而过早放弃救治。此时，

临床医师需对患者预后、生活质量及现行治疗效果进行综合评估，其临床经验、专业知识甚至宗教信仰均可能影响生命终末期的判断。

临床实践表明，出现治疗无效、不可逆性颅脑损伤、长时间严重多器官功能衰竭及预期生存期较短等情况时，临床医生更容易达成一致意见。需要指出的是，判断生命终末期时不应考虑高龄、ICU 后综合征和疾病严重程度等因素。然而，是否应当根据颅脑外伤后的意识障碍进行生命终末期的判定尚存争议。

哪些医务人员应参与生命终末期的判断，尚缺乏统一规定。多数观点认为，这一过程应由患者的主管医师或主治医师负责判断，包括护理人员在内的多学科团队共同参与。多学科团队参与生命终末期判断的优点有：①提高病情判断的客观性与准确性；②减轻主管医师的精神压力；③避免因医务人员意见不统一导致家属产生疑惑及不信任。

当医务人员达成共识后，再与家属沟通相关事宜。在西方发达国家，护理人员负责收集有关病情变化及疗效的第一手资料。他们在患者床旁停留的时间最长，与家属接触最多；因此，患者本人或家属愿意与护理人员讨论生命终末期治疗相关事宜。包括中国和韩国在内的部分亚洲国家情况与此不同，通常由临床医师做最终决策，并在决定后告知护理人员及其他医务人员。此时，患者的主管医师常扮演关键角色。主管医师应当加强与主治医师的沟通，尽可能达成一致意见。若主管医师并不认同主治医师的决策，将承受较大的心理压力，并可能由于抵触与焦虑等不良情绪造成与家属沟通的障碍，甚至有意减少与家属的沟通。

二、生命终末期医疗现状

（一）国外生命终末期医疗现状

国外对生命终末期限制医疗的研究开展较早。早在1976年，美国出现了著名的Karen Ann Quinlan案。Karen处于长期植物人状态，她父亲向法院提出拔掉气管的申请，美国新泽西州最高法院认为应听取医院伦理委员会的意见，提出了患者的权利、预先嘱托医嘱、代理人权利的问题，法律上允许撤除植物人的呼吸支持治疗。随后，1976年美国麻省总医院在《新英格兰医学杂志》上发表文章指出，根据患者预后选择治疗方法，将治疗分为4级：①积极治疗；②积极治疗但每天评估病情；③选择性地限制生命抢救治疗；④停止全部治疗。欧美医学界之后又进行了一系列有关生命终末期限制医疗的研究，但对何时开始实施限制或撤离生命支持治疗、怎样实施限制或撤离生命支持治疗等问题有很多争论。

1990年，美国危重症医学会发表的文章指出，在伦理学上对生命终末期患者实施限制或撤离生命支持治疗持肯定态度，ICU医生认为进一步治疗对患者无益时，可以停止全部治疗；患者或其代理人（代理人为患者指定的亲属或其他法人）可以决定治疗方式。任何一种治疗都应该使患者受益，如果某种治疗措施不能使患者受益，那么这种措施实施的可行性就存在争议，甚至应该考虑限制或撤离。这篇文章奠定了生命终末期实施限制或撤离生命支持治疗的基础，法院的判例也给予了支持。1997年，在美国生命终末期采取限制或撤离生命支持治疗的患者比例上升至死亡患者的90%，而且医生也有权拒绝代理人对没有治愈希望患者继续抢救的要求。

2001年，美国危重病医疗伦理委员会发表了ICU终末期医疗推荐意见，详细阐述了在限制或撤离生命支持治疗方面，医生和患者或其代理人要经过充分的考虑和详细的交流。患者们的治疗要求往往是基于减轻痛苦，减轻精神负担，保持清醒，以及与亲属保持联系和避免延长死亡时所造成的痛苦；而代理人的治疗要求往往是确保患者舒适，要求进行或撤停某种治疗措施时，医生应该诚实而详细全面地向其交代治疗的益处和风险性，并且应经过讨论后达成一致意见，讨论是必需的程序。临床医生既不应该完全听从患者或其代理人的要求，也不能主观地决定患者的治疗方案。

欧美国家对生命终末期患者的研究提示，这些国家ICU中对生命终末期患者采取限制或撤离生命支持治疗是普遍的医疗行为。1994—1995年，美国一项107家ICU的调查显示，仅25%的患者死亡时未经过限制或撤离生命支持治疗而直至心肺复苏（cardiopulmonary resuscitation，CPR）失败。1999—2000年，在欧洲17个国家的37家ICU死亡患者中，有72.6%实施了限制或撤离生命支持治疗。亚洲的日本1995年调查显示，多数日本人在ICU前已经签署过拒绝CPR的文件，因此日本人ICU治疗的比例较美国低。但是由于文化的差异，ICU医生即使已了解到限制或撤离生命支持的相关政策，但真正实行限制或撤离生命支持的比例仍然较低。

（二）国内生命终末期医疗现状

中国的传统文化是儒家、道家、佛家思想的长期历史沉淀，对死亡始终采取否定、蒙蔽的负面态度，甚至不可在言语中对死亡有所提及，因为这是不幸和恐惧的象征。我国的ICU自20世纪90年代起步以来，经过30多年的发展，挽救了大量的危重患者。但国内治疗危重患者的模式仍以积极治疗为主，实施限制医疗的比例较低。国内一项研究提示，决定生命终末期患者治疗选择的主要因素为年龄和经济条件，而非伦理和医疗因素。虽然医生已经就患者病情与家属进行了充分的沟通，但实施生命终末期限制或撤离治疗的患者比例仍低于国外水平。国内法律法规对于生命终末期患者的处置也并未作出明确规定，医生为了避免医疗纠纷，常常选择不主动参与限制或撤离生命支持的建议或行为。在另一项对上海 6 家 ICU 死亡患者的研究中，放弃治疗组自费患者占 73.72%，不放弃治疗是由患者直接或间接决定。这与国外研究存在明显差异，也与我国的风土人情、国情和伦理均有关系。

一项关于"抢救还是放弃？生命终点的选择题"的调查问题为：假如处于脑死亡或深度昏迷状态，您会选择放弃治疗吗？调查结果显示，65.7% 的人选择放弃治疗，34.3% 的人希望家属能够坚持治疗。而这种情况发生在亲人时放弃治疗的比率 44.1%，坚持治疗的比率为 55.9%。个人放弃治疗的比率明显高于对亲人放弃治疗的比率。

2006 年，"选择与尊严"网站建立，借鉴国外生前预嘱模式，结合我国实际情况提出了"五个愿望"实现个人对终末期治疗模式的选择：第一个愿望是，我要或不要什么医疗服务；第二个愿望是，我希望使用或不使用生命支持治疗；第三个愿望是，我希望别人怎么对待我；第四个愿望是，我想让我的家人和朋友知道什么；第五个愿望是，我希望谁帮助我。

中国台湾地区 2000 年制定了《安宁缓和医疗条例》，终末期患者通过立意愿书的方式选择治疗方式，规定 20 岁以上具有完全自主行为能力的人，预先设立意愿书及医疗委托代理人，以书面的方式说明其真实意愿；未成年人设立意愿书时，需得到其法定监护人的同意；意识昏迷的患者，由其直系近亲属提出代替意愿书，但不得违反患者昏迷前的意愿，终末期患者通过该条例实践治疗方式选择。

三、终末期患者治疗抉择原则

生命终末期治疗抉择，在伦理学上要遵从尊重自主、有利、公正原则。

（一）自主原则

意识清楚的患者应参与包括生命终末期判定

在内的医疗决策。然而，ICU 患者病情危重，疾病与治疗药物等诸多因素影响患者的决策能力，因而极少有患者参与医疗决策。西方国家的伦理学原则要求医务人员尊重患者清醒状态下表达的意愿。在患者进入 ICU 早期，鼓励医务人员与家属就患者有关生命终末期治疗的意愿进行充分沟通，这对于后续有关生命终末期的判定及限制和撤除生命支持治疗大有帮助。与此不同的是，由于宗教信仰、民族、文化、法律及道德等因素的影响，很多亚洲国家的人认为，只有长辈的生命得以延续，晚辈才有机会表现其孝顺与关心。过早谈及生命终末期治疗会打击患者及家属的信心，甚至带来厄运。因此，在这些国家，临床医师很少在患者入住 ICU 时与家属讨论生命终末期治疗相关事宜。

为了便于患者及家属自主选择，医生应提供相关信息，包括疾病发展程度、相关并发症、治疗方案及效果。在 ICU，医生应充分告知家属患者的疾病发展程度，如患者目前的基本状态，包括生命体征是否平稳、哪些方面正在好转或恶化，讲解所患疾病的发生、发展过程，评估疾病有可能向哪些方面发展。医生应告知患者可能出现的并发症，例如进行气管插管、动静脉穿刺等有创操作前，应向患者家属告知可能存在呼吸机相关性肺炎、出血、气胸等并发症，一旦出现可能加重患者的病情，使患者承受更大的痛苦。医生应告知患者目前的治疗方案及可能的治疗效果，终末期患者是否具有生还可能、疾病是否可逆。医生没有代替患者或家属做出选择的权利，也没有必须代替其做出选择的义务。

（二）有利原则

有利原则指的是在诊疗过程中，始终要把患者的利益放在首位，减少对患者的伤害即是有利，减少患者的痛苦即是有利。在古代，代表思想为医乃仁术；在如今，医学伦理作为行为准则。终末期患者遭受着病痛的折磨，生命质量较低，如果经过 ICU 高级生命支持及治疗能够好转或存在治愈的可能，即是治疗获益。如果现有的医疗技术无法改变疾病的进一步发展，应用的各种药物、设备仅能维持呼吸、心跳等基本生理功能，而无法改变疾病的最终结局，患者终将死亡。尽管能够延长患者一段时间的生命，但患者将承受更大的痛苦，家属将承受更沉重的负担，选择放弃治疗也是选项之一。但现实情况是，由于受到传统观念影响，一旦选择放弃治疗就会遭到较多的质疑。但是，终末期患者死亡不可避免，患者或代理人根据自身情况，作出有利于自己的选择无可厚非。

（三）公正原则

公正原则指的是对有限的医疗资源进行合理分配，从而避免浪费和应用过程中的不公正。虽然我国目前经济总量位居世界第二，但仍为发展中国家，资源相对有限，尤其是人均医疗资源。每个医院的高级医疗设备集中于 ICU 病房，但设备同时也是有限的，无法满足所有需要使用的患者。在工作中，有部分终末期患者，如脑死亡患者长期占用 ICU 的资源，仅能通过仪器维持基本的心跳、呼吸，而一些紧急需要治疗的患者却得不到及时的治疗。当然，终末期患者有生存的权利，可以应用 ICU 的医疗资源，他们的生命权同样受到法律的保护，同样值得我们尊重。但当医疗资源有限时，如何合理地利用是值得我们思考的问题，需要制定相应的规则、公正的规章制度。我们不能因为医疗资源的合理分配而强行要求终末期患者为急症患者让出 ICU 医疗资源，法律上没有明确规定，他们也没有这样的义务，这些都是建立在患者自愿放弃的基础之上。但当终末期患者或其代理人自愿选择放弃，节约了医疗资源，使其得到更为合理地利用。

四、限制或撤离生命支持实施方法

随着社会及公众对生命终末期认识的转变，

更多患者及其家属接受生命终末期的现实，同意限制或撤除生命支持治疗措施。与既往的积极治疗不同，限制或撤除生命支持治疗可减轻患者及家属的经济负担，减少医疗资源浪费。两者的不同点在于，限制生命支持治疗指在现有生命支持治疗的基础上，不再增加额外的支持治疗，或不再加强现有支持治疗的强度；而撤除生命支持治疗指终止目前所有正在使用的生命支持治疗。对生命终末期患者实施限制或撤离生命支持治疗的流程需综合医学伦理学、临床经验和研究数据进行。撤离生命支持流程应是 ICU 中类似其他指南的必备流程，ICU 医生应像熟悉气管插管或深静脉置管的操作流程一样熟悉它。

（一）充分沟通，达成共识

与患者和家属的沟通是实施限制或撤离的第一步。医生与代理人（或有自主能力的患者，但有自主能力的患者在 ICU 中罕见）要经常以座谈会的形式沟通，应该开诚布公地向代理人交代患者的诊断及治疗。这些座谈会应该在安静、舒适和相对私密的房间内举办，参加人员应该包括患者的临床主管住院医生、科主任、主管护士、家庭医生和患者的家庭成员（代理人）。在座谈会中，临床医生只能全面详细介绍患者的疾病情况、治疗情况及实施限制或撤离生命支持治疗的可行性。尽管现代医学技术日新月异，但医学不是万能的，仍有许多解决不了的难题，因而一些终末期患者的结局目前无法逆转。

当面对生死抉择时，应当多一份理性，尤其是面对亲人时，受传统孝道观念影响，家属的愿望是不惜一切手段延长生命；但同时应该关注患者的生命质量，如果患者处于极低的生命质量状态，我们应换个角度思考，是盲目延长短暂的生命，还是让患者有尊严地死去。放弃治疗并不是导致患者死亡的直接原因，疾病本身才是"罪魁祸首"。对生命本身的尊重和死亡观念的重塑是终末期患者家属治疗抉择转变的重要促进因素。

（二）汇报伦理委员会决策

国际医学界针对难以抉择的伦理问题，通常由伦理委员会作出合理的建议。其目的是保护患者的决定，例如接受或拒绝某项治疗方案，保护没有认知能力患者的权利，同时使医疗工作人员避免法律纠纷。目前美国大多数医院都设有自己的伦理委员会，面对如放弃治疗等相关抉择时，美国联邦法院通常在尊重患者或代理人医院的同时，遵循伦理委员会的意见作出法律的裁定。当面对终末期患者治疗抉择时，伦理委员会根据患者的病情、状态及其自身、家庭方面等多方面进行全面评估，给出合理的伦理建议，对治疗抉择进行指导具有重要的意义。实施限制或撤离时应向医院伦理委员会汇报，专家讨论后给出合理建议，决定医疗抉择。

（三）规范放弃治疗流程

我国对生命终末期患者放弃治疗在法律层面没有做过明确规定，放弃治疗是一个法律真空地带，如何规避法律仍然是值得大家商榷的问题。在法律层面还没有做过明确规定之前，ICU实施限制或撤离生命支持治疗，临床实施时也应和其他常用的临床常规一样，要有明确的计划、流程与步骤，需签署放弃治疗知情同意书等书面资料，以避免可能的疏忽，以及引起不必要的医疗纠纷。

一旦签署了实施限制或撤离生命支持治疗知情同意书，ICU中就应制定明确的撤离计划和处理并发症的方案，一般包括以下内容：①根据家属签署的撤停知情同意书，停止常规化验及X线检查；②给患者深度镇静和镇痛，药物剂量没有限制，以确保患者没有痛苦；③可以实施"临终脱机"，但要保证患者无痛苦；④制定撤离生命支持的指导原则。

生命终末期患者治疗抉择，需要从患者及家属的主观意愿、社会、家庭等多方面进行评估，法律规章上给予保障，伦理上给予指导，做出有利于患者的合理选择。生如夏花之绚丽，死如秋叶之静美，尊重生命是人类的最大美德。

五、结论

生命终末期患者的管理在国外已经成熟，ICU医生可以很好地用伦理学原则指导临床医疗行为。但由于各国地域、宗教、民族、经济、文化等方面的差异，对生命支持撤离的认识在世界范围依然有很大差异。美国对患者的自主权和生命价值相对比较重视，并且法律也支持生命终末期实施限制医疗；欧洲差异较大，发展不均衡。

在我国，有关法律体制不完善，医患信任缺失，加之传统社会道德约束，生命终末期治疗与国外存在差距。临床医师应通过充分沟通了解患者或家属的意愿与利益，使用镇痛镇静减轻痛苦，控制不适症状；同时，尽可能缩短无效治疗时间，减轻经济负担，作出符合患者利益的最佳决定。

参考文献

[1] 姜琦，席修明，张琪，等. ICU生命终末期的实施和伦理学问题 [J]. 中华危重病急救医学，2013，25（7）：440-443.

[2] 胡婷嫣，赵夷. ICU终末期患者治疗抉择 [J]. 临床决策与人文关怀，2018，39（3B）：87-90.

[3] 薛晓艳，朱继红. 临终患者不同救治态度的转归及影响因素分析 [J]. 医学与哲学（临床决策论坛版），2011，32：27-28.

[4] 刘梦婕，黄梅，赵继军. ICU终末期患者放弃生命支持治疗的现状及相关问题研究 [J]. 护理研究，2012，26：2059-2061.

[5] 杨克平. 安宁与缓和疗护学：概念与实务 [M]. 台北：华杏出版社，2007.

[6] Joynt G M, Lipman J, Hartog C, et al. The Durban World Congress Ethics Round Table IV : health care professional end-of-life decision making[J]. J Crit Care, 2015, 30(2): 224-230.

[7] Myburgh J, Abillama F, Chiumello D, et al. End-of-life care in the intensive care unit: Report from the Task Force of World Federation of Societies of Intensive and Critical Care Medicine[J]. J Crit Care, 2016, 34: 125-130.

[8] Moran J L, Bristow P, Solomon P J, et al. Mortality and length-of-

stay outcomes, 1993—2003, in the binational Australian and New Zealand intensive care adult patient database[J]. Crit Care Med, 2008, 36(1): 46–61.

[9] Iwashyna T J, Ely E W, Smith D M, et al. Long-term cognitive impairment and functional disability among survivors of severe sepsis[J]. JAMA, 2010, 304(16): 1787–1794.

[10] Huynh T N, Kleerup E C, Wiley J F, et al. The frequency and cost of treatment perceived to be futile in critical care[J]. JAMA Intern Med, 2013, 173(20): 1887–1894.

[11] Forte D N, Vincent J L, Velasco I T, et al. Association between education in EOL care and variability in EOL practice: a survey of ICU physicians[J]. Intensive Care Med, 2012, 38(3): 404–412.

[12] Wilson M E, Hopkins R O, Brown S M. Long-term functional outcome data should not in general be used to guide end-of-life decision-making in the ICU[J]. Crit Care Med, 2019, 47(2): 264–267.

[13] Carter H E, Winch S, Barnett A G, et al. Incidence, duration and cost of futile treatment in end-of-life hospital admissions to three Australian public-sector tertiary hospitals: a retrospective multicentre cohort study[J]. BMJ Open, 2017, 7(10): e017661.

[14] Angus D C, Barnato A E, Linde Zwirble W T, et al. Use of intensive care at the end of lire in the United States: an epidemiologic study[J]. Crit Care Med, 2004, 32: 638–643.

[15] Pontoppidan H, Abbottw M, Brewster D C, et al. Optimum care for hopelessly ill patients. A report of the Clinical Care Committee of the Massachusetts General Hospital[J]. N Engl J Med, 1976, 295: 362–364.

[16] Listed N. Consensus report on the ethics of foregoing life-sustaining treatments in the critically il1. Task Force on Ethics of the Society of Critical Care Medicine[J]. Crit Care Med, 1990, 18: 1435–1439.

[17] Anidiotis G, Gerovasili V, Tasoulis A, et a1. End of life decisions in Greek intensive care units: a muhicenter cohort study[J]. Cfit Care, 2010, 14: R228.

[18] J Ferrand E, Robert R, Ingrand P, et a1. Withholding and withdrawal of life support in intensive care units in France: a prospective survey. French LA7I'AREA group[J]. Lancet, 2001, 357: 9–14.

[19] Gerstel E, Engelberg R A, Koepsell T, et al. Duration ofwithdrawal of life support in the intensive care unit and association with family satisfaction[J]. Am J Respir Crit Care Med, 2008, 178: 798–804.

[20] Treece P D, Engelberg R A, Crowley L, et a1. Evaluation of a standardized order form for the withdrawal of life support in the intensive careunit[J]. Crit Care Med, 2004, 32: 1141–1148.